口腔正畸
病例集萃与解析

视频资源获取说明

◆ 在使用本书增值服务之前，请您刮开右侧二维码，使用 微信扫码激活。

*温馨提示：每个激活二维码只能绑定一个微信号。

25071702288

◆ 扫描对应页码中的二维码观看视频。

口腔医学临床思维病例精讲丛书

口腔正畸
病例集萃与解析

主　编　李巍然

副主编　胡　炜　贾绮林

编　者　（按姓名汉语拼音排序）

陈　贵　陈　斯　弓　煦　韩　冰　何丹青
胡　炜　黄一平　贾培增　贾绮林　江久汇
姜若萍　李巍然　李小彤　梁　炜　刘晓默
刘　燕　刘　怡　柳大为　聂　琼　施　捷
宋广瀛　孙燕楠　王　硕　王　巍　王雪东
魏　松　寻春雷　杨瑞莉　张杰铌　张晓芸

主编助理　张晓芸

北京大学医学出版社

KOUQIANG ZHENGJI BINGLI JICUI YU JIEXI

图书在版编目（CIP）数据

口腔正畸病例集萃与解析 / 李巍然主编 .
北京 : 北京大学医学出版社 , 2025. 8. -- ISBN 978-7
-5659-3415-5

Ⅰ . R783.5

中国国家版本馆 CIP 数据核字第 2025DS4390 号

口腔正畸病例集萃与解析

主　　编： 李巍然
出版发行： 北京大学医学出版社
地　　址：（100191）北京市海淀区学院路 38 号　北京大学医学部院内
电　　话： 发行部 010-82802230；图书邮购 010-82802495
网　　址： http://www.pumpress.com.cn
E-mail： booksale@bjmu.edu.cn
印　　刷： 北京信彩瑞禾印刷厂
经　　销： 新华书店
责任编辑： 董采萱　**责任校对：** 靳新强　**责任印制：** 李　啸
开　　本： 889 mm × 1194 mm　1/16　**印张：** 42.25　**字数：** 1278 千字
版　　次： 2025 年 8 月第 1 版　2025 年 8 月第 1 次印刷
书　　号： ISBN 978-7-5659-3415-5
定　　价： 380.00 元

本书由

北京大学医学出版基金资助出版

前言

口腔正畸学是一门临床实践性极强的学科。正畸临床医生既要有深厚的口腔正畸学及相关学科的理论基础，又要具备扎实的临床技能。正畸医生的培养起步于本科毕业后的正畸研究生教育以及住院医师规范化培训和专科医师规范化培训。同时，错㿻畸形正畸治疗的疗程较长，一般病例的治疗时间在 2 年左右；对于较疑难的病例，治疗时间甚至会持续 3 年或更长时间。这就限制了在特定时间接受培训的医生完成病例的数量，尤其是较复杂、疑难的病例。

随着口腔正畸学科的快速发展，国内外关于口腔正畸学的教科书及各种专著并不稀缺，但是绝大多数教科书及专著更强调正畸学理论的介绍，而对各类错㿻畸形正畸治疗临床病例的系统与全面介绍则相对较欠缺。国内现有的几部口腔正畸病例集收录的多为某些专科考试的病例，病种欠全面且典型病例相对较多。然而，临床中错㿻畸形的表现是复杂多样的，错㿻畸形的治疗措施及方案也会存在不同选择。本病例集力求将临床中常见的各种问题及解决方法呈现出来，全面、系统地介绍各类常见错㿻畸形的正畸治疗临床要点，以便于临床医生更好地理解口腔正畸相关理论及深入体会临床实践中针对不同问题的解决策略。

本书共分为三篇十六章，纳入了 90 个病例，并对每个病例进行了较详尽的解析，包括治疗设计的考虑、详细的治疗过程以及治疗中的难点和控制等。希望它能成为口腔正畸学研究生及青年医师学习口腔正畸学的一本有价值的参考书。

本书从严格意义上来讲并不是以展现优秀病例为主要目的，而是希望通过病例的选择尽量贴近临床实践，带领研究生及青年医师从实践的角度深入学习口腔正畸学理论，提升解决临床问题的能力。书中的病例涵盖了早期矫治中的生长改良治疗和恒牙期常见的各种错㿻及矫治方法，以及需要多学科合作进行治疗的复杂病例。对于某些伴有牙周病、修复前正畸或者严重骨性畸形的病例，正畸治疗可能会存在一定折中。但是，折中的目的也是尽可能地改善患者的颜面美观、恢复口腔功能，同时又保持治疗结果稳定并保证患者口腔健康。其中患者的口腔健康及功能保障更为重要，患者得到最大收益是治疗的基本原则。

感谢 30 余位参与病例集编写的医师对每个病例精益求精的治疗以及做出的详尽解析。感谢胡炜教授及贾绮林教授两位副主编在本书编写中的倾力付出。还要感谢北京大学医学出版社为本病例集提供的出版机会和高质量的专业服务。

由于参与编写此书的编者众多，虽然我们力求使本书能有较为一致的风格以提高阅读性，但仍难免存在疏漏之处，望广大读者提出宝贵意见。

李巍然

目录

第一篇 骨性牙颌畸形的早期矫治

第二篇 牙颌畸形的综合性矫治

第六章　牙弓前突的矫治 / 106

第七章　矢状向不调的矫治 / 177

第八章　垂直向不调的矫治 / 265

第一篇

骨性牙颌畸形的早期矫治

错䝔畸形早期矫治主要解决生长发育中影响发育、影响功能及影响健康的错䝔问题。其中最重要的早期矫治治疗内容是利用患者的生长发育潜力进行骨性畸形的治疗，减轻患者错䝔畸形的严重程度，引导患者䝔颌面的正常发育，保证患者的口腔健康。本书中骨性畸形的早期矫治分为下颌后缩畸形的生长改良治疗、上颌后缩畸形的生长改良治疗、下颌功能性偏斜的矫治和牙弓狭窄的矫治四章。

第一章 下颌后缩畸形的生长改良治疗

骨性Ⅱ类错𬌗畸形（简称骨性Ⅱ类）大部分是下颌发育不足所致，也有小部分患者同时伴有上颌发育过度（即上颌前突）。患者常伴随前牙深覆盖、开唇露齿及面型异常，易对患者产生诸如前牙外伤、牙龈及牙周创伤、美观等方面的影响，严重时可能影响患者正常的心理发育。替牙晚期及恒牙初期，对于严重的均角及低角下颌后缩引起的骨性Ⅱ类患者，可以通过生长改良的方式引导下颌继续生长，减轻患者骨性畸形，改善患者错𬌗表现及降低前牙外伤可能，缩短恒牙期固定矫治器戴用时间，对患者口腔卫生的维护起到积极作用。

关于骨性Ⅱ类单期及双期治疗一直以来存在争议，不少研究认为单期治疗与双期矫治在治疗效果上无差异。但也有前瞻性的研究发现，在生长发育高峰期进行矫治生长改良治疗的骨性效应显著且具有远期效果。关于二期治疗拔牙比率、正颌外科治疗比率、总的治疗时间、治疗效果等方面的研究和争论一直存在，但是功能矫治器治疗后短期内患者下颌骨生长增加是不争的事实。生长发育高峰期的功能矫治器生长改良治疗为骨性Ⅱ类患者的早期治疗提供了一种可能，且该治疗可以大大减小患者前牙外伤的比率，降低在恒牙期进行综合治疗时选择正颌外科手术治疗的可能性，这些优势都是功能矫治器仍然在临床广泛应用的原因。

对骨性Ⅱ类错𬌗畸形进行生长改良治疗并不意味着恒牙期综合治疗中拔牙的可能性降低，其治疗的目的是减轻Ⅱ类畸形的程度，包括改善深覆盖、深覆𬌗、面下部前突以及开唇露齿等。恒牙期二期矫治时是否需要拔牙应根据患者牙列拥挤程度、前牙的唇倾度及突度、Spee 曲线的深度等而定。

病例 1　上颌前突和下颌后缩病例的双期矫治

一、一般情况

患者男性，12岁，主诉牙不齐、嘴突。既往史无特殊，全身情况良好，有数年吮拇指习惯，否认鼻咽部疾病；否认关节疼痛、弹响；否认牙外伤史；家族史无特殊。

二、临床检查

1. 面部检查　正面观：颏部不对称，面下1/3稍短，开唇露齿，闭唇困难，无露龈笑。侧面观：突面型，上颌前突，下颌后缩，闭唇困难，颏肌紧张（图1-1）。下颌前伸位到前牙覆盖正常时，下颌位置基本正常，面部突度明显改善。

2. 口内检查　替牙列，右上第二乳磨牙未替换，17、27、37和47未萌出。上牙弓间隙2 mm，下牙弓间隙1 mm。磨牙远中关系，尖牙远中关系。前牙深覆盖12 mm，Ⅱ度深覆𬌗。上牙弓狭窄，呈现尖圆形。上中线右偏1 mm，下中线正（图1-1）。

3. 颞下颌关节检查　开口度三指，开口型正常，双侧关节未查见弹响及触痛。

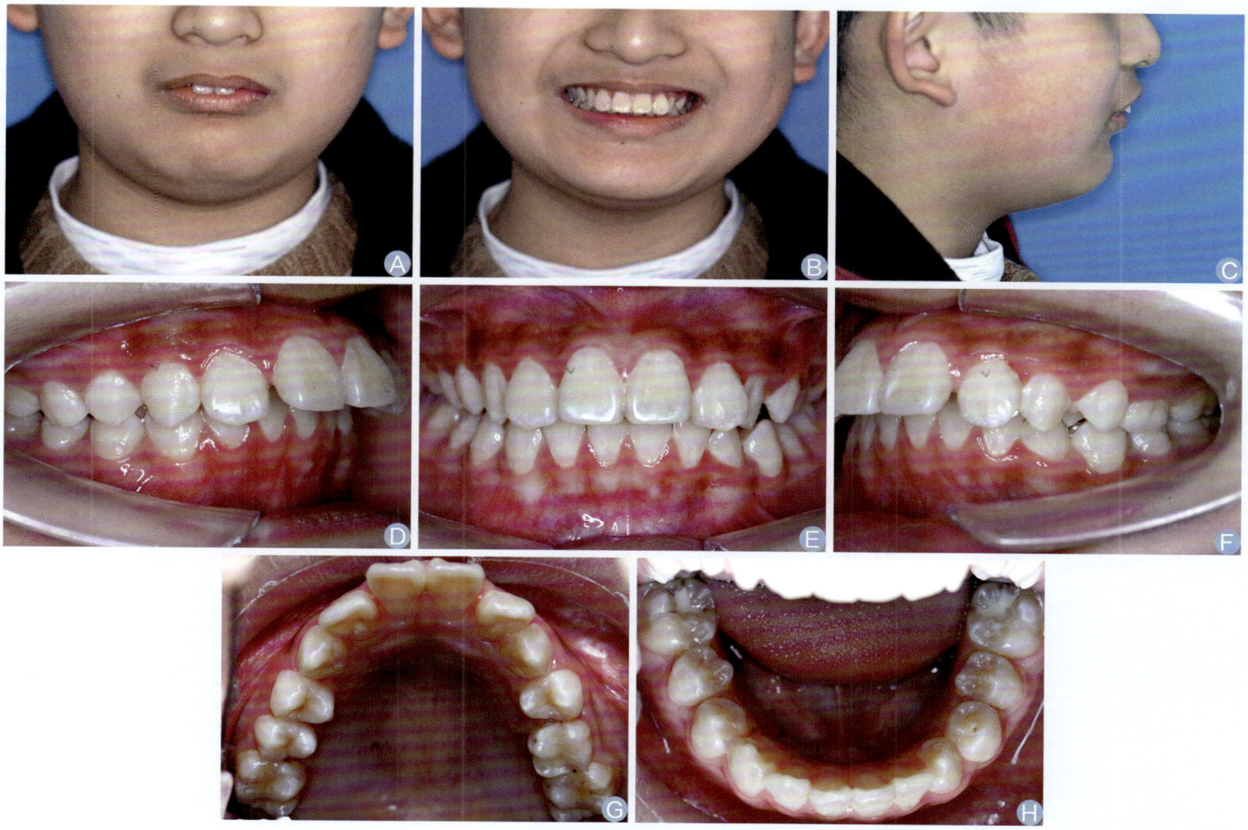

图 1-1　治疗前面𬌗像

三、X线检查分析

1. 头颅侧位片　测量分析结果显示骨性Ⅱ类，下颌明显后缩，均角，上切牙唇倾，下切牙唇倾度正常；骨龄CS3早期（图1-2和表1-1）。

2. 全口曲面体层片　18、28、38和48牙胚存在；25牙根形成2/3，第二磨牙均未萌出；牙槽骨未见明显异常。双侧髁突骨质未见明显异常（图1-2）。

四、诊断

安氏Ⅱ^{1}类，毛氏Ⅱ^2+Ⅳ^1+Ⅰ^{2}类，骨性Ⅱ类，均角。

五、矫治目标

改善侧貌，减小上牙弓突度；纠正前牙深覆盖和深覆𬌗；排齐整平牙列，建立良好咬合关系。

六、矫治计划

双期矫治：第一期行下颌前导并观察颌骨发育，第二期将依据第一期矫治结果再确定进一步的矫治方案。若第一期矫治后仍为突面型，上下切牙唇倾，则选择拔牙矫治；若第一期矫治后面型正常，则可以选择不拔牙矫治。

第一期

1. 去除吮指的不良习惯。

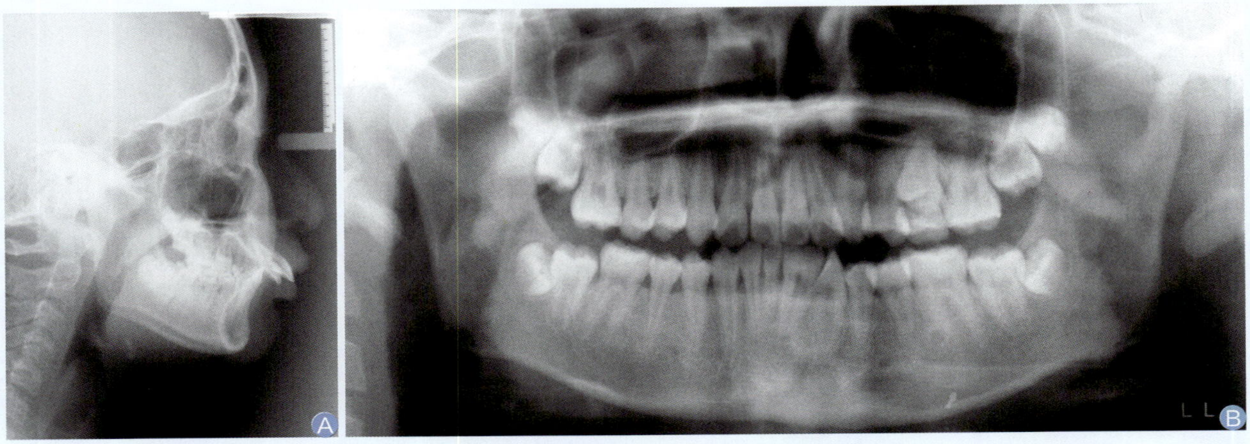

图1-2　治疗前X线片

表1-1　治疗前后头影测量结果（单位：度）

测量项目	正常值	测量值		
	均值±标准差	治疗前	治疗中	治疗后
SNA	82.8 ± 4.0	86.8	87.2	87.5
SNB	80.1 ± 3.9	80.4	81.9	82.3
ANB	2.7 ± 2.0	6.4	5.3	5.2
U1/L1	125.4 ± 7.9	106.8	109.0	115.4
U1/SN	105.7 ± 6.3	126.8	116.1	111.4
MP/SN	32.5 ± 5.2	31.9	32.3	34.4
MP/FH	31.1 ± 5.6	25.0	26.0	27.2
L1/MP	92.6 ± 7.0	95.3	102.4	98.3

2. 上颌快速扩弓，固定矫治器初步排齐上前牙。

3. 肌激动器导下颌向前，改善侧貌。

第二期

1. 采用直丝弓矫治技术，不拔牙矫治。

2. 排齐整平牙列，Ⅱ类颌间牵引建立前牙正常覆殆、覆盖及尖牙中性关系，协调上下颌中线。

3. 保持。

七、矫治过程

1. 第1～2个月　粘接上颌扩弓矫治器，快速扩弓2周，扩至上后牙颊尖与下后牙舌尖相对，然后利用开大的扩弓器保持。说服教育患者摒弃吮指的不良习惯，并在治疗中监督检查。

2. 第3～6个月　上前牙粘接固定矫治器，初步排齐上前牙。从0.012英寸镍钛丝逐步换到0.016英寸镍钛丝（图1-3）。

3. 第7～18个月　戴入肌激动器，将下颌前导到切牙相对位置。每日戴用时间不少于10小时，定期复查，调磨导面。戴入肌激动器6个月后颌间关系有所改善，面型突度也有所改善（图1-4）。

4. 第19～20个月　戴肌激动器保持，获得前牙正常覆殆、覆盖和磨牙中性关系，面型改善明显（图1-5和表1-1）。

5. 第21～35个月　粘接全口直丝弓矫治器，排齐上下牙列，换至0.019英寸×0.025英寸不锈钢丝。磨牙和尖牙关系偏远中，前牙覆盖有所增大（图1-6）。进行Ⅱ类颌间牵引，改善磨牙和尖牙关系，改善前牙覆盖，维持前牙覆殆。

6. 第36个月　精细调整，拆除固定矫治器，戴入透明保持器。

八、矫治结果

矫治后，咬合关系良好，上下牙列整齐，前牙

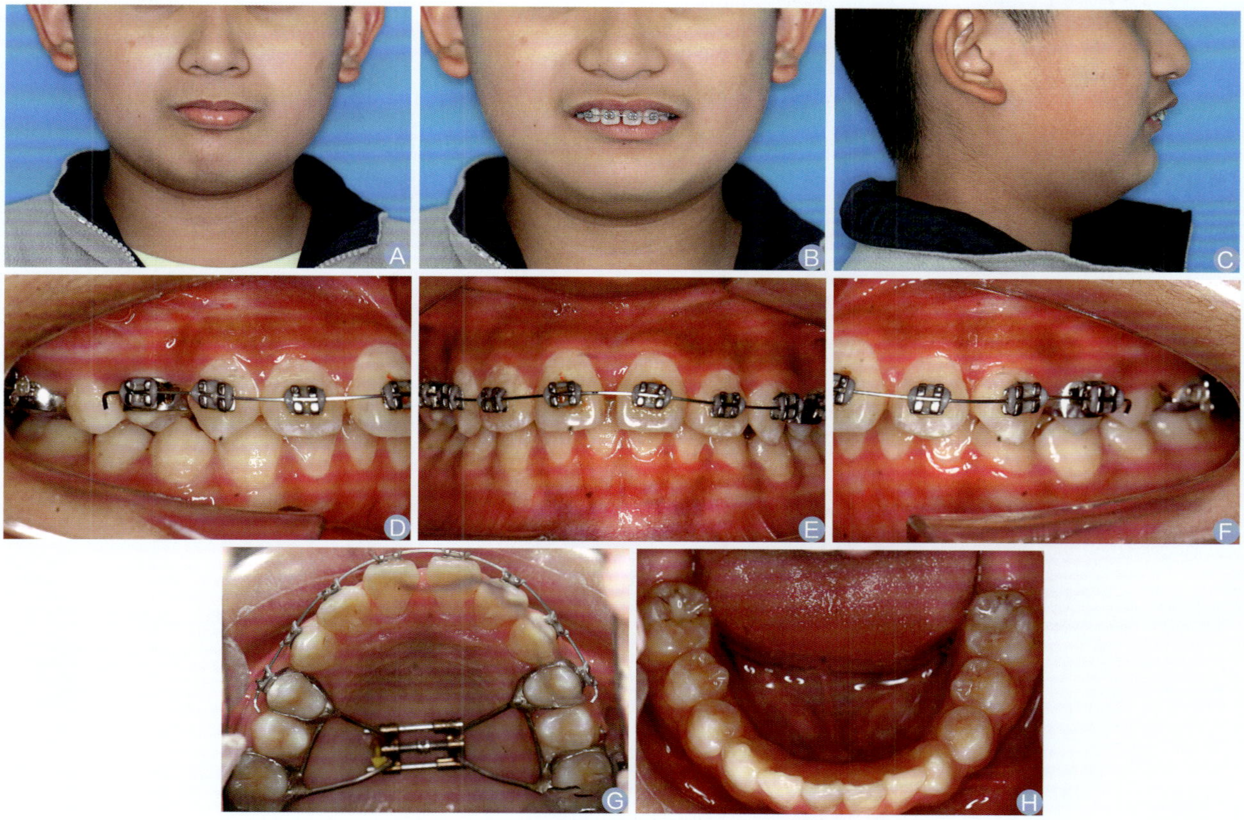

图1-3　上颌快速扩弓和前牙初步排齐后面殆像

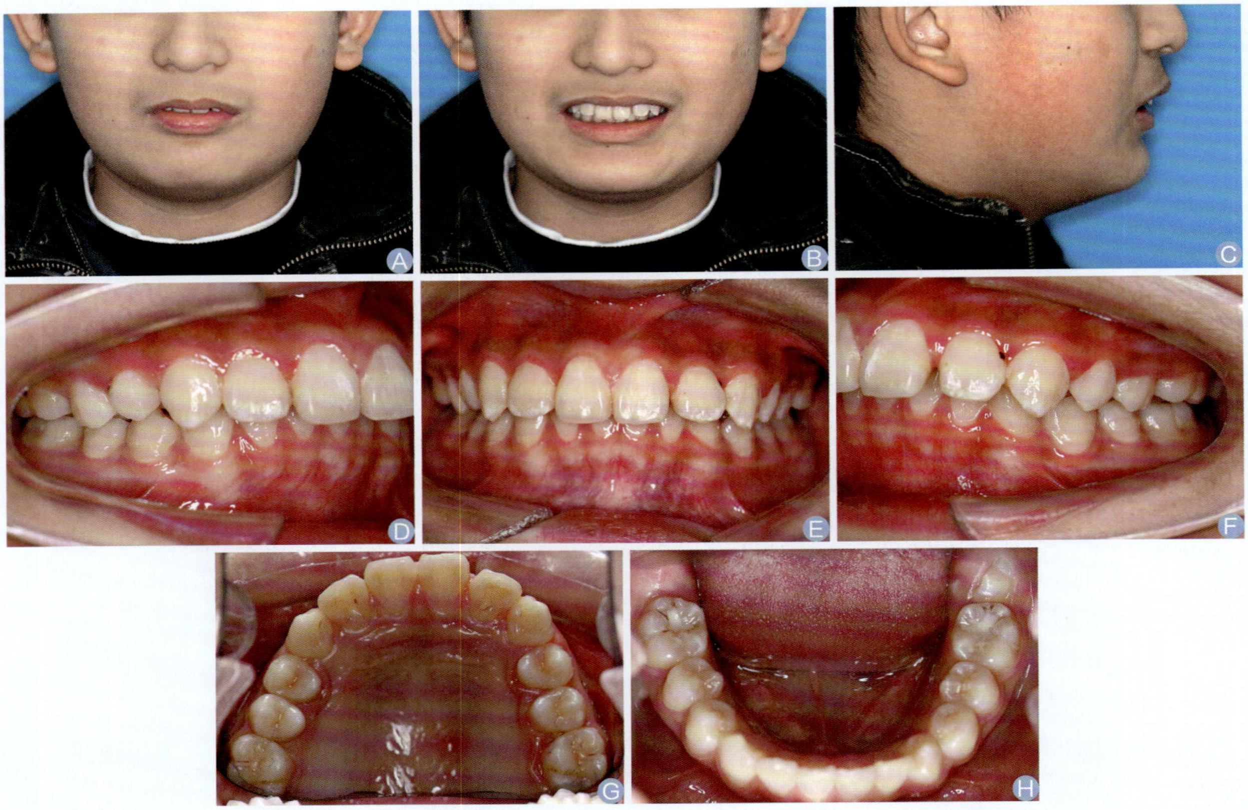

图 1-4　戴入肌激动器 6 个月后面殆像（下颌有所前移，前牙覆盖减小，磨牙关系有所改善）

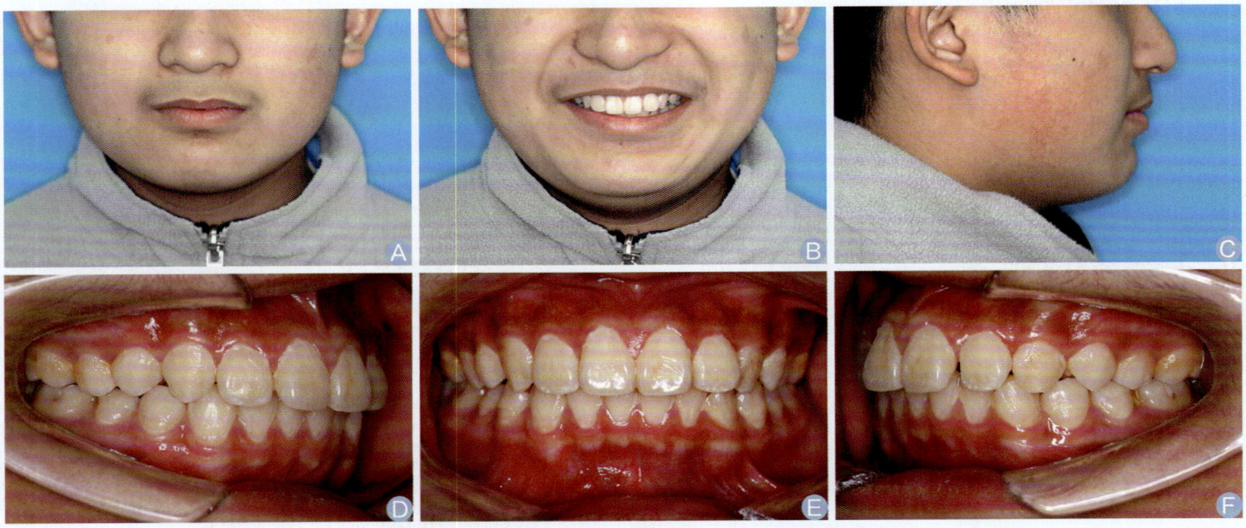

图 1-5　戴入肌激动器 14 个月后面殆像和 X 线片

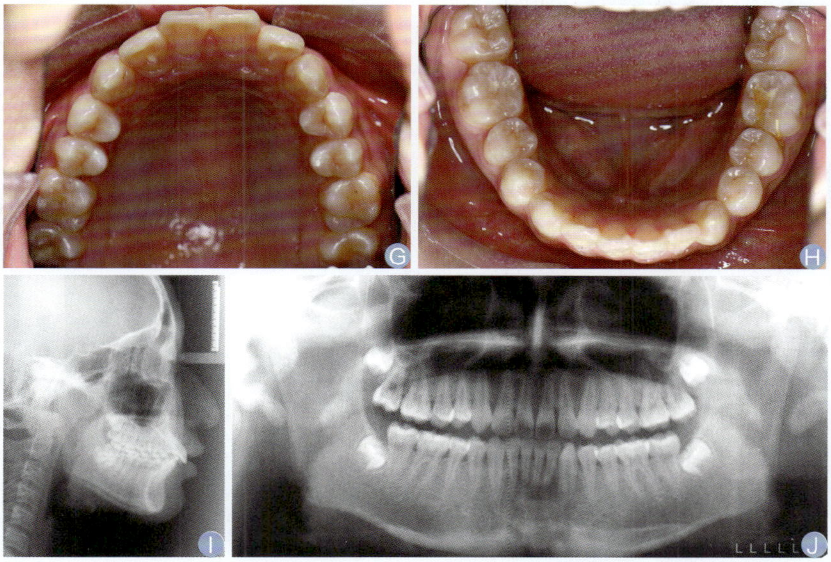

图 1-5　戴入肌激动器 14 个月后面殆像和 X 线片（续）

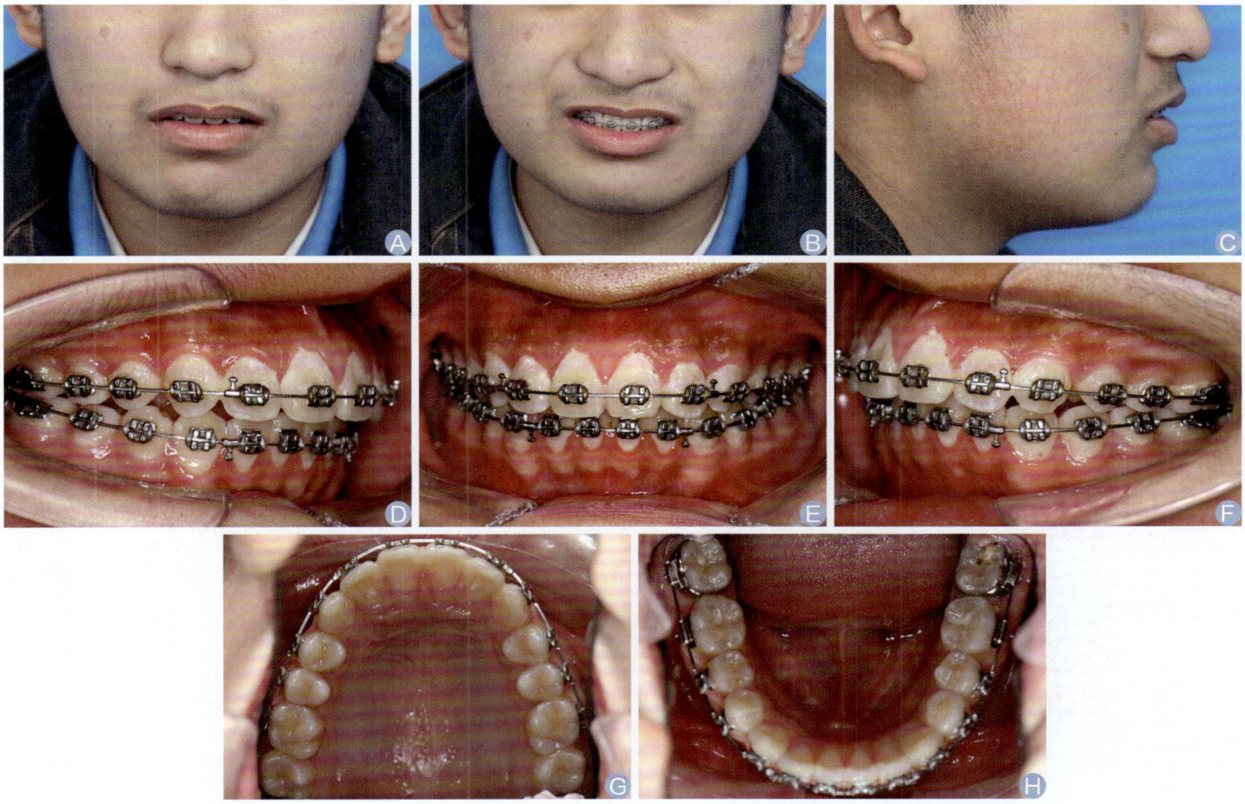

图 1-6　固定矫治中面殆像

覆殆、覆盖正常，双侧尖牙和磨牙中性关系，上下中线正。患者侧貌得到很大改善，上下唇突度正常，鼻唇角正常，颏唇沟正常；自然情况下闭唇正常，颏肌紧张度正常；唇齿关系正常。全口曲面体层片显示牙根平行排列，牙槽骨及双侧髁突未见明显异常（图1-7）。头颅侧位片测量分析显示：上前牙整体内收，唇倾度正常，下切牙稍唇倾，ANB角减小，直面型。测量结果见表1-1。正畸治疗结束2年半后复查下切牙有轻度拥挤，咬合稳定，直面型（图1-8）。

九、矫治体会

（一）正畸治疗存在的难点

1．是否拔牙矫治　治疗前患者是严重的骨性Ⅱ类错殆畸形，上颌前突，下颌明显后缩，颏部后缩，磨牙远中关系，前牙深覆盖、深覆殆，这

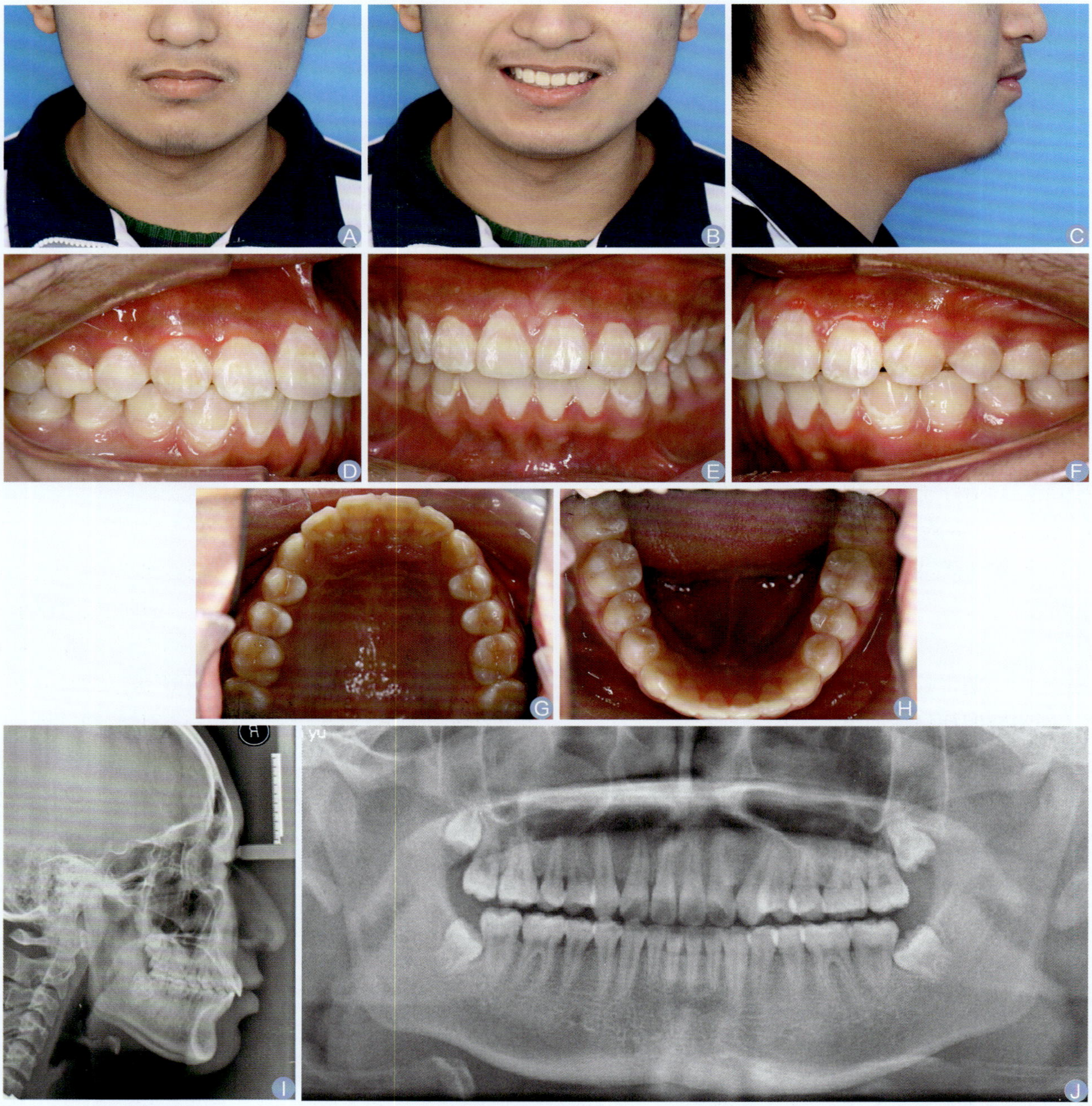

图1-7　治疗后面殆像及X线片

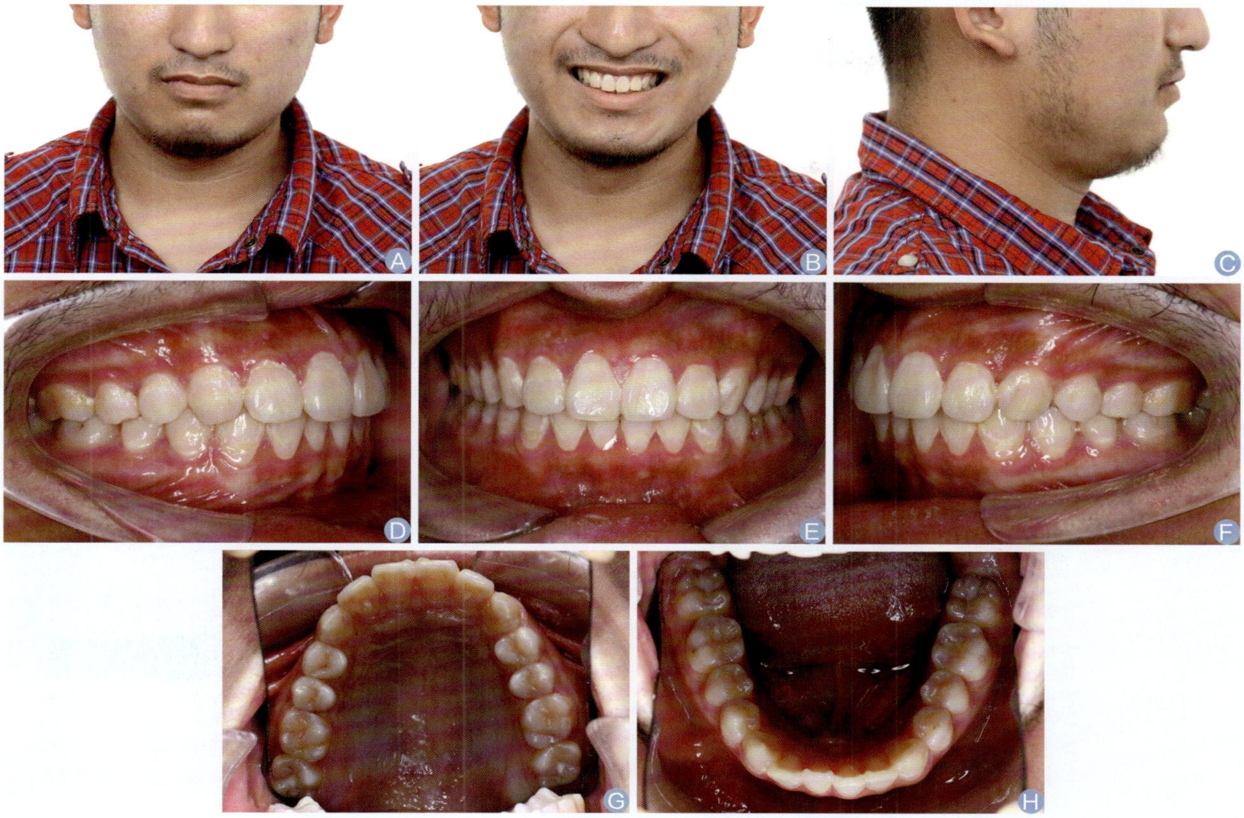

图 1-8　正畸治疗结束 2 年半后面殆像

些都是拔牙治疗指征。但患者有长期的口腔不良习惯（吮指），去除不良习惯后会有利于下颌的向前生长。同时，患者为均角面型，颏部形态正常，在就诊时尚有较大的颌骨生长发育潜力。随着下颌的生长，前牙深覆盖和磨牙关系都可以改善。所以，可先行第一期生长改良治疗。此外，患者治疗前下颌牙列为轻度拥挤。如果生长改良治疗效果良好，还可争取在二期治疗中做到不拔牙矫治。因此，对于有生长发育潜力的患儿，不要过早地进行拔牙掩饰治疗。应先行第一期的早期矫治，然后依据第一期治疗效果，尤其是面型改善效果，再确定第二期治疗时是否需要拔牙矫治。

2. 第二期治疗是否拔牙　经过一期矫治后，上切牙唇倾度明显改善，下切牙唇倾度增加，面型改善明显，鼻唇角正常，软组织突度正常。此时的下切牙唇倾是骨性Ⅱ类牙性代偿的结果。依据患者二期治疗前的面型、上下牙列的拥挤度以及前牙覆殆和覆盖程度，确定不拔牙矫治方案。

（二）正畸中的注意事项

1. 上牙弓的扩弓　治疗前患者为骨性Ⅱ类畸形，又有吮指的不良习惯。上牙弓宽度相对较窄。可以有两种方法判断上颌是否需要扩弓。其一是临床上检查患者下颌在前伸到前牙覆盖正常时上下后牙的覆盖情况。其二是通过记存模型观测，将上下颌模型拼对到前牙覆盖正常时，观察后牙覆盖情况。若后牙出现反殆或颊尖相对，就说明上颌牙弓相对狭窄，需要进行牙弓扩展。

2. 上颌前牙的初步排齐　不少患者在治疗前表现为上颌侧切牙舌倾，会阻挡下颌前伸，使下颌不能前伸到前牙覆盖正常。这时舌倾的侧切牙就成为下颌前伸时的干扰点。在下颌前导前，需要将上颌前牙初步排齐，消除下颌前伸时的干扰。

3. 导下颌向前需要一定的疗程　如果患者配合良好，导下颌向前的生长改良治疗可以在6个月内产生效果。此时患者的面型明显改善，下颌前移，前牙覆盖正常，磨牙关系变为中性。如果急于结束第一期治疗，停止戴用功能矫治器，这些牙颌面的改变会在较短的时间内变化，表现为畸形复发，因为此时下颌骨只是在一个前伸的位置上，但并不稳定。为了获得第一期矫治后较为稳定的疗效，需要患者至少继续戴用6个月的矫治器。这样可以让颌骨得到充分的生长颌改建。

4．导下颌向前的过矫正　使用功能矫治器导下颌向前一般要使下颌前伸到上下切牙相对的位置。这种生长改良要做到过矫治，即在开始第二期综合性正畸治疗时，下颌仍处在一个相对靠前的位置。此时磨牙和尖牙为偏近中的关系，前牙为浅覆盖。临床观察可见，即使功能矫治器已戴用一定的时间，患儿下颌骨的生长发育量也不小，在不戴用功能矫治器后，仍会有一定程度的复发。过矫治可以抵消一部分复发，使第一期矫治效果相对稳定。

5．二期治疗的时机　如果过早进行一期治疗，二期治疗与一期治疗之间有很长的过渡期，就说明一期治疗过早了。中间间隔的时间越长，一期矫治后的复发也会越多。因此，二期治疗应与一期治疗紧密衔接，一期矫治时机的把握非常重要。

6．二期治疗的拔牙问题　基于牙列拥挤度、前牙覆殆和覆盖程度、前牙唇倾度和面型突度，综合判断决定二期是否需要拔牙。一般情况下，若二期治疗前面型突度正常，面部软组织侧貌正常，即使上下切牙均前突但没有明显的牙列拥挤和开殆趋势时，均可采用不拔牙矫治。从本病例的长期观察可知，随着生长发育，面型突度逐渐减小，面型会变得更直立。这也印证了该病例二期矫治不能拔牙，否则侧貌面型会变得凹陷。

7．二期治疗中的Ⅱ类颌间牵引　使用功能矫治器前导下颌后，下颌相对于上颌位置正常，前牙覆盖正常，但后牙的咬合关系多不紧密，前牙覆殆也需要调整。所以，二期治疗的主要工作是进一步排齐牙列，对咬合关系进行精细调整。在此过程中下颌的位置还会有复发的趋势，表现为前牙覆盖增大，磨牙和尖牙关系由中性变远中。及时进行Ⅱ类颌间牵引可以减轻这种趋势，并有助于下颌位置的进一步稳定。二期矫治后获得良好的尖窝关系是日后长期稳定的基础。

8．牙性代偿　从头影测量结果可知，治疗前和治疗后患者均为骨性Ⅱ类。双期治疗有一定的骨性改善，但主要还是牙性代偿掩盖了部分骨性不调。矫治后，上切牙的唇倾度明显减小，但下切牙的唇倾度有所增大。这些都是牙性代偿减小了前牙深覆盖。

（病例完成人：胡炜）

病例 2　双期矫治安氏Ⅱ类下颌后缩

一、一般情况

患者女性，12岁，主诉牙不齐、有间隙。既往有后牙牙体修复治疗史，全身情况良好，否认口腔不良习惯、鼻咽部疾病；否认关节疼痛、弹响；上切牙有外伤史，切端可见明显缺损；家族史无特殊。

二、临床检查

1. 面部检查　正面观：面部左右基本对称，面下1/3略短，轻度开唇露齿。侧面观：突面型，上颌略前突，下颌明显后缩（图2-1）。

2. 口内检查　恒牙列早期，17、27、47未萌，37萌出1/3。上牙列间隙4 mm；下牙列无拥挤及间隙；下颌Spee曲线4 mm；右侧磨牙关系远中尖对尖，左侧磨牙关系中性；双侧尖牙远中关系；前牙覆盖11 mm，Ⅲ度深覆𬌗；上下中线正（图2-1）。

3. 颞下颌关节检查　开口度三指，开口型正常，双侧关节未查见弹响及触痛。

三、X 线检查分析

1. 头颅侧位片　测量分析结果显示骨性Ⅱ类，下颌明显后缩，颏部发育尚可，均角偏低，上

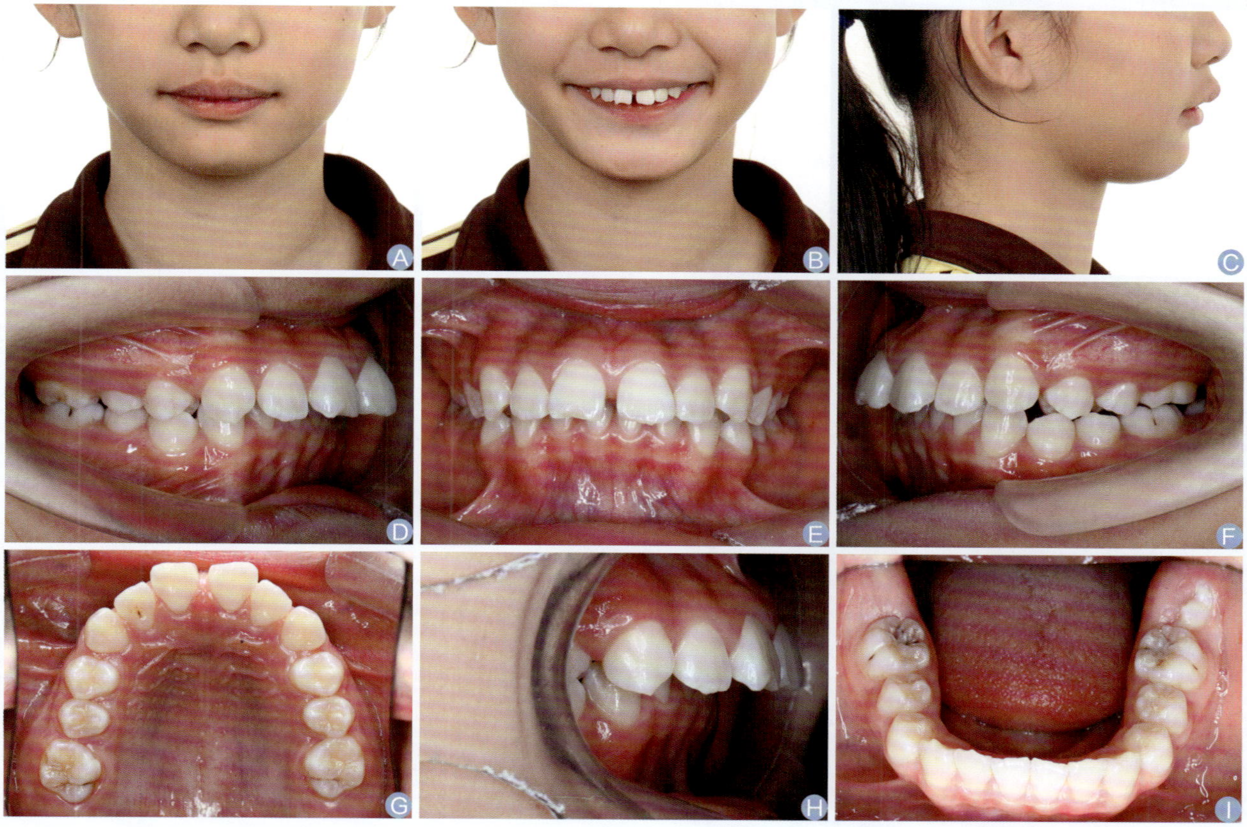

图 2-1　治疗前面𬌗像

切牙唇倾，下切牙直立（图2-2和表2-1）。患者处于生长发育加速期，高峰期即将到来。

2. 全口曲面体层片　恒牙列早期，17、27、47牙胚存在，萌出中。其余牙列、牙槽骨未见明显异常。双侧髁突骨质未见明显异常（图2-2）。

四、诊断

安氏Ⅱ¹类，毛氏Ⅱ²+Ⅳ¹+Ⅰ²类，骨性Ⅱ类，均角。

五、矫治目标

一期正畸治疗导下颌向前，促进下颌骨生长发育。

二期正畸综合治疗排齐整平牙列，关闭间隙，建立良好咬合关系。

六、矫治计划

一期正畸治疗

导下颌向前，促进下颌骨生长发育，改善侧貌。

二期正畸综合治疗

1. 采用直丝弓矫治技术，不拔牙矫治。
2. 排齐整平牙列，关闭间隙，建立前牙正常覆秴、覆盖及尖牙和磨牙的中性关系。
3. 保持。

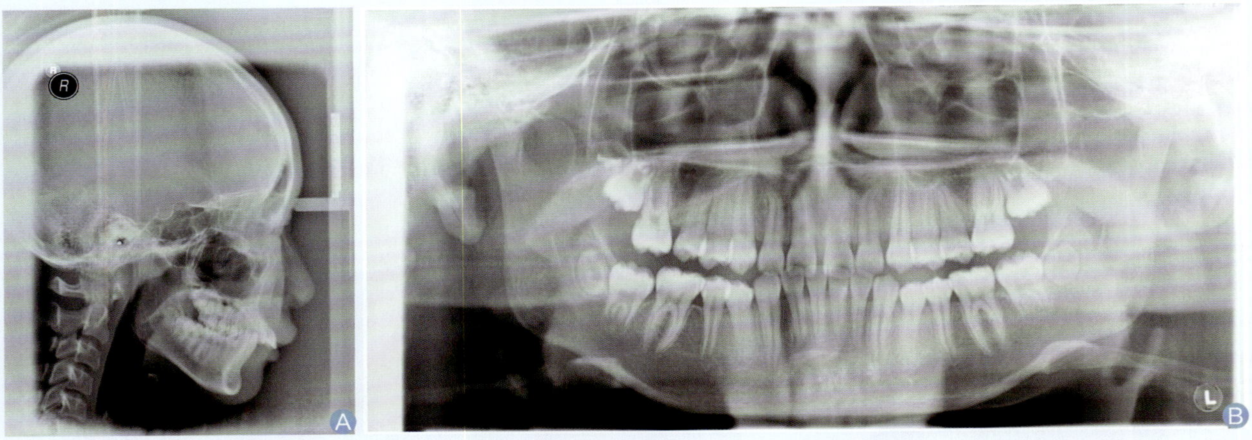

图2-2　治疗前X线片

表2-1　治疗前后头影测量结果

测量项目	正常值	测量值	
	均值±标准差	治疗前	治疗后
SNA（度）	82.8 ± 4.0	81.9	80.3
SNB（度）	80.1 ± 3.9	76.4	76.9
ANB（度）	2.7 ± 2.0	5.5	3.4
FH/NP（度）	85.4 ± 3.7	84.6	86.8
U1/NA（度）	22.8 ± 5.7	33.3	24.8
U1-NA（mm）	5.2 ± 2.4	9.1	5.4
L1/NB（度）	30.3 ± 5.8	17.6	31.8
L1-NB（mm）	6.7 ± 2.1	3.4	7.1
U1/L1（度）	125.4 ± 7.9	123.9	119.3
U1/SN（度）	105.7 ± 6.3	116.1	105.5
MP/SN（度）	32.5 ± 5.2	33.9	34.5
MP/FH（度）	31.1 ± 5.6	26.6	27.4
L1/MP（度）	92.6 ± 7.0	88.7	99.4

七、矫治过程

1．戴入双船垫（Twin-Block，TB）矫治器，交代患者及家长注意事项，教会患者摘戴（图2-3）。

2．全天佩戴TB矫治器8个月后开始逐步调磨船垫，引导下颌后牙向近中船向生长（图2-4）。

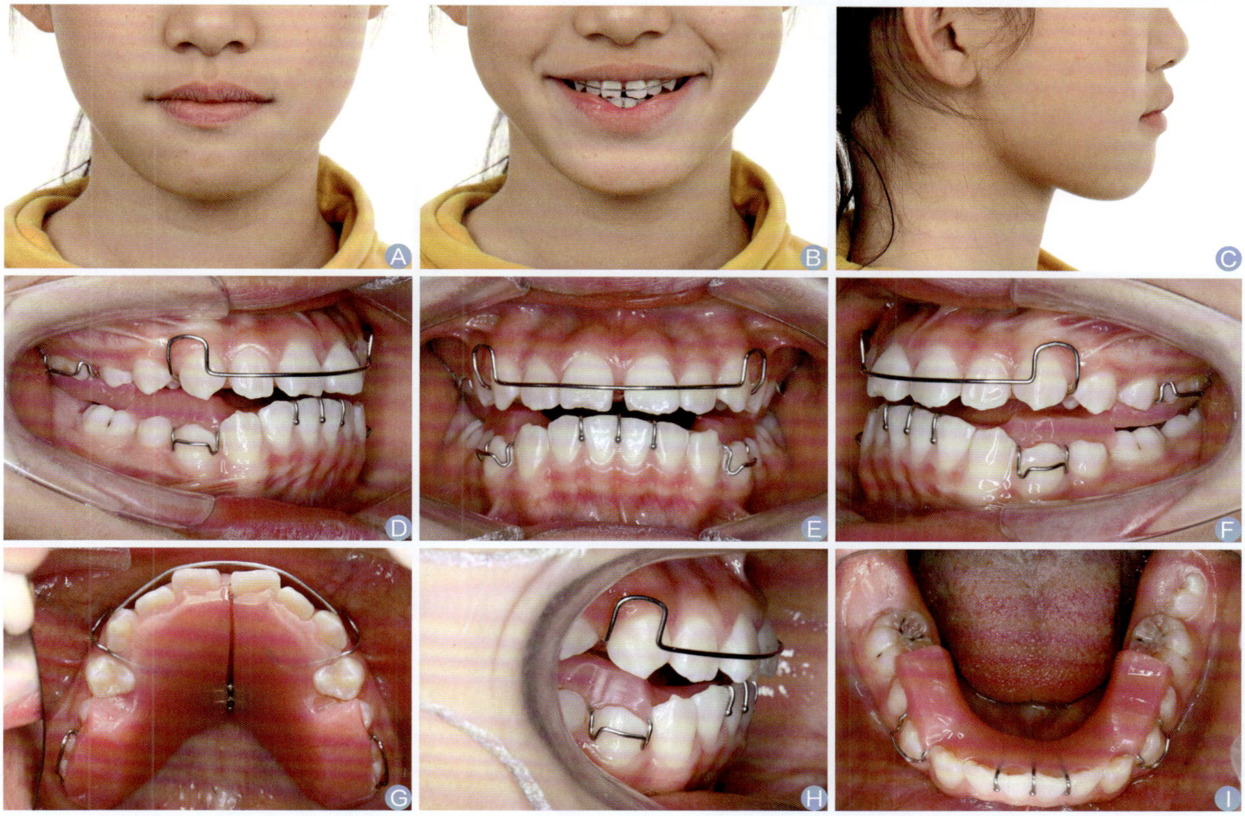

图 2-3　戴入双船垫矫治器

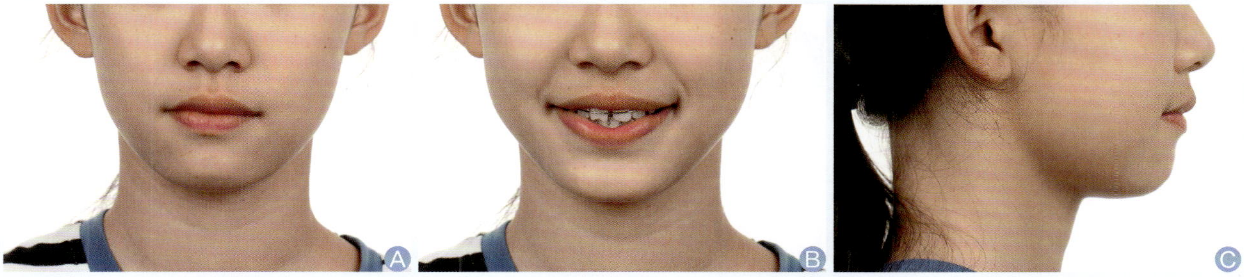

图 2-4　全天佩戴 TB 矫治器 8 个月后

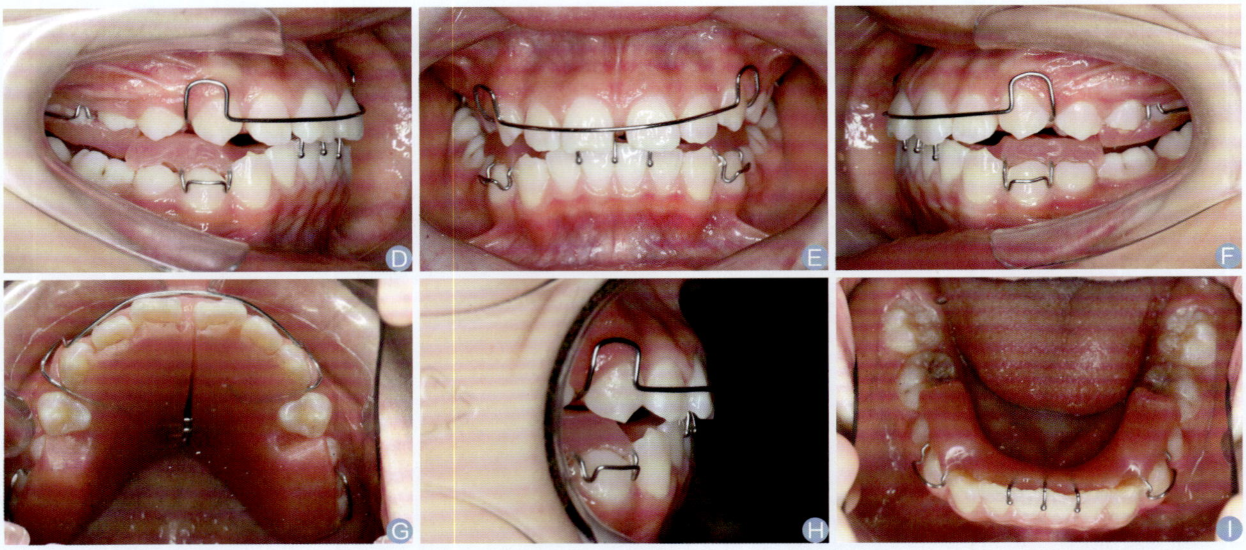

图 2-4　全天佩戴 TB 矫治器 8 个月后（续）

3．全天佩戴TB矫治器14个月后去除功能矫治器（图2-5）。

4．去除TB矫治器并稳定3个月后，开始实施二期正畸治疗设计方案（图2-6）。

5．粘接全口直丝弓矫治器，排齐上下牙列。初始弓丝为0.014英寸镍钛丝（图2-7）。

6．上颌采用0.016英寸澳丝，下颌逐步更换镍钛丝至0.019英寸×0.025英寸。

7．下颌更换为0.019英寸× 0.025英寸不锈钢丝，配合摇椅弓及颌间牵引。

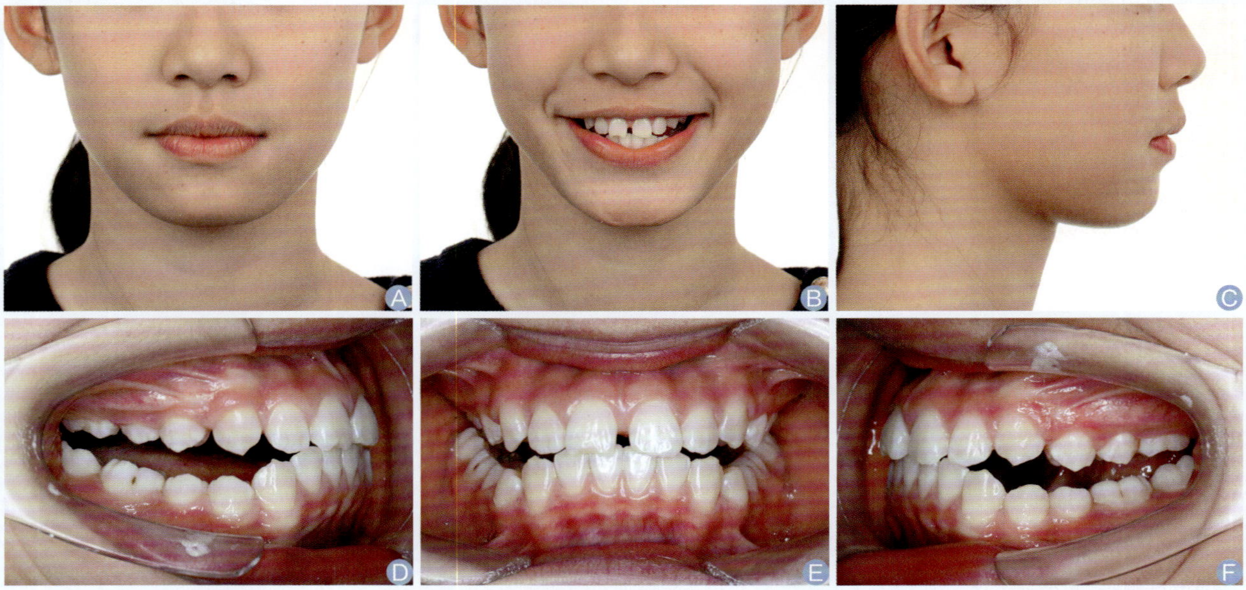

图 2-5　全天佩戴 TB 矫治器 14 个月后

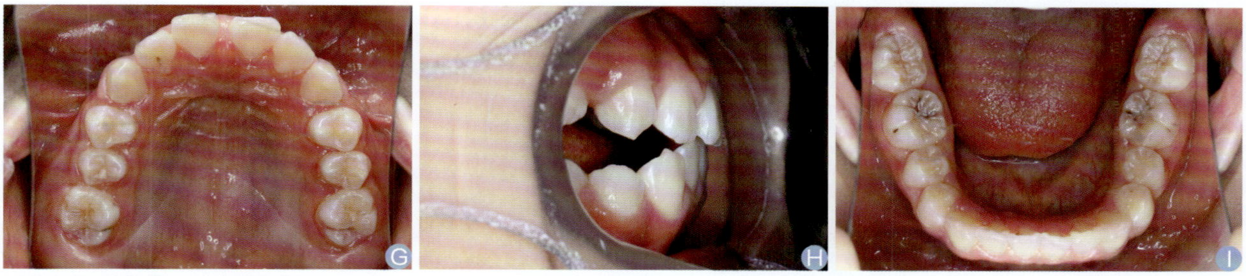

图 2-5　全天佩戴 TB 矫治器 14 个月后（续）

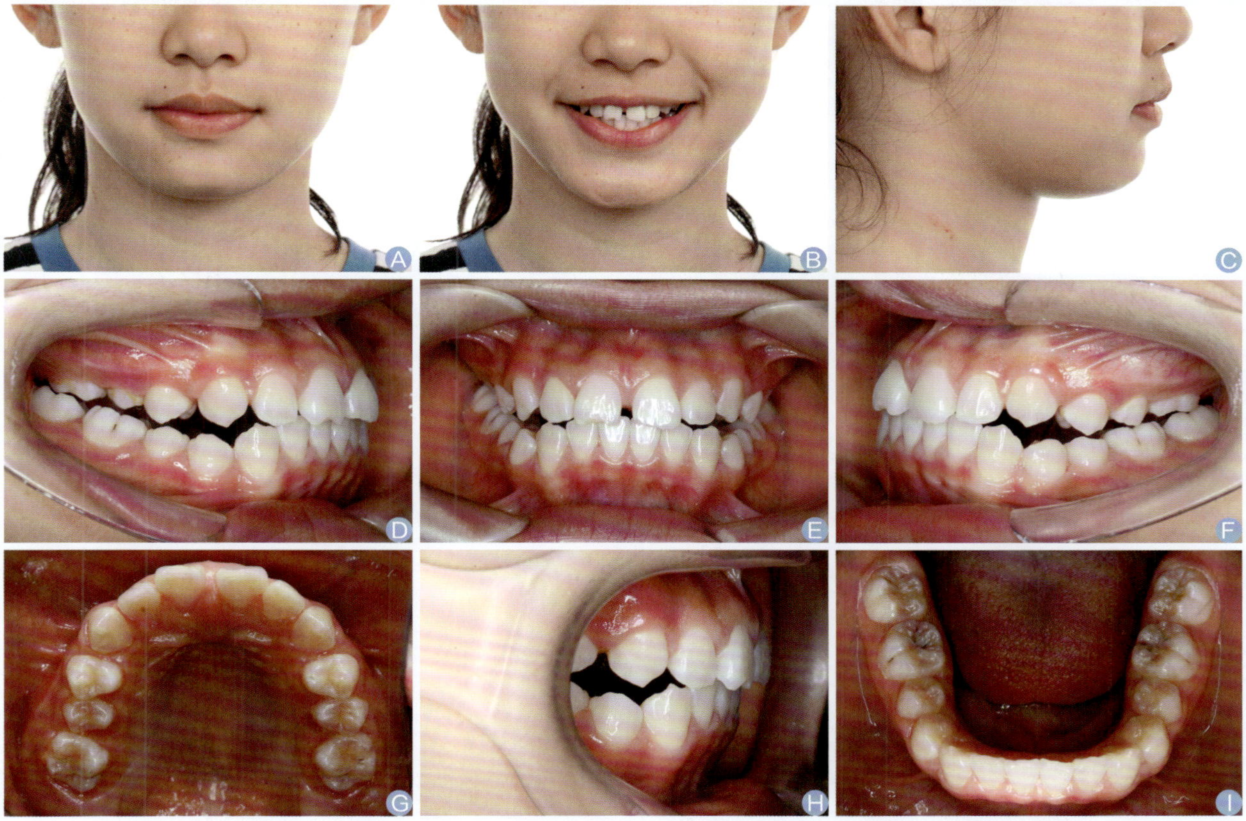

图 2-6　去除 TB 矫治器并稳定 3 个月后

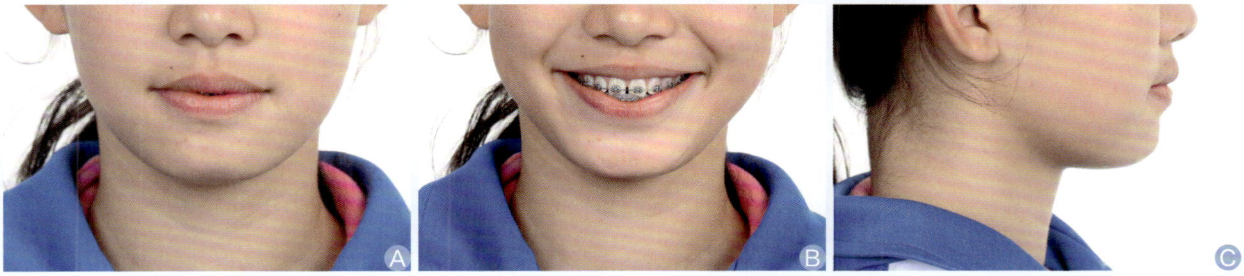

图 2-7　粘接全口直丝弓矫治器

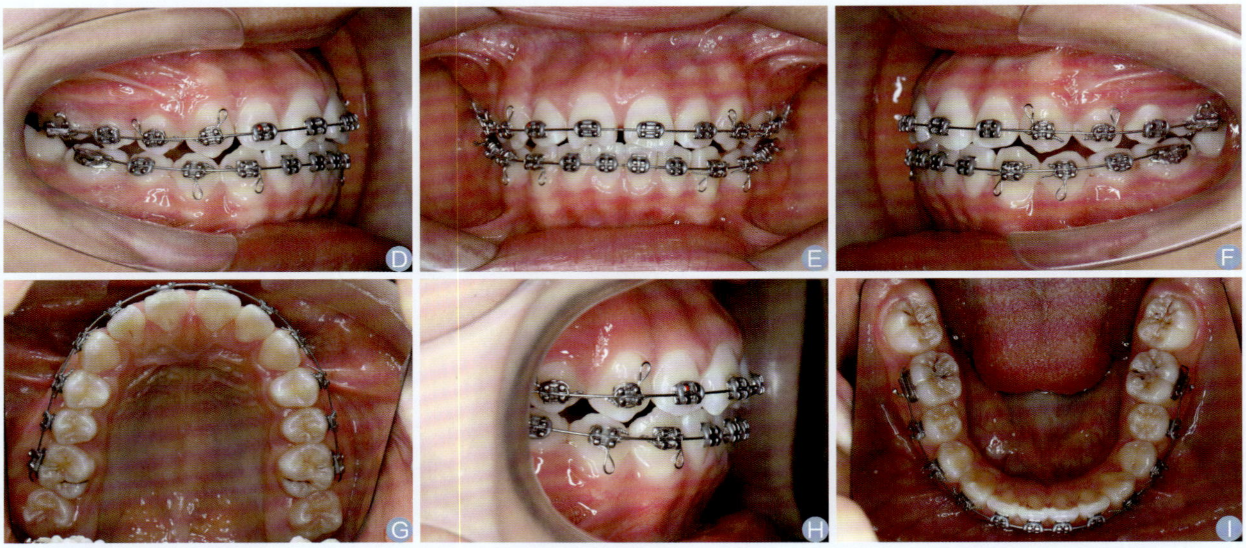

图 2-7　粘接全口直丝弓矫治器（续）

8. 精细调整咬合关系（图2-8）。

9. 拆除固定矫治器，戴入透明保持器（图2-9）。

10. 保持一年半，咬合关系稳定（图2-10）。

11. 保持两年半，咬合关系稳定（图2-11）。

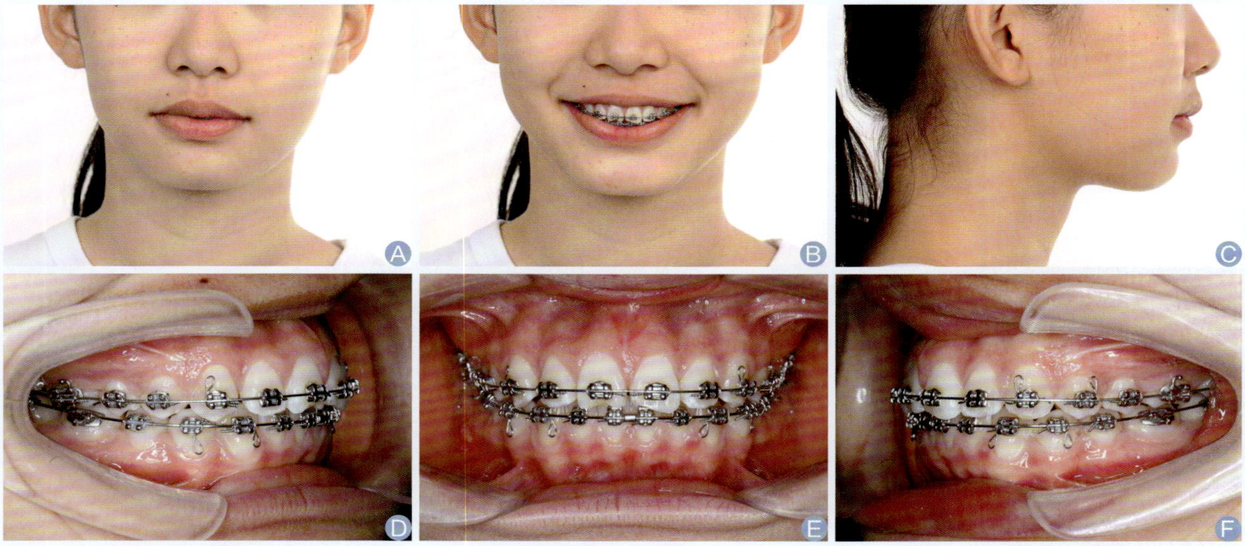

图 2-8　精细调整咬合关系

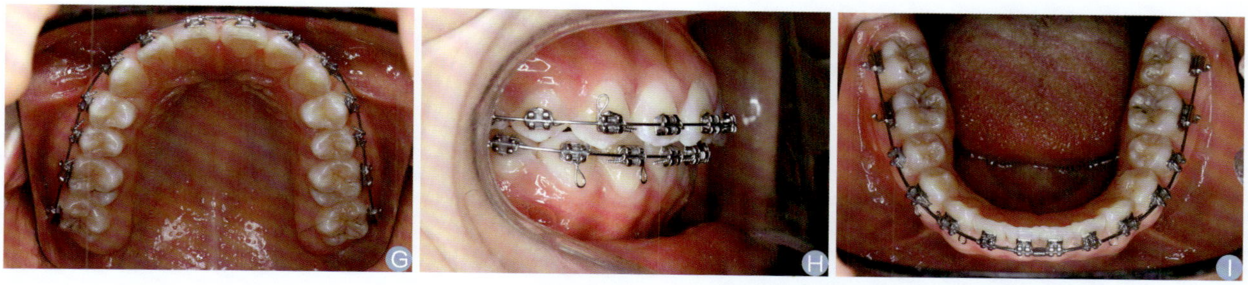

图 2-8　精细调整咬合关系（续）

八、矫治结果

矫治后，患者咬合关系良好，上下牙列整齐，前牙覆殆、覆盖正常，双侧尖牙中性关系，双侧磨牙中性关系，上下中线正。下颌后缩得到明显改善，面下1/3比例正常，侧貌良好，上下唇突度正常，鼻唇角正常，颏唇沟正常，自然状态下闭唇正常，颏肌紧张度正常。全口曲面体层片显示牙根平行排列，建议择期拔除第三磨牙，其他牙根及牙槽骨未见明显异常（图2-9）。头颅侧位片测量分析结果显示：牙轴控制良好，ANB角减小，下颌平面角略有增加（表2-1）。治疗后一年半及两年半复查均显示牙齿排列整齐，咬合关系稳定（图2-10和图2-11）。

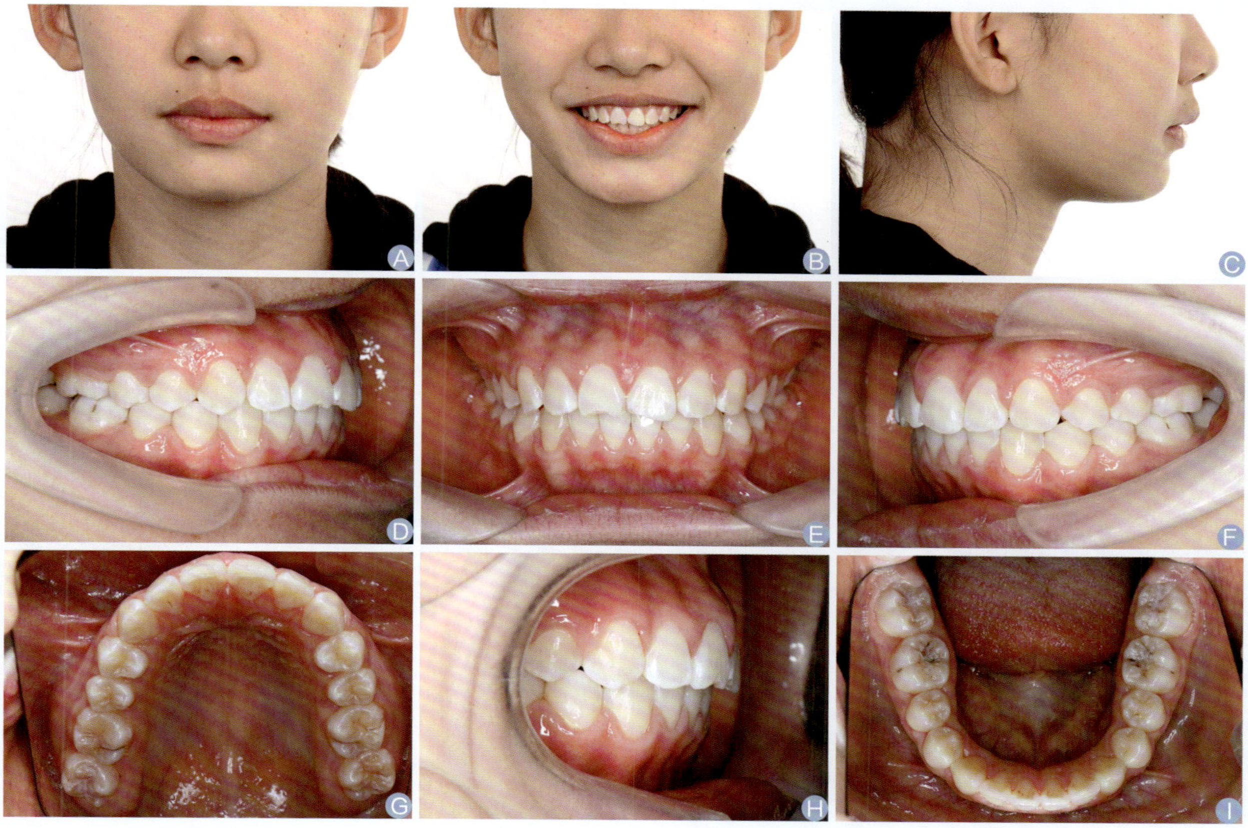

图 2-9　治疗后面殆像及 X 线片

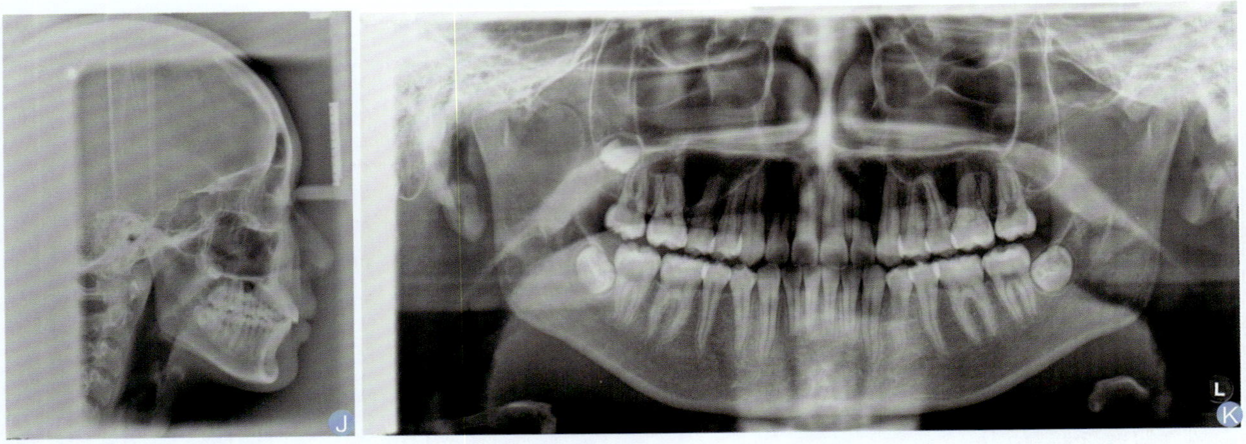

图 2-9　治疗后面䫙像及 X 线片（续）

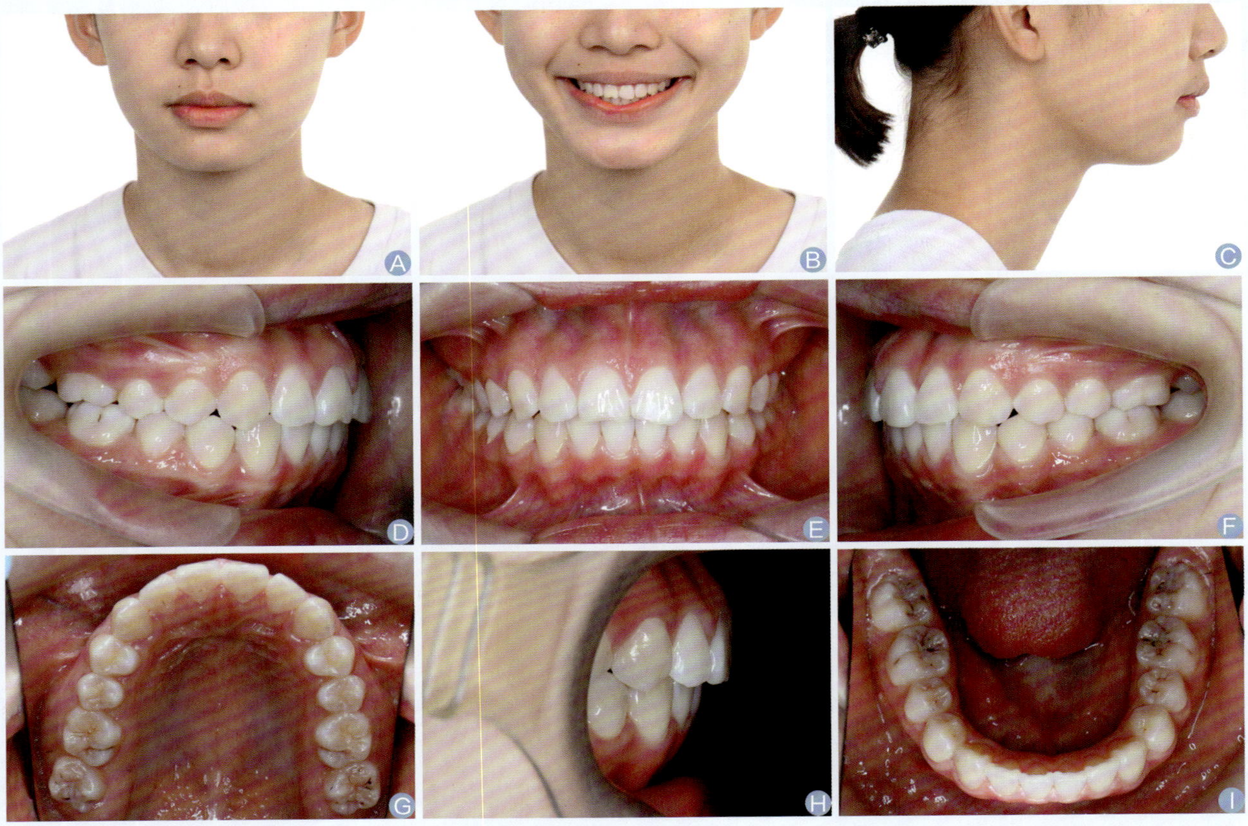

图 2-10　保持一年半时的面䫙像

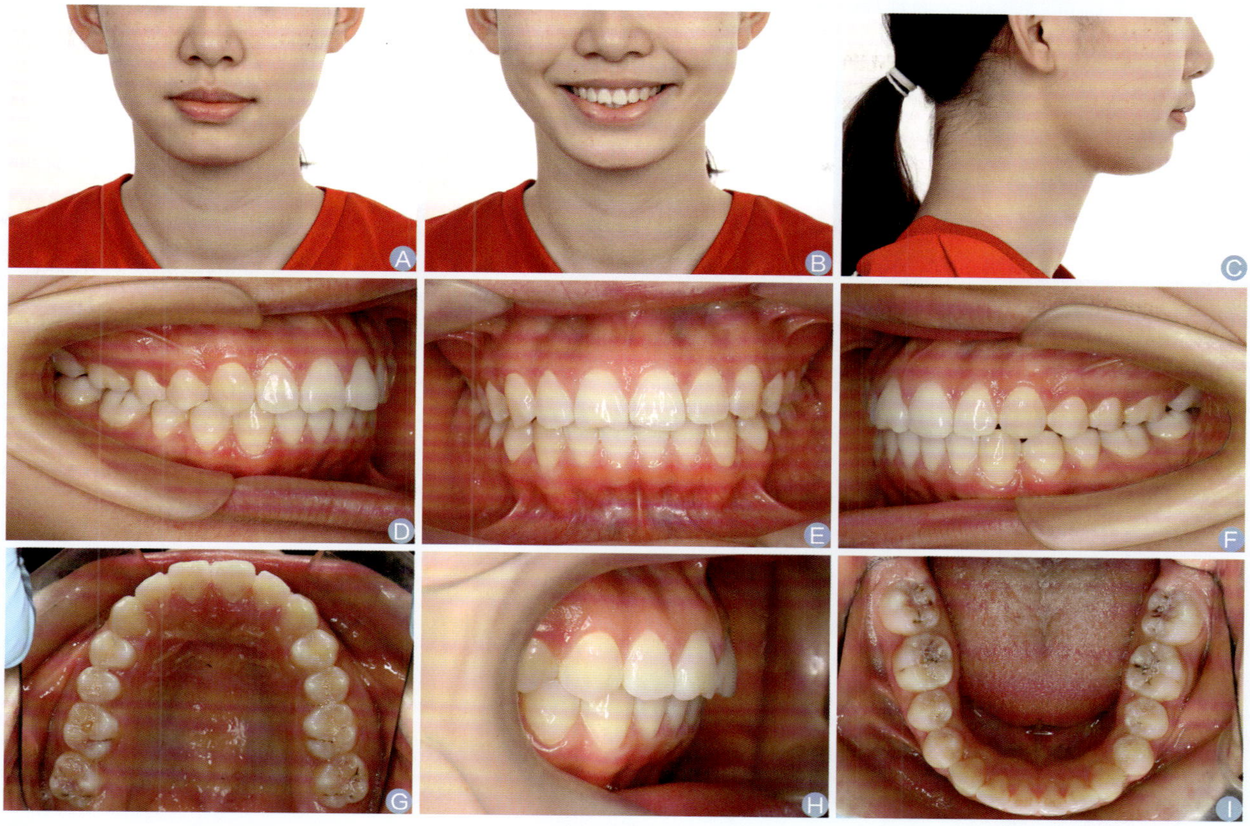

图 2-11　保持两年半时的面𬌗像

九、矫治体会

（一）Twin-Block矫治器的治疗时机

TB矫治器可用于替牙列晚期或者恒牙列初期的安氏Ⅱ类下颌后缩患者。该矫治器最初由William医生发明，经过不断改良和简化，具有诸多优势，因此受到许多正畸医生的青睐。最初，矫治器上下颌间导斜面相互交错，呈45°角，之后不断改进为现在普遍推荐的70°导斜面。对于生长发育中的Ⅱ类错𬌗畸形患者，在其生长发育高峰期使用最为理想。通过上下颌矫治器斜面的颌间咬合锁结，使下颌功能性移位，促进下颌骨位置前移及下颌骨生长。

患者除第一周适应期（进食及刷牙时取下）外，需全天佩戴矫治器（仅刷牙时取下），连续佩戴半年以上，而后开始逐渐调磨后牙𬌗垫。一般先磨除上颌后牙𬌗垫，允许下颌后牙向近中𬌗向萌出，利于Ⅱ类磨牙关系的改善。在调磨𬌗垫的过程中，需要注意不能破坏导斜面。一般需要经过4～6个月的调磨，后牙逐步建𬌗。

TB矫治器需要至少连续佩戴1年，从而增加骨效应；有学者建议佩戴18个月以上。

（二）Twin-Block矫治器在三维方向上的矫治效果

矢状向：大量研究已经证明TB矫治器对下颌骨矢状向的改进有比较明确的效果，可以减小前牙覆盖以及ANB角。在矢状向上的改善包括下颌骨向前生长、下颌骨位置向前移动、牙槽骨改建、髁突和关节窝的改建等，当然这些变化包括了生长发育期患者的自身生长。

横向：TB矫治器的优势在于可以同期佩戴上颌扩弓器，用于纠正患者上下颌后牙宽度的不调。多数进行功能矫治的骨性Ⅱ类患者，下颌前移后即出现明显的上下颌间宽度不调。上颌相对下颌过窄，需要在下颌前导之前或治疗中进行上颌牙弓的扩展。

垂直向：有学者认为TB矫治器是高角患者的绝对禁忌，因为治疗中下颌磨牙伸长会造成下颌顺时针旋转，影响面型。不过目前的研究尚不能证明这一点，因为很多研究存在选择偏倚，比如医生很少选择高角病例进行矫治，这类患者直接被剔除。

（三）二期正畸综合治疗调整咬合关系

该病例在二期治疗过程中，采用短Ⅲ类牵引使双尖牙区建𬌗，下颌后缩少量复发。治疗结束时，双侧磨牙关系达到中性，覆𬌗及覆盖达到正常范围。在保持阶段，咬合关系稳定。

刺激下颌向前发育的治疗关键是治疗时机的选择。在患者生长发育加速期选择合适的功能矫治器，不但可以利用患者的生长潜力，还能与二期综合正畸治疗完美衔接，正畸疗程适中，正畸效果稳定。过早或过晚开始导下颌，疗程及疗效均无法获得理想的结果。

（病例完成人：刘晓默）

第二章 上颌后缩畸形的生长改良治疗

骨性Ⅲ类错𬌗畸形（简称骨性Ⅲ类）常在替牙期时逐渐表现，影响患者的前牙功能及颜面的美观。一般情况下，骨性Ⅲ类错𬌗畸形有随着生长发育加重的趋势。反𬌗的存在对少年儿童上颌骨正常发育产生不利影响，也影响发育中患者的前牙功能及颜面美观。许多患者在生长发育期的替牙阶段求治，而且治疗愿望强烈。所以，前牙反𬌗是早期矫治最常治疗的错𬌗畸形。对于以上颌发育不足为主的骨性Ⅲ类患者，恰当的早期矫治可以有效地前移上颌及上牙弓，改善患者前牙的反覆盖，减轻患者因上颌发育不足造成的面中部凹陷及鼻旁区塌陷等问题，改善患者口颌系统的功能。生长发育期内患者上颌发育不足的治疗以上颌前方牵引为主。多数研究表明前方牵引治疗疗效肯定，且约 50%～70% 的患者远期稳定性良好；上颌前方牵引治疗开始的年龄越小，骨性效应越好。但是需要注意的是，前方牵引的适应证是生长发育期内以上颌发育不足为主的骨性Ⅲ类患者，而对于以下颌前突为主的骨性Ⅲ类前牙反𬌗患者，上颌前方牵引常使患者由面中部发育不足变为双颌前突，所以这类情况并不是该治疗的适应证。对于以下颌前突为主的骨性Ⅲ类患者，目前尚无远期疗效肯定的治疗，一般需要定期观察患者的生长情况，考虑在生长发育期后进行正畸掩饰治疗或正畸－正颌联合治疗。

病例 3　上颌后缩畸形的双期矫治

一、一般情况

患者女性，10岁，主诉前牙反𬌗。乳牙期即存在前牙反𬌗，未治疗。全身情况良好，存在过敏性鼻炎季节性发作，发病时行抗过敏治疗。否认口腔不良习惯及关节疼痛、弹响史，无牙外伤史，家族史无特殊。

二、临床检查

1．面部检查　正面观：面部基本对称，鼻旁区略凹陷。面部垂直比例基本正常。自然放松时，上下唇间隙2 mm。无开唇露齿和闭唇困难，微笑时部分下牙暴露。侧面观：凹面型，鼻旁区凹陷，下颌略突（图3-1）。

2．口内检查　替牙列，磨牙近中关系，13、15、23及25尚未替换；前牙反𬌗，反覆𬌗Ⅰ度；上下牙列无明显拥挤，上下牙弓中线一致。上牙弓呈卵圆形，下牙弓呈尖圆形（图3-1）。

3．颞下颌关节检查　开口度三指，开口型正常，双侧关节区未检见弹响和疼痛。

三、X 线检查分析

1．头颅侧位片　测量分析结果显示骨性Ⅲ

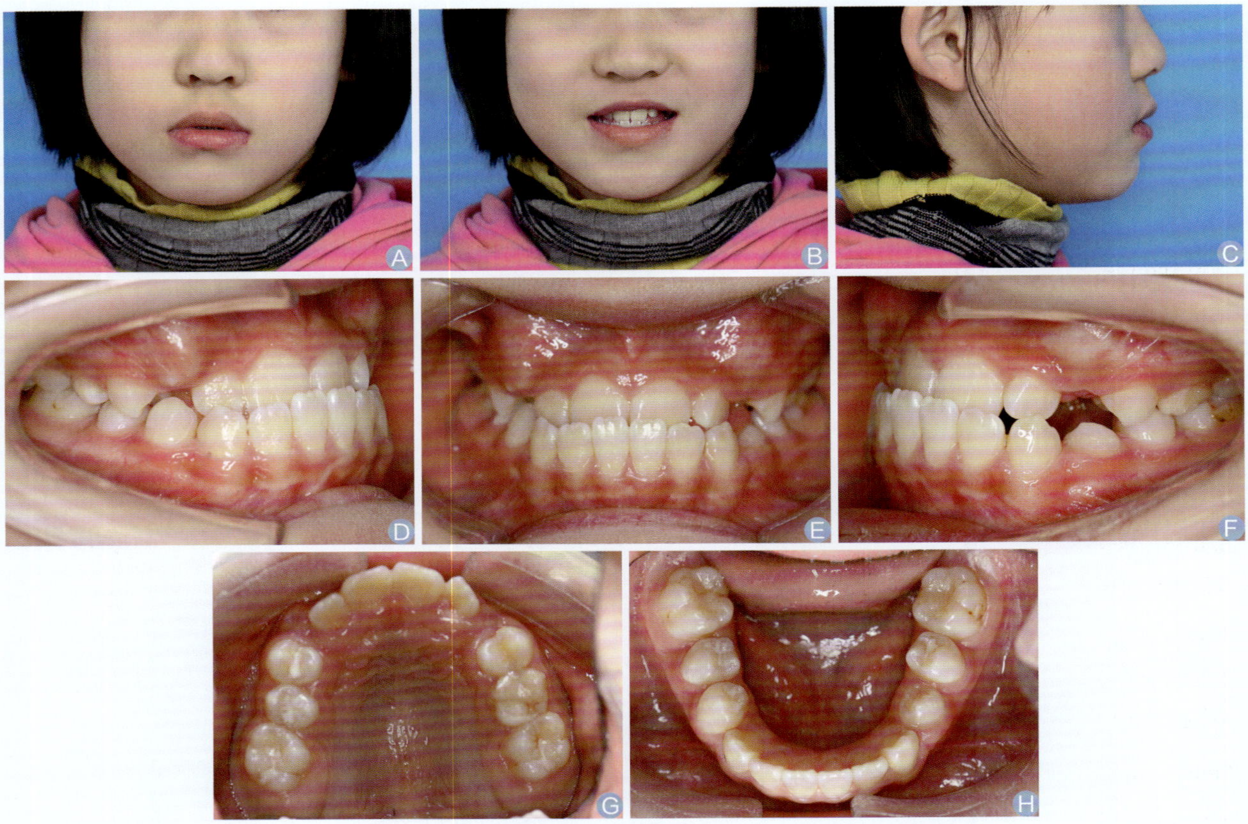

图 3-1　治疗前面𬌗像

类，前牙反殆，上颌发育不足，下颌发育过度。上前牙稍唇倾，下前牙唇倾度正常。下颌平面角均角（图3-2和表3-1）。

2．全口曲面体层片　替牙中晚期阶段，13、23和25未替换，17、27、37和47牙胚发育中。CSⅡ期，双侧髁突大小及形态基本对称，髁突骨质未见明显异常（图3-2）。

四、诊断

安氏Ⅲ类，毛氏Ⅱ^{1}+Ⅳ^{1}类，骨性Ⅲ类，均角。

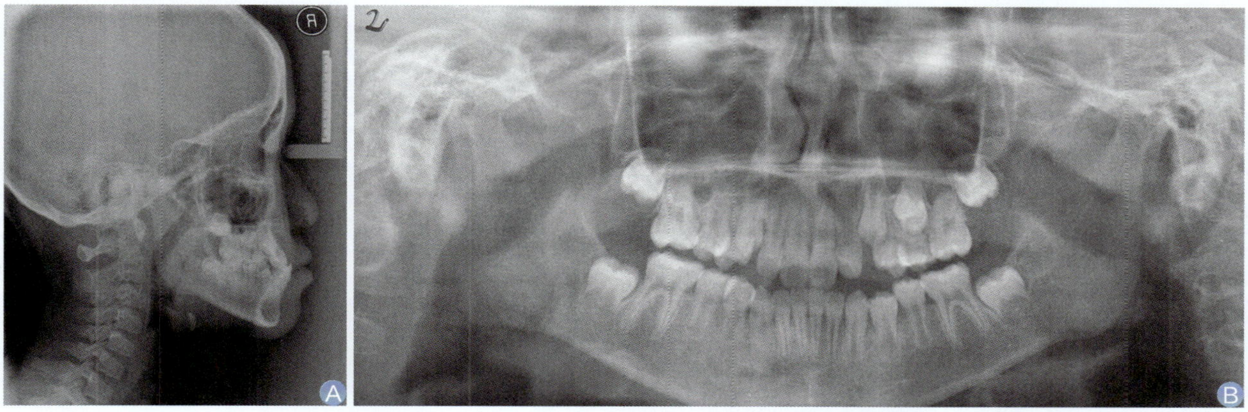

图3-2　治疗前X线片

表3-1　治疗前后头影测量结果

测量项目	正常值	测量值			
	均值±标准差	治疗前	一期治疗后	二期治疗前	二期治疗后
SNA（度）	82.8 ± 4.0	79.6	82.3	82.6	82.8
SNB（度）	80.1 ± 3.9	82.0	81.7	85.8	86.0
ANB（度）	2.7 ± 2.0	−2.4	0.6	−3.2	−3.2
FH/NPo（度）	85.4 ± 3.7	88.5	88.7	92.5	92.4
NA/Apo（度）	6.0 ± 4.4	−3.1	2.2	−7.7	−7.5
U1/NA（度）	22.8 ± 5.7	30.2	30.0	34.0	36.0
U1-NA（mm）	5.2 ± 2.4	5.6	6.7	11.0	12.0
L1/NB（度）	30.3 ± 5.8	26.4	24.0	28.1	23.5
L1-NB（mm）	6.7 ± 2.1	5.6	4.4	6.3	5.3
U1/L1（度）	125.4 ± 7.9	125.4	125.9	121.1	124.6
U1/SN（度）	105.7 ± 6.3	110.2	112.5	116.0	118.0
MP/SN（度）	32.5 ± 5.2	31.6	32.5	30.9	30.4
FH/MP（度）	27.3 ± 6.1	24.3	25.7	24.7	24.3
L1/MP（度）	92.6 ± 7.0	91.8	88.7	91.1	86.3
Y 轴角（度）	66.3 ± 7.1	66.3	66.4	63.8	63.7
Pg-NB（mm）	1.0 ± 1.5	−0.5	−0.3	1.0	1.0
UL-E（mm）	−1.4 ± 1.9	−0.5	2.1	−1.4	−0.7
LL-E（mm）	0.6 ± 1.9	2.4	2.7	1.0	0.6

五、矫治目标

促进上颌向前生长，改善颌间Ⅲ类关系。

六、矫治计划

1．双期矫治

一期治疗：上颌前方牵引治疗，改善颌间Ⅲ类关系。

二期治疗：固定矫治器排齐牙列，调整咬合关系。

2．保持。

3．不排除患者在生长发育高峰期下颌过度生长导致Ⅲ类错𬌗复发，二期治疗时需要拔牙或正畸-正颌联合治疗的可能性。

七、矫治过程

1．第1～8个月，粘接上颌Hyrax矫治器；佩戴Dlaire面架式牵引器进行前方牵引，每天不少于12小时（图3-3）。

2．前牙反𬌗解除后，去除上颌牵引矫治器，观察患者替牙（图3-4至图3-6）。替牙完成后评价生长及咬合关系并考虑适时进行固定矫治排齐牙列。

3．患者前方牵引治疗结束后6.5年复诊，右上侧切牙反𬌗，下颌中线右偏2 mm（图3-7和图3-8）。开始固定矫治器治疗，粘接全口直丝弓矫治器。

4．拔除38和48，开始采用0.012英寸镍钛丝排齐牙列。然后顺序更换矫治弓丝至0.019英寸×0.025英寸不锈钢丝，下颌采用0.018英寸不锈钢圆丝，行Ⅲ类牵引矫治磨牙近中关系。

5．短时间行前牙区斜形牵引，调整上下牙弓中线。

6．去除固定矫治器，戴入保持器。定期复诊。

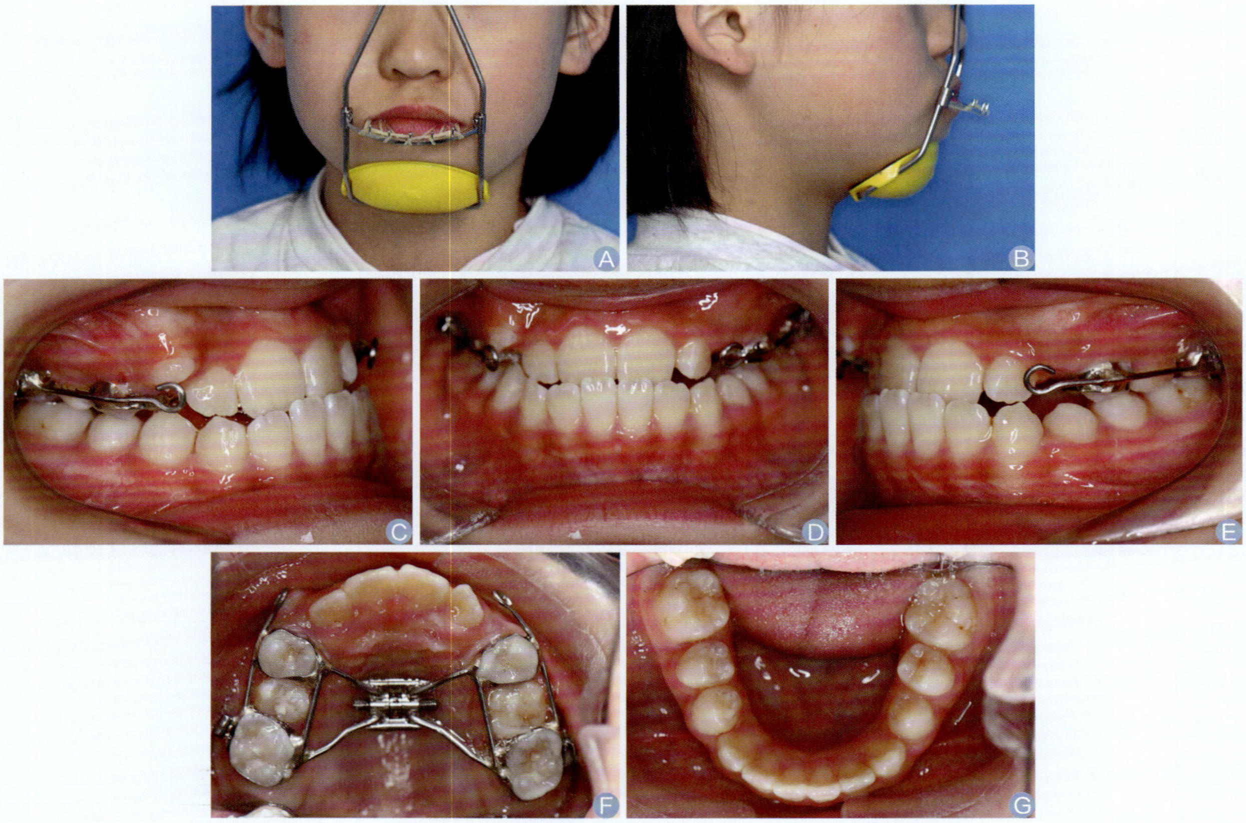

图 3-3　上颌前方牵引治疗中面𬌗像

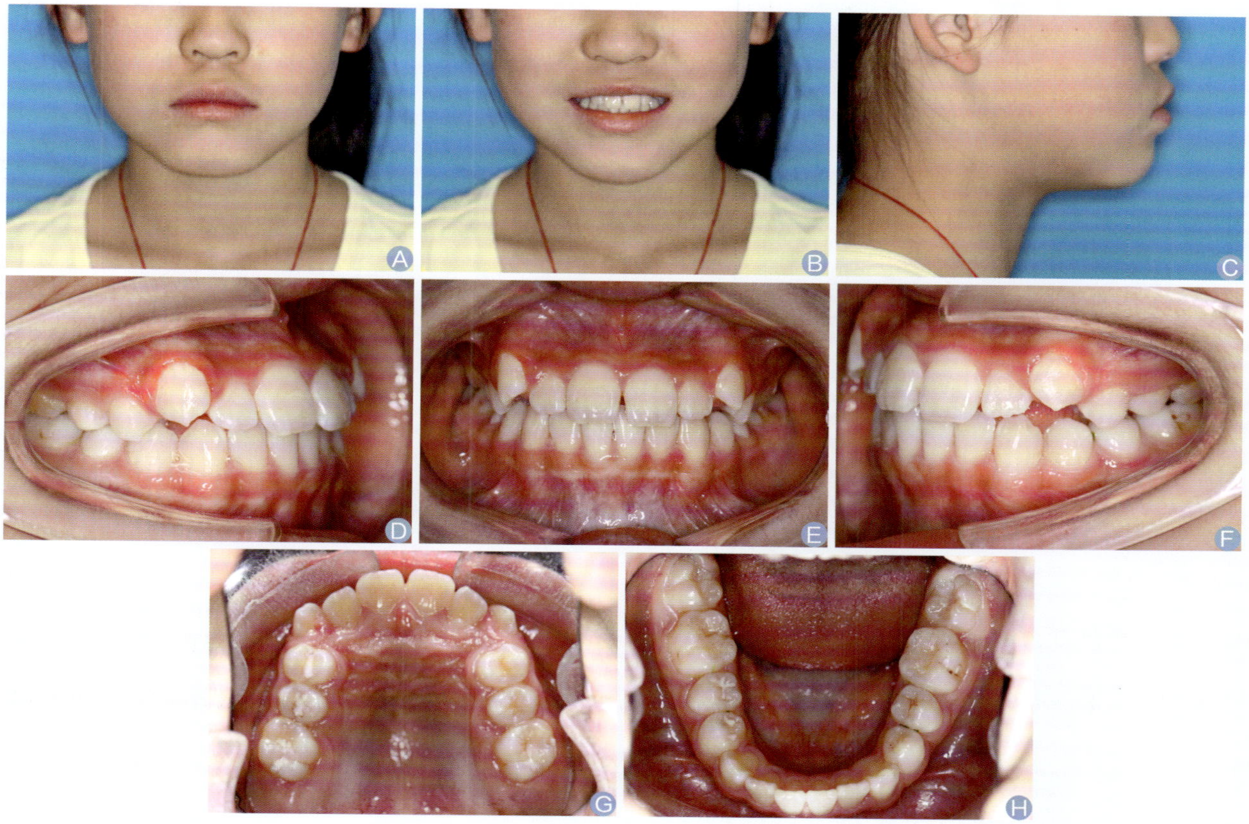

图 3-4　上颌前方牵引治疗后面𬌗像

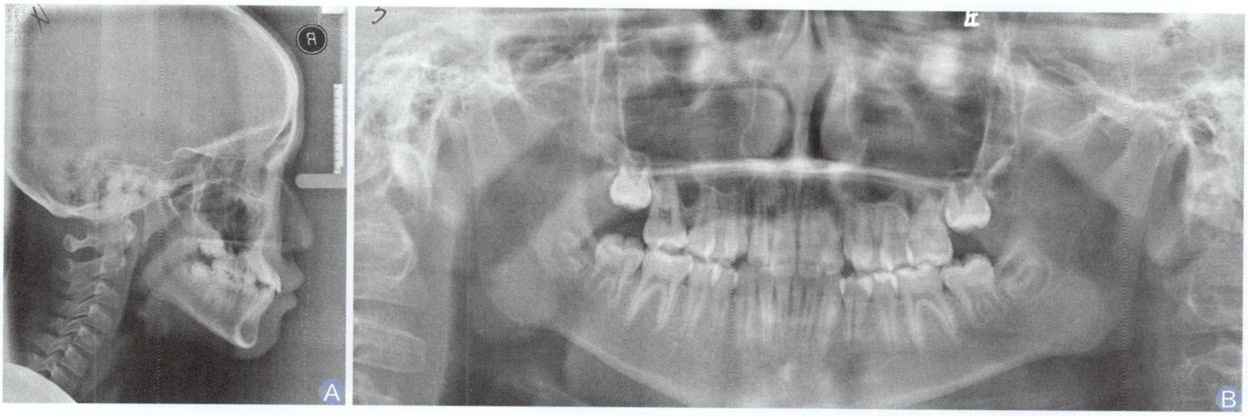

图 3-5　上颌前方牵引治疗后 X 线片

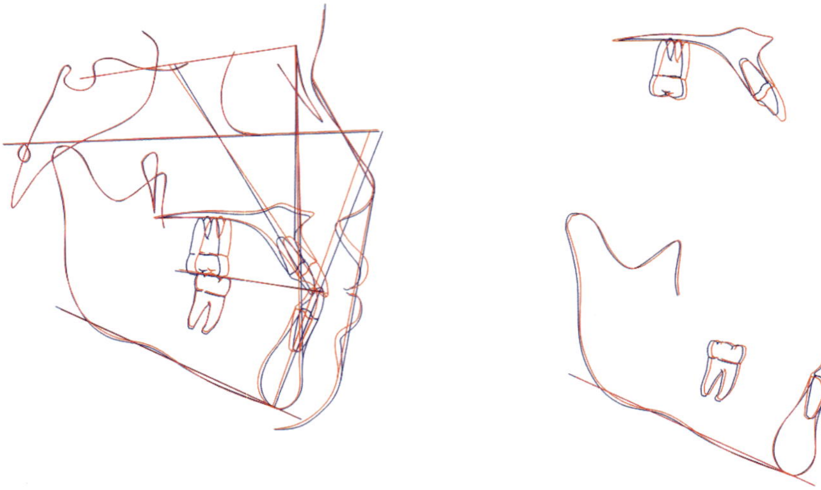

图 3-6　上颌前方牵引治疗前后头影测量重叠图（蓝色线条为治疗前，红色线条为治疗后）

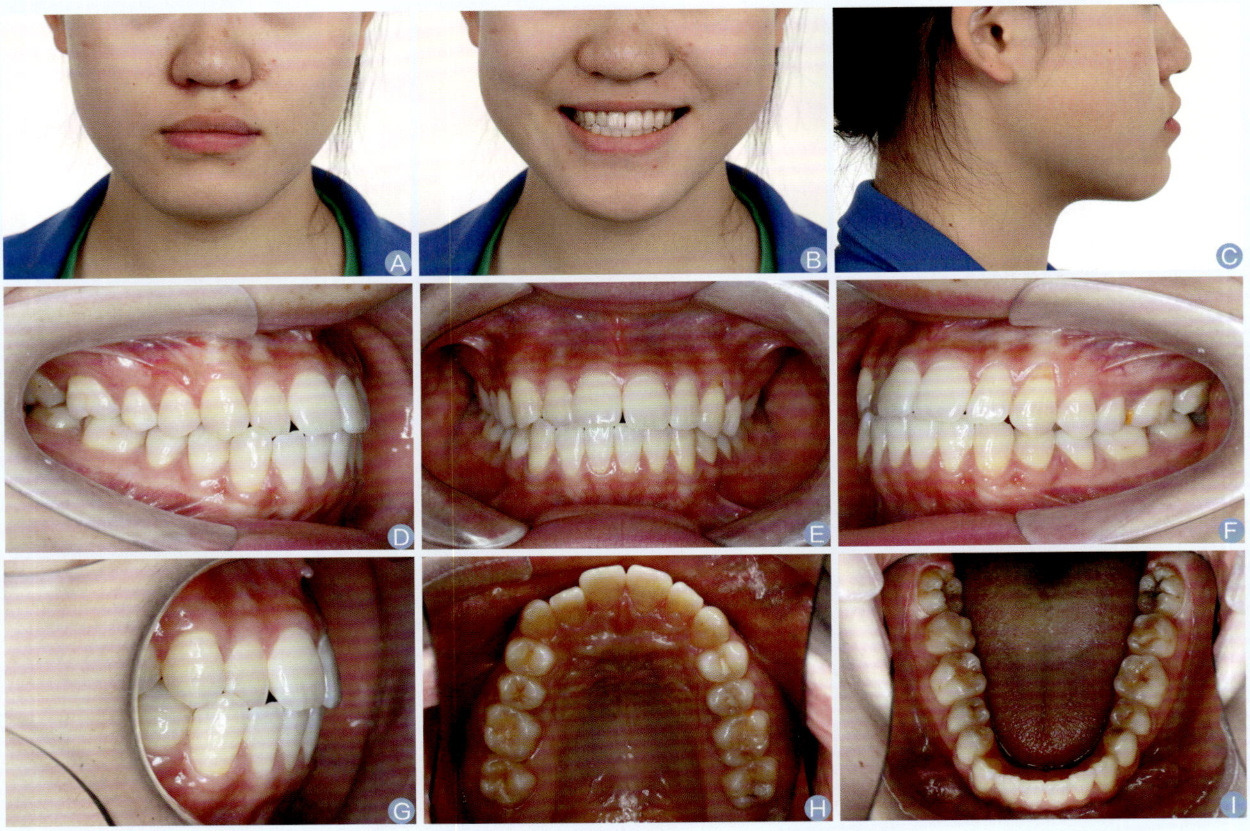

图 3-7　患者 16 岁时面殆像（前方牵引治疗结束后 6.5 年）

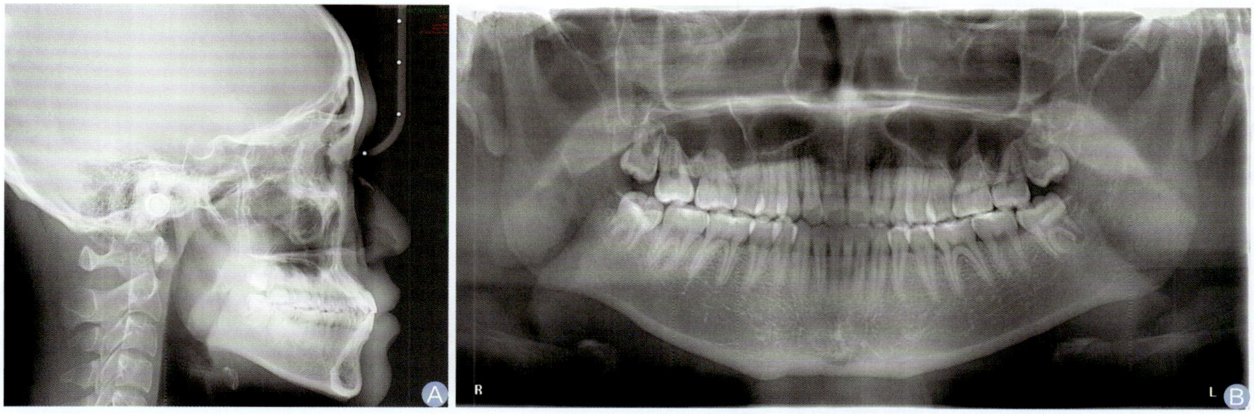

图 3-8　二期治疗前 X 线片

八、矫治结果

患者经过双期矫治后，上下牙列排列整齐，前牙覆殆、覆盖正常，咬合关系良好。双侧尖牙和磨牙均为中性关系，上下牙弓中线一致。侧貌基本维持直面型，上下唇突度略增加，鼻唇角略小，颏唇沟正常。正面观面部对称，自然状态下唇闭拢；微笑时，笑线、笑弧正常，唇齿关系协调（图 3-9）。患者上颌第三磨牙萌出，建议其择期拔除。全口曲面体层片显示牙根平行排列，未见明显的牙

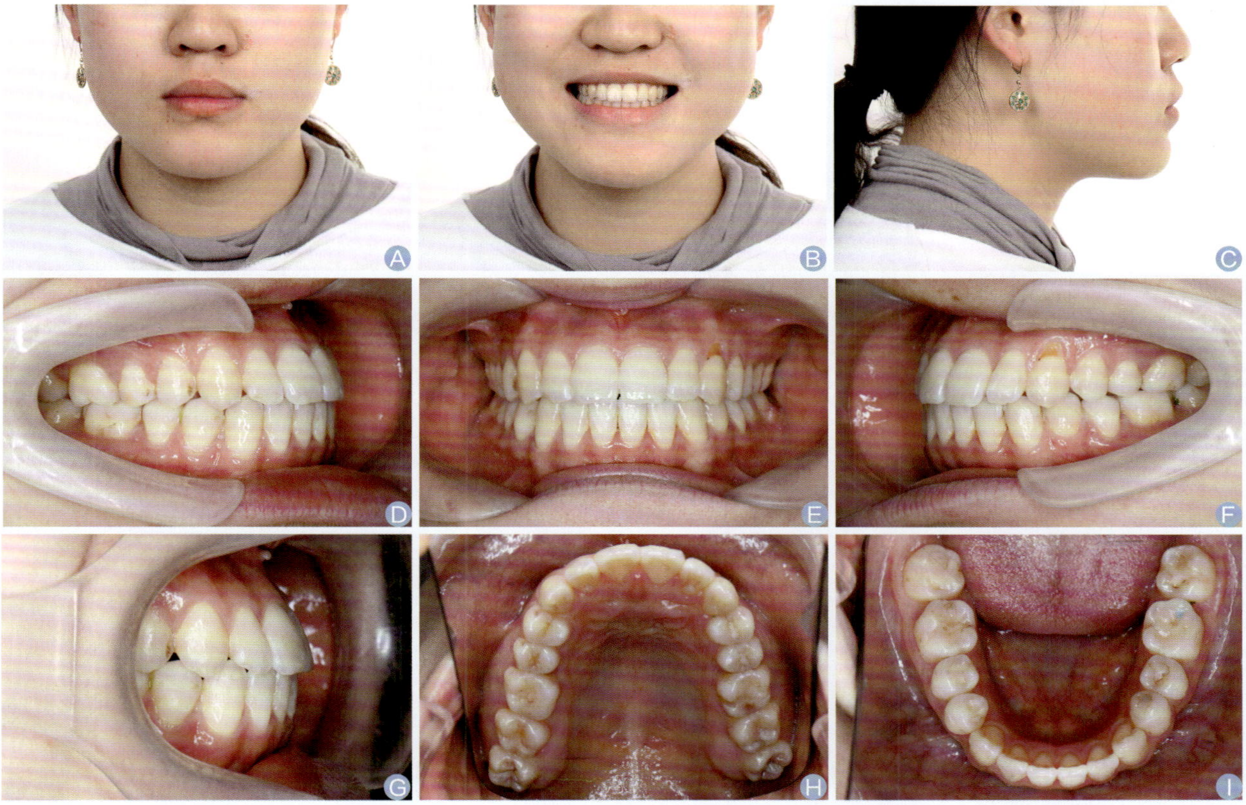

图 3-9　二期治疗后面殆像

根吸收，牙槽骨高度未见明显降低（图3-10）。头颅侧位片测量结果分析显示：ANB及下颌平面角在治疗后无明显改变（表3-1）。ANB角偏向骨性Ⅲ类，牙齿代偿良好。治疗后头影测量重叠图显示下牙列轻度远移，下前牙直立（图3-11）。患者各治疗时期头影测量重叠图显示青春后期下颌明显生长，二期正畸治疗以下牙列远中移动及下前牙舌倾移动为主（图3-12）。治疗结束后3年复查，牙齿排列整齐，咬合稳定（图3-13）。

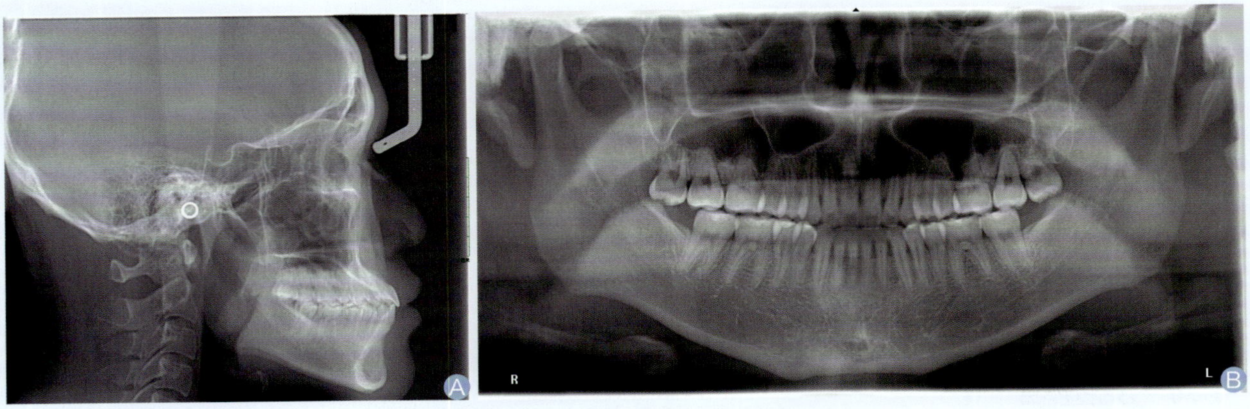

图 3-10　二期正畸治疗后 X 线片

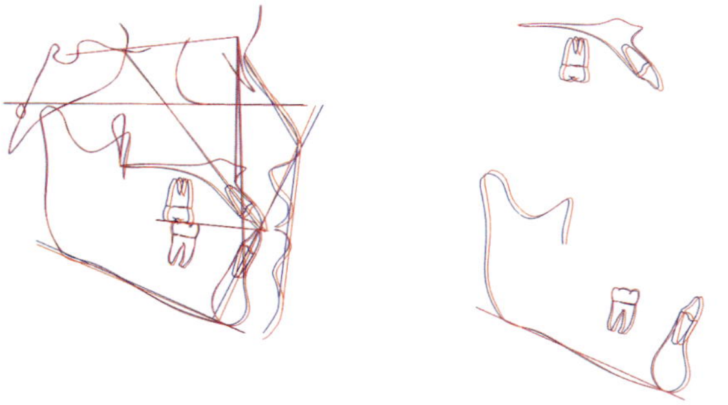

图 3-11　二期治疗前后头影测量重叠图（蓝色线条为治疗前，红色线条为治疗后）

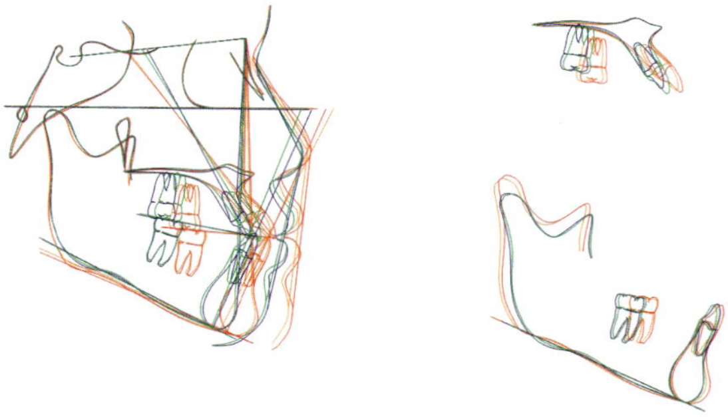

图 3-12　患者各治疗时期头影测量重叠图（蓝色线条为一期治疗前，绿色线条为一期治疗后，橙色线条为二期治疗前，红色线条为二期治疗后）

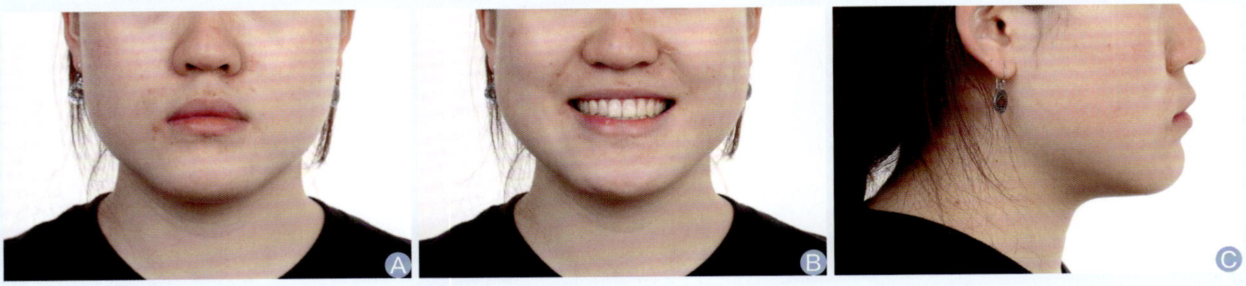

图 3-13　正畸治疗结束后 3 年面聆像

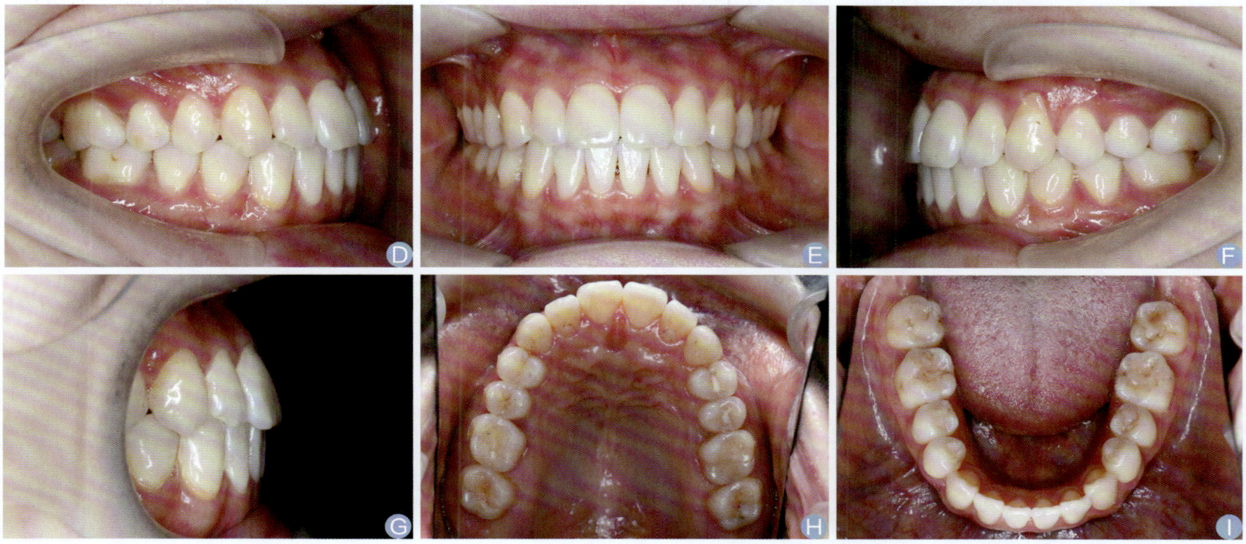

图 3-13　正畸治疗结束后 3 年面殆像（续）

九、矫治体会

（一）关于骨性Ⅲ类错殆的早期治疗

骨性Ⅲ类错殆常在患者替牙期开始表现，并随着生长发育的进行有加重趋势。所以，对于生长发育期儿童的骨性Ⅲ类错殆，医生应明确治疗的目的是消除干扰、恢复前牙正常功能并促进上颌继续正常生长。但由于下颌生长发育相对于上颌滞后，生长发育后期下颌的加速生长有可能导致前牙反殆复发。尤其是以下颌发育过度为主所致的骨性Ⅲ类患者，青春期后颌面部的畸形会随着下颌的快速生长而更明显。因此，医生在开始早期治疗前应详细分析患者错殆机制和生长发育潜力，并选择恰当的治疗方法及治疗时机进行治疗；同时，应向患者说明生长发育后期需要进一步治疗的可能性。

骨性Ⅲ类错殆常由上颌发育不足或同时伴有下颌发育过度所致。对于上颌发育不足或者以上颌发育不足为主的骨性Ⅲ类生长发育期患者，上颌前方牵引治疗是具有良好疗效的治疗方法。正畸治疗通过前移上颌及上牙弓、舌向移动下前牙以及顺时针旋转下颌骨，达到矫治患者前牙反殆、面中部凹陷及骨性Ⅲ类颌间关系的目的。而对于以下颌前突为主的骨性Ⅲ类患者，前方牵引治疗的效果常不佳且治疗后复发的可能性较大。另外，由于上颌与周围的颅面组织紧密结合，通过前方牵引前移的量是有限的，在患者生长发育期需要进行认真的评估。严重的上颌发育不足很难通过单纯的上颌前方牵引治疗彻底解决，即使是采用近年来开始应用的钛板支持式上颌前方牵引治疗，也不足以实现彻底的解决。在这一阶段做出是否行上颌前方牵引治疗的决定时，一般需要紧密结合患者对面型的总体要求以及对解除目前反殆的愿望。对于不愿接受正颌外科手术治疗可能的中度以下骨骼畸形患者，可以抓紧时间进行前方牵引治疗，以减小未来进行正颌手术的可能性。而对于对面型有较高要求的中度以上骨性Ⅲ类错殆患者，可以暂不进行治疗，待生长发育高峰期过后进行正畸-正颌联合治疗，以获得较好的面型改善以及牙轴和咬合关系的改善。

（二）治疗中的控制

1. 上颌前方牵引治疗　需要进行上颌前方牵引治疗的患者应尽早开始治疗，以增加治疗的骨性效应。口内固位装置需固位良好。对于处在替牙阶段的患者，还要兼顾牵引时对牙弓间隙的影响，尤其是对最后替换的上颌尖牙的间隙进行评价及维持，避免前方牵引造成上颌牙弓间隙减小和牙量-骨量不调。本病例的患者不存在明显的牙量-骨量不调，治疗前尖牙的位置基本位于牙弓中。治疗中采用的是固位良好的Hyrax矫治器，以双侧第一恒磨牙及第一前磨牙作为支抗，能够较好地支撑上颌。对于上颌前方牵引治疗中是否需要配合使用下颌殆垫，需要评价反覆殆情况。反覆殆较深的患者可以配合使用下颌殆垫，其一是有助于打开前牙的锁结，有利于上颌前移，其二是在前牙反殆矫正的过程中，殆垫的使用有利于患者进食且避免对前牙造成创伤。对于患者前方牵引中是否需要进行上颌扩弓治疗，应根据临床需求决定，不能盲目进行上颌扩弓，以免上颌前移后磨牙区出现严重的深覆盖而影响患者的咬合等功能。近期的研究发现，没有证据证明上颌扩弓能增加上颌前移的量，而关于上颌反复扩缩增加上颌前移量也仅有微弱的证据，但是反复扩缩上颌牙弓确实会增加患者治疗中的不适感。

2．前方牵引治疗后二期矫治开始的时间　由于上颌骨与周围颅面骨组织紧密结合，通过正畸治疗将其前移较为困难，需要通过影响面部骨缝来发挥作用。所以前方牵引治疗需要尽早开始，以利用儿童早期阶段骨缝的活跃反应促进骨缝成骨。对于骨性Ⅲ类错殆患者，面部发育引起的面型变化在生长发育的青春期（生长发育高峰期）还会有较显著的改变。这就是为什么对于上颌发育不足的骨性Ⅲ类错殆，上颌前方牵引治疗后的二期矫治常在生长发育高峰期后才进行。该病例在上颌前方牵引治疗后，下颌后续的生长量较大。下颌的生长以向前生长为主，在一期治疗后的8年时间里下颌支生长明显，下颌角下缘下移较多，患者的下颌平面角也稍有减小（图3-12）。为了提高矫治效率，避免治疗中的不确定性及治疗计划的中途修改，骨性Ⅲ类患者的综合治疗应适当延后，待患者颌骨大部分生长完成后再进行正畸综合治疗。该患者的二期治疗在17岁才进行。此时患者下颌生长基本完成，临床检查可以看到青春期时下颌明显生长，磨牙关系又变为近中关系（图3-7），下颌平面角也由于下颌后续的生长而明显减小。但是患者前牙的覆盖关系基本维持，面型较直。由于患者对自己的面型满意，不要求进行改变，可以通过正畸掩饰治疗进行咬合关系的调整及牙列排齐。当然，如果患者对面型要求较高，此时也可以考虑其他治疗方式，如正畸-正颌联合治疗。

3．固定矫治中的注意事项　该患者在二期正畸治疗时，骨型为Ⅲ类，其下前牙牙轴基本正常，而上前牙唇倾度较大。由于患者的牙齿代偿良好，所以患者面型尚可以接受。正畸掩饰治疗主要的目的是解决患者个别前牙的反殆、牙列不齐、中线不一致以及尖牙和磨牙远中关系。正畸治疗的主要工作应为通过下颌牙弓的远中移动，实现对前牙反殆、下颌牙弓中线偏斜及近中咬合关系的调整。治疗采用直丝弓矫治器，能够较好地控制牙齿的移动方式。对该类患者的治疗，需要注意的是对上颌牙弓的良好稳定，一定要在上颌应用0.019英寸×0.025英寸方丝的情况下进行颌间关系调整及Ⅲ类牵引，以避免治疗中上前牙进一步严重唇倾。对于下颌的远中移动，应采用较硬的圆丝进行，从而更容易实现下颌牙列的远移及下前牙的舌向倾斜代偿。在治疗前先行拔除了38和48，以在牙弓远端提供间隙，同时缓解远中移动牙列的阻力。过于坚硬与约束的下颌方丝不利于在掩饰性治疗骨性Ⅲ类错殆中牙齿的移动。该患者存在小量的下颌偏斜，导致下牙弓中线右偏。中线的调整主要以下牙列远中移动时左移多于右移来实现。注意避免过长时间应用牙弓前部的斜形牵引，以避免对咬合平面的不利影响。由于该病例下颌牙弓远中移动的需求量不大，未使用下颌牙弓后段的种植钉作为远移下牙列的支抗。

（病例完成人：李巍然）

第三章 下颌功能性偏斜的矫治

许多研究表明，乳牙期时由上颌宽度不足造成的上下颌间宽度关系不协调，常会导致患者出现后牙反𬌗；乳牙期后牙反𬌗的患病率较高。在乳牙期，一般情况下轻度的双侧后牙反𬌗可以不予治疗，随着生长发育的进行及牙齿的替换，一些患者的后牙反𬌗可以自行纠正。但是一些由颌间宽度不协调或下颌运动中的早接触、𬌗干扰等原因造成的单侧后牙反𬌗，常会造成患者下颌偏斜和颜面不对称。此时的面部偏斜或不对称常不存在明显的骨骼畸形，称为下颌功能性偏斜。

对于下颌功能性偏斜的患者，在乳牙及替牙阶段进行早期治疗通常较为简单，应用简单的活动矫治器或功能矫治器即可在较短的时间完成矫治，可以尽早恢复患者正常的口颌系统功能，引导𬌗颌面的正常发育。相反，如果儿童期功能性下颌偏斜或不对称未得到及时治疗，可能导致患者下颌偏斜或颜面不对称随着生长发育加重，使恒牙期时的综合治疗难度加大或效果不佳。

乳牙期和替牙期下颌功能性偏斜的治疗常采用上颌活动矫治器，通过扩弓治疗及消除𬌗干扰进行矫治；或采用功能矫治器调整颌位、扩大牙弓、消除功能运动中的𬌗干扰等方法进行矫治。治疗中对牙弓宽度关系进行协调和针对功能运动中的𬌗干扰进行调𬌗同样重要。

病例 4 下颌功能性偏斜的矫治

一、一般情况

患者女性，5岁，主诉前牙反殆、下颌偏斜。母乳喂养，否认不良口腔习惯及既往牙科治疗史。否认家族成员有类似疾病。

二、临床检查

1. 面部检查　正面观：面上部及中部基本对称，颏右偏，息止颌位时偏斜不明显。面部垂直比例基本正常，唇自然闭拢，唇间关系基本正常。笑线低位，微笑时下牙暴露，上唇红暴露略不足。侧面观：侧貌略呈突面型，唇间关系基本正常（图4-1）。

2. 口内检查　乳牙列，双侧乳磨牙近中关系，左侧尖牙近中关系，右侧尖牙偏远中关系。右侧前牙及后牙反殆。上牙弓中线居中，下牙弓中线右偏3 mm。前牙反覆殆Ⅱ度。上牙弓右侧前部塌陷，下牙弓形态略不对称（图4-1）。

3. 颞下颌关节检查　开口度三指，开口型正常，双侧关节区未查见疼痛、弹响。

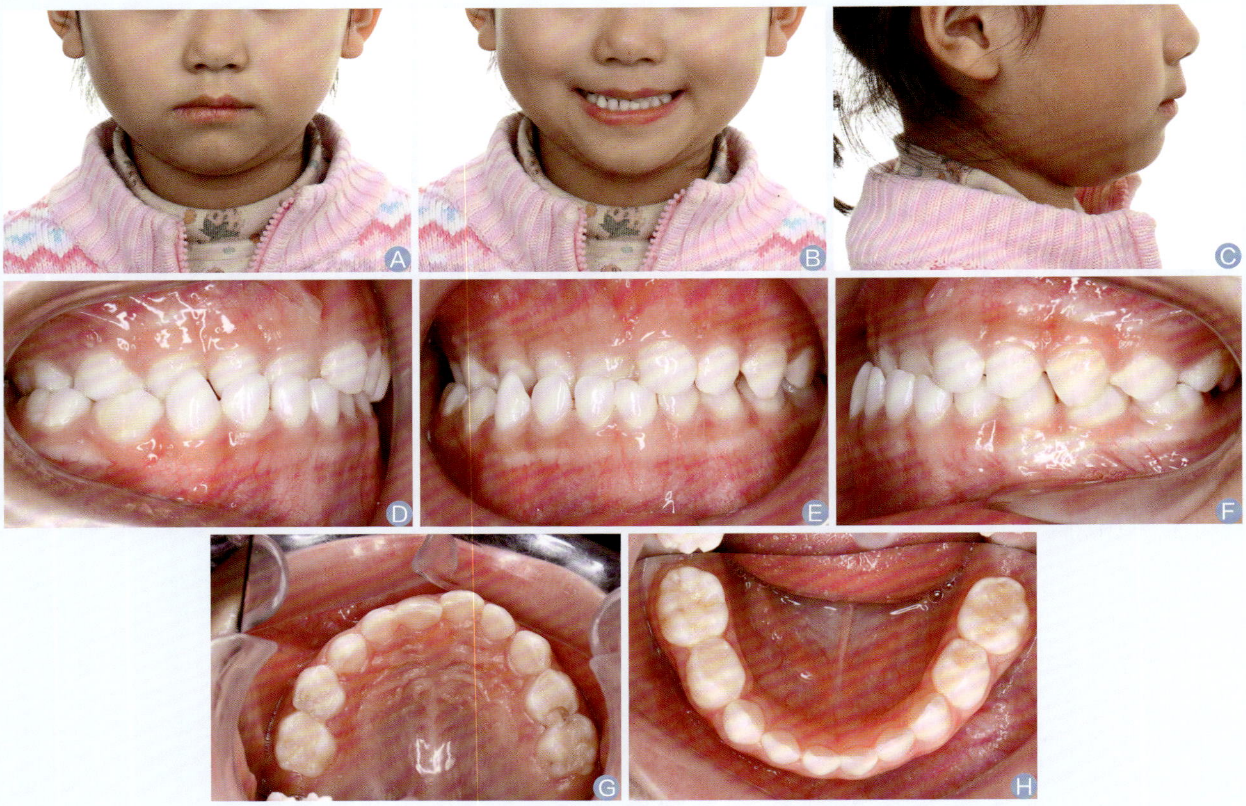

图 4-1　正畸治疗前面殆像

三、X 线检查分析

1. 头颅侧位片　上下颌间矢状关系基本正常，骨性Ⅰ类（表4-1），前牙反殆。上下前牙直立，下颌平面角均角（图4-2）。

2. 全口曲面体层片　乳牙列，恒牙发育中，未见18、28、38、48牙胚，其余恒牙均在发育中。双侧髁突形态基本一致，未见明显形态及骨质异常。两侧下颌支、下颌角以及下颌体基本对称（图4-2）。

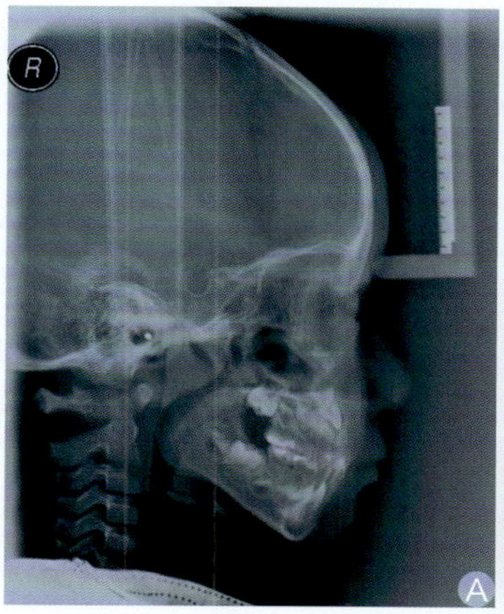

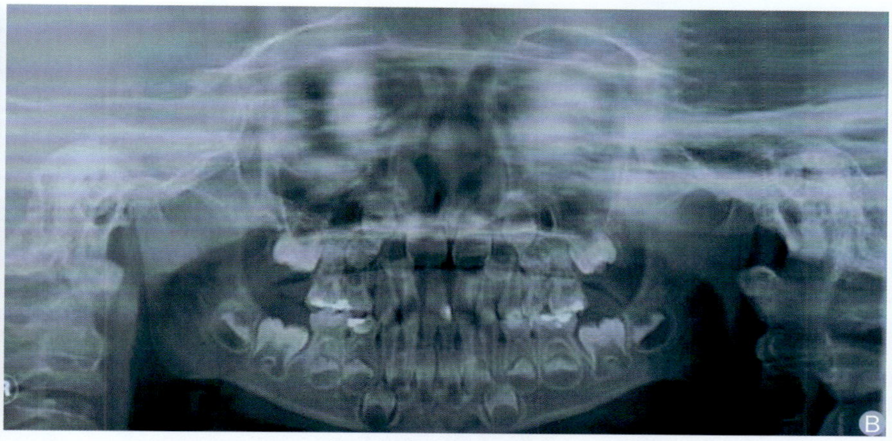

图 4-2　正畸治疗前 X 线片

表4-1　正畸治疗前头影测量结果

测量项目	正常值（均值 ± 标准差）	治疗前
SNA（度）	82.8 ± 4.0	78.9
SNB（度）	80.1 ± 3.9	76.0
ANB（度）	2.7 ± 2.0	2.9
FH/NP（度）	85.4 ± 3.7	84.9
NA/AP（度）	6.0 ± 4.4	9.0
U1/NA（度）	22.8 ± 5.7	11.8
U1-NA（mm）	5.2 ± 2.4	0.9
L1/NB（度）	30.3 ± 5.8	13.8
L1-NB（mm）	6.7 ± 2.1	2.7
U1/L1（度）	125.4 ± 7.9	141.2
U1/SN（度）	105.7 ± 6.3	95.0
MP/SN（度）	32.5 ± 5.2	39.0
FH/MP（度）	27.3 ± 6.1	30.0
L1/MP（度）	92.6 ± 7.0	78.0
Y 轴角（度）	66.3 ± 7.1	70.1
Pg-NB（mm）	1.0 ± 1.5	−1.7
UL-E（mm）	−1.4 ± 1.9	4.7
LL-E（mm）	0.6 ± 1.9	4.4

四、诊断

安氏Ⅲ类，毛氏Ⅱ[1]+Ⅲ[2]+Ⅳ[1]类，Ⅰ类骨型，均角。

五、矫治目标

解除前后牙反𬌗，改善面部不对称，恢复口颌功能。

六、矫治计划

1．采用上颌活动矫治器。

2．开展上颌宽度。

3．调整上前牙唇倾度。

4．进行必要的调𬌗（乳尖牙）。

七、矫治过程

1．戴用上颌活动矫治器，双曲舌簧定期复诊加力；上颌扩弓螺簧每周加力两次（图4-3）。

2．前后牙反𬌗解除后，分次调磨𬌗垫（图4-4）。

3．后牙建𬌗过程中，乳尖牙调𬌗。

4．待后牙建𬌗后结束治疗（图4-5）。

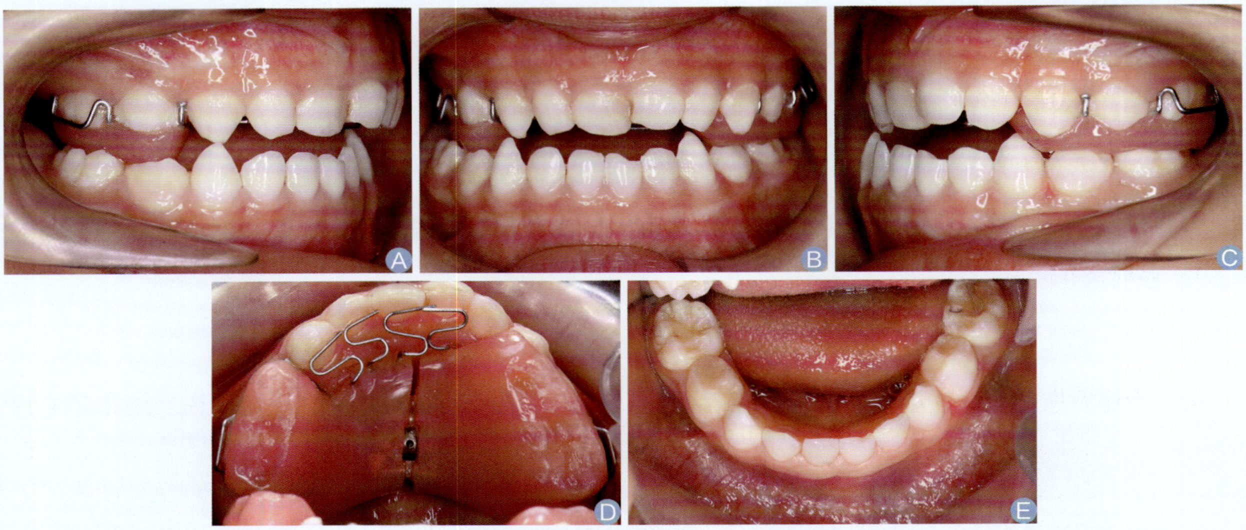

图 4-3　戴用上颌扩弓器𬌗像

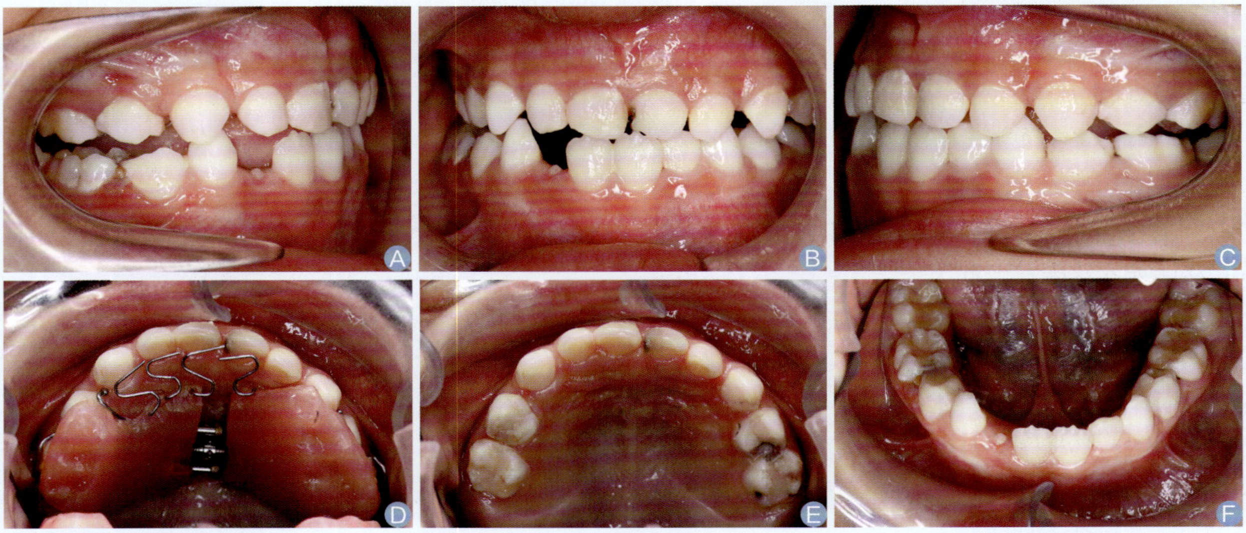

图 4-4　上颌宽度开展𬌗像

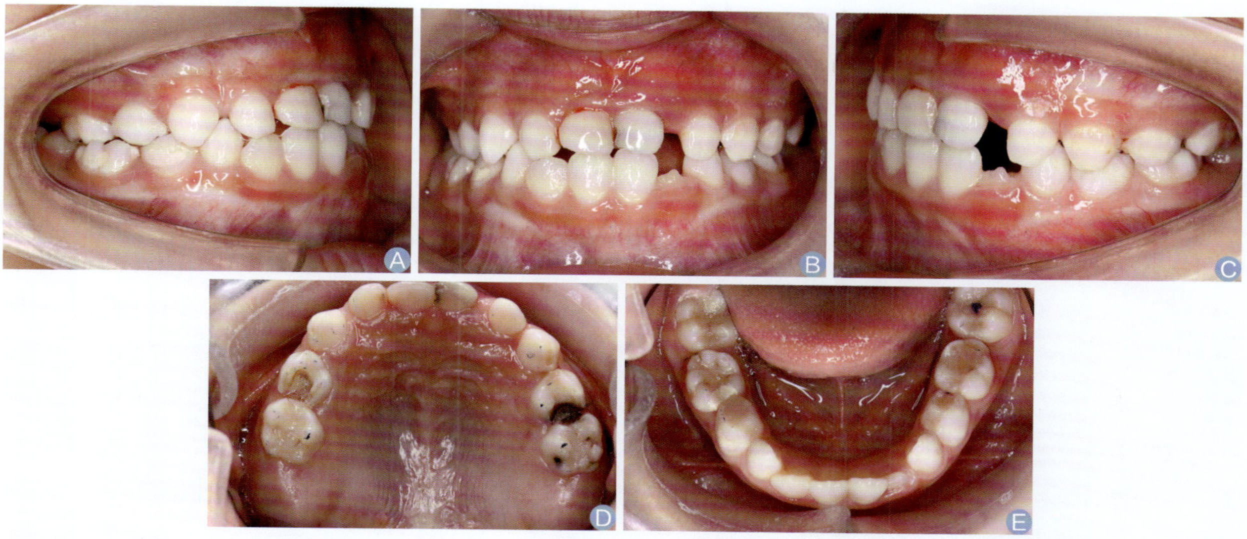

图 4-5 后牙反殆解除，建殆后殆像

5．结束正畸治疗，上颌活动保持器保持。

6．观察替牙。

八、矫治结果

正畸治疗后患者面部对称性增加，放松时面部基本对称，面部比例协调；唇间关系及唇齿关系基本正常；微笑时颜面更加美观。患者侧貌基本维持。前牙开始替换，前牙覆殆、覆盖正常，尖牙中性关系；后牙覆盖关系正常，磨牙关系偏近中。上下牙弓中线一致。上颌中切牙开始替换，54充填体部分脱落，64远中殆面龋坏，建议前往口腔儿童科就诊。患者需密切观察牙齿替换情况（图4-6）。治疗后患者家长要求暂不拍摄X线片。

治疗后10年，随访患者可见其面部对称，面部比例协调，侧貌良好。上牙列排列整齐，下牙列前牙区轻度拥挤（1～2 mm），前牙覆殆、覆盖正常。双侧尖牙及磨牙中性关系，上下牙弓中线基本一致，上下牙弓的对称性良好（图4-7）。头颅侧位片显示为Ⅰ类骨型，面部关系协调，前牙轴倾度正常。曲面体层片显示18、28、38、48牙胚发育中，28近中倾斜，15根管完善治疗后。双侧髁突形态基本一致，下颌支及下颌体对称性良好（图4-8）。

九、矫治体会

（一）关于治疗设计

1．面部不对称在乳牙期和替牙期患者中较常见。在生长发育的早期，尤其是乳牙期，真正的骨性偏斜较为少见。该患者治疗前的全口曲面体层片显示，双侧下颌体、颏结节、下颌支及髁突等均左右基本对称。虽然治疗前面部检查发现有明显的下颌右偏，但下颌姿势位时下颌偏斜显著改善，上下牙弓的中线也基本一致。说明患者的下颌偏斜主要由功能因素引起。进一步临床检查发现患者上颌牙弓狭窄，上颌牙弓右侧前部塌陷，上下牙弓宽度不协调。这些可能是正中殆时存在殆干扰而导致下颌右偏的原因。所以，调整上颌的牙弓形态、扩展上颌牙弓是该患者乳牙阶段首选的正畸治疗方法。

2．由于患者年龄较小，距颌骨的发育及牙齿替换完成还有较长时间。患者正畸治疗的目标应以解除前后牙反殆，使上下颌间宽度关系协调，从而恢复患者正常的口颌系统功能，引导颌骨正常发育为主。对该患者虽设计了上颌扩弓治疗，但是上颌宽度不宜过度开展，否则易造成后牙覆盖过大，

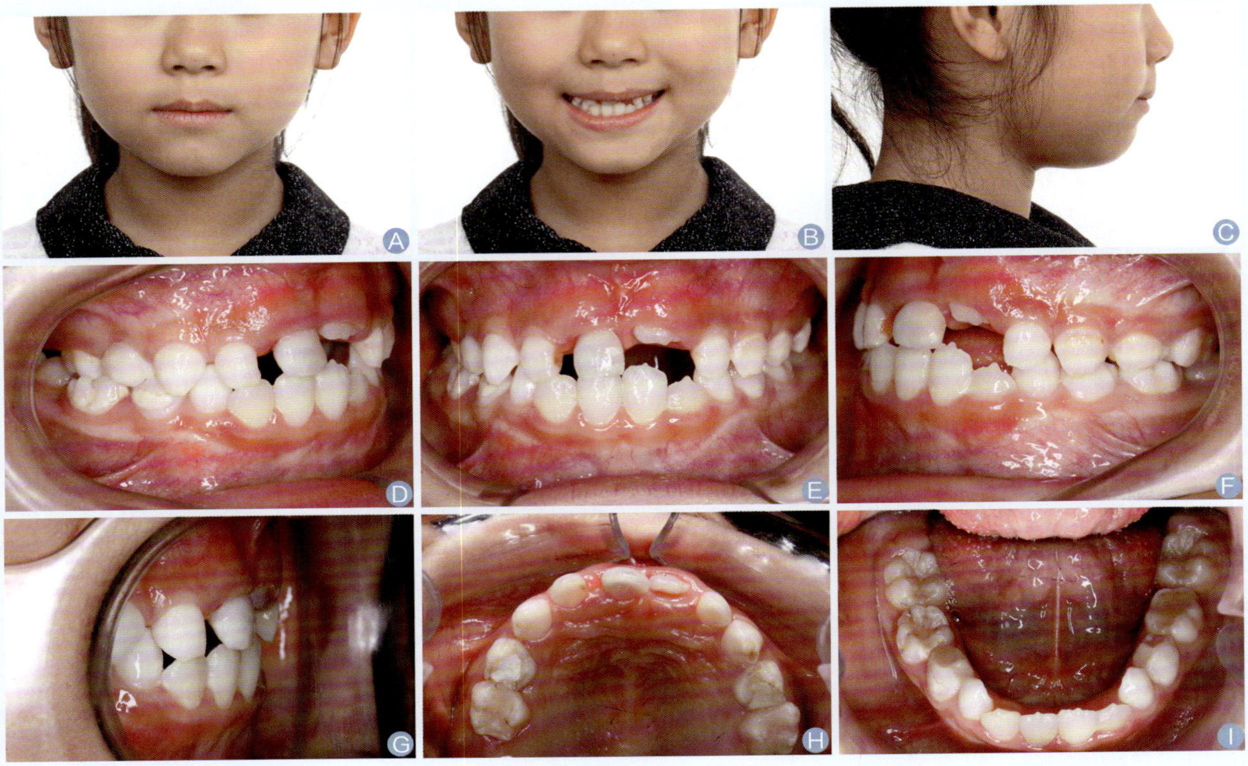

图 4-6　正畸治疗后面殆像

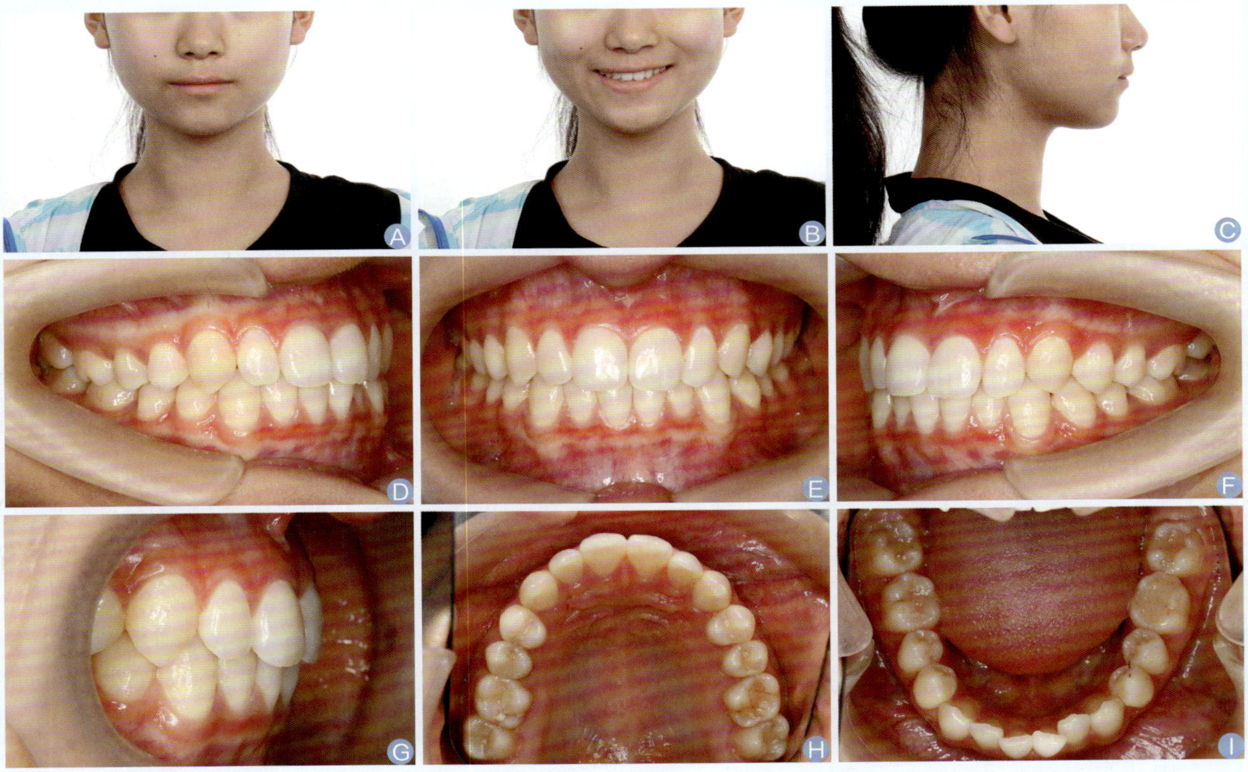

图 4-7　治疗后 10 年面殆像

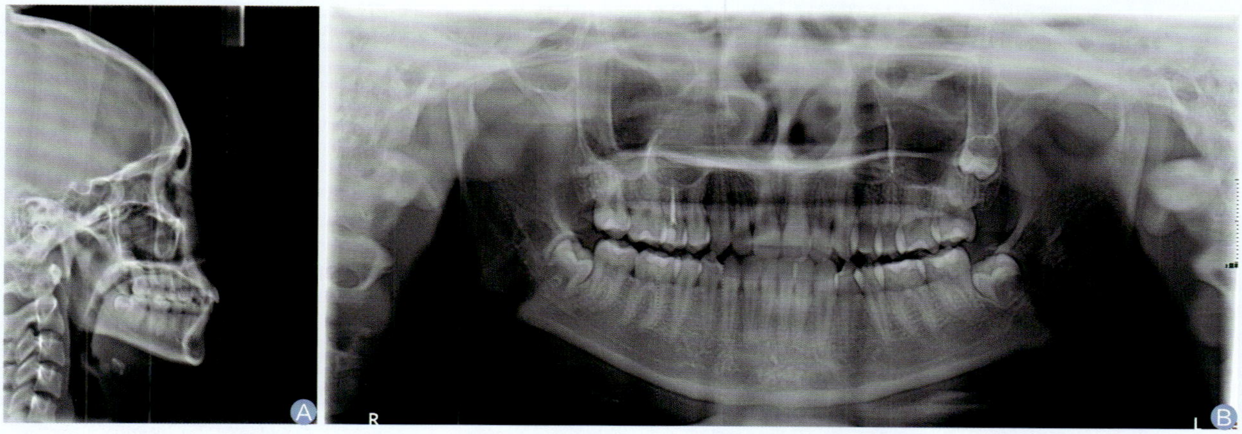

图 4-8　治疗后 10 年 X 线片

反而影响患者的咬合功能。

3. 对于下颌功能性偏斜的患者，随着上颌宽度的增大，下颌闭口运动中的殆干扰点会得以消除，下颌功能性的偏斜常能自行解除。对于功能性下颌偏斜，应及早进行矫治，否则长期的下颌功能性偏斜会影响殆颌面的发育，加重面部不对称畸形，对颜面美观及口腔功能产生负面影响。

（二）治疗中的处理

1. 因为乳牙期患者颌面部的骨缝多较活跃，鼻部尚在发育中，乳牙期上颌牙弓的狭窄一般不采取快速腭开展的方法进行治疗，以避免对鼻部发育造成不利影响。该患者采用上颌殆垫式矫治器慢速开展的方法进行扩弓治疗，每周加力两次，每次1/4圈，直至后牙反殆解除，宽度关系协调。上颌扩弓治疗矫治后牙宽度关系后需要有一定时间的保持，以保证治疗结果稳定，患者的治疗时间不宜过短。乳牙期的前牙反殆矫治通常需要4～5个月的时间完成，但是该患者因为调整上颌宽度，需要适当延长治疗时间，进行一定的保持，以避免牙弓塌陷复发。

2. 对于前牙反殆及单侧后牙反殆的患者，正畸治疗中应注意消除咬合干扰。对于乳前牙反殆或单侧后牙反殆的患者，最常见的殆干扰点是乳尖牙。由于存在反殆，乳尖牙在功能运动中缺乏适当的磨耗，在反殆解除后易成为干扰点。在该类患者的治疗中，应仔细检查功能运动中的殆干扰并进行调磨去除。一次大量调殆易引起患者不适。根据患者的具体情况，乳尖牙的调殆可以分次逐渐进行以使患者适应。当反殆解除后，殆垫应尽快分次调磨掉，避免较长时间戴用殆垫限制或压低后牙高度。戴用殆垫时，要求患者全天戴用，仅刷牙时取下，以避免上牙移动后患者咀嚼时的下颌前伸影响治疗。

乳前牙反殆矫治后一般可以不戴用保持器，但是上颌宽度不调进行扩弓治疗后，需进行一定时间的保持，一般为一年左右，以减少上牙弓宽度问题的复发。

3. 乳牙期由于乳尖牙磨耗不足、上颌牙弓狭窄等导致的功能性下颌偏斜，如果能及早进行治疗，消除正中殆及功能运动中的殆干扰，建立正常的前后牙覆殆、覆盖关系，则有利于患者殆颌面的继续发育，避免错殆进一步加重，从而简化后续的正畸治疗。该患者由于面型基本正常，颌间骨性关系正常，乳牙期的单侧反殆及颏部偏斜仅经过带有扩弓装置的上颌活动矫治器治疗，治疗结果长期稳定。后期患者殆颌面的发育正常，生长发育基本完成后面部对称性良好，牙齿的排列、咬合关系正常，基本属于个别正常殆，恒牙期未再进行正畸治疗。

（病例完成人：李巍然）

病例 5 下颌功能性偏斜伴前牙反𬌗的早期矫治

一、一般情况

患者女性，5岁4个月，主诉“前牙反咬、下巴左偏”。全身情况良好，无口腔不良习惯、鼻咽部疾病等。

二、临床检查

1. 面部检查　正面观下颌轻度左偏，左侧口角略低于右侧，面中、下1/3的比例基本协调；侧面观直面型（图5-1）。

2. 口内检查　乳牙列。正中𬌗位时，第二乳磨牙近中阶梯，右侧后牙段覆盖正常，乳磨牙关系略偏近中；左侧后牙段呈现上下乳尖牙尖对尖、乳磨牙偏远中关系的咬合特征。61—65与81—75反𬌗，其中61、62相对于51、52偏腭向；51—55与81—85正常覆盖。左侧前牙反𬌗区域的反覆𬌗为Ⅰ度。73牙尖锐利，无磨耗。下中线左偏2.5 mm（图5-1）。

3. 颞下颌关节检查　开口度三指，开口型正常，双侧关节未查见弹响及触痛。

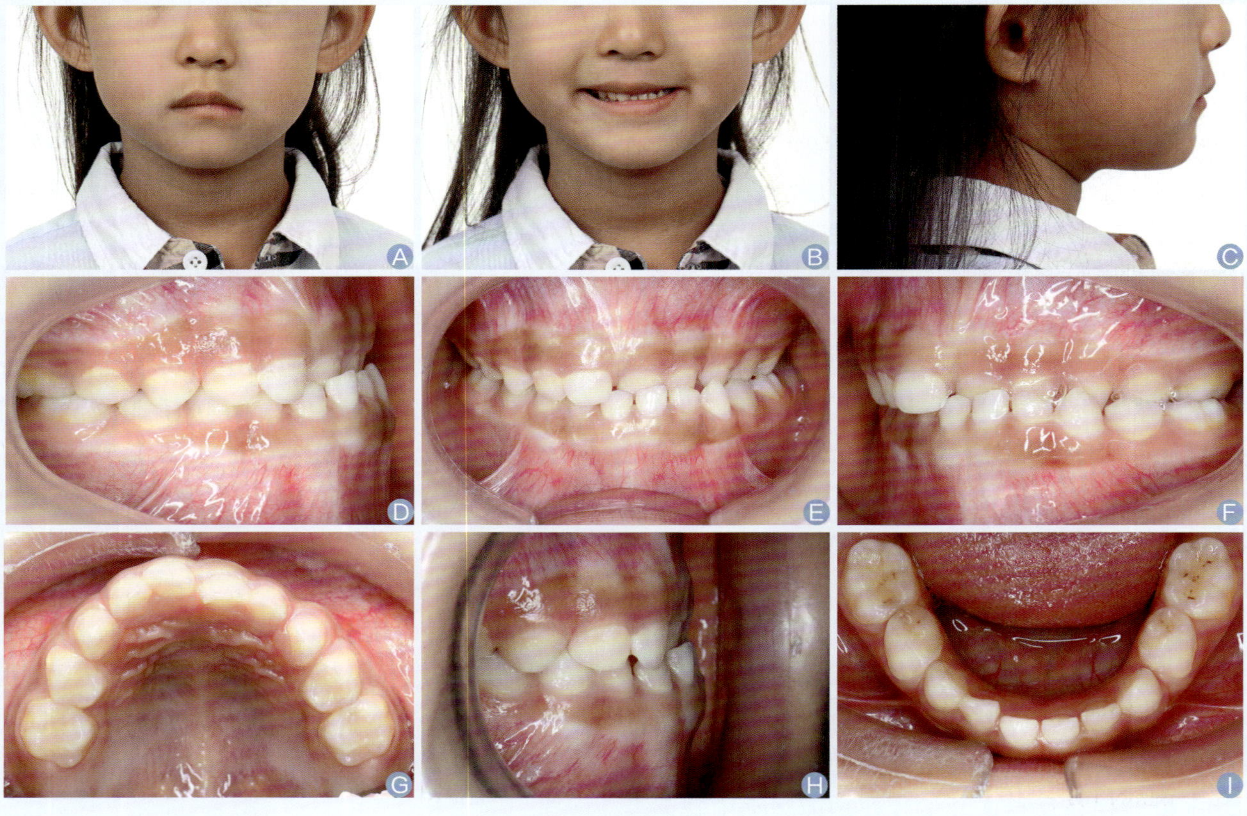

图 5-1　治疗前的面𬌗像

三、X线检查分析

1. 头颅侧位片　测量分析结果显示骨性Ⅰ类，均角，上、下切牙均舌倾（图5-2和表5-1）。

2. 全口曲面体层片　25、34、35、44的牙胚尚未显现（图5-2）。

四、诊断

安氏Ⅰ类，毛氏$Ⅱ^3$+$Ⅲ^2$类，骨性Ⅰ类，均角。

五、矫治目标

1. 改变下颌𬌗位，以达到纠正下中线左偏、缓解面部左偏的目的。同时，解除前牙反𬌗，建立正常覆𬌗、覆盖关系。

2. 在患者生长发育、牙齿替换过程中，还需复诊观察，并针对替牙过程中遇到的问题，必要时给予替牙期的治疗。需要特别告知家长的是，随着生长发育的进行，如果患者的下颌骨呈现严重的发育不对称特征，则面部偏斜依然会存在，严重者需要成年后进一步行外科手术治疗。

六、矫治计划

早期矫治方案　采用FR-Ⅲ型功能矫治器，解除前牙反𬌗，建立前牙正常覆盖关系；纠正下中线左偏。

七、矫治过程

1. 初戴FR-Ⅲ型功能矫治器　戴入矫治器后，改变下颌位置，使上、下中线对齐（图5-3）。

2. 10周后第二次复诊　前牙反𬌗解除，前牙覆𬌗、覆盖正常，上、下中线一致，双侧的乳尖牙关系均为中性，但是后牙区尚未建𬌗（图5-4）。

3. 18周后第三次复诊　咬合情况与上次复诊

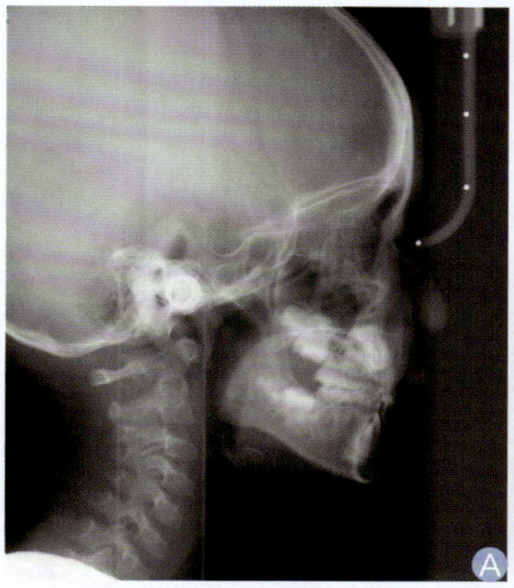

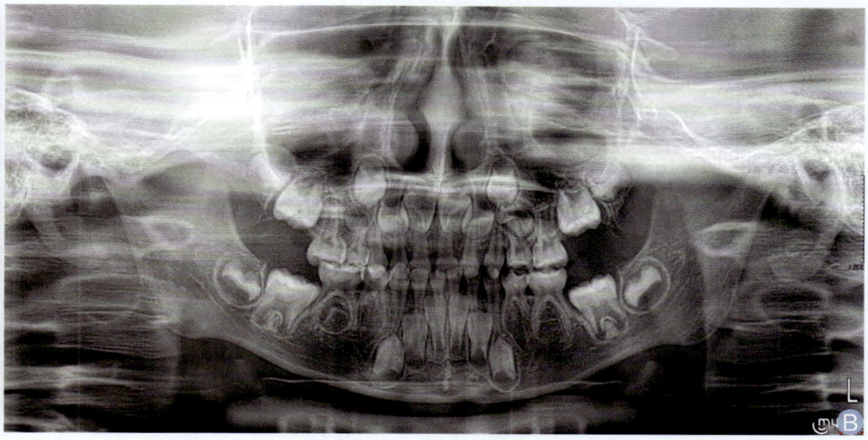

5-2　治疗前X线片

表5-1　治疗前后头影测量结果

测量项目	正常值	测量值	
	均值±标准差	治疗前	治疗后
ANB（度）	2.7 ± 2.0	0.9	0.7
MP/SN（度）	32.5 ± 5.2	36.5	36.3
U1/L1（度）	125.4 ± 7.9	149.9	128.0
U1/SN（度）	105.7 ± 6.3	90.1	110.3
L1/MP（度）	92.6 ± 7.0	83.1	86.7

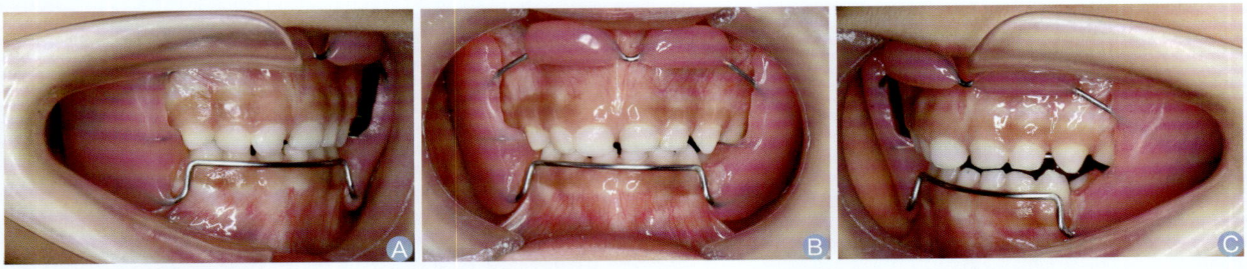

图 5-3 初戴 FR- Ⅲ型功能矫治器时的𬌗像

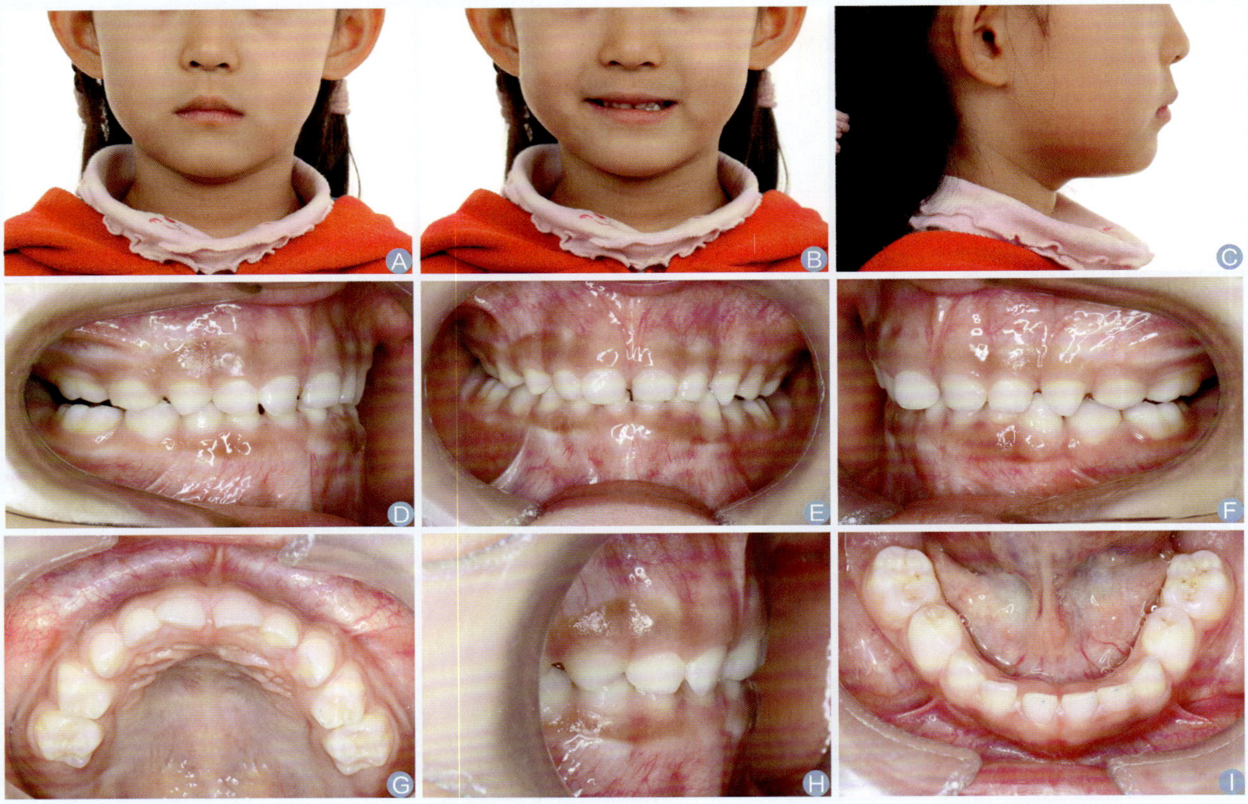

图 5-4 矫治 10 周后的面𬌗像

大致一样，前牙覆𬌗较深，下颌位置稳定（图5-5）。

4．26周后第四次复诊 下颌位置稳定，前牙正常覆盖，深覆𬌗Ⅲ度，后牙咬合紧密，乳尖牙中性关系，上、下中线基本一致。乳牙期的早期矫治告一段落。

八、矫治结果

矫治后，前牙覆𬌗、覆盖正常，侧方牙段的覆盖正常；双侧乳尖牙中性关系，双侧后牙段均呈尖窝交错咬合的良好状态，咬合紧密。下中线左偏明显缓解。正面观左口角偏低以及下颌左偏程度也明显缓解（图5-6）。

患者乳牙期早期矫治结束后4年，即10岁时复查。下颌左偏并不明显，两侧的口角基本在一个水平；替牙𬌗，前牙覆盖正常，侧方牙段的咬合稳定、覆盖正常；上、下中线基本一致；前牙深覆

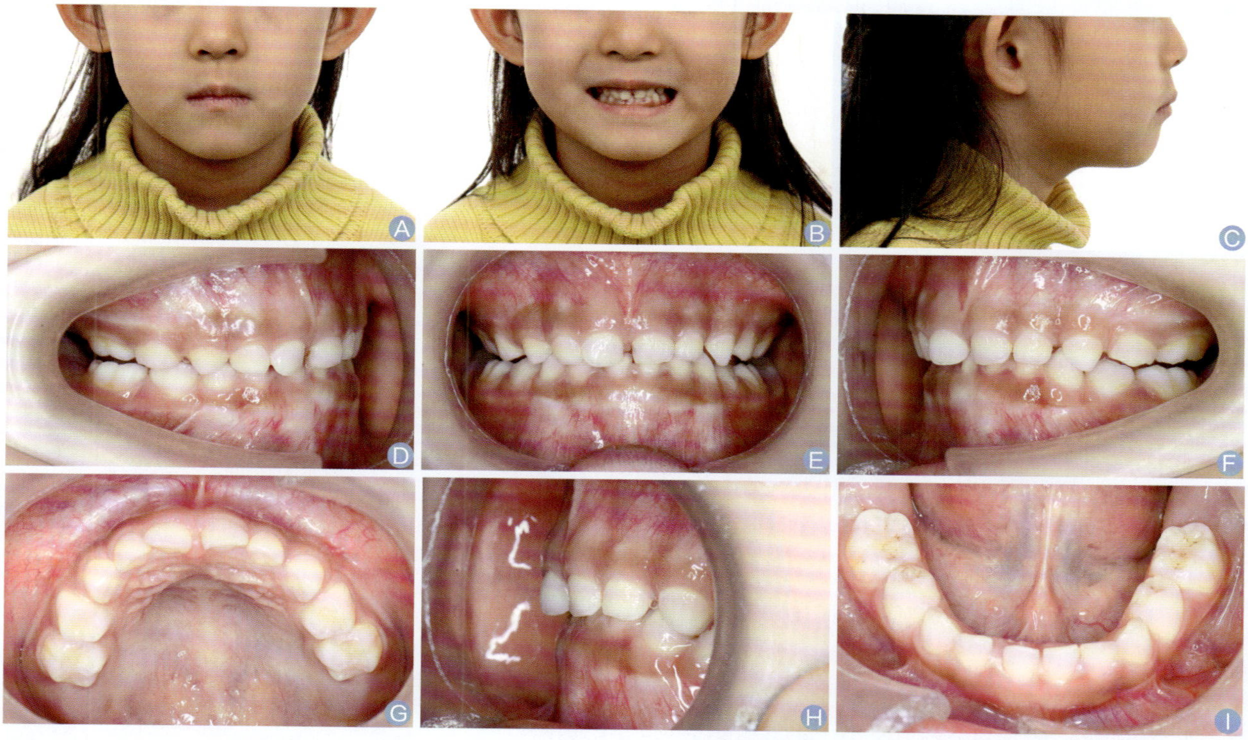

图 5-5　矫治 18 周后的面殆像

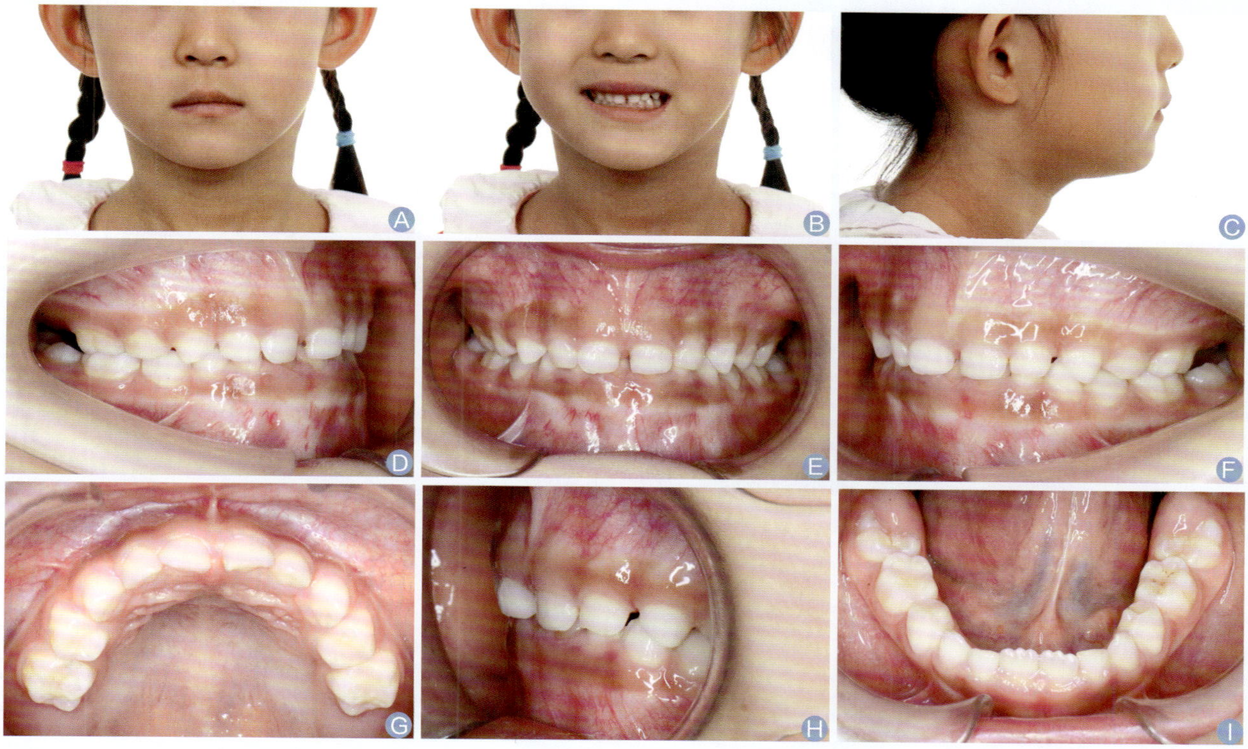

图 5-6　乳牙期早期矫治结束时的面殆像

殆Ⅲ度。曲面体层片显示：15、25、34、44先天缺失，14、24、35、45发育迟缓。患者需要在替牙期进一步观察恒牙发育情况以及考虑未来恒牙期的综合性矫治（图5-7和表5-1）。

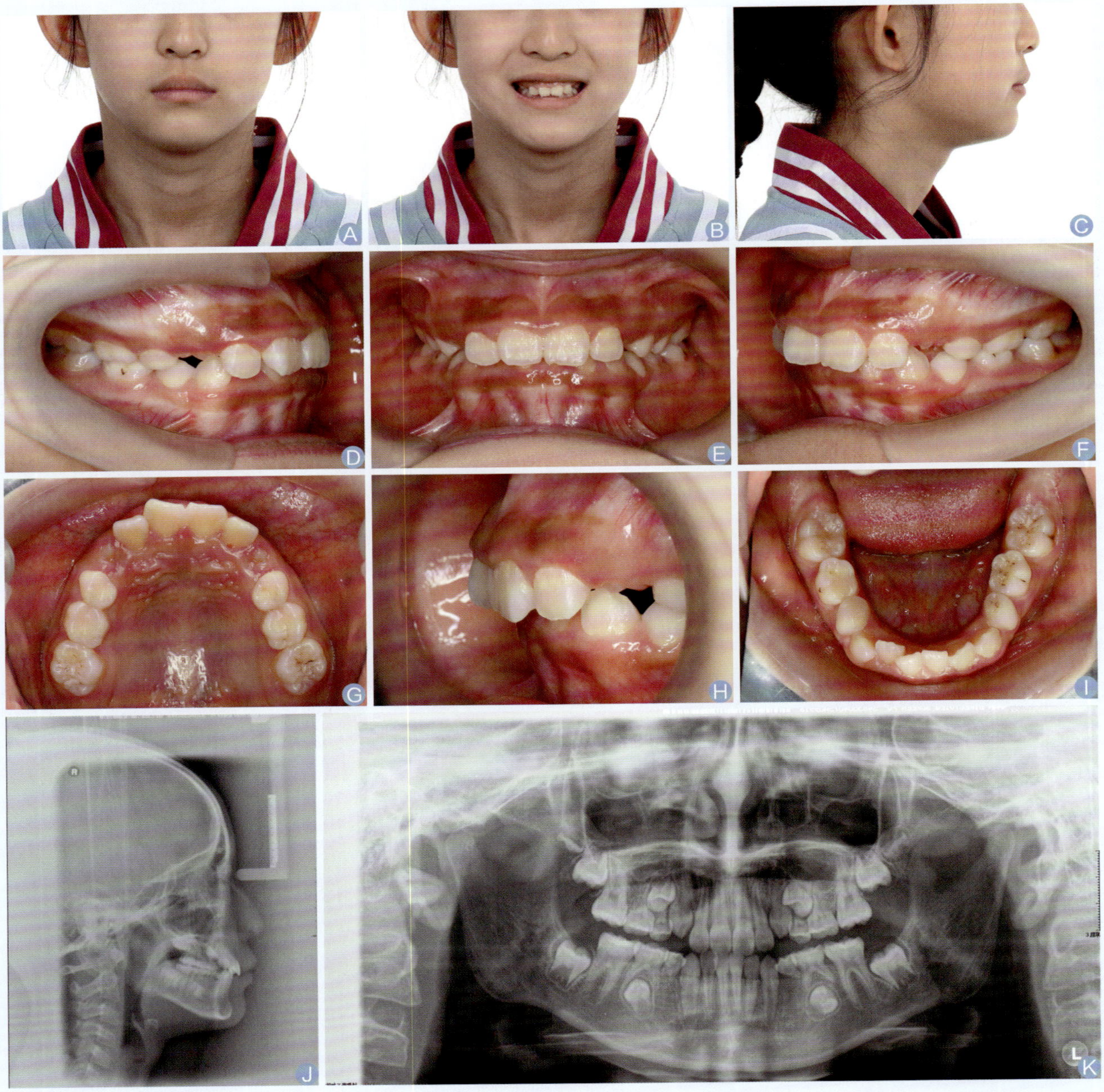

图 5-7　治疗后面殆像及 X 线片

九、矫治体会

（一）早期矫治的迫切性

患者矫治前为骨性Ⅰ类，右侧前牙覆盖、覆殆正常，而左侧的前牙反殆，主要原因还是61、62的腭向错位，因此诊断为非骨性的局部前牙反殆。左侧前牙反殆导致患者的下颌位置只有向左偏移才能完成正常的后牙咀嚼。长此以往，左侧侧方牙段由于下颌位置的左偏也呈现反殆。下颌左偏的同时带来口周肌群的形态不对称，呈现口角高度不在一个水平等不对称的容貌特征。因此，主诉的“下巴左偏”其实是功能性的下颌偏斜。如果不做早期矫治，随着颌骨的生长发育，功能性的下颌偏斜会进一步导致颌骨发育不对称，增加成为骨性下颌偏斜的可能性。

（二）早期矫治设计思路

有两个设计思路。思路1：解除左侧前牙反殆以及左侧后牙反殆，期待反殆解除后下颌位置自行调整，回到正位。该思路的难点是，用一个矫治器很难同时解除单侧前牙和后牙反殆。此外，即使反殆解除，下颌位置是否能如愿地自行回到正位仍不确定。思路2：首先，主动改变下颌位置，使其处于正位（即上、下牙弓中线一致）。在正位时，左侧后牙的反殆程度得以缓解，甚至反殆消除。然后，通过上颌后牙区牙槽骨的垂直向生长以及解除左侧前牙反殆达到后牙区域建殆的目的。后牙建殆将有助于新的下颌位置稳定，从而达到纠正下颌左偏的治疗目标。该思路的优势在于，可以用一种矫正器同时解决下颌左偏和反殆两个问题；此外，患者处于生长发育期也有助于后牙建殆。所以选择矫治思路2，即改变颌位，使下牙弓中线与上牙弓中线一致；同时解除反殆，后牙建殆。

（三）选择FR-Ⅲ型功能矫治器的理由以及治疗中的注意要点

功能矫治器的最大特点就是能主动、快速、较大幅度地支开后牙咬合、改变颌位。FR-Ⅲ型功能矫治器的上颌唇挡和颊屏对唇、颊肌的牵拉作用可刺激骨膜，促进上颌向前和横向的生长。其前腭弓可以适当加力，唇向移动腭向倾斜的上前牙，从而矫治前牙反殆。使用中要特别强调闭唇和长时间戴用的重要性。

（四）矫治结果稳定性的保障

该病例乳牙期早期矫治不到3个月，就完全纠正了下颌左偏，前牙覆殆、覆盖以及后牙殆关系。乳牙期早期矫治后4年，即患者10岁时，殆关系非常稳定，几乎无偏颌的软组织特征。这得益于两点：其一，初诊时骨的垂直向、矢状向生长型正常，特别是患者不是高角病例。上下牙弓的形态也基本协调，没有明显的骨性反殆以及下颌骨左右两侧不对称的特征。其二，初诊时的前牙反殆有一定的覆殆，矫治后的前牙覆殆甚至达到Ⅲ度，深覆殆有利于前牙反殆解除后殆关系的稳定。

（病例完成人：魏松）

第四章 牙弓狭窄的矫治

乳牙期轻度的颌间不调一般可以不进行矫治，尤其是表现出双侧轻度后牙反殆的患者。但是，对于替牙期后的颌间宽度不调，需要考虑进行治疗。上颌牙弓宽度发育不足常造成牙列拥挤、后牙反殆，从而影响口颌系统的正常功能及殆颌面的正常发育。针对该类患者的治疗原则是增加上颌骨的宽度，在解决上颌牙弓狭窄、后牙反殆的同时，也为牙弓提供适当的间隙，解决牙列拥挤问题。基于腭中缝的发育特点，在其完全骨融合前可以通过应用矫形力打开腭中缝，增加骨量。需要进行腭开展矫治的患者一般应在替牙期或恒牙早期治疗，以便应用普通牙支持式矫治器就能实现，恒牙期及之后则很难以常规方式打开腭中缝。但是，快速腭开展一般也不用在乳牙期进行，以避免对鼻部产生过大的副作用。替牙早期的治疗虽容易打开腭中缝，但是治疗后常不能立刻采用固定矫治器对牙列拥挤进行矫治，从而降低了治疗的效率及效果。所以治疗时机的选择应基于患者的具体情况，从而有效地解决患者的错殆问题，同时兼顾治疗的效率及治疗结果的稳定性。

病例 6 上牙弓狭窄伴前牙阻生的矫治

一、一般情况

患者男性，10岁，主诉“上门牙没长出来”，要求正畸治疗。既往史无特殊，全身情况良好，无口腔不良习惯，否认鼻咽部疾病；否认关节疼痛、弹响；否认牙外伤史；家族史无特殊。

二、临床检查

1. 面部检查　正面观：颊部不对称，面下1/3正常，无开唇露齿和闭唇困难，无露龈笑。侧面观：直面型，上下颌位置正常，鼻唇角正常，上下唇突度正常（图6-1）。

2. 口内检查　替牙列，11、13、23、33、43、17、27、37、47未萌出，75、83和85替换。上牙列重度拥挤，下牙列轻度拥挤。双侧磨牙远中尖对尖关系。前牙反𬌗，反覆盖2 mm，前牙浅覆𬌗。上牙弓狭窄，呈现尖圆形，后牙颊尖相对。上颌侧切牙扭转或舌向错位。上下中线与面中线基本一致（图6-1）。

3. 颞下颌关节检查　开口度三指，开口型正常，双侧关节未查见弹响及触痛。

三、X线检查分析

1. 头颅侧位片　测量分析结果显示骨性Ⅲ类，上颌稍后缩，均角，上下切牙舌倾（图6-2和表6-1）。

2. 全口曲面体层片　恒牙牙胚没有缺失；11

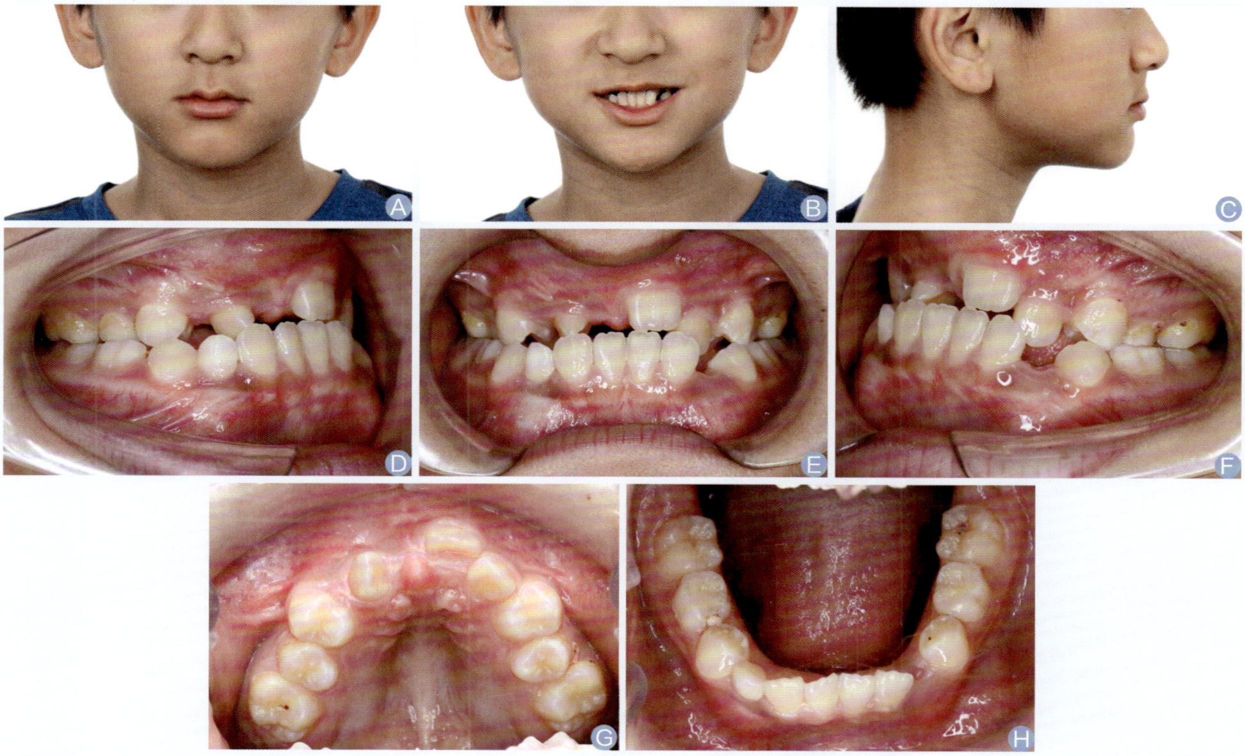

图 6-1　治疗前面𬌗像

牙根已形成，阻生。尖牙、下颌第二前磨牙和第二磨牙均未萌出；牙槽骨未见明显异常，双侧髁突骨质观察不清（图6-2）。

3. 锥形束CT（CBCT） 11牙冠向唇侧、向下，牙根向腭侧、向上，阻生，牙根基本发育完成，形态基本正常（图6-2）。

四、诊断

安氏Ⅱ类，毛氏Ⅲ^2+ Ⅰ^{2}类，骨性Ⅲ类，均角。

五、矫治目标

改善上颌骨在矢状向和宽度上的发育不足，缓解上前牙拥挤，解决前牙阻生；排齐整平牙列，建立良好的前后牙咬合关系。

六、矫治计划

1. 上颌快速扩弓，获得前牙间隙。
2. 外科手术暴露阻生的上中切牙，正畸牵引使其进入牙列。
3. 排齐整平牙列，依据上切牙唇倾度以及上牙列拥挤度确定是否行拔牙矫治。
4. 建立前牙正常覆𬌗、覆盖及尖牙和磨牙中性关系，协调上下颌中线。
5. 保持。

七、矫治过程

1. 第1个月　粘接上颌扩弓矫治器，快速扩弓2周，扩至上后牙颊尖与下后牙舌尖相对，然后利用开大的扩弓器保持。上牙弓后部开展明显，上后牙颊倾，腭中缝开展不明显。上牙弓前部仍为尖圆形，前牙反𬌗有所改善（图6-3）。

2. 第2～10个月　上前牙粘接固定矫治器。外科手术翻瓣暴露右上中切牙牙冠的舌侧，粘接舌侧扣，行正畸𬌗向牵引。待该牙牙冠方向改变后，在唇侧粘接舌侧扣继续行𬌗向牵引，直至其进入上牙列（图6-4）。

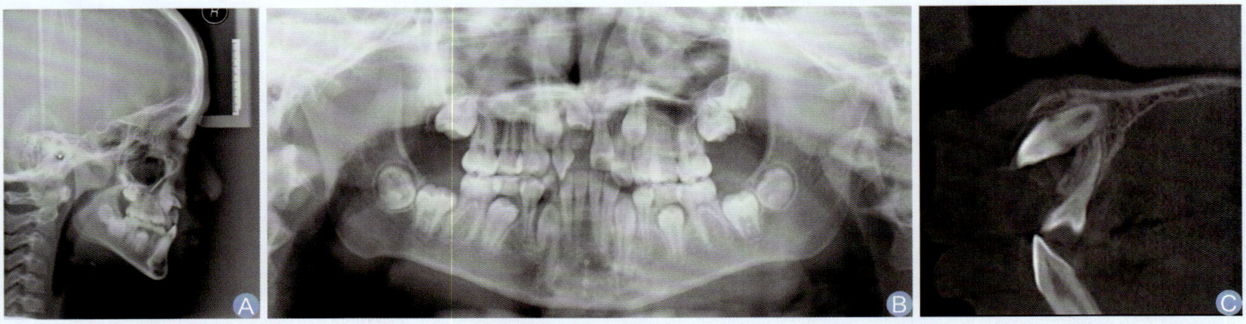

图6-2　治疗前X线片及CBCT

表6-1　治疗前后头影测量结果（单位：度）

测量项目	正常值	测量值	
	均值±标准差	治疗前	治疗后
SNA	82.8 ± 4.0	73.0	74.6
SNB	80.1 ± 3.9	74.7	73.6
ANB	2.7 ± 2.0	−1.7	1.0
U1/L1	125.4 ± 7.9	138.9	125.2
U1/SN	105.7 ± 6.3	98.4	104.7
MP/SN	32.5 ± 5.2	37.4	38.1
MP/FH	31.1 ± 5.6	28.3	28.8
L1/MP	92.6 ± 7.0	84.8	91.3

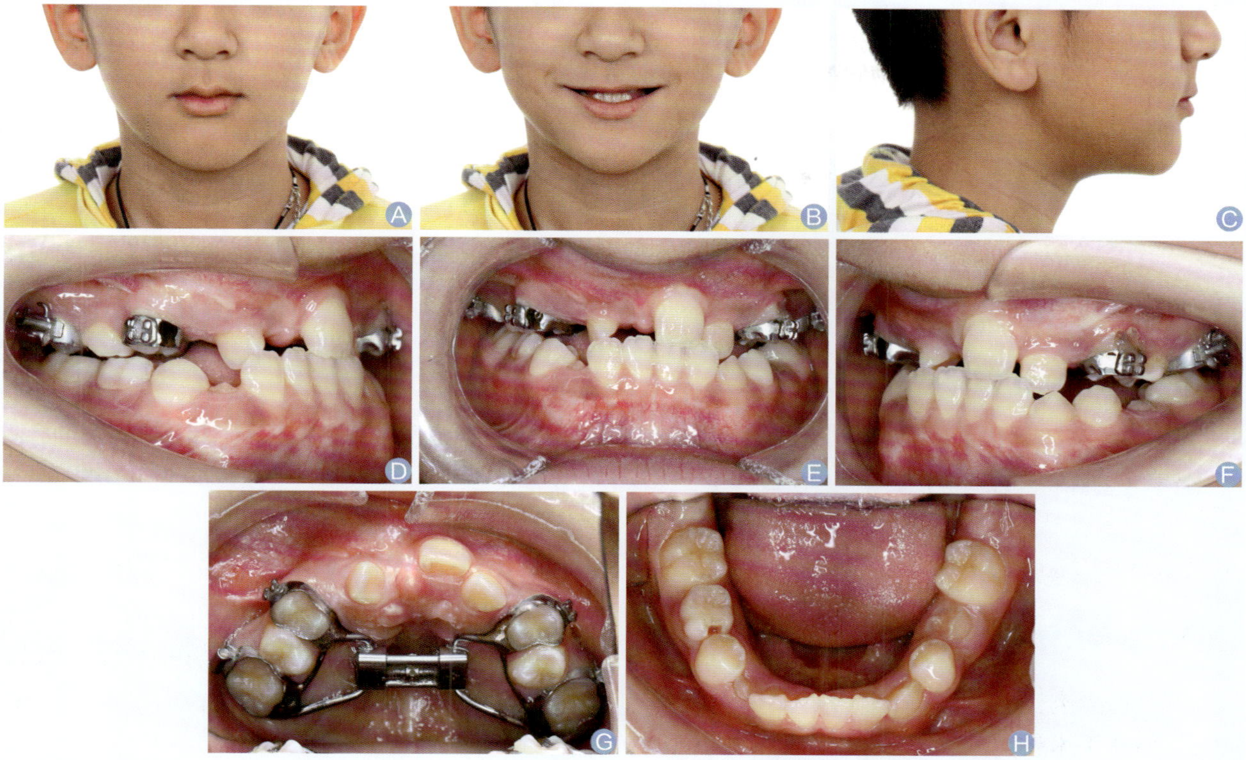

图 6-3　上颌第一次快速扩弓后的面𬌗像

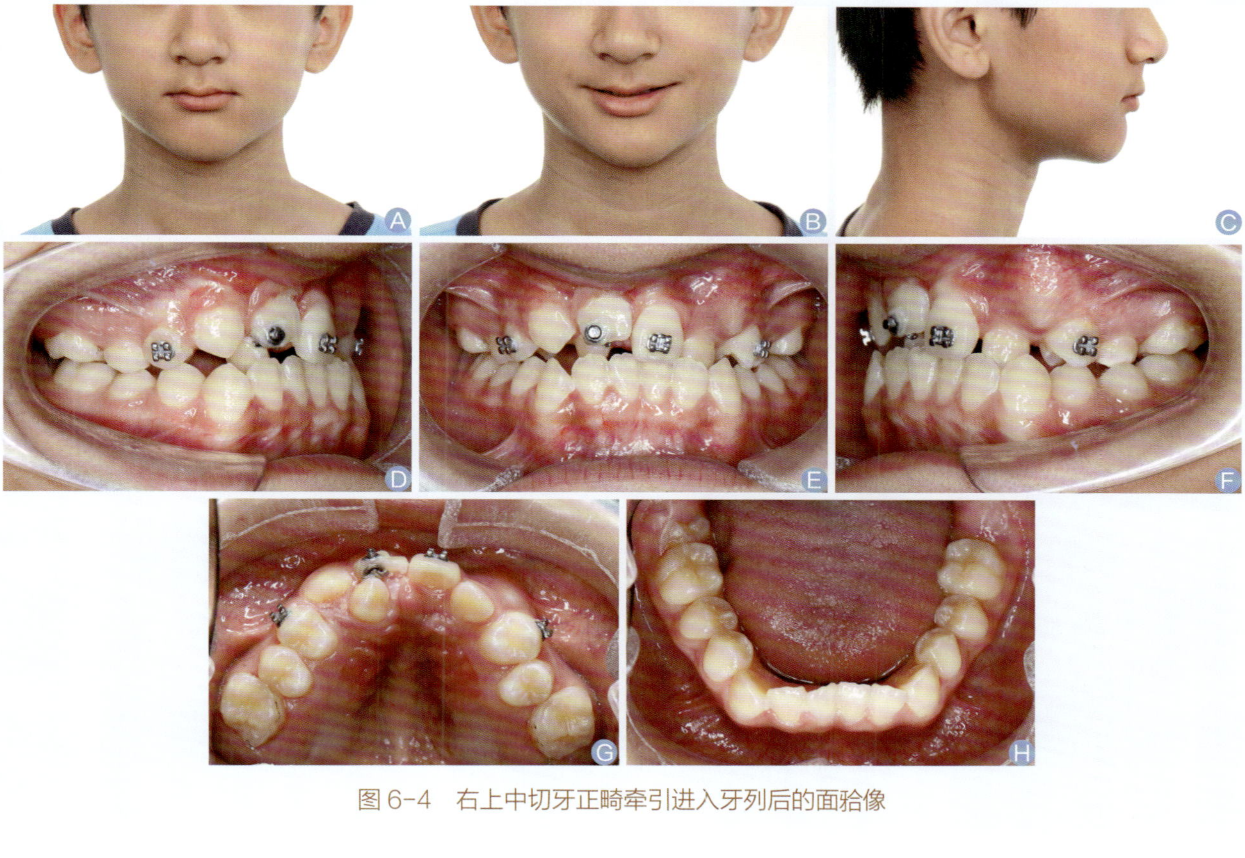

图 6-4　右上中切牙正畸牵引进入牙列后的面𬌗像

3．第11～12个月　重新制作上颌快速开展矫治器，进行第二次上牙弓快速开展。本次治疗中上颌腭中缝被打开，上中切牙间出现2 mm间隙，上颌前部牙弓形态扩展，上中切牙仍较为直立，上前牙重度拥挤（图6-5）。

4．第13～24个月　上颌扩弓器保持，使用固定矫治器排齐上前牙。先开拓拥挤部位的牙列间隙，唇向移动上中切牙和颊向移动上尖牙，最终排齐上前牙。此时上切牙唇倾度基本正常，前牙覆秴、覆盖正常，侧貌突度正常，上下颌位置关系基本协调。拆除上颌扩弓器（图6-6）。

5．第25～35个月　粘接下颌直丝弓矫治器，

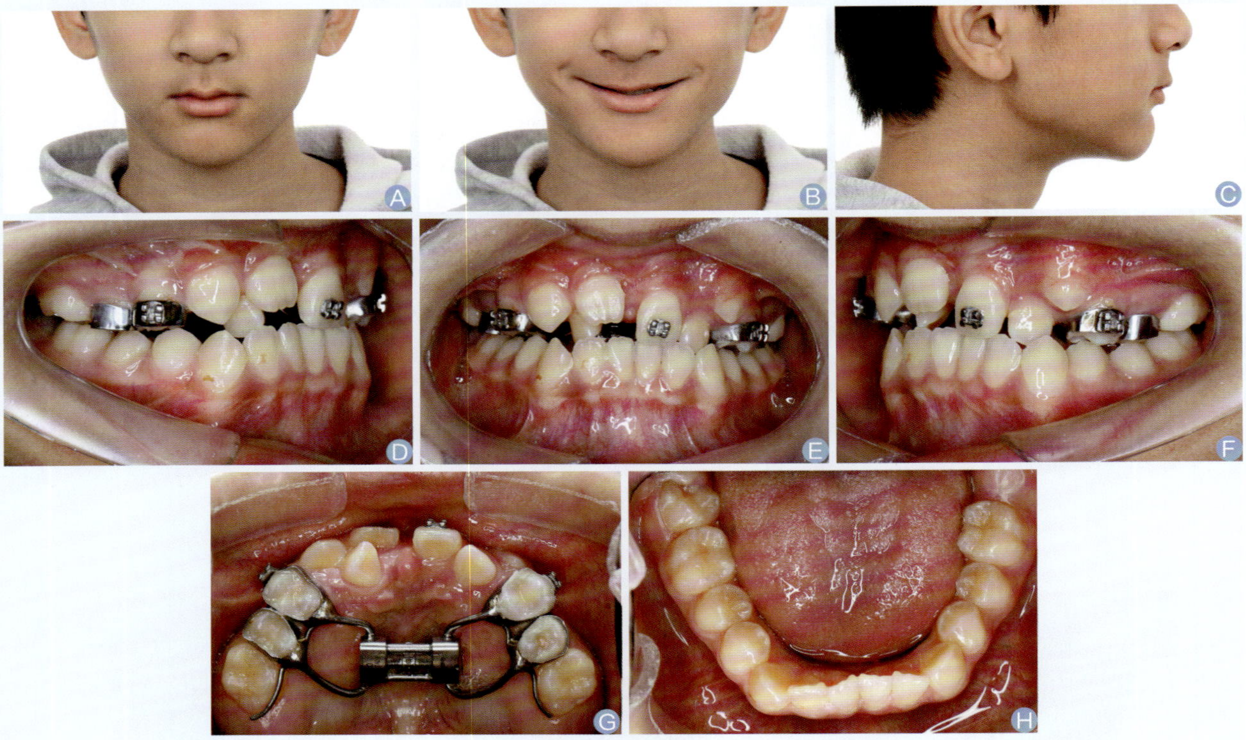

图6-5　上颌第二次快速扩弓后的面秴像

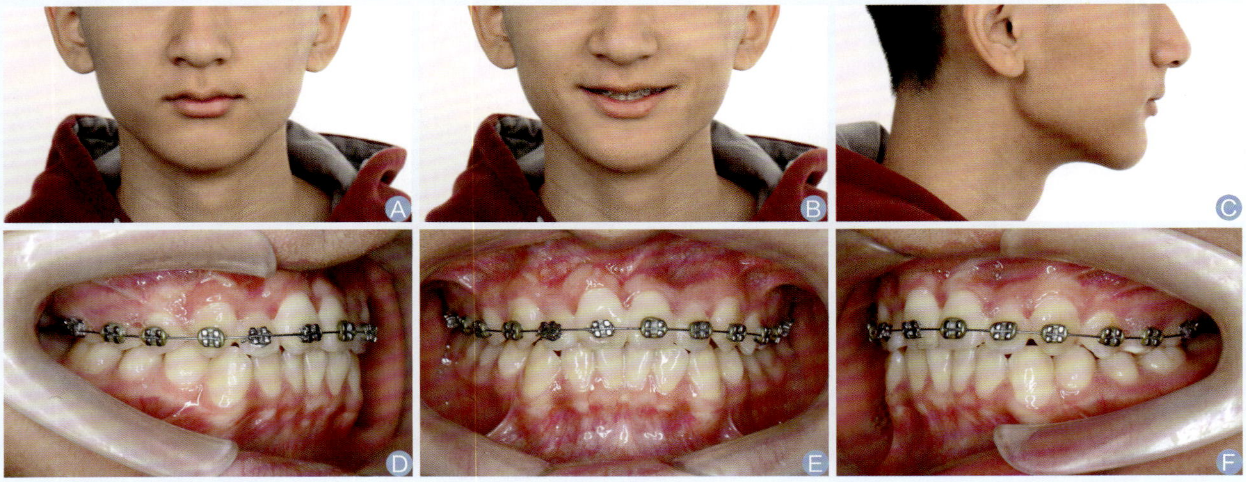

图6-6　上牙列排齐后的面秴像

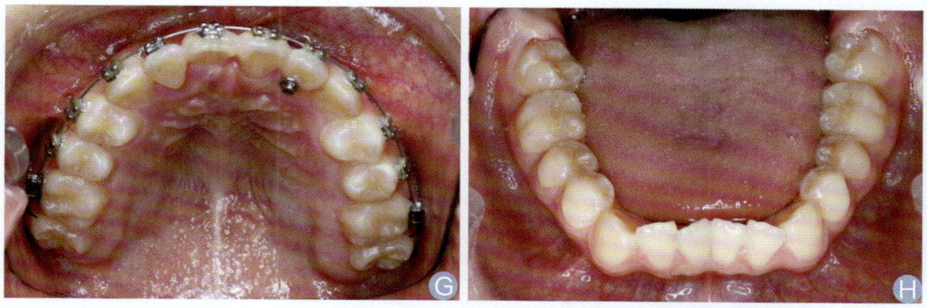

图 6-6　上牙列排齐后的面骀像（续）

排齐下牙列；前牙覆骀有所变浅，但仍维持在正常覆骀范围内。精细调整，建立磨牙和尖牙中性关系，前牙正常覆骀、覆盖，上下牙列中线对齐并与面中线一致。

6．第36个月　拆除固定矫治器，戴入透明保持器。

八、矫治结果

矫治后，患者咬合关系良好，上下牙列整齐，前牙覆骀、覆盖正常，双侧尖牙和磨牙中性关系，上下中线正。侧貌为直面型，上下唇突度正常，鼻唇角正常，颏唇沟正常。自然情况下闭唇正常，颏肌紧张度正常，唇齿关系正常。全口曲面体层片显示牙根平行排列，阻生的右上中切牙牙根发育正常，牙槽骨未见明显异常（图6-7）。头颅侧位片测量分析显示：上下切牙唇倾度正常，下颌平面角变化不大，ANB角稍增大，直面型（表6-1）。治疗结束半年后复查，患者咬合稳定，直面型（图6-8）。

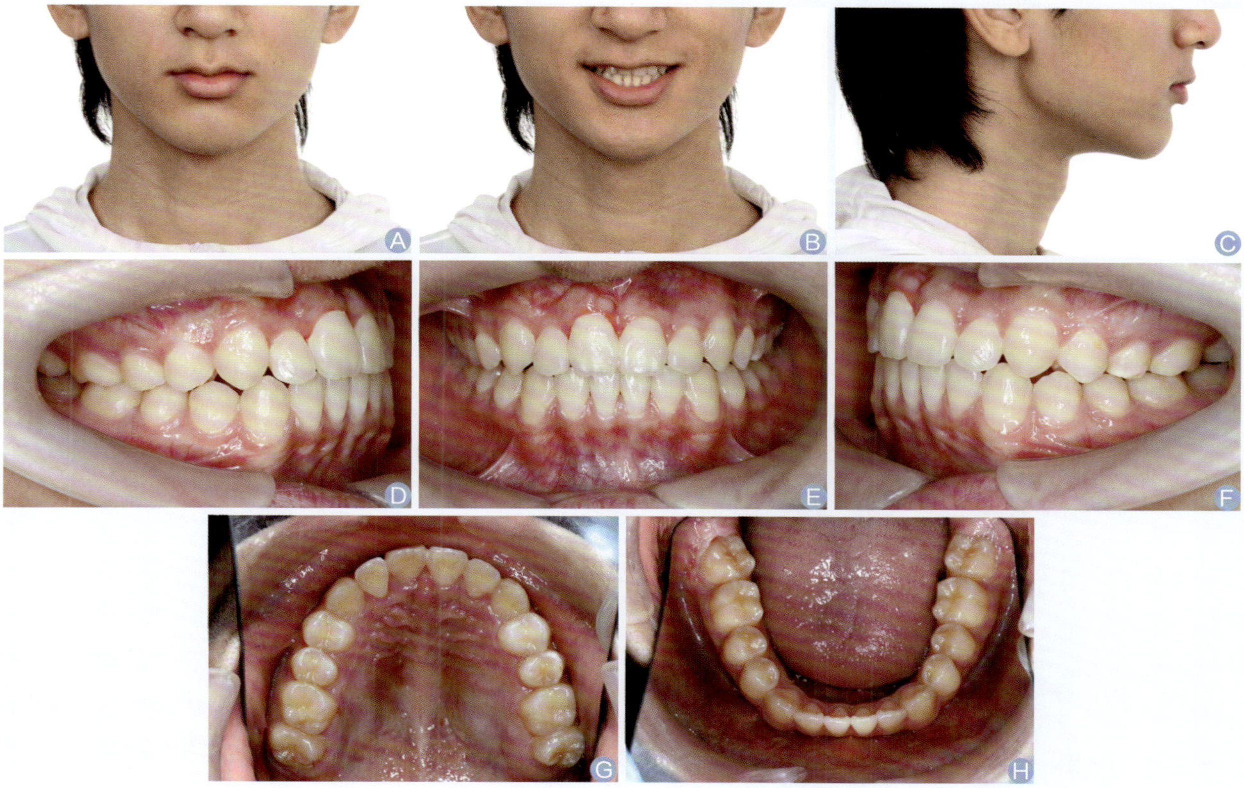

图 6-7　治疗后面骀像及 X 线片

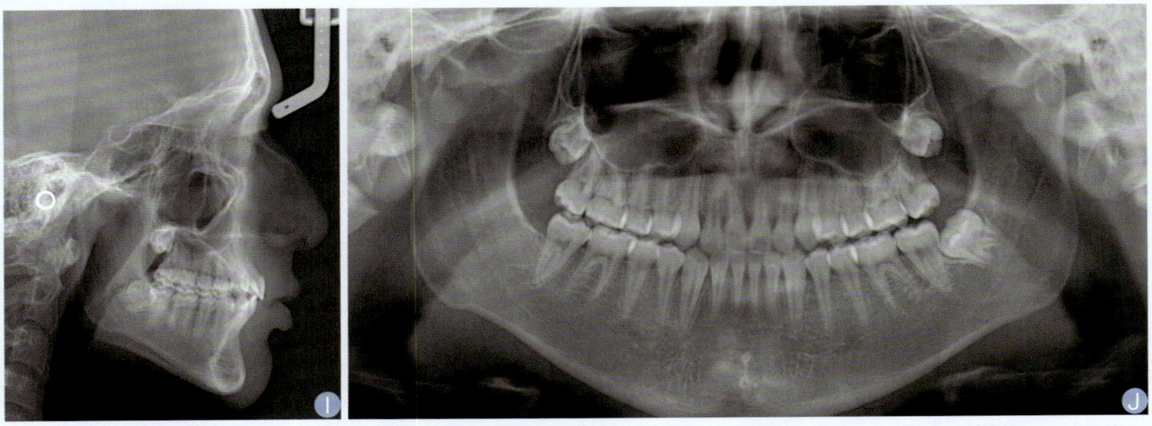

图 6-7 治疗后面𬌗像及 X 线片（续）

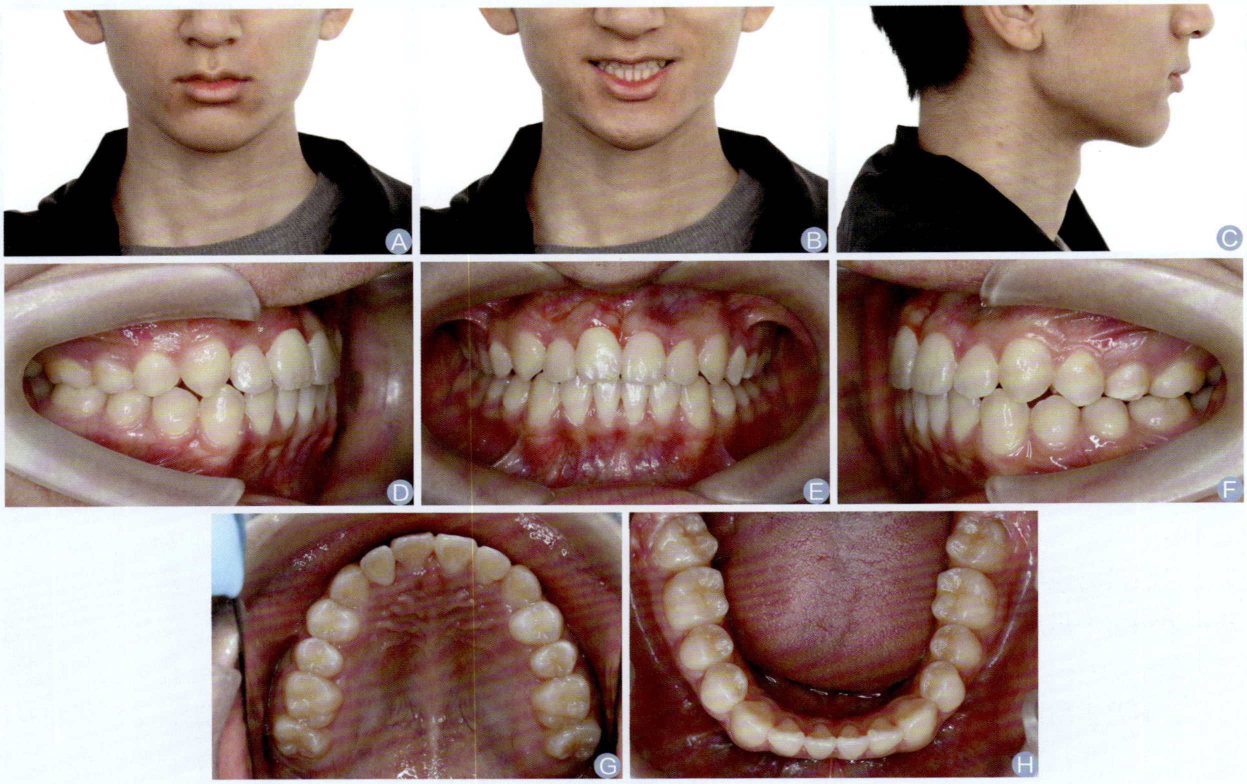

图 6-8 正畸治疗结束半年后的面𬌗像

九、矫治体会

（一）正畸治疗存在的难点

1. 是否拔牙矫治　治疗前患者上牙列重度拥挤，前牙浅覆𬌗，这些都是拔牙治疗指征。但患者的上牙弓十分狭窄，存在上下颌骨宽度的明显不调，这是造成上颌前牙区域严重拥挤的主因。患者左上中切牙牙冠高度较短，说明该牙还有很大的萌出空间，因此前牙覆𬌗很可能在矫治中逐渐增大。同时，患者治疗前上下切牙均舌倾，上颌位置相对后缩。这些又是非拔牙治疗的指征。基于上述分析，首先要解决的是上牙弓宽度不调的问题。如果能扩展上颌骨宽度，同时打开腭中缝增加骨量，对于缓解前牙拥挤将有很大的帮助。

2. 为何进行两次上颌快速扩弓　在腭中缝完全骨化前进行上颌扩弓可选择牙支持式扩弓，青少年患者的扩弓治疗多可以打开腭中缝。本病例基于这个思路，第一次扩弓在8 mm以上。扩弓后上牙列宽度明显增加，其中上颌第一磨牙间宽度增加明显，但腭中缝似乎没有打开，因为上颌前部宽度增加不明显。阻生的右上中切牙牵引进入上牙列后，再次评估患者的牙弓宽度。发现此时上颌牙弓的宽度仍显不足，尤其是上颌前部宽度不足，体现在前部牙弓为尖圆形，上前牙严重拥挤。下牙列中的后牙舌倾，其中下颌第二磨牙舌倾较为明显。上下第一磨牙间浅覆盖，上下前磨牙间为颊尖相对关系。这些均说明需要再次扩展上牙弓宽度。第二次扩弓选择上颌双侧的4颗前磨牙作为支抗进行快速扩弓。与第一次扩弓相比，第二次扩弓时扩弓器放置位置更加靠前，成功扩开了腭中缝，上颌牙弓在第一次扩弓的基础上也获得了更大的开展。

（二）正畸治疗中的注意事项

1. 快速扩弓后的保持　教科书中建议上颌腭中缝开展后至少要保持6个月。临床中的体会是保持12个月以上对于稳固扩弓成果非常重要。第一次上颌扩弓后没有急于拆除扩弓器，而是使用上颌扩弓器作为稳定上后牙的辅助支抗装置，进行了右上中切牙的正畸牵引，解决了阻生牙的问题。第二次扩弓前，需要重新制作扩弓器。临床操作是将旧的扩弓器拆下，重新取模，然后再次粘接旧的扩弓器保持，直至新的扩弓器安装当天再拆除旧的扩弓器。这样做虽然烦琐，但有效保持了扩弓后的上牙弓宽度。第二次扩弓后，扩弓器在口内放置了更长的时间，直至上前牙完全排齐后才拆除扩弓器。

2. 快速扩弓后排齐上牙列的时机　快速扩弓后上中切牙间会出现间隙，说明两牙之间的骨缝被打开。扩弓后两个中切牙均有向腭中缝靠拢的趋势，多数患者在扩弓1个月后，中切牙间隙自行关闭。不过这种关闭以中切牙牙冠向近中倾斜为主，牙根向近中移动不多。扩弓后上牙列的排齐不要操之过急，需要至少等待2个月的时间，这期间开展的腭中缝处会有新骨形成。只有扩展的腭中缝处完全被新骨填充后，才能将中切牙的牙根向近中控根移动。

3. 上颌扩弓后中线的调整　本病例治疗前上牙列中线与面部中线基本一致，上颌扩弓后无须做特殊处置。有些患者在治疗前上牙列中线偏向一侧（如图6-9，上牙列中线右偏2 mm，右侧后牙反𬌗）。上颌快速扩弓后，两个中切牙分别向两侧移动，其中一侧会移动到与面部中线一致的位置（如图6-10，左上中切牙近中与面部中线一致，右上中切牙位置更加偏右侧）。此时，可在位置正常的中切牙上粘接托槽，并与扩弓器第一前磨牙上焊接的托槽用结扎丝进行连续结扎，控制该中切牙位置（如图6-10，左上中切牙粘接托槽，用结扎丝与左上第一前磨牙带环上焊接的托槽相连）。1个月后，偏侧的中切牙会向中线靠拢（如图6-11，右上中切牙向中线靠拢）。待扩弓2个月后，粘接上前牙托槽进行初步排齐。4个月后分别向中线牵引移动右侧中切牙和侧切牙，让上牙列中线与面部中线一致。此时，上颌扩弓器可保持牙弓宽度，同时起到增强左侧后牙支抗的作用（图6-12，上下牙列固定矫治器排齐；图6-13，矫治后后牙覆盖正常，前牙覆𬌗、覆盖正常，上下中线对齐）。

4. 上颌扩弓可能产生的其他影响　上颌快速扩弓后会出现一过性的前牙覆𬌗变浅，甚至前牙开𬌗的问题（如图6-10和图6-11）。这是因为上牙弓扩展时，除了腭中缝的骨性开展，还伴有上后牙的颊向倾斜，进而出现上后牙腭尖下垂，上后牙相对伸长，导致后牙出现早接触，前牙表现为开𬌗。这种开𬌗多为暂时性的开𬌗。随着扩弓后后牙正常咬合关系的恢复，多数患者自然的咬合力会将伸长的腭尖压低，进而前牙开𬌗自行消失（如图6-12）。对于前牙对刃或反𬌗的病例，上颌扩弓后还有助于前牙反𬌗的解除（如图6-3和图6-5）。

5. 阻生上中切牙的正畸牵引　本病例患者就诊时上中切牙牙根已基本形成，牙冠位置异常。外科暴露和正畸牵引均要考虑尽可能保留角化龈，有利于牵引后牙齿的牙周健康。本病例进行的是唇侧翻瓣暴露右上中切牙的舌侧牙冠，在其上粘接舌侧扣，再向殆方做闭合瓣的牵引。这样做的目的是先让异位的中切牙牙冠出现一定的向下翻转，尽可能在角化龈处牵引出龈。同时，翻瓣后容易将阻生牙牙冠表面清理干净，阻生牙区域没有渗血，有助于附件粘接牢固。外科手术不应直接在右上中切牙唇侧牙冠处开窗，虽然这样做手术相对简单，但是在牙槽黏膜处开洞，牵引后该牙缺乏角化龈，不利于日后长期的牙周健康和美观。此外，直接开窗处不易止血，经常会有软组织渗血进入开窗区域，容易污染阻生牙的牙冠表面，不利于牵引附件的粘接。所以，阻生牙的正畸牵引不仅要考虑如何施力，还要考虑外科手术和牙周等一系列问题。

（病例完成人：胡炜）

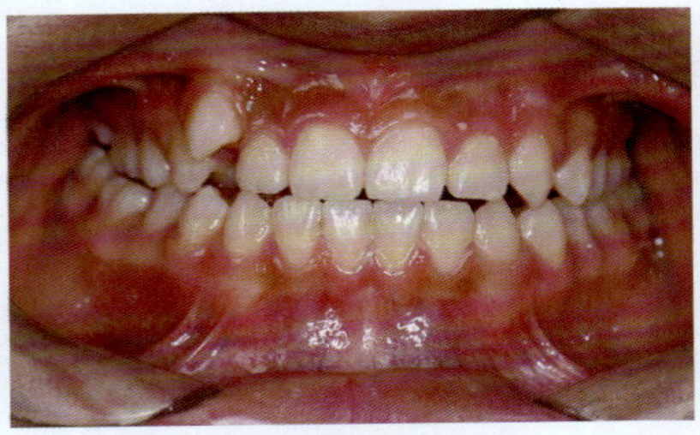

图 6-9　矫治前上牙列中线右偏 2 mm

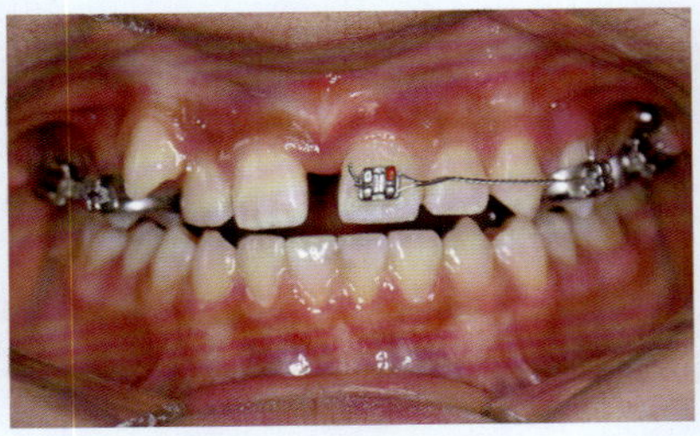

图 6-10　上颌快速扩弓后，左上中切牙近中与面部中线一致

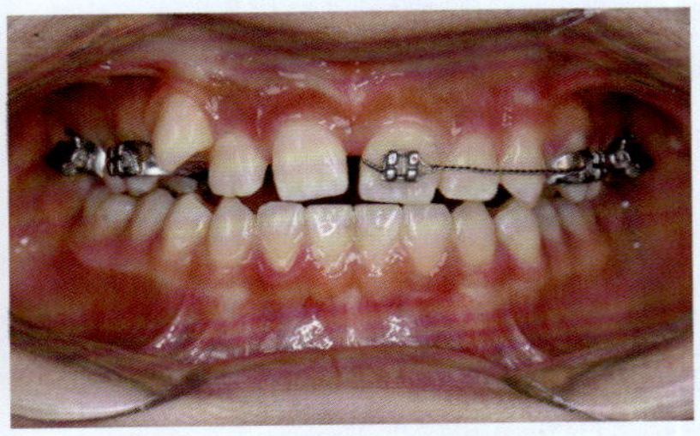

图 6-11　右上中切牙向中线靠拢

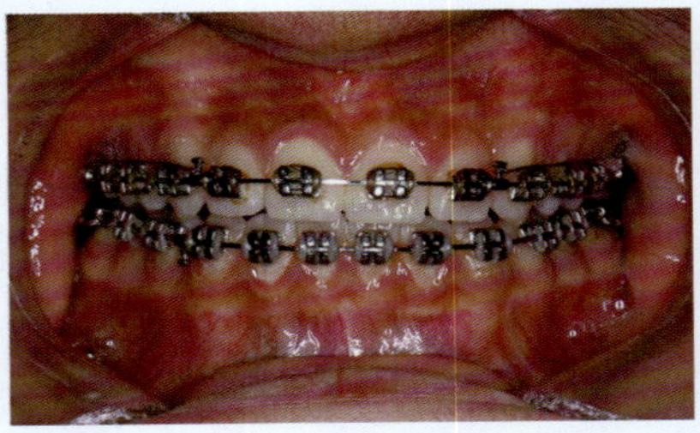

图 6-12　上牙列中线与面部中线一致

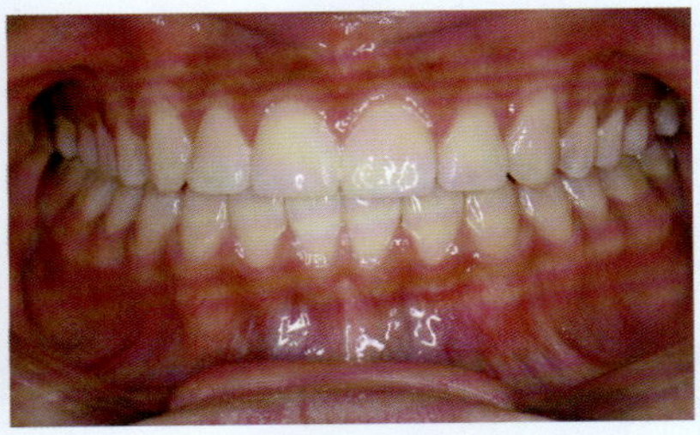

图 6-13　矫治后上下中线对齐

第二篇

牙颌畸形的综合性矫治

对恒牙期各类错殆畸形进行矫治是正畸科的主要工作。本篇包括牙列拥挤的矫治、牙弓前突的矫治、矢状向不调的矫治、垂直向不调的矫治、横向不调的矫治、失败病例的二次矫治等章节。各章尽可能用临床常见及疑难病例，详细介绍各类错殆畸形的治疗及其相关的注意事项。

第五章 牙列拥挤的矫治

牙列拥挤是现代人最常见的错𬌗表现，是人类进化过程中咀嚼系统退化的直接结果。牙列拥挤正畸治疗的总原则是扩大牙弓、增大骨量，或减小牙量。通过前牙的唇倾、后牙的远中移动、牙弓的横向开展或上颌的腭开展，实现牙弓开展或骨量增加；通过减数拔牙或特定牙齿的邻面去釉，实现牙量的减小，从而协调牙量与骨量间的不调。具体到某个特定患者的治疗选择，应结合患者牙量－骨量不调的量、面型情况、牙轴情况、牙弓后端的骨量、口腔卫生状况、牙齿的形态与大小、年龄以及生长发育情况等决定治疗的方案。治疗设计需兼顾解决患者的美观问题和恢复患者的口腔功能，并且要保证患者口腔健康及治疗结果的稳定性。有时可以选择的治疗方案并非唯一，不同医生可能会有不同的选择，但是治疗方案须尽量达到正畸治疗的四个目标，既要解决患者的主诉问题，还要考虑治疗方案的可行性、难度和风险等。

病例 7　上颌活动扩弓器矫正恒牙早期中度牙列拥挤

一、一般情况

患者男性，13岁，主诉“虎牙”求治。全身情况良好，否认口腔不良习惯、鼻咽部疾病；否认关节疼痛、弹响；否认牙外伤史；家族史无特殊。

二、临床检查

1．面部检查　正面观：面部左右基本对称，面部上、中、下比例基本协调。侧面观：直面型（图7-1）。

2．口内检查　恒牙列。上牙弓拥挤度5 mm，下牙弓拥挤度3 mm；磨牙中性关系；前牙覆盖正常，深覆𬌗Ⅰ度；上中线左偏2 mm，下中线左偏1 mm（图7-1）。

3．颞下颌关节检查　开口度三指，开口型正常，双侧关节未查见弹响及触痛。

三、X 线检查分析

1．头颅侧位片　测量分析结果显示骨性Ⅰ类，均角，上下前牙唇倾度正常（图7-2和表7-1）。

2．全口曲面体层片　18、28、38和48牙胚发育中。牙列、牙槽骨未见明显异常。双侧髁突骨质未见明显异常（图7-2）。

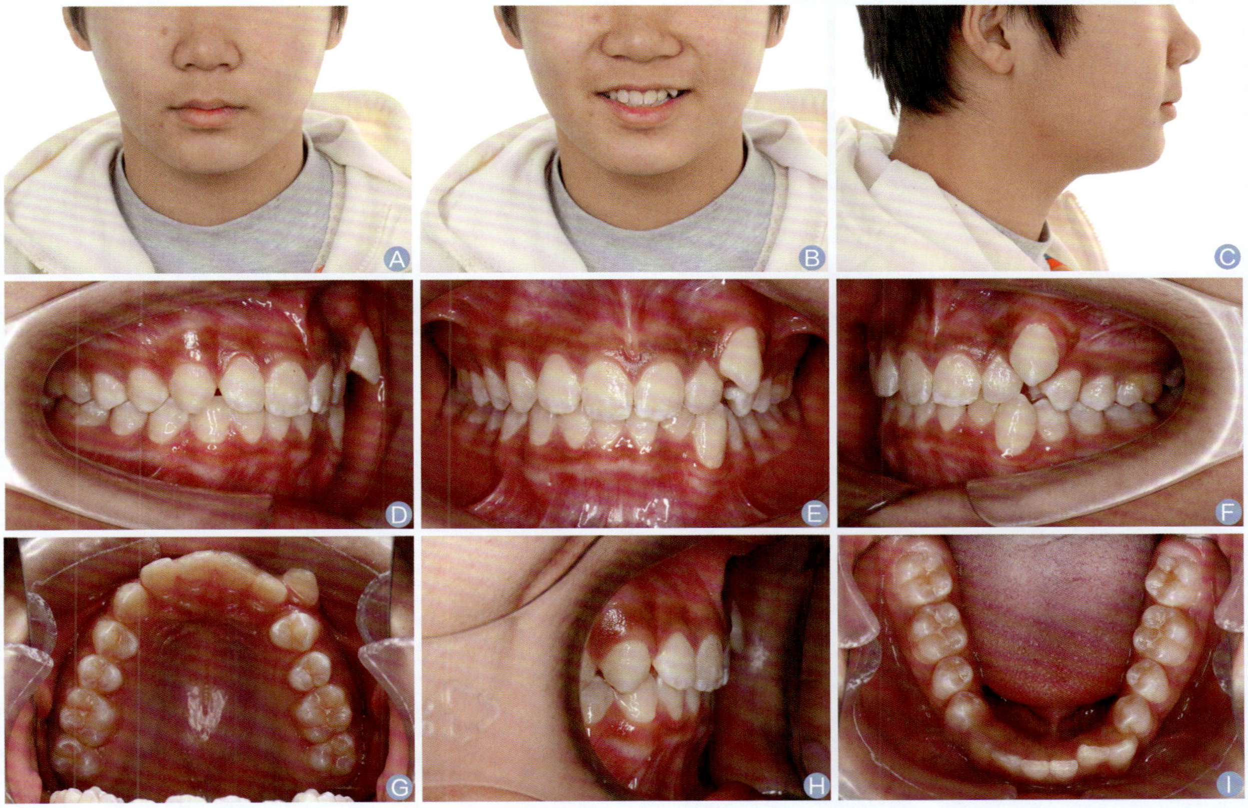

图 7-1　治疗前面𬌗像

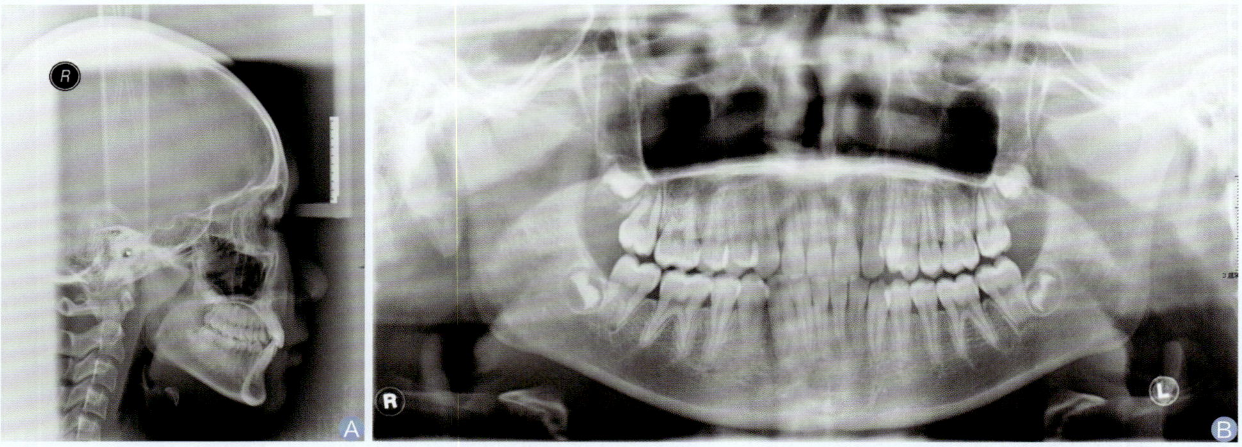

图 7-2 治疗前 X 线片

表7-1 治疗前后头影测量结果

测量项目	正常值	测量值		测量项目	正常值	测量值	
	均值 ± 标准差	治疗前	治疗后		均值 ± 标准差	治疗前	治疗后
SNA（度）	82.8 ± 4.0	77.5	77.9	L1-NB（mm）	6.7 ± 2.1	5.0	5.4
SNB（度）	80.1 ± 3.9	74.1	75.0	U1/L1（度）	125.4 ± 7.9	132.8	130.2
ANB（度）	2.7 ± 2.0	3.4	2.9	U1/SN（度）	105.7 ± 6.3	96.2	99.1
FH/NP（度）	85.4 ± 3.7	87.4	79.0	MP/SN（度）	32.5 ± 5.2	38.4	39.8
U1/NA（度）	22.8 ± 5.7	18.7	21.2	MP/FH（度）	31.1 ± 5.6	29.0	30.6
U1-NA（mm）	5.2 ± 2.4	3.4	4.6	L1/MP（度）	92.6 ± 7.0	89.9	93.8
L1/NB（度）	30.3 ± 5.8	25.1	25.7				

四、诊断

安氏Ⅰ类，毛氏Ⅳ[1]+Ⅰ[1]类，骨性Ⅰ类，均角。

五、矫治目标

排齐整平牙列，维持目前侧貌。

六、矫治计划

先行上颌快速腭开展，获得间隙排齐牙列后，视前牙及侧貌的突度决定是否拔除15、25、35和45。

七、矫治过程

1．第0～0.5个月　戴入上颌活动扩弓器。嘱患者每天加力1次，每次1/4圈，连续加力2周。并保持戴用半年。图7-3中上颌殆像可见上颌活动扩弓器。

2．第0.5～9个月　粘接直丝弓矫治器，顺序更换镍钛丝至0.018英寸，排齐上下牙列。左侧尖牙行垂直牵引，帮助纠正尖牙的开殆（图7-3和图7-4）。

3．第10～12个月　更换为0.020英寸不锈钢丝，加第一序列弯曲精细调整，固定保持。

4．第12个月　拆除固定矫治器，戴入透明保持器。

八、矫治结果

矫治后，上下牙列整齐，前牙覆殆、覆盖正常，咬合关系良好，上下中线正。同时，维持了矫治前的直面型侧貌。全口曲面体层片显示牙根平行排列，未见牙根吸收，牙槽骨未见明显异常（图7-5）。头颅侧位片测量结果分析显示：上前牙微唇

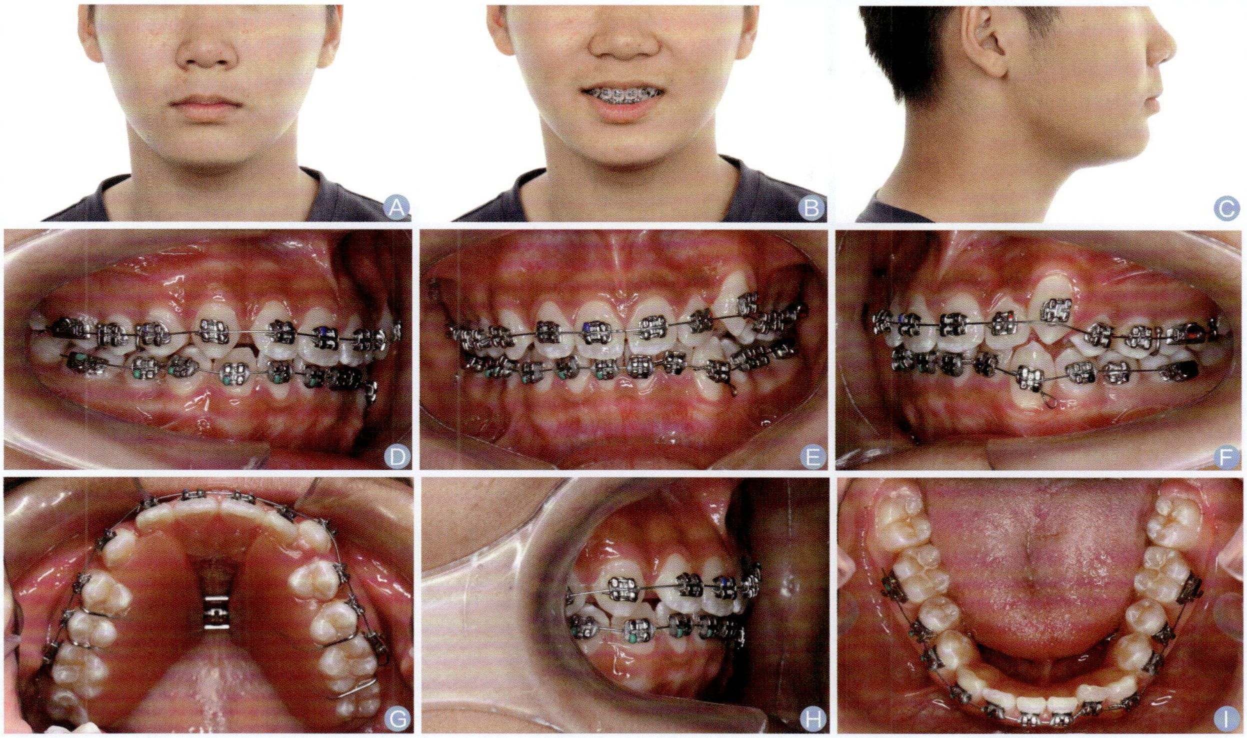

图 7-3　快速扩弓结束后开始保持，此时粘接固定矫治器的面殆像

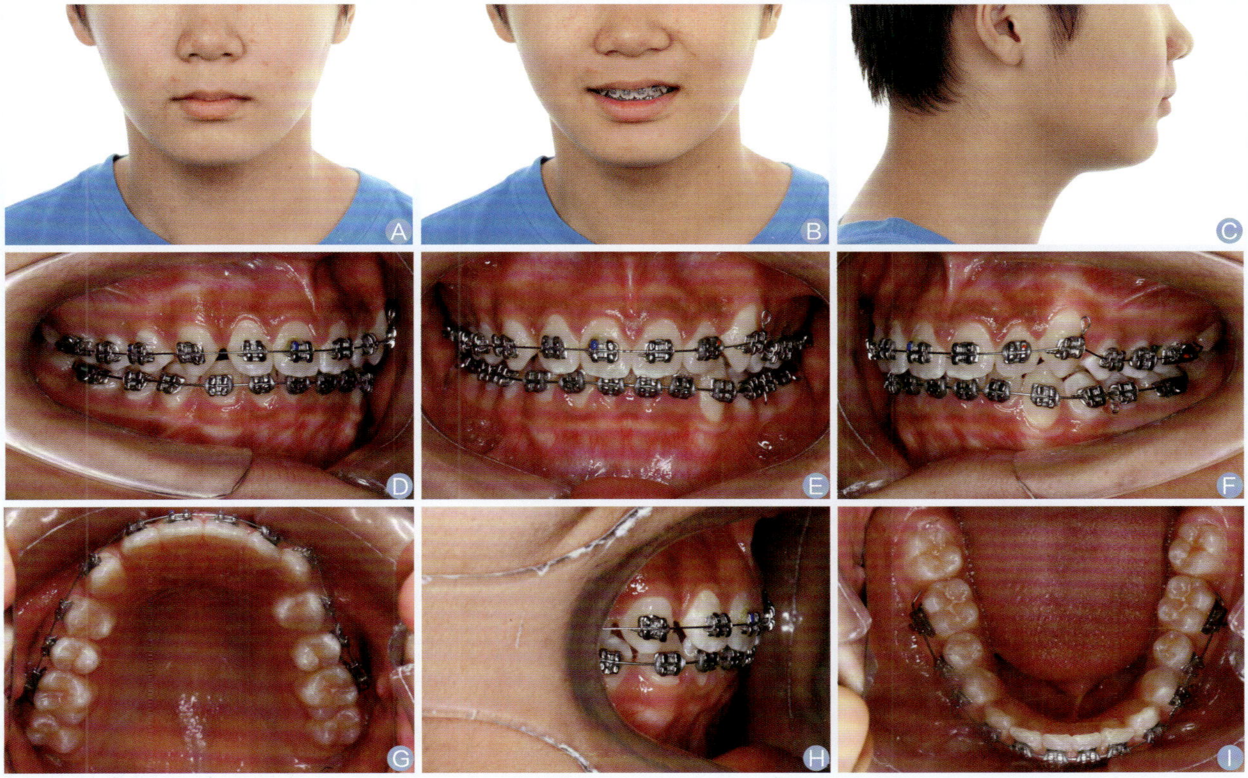

图 7-4　固定矫治开始 2 个月时的面殆像

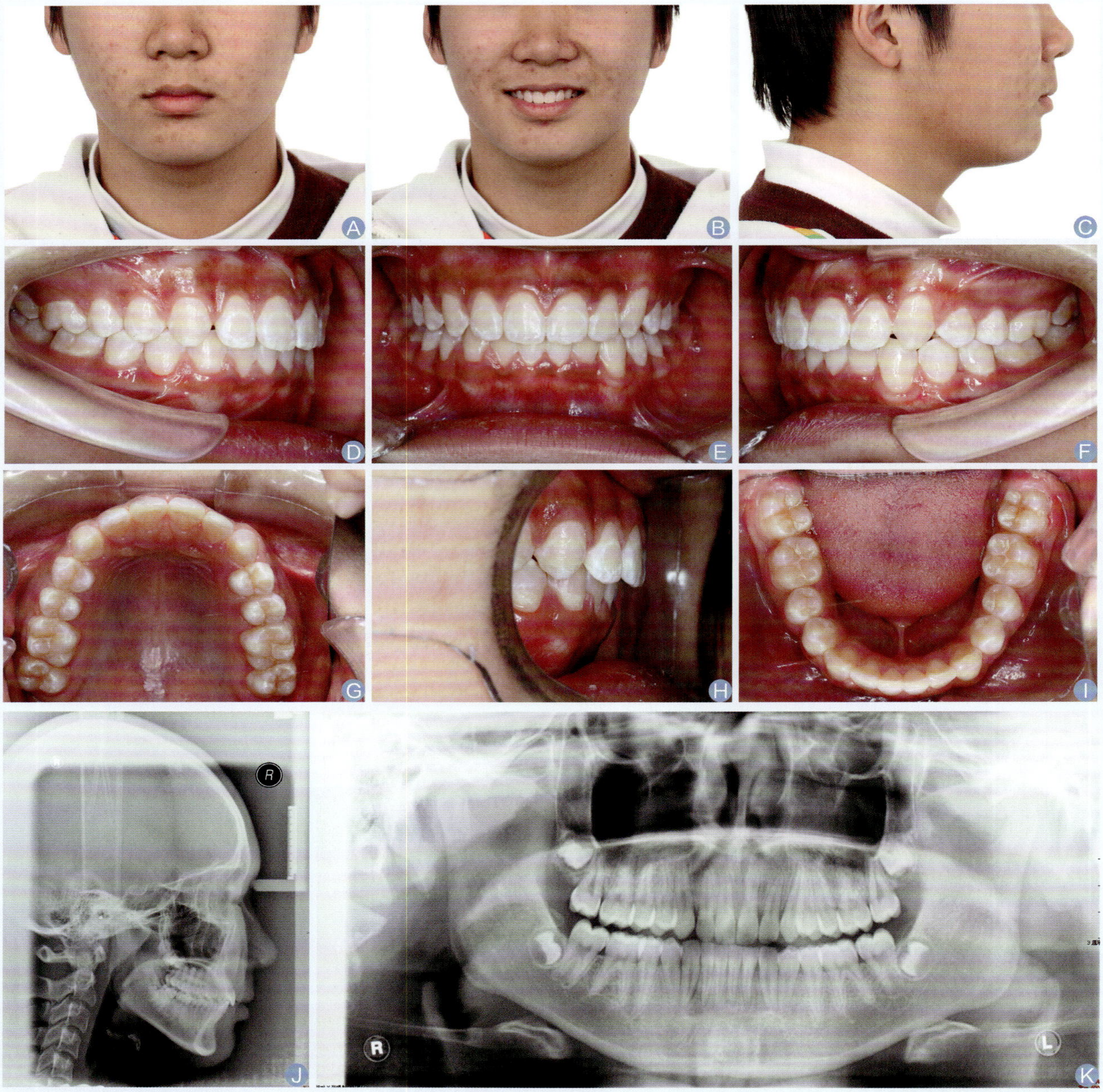

图 7-5　治疗后面殆像及 X 线片

倾（2.5°），ANB随下颌生长略有减小（表7-1）。治疗结束后2.5年及5年时复查，上颌牙齿排列整齐，下前牙有轻微的复发（图7-6和图7-7）。

九、矫治体会

（一）关于矫治设计的考虑

这是一个牙列中度拥挤的拔牙-不拔牙边缘病例（border-line case）。关于治疗设计中是否应该拔牙矫治，考虑基于以下因素：患者处于恒牙早期，侧貌基本为直面型，颏部发育良好，尚处在颅面部生长发育的阶段。随着下颌和鼻部的生长，其侧貌有进一步变直的趋势，如果直接拔牙矫治，侧貌可能变为凹面型。另外，患者下牙列的拥挤度较小。这些都支持不拔牙矫治。但是如果选择不拔牙，采用直丝弓技术直接排齐牙列，则上前牙的突

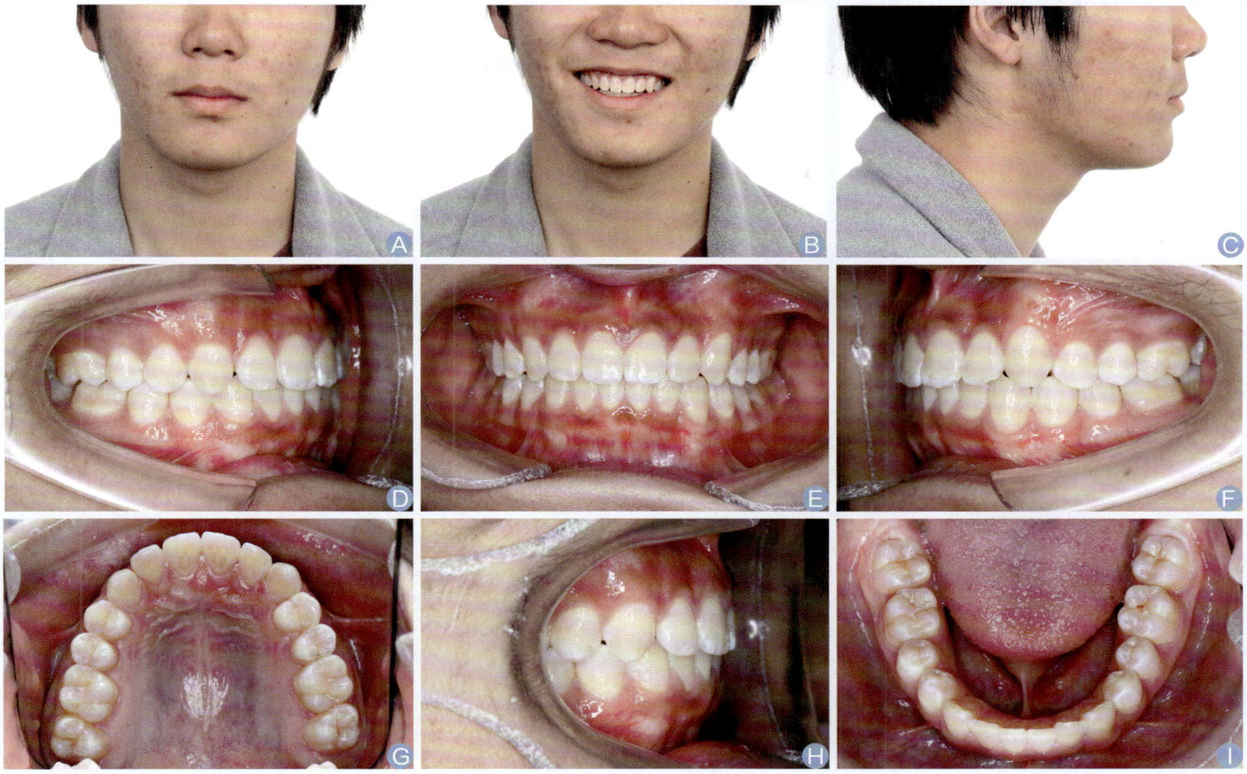

图 7-6 保持 2.5 年时面殆像

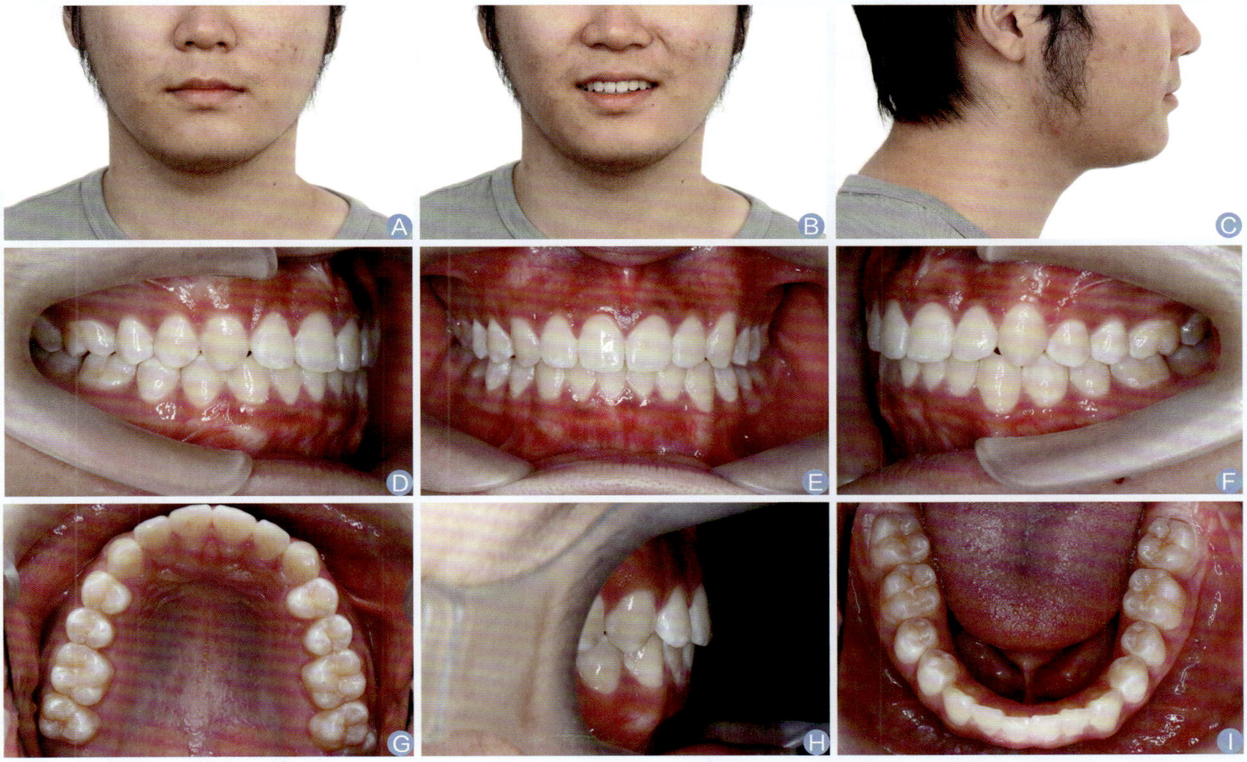

图 7-7 保持 5 年时面殆像

度及唇倾度可能会明显增加，破坏目前直面型的侧貌。故向患者及家长说明拟试行不拔牙矫治，在排齐牙列后，再视前牙突度问题确定是否拔除4个第二前磨牙，或者选择单侧拔除左侧的上下第二前磨牙（如选择单侧拔牙，牙弓的对称性和上下牙列中线的控制难度加大）。

不拔牙矫治要获得间隙排齐牙列，通常有以下几种方式：唇向开展、推磨牙向后和横向扩弓等。仔细观察该患者的侧貌可见上颌微突，上前牙过多的唇倾对患者面型不利，所以单纯的唇向开展显然是不明智的。该患者双侧磨牙关系均为中性，左侧上颌的牙列拥挤远大于右侧，而推磨牙向远中更适用于磨牙远中关系的患者。该患者微笑时颊廊明显，上颌牙槽嵴也较为丰满，且恒牙早期腭中缝的打开也更容易实现。相比较而言，戴用口外弓推磨牙向远中，其舒适度和戴用时长都不及上颌的腭开展装置。综上考虑，应用上牙弓横向扩展获得间隙对于该患者而言更为适合。

（二）正畸治疗中的控制

1. 横向扩弓的策略

对于该患者，选择先进行上颌腭开展来获得间隙排齐前牙。由于使用快速扩弓（每天加力1次、每次1/4圈相当于每天扩展0.5 mm，连续扩展2周，可以获得7 mm以上的牙弓宽度扩展）时，尖牙间宽度的扩展大于慢速扩弓（每周扩展1 mm，连续扩展10 ~ 12周），可以获得更多的间隙来排齐牙齿（更大的牙弓周长），所以快速扩弓的方式更适合此患者。但考虑到上颌活动扩弓器加工制作更为便捷，因此选择了活动的上颌腭开展装置进行“准”快速扩弓，即每天加力量减少为常规快速扩弓量的一半，以避免过快的扩展导致矫治器戴入和固位困难。通过半个月的“准”快速扩弓，可以看到左上尖牙处的间隙增加了1倍（图7-3），为尖牙的快速排齐提供了有利的条件。

2. 低位唇向拥挤的尖牙排齐小技巧

应用直丝弓矫治器直接排齐严重低位唇向拥挤的尖牙易导致殆平面倾斜，甚至邻牙的局部小开殆，对于覆殆浅的患者更为不利。可考虑在排齐阶段应用对颌的一个或多个牙齿进行垂直牵引。一般情况下，对于不拔牙且牙列拥挤的病例，不建议对尖牙进行直接弓丝入槽沟结扎，建议先悬吊结扎，用轻力逐步使其伸长，或者用推簧开展出足够间隙，再排齐尖牙。有时尖牙在获得足够间隙后，也可能会自行萌长入列。

（病例完成人：张晓芸）

病例 8 非拔牙矫治安氏Ⅱ类低角双牙弓拥挤狭窄

一、一般情况

患者男性，15岁，主诉牙不齐、嘴突。既往史无特殊，全身情况良好；否认口腔不良习惯、鼻咽部疾病；否认关节疼痛、弹响；否认牙外伤史；家族史无特殊。

二、临床检查

1．面部检查　正面观：面部左右基本对称，面下1/3短。侧面观：突面型，下颌后缩，颏部发育正常，唇闭合可，鼻唇角钝，颏唇沟深（图8-1）。

2．口内检查　恒牙列。口腔卫生差，牙龈红肿。46䅟面充填体，边缘墨浸样，叩诊无不适。17、47反䅟，27、37反䅟。上下牙弓窄，上牙弓拥挤度5 mm，下牙弓拥挤度5 mm；双侧磨牙远中尖对尖关系，尖牙远中关系；前牙覆盖11 mm，Ⅲ度深覆䅟；下前牙咬伤牙龈；上中线正，下中线右偏0.5 mm（图8-1）。

3．模型分析　患者上切牙宽度和为7.8+9.5+9.5+7.8=34.6（mm）。采用Pont分析法预测上颌磨牙间宽度为54.06 mm，前磨牙间宽度为43.25 mm。而实际测量中，上颌磨牙间宽度为47 mm，上颌前磨牙间宽度为34 mm，均远小于预测宽度。

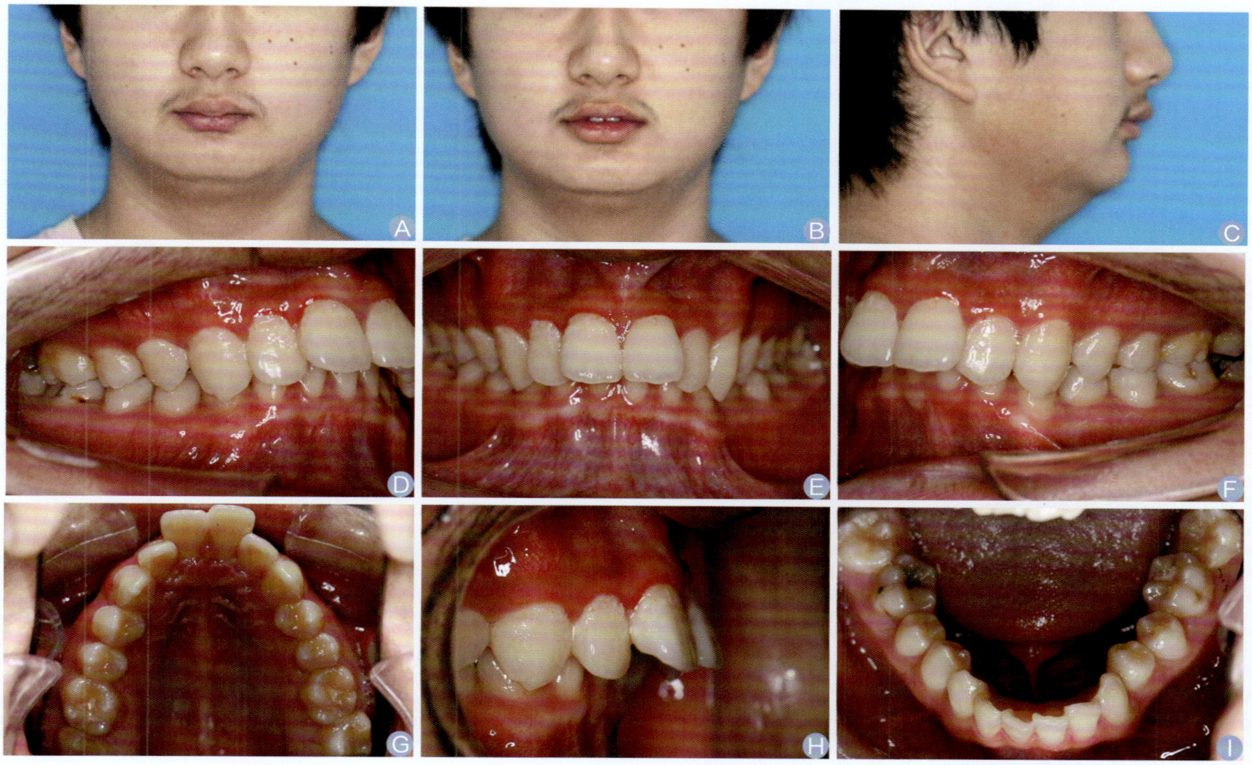

图 8-1　治疗前面䅟像

4．颞下颌关节检查　开口度三指，开口型正常，双侧关节未查见弹响及触痛。

三、X线检查分析

1．头颅侧位片　测量分析结果显示骨性Ⅱ类（ANB 4.0°，Wits值6.1 mm），低角，上切牙唇倾，下切牙直立（图8-2和表8-1）。骨龄为CS 5期，生长发育高峰在此阶段一年前结束。

2．全口曲面体层片　根周和根尖骨质未见异常。上切牙根短。牙列、牙槽骨未见明显异常，双侧髁突骨质未见明显异常（图8-2）。

四、诊断

安氏Ⅱ[1]类，毛氏Ⅲ[3]+Ⅱ[2]+Ⅳ[1]类，骨性Ⅱ类，低角。

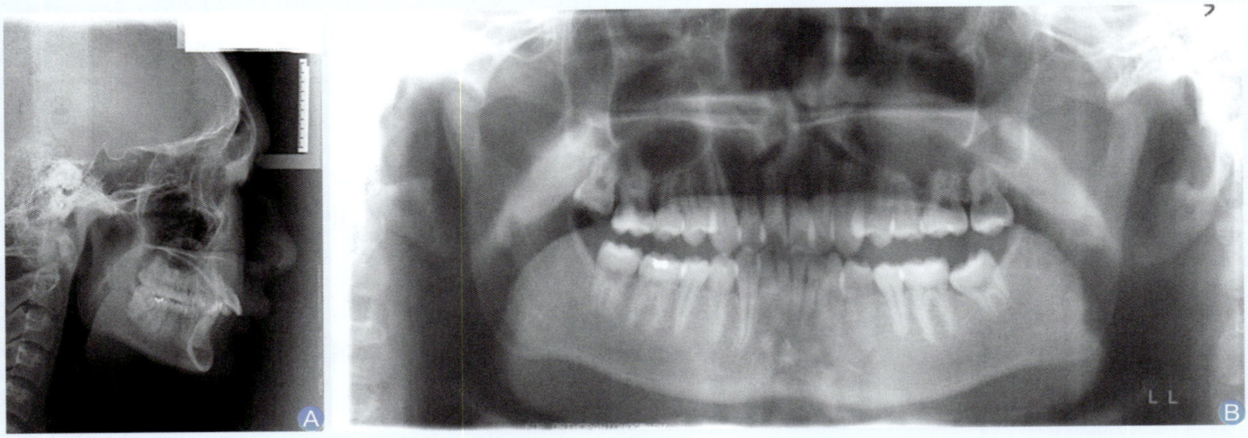

图8-2　治疗前X线片

表8-1　治疗前后头影测量结果

测量项目	正常值	测量值	
	均值±标准差	治疗前	治疗后
SNA（度）	82.8 ± 4.0	83.6	83.4
SNB（度）	80.1 ± 3.9	79.6	80.0
ANB（度）	2.7 ± 2.0	4.0	3.3
FH/NP（度）	85.4 ± 3.7	86.6	82.0
U1/NA（度）	22.8 ± 5.7	36.5	24.0
U1-NA（mm）	5.2 ± 2.4	6.5	0.0
L1/NB（度）	30.3 ± 5.8	19.8	27.5
L1-NB（mm）	6.7 ± 2.1	2.2	2.2
U1/L1（度）	125.4 ± 7.9	119.7	125.2
U1/SN（度）	105.7 ± 6.3	120.1	107.4
MP/SN（度）	32.5 ± 5.2	21.5	21.3
MP/FH（度）	31.1 ± 5.6	16.8	20.2
L1/MP（度）	92.6 ± 7.0	98.6	106.2
Wits值（mm）	−0.8 ± 2.8	6.1	1.0

五、矫治目标

改善侧貌；改善双颌牙弓宽度，解除拥挤，排齐整平牙列，建立良好咬合关系。

六、矫治计划

方案一　正畸-正颌联合治疗

待成年后，下颌减数正畸去代偿，通过正颌手术改善侧貌。患者拒绝，要求单纯正畸治疗。

方案二　正畸治疗

1．暂不拔牙矫治。上颌快速扩弓，改善上颌牙弓宽度，扩弓后佩戴四角圈簧矫治器维持牙弓宽度；下颌正畸弓丝扩弓，下前牙适度唇倾。利用扩弓间隙初步排齐整平上下牙列，改善牙列拥挤度；内收上前牙，改善上前牙唇倾度。视咬合及面型改善情况进行二次设计。

2．二次设计，考虑磨牙关系改善情况及面型改善情况。向患者及家长交代，二次设计不排除减数治疗可能，或可能因咬合及面型无法改善而需要成年后进行正畸-正颌联合治疗。

3．保持。

患者选择方案二。

七、矫治过程

1．第1～20个月　一期矫治，上颌佩戴Hyrax矫治器快速扩弓。隔天扩弓一次，每次打开0.5 mm，至双侧后牙深覆盖，基本达到预测宽度。之后使用四角圈簧矫治器维持牙弓宽度（图8-3）。基于患者面型尚可，扩弓后牙列拥挤显著缓解，采用非减数治疗，排齐整平牙列，建立前牙正常覆𬌗、覆盖及尖牙中性关系，协调上下颌中线，改善侧貌。

2．第21～32个月　二期矫治粘接全口直丝弓矫治器，排齐上下牙列。上下牙列换至0.019英寸×0.025英寸不锈钢丝，下颌结合摇椅弓打开咬合，整平牙列，配合Ⅱ类牵引调整咬合关系（图8-4）。

3．第33～36个月　47颊向萌出。粘接颊管，通过与上颌磨牙交互牵引使其逐步纳入牙弓，排齐牙列。

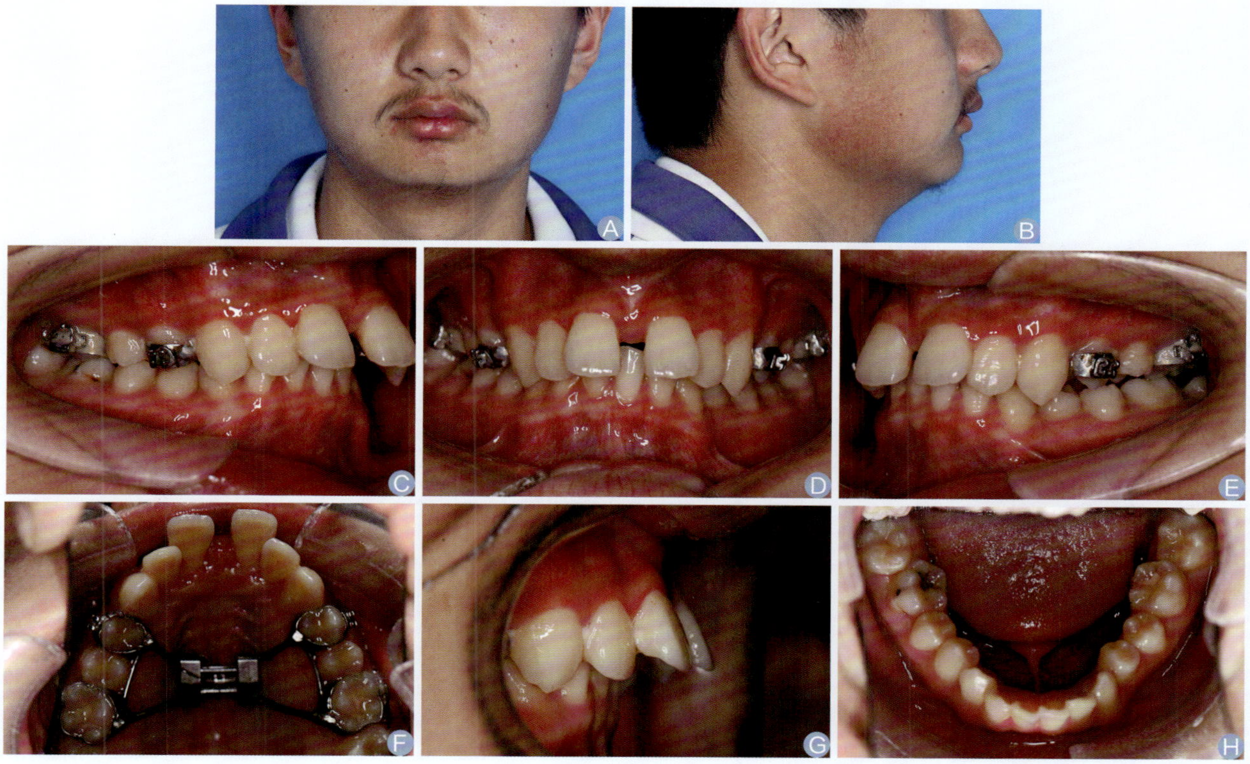

图8-3　一期矫治时面𬌗像

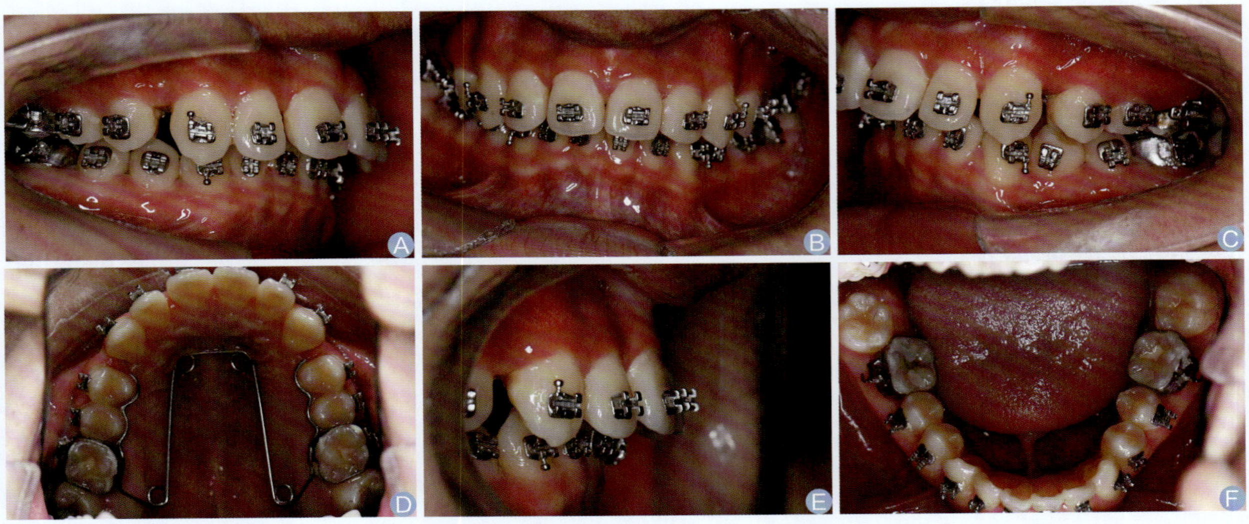

图 8-4　二期矫治排齐整平牙列时䚻像

4．第37～40个月　精细调整，拆除固定矫治器，戴入透明保持器（图8-5）。

八、矫治结果

矫治后，患者咬合关系良好，上下牙列整齐，

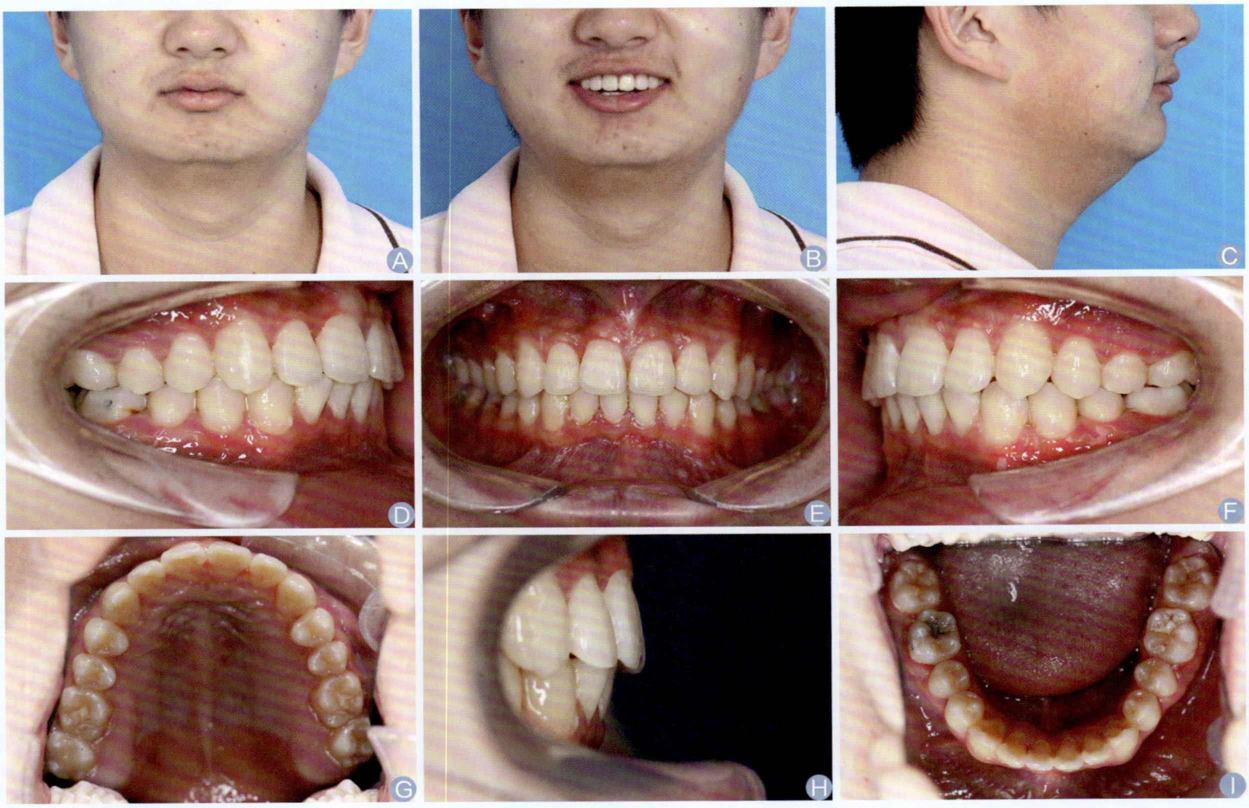

图 8-5　治疗后面䚻像及 X 线片

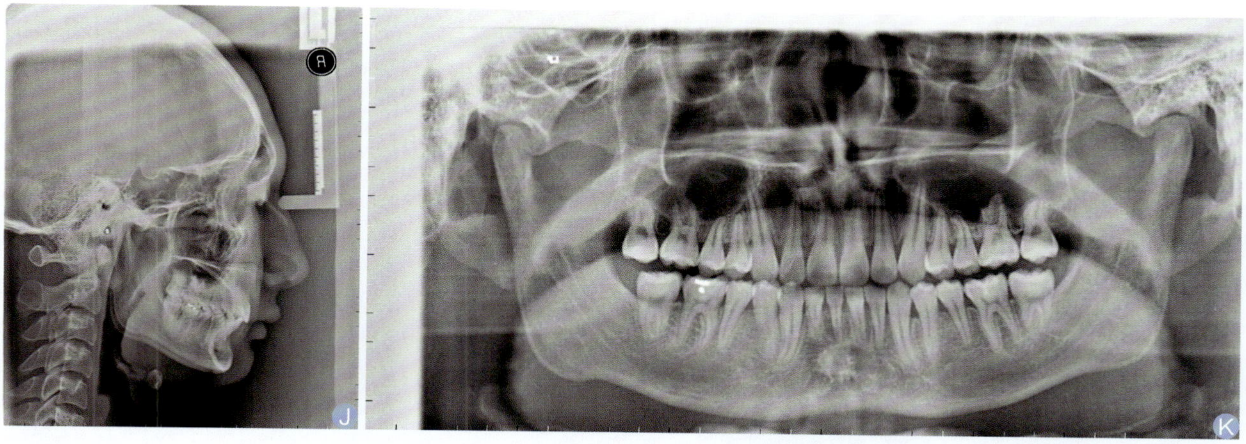

图 8-5 治疗后面殆像及 X 线片（续）

前牙覆殆、覆盖正常，双侧尖牙中性关系，双侧磨牙中性关系，上下中线正。上下唇突度正常，唇齿关系正常，鼻唇角正常，颏唇沟正常；自然情况下闭唇正常，颏肌紧张度正常。全口曲面体层片显示牙根平行排列，牙根及牙槽骨未见明显异常（图8-5）。头颅侧位片测量结果分析显示：上前牙唇倾度减小，下颌平面角有增大趋势（测量结果见表8-1）。治疗结束后3年复查，牙齿排列整齐，咬合稳定（图8-6）。治疗后7年复查，咬合稳定，仅下前牙区有少量拥挤复发（图8-7）。

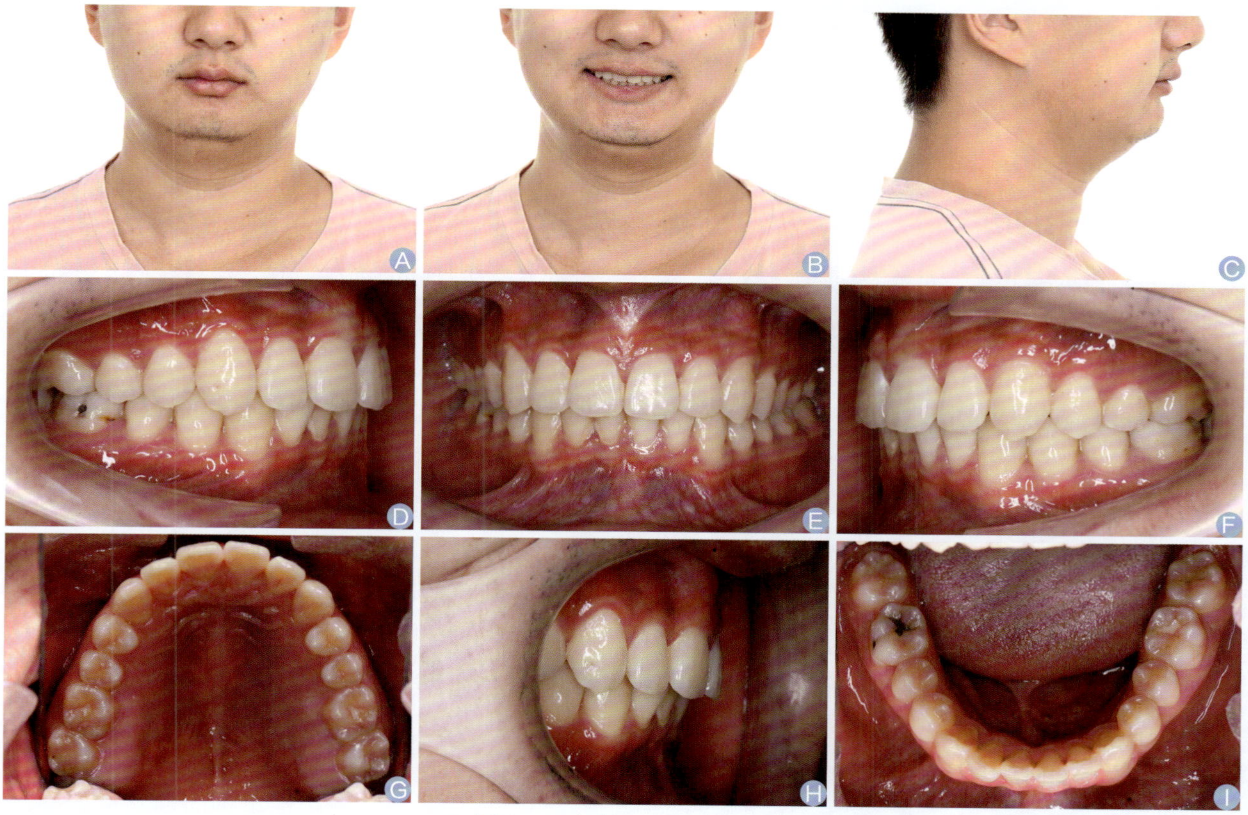

图 8-6 保持 3 年后面殆像

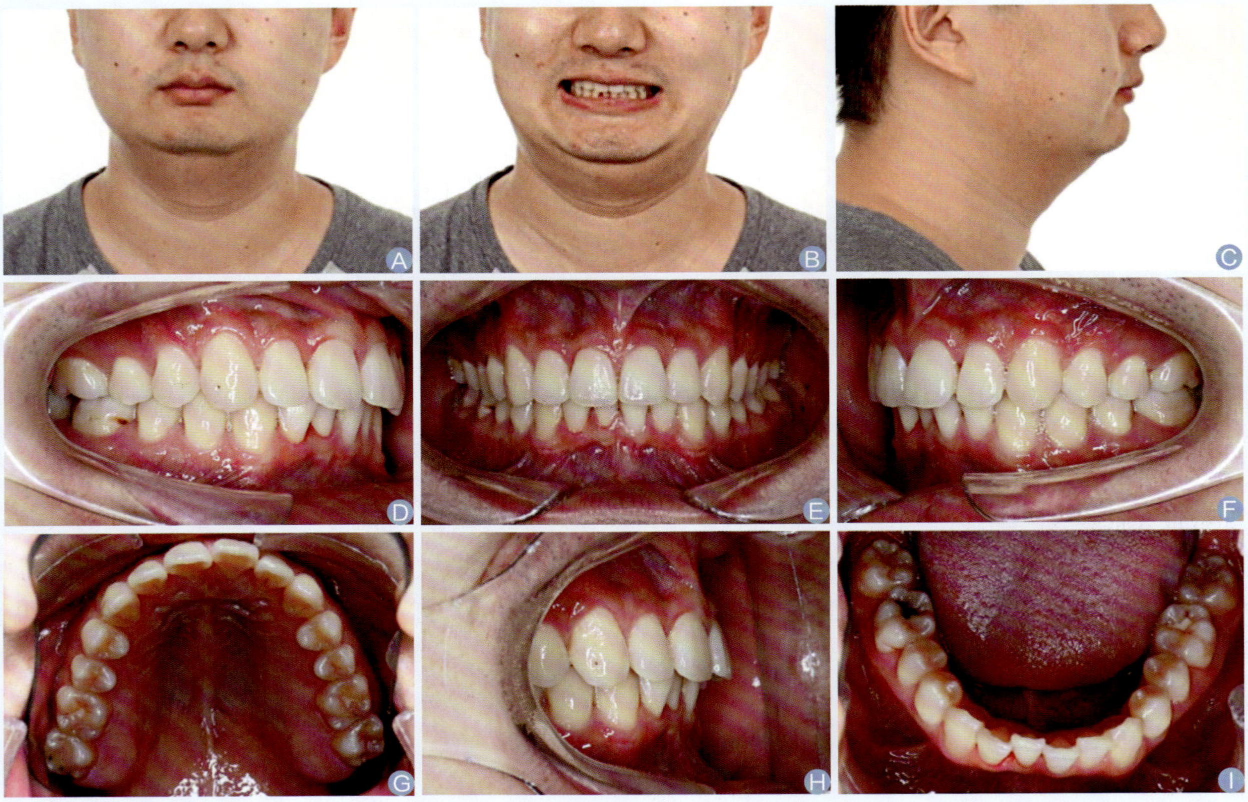

图 8-7　保持 7 年后面𬌗像

九、矫治体会

（一）正畸治疗的难点

1. 患者为骨性Ⅱ类，低角，双牙弓狭窄，下颌后缩。这些是手术治疗指征，但患者拒绝正畸-正颌联合治疗。单纯正畸治疗困难较大。

2. 对于上颌宽度不足，使用上颌快速扩弓器扩展上牙弓，改善上颌宽度；扩弓后间隙可用于解除拥挤，改善上前牙唇倾度。因患者已过生长发育高峰期，快速扩弓效果中骨性效应相对较少，需要关注患者扩弓后的稳定性，需至少保持3个月，甚至半年以上。

3. 下颌存在牙弓狭窄、牙列拥挤、Spee曲线深等问题。由于下颌后牙区基骨宽度、下颌牙槽弓宽度尚可，且下颌切牙相对直立，所以下牙列有一定的水平向、矢状向扩弓空间。在上颌牙弓扩大过程中，采用正畸弓丝对下牙列进行适当的牙性扩展有利于排齐。

患者还存在一定的下颌后缩。进行正畸掩饰治疗需要通过上前牙内收、配合下前牙唇倾，代偿颌骨矢状向不调，改善前牙覆盖。在此过程中，应注意对下前牙唇倾度进行控制，适量代偿，以防止下前牙过度唇倾造成牙槽骨骨开窗、骨开裂，或下前牙牙龈组织退缩。

4. 佩戴四角圈簧保持后，根据患者面型尚可，采用直丝弓矫治技术进行非减数治疗，排齐整平牙列，调整中线，调整咬合关系。患者为Ⅲ度深覆𬌗，治疗中采用摇椅弓打开咬合，在此过程中应注意控制转矩。因患者下颌后缩，正畸掩饰治疗时下前牙会适度唇倾，改善覆盖。正畸治疗中对前牙覆𬌗、覆盖的调整是难点之一。

（二）正畸中对牙齿移动的控制

1. 上颌扩弓　治疗前患者面型尚可，但是存在上下牙弓狭窄、上切牙唇倾和上牙列中度拥挤。

患者处于生长发育晚期，骨性扩弓仍有一定潜力。扩弓提供的间隙可用于解除拥挤及内收上切牙。扩弓期间中切牙间隙逐渐增大，之后该间隙可在牙周组织作用下逐渐关闭，起到初步排齐的作用。扩弓后的保持尤为重要，扩弓结束后戴矫治器保持至少3个月。

2. 下颌适度扩弓　这是治疗的第二个关键点。患者存在双牙弓严重狭窄，下颌牙弓前段缩窄尤其明显，所以下颌需要进行适当扩弓以调整牙弓形态、改善牙弓宽度，同时匹配上颌牙弓宽度。但是，由于患者是年轻成人，下颌扩弓治疗具有一定风险。例如，扩弓时牙根遭遇骨皮质支抗，导致扩弓失败或牙根吸收；在根周牙槽骨薄弱处产生骨开窗、骨开裂。同时，过度扩弓治疗可能导致正畸治疗后不稳定，带来复发问题。具体到本病例患者，下颌牙弓严重狭窄，下后牙舌向倾斜；经测量分析发现，下颌后牙区基骨宽度、下颌牙槽弓宽度尚可，下牙弓可以进行适度宽度调整。治疗完成后上下后牙建立良好的尖窝交错咬合关系，从而在一定程度上减少了下颌扩弓后稳定性方面的风险，为治疗后长期保持磨牙区良好的覆盖及咬合关系奠定基础。

3. 建立前牙正常覆盖　这是治疗的第三个关键点。本病例为骨性Ⅱ类，患者拒绝手术治疗，因此采用正畸掩饰治疗。一期扩弓治疗结束后，上颌更换四角圈簧矫治器保持上颌扩弓效果，同时粘接全口固定矫治器，排齐整平牙列。配合Ⅱ类牵引，调整咬合关系，建立正常覆𬌗、覆盖。正常覆盖的建立需下前牙适度唇倾来代偿，同时注意维持面型。

4. 垂直向打开咬合　这是治疗的第四个关键点。本病例为低角患者，下颌Spee曲线深度为5 mm，咬合打开较为困难。治疗过程中通过弯制下颌摇椅弓来压低下前牙，同时升高下后牙打开咬合。配合Ⅱ类牵引，最终调整为咬合关系良好的中性关系。在功能𬌗方面，虽然治疗后下前牙有适度唇倾代偿，但前伸𬌗和侧方𬌗均正常，未影响下颌运动。

（病例完成人：柳大为）

病例 9 隐形矫治器推磨牙向远中移动矫治牙列拥挤

一、一般情况

患者女性，32岁，主诉牙不齐、拥挤。既往有智齿拔除史，全身情况良好；否认口腔不良习惯、鼻咽部疾病；否认关节疼痛、弹响；否认牙外伤史；家族史无特殊。

二、临床检查

1. 面部检查　正面观：面部左右基本对称，面部上、中、下比例基本协调，无开唇露齿。侧面观：直面型（图9-1）。

2. 口内检查　恒牙列。上牙弓拥挤度3～4 mm，下牙弓拥挤度6～7 mm；磨牙中性关系，尖牙中性关系；前牙覆盖3 mm，覆殆正常；上中线正，下中线左偏2 mm（图9-1）。

3. 颞下颌关节检查　开口度三指，开口型正常，双侧关节未查见弹响及触痛。

三、X 线检查分析

1. 头颅侧位片　测量分析结果显示骨性Ⅱ类，下颌后缩，上切牙直立，下切牙唇倾（图9-2和表9-1）。

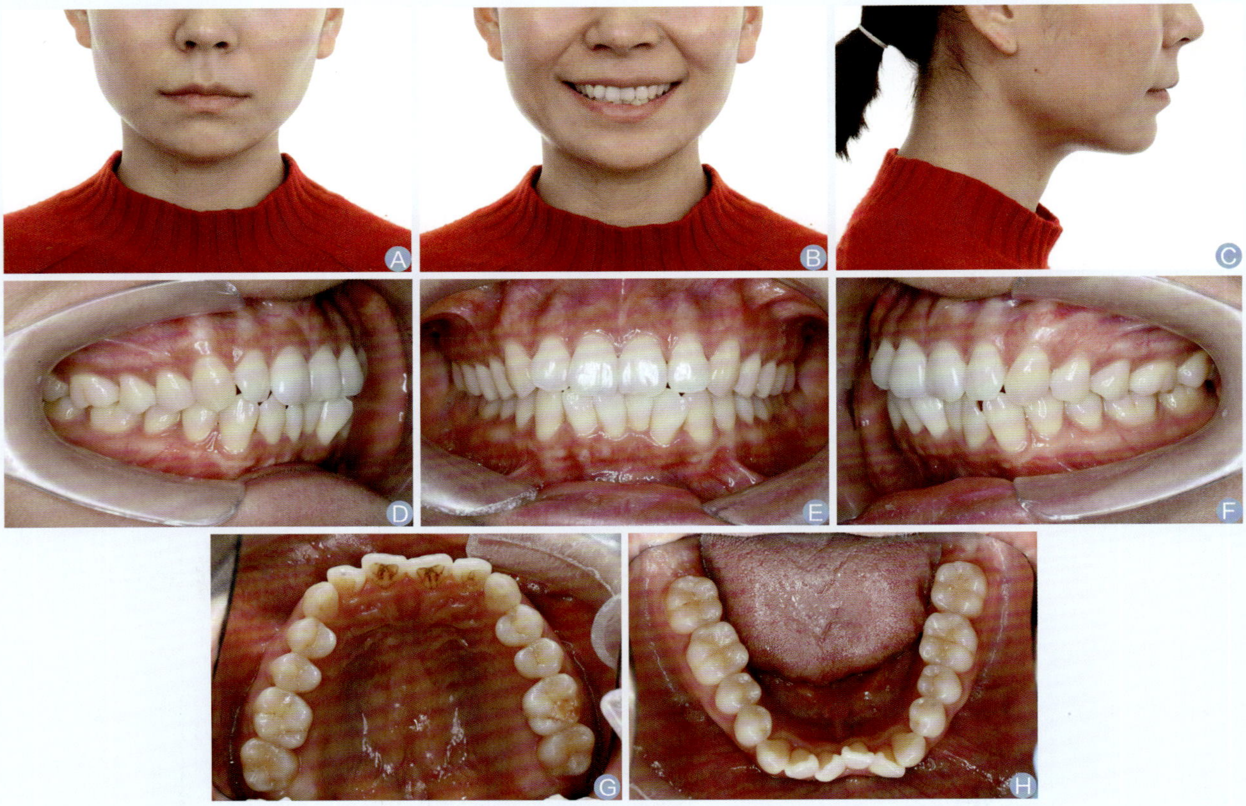

图 9-1　治疗前面殆像

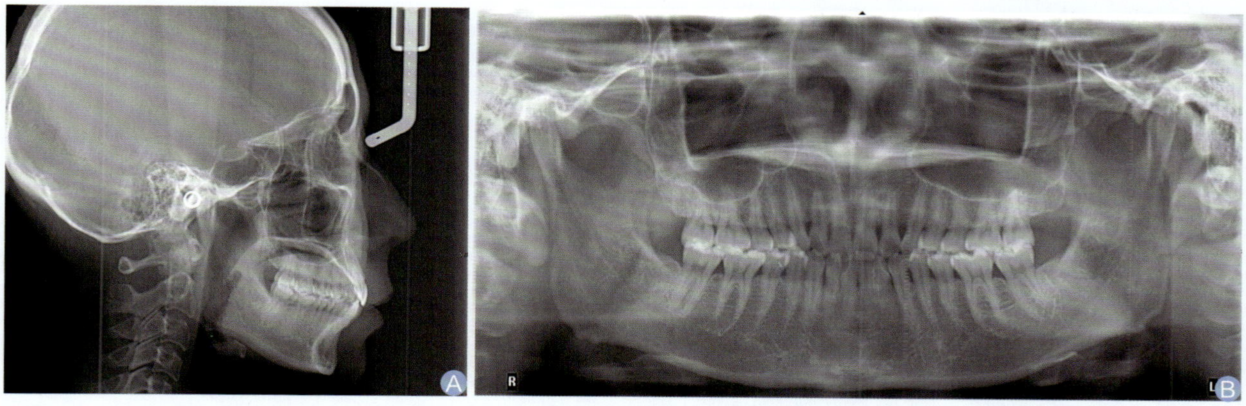

图 9-2 治疗前 X 线片

表9-1 治疗前后头影测量结果

测量项目	正常值	测量值	
	均值 ± 标准差	治疗前	治疗后
SNA（度）	82.8 ± 4.0	80.5	81.0
SNB（度）	80.1 ± 3.9	76.2	76.9
ANB（度）	2.7 ± 2.0	4.3	4.1
FH/NP（度）	85.4 ± 3.7	86.2	85.7
U1/NA（度）	22.8 ± 5.7	16.8	17.1
U1-NA（mm）	5.2 ± 2.4	3.9	3.4
L1/NB（度）	30.3 ± 5.8	32.1	33.2
L1-NB（mm）	6.7 ± 2.1	8.9	8.4
U1/L1（度）	125.4 ± 7.9	125.8	127.7
U1/SN（度）	105.7 ± 6.3	96.3	96.0
MP/SN（度）	32.5 ± 5.2	34.0	33.4
MP/FH（度）	31.1 ± 5.6	25.6	25.9
L1/MP（度）	92.6 ± 7.0	103.9	103.0

2. 全口曲面体层片　18、28、38和48口内未见。全口牙槽骨轻度吸收。双侧髁突骨质未见明显异常（图9-2）。

四、诊断

安氏Ⅰ类，毛氏Ⅰ^{1}类，骨性Ⅱ类。

五、矫治目标

解除拥挤，排齐整平牙列，建立良好咬合关系，维持侧貌。

六、矫治计划

方案一　固定矫治

1. 采用直丝弓矫治技术，推磨牙向后。

2. 排齐整平牙列，解除拥挤，建立前牙正常覆𬌗、覆盖及尖牙中性关系，协调上下颌中线，维持侧貌。但患者拒绝，要求隐形矫治。

方案二　隐形矫治

1．隐形矫治，结合种植体支抗推磨牙向后。

2．推磨牙向后解除拥挤，排齐整平牙列，建立前牙正常覆𬌗、覆盖及尖牙中性关系，协调上下颌中线，维持侧貌。

患者选择方案二。

七、矫治过程

1．第1～14个月　隐形矫治器推磨牙向后，解除拥挤。在上下颌第一、二磨牙间颊侧植入种植钉，采用结扎丝结扎于13、23、33和43，防止前牙唇倾。16远中移动3.3 mm，26远中移动3.6 mm，36远中移动3.2 mm，46远中移动3.3 mm，维持磨牙中性关系（图9-3）。

2．第15～23个月　结合前牙邻面去釉（31、32、41、42邻接点邻面去釉0.3 mm）解除前牙拥挤，排齐牙列，调整中线，调整33等个别牙齿位置（图9-4）。

3．第24～27个月　精细调整，使后牙咬合紧密，调整中线。拆除附件，戴入透明保持器。

八、矫治结果

矫治后，拥挤解除，侧貌直面型，咬合关系良好，上下牙列整齐，前牙覆𬌗、覆盖正常，双侧尖牙中性关系，磨牙中性关系（图9-5）。

头颅侧位片测量分析显示，牙轴控制良好，ANB及下颌平面角未见明显变化（图9-6 A）（测量结果见表9-1）。全口曲面体层片显示牙根平行排列，牙根及牙槽骨未见明显异常（图9-6 B）。治疗结束后1年复查，牙齿排列整齐，咬合稳定（图9-7）。

九、矫治体会

（一）关于治疗设计的考虑

此患者为安氏Ⅰ类，上颌基本正常，下颌略后缩。上牙弓拥挤度3～4 mm，下牙弓拥挤度6～7 mm；上前牙唇倾度基本正常，下前牙唇倾。矫治目标设定为解除拥挤，排齐牙列，调整咬合，维持

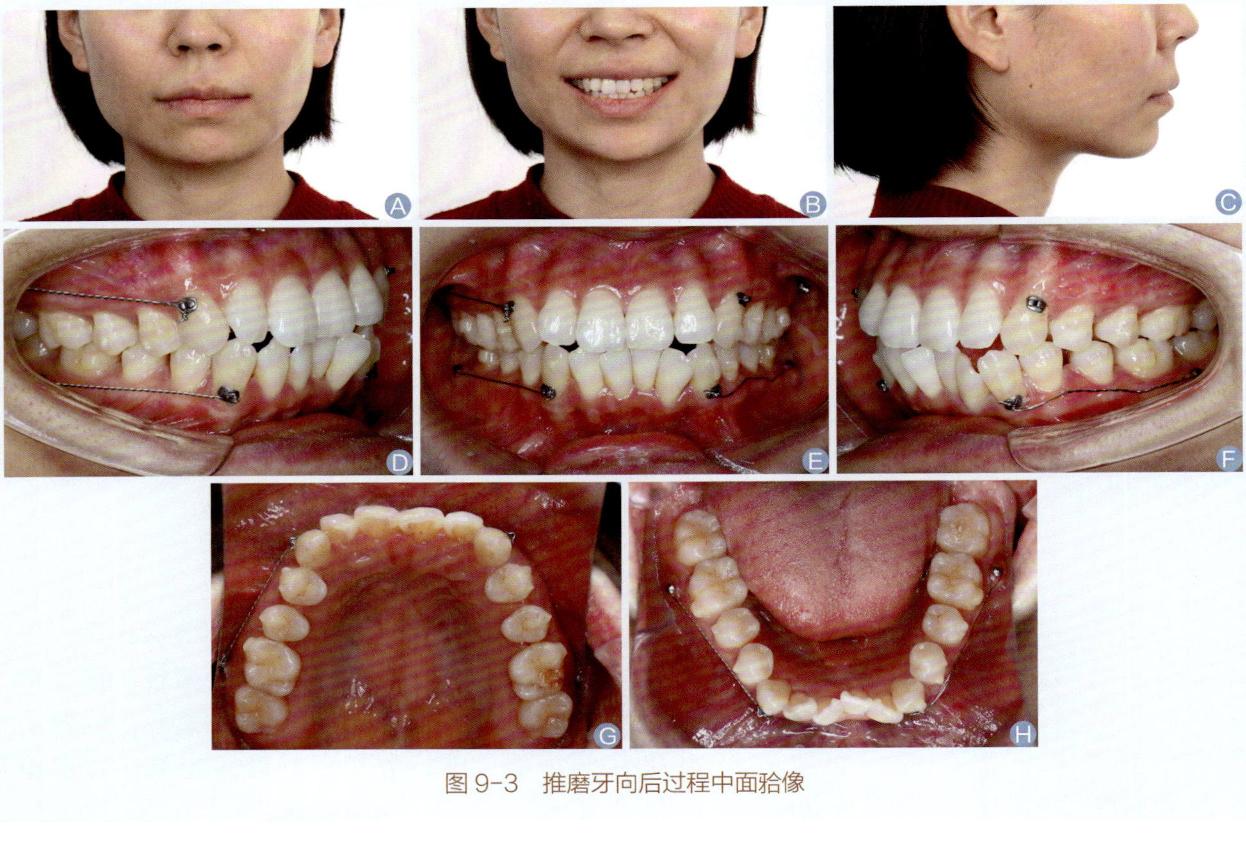

图 9-3　推磨牙向后过程中面𬌗像

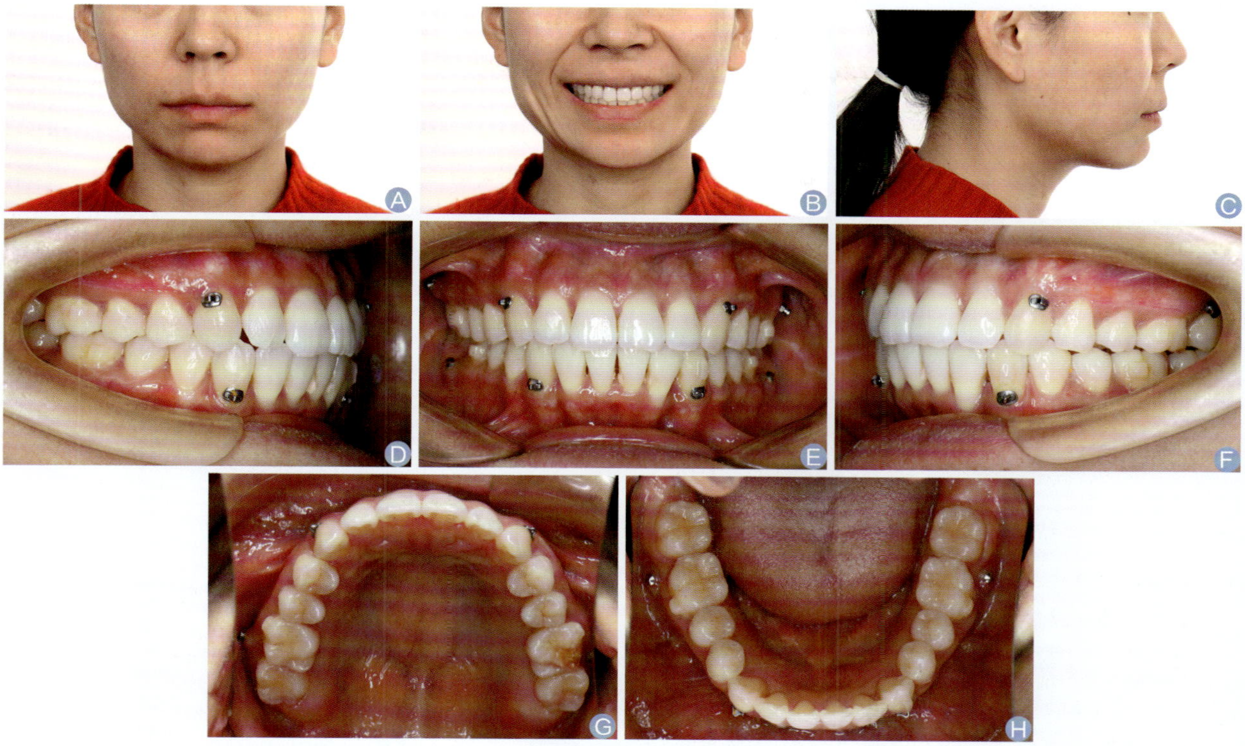

图 9-4　精细调整前面殆像

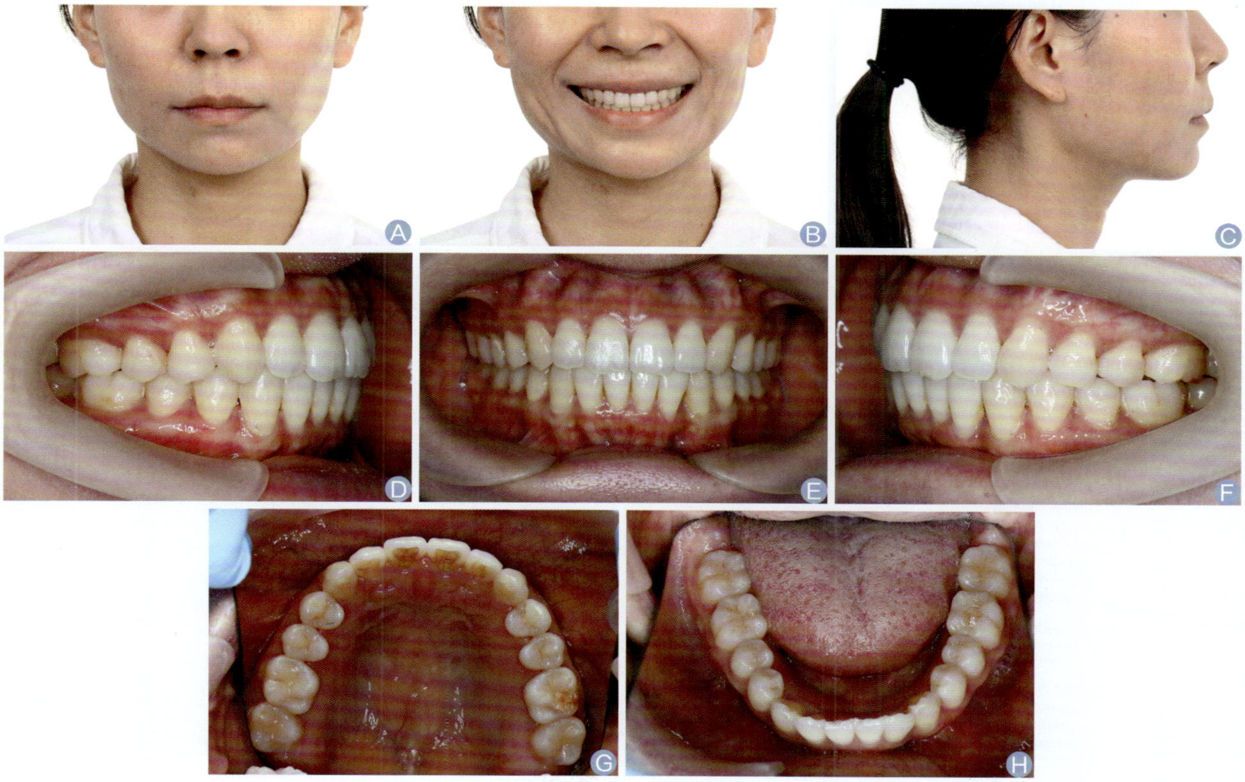

图 9-5　治疗后面殆像

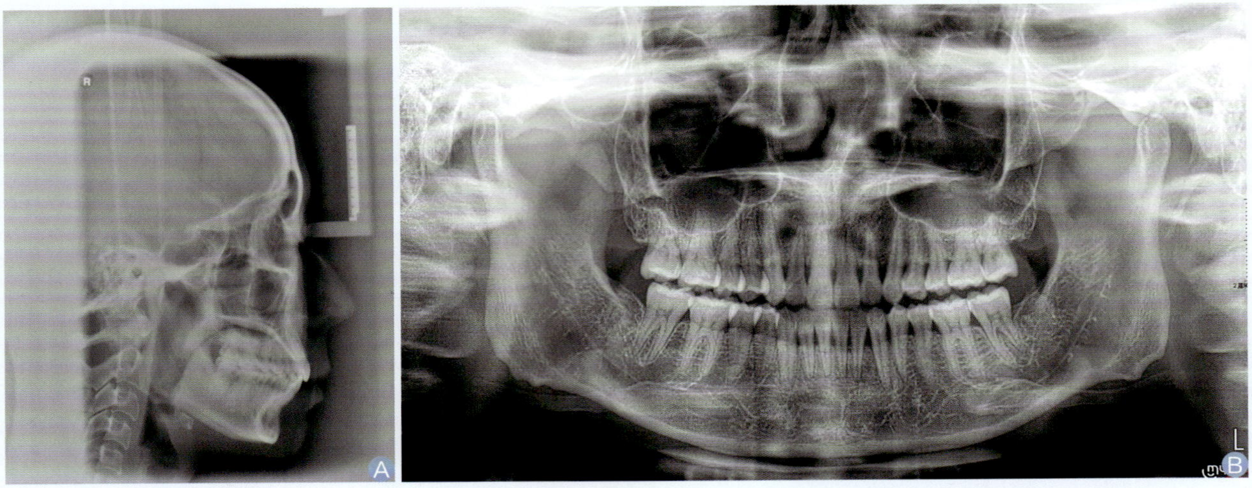

图 9-6　治疗后 X 线片

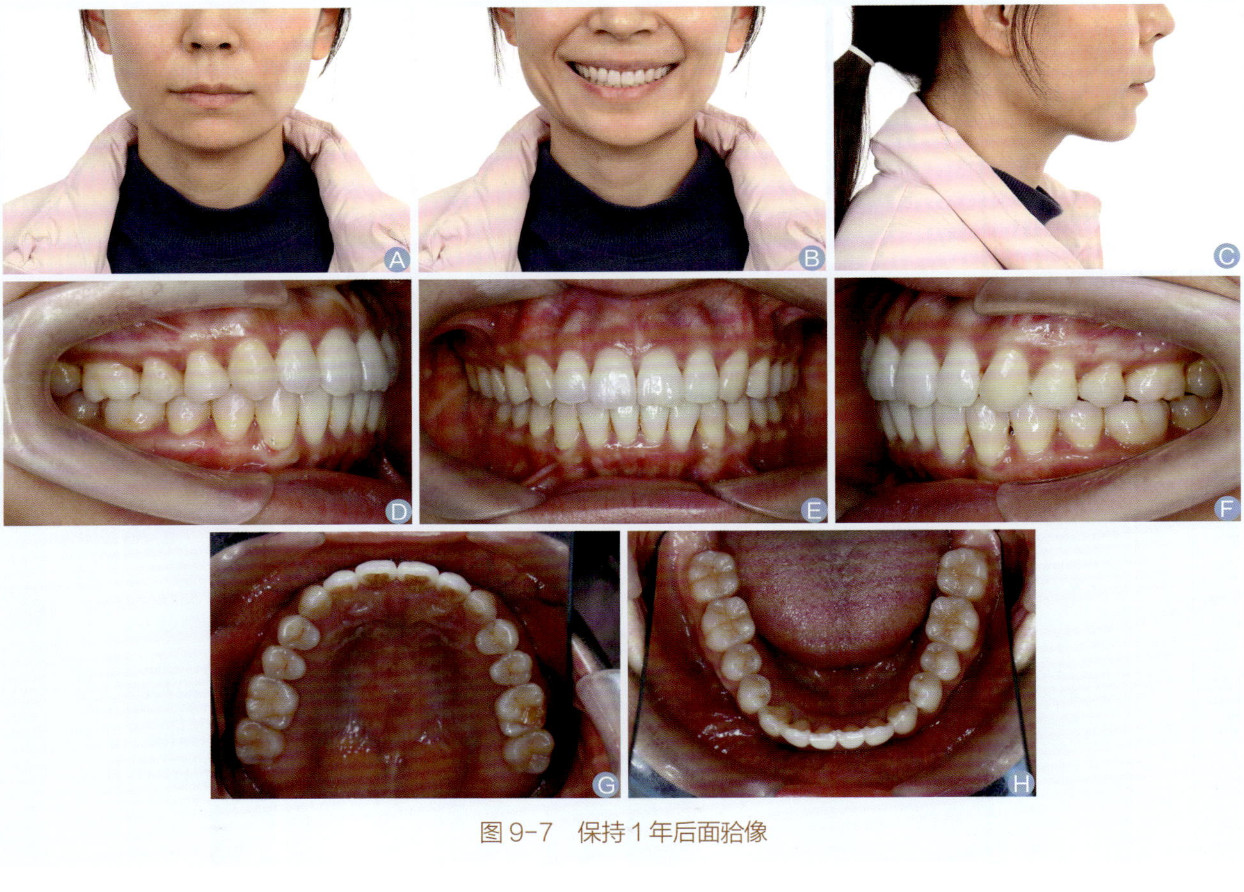

图 9-7　保持 1 年后面聆像

患者侧貌。在矫治设计时对于是否拔牙较难抉择。综合考虑患者面型、牙列拥挤度及年龄等因素，设计方案选择不拔牙矫治，可以避免拔牙矫治可能引起的上切牙内收过多或关闭间隙困难。但采用不拔牙矫治增加了解除前牙拥挤的治疗难度，因此矫治过程中应采取上下颌种植钉加强支抗的方式，推磨牙向后结合前牙少量的邻面去釉，以解除前牙拥挤、减小前牙区黑三角，同时预防前牙唇倾。矫治结束后维持了患者的直面型，前牙唇倾度正常。

（二）矫治难点

1. 患者磨牙关系中性，上下颌均需推磨牙向后，难度较大。

2. 在利用隐形矫治器推磨牙向后的同时，注意避免前牙唇倾。

3. 患者13、23、33、43近中倾斜，应防止尖牙的进一步倾斜和扭转。调整尖牙牙轴也是难点之一。

（三）正畸中的牙齿移动控制

1. 该病例的治疗设计是不拔牙矫治，采取推磨牙向远中的方式解除前牙拥挤。由于矫治设计需要双侧均推磨牙向后3 mm以上，所以后牙需要强支抗。考虑到隐形矫治在磨牙推后方面的优势，矫治早期并未使用种植钉支抗，但矫治6个月时，前牙有唇倾的趋势，需要尽早引入种植钉支抗。

2. 推磨牙向后是治疗的第一个关键点。患者治疗前具有良好的尖窝相对磨牙咬合关系，针对上下颌均存在中度拥挤，双颌均需推磨牙向后。同时，拥挤存在于前牙区，宜采用分步后移的治疗策略，先推第二磨牙向远中，再推第一磨牙向远中，然后依次逐个推第二前磨牙等牙齿向远中移动。

3. 避免前牙唇倾是治疗的第二个关键点。在推磨牙向后的同时，应尽早配合种植体支抗，即在上下颌第一、二磨牙之间的颊侧植入种植钉，防止推磨牙向远中的反向作用力导致前牙唇倾。治疗中在13、23、33、43粘接牵引扣并与种植体结扎，防止前牙倾斜移动。治疗过程中应注意13、23、33、43附件的设计和检查，在复诊中需密切关注其牙轴，防止尖牙近中的唇向扭转。

4. 此患者属于薄龈型，前牙区根形明显，且上下尖牙均存在扭转。在解除拥挤过程中，为避免前牙区牙龈萎缩，要确保前牙整体移动。上下前牙均设计一定程度的根舌向转矩过矫治，具体过矫治量需根据初始前牙转矩、冠根比及牙齿移动量等因素判断。

5. 该病例的总治疗时间为27个月，经过2次重启精细调整。治疗早期，由于尖牙使用了优化附件，无法有效对抗向后牵引的力量，在矫治器戴到30副左右时发生了脱轨的现象。重启后将附件调整为斜向的矩形附件，从而避免了这一现象的发生。同时，未在矫治一开始便使用种植钉支抗，使患者的总疗程也有一定程度的延长。在后续治疗中，对于进行牵引的牙齿应注意附件的调整和设计方面的思考。总体上患者对使用隐形矫治器矫治错𬌗的体验以及最终的治疗效果非常满意。

（病例完成人：杨瑞莉）

病例 10 种植支抗推上下磨牙往后矫治安氏Ⅰ类拥挤

一、一般情况

患者男性，26岁，主诉牙不齐，要求隐形矫治。4年前因智齿压迫吸收第二磨牙，拔除2颗左下后牙。全身情况良好，否认口腔不良习惯、鼻咽部疾病；否认关节疼痛、弹响；否认牙外伤史；家族史无特殊。

二、临床检查

1. 面部检查 正面观：面部上、中、下比例基本协调，颏部右偏2 mm。侧面观：侧貌突度可，上下唇闭合良好（图10-1）。

2. 口内检查 恒牙列。37、38早失，18、28、48已萌出，27颊向错位且伸长。多牙牙龈退缩1～2 mm，24轻度楔状缺损。上牙弓拥挤度5～6 mm，下牙弓拥挤度5 mm；右侧磨牙关系中性偏近中，左侧磨牙关系中性，尖牙中性关系；前牙覆盖2～3 mm，覆𬌗正常；上中线左偏0.5 mm，下中线右偏1 mm（图10-1）。

3. 颞下颌关节检查 开口度三指，开口型正常，双侧关节未查见弹响及触痛。

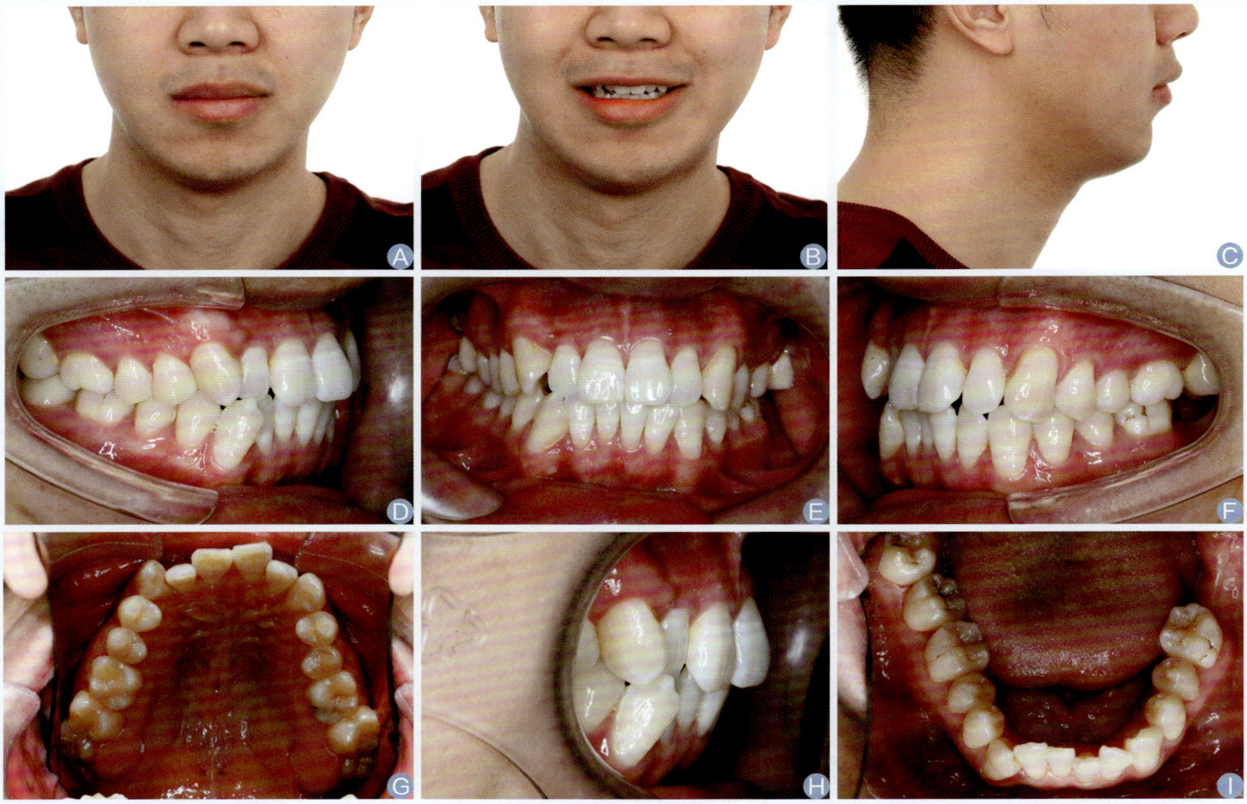

图 10-1 治疗前面𬌗像

三、X 线检查分析

1．头颅侧位片　测量分析结果显示骨性Ⅰ类均角，颏部发育可，上下切牙唇倾度正常（图10-2和表10-1）。

2．全口曲面体层片　18、28、48存在，37、38未见，17、18远中倾斜，27、48伸长。其余牙列、牙槽骨未见异常。

3．模型分析　Bolton分析：下前牙比上前牙多0.83 mm。

四、诊断

安氏Ⅰ类，毛氏 I^1 类，骨性Ⅰ类，均角。

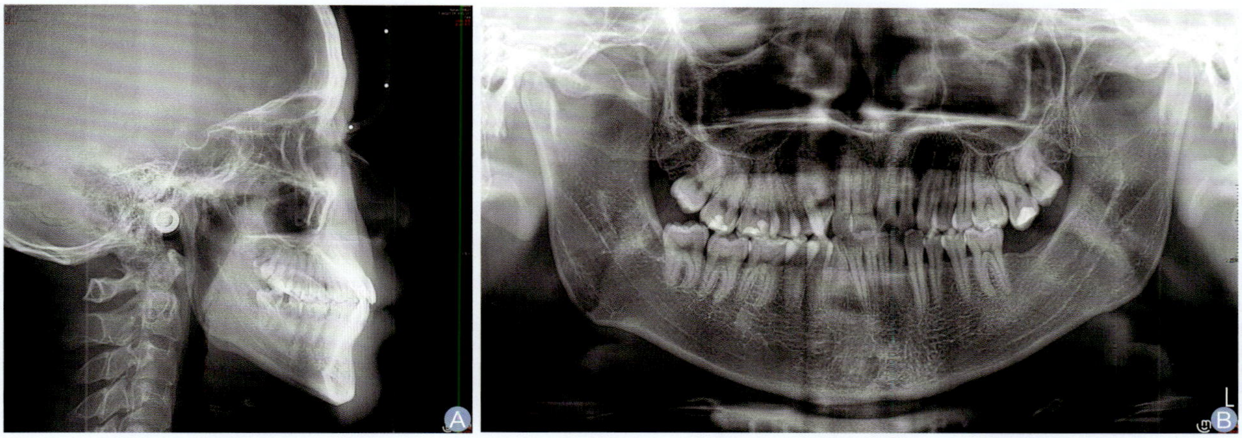

图 10-2　治疗前 X 线片

表10-1　治疗前后头影测量结果

测量项目	正常值	测量值	
	均值 ± 标准差	治疗前	治疗后
SNA（度）	82.8 ± 4.0	90.2	90.7
SNB（度）	80.1 ± 3.9	85.6	86.4
ANB（度）	2.7 ± 2.0	4.6	4.3
FH/NP（度）	85.4 ± 3.7	91.5	89.5
U1/NA（度）	22.8 ± 5.7	18.9	19.2
U1-NA（mm）	5.2 ± 2.4	4.8	5.6
L1/NB（度）	30.3 ± 5.8	29.3	30.7
L1-NB（mm）	6.7 ± 2.1	7.8	8.3
U1/L1（度）	125.4 ± 7.9	130.1	125.8
U1/SN（度）	105.7 ± 6.3	108.9	111.2
MP/SN（度）	32.5 ± 5.2	37.4	37.6
MP/FH（度）	31.1 ± 5.6	32.6	33.2
L1/MP（度）	92.6 ± 7.0	87.8	90.0

五、矫治目标

排齐上下牙列，对齐上下中线，建立良好咬合关系，维持尖牙和磨牙的中性关系以及直面型侧貌。

六、矫治计划

方案一

减数15、25、35、45以及18、28、48，排齐牙齿，少量回收前牙，37种植修复。

方案二

减数18、28、48，四个象限推磨牙往后。

1. 减数18、28、48，采用隐形成人矫治器。

2. 配合种植支抗，序列推磨牙往后，排齐上下牙列，对齐上下中线，压低以及腭向移动27。

3. 保持。37行种植修复。

患者拒绝拔牙治疗，选择方案二，同时要求至少维持现有侧貌突度，不能增加前牙和嘴唇突度，尽量不片切或行最少量的片切。

七、矫治过程

1. 首批矫治器上颌50副，下颌56副。14与15以及24与25颊侧牙根间各植入一枚种植钉。使用该种植钉与上下颌矫治器尖牙部分的牵引钩做上颌颌内牵引，以及颌间Ⅲ类牵引，以增强支抗。上下牙列同步序列推上下磨牙往后，范围在3 mm之内。26与27间腭侧植入一枚种植钉，与27腭侧面舌侧扣结合，牵引压低以及腭向移动27，使其进入牙列（图10-3和图10-4）。

2. 大约14周时，24与25间种植钉脱落，改为36远中外斜嵴处植入种植钉一枚，与下颌矫治器33处牵引钩牵引，同时与上颌矫治器23处牵引钩做Ⅱ类牵引，作为支抗继续辅助左侧后牙的远中移动（图10-5）。

3. 行精细调整。所有矫治器戴完后，上下后牙基本同步远中移动到位，磨牙维持中性关系，右侧前牙覆𬌗、覆盖稍浅（图10-6）。开始进入精细调整，上颌20副，下颌10副。在患者知情同意下，下切牙邻面间分别配合0.1 mm，共约0.5 mm片切。13向远中正轴，纠正33少量近中向扭转，改善12、13与32、33的覆𬌗、覆盖。

4. 保持：每副基本戴用1周，总疗程约23周。拆除所有附件，戴入透明保持器。

八、矫治结果

矫治后，咬合关系良好，上下牙列整齐，前牙覆𬌗、覆盖正常，双侧尖牙中性关系，双侧磨牙中性关系，上下中线正。侧貌突度维持，上下唇突度正常，鼻唇角正常；自然情况下闭唇正常，颏肌

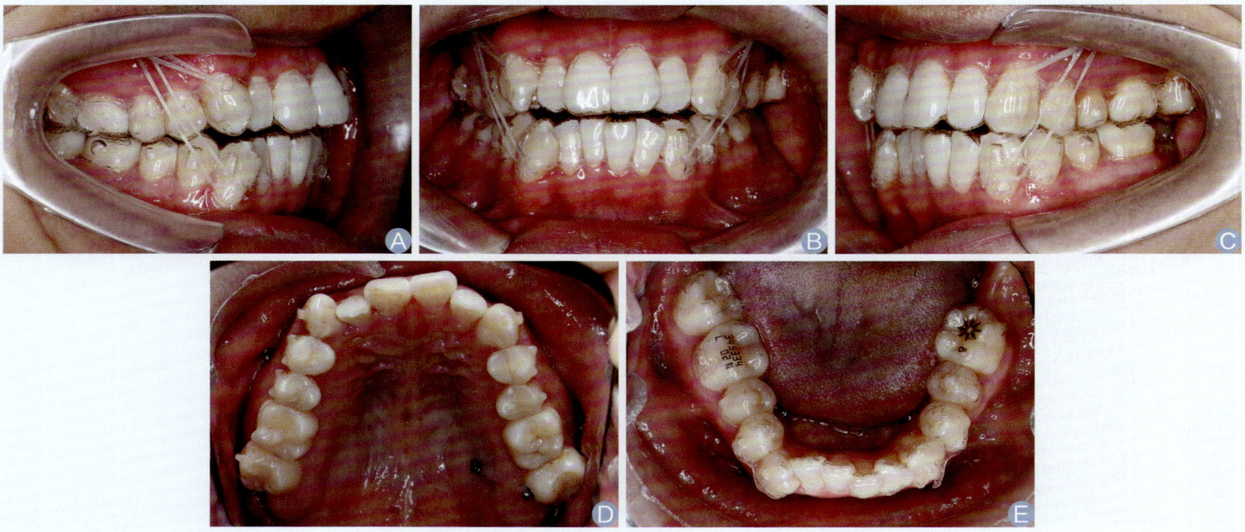

图10-3　治疗初始佩戴矫治器以及进行牵引的𬌗像

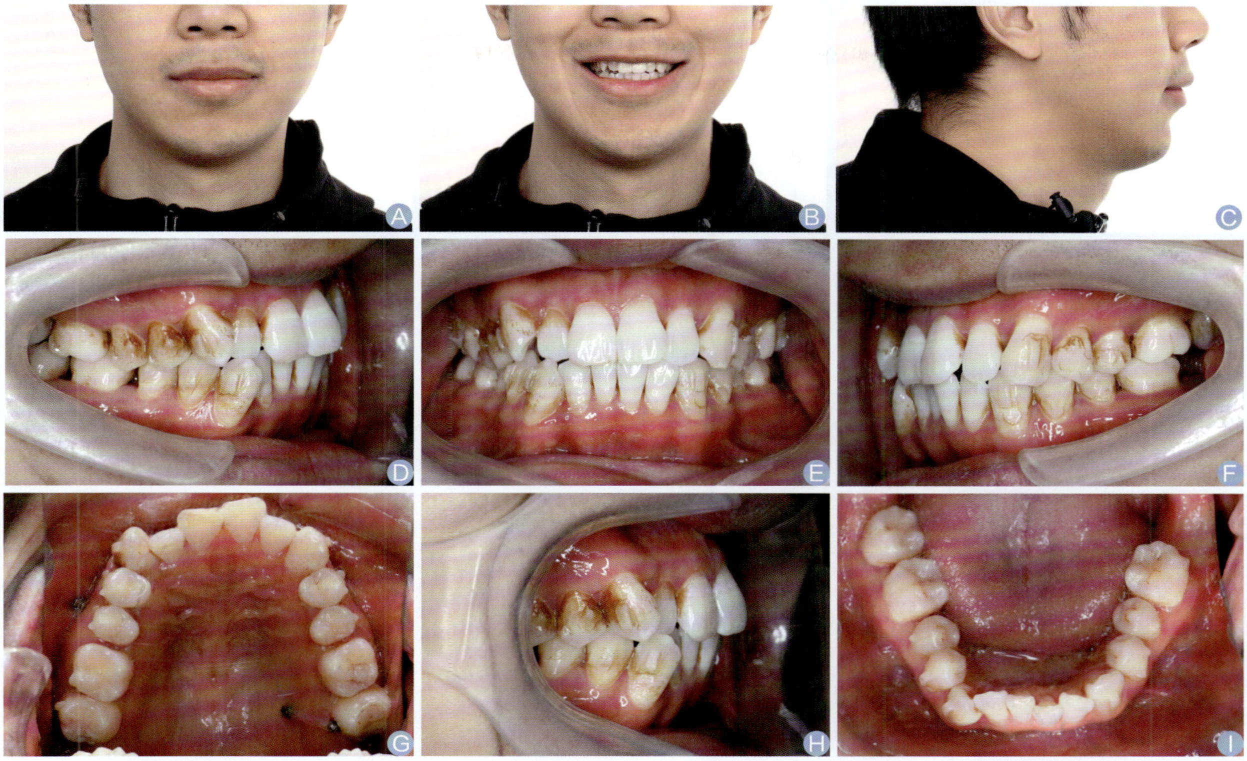

图 10-4　治疗中上下后牙远中移动面殆像

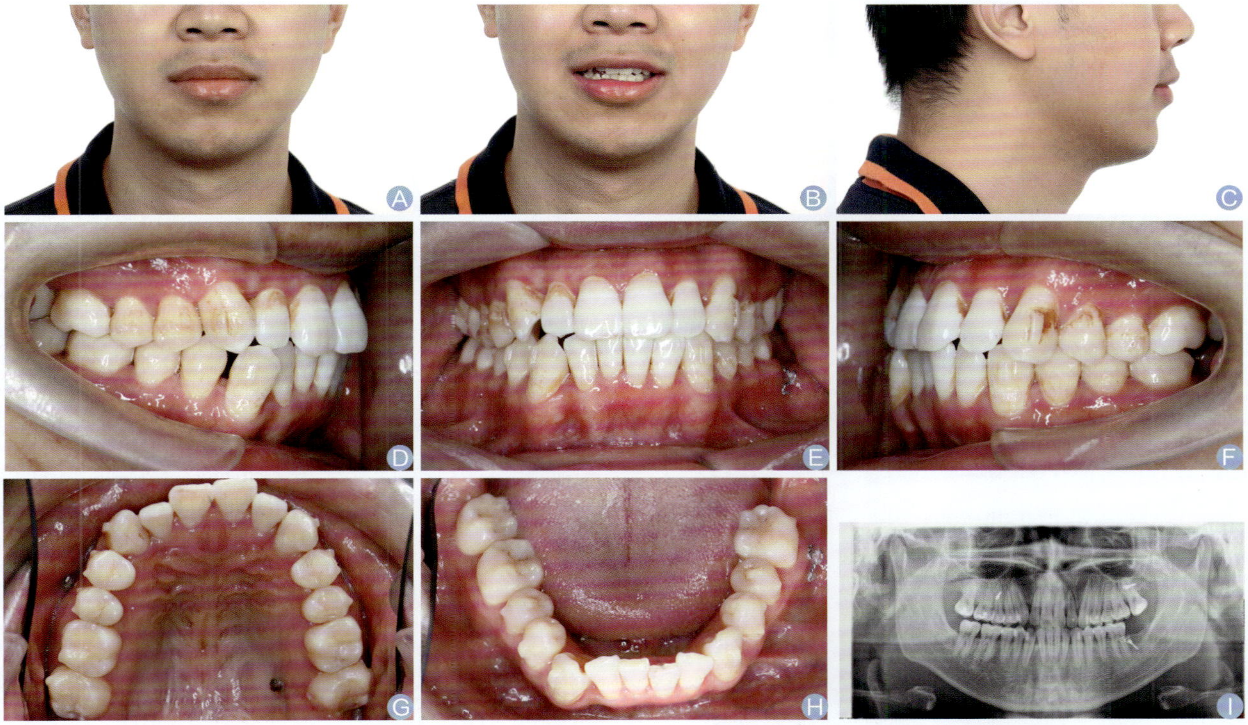

图 10-5　治疗中左上唇侧种植钉脱落后，左下后牙区配合种植支抗的面殆像和曲面体层片

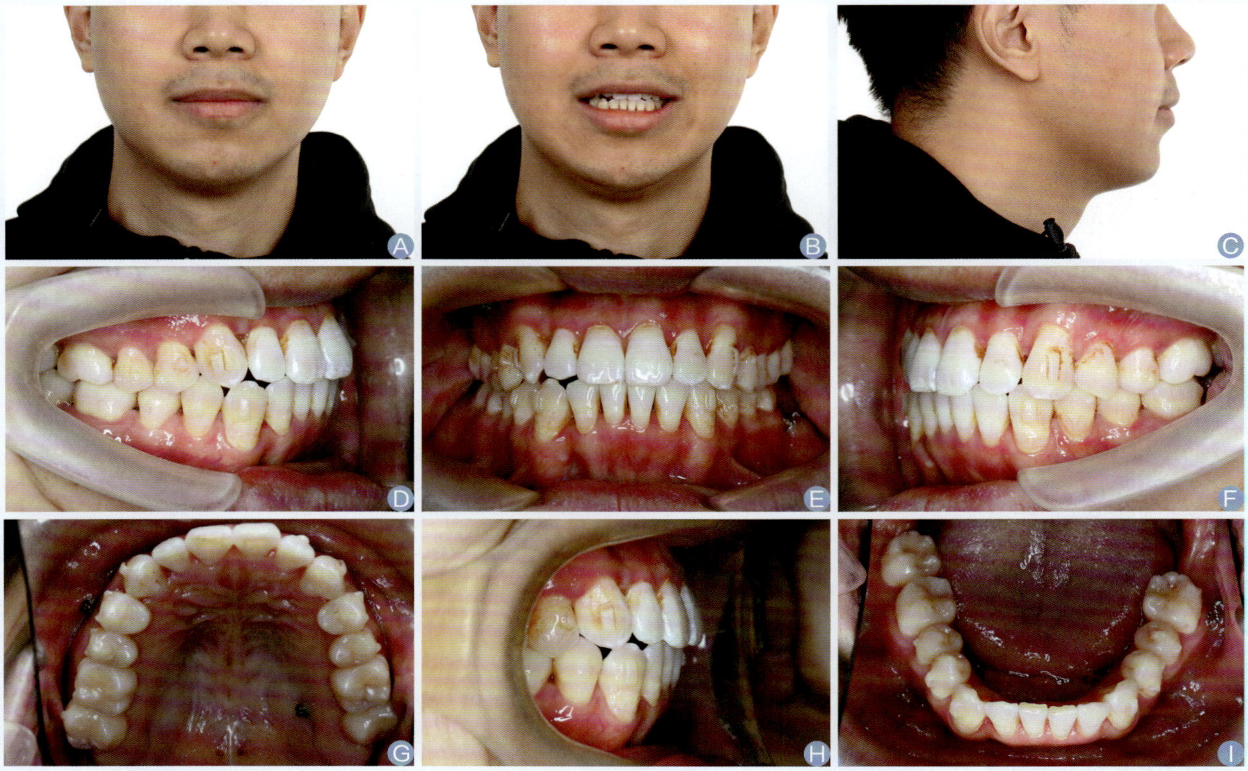

图 10-6　精细调整前面殆像

紧张度正常，唇齿关系正常。全口曲面体层片显示牙根除13稍近中倾斜外，余牙根平行排列，牙根及牙槽骨未见吸收等明显异常（图10-7）。头颅侧位片测量结果分析显示：上下前牙唇倾度正常，唇突度正常（测量结果见表10-1）。治疗后1年复查，牙齿排列整齐，咬合稳定（图10-8）。

九、矫治体会

（一）关于治疗设计的考虑

1. 该患者为骨性Ⅰ类，下颌平面角偏高，侧貌突度可接受但不宜增加，上下牙列中度拥挤，上下切牙唇倾度基本正常。拔除4颗第二前磨牙可以在排齐牙列的基础上维持或适当减小侧貌突度。患者主诉时要求隐形矫治。拔除4颗第二前磨牙需要相对较多的后牙前移，相对于常规固定矫治中的后牙前移，隐形矫治的控制难度大，后牙前移中容易出现近中倾斜，治疗时间可能较长。

2. 患者拒绝拔除4颗第二前磨牙的治疗方案。如果不采取额外的措施，直接单纯排齐牙齿，前牙唇倾度和侧貌突度会增加。若考虑推磨牙向后，则需注意反作用力的控制，否则反作用力也会使前牙唇倾度以及下颌平面角有所增加等，最终都影响侧貌。所以，该患者采用不拔牙治疗时特别要注意不能破坏侧面面型，减数牙弓后端的第三磨牙可以为牙列排齐提供适当间隙。最终患者选择方案二，通过减数18、28、48以及选用隐形矫治器来完成治疗。

3. 患者18、28、48已完全萌出；37、38已拔除，该处牙槽骨高度无明显降低，为推磨牙向后提供了足够的空间，从而支持不拔除前磨牙，通过推磨牙提供间隙来排齐牙齿的设计方案。第一次矫治设计中未设计邻面去釉，待精细调整时视情况再定。实际精细调整时最终考虑上下牙量不调，配合下切牙极其少量的邻面去釉（共约0.5 mm），改善了右侧前牙覆盖稍浅的情况。配合种植支抗的使用，同时依据种植钉植入位置的变化，灵活转化颌间牵引，来抵抗推磨牙往后的反作用力，使上下切牙基本维持原来的突度。隐形矫治器的殆垫效应

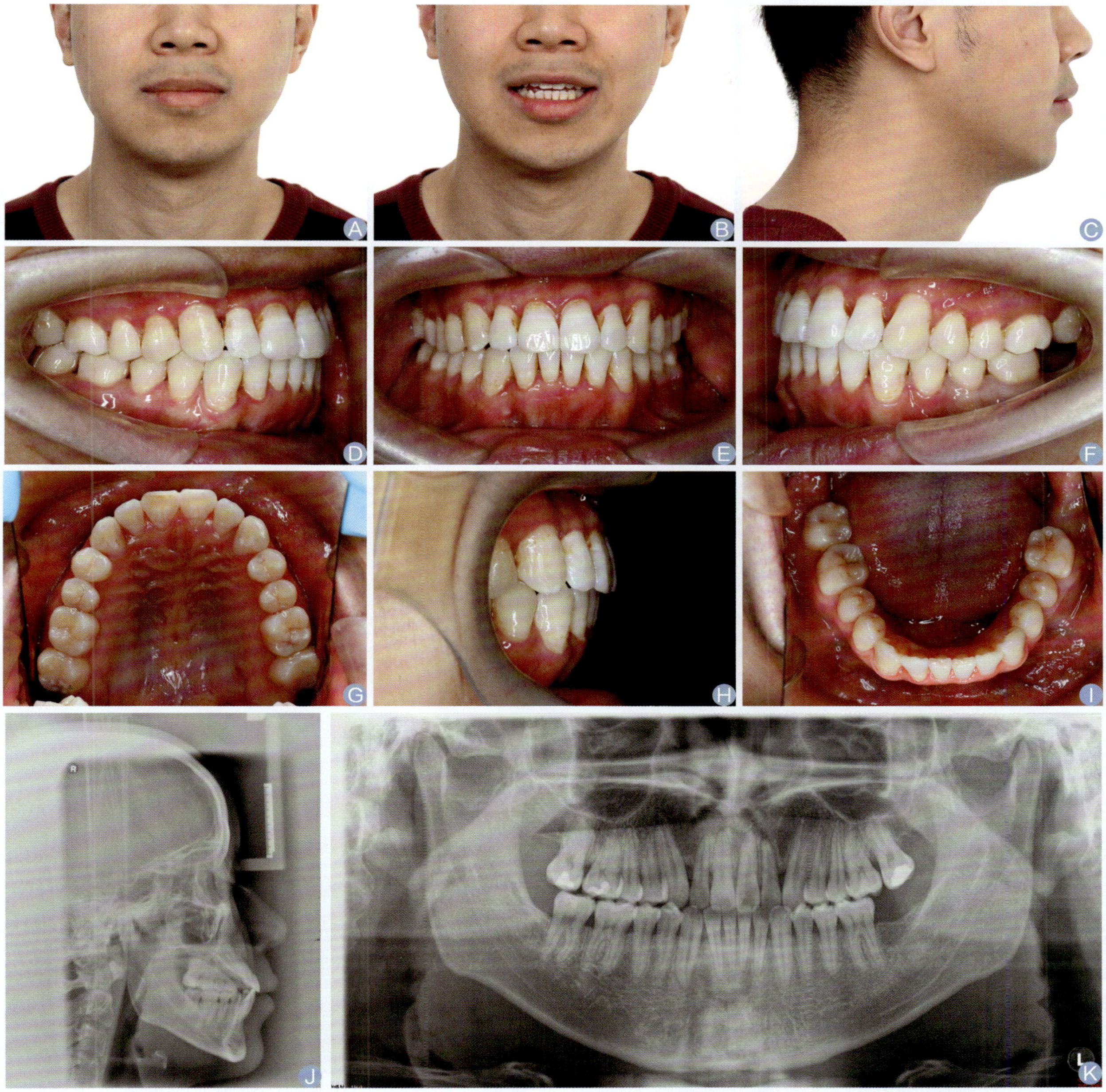

图 10-7　治疗后面𬌗像及 X 线片

以及后牙种植钉的使用利于垂直向控制，从而保障不破坏原有的面型。

（二）正畸治疗中的控制

1. 推磨牙向后容易导致磨牙远中倾斜和伸长、下颌平面后旋以及垂直高度增加。而患者的垂直向面型为均角偏高的情况，磨牙已有一定程度的远中倾斜，且右上磨牙相对明显，同时拥挤大部分在右侧，所以推磨牙向后时垂直向控制很重要。隐形矫治器戴用过程中的𬌗垫效应对后牙有一定的压低作用，可以抵抗推磨牙向远中移动中使后牙伸长的作用，这也是隐形矫治器推磨牙往后的一大优势。另外，由于隐形矫治器的全包裹设计，以及序列推磨牙往后的牙齿移动设计，虽然增加了疗程，但有助于支抗控制；上颌前磨牙区颊侧种植支抗的使用也存在一定的垂直向分力，对上颌后牙起到压

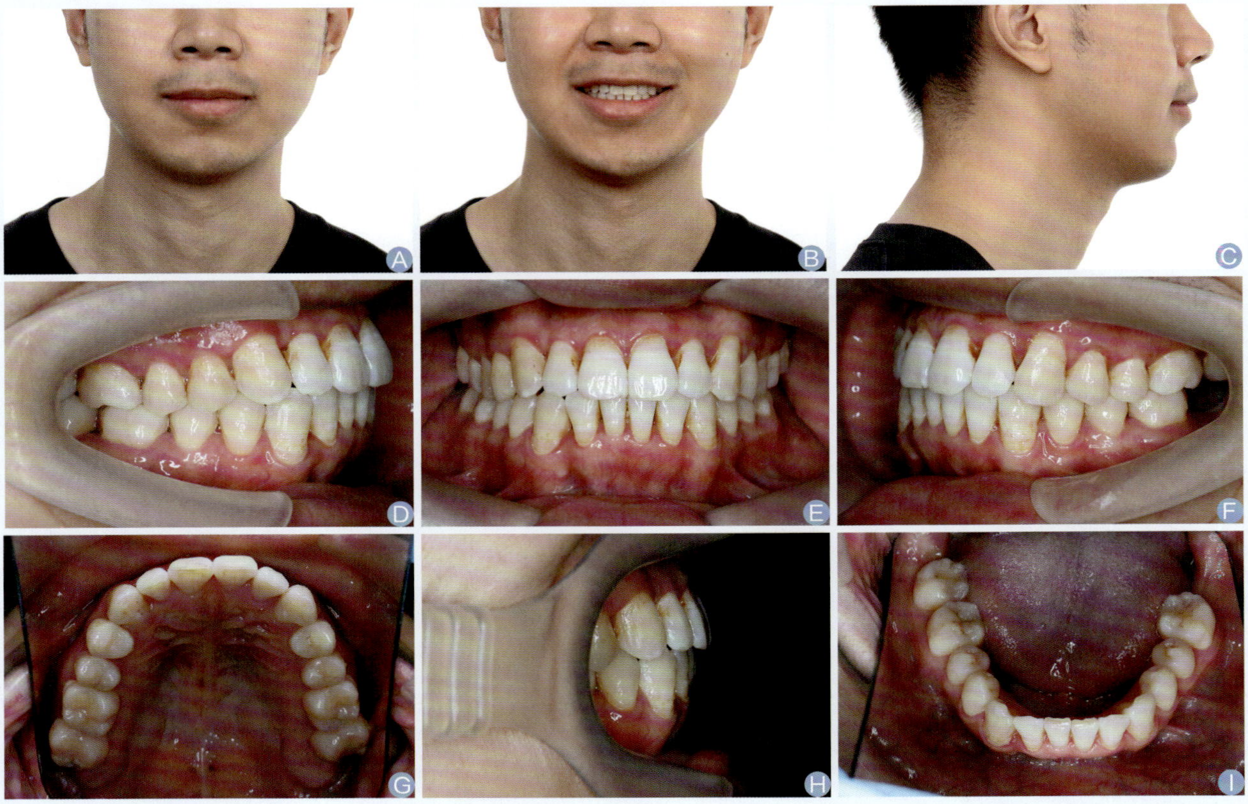

图 10-8　保持 1 年后面殆像

低作用。

2. 患者治疗前磨牙和尖牙关系均为中性，如何在上下推磨牙向后的过程中维持后牙良好的尖窝咬合关系以及保持矫治后仍为Ⅰ类关系是控制的要点之一。根据以往的研究报道，磨牙远中移动3 mm以内是可行的。所以在治疗方案中，设计了右上第二磨牙远中移动2.5 mm，左上第二磨牙远中移动3 mm，右下第二磨牙远中移动2.7 mm，左下第一磨牙远中移动2.8 mm，基本都在可控制范围内。为对抗磨牙远中移动过程中使前牙唇倾的副作用，一般会采取一些措施，如颌间牵引、种植钉辅助等。若不考虑增加额外支抗，以往有设计考虑先保持上颌不动，利用上颌整体作为支抗，行Ⅲ类牵引推下磨牙远中移动，等下牙列到位后再以下牙弓为支抗，配合Ⅱ类牵引，推上磨牙往后。但是，这样的牙齿移动设计疗程较长。所以本病例配合种植支抗，上下磨牙同时远中移动。尽量提高远中移动效率和精确度是保证治疗过程中维持良好咬合关系的前提，方案设计过程中也应注意仔细观察每一步的咬合，避免殆创伤。同时，临床上需保证按时复查监控，及时发现问题也是确保牙齿移动尽量精准的前提。比如戴第一副矫治器前，在上颌第一、第二前磨牙之间植入种植钉，从第一步开始即利用种植支抗，发现左上种植钉脱落后及时重新评估植入条件，最终改为左下后牙区植入种植钉，保障种植支抗的继续使用，避免局部支抗不足导致牙齿移动不到位而影响整体咬合关系。在这种控制下，治疗过程中后牙一直维持良好的尖窝关系，且在精细调整前，磨牙、尖牙均为中性关系。

（病例完成人：聂琼）

病例 11 减数上下第一前磨牙矫治安氏Ⅰ类重度拥挤

一、一般情况

患者女性，13岁，主诉牙不齐。既往无特殊病史，全身情况良好；否认口腔不良习惯、鼻咽部疾病；否认关节疼痛、弹响；否认牙外伤史；家族史无特殊。

二、临床检查

1. 面部检查　正面观：面部左右基本对称，面部上、中、下比例基本协调，无开唇露齿及露龈笑。侧面观：突面型，下颌后缩，上下唇突度稍大（图11-1）。

2. 口内检查　恒牙列。13、23唇侧低位拥挤，33、43唇侧拥挤、反殆。上牙弓拥挤度19 mm，下牙弓拥挤度20 mm；磨牙关系右侧中性，左侧中性偏远中，尖牙因处于低位状态而无法评估尖牙关系；前牙覆殆、覆盖正常；上中线正，下中线左偏2.0 mm（图11-1）。

3. 颞下颌关节检查　开口度三指，开口型正常，双侧关节未查见弹响及触痛。

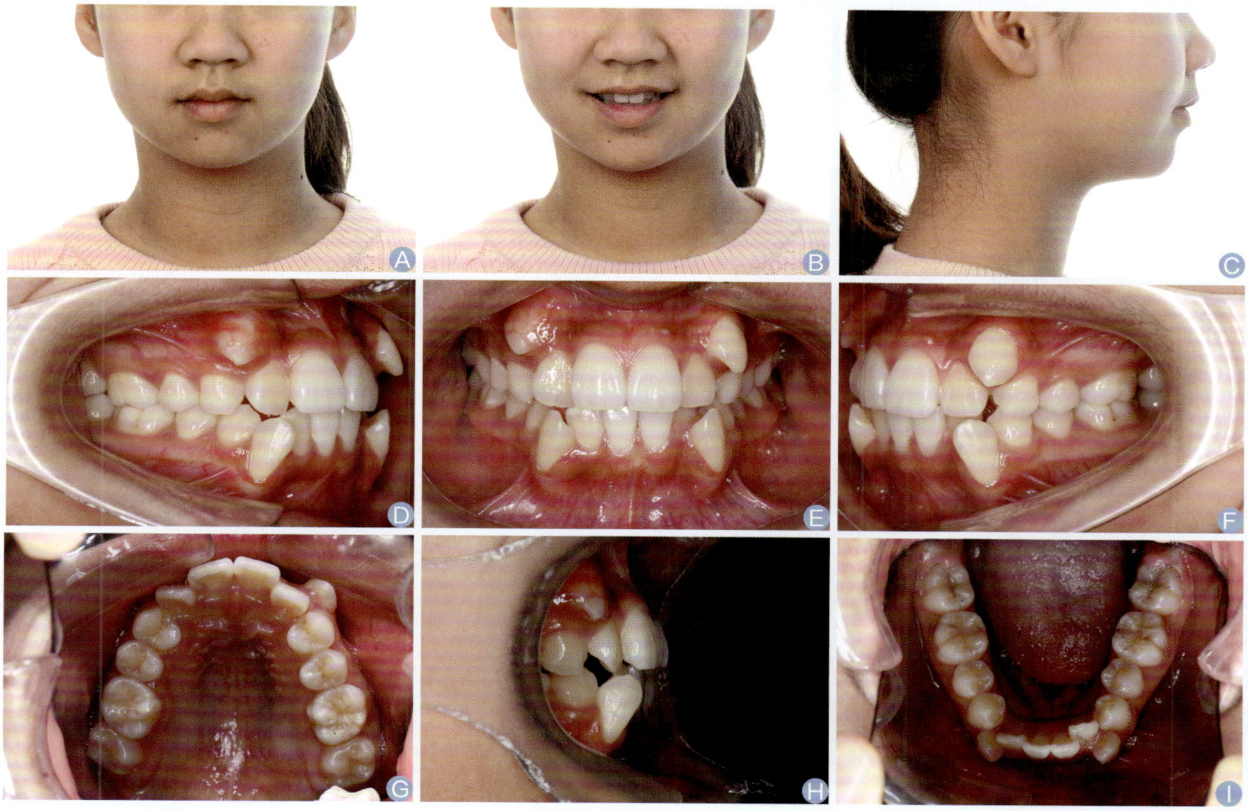

图 11-1　治疗前面殆像

三、X 线检查分析

1．头颅侧位片　测量分析结果显示骨性Ⅱ类，下颌后缩，颏部发育尚可，均角型，上切牙直立，下切牙稍唇倾（图11-2和表11-1）。

2．全口曲面体层片　18、28、38和48牙胚可见，牙列、牙槽骨未见明显异常。双侧髁突骨质未见明显异常（图11-2）。

四、诊断

安氏Ⅰ类，毛氏Ⅰ[1]类，骨性Ⅱ类，均角。

五、矫治目标

排齐整平牙列，建立良好咬合关系，维持侧貌。

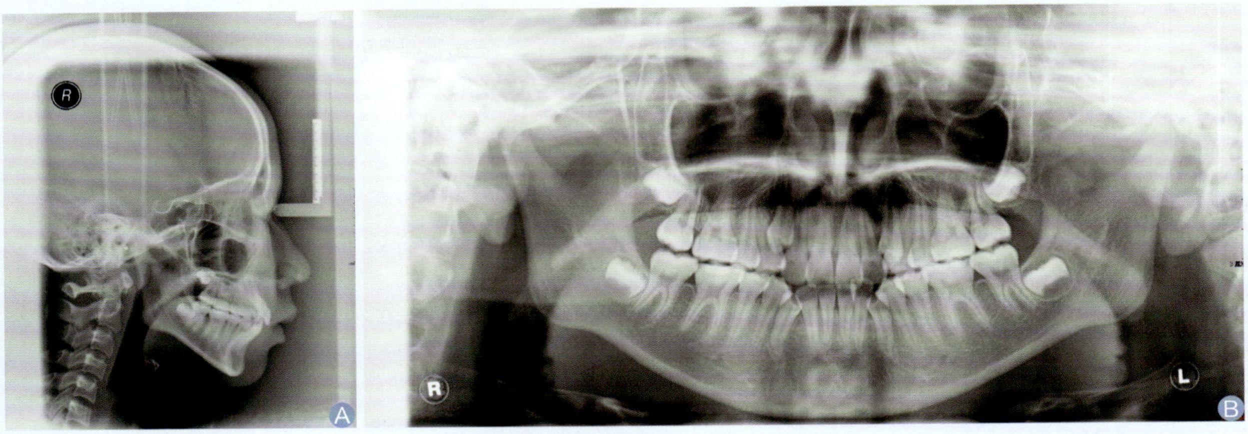

图 11-2　治疗前 X 线片

表11-1　治疗前后头影测量结果

测量项目	正常值	测量值	
	均值±标准差	治疗前	治疗后
SNA（度）	82.8 ± 4.0	84.6	84.8
SNB（度）	80.1 ± 3.9	78.4	80.3
ANB（度）	2.7 ± 2.0	6.2	4.5
FH/NP（度）	85.4 ± 3.7	88.7	85.7
U1/NA（度）	22.8 ± 5.7	23.2	25.5
U1-NA（mm）	5.2 ± 2.4	5.1	2.2
L1/NB（度）	30.3 ± 5.8	35.9	31.3
L1-NB（mm）	6.7 ± 2.1	7.1	6.5
U1/L1（度）	125.4 ± 7.9	110.1	115.8
U1/SN（度）	105.7 ± 6.3	110.7	110.2
MP/SN（度）	32.5 ± 5.2	37.1	37.3
MP/FH（度）	31.1 ± 5.6	30.1	30.5
L1/MP（度）	92.6 ± 7.0	97.8	98.9

六、矫治计划

唇侧固定矫治

1. 采用直丝弓PASS矫治技术，减数14、24、34和44，上颌强支抗，下颌中强支抗。

2. 排齐整平牙列，关闭拔牙间隙、维持前牙正常覆𬌗、覆盖，建立双侧尖牙和磨牙的中性关系，协调上下中线，维持侧貌突度。

3. 采用生理性支抗技术增强矢状向支抗控制。

4. 保持。

七、矫治过程

1. 第1～3个月　粘接全口PASS矫治器，第二前磨牙和第二磨牙未粘矫治器。上下颌弓丝入辅弓管，上下尖牙基本排入牙弓，换至0.014英寸镍钛丝（图11-3）。

2. 第3～6个月　粘接第二前磨牙和第二磨牙矫治器，上下颌弓丝入主管，排齐整平上下牙列，换至0.018英寸×0.025英寸不锈钢方丝，间隙基本关闭（图11-4）。

3. 第7～14个月　精细调整磨牙关系及中线关系（图11-5）。

4. 第14～17个月　咬合关系稳定后拆除固定矫治器，戴入透明保持器。

八、矫治结果

矫治后，患者咬合关系良好，上下牙列整齐，前牙覆𬌗、覆盖正常，双侧尖牙中性关系，双侧磨牙中性关系，上下中线正。侧貌突度维持，上下唇突度正常，鼻唇角正常，颏唇沟正常；自然情况下闭唇正常，唇齿关系正常。全口曲面体层片显示牙根平行排列，牙根及牙槽骨未见明显异常（图11-6）。头颅侧位片测量结果分析显示：上前牙整体内收，牙轴控制良好，ANB角有所减小（测量结果见表11-1，头影测量重叠图见图11-7）。治疗后3年复查，牙齿排列整齐，咬合稳定（图11-8）。

九、矫治体会

（一）正畸治疗中存在的难点

1. 上下牙列均为重度拥挤，上牙列拥挤度19 mm，下牙列拥挤度20 mm，减数第一前磨牙提供的间隙明显不足。由于治疗前上下牙弓尤其是下牙弓明显偏窄，允许在治疗中进行一定程度的扩弓，从而继续获得间隙用于解决牙列拥挤问题。为了维持原有侧貌及上下切牙治疗前的突度和唇倾度，上颌应为强支抗控制，下颌应为中强支抗控制。

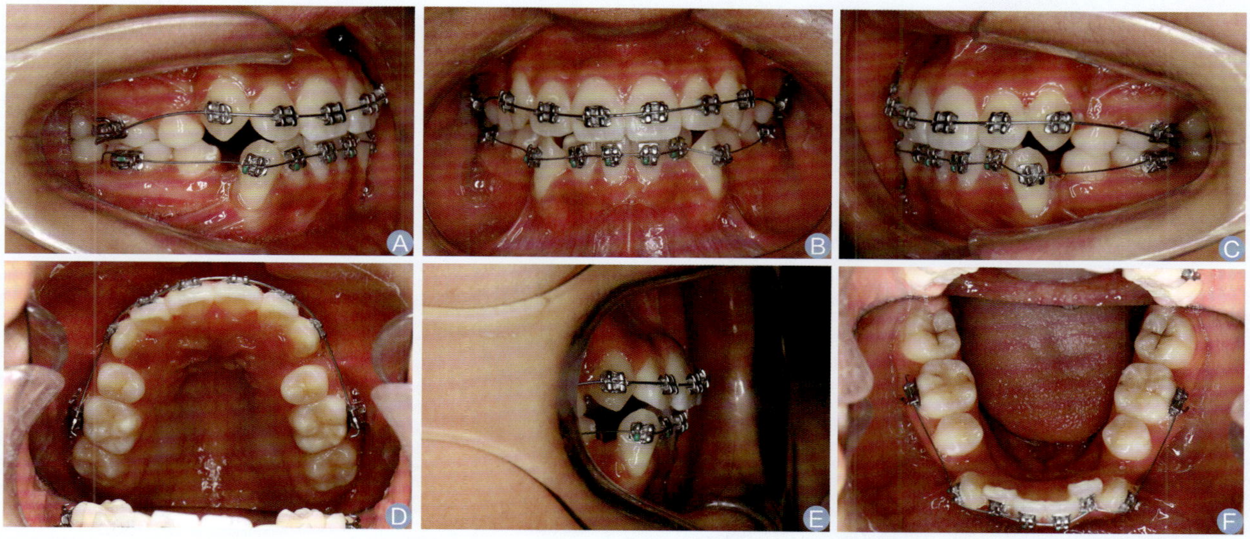

图11-3　上颌矫治2个月后下颌初装矫治器时𬌗像

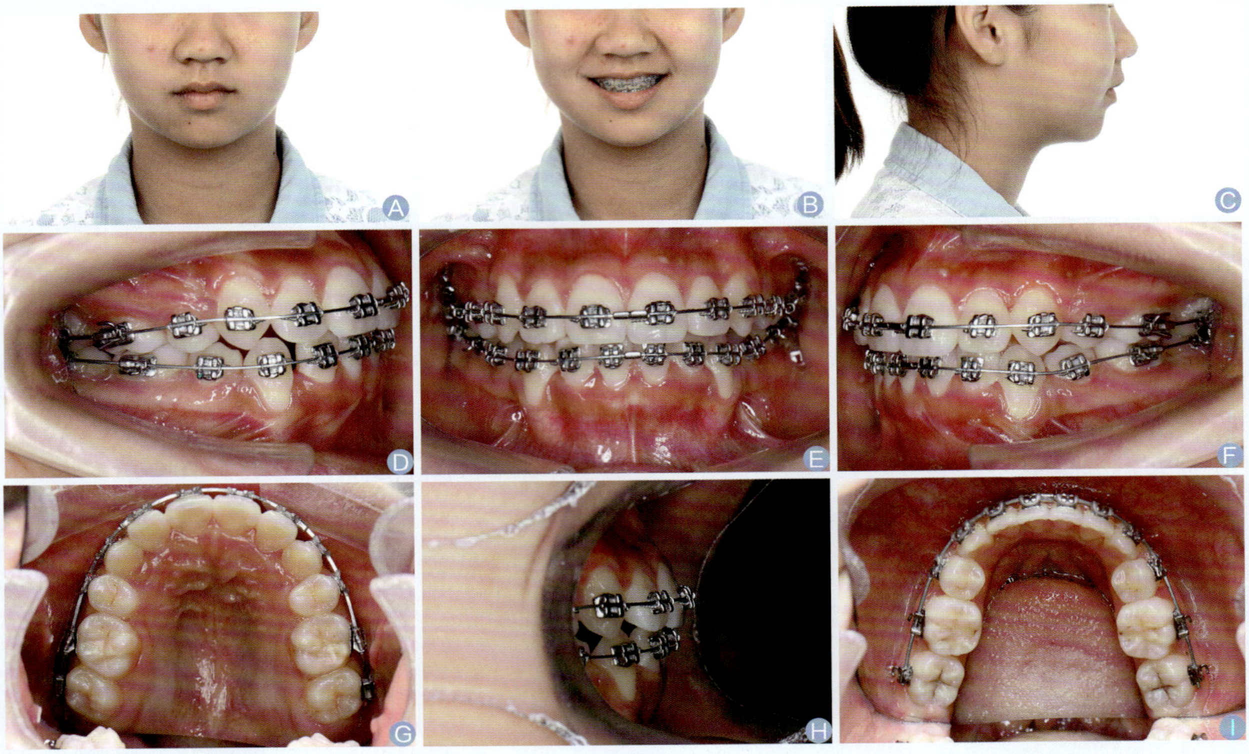

图 11-4　排齐整平时面殆像

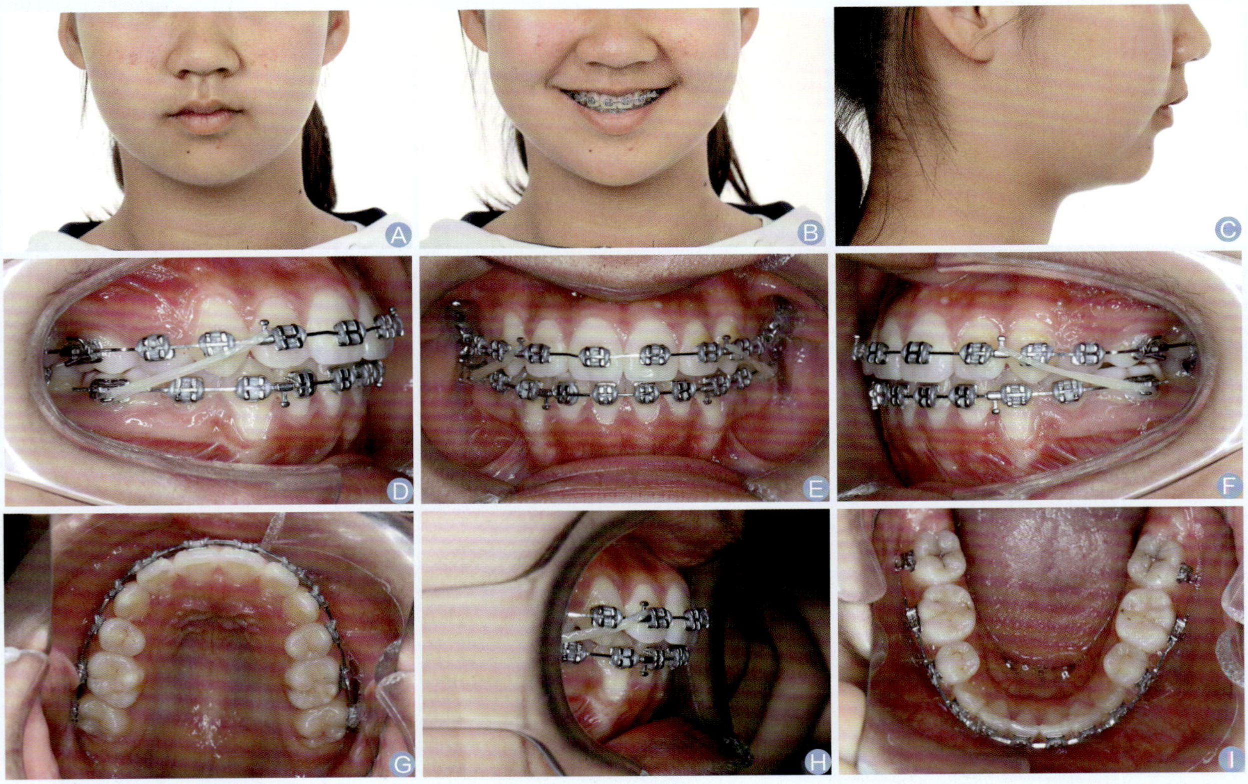

图 11-5　精细调整时面殆像

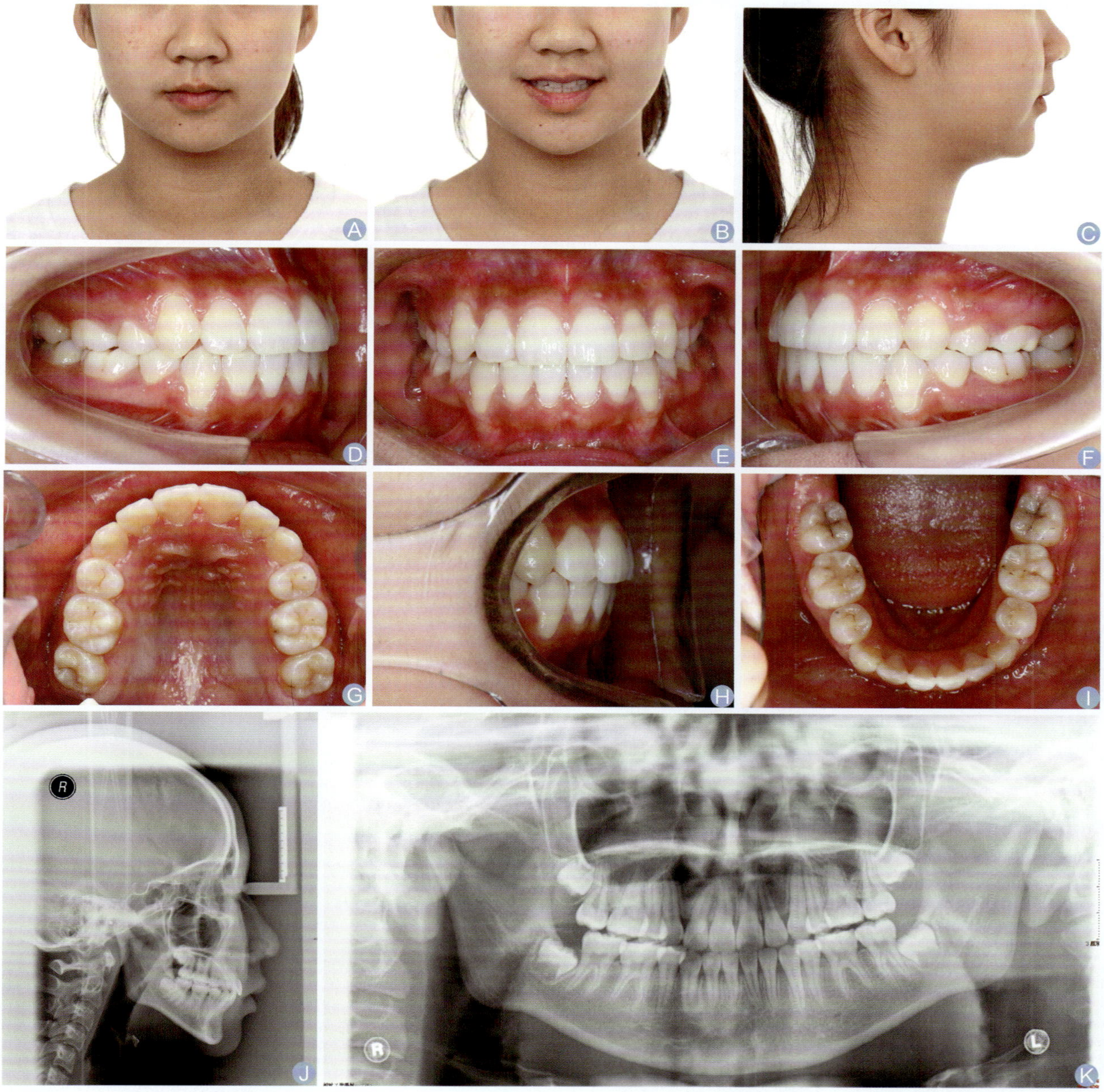

图 11-6　治疗后面殆像及 X 线片

2. 患者为Ⅱ类骨型，存在下颌后缩，颏部形态发育尚可，垂直向骨面型为均角型，但下颌平面角为37.1°，接近正常值高限。治疗中要注意垂直向控制，避免下颌平面角在治疗后明显增加。

（二）正畸中牙齿移动的控制

1. 矢状向支抗控制　本病例采用生理性支抗控制技术增强矢状向支抗，在治疗的各个阶段均增强上下磨牙的支抗控制。首先，在排齐初期仅粘接前牙托槽和第一磨牙的颊面管，细的镍钛圆丝从第一磨牙的后倾管穿出，有助于维持第一磨牙的后倾，并辅助尖牙排齐入列。接下来，在进一步排齐阶段，粘接第二前磨牙和第二磨牙的矫治器，从镍钛圆丝逐步更换到不锈钢方丝；在上颌弓丝的后段弯制Spee曲，下颌弓丝根据前牙覆殆的情况弯制摇椅弓，将后牙段形成支抗单位，进一步增强支抗控

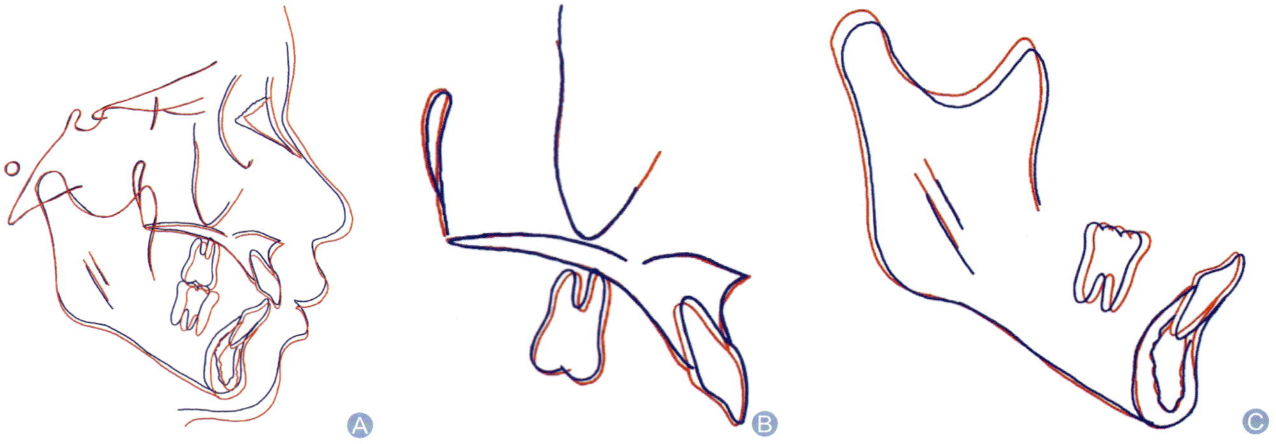

图 11-7　治疗前后头影测量重叠图（蓝色线条为治疗前，红色线条为治疗后）

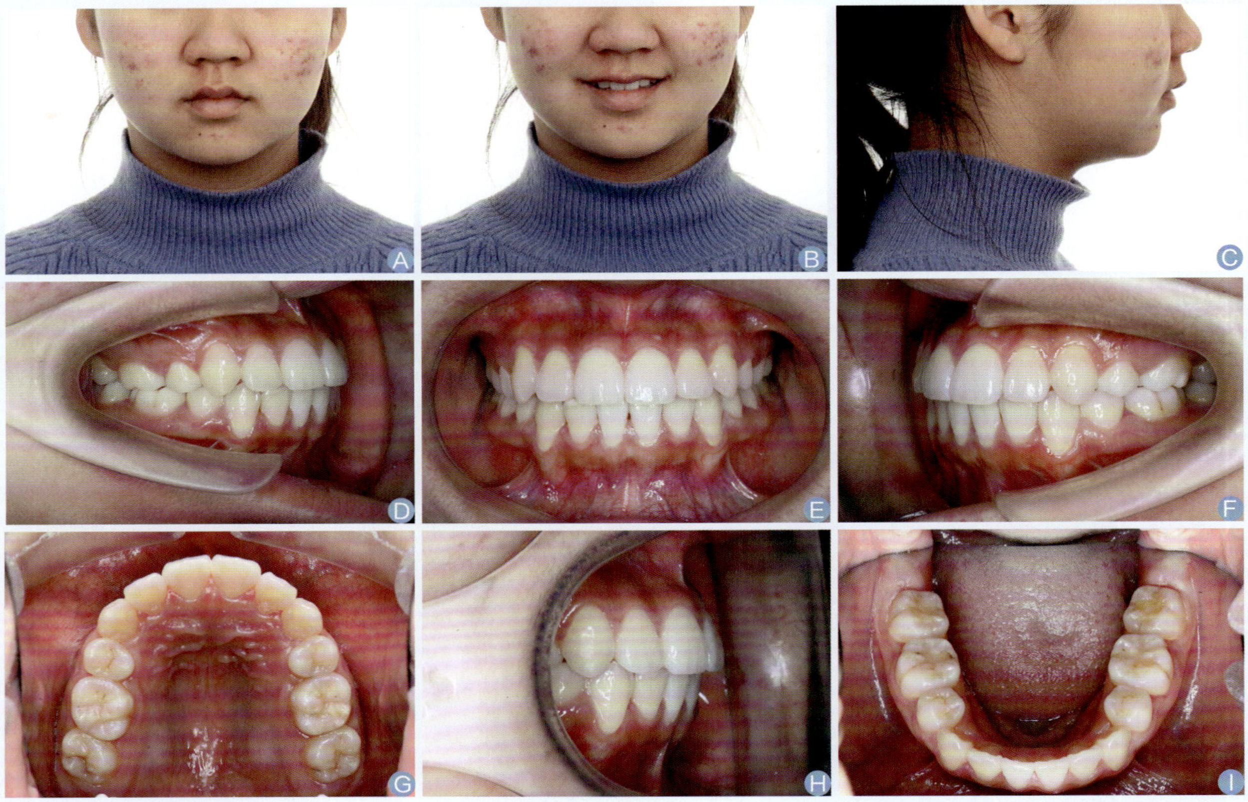

图 11-8　保持 3 年后面殆像

制。最后，关闭少量剩余间隙和精细调整中线、咬合关系。

2．颏部生长、矢状向关系及侧貌改善　患者治疗前为Ⅱ类骨型，治疗后变为Ⅰ类骨型，治疗前后的头影测量重叠图（图11-7）显示患者颏部有向前方的生长。对于骨性Ⅱ类偏高角的患者，上颌磨牙在治疗前多处于后倾状态，正畸治疗时应注意预防矫治器导致支抗磨牙的前移量增加。本病例头影测量重叠图（图11-7）显示，上颌磨牙维持了原本的后倾角度和近远中位置，下颌磨牙则因下颌后续的生长发生了约2 mm的近中移动，上下磨牙矢状向移动差异使得偏远中的磨牙关系得以改善。由于本病例在治疗中得到了较好的支抗控制，上下切牙维持了治疗前的角度和位置，加之颏部有少量生长，使患者的侧貌突度也得到一定的改善。

3．快速牙齿移动　本病例的总疗程仅为17个月，其中上下牙列重度拥挤的解除只耗时4个月。快速排齐有赖于本病例所采用的多水平低摩擦托槽系统，其槽沟底部增添了弧形凹槽设计，在细的镍钛圆丝配合0.2 mm结扎丝结扎时，产生低摩擦作用，减小内耗，提高排齐效率。在应用0.018英寸及以上尺寸的镍钛圆丝、方丝配合0.25 mm结扎丝结扎时，摩擦力与一般矫治器无异，可加强去扭转作用及转矩的表达。

（病例完成人：宋广瀛）

病例 12 减数上下第二前磨牙矫治牙列拥挤

一、一般情况

患者女性，13岁，主诉牙齿不齐。全身情况良好，无口腔不良习惯、鼻咽部疾病等。

二、临床检查

1．面部检查 正面观：基本对称。侧面观：直面型，面中部轻度凹陷（图12-1）。

2．口内检查 恒牙列。正中𬌗位时，双磨牙关系中性偏近中，尖牙关系中性，前牙覆盖、覆𬌗正常；上、下牙弓拥挤度分别为4 mm、3.5 mm；上中线右偏0.5 mm，12、22腭向错位（图12-1）。

3．颞下颌关节检查 开口度三指，开口型正常，双侧关节未查见弹响及触痛。

三、X 线检查分析

1．头颅侧位片 测量分析结果显示骨性Ⅲ类，高角，上、下切牙唇倾度大致正常（图12-2和表12-1）。

2．全口曲面体层片 4颗智齿发育中，余无异常（图12-2）。

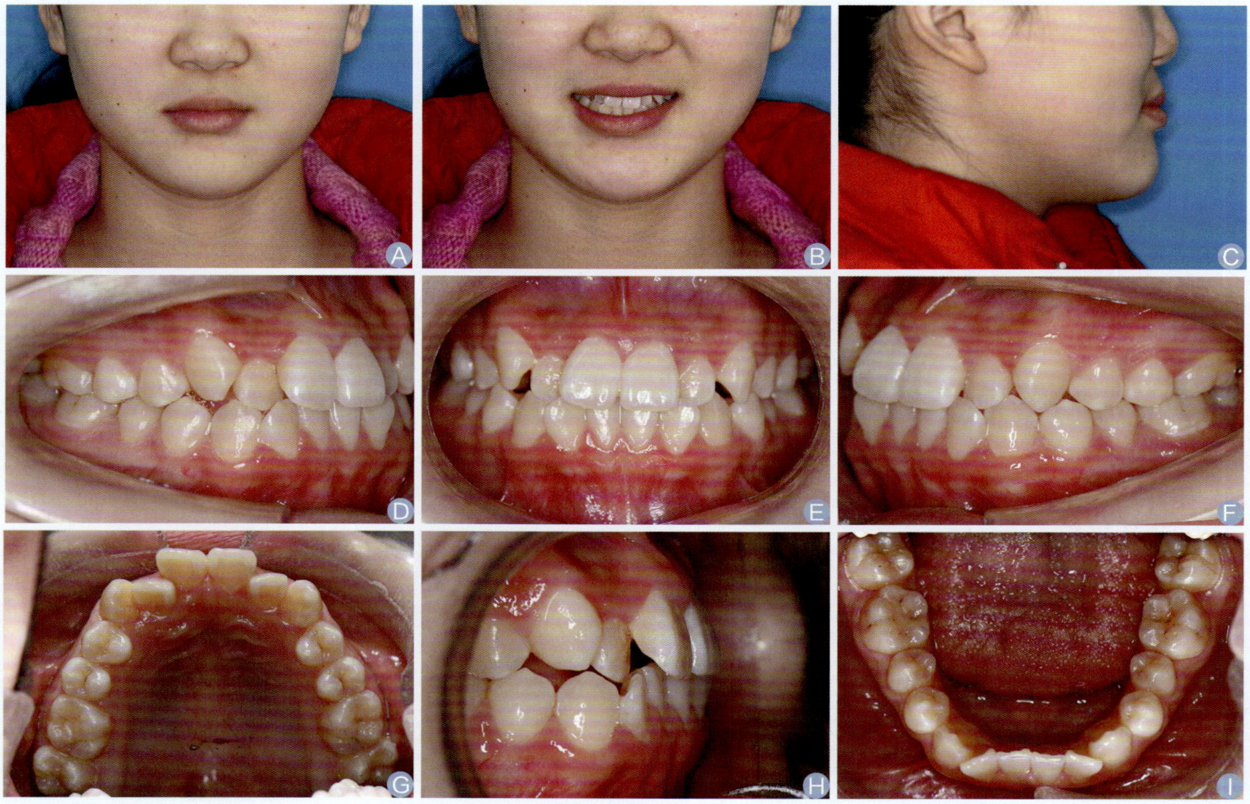

图 12-1 治疗前面𬌗像

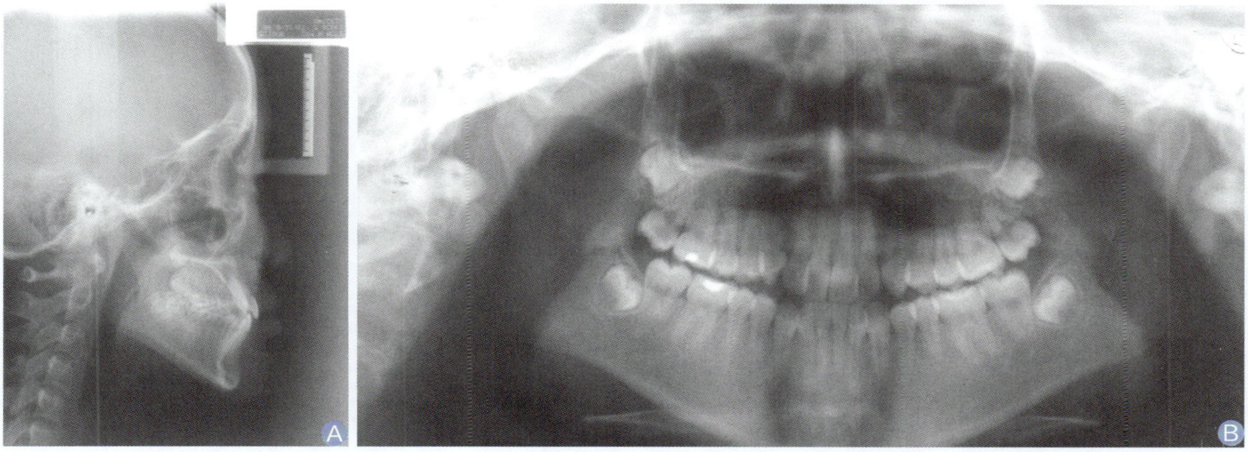

图12-2 治疗前X线片

表12-1 治疗前后头影测量结果

测量项目	正常值	测量值	
	均值±标准差	治疗前	治疗后
ANB（度）	2.7 ± 2.0	−1.5	1.0
MP/SN（度）	32.5 ± 5.2	43.2	44.6
U1/L1（度）	125.4 ± 7.9	134.4	126.4
U1/SN（度）	105.7 ± 6.3	109.3	101.5
L1/MP（度）	92.6 ± 7.0	87.2	90.2

四、诊断

安氏Ⅰ类，毛氏Ⅰ^{1}类，骨性Ⅲ类，高角。

五、矫治目标

1. 排齐牙列，建立中性的磨牙关系和尖牙关系。
2. 维持目前的软组织侧貌。

六、矫治计划

减数15、25、35、45。上颌采用弱支抗，下颌也采用弱支抗。

七、矫治过程

1. 初粘上颌矫治器　使用Alexander托槽（0.018英寸托槽系统）和0.012英寸镍钛丝（图12-3）。

2. 2个月后，第2次复诊时　上颌采用0.014英寸镍钛丝；下颌开始矫治，采用0.012英寸镍钛丝（图12-4）。

3. 3个月后，第3次复诊时　上颌采用0.016英寸镍钛丝；下颌采用0.014英寸镍钛丝（图12-5）。

4. 6个月后，第6次复诊时　上牙弓大致排齐，下牙弓排齐中，尖牙关系中性稍偏近中，磨牙稍近中倾斜（图12-6）。

5. 9个月后，第9次复诊时　上、下颌均采用0.016英寸×0.022英寸镍钛丝；下颌用摇椅弓远中直立下磨牙，整平下牙弓（图12-7）。

6. 第17个月时　上、下颌均换为0.016英寸×0.022英寸不锈钢丝+关闭曲内收上切牙，关闭下颌

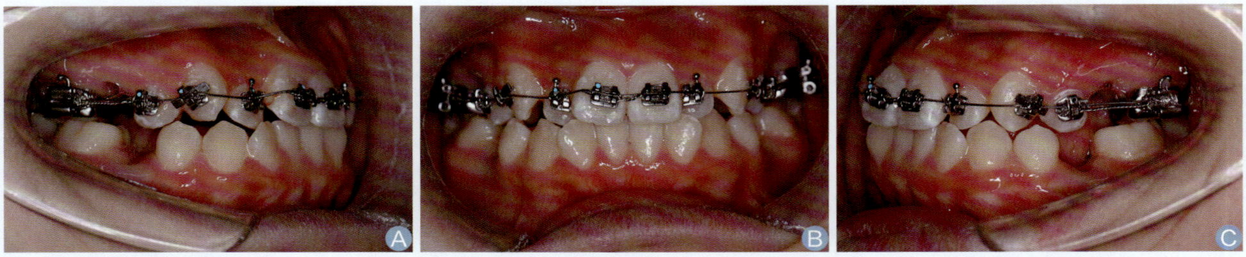

图 12-3　初粘上颌矫治器时的䬀像

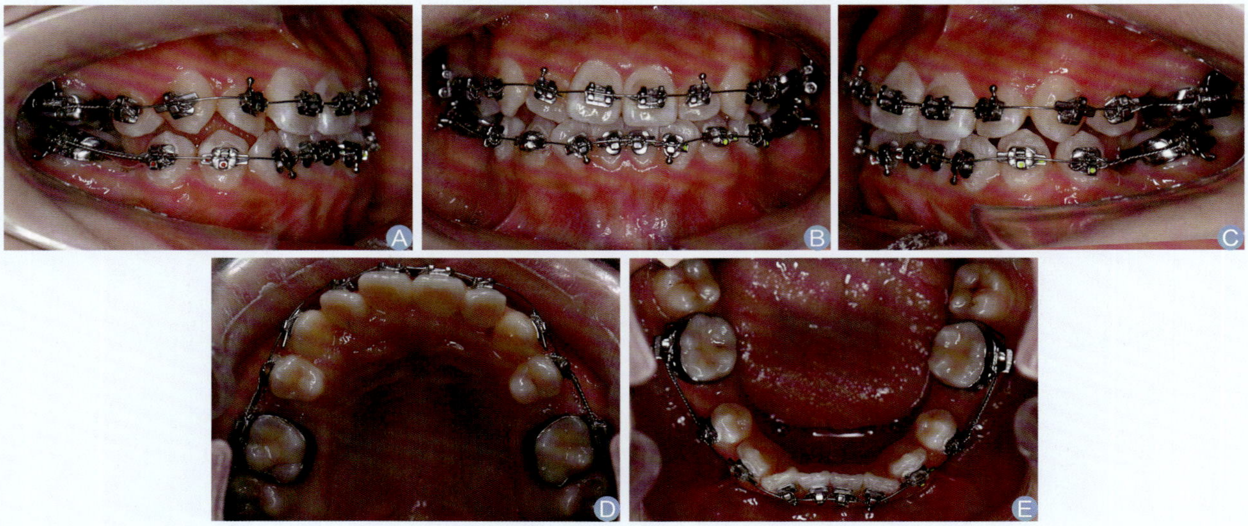

图 12-4　下颌开始矫治时的䬀像

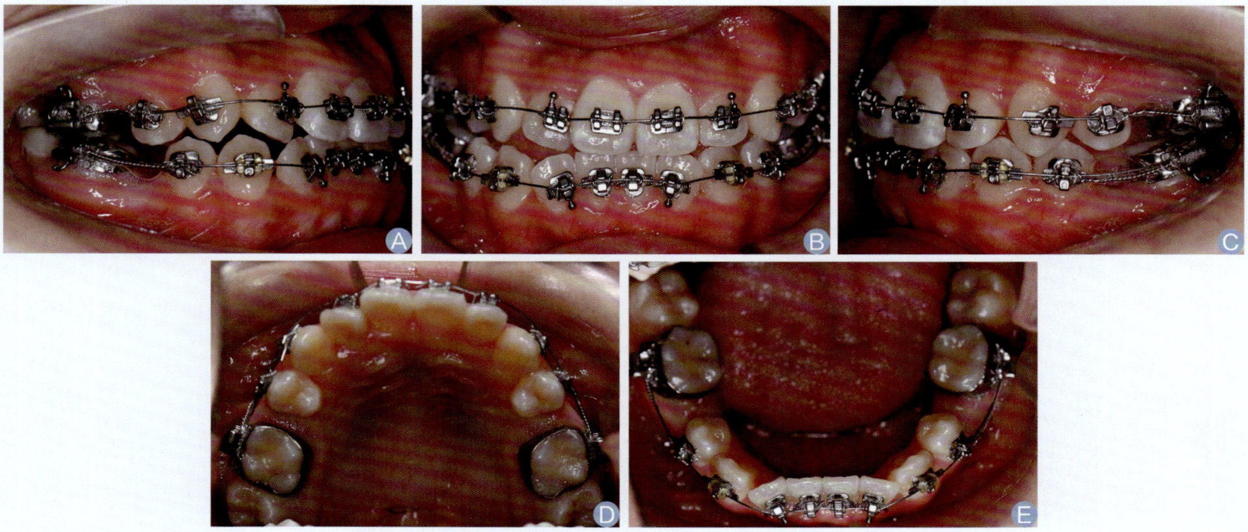

图 12-5　继续排齐上、下牙弓的䬀像

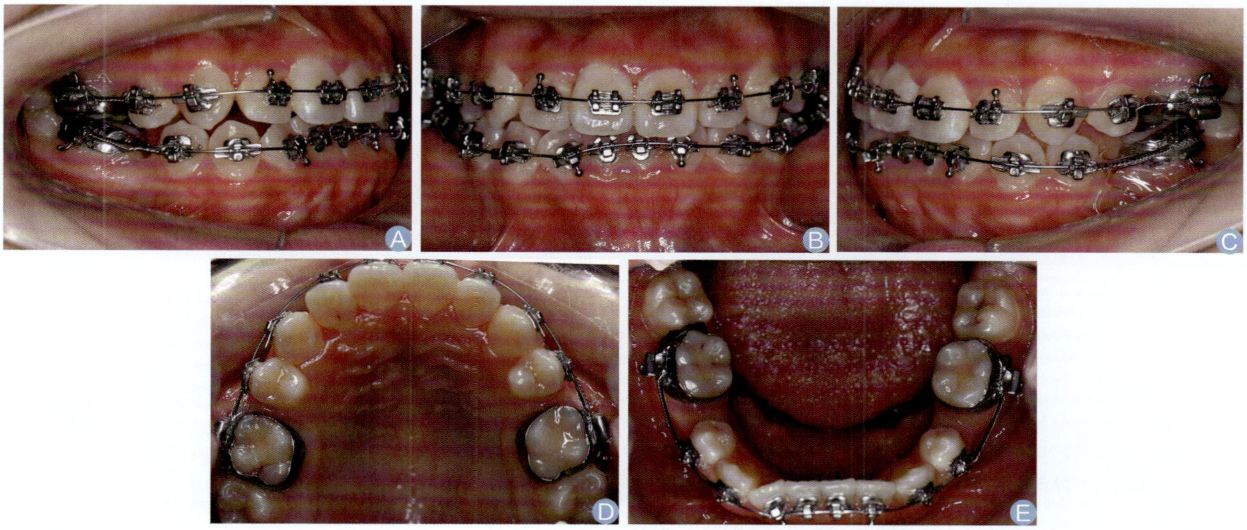

图 12-6　矫治 6 个月后的𬌗像

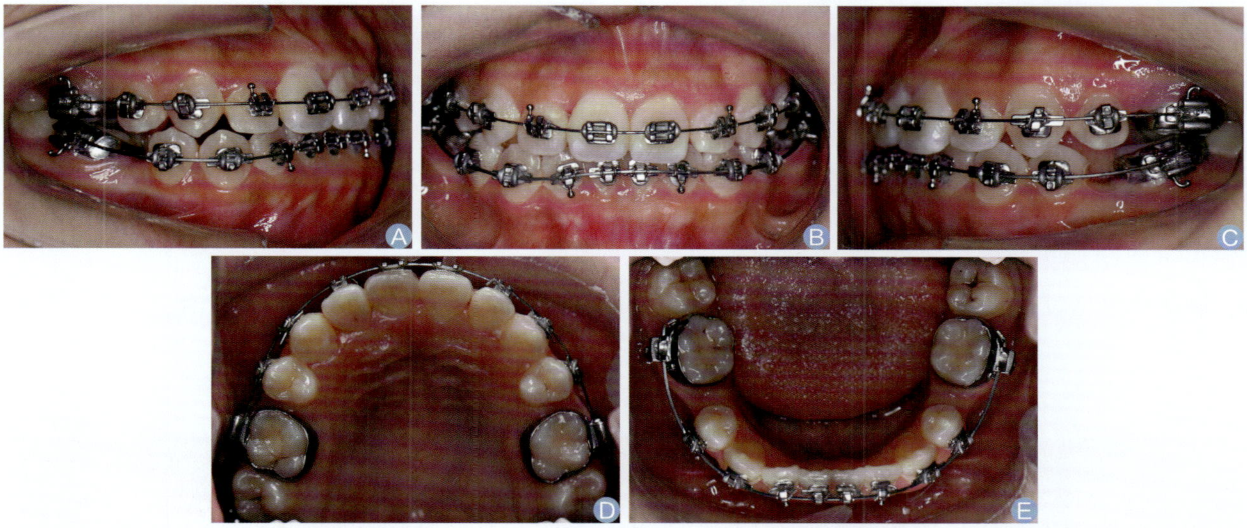

图 12-7　矫治 9 个月时，下颌 0.016 英寸 ×0.022 英寸镍钛丝 + 摇椅弓

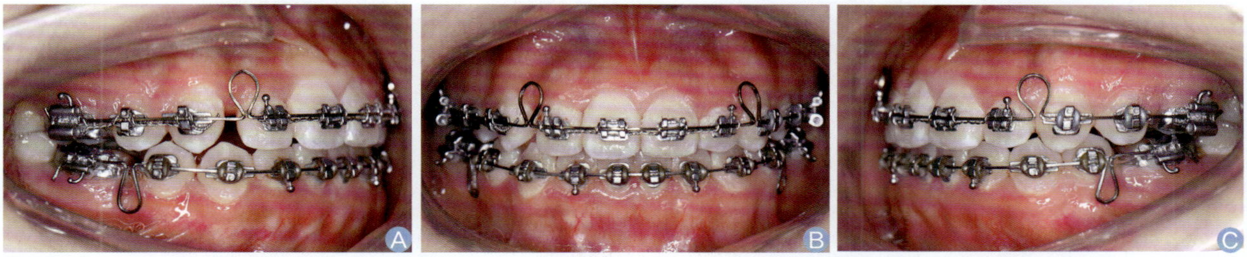

图 12-8　矫治 17 个月时，上、下颌 0.016 英寸 ×0.022 英寸不锈钢丝 + 关闭曲

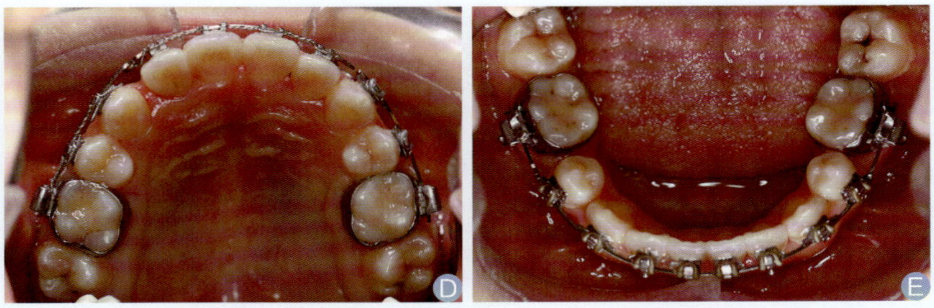

图 12-8　矫治 17 个月时，上、下颌 0.016 英寸 ×0.022 英寸不锈钢丝 + 关闭曲（续）

间隙，此时尖牙关系依然保持中性（图12-8）。

7．第22个月时　进入精细调整阶段。粘接第二磨牙颊管，去除第一磨牙带环，上、下颌均采用0.017英寸×0.025英寸镍钛丝，用链状弹力圈关闭残余的间隙（图12-9）。

八、矫治结果

矫治后，患者咬合关系良好，上下牙列整齐，前牙覆𬌗、覆盖正常，双侧尖牙中性关系、磨牙中性关系，上下中线正，原侧貌基本维持不变（图12-10）。全口曲面体层片显示牙根平行排列。头颅侧位片测量结果分析：上前牙唇倾度减小，下前牙唇倾度略增加，ANB角较治疗前稍增加（图12-10，测量结果见表12-1）。治疗后2年10个月复查，牙齿排列整齐，咬合稳定（图12-11）。

九、矫治体会

（一）关于矫治设计

该病例的骨型特征是以面中部发育不足为主的轻度骨性Ⅲ类伴高角，侧貌是直面型。矫治方案是基于维持矫治前的软组织侧貌来制定的。理由如下：①对于骨性Ⅲ类病例，上切牙唇倾度（U1/SN）109.3°是基本协调的；②但对于高角病例，U1/SN109.3°则偏大了；③患者为直面型。

该患者正畸治疗后U1/SN的大致目标是不变或略减小，尽量保持该角不增加。患者的牙弓宽度没有扩大的余地，如果不进行减数治疗，上、下前牙

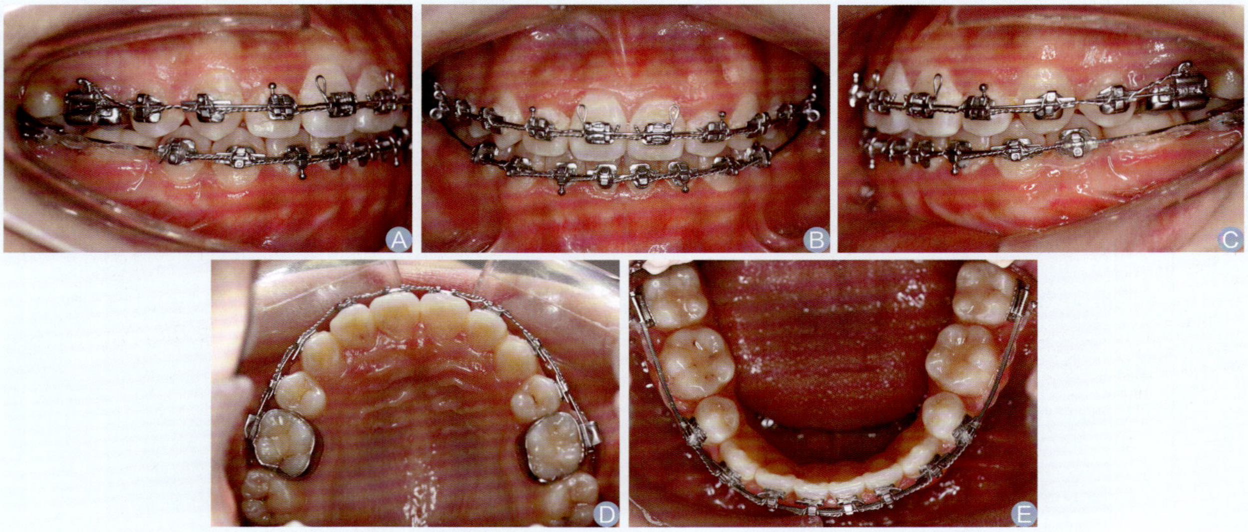

图 12-9　矫治 22 个月时，上、下颌 0.017 英寸 ×0.025 英寸镍钛丝

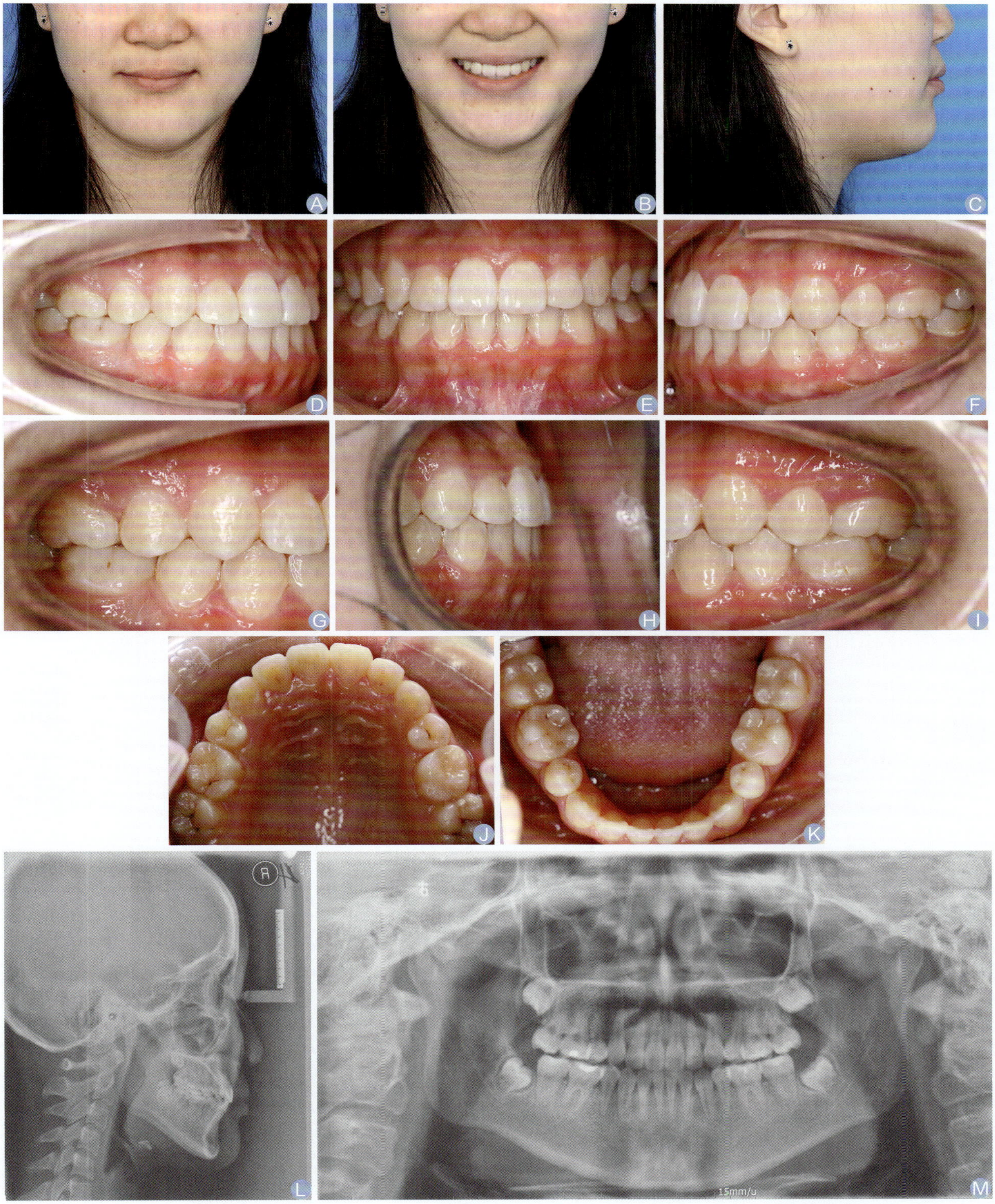

图 12-10　治疗后面𬌗像及 X 线片

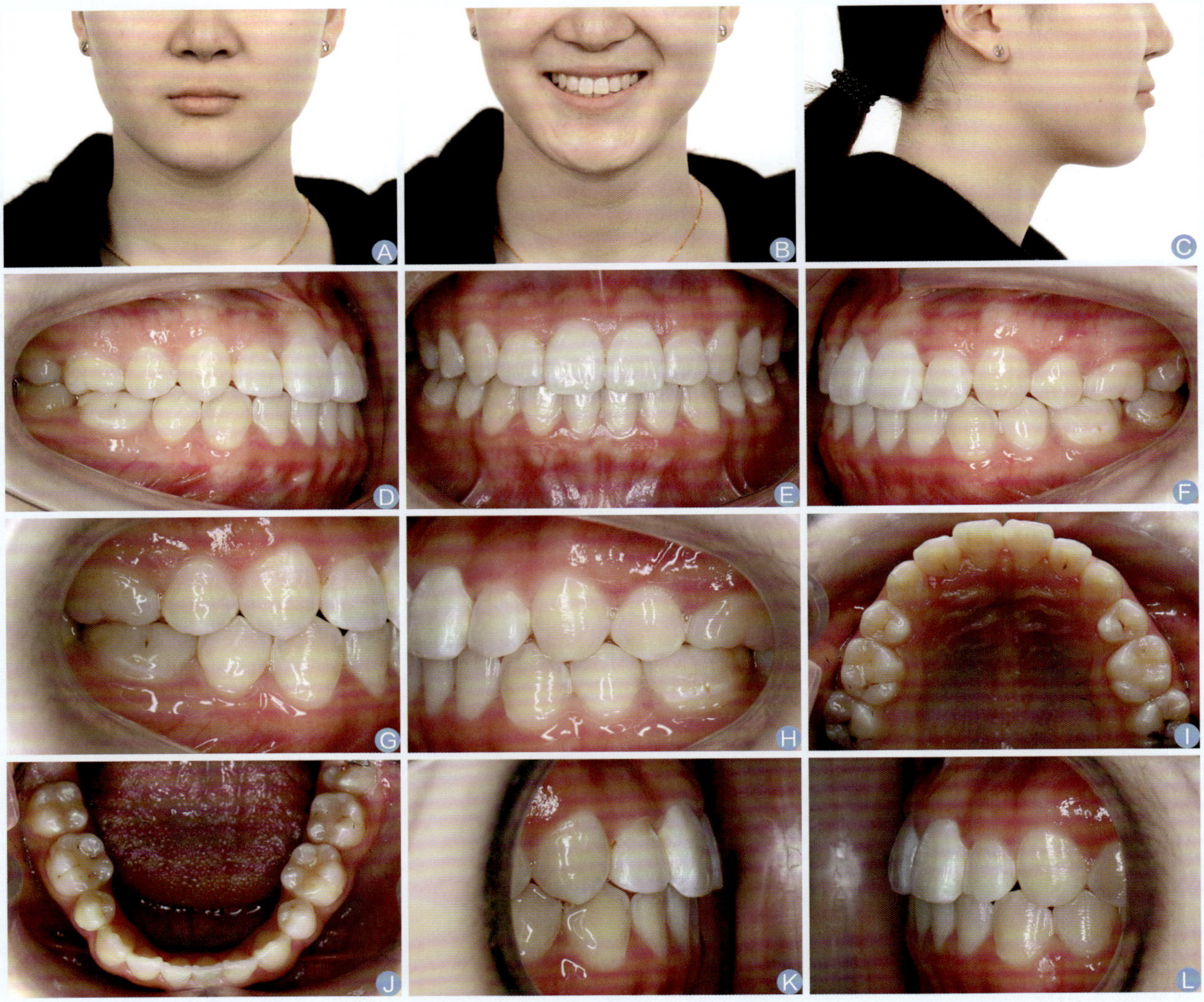

图 12-11 保持 2 年 10 个月时的面𬌗像

排齐后势必加大唇倾度，导致唇凸度增加，影响侧貌。因此，减数矫治设计更为合适。在此基础上，选择减数4颗第二前磨牙。

矫治前后对比，U1/SN减小了约7°，L1/MP略微增加。侧貌依然维持直面型，达到了预期目标。

（二）矫治过程中需要关注的问题

1. 防止第一磨牙近中倾斜 减数第二前磨牙的病例在治疗中容易发生第一磨牙近中倾斜，可以通过以下措施防止：①第一磨牙颊管在满足常规粘接要求的前提下，颊管近中向龈方倾斜3° ~ 5°；②在遵循轻力原则基础上，尽早使用镍钛方丝和不锈钢方丝；③采用适度的摇椅弓。

2. 密切关注尖牙关系 将尖牙中性关系确立为日常治疗中的目标。每当发现尖牙关系不是中性时，及时调整矫治策略，充分利用颌内支抗和颌间支抗，将组牙移动和个别牙移动有效结合。

（病例完成人：魏松）

病例13 减数上颌第一前磨牙和下颌第二前磨牙矫治牙列拥挤

一、一般情况

患者女性，11岁8个月，主诉牙齿不齐。全身情况良好，无口腔不良习惯、鼻咽部疾病等。

二、临床检查

1．面部检查　正面观：面部基本对称，面中、下1/3的比例基本协调。侧面观：直面型（图13-1）。

2．口内检查　恒牙列。正中𬌗位时，两侧的磨牙关系均为完全远中，尖牙关系完全远中；13、23完全唇向错位，位于上牙弓外，上牙弓拥挤度17 mm，下牙弓拥挤度4 mm；上下中线一致。前牙覆𬌗3 mm，覆盖2 mm（图13-1）。

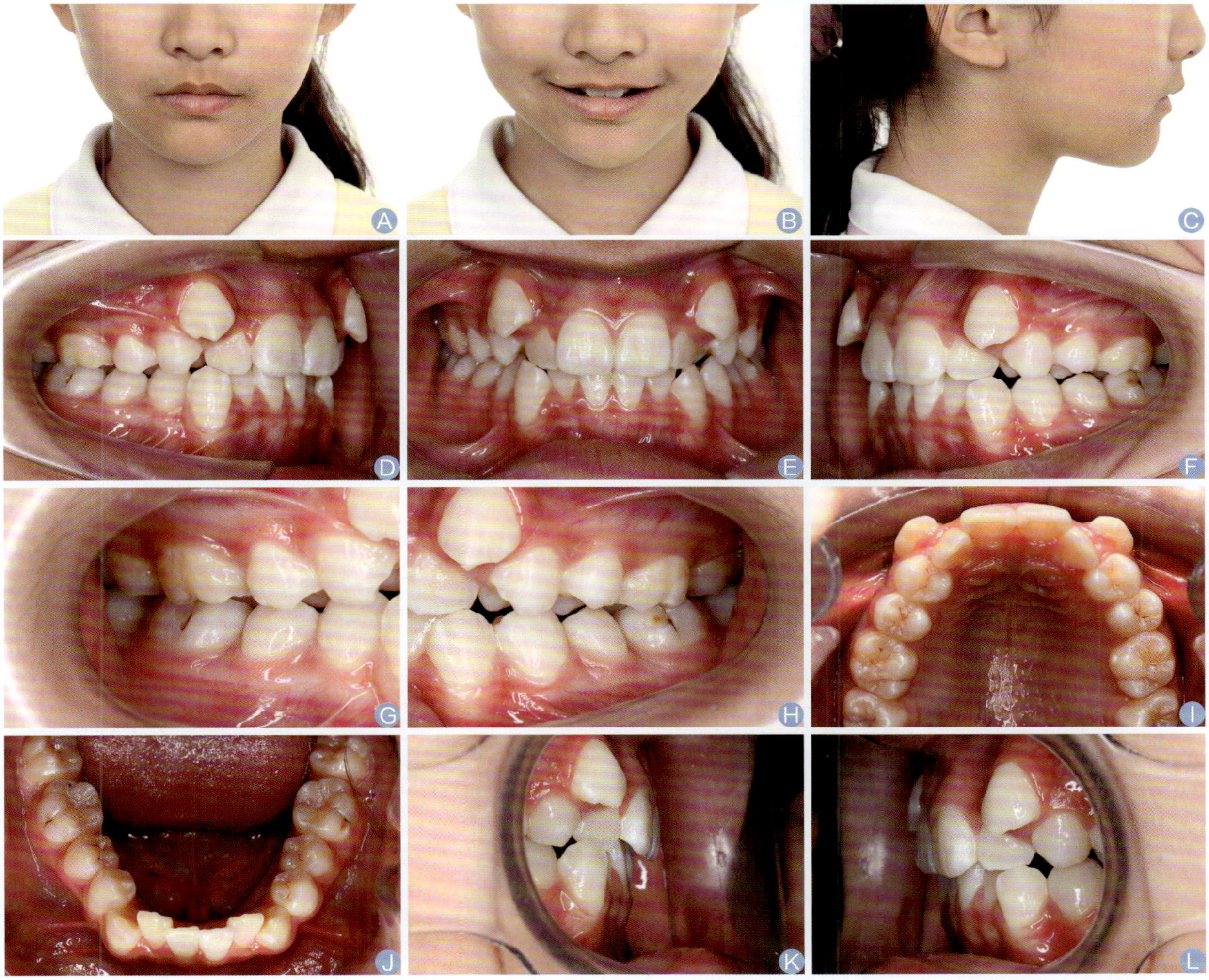

图13-1　治疗前面𬌗像

3．颞下颌关节检查　开口度三指，开口型正常，双侧关节未查见弹响及触痛。

三、X 线检查分析

1．头颅侧位片　测量分析结果显示骨性Ⅰ类，均角，上下切牙唇倾度正常（图13-2和表13-1）。

2．全口曲面体层片　13、23近中倾斜，但牙根近远中向位置大致正常，第三磨牙发育中，余无异常（图13-2）。

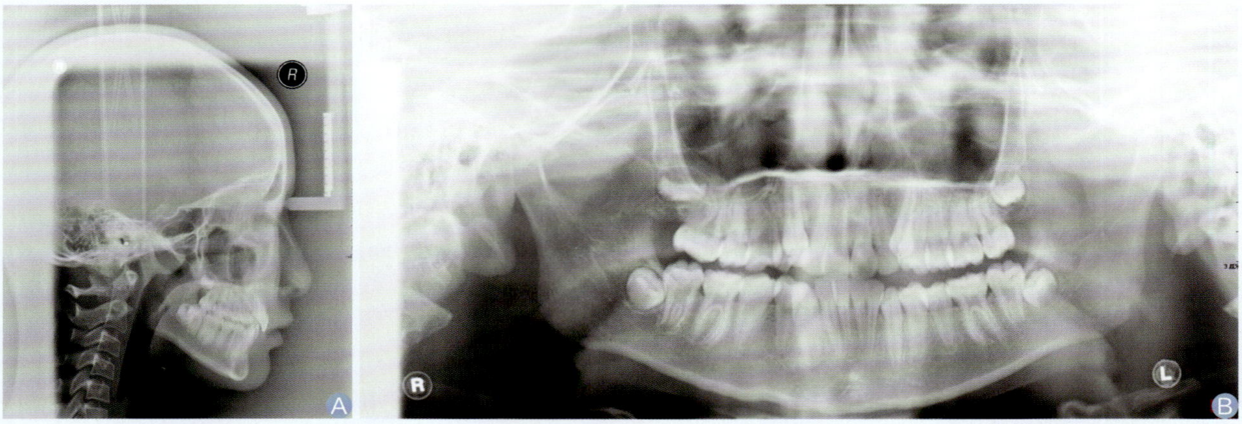

图 13-2　治疗前 X 线片

表13-1　治疗前后头影测量结果

测量项目	正常值	测量值	
	均值 ± 标准差	治疗前	治疗后
SNA（度）	82.8 ± 4.0	76.3	77.8
SNB（度）	80.1 ± 3.9	74.2	76.6
ANB（度）	2.7 ± 2.0	2.1	1.2
MP/SN（度）	32.5 ± 5.2	37.0	38.1
U1/L1（度）	125.4 ± 7.9	132.9	119.7
U1/SN（度）	105.7 ± 6.3	101.9	104.4
L1/MP（度）	92.6 ± 7.0	88.4	95.6

四、诊断

安氏Ⅱ^{1}类，毛氏Ⅱ^{2}+Ⅰ^{1}类，骨性Ⅰ类，均角。

五、矫治目标

排齐牙列，建立中性磨牙关系和尖牙关系。

六、矫治计划

减数14、24、35、45。上颌采用强支抗，下颌采用弱支抗。

七、矫治过程

1．初粘上颌矫治器　使用Alexander托槽（0.018英寸托槽系统）和0.012英寸镍钛丝。除13、23外，其他牙齿入槽结扎。在15与12、25与22之间放入推簧（轻力），16与13、26与23之间用结扎丝连接，轻力牵引13、23向远中。下牙弓减数后暂未开始矫治（图13-3）。

2．第1次和第2次复诊　上颌采用0.016英寸不锈钢丝，13、23并未与弓丝连接，用阻挡曲和后倾曲增加上磨牙支抗，轻力远中牵引13和23。轻力主要体现在：用间距最大的链状弹力圈，放入口内前反复牵拉链状弹力圈，使弹力衰减一些，牵引力控制在30～50克（图13-4）。

3．矫治的第3个月（第3次复诊）　在13、23牙冠基本与12、22牙冠分开后，上颌采用0.012英寸镍钛丝，开始排齐整平上牙弓。下颌开始治疗，初始弓丝为0.012英寸镍钛丝（图13-5）。

4．矫治的第5个月和第6个月（第4～5次复诊）　上、下颌依次使用0.016英寸和0.016英寸×0.022英寸镍钛丝+摇椅弓，继续排齐整平牙列（图13-6）。

5．矫治的第7个月　上牙弓托槽槽沟连线基本整平，下牙弓继续整平中（图13-7）。

6．矫治的第8个月　下颌采用0.016英寸×0.022英寸钢丝+摇椅弓，继续排齐整平牙列（图13-8）。

7．矫治的第9个月　上、下牙弓托槽槽沟各

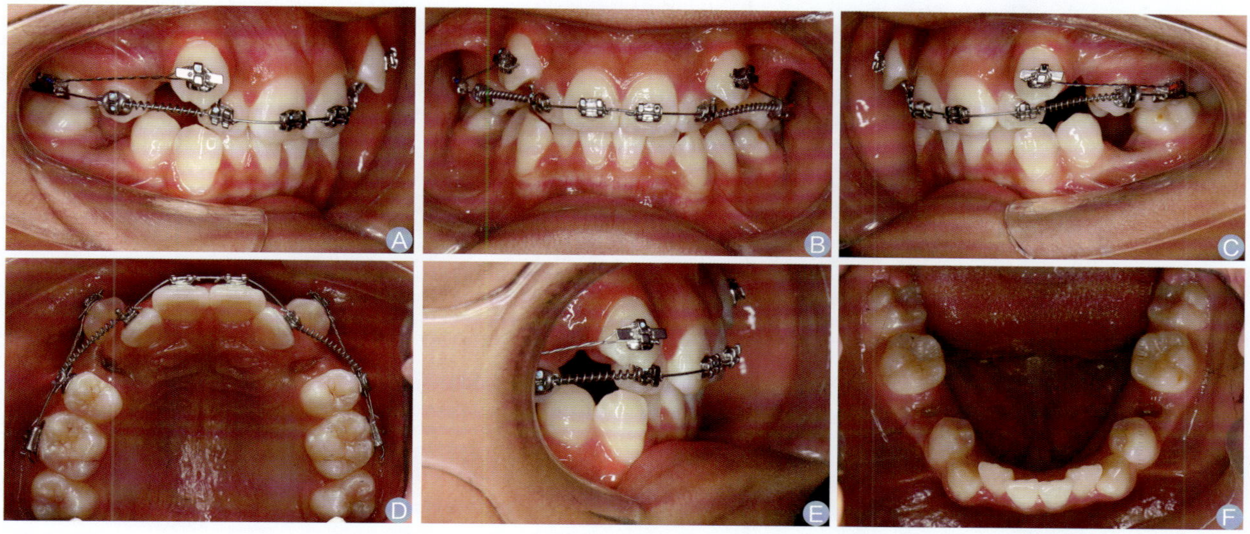

图13-3　初粘上颌矫治器时的𬌗像

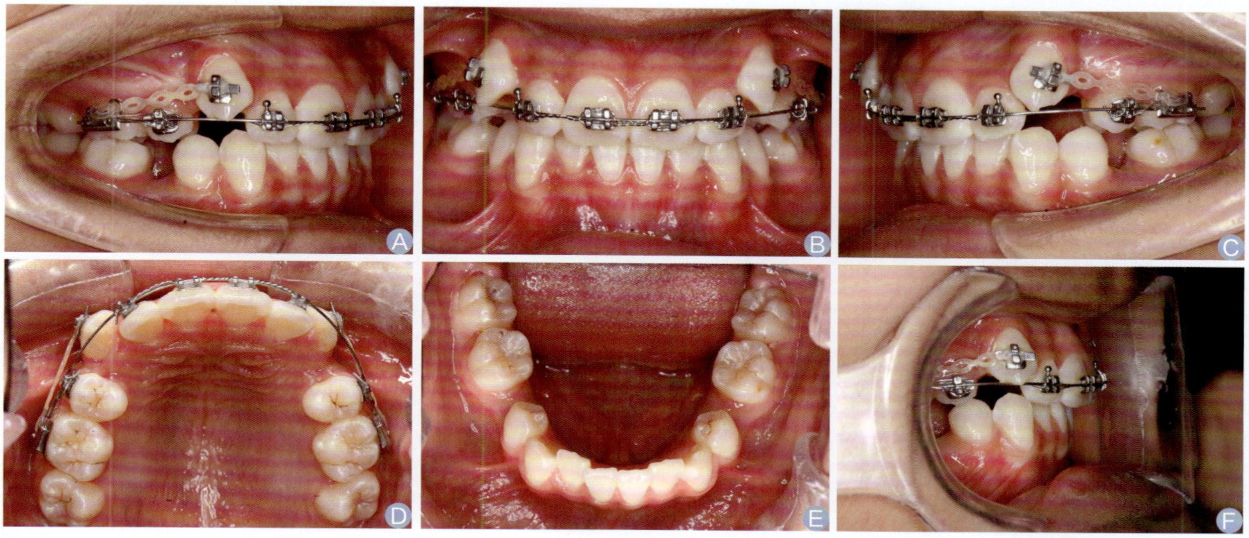

图13-4　上颌0.016英寸不锈钢丝，远中牵引13、23

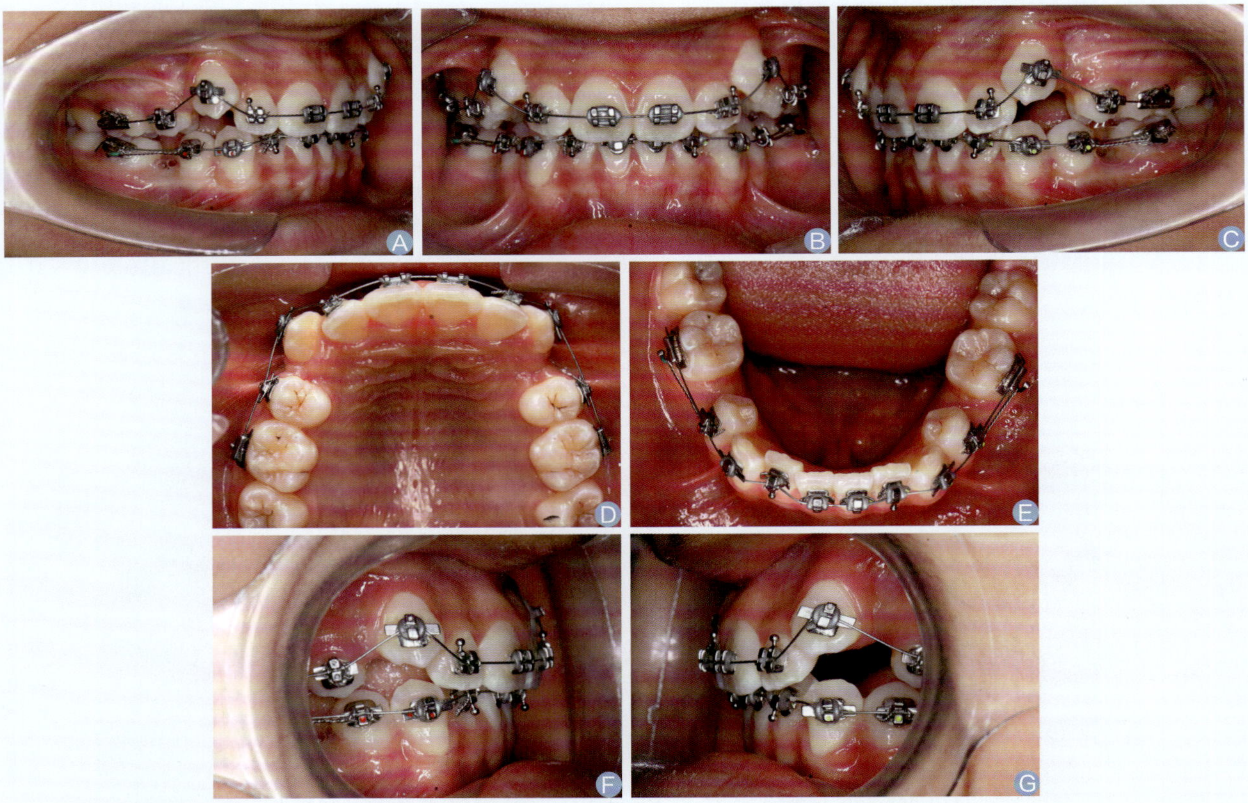

图 13-5　上颌开始排齐整平 13 和 23，下颌开始矫治

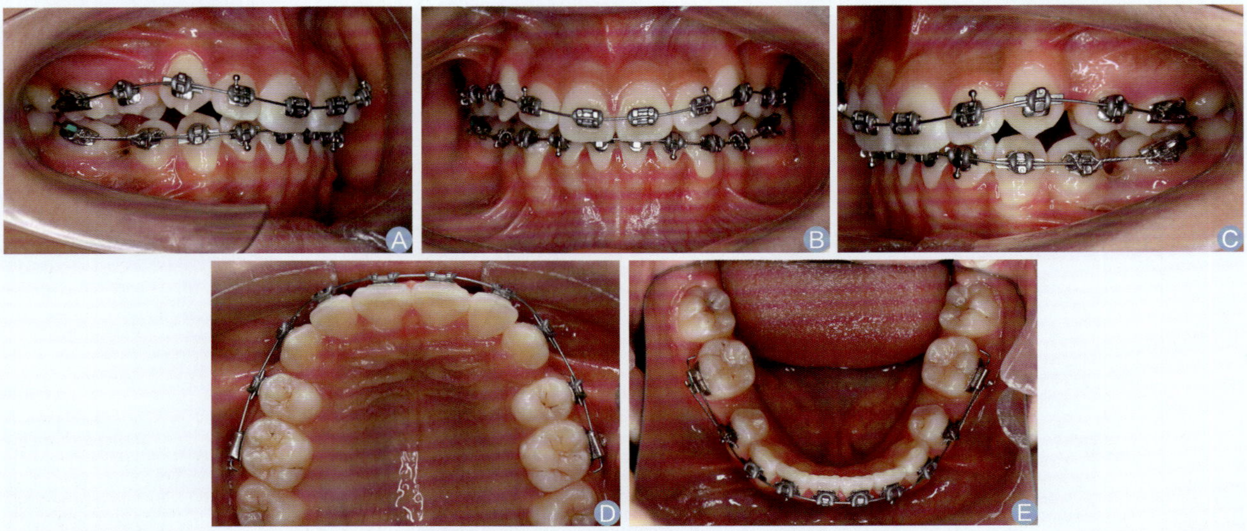

图 13-6　上、下颌均弯制摇椅弓进一步排齐整平牙列

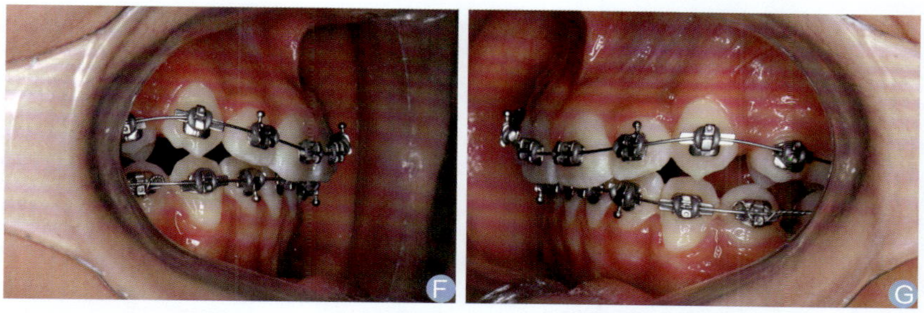

图 13-6　上、下颌均弯制摇椅弓进一步排齐整平牙列（续）

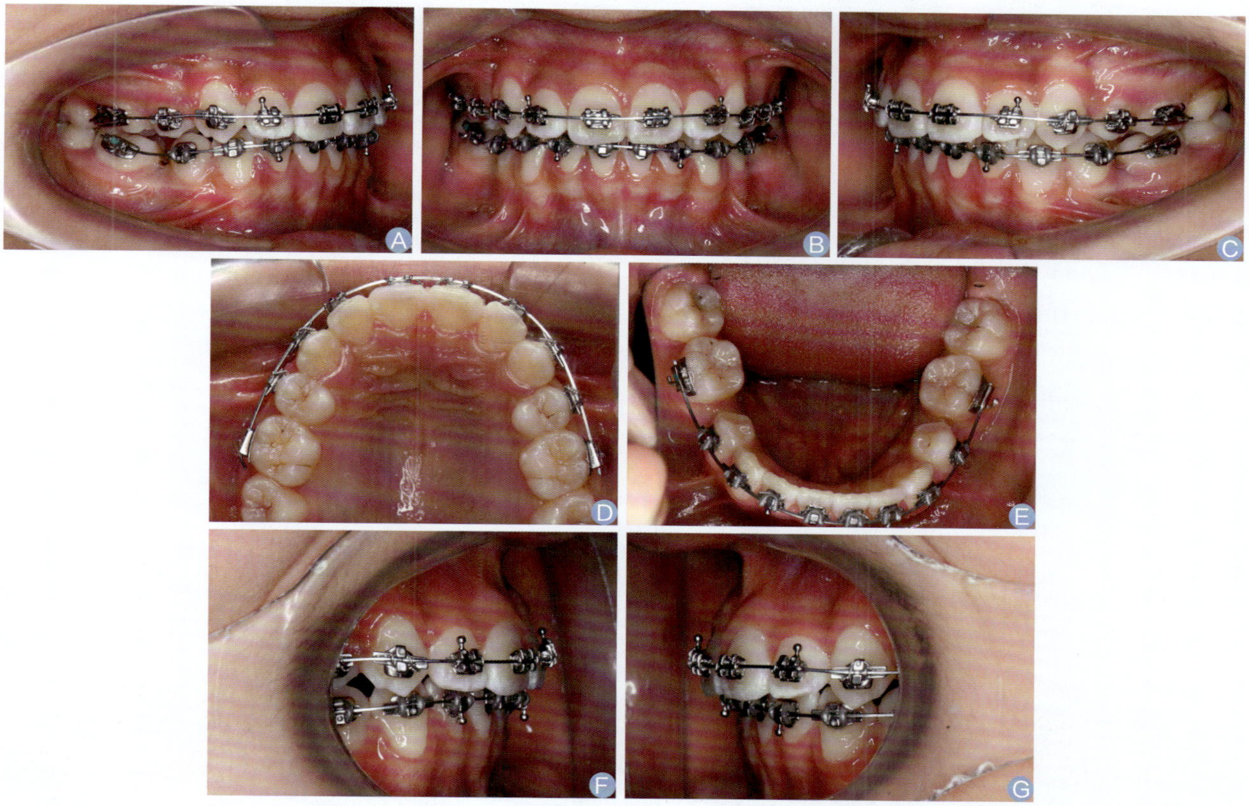

图 13-7　上牙弓托槽槽沟连线基本整平

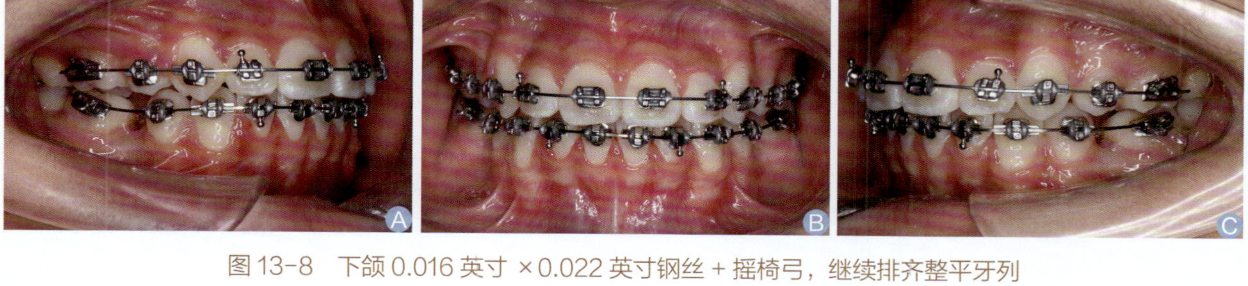

图 13-8　下颌 0.016 英寸 ×0.022 英寸钢丝 + 摇椅弓，继续排齐整平牙列

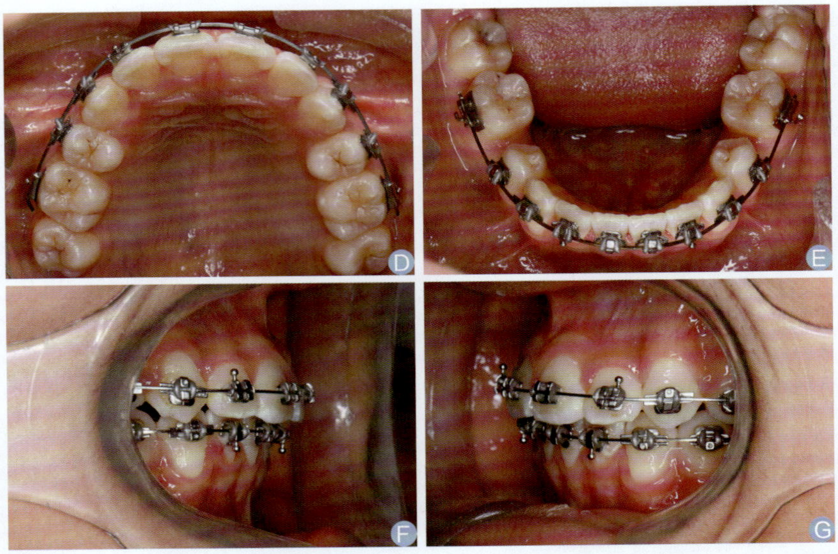

图13-8　下颌0.016英寸×0.022英寸钢丝+摇椅弓，继续排齐整平牙列（续）

自形成的连线相互平行，下颌换为0.016英寸×0.022英寸钢丝+鞋拔曲，末端结扎结合Ⅱ类牵引，近中移动36、46（图13-9）。

8．矫治的第10个月　17、27粘颊管，换为0.016英寸镍钛丝，再次排齐上牙弓（图13-10）。

9．矫治的第14个月　上颌采用0.016英寸×0.022英寸钢丝，下颌继续末端结扎+Ⅱ类牵引，近中移动36、46（图13-11）。

10．矫治的第15～17个月　下颌间隙关闭后，37、47粘颊管，依次采用0.016英寸和0.016英寸×0.022英寸镍钛丝，排齐37和47（图13-12）。

11．矫治的第18～24个月　精细调整牙位及𬌗关系（图13-13）。

八、矫治结果

矫治后，患者咬合关系良好，上下牙列整

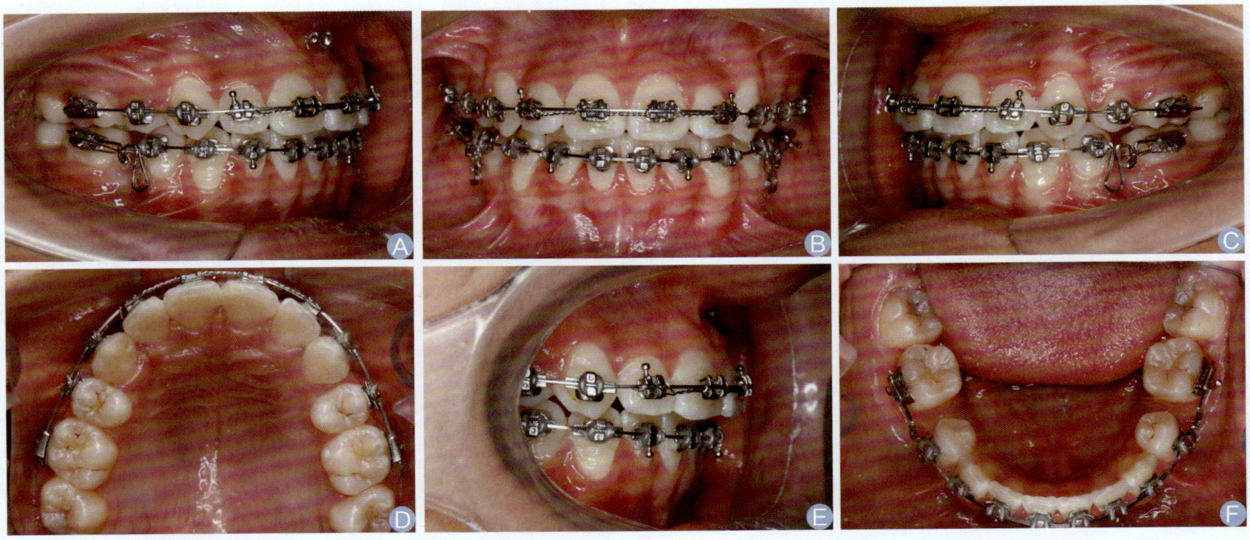

图13-9　下颌0.016英寸×0.022英寸钢丝+鞋拔曲结合Ⅱ类牵引，近中移动36、46

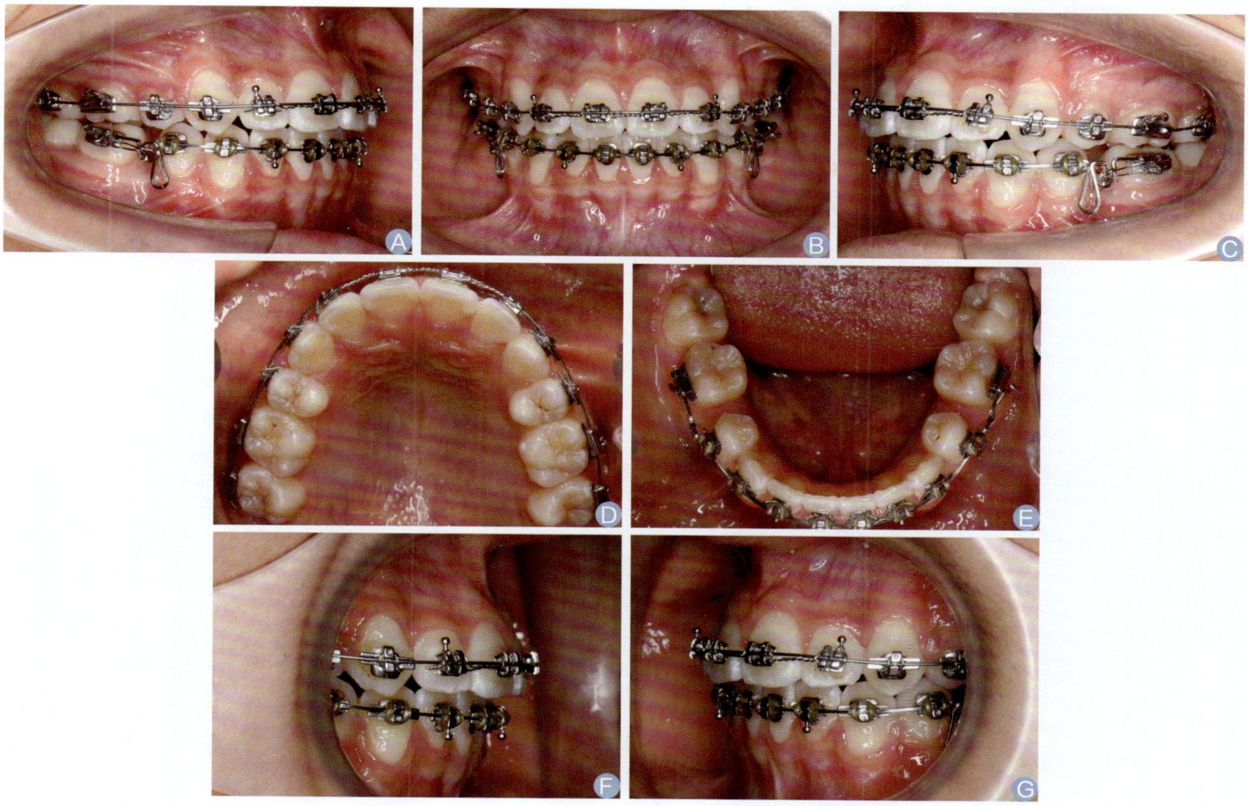

图 13-10　17、27 粘颊管，上颌 0.016 英寸镍钛丝

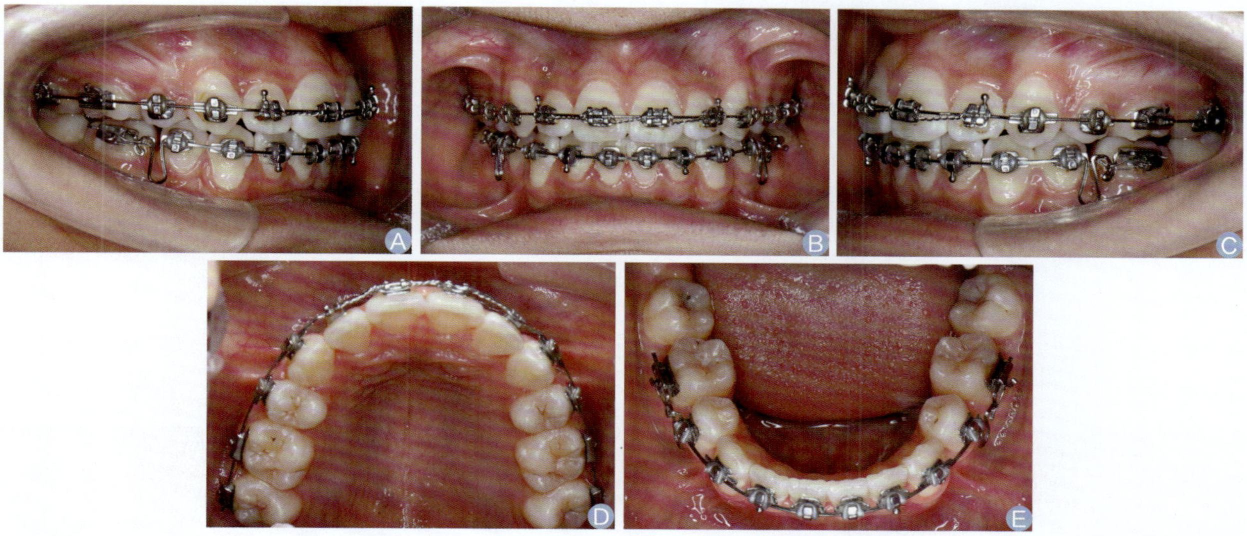

图 13-11　上颌 0.016 英寸 ×0.022 英寸钢丝，下颌末端结扎 + Ⅱ类牵引

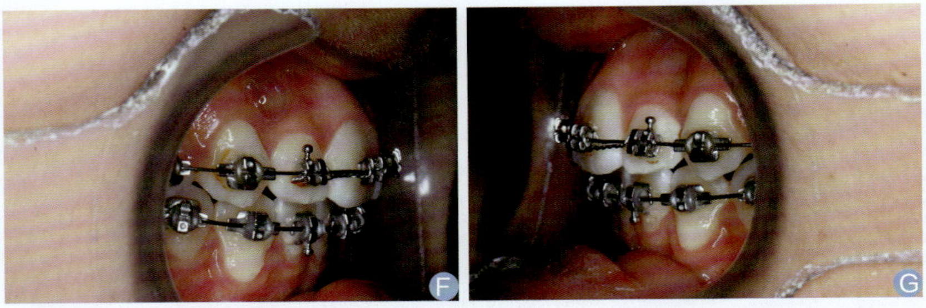

图 13-11　上颌 0.016 英寸 ×0.022 英寸钢丝，下颌末端结扎 + Ⅱ类牵引（续）

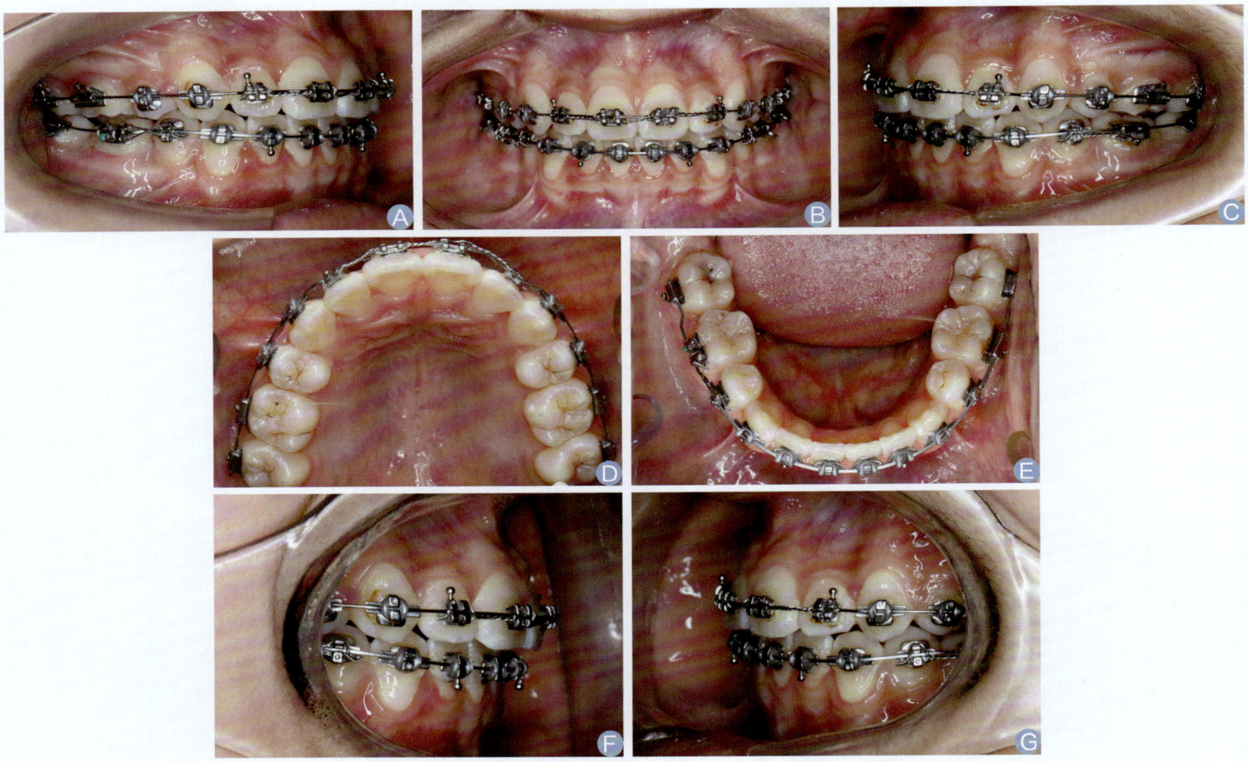

图 13-12　37、47 粘颊管，排齐 37 和 47

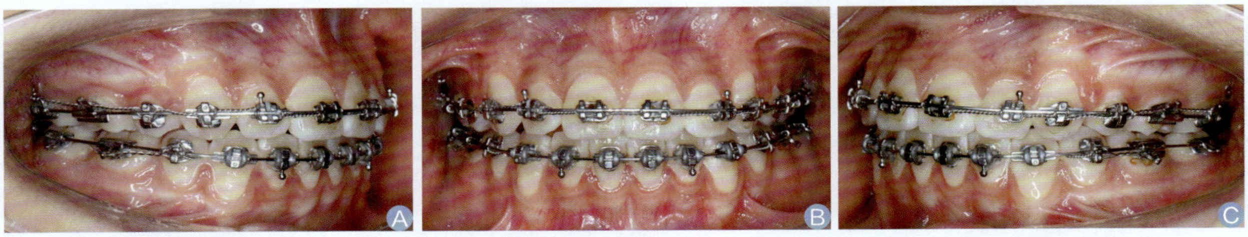

图 13-13　精细调整牙位及殆关系

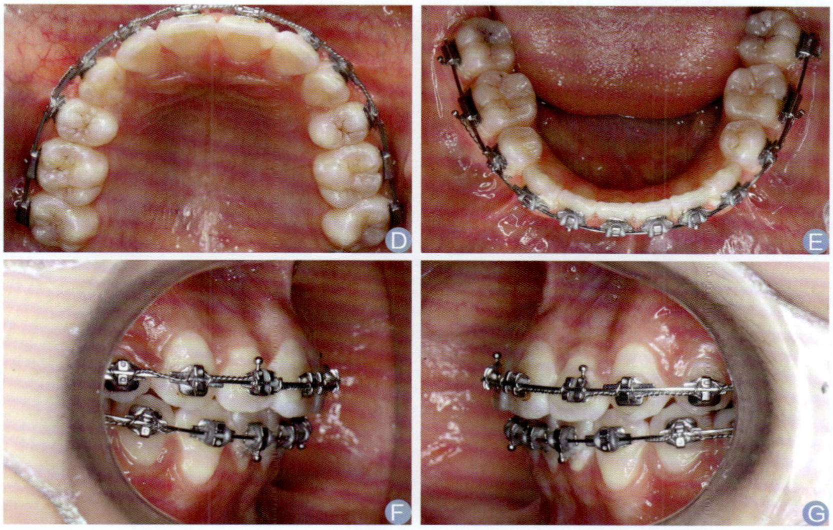

图 13-13 精细调整牙位及殆关系（续）

齐，前牙覆殆、覆盖正常，双侧尖牙中性关系、磨牙中性关系，上下中线正，侧貌直面型（图13-14）。全口曲面体层片显示牙根平行排列，建议患者择期拔除可能阻生的第三磨牙。头颅侧位片测量结果分析显示：下切牙唇倾较明显（图13-14，测量结果见表13-1）。矫治后3年4个月复查，牙齿排列整齐，咬合稳定，殆关系正常（图13-15）。

九、矫治体会

（一）矫治策略

在不使用额外的口内和口外支抗的基础上，尽可能控制上颌第一磨牙，使其不近中移动（不丢支抗）；同时消耗下颌第一磨牙的支抗，使其近中移动建立中性磨牙关系。但是，如果上颌第一磨牙不慎丢失了微量或少量支抗（如1 mm），那么下颌第一磨牙就需要向近中移动更多一些。由于L1/MP为88.4°，适量唇倾下切牙也可以为下颌第一磨牙乃至下颌牙弓近中移动提供间隙，有利于磨牙中性关系的建立。

（二）矫治中防止上颌磨牙近中移动的手段

1. 上颌从初始弓丝开始，在14、24的拔牙间隙处放置推簧，保持这个间隙不缩小（图13-3）。

2. 在13、23与16、26相对应连接（用长结扎丝）的前提下，13和23自由向远中、殆向漂移（图13-3）。

3. 在0.016英寸钢丝上弯制阻挡曲、后倾曲和末端舌向弯（toe in），增加上颌第一磨牙支抗；用间距最大的链状弹力圈轻力（小于50克）远中牵引13、23（图13-4）。此时，如果继续在14、24的拔牙间隙处放置推簧防止上磨牙近中移动，就更好了。

4. 在13、23充分远离12、22的前提下，重新换回0.012英寸镍钛丝排齐整平上牙弓，此时13、23入槽结扎（图13-5）。需要说明的是，如果首先用长结扎丝将12、11、21、22连续结扎，将16、15和26、25分别连续结扎，以增加4颗上切牙和上磨牙各自的支抗，同时12、22、15、25不要与镍钛丝结扎，就可以在排齐13、23时进一步减小矫治力值，对上磨牙的支抗保护会更好。因此，

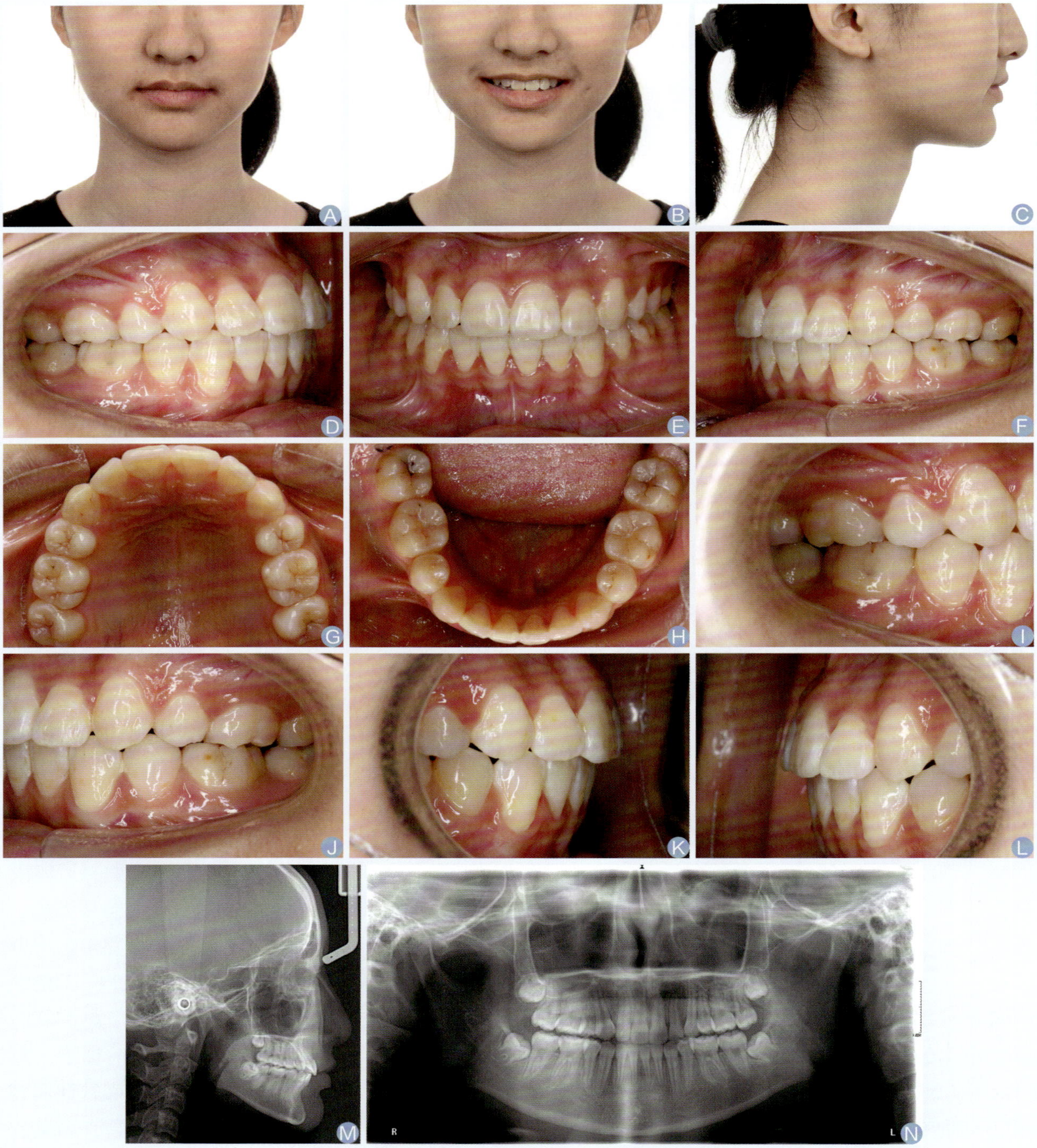

图 13-14 矫治后的面聆像、头颅侧位片和全口曲面体层片

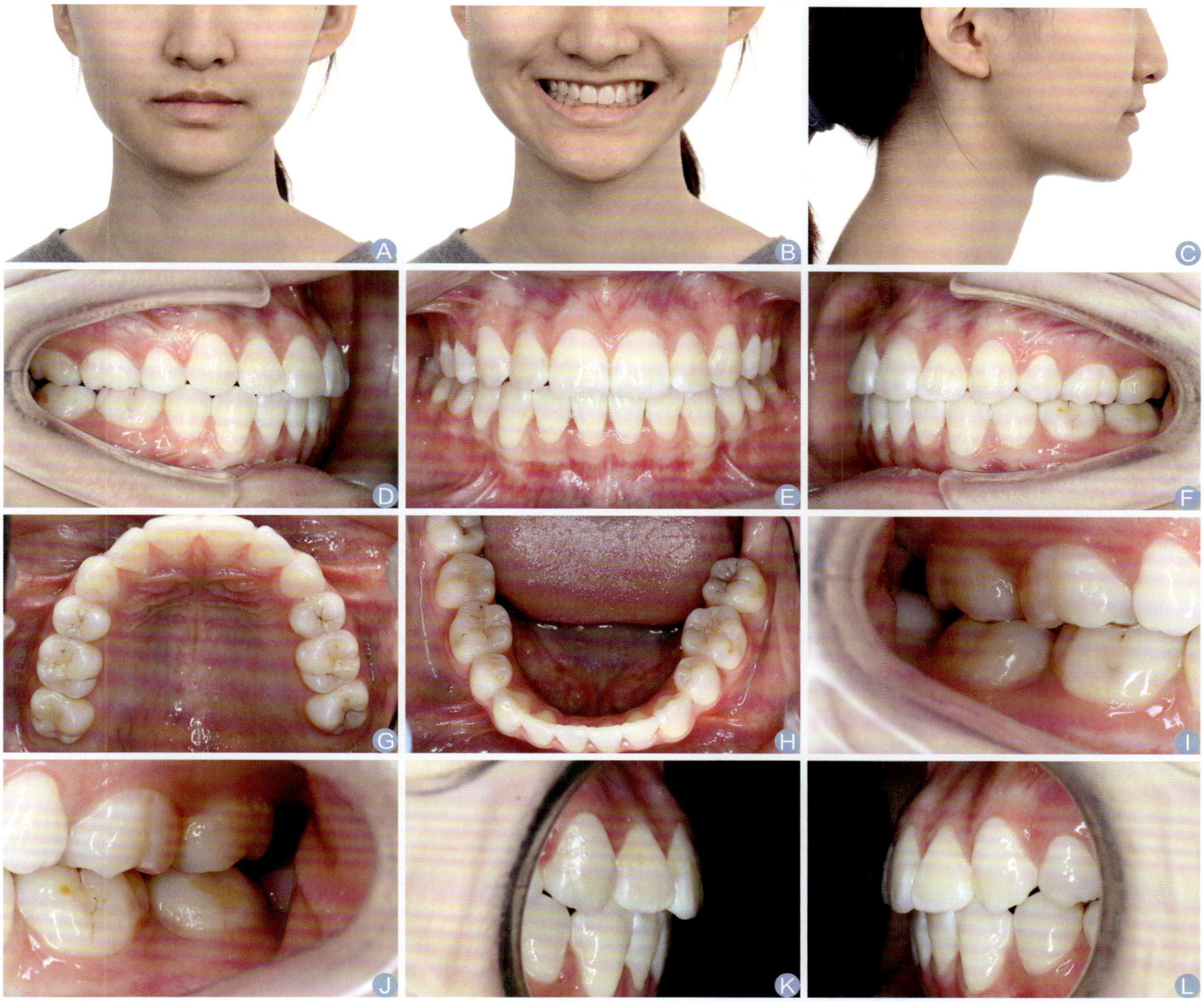

图 13-15　矫治后 3 年 4 个月的面殆像

图13-5中弓丝一次入槽的做法时机稍早，并不可取。应待13、23殆向移动再多一些后，再将弓丝全部入槽结扎。

5．在每次下牙弓加力近中移动36、46的同时，配合使用Ⅱ类牵引。

（三）矫治中如何确保下磨牙有更多的近中移动

1．在近中移动下磨牙前，采用摇椅弓+末端结扎充分整平下牙弓殆曲线。

2．下颌第一磨牙和第二磨牙依次按顺序近中移动。

3．在下颌鞋拔曲加力的同时，配合使用Ⅱ类牵引。矫治后的L1/MP增加到95.6°，这是Ⅱ类牵引的作用。这一变化说明下牙弓向近中移动了，下颌磨牙间隙关闭后，基本建立了磨牙中性关系（图13-11）。

（病例完成人：魏松）

第六章 牙弓前突的矫治

牙弓前突或者骨性Ⅱ类面下部前突是正畸临床常见的错𬌗，国人中前突患者较高加索人种中多见。这类患者的主要诉求常是减小嘴突或面下部的突度、改善面部的美观。对于牙弓前突或上颌颌骨、双颌前突的患者，治疗的原则一般是通过前牙的舌（腭）向移动内收前牙，以减小面下部的突度，支抗的设计一般都在中强支抗以上。常规的治疗以减数前磨牙尤其是第一前磨牙多见。由于拔牙位置较靠前，拔牙间隙可以被牙弓前段利用，从而更好地实现前牙内收。随着微螺钉种植体支抗的广泛应用，对于中度及以下的前突患者，可以采取牙弓整体后移的方式减小牙弓的突度，改善面下部前突的面型；但是，需要通过 CBCT 了解上下牙弓后端的骨质情况以评估治疗的可行性。当然，临床中也常会遇到存在牙齿异常问题的患者，治疗方案可能需要采用不典型拔牙。这可能会影响治疗的时间，也会增加治疗的难度。

双牙弓前突的患者多以改善面型为主要诉求。在治疗设计与治疗的控制中，除了增加后牙支抗控制，尽量内收前牙、减小牙弓突度之外，对于患者下颌平面的稳定也应给予关注。治疗中应高度关注牙齿的控制，避免应用过大的矫治力及由此造成的牙齿失控。牙齿失控常会引起下颌平面后旋，从而使颏部后缩，导致前突的面型继续恶化。无论使用哪种矫治器与矫治技术，正畸医生对正畸理论和技能的掌握都是非常重要的，同时对牙齿移动的生物学及生物力学也需要有深刻的理解。只有这样，才能保证治疗的顺利以及最终获得良好的治疗结果。

病例 14　种植支抗推磨牙矫治牙弓前突

一、一般情况

患者女性，24岁，主诉咬合不好、嘴突。全身情况良好，否认口腔不良习惯、鼻咽部疾病；否认关节疼痛、弹响；否认牙外伤史；家族史无特殊。

二、临床检查

1．面部检查　正面观：面部左右基本对称，面下1/3较长，无开唇露齿。侧面观：突面型，上颌前突，下颌前突，颏唇沟浅（图14-1）。

2．口内检查　恒牙列。上牙弓拥挤度1 mm；下牙弓拥挤度1 mm；尖牙及磨牙中性关系；除第二磨牙外余牙开殆；前牙开殆0.5 ~ 1 mm，浅覆盖；上下中线左偏1 mm（图14-1）。

3．颞下颌关节检查　开口度三指，开口型正常，双侧关节未查见弹响及触痛。

三、X 线检查分析

1．头颅侧位片　测量分析结果显示骨性Ⅲ类，均角，上下切牙稍唇倾（图14-2和表14-1）。

2．全口曲面体层片　18、28、38和48正位，牙列、牙槽骨未见明显异常。双侧髁突骨质未见明显异常（图14-2）。

3．CBCT　上下切牙唇舌（腭）侧牙槽骨薄

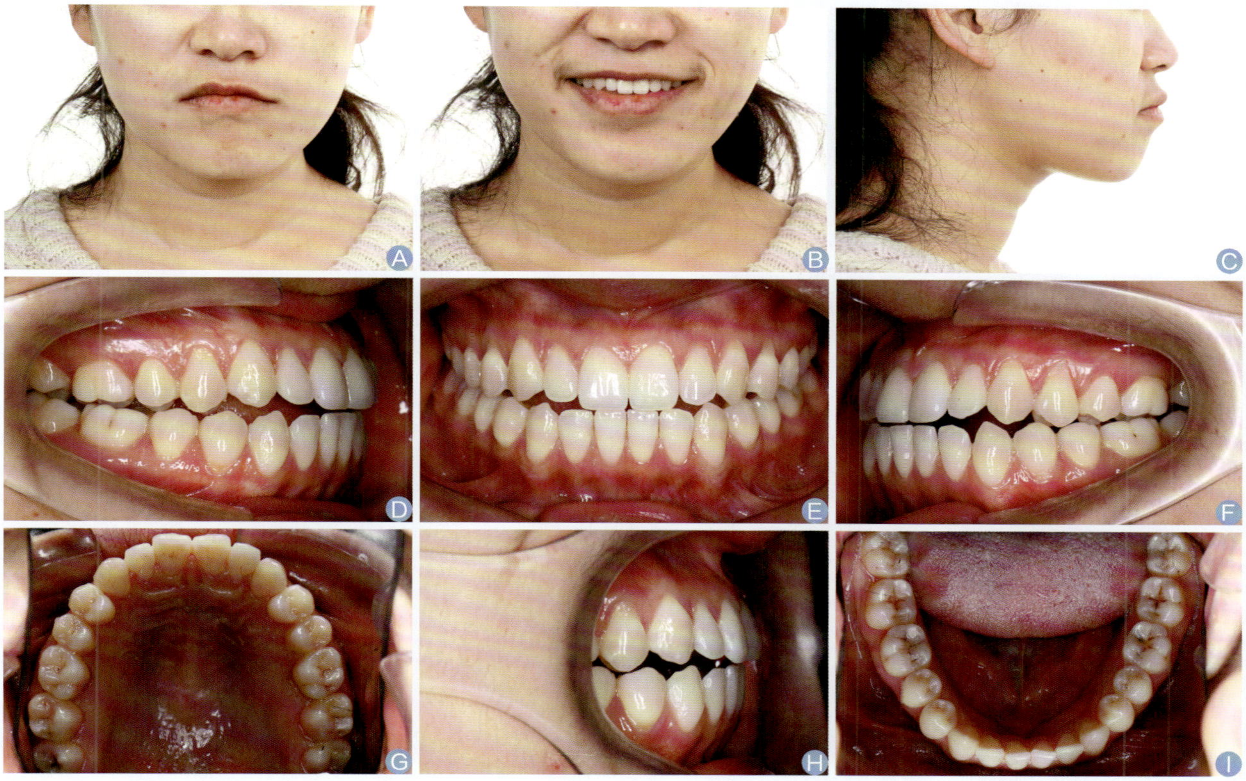

图 14-1　治疗前面殆像

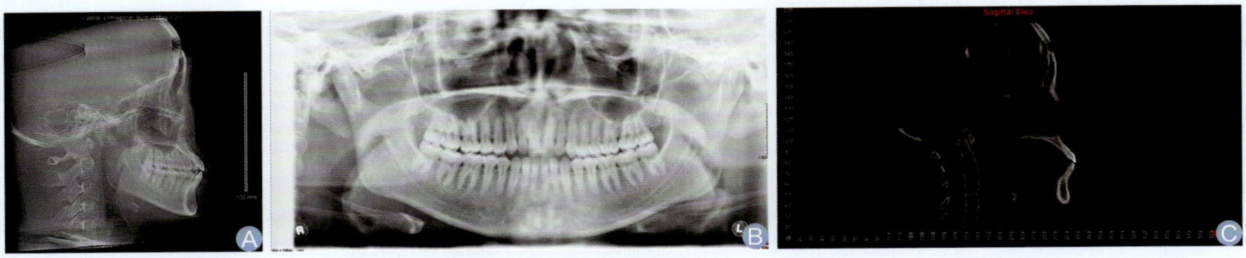

图 14-2　治疗前 X 线片及 CBCT

表14-1　治疗前后头影测量结果

测量项目	正常值	测量值	
	均值 ± 标准差	治疗前	治疗后
SNA（度）	82.8 ± 4.0	79.3	79.5
SNB（度）	80.1 ± 3.9	80.6	81.3
ANB（度）	2.7 ± 2.0	–1.3	–1.8
FH/NP（度）	85.4 ± 3.7	94.1	94.1
U1/NA（度）	22.8 ± 5.7	32.2	27.3
U1-NA（mm）	5.2 ± 2.4	11.5	7.7
L1/NB（度）	30.3 ± 5.8	30.1	17.3
L1-NB（mm）	6.7 ± 2.1	7.0	1.8
U1/L1（度）	125.4 ± 7.9	118.9	137.1
U1/SN（度）	105.7 ± 6.3	111.5	106.8
MP/SN（度）	32.5 ± 5.2	35.3	34.6
MP/FH（度）	31.1 ± 5.6	22.3	22.2
L1/MP（度）	92.6 ± 7.0	94.2	81.4

弱（图14-2）。

四、诊断

安氏Ⅰ类，毛氏Ⅱ^{5}+Ⅳ^{2}+Ⅰ^{1}类，骨性Ⅲ类，均角。

五、矫治目标

改善侧貌，解决开䝙，建立良好咬合关系。

六、矫治计划

方案一

减数15、25、35和45。

方案二

拔除18、28、38和48，利用种植支抗后移磨牙，进而适当内收前牙。

1．采用直丝弓矫治技术，拔除18、28、38和48。

2．排齐整平牙列，上下颌均利用种植支抗推磨牙向远中。

3．利用种植支抗内收前牙，建立前牙正常覆𬌗、覆盖及尖牙中性关系，协调上下中线，改善侧貌。

4．保持。

患者选择方案二。

七、矫治过程

1．第1～5个月　粘接全口直丝弓矫治器，排齐上下牙列；上颌换至0.016英寸×0.022英寸不锈钢丝，下颌换至0.019英寸×0.025英寸不锈钢丝。

2．第6～10个月　在上颌第一、第二前磨牙间以及下颌外斜线处植入种植钉。上颌应用推簧推磨牙向远中。将尖牙与种植支抗钉结扎，抵抗推磨牙作用在前牙的反作用力。下颌弓丝与下颌种植支抗钉之间进行弹性结扎（图14-3）。

3．第11～29个月　上颌采用0.019英寸×0.025英寸不锈钢丝。上下颌弓丝与种植支抗钉之间进行

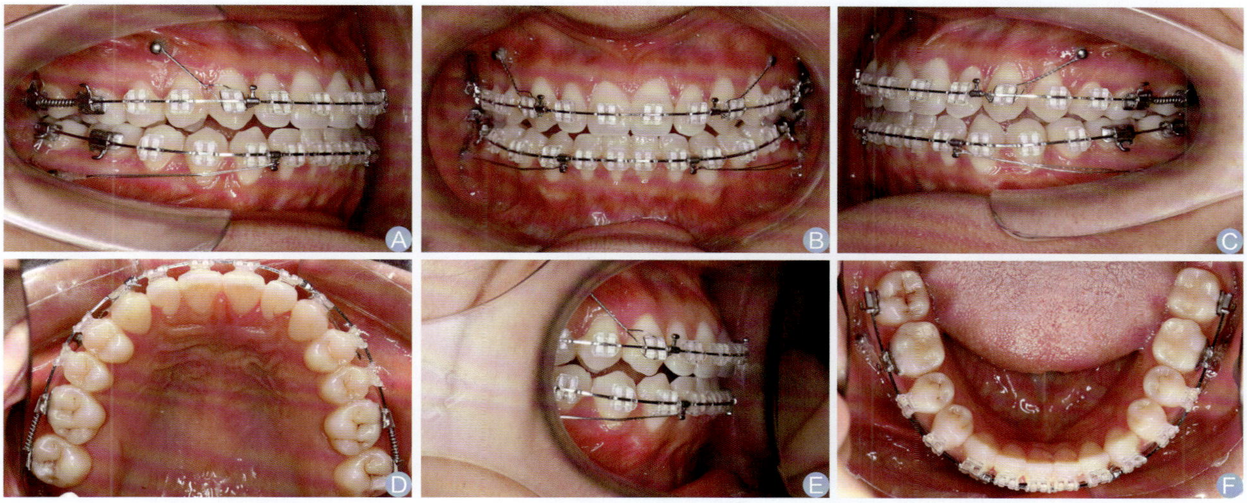

图14-3　推磨牙𬌗像

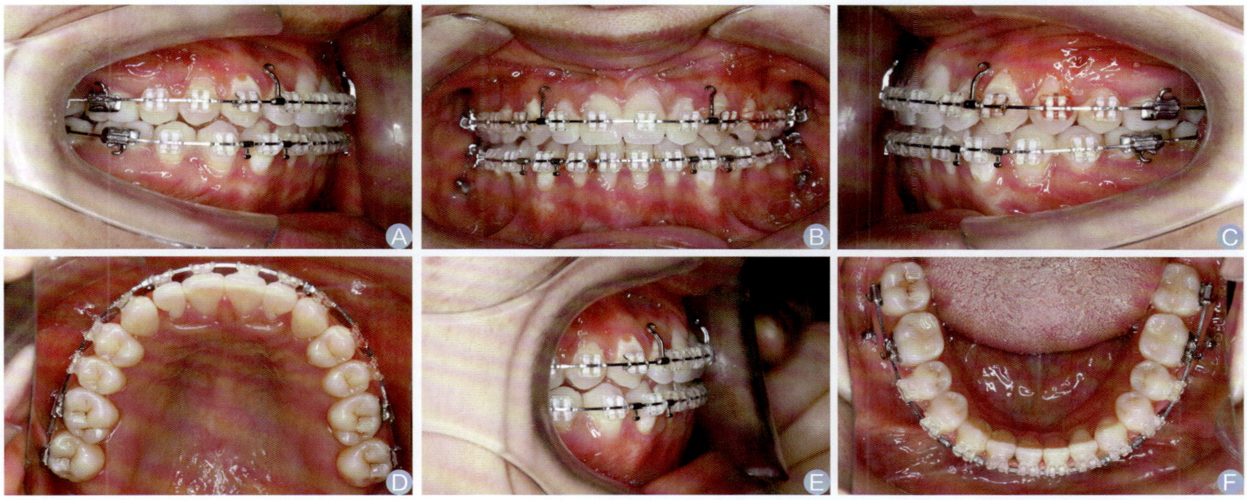

图14-4　精细调整时𬌗像

弹性结扎，内收切牙。上颌采用长牵引钩，减小前牙所受垂直压低分力（图14-4）。

4．第30～40个月　精细调整，拆除固定矫治器，戴入透明保持器。

八、矫治结果

矫治后，患者咬合关系良好，上下牙列整齐，前牙覆𬌗、覆盖正常，双侧尖牙中性关系、磨牙中性关系，上下中线正。患者侧貌得到很大改善，上下唇突度正常，鼻唇角正常，颏唇沟正常。自然情况下闭唇正常，颏肌紧张度正常。微笑时唇齿关系正常（图14-5）。头颅侧位片测量结果分析显示：上下前牙倾斜内收，ANB角及下颌平面角基本维持（测量结果见表14-1）。CBCT：上下切牙直立于牙槽骨中（图14-5）。治疗结束后1年复查，牙齿排列整齐，咬合稳定（图14-6）。

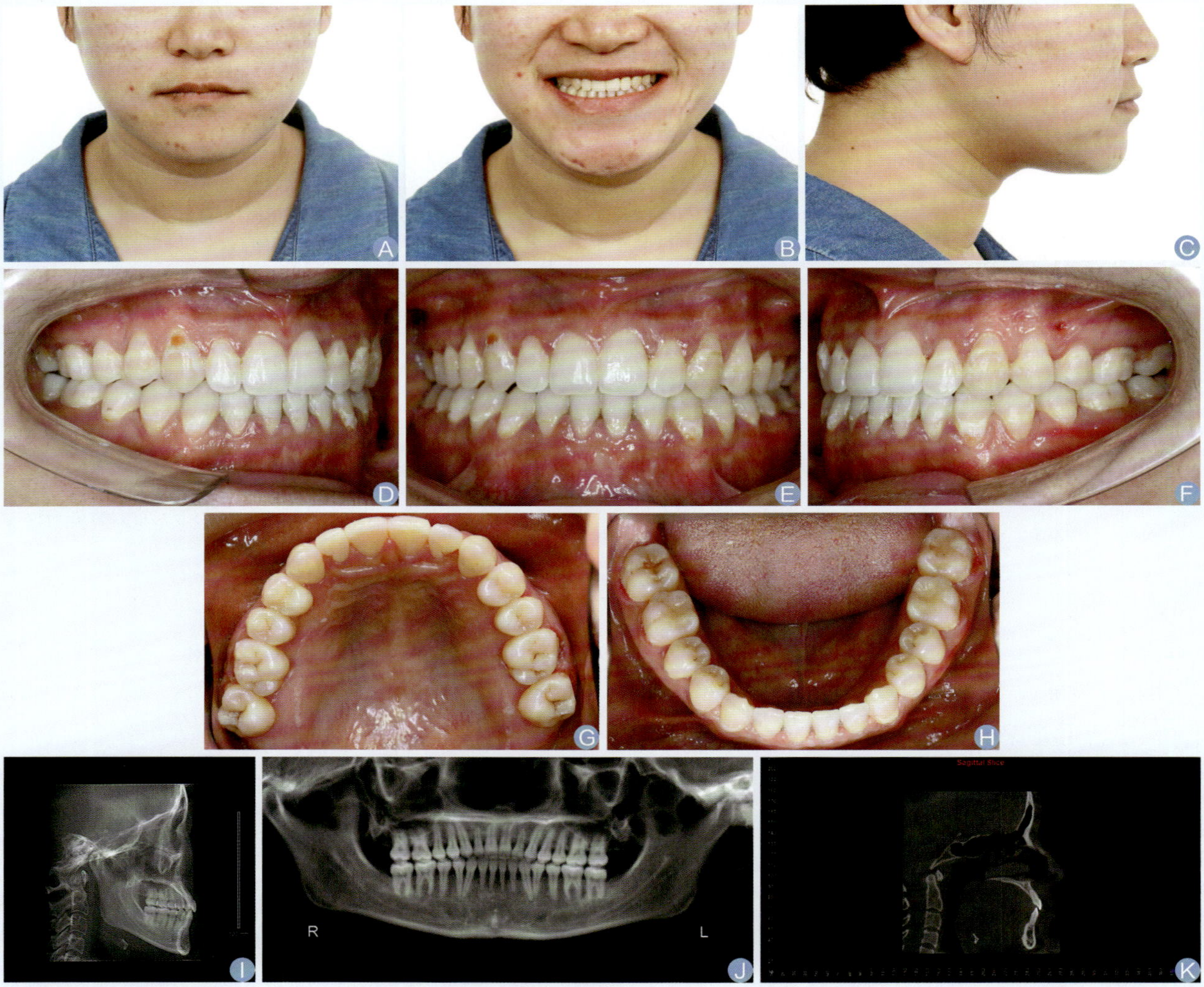

图14-5　治疗后面𬌗像、X线片及CBCT

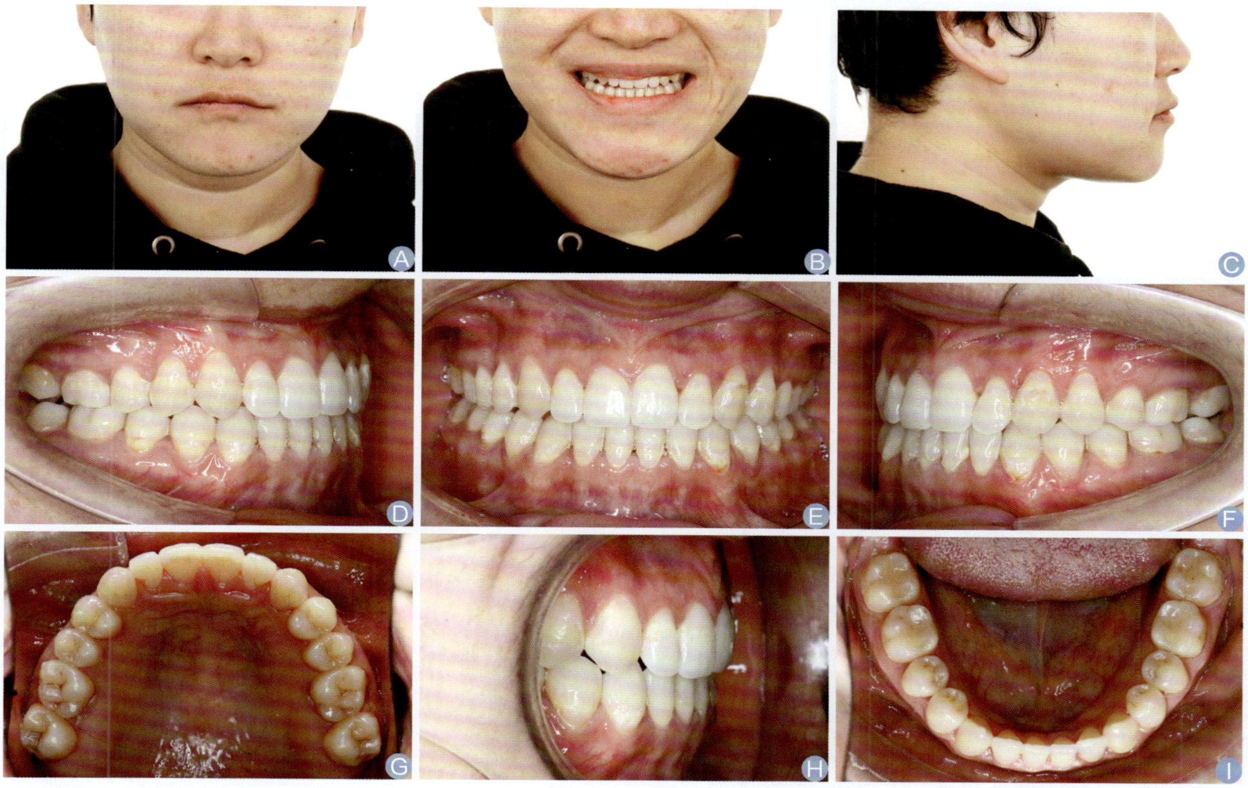

图 14-6　保持 1 年后面殆像

九、矫治体会

（一）关于治疗设计的考虑

1. 骨性Ⅲ类同时伴有开殆患者的垂直向控制　对于开殆患者，正畸治疗的目标是尽量压低后牙并适当伸长前牙，由此产生的下颌逆时针旋转有利于解决开殆。但是下颌逆时针旋转对于骨性Ⅲ类患者来说，有可能加重上下颌在矢状方向上的不协调，不利于侧貌及咬合功能的建立。本病例的正畸治疗需要平衡两者之间的关系。

2. 患者CBCT显示，上下切牙唇舌（腭）侧牙槽骨均较薄。尽管患者的主诉中包含了对侧貌改善的诉求，但是出于对牙齿及牙周健康的维护，在进行切牙内收的过程中需要谨慎控制内收量，防止严重的舌腭侧骨开窗、开裂，甚至牙根“悬突”于牙槽骨边缘。

3. 患者4颗第三磨牙均正位萌出，同时曲面体层片显示4颗第三磨牙远中均有空间，说明此患者的磨牙后间隙极其充足。这为我们提供了更多正畸治疗方案的选择。

4. 关于拔牙与否及前牙内收量的考虑　患者的主诉为侧貌突，针对这个主诉最常选择的正畸治疗方案一般为拔牙后内收切牙。但是对于该患者，则需要结合她的颅颌面部各种条件综合考虑。减数第一前磨牙可以更大程度内收切牙，但是在此病例中受到牙槽骨唇舌（腭）向宽度的限制，需控制切牙内收量；减数第二前磨牙对应了较小的切牙内收量，但是磨牙的近中移动可能造成下颌的逆时针旋转，对Ⅲ类骨型不利。上下颌推磨牙向后利用下颌磨牙后倾压低所可能造成的下颌殆平面逆旋与上颌推磨牙可能造成的上颌殆平面顺旋相抵消，使切牙适度内收、殆平面旋转及下颌平面维持同时实现。

（二）正畸治疗中的控制

1. 磨牙向远中移动的适用条件　对于需要少

量至中量间隙的患者来说，磨牙远移是一种有效的获得间隙的治疗方法，但是其应用需要具备一些条件。首先，就是要有充足的磨牙后间隙及骨量。对磨牙后间隙及骨量的评估需要结合临床检查、曲面体层片或者CBCT。对于复杂阻生的第三磨牙，还应评估第三磨牙拔除术对磨牙后骨量的影响。对于第二磨牙远中没有足够间隙或骨量的患者，不适合应用磨牙远移技术。其次，对于需要种植体提供磨牙远移支抗的病例，具有合适的种植支抗植入位置也是应用磨牙远移的一个重要的先决条件。成年患者推磨牙往往需要配合植入种植体来提供支抗。种植体的位置选择受患者牙根位置、上颌窦底高度、牙槽骨厚度、正畸力方向的设计、矫治器种类等诸多因素影响。本病例选择的种植体植入位置是上颌第一、第二前磨牙间颊侧及下颌外斜线。上颌在第一、第二前磨牙颊侧牙根间空间较大，种植体植入时操作风险更低；同时，植入位置可以更贴近第二前磨牙牙根，随着牙齿向远中移动，种植体使用时间更长，甚至无须更换种植体位置，避免二次植入种植钉。本病例的种植支抗位于牙弓的颊侧，但对于某些上颌窦底极低的患者，其颊侧往往无法寻找到合适的种植支抗植入位。此时，可以考虑在腭侧植入并配合腭杆等装置进行磨牙远移。下颌外斜线是下颌磨牙远移的理想种植体植入位。种植体位于牙列外，正畸治疗过程中无须根据牙齿移动更换种植体位置。

2．磨牙远移的具体步骤　正畸中的磨牙远移可分为两个步骤：第一步为推磨牙获得间隙，第二步为间隙的利用。

（1）推磨牙向远中：推磨牙向远中可以通过各种矫治器实现。本病例使用的是唇侧固定矫治器。实际上，包括上颌腭杆、摆式矫治器以及隐形矫治器在内的多种矫治器，均可用于推磨牙向远中。对于具有充足的磨牙后间隙以及骨量的患者来说，推磨牙向远中往往可以实现。在推磨牙的过程中，需要注意的是磨牙远中移动的方式。最为理想的磨牙远移方式是牙齿整体后移。应该尽量避免磨牙的远中倾斜移动。因为在后续利用推磨牙产生间隙的过程中，远中倾斜的磨牙更容易出现近中倾斜复发，使牙列中的间隙“看得见，用不到”。本病例使用种植支抗配合唇侧固定矫治器推磨牙向远中。由于固定矫治器有硬质弓丝进行平面的控制，磨牙远移的过程以整体移动为主。但是要注意避免使用过大尺寸的不锈钢丝，以减小磨牙远移的摩擦力。推磨牙向远中的移动量要充分，磨牙远移完全到位后再进入下一步的治疗，避免反复推磨牙。

（2）间隙的利用：磨牙远移病例成功的关键不在于推磨牙产生足够的间隙，而在于磨牙远中移动后的间隙能够在前牙内收时被顺利利用。磨牙远移完成并产生间隙后，需要对远移后的磨牙进行控制，与此同时进行前牙的内收。控制磨牙远移后位置的方式有很多，例如：逐步缩短磨牙近中的推簧，而不是直接完全去除；利用Nance弓等装置稳定磨牙位置；隐形矫治中采取推磨牙后远移前磨牙，将间隙转移到前牙区等。保护间隙的思想应该贯穿于磨牙远移病例的整个治疗过程。

（病例完成人：王硕）

病例 15 微螺钉远中移动全牙列治疗中度双牙弓前突

一、一般情况

患者女性，25岁，主诉上前牙突。全身情况良好，否认口腔不良习惯、鼻咽部疾病；否认关节疼痛、弹响；否认牙外伤史；家族史无特殊。

二、临床检查

1．面部检查　正面观：面部左右基本对称，上、中、下比例基本协调。侧面观：下唇前突，闭唇紧张（图15-1）。

2．口内检查　恒牙列，上下牙弓基本无拥挤；两侧尖牙和磨牙中性关系；前牙覆𬌗正常，Ⅰ度深覆盖；上下中线基本正。上下颌前牙均有不同程度牙龈退缩，其中42牙龈退缩3 mm左右（图15-1）。

3．颞下颌关节检查　开口度三横指，开口型正常，双侧关节未查见弹响及触痛。

三、X 线检查分析

1．头颅侧位片　测量分析结果显示骨性Ⅰ类，高角，上下前牙中度前突（图15-2和表15-1）。

2．全口曲面体层片　18、28、48正位，38水平阻生，左右髁突大小不一致（图15-2）。

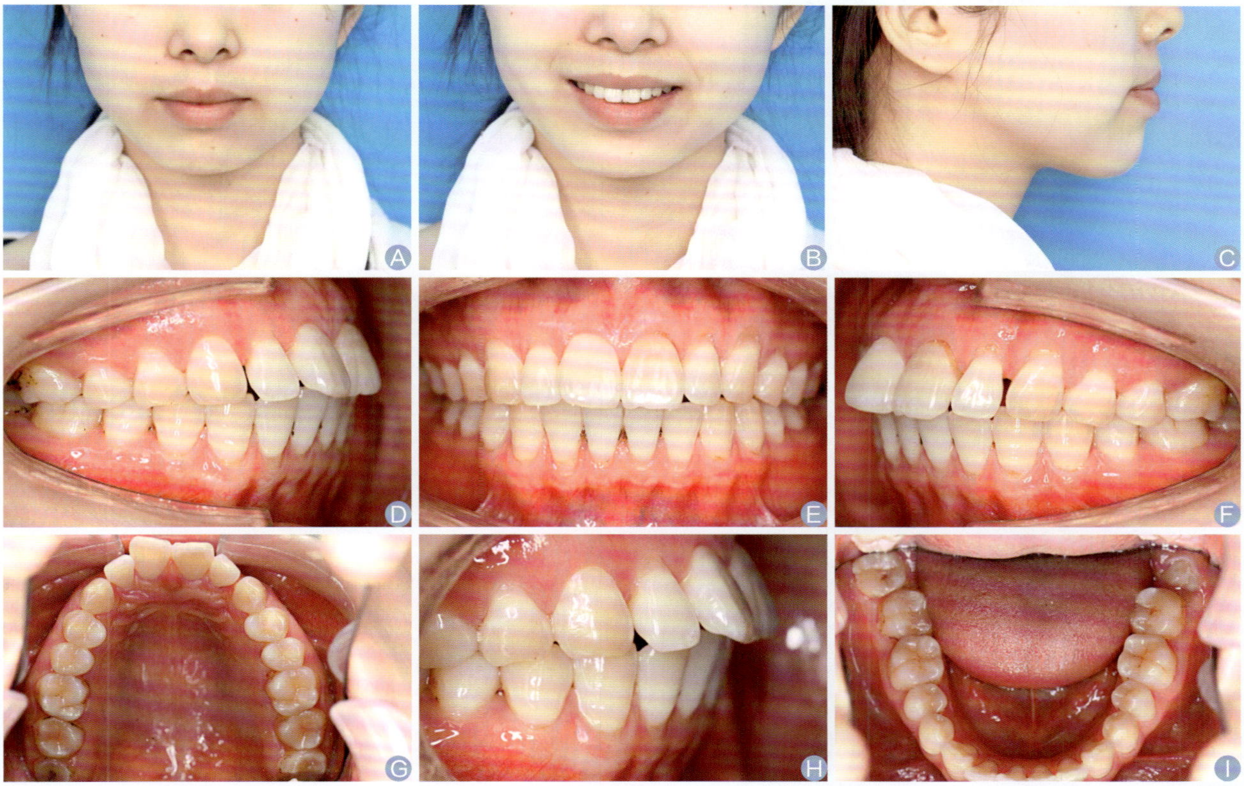

图 15-1　治疗前面𬌗像

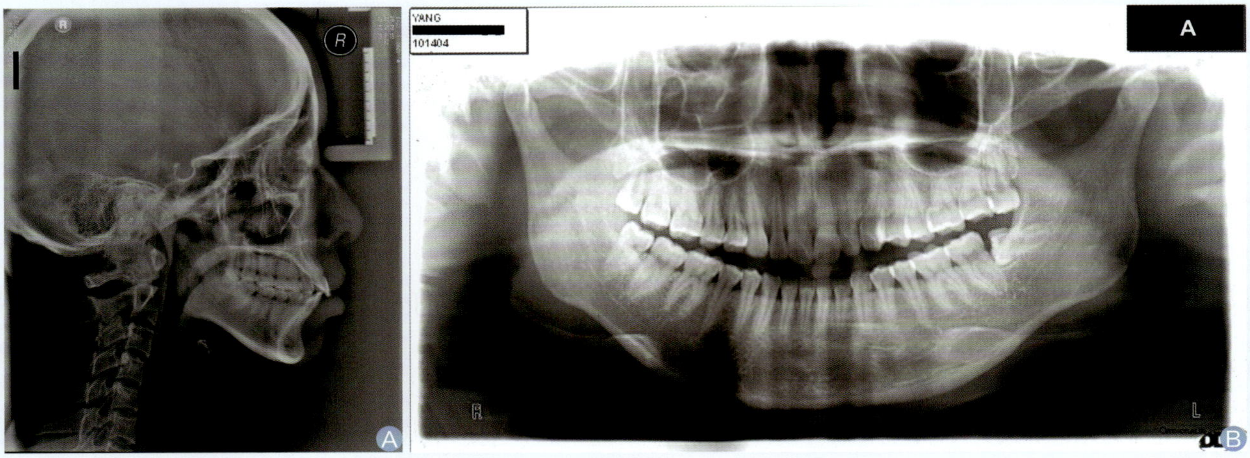

图 15-2 治疗前 X 线片

表15-1 治疗前后头影测量结果

测量项目	正常值 均值±标准差	测量值 治疗前	治疗后
SNA（度）	82.8 ± 4.0	73.7	73.1
SNB（度）	80.1 ± 3.9	72.7	72.2
ANB（度）	2.7 ± 2.0	1.0	0.9
FH/NP（度）	85.4 ± 3.7	85.2	81.0
U1/NA（度）	22.8 ± 5.7	25.4	15.1
U1-NA（mm）	5.2 ± 2.4	4.1	2.1
L1/NB（度）	30.3 ± 5.8	33.2	25.1
L1-NB（mm）	6.7 ± 2.1	8.5	4.9
U1/L1（度）	125.4 ± 7.9	115.7	133.4
U1/SN（度）	105.7 ± 6.3	103.8	92.3
MP/SN（度）	32.5 ± 5.2	40.3	41.5
MP/FH（度）	31.1 ± 5.6	31.3	32.5
L1/MP（度）	92.6 ± 7.0	94.8	92.8

四、诊断

安氏Ⅰ类，毛氏Ⅱ^{5}类，骨性Ⅰ类，高角。

五、矫治目标

排齐整平上下牙列，适量内收上下前牙，改善突度。

六、矫治计划

1. 拔除18、28、38、48。
2. 排齐上下牙列。
3. 微螺钉远中移动全牙列，减小突度。
4. 保持。

七、矫治过程

1．第1～3个月　粘接全口直丝弓矫治器，排齐上下牙列，换至0.019英寸×0.025英寸不锈钢丝。

2．第4～11个月　在上下颌两侧第二前牙磨牙和第一磨牙之间的牙槽间隔、贴近第一磨牙近中颊根位置各植入1枚微螺钉。术后1周，利用微螺钉远中移动全牙列，每个象限远中移动的力量约200 g（图15-3）。

3．第12个月　患者对面型满意，同时牙齿排列整齐，咬合关系良好，拆除矫治器。

八、矫治结果

矫治后，患者上下牙列整齐，咬合关系良好，前牙覆䫙、覆盖正常，双侧尖牙和磨牙维持中性关系，上下中线正。侧貌得到一定改善，上下唇突度正常，鼻唇角正常，自然情况下闭唇正常。全口曲面体层片显示牙根平行排列，牙根无明显吸收，牙槽骨未见明显异常（图15-4）。CBCT上下颌骨稳定结构重叠显示了上下牙列的移动量（图15-5）。头颅侧位片测量结果见表15-1。治疗结束5年后复查，牙齿排列整齐，咬合稳定（图15-6）。

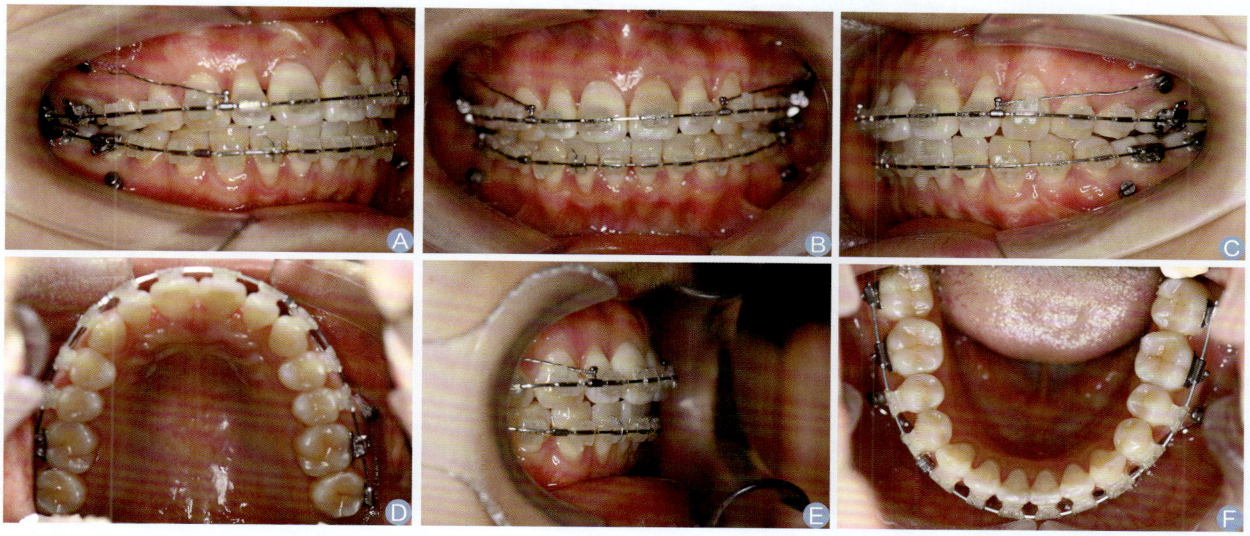

图 15-3　远中移动全牙列时䫙像

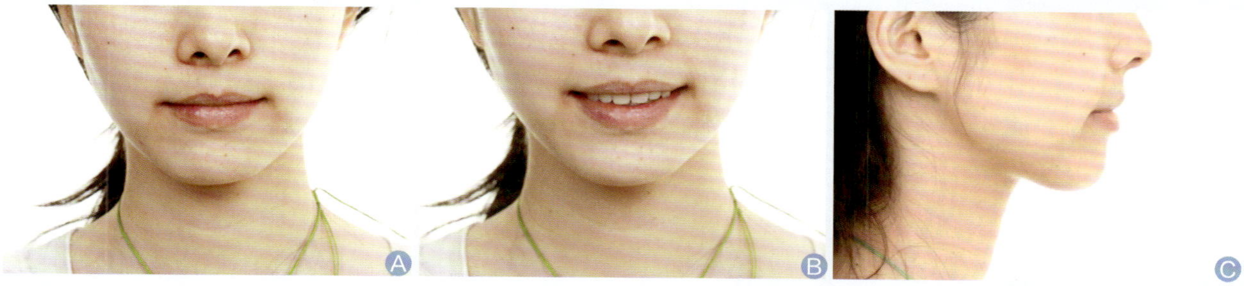

图 15-4　治疗后面䫙像及 X 线片

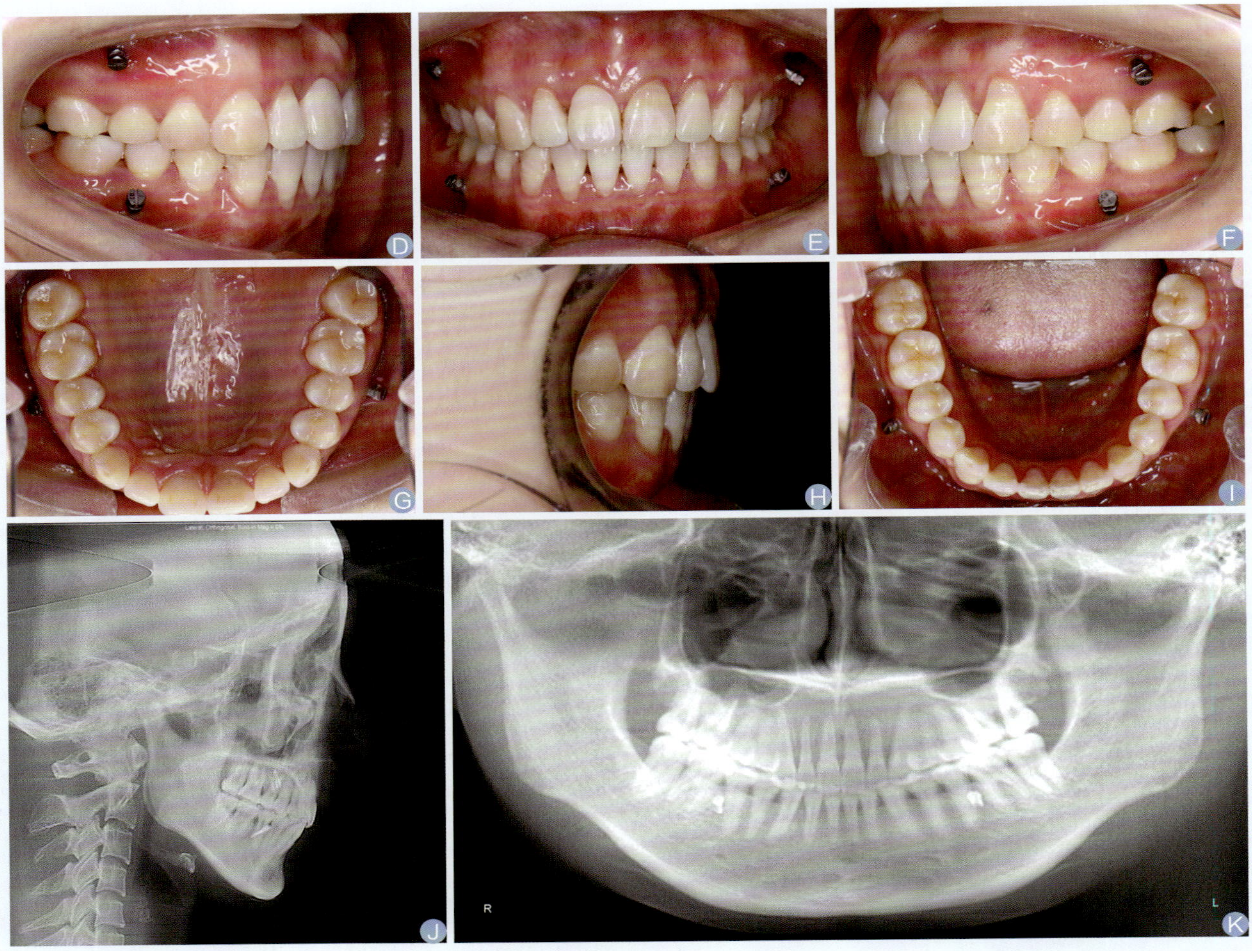

图 15-4　治疗后面㧟像及 X 线片（续）

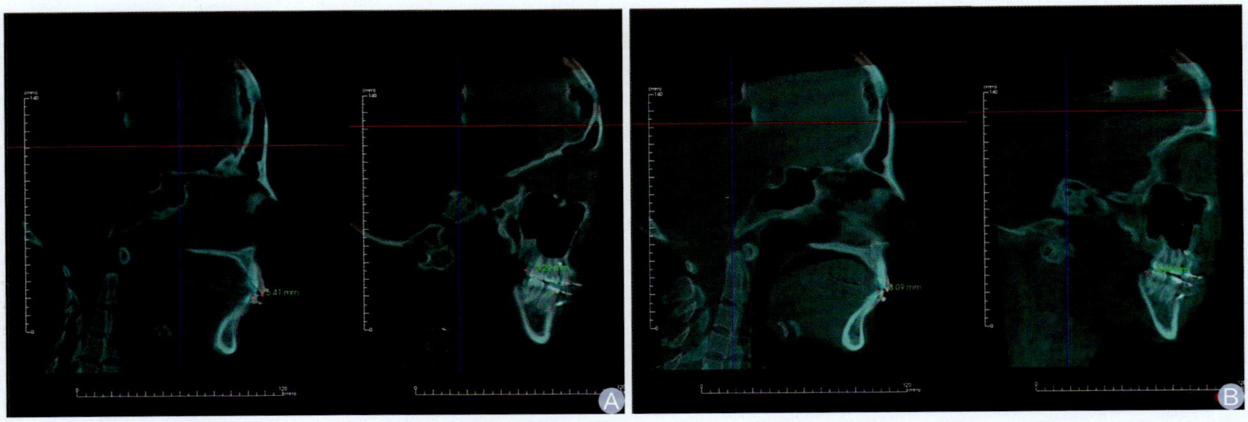

图 15-5　治疗前后上下颌骨 CBCT 稳定结构重叠显示牙列的移动量（以右侧为例）。左图（A）显示上颌中切牙切端远移 5.4 mm，上颌第二磨牙远移 3.2 mm；右图（B）显示下颌中切牙切端远移 3.1 mm，下颌第二磨牙远移 3.2 mm

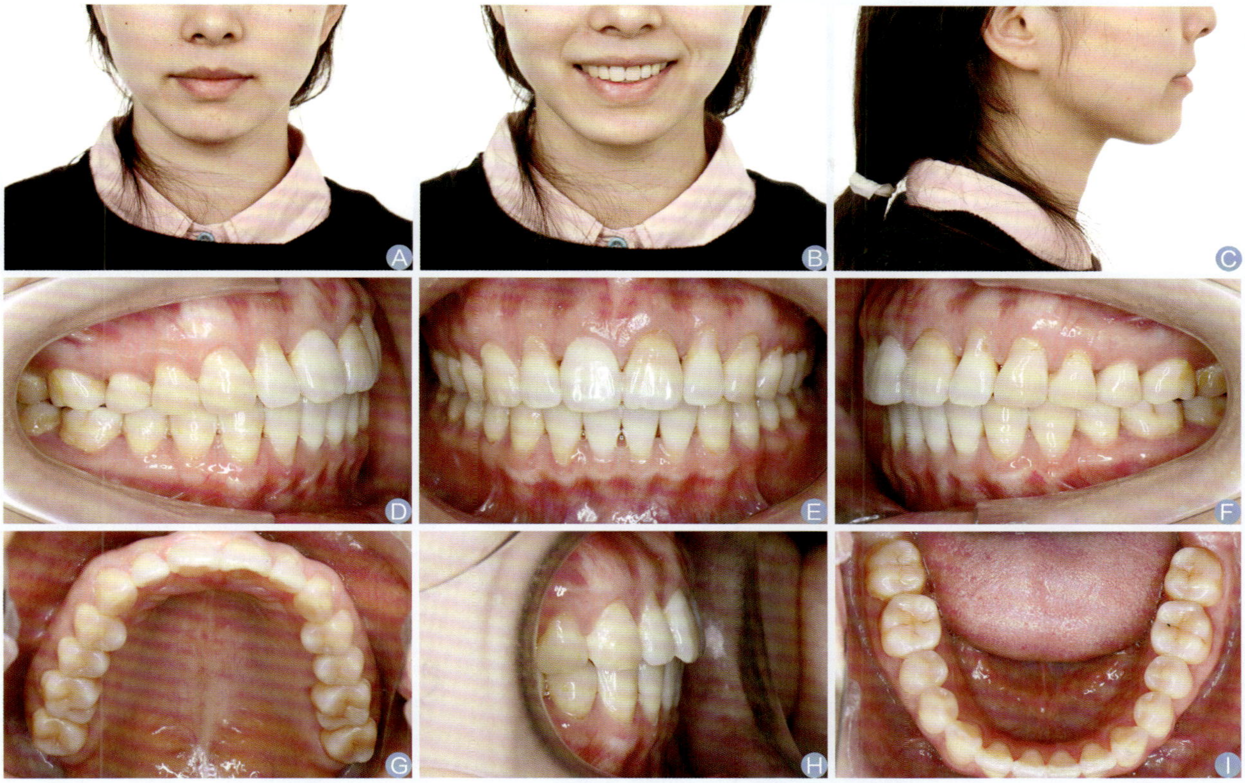

图 15-6　保持 5 年后面𬌗像

九、矫治体会

（一）矫治设计的考虑

1. 拔牙考虑　通常情况下，拔除双尖牙是解决牙弓前突最有效的设计。因为患者不接受拔除第三磨牙以外的恒牙，同时计划1年后出国留学，所以设计了利用拔除第三磨牙的空间，远中移动全牙列来矫治轻度双牙弓前突。这种设计不仅保存了完整的牙列，同时相比拔除前磨牙进行矫治疗程更短，对于治疗结束时间点的把控性更强。这种设计的不足之处在于4枚微螺钉都需要精准植入，同时保证成功率。

2. 微螺钉远中移动全牙列的方式　通常可以分为两种：一种是一步法，即所有牙齿同步移动，一起移动到位，这种设计效率高，但是要求牙列移动的路径上没有障碍，通常行一次植入手术即可；另一种是两步法，将磨牙和其近中的牙齿分开移动，先完成磨牙远中移动，然后再内收其余牙齿。最常见的做法是在上颌第一磨牙近中先植入微螺钉，利用微螺钉稳定住前牙段（这种方式称为间接支抗），远中移动第二磨牙和第一磨牙；当第二磨牙和第一磨牙远中移动到位后，更换微螺钉至第二磨牙和第一磨牙之间，利用微螺钉作为直接支抗，内收其余牙齿，最终完成全牙列的移动。两步法的缺点是效率相对较低，同时需要行两次微螺钉植入手术；然而，当采用一步法所需的微螺钉植入区条件不足（比如颧牙槽嵴平坦）时，两步法是一个备选方案。因为患者1年后要出国，所以我们首选效率较高的一步法。

3. 微螺钉植入部位的选择　上颌的颧牙槽嵴和下颌的外斜线区分别是远中移动上牙列和下牙列最常用的微螺钉植入部位。在这两个部位植入微螺钉有几个要点：其一，这两个部位骨质条件好，微螺钉植入成功率高；其二，这两个部位没有重要解剖结构，植入安全性高；其三，这两个部位植入的微螺钉位于牙列移动轨迹之外，不影响牙根移动。但是这两处植入存在共同的缺点，即表面覆盖的是活动的牙槽黏膜，微螺钉极易激惹黏膜，引起微螺钉周围炎，导致微螺钉被包埋，影响临床操作，同时给患者带来不适，炎症严重者还需要拆除微螺钉。而在本病例中，为了高效完成正畸，我们将微螺钉植入于第二前磨牙和第一磨牙之间的牙槽间隔角化龈覆盖处，微螺钉从角化龈穿出，减少了感染的风险。因患者为轻度双牙弓前突，上下牙列整体远移的量不大，同时患者第二前磨牙和第一磨牙之间的根间隔足够宽，所以在牙根间植入微螺钉不会影响牙齿的移动。如果正畸治疗需要较大量的牙列远移，则在牙根间植入的微螺钉势必会影响牙列远移。此时，在上颌的颧牙槽嵴和下颌外斜线区植入微螺钉更合适。另外，值得一提的是，在上颌，后牙腭侧的牙槽间隔也是一个很好的植入区域。因为磨牙腭根都是单根，根间隔很宽，牙列远中移动有充足的空间；同时腭侧角化龈覆盖区域广，微螺钉不容易有炎症。因此，除了临床操作比唇侧稍麻烦外，后牙腭侧的根间隔不失为一个好的选择。

（二）正畸治疗中的控制

1. 精准的微螺钉植入　第二前磨牙和第一磨牙之间是微螺钉最常见的植入部位，通常用于加强磨牙支抗。与常规植入部位不同，本病例需要远中移动全牙列，因此微螺钉需要精准地植入于第一磨牙近中颊根附近，为第二前磨牙牙根的远移留出空间（图15-7）。对于初学者和植入经验不足者，这个手术难度较大，可以利用微螺钉导板辅助进行植入，提高植入的精准性和安全性。

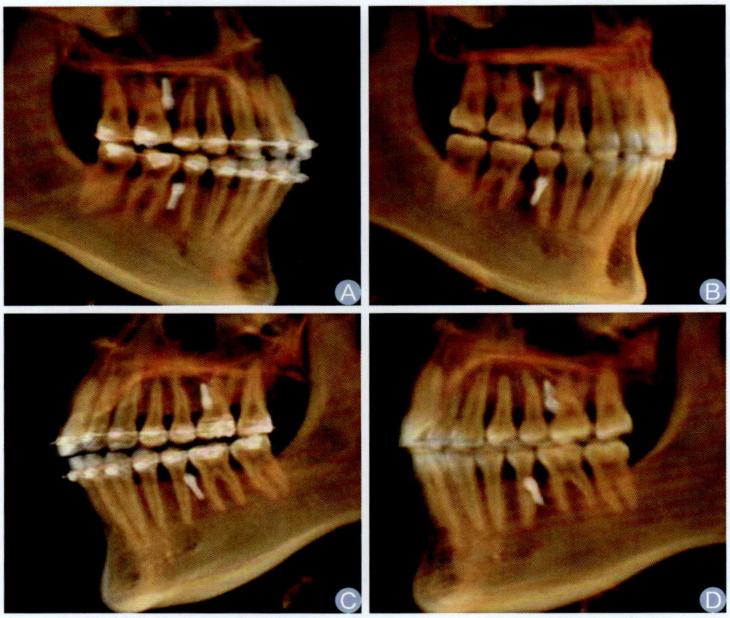

图15-7　CBCT显示治疗前后微螺钉与牙列的关系。左侧（A和C）为牙列远中移动前，右侧B和D为牙列远中移动后。注意微螺钉和上下第一磨牙近中颊根的位置关系

2. 弓丝和牵引钩的选择　整体移动牙列时需要使牙列形成一个整体，通常使用0.019英寸×0.025英寸不锈钢丝作为主弓丝，将所有托槽结扎紧。牵引钩通常置于上颌侧切牙和尖牙之间，牵引钩的高度根据前牙覆𬌗的深浅选择。以上颌为例，根据力学分析，牵引钩越短，则越会促使上切牙伸长、上磨牙压低，即上牙列顺时针旋转的效应越显著。所以对于前牙开𬌗或者浅覆𬌗，选用短牵引钩（图15-3）；如果前牙覆𬌗深，可以选用长牵引钩。

（三）牙列整体远移的适应证、难点和风险

1．牙列整体远移的适应证　比较适用于轻中度的牙列前突，牙列无明显拥挤，同时牙弓偏狭窄。众所周知，所有的牙齿一生都在近中移动，且顺应牙齿生理变化的牙齿移动较容易，反之相对较难。因此，在一定范围内，磨牙的近中移动比远中移动容易。所以，对于较严重的牙列前突，采用牙列整体远移的方式较难实现，拔牙矫治则更容易。当牙列前突同时伴明显拥挤时，磨牙远移的间隙既要用来解除拥挤，又要用来内收前牙减小突度，所以不易实现。对于狭窄牙弓的前突，扩弓提供的间隙可以用于减小突度，因此真正需要牙列整体远移的量并不大，是比较好的适应证。

2．牙列整体远移的难点　采用微螺钉整体远移牙列的难点有几个。其一是微螺钉的成功植入。微螺钉是牙列整体远移的支抗来源，上颌的颧牙槽嵴和下颌的外斜线区对于初学者来说，都是不太容易植入的区域。其二是力学的设计。牙列远移过程中，前牙和磨牙在垂直向会产生变化，牙弓宽度也会发生改变，这要求治疗中做一些对应的力学调整来控制咬合。其三是有时候牙列远移出现停滞，需要分析原因，找到阻碍牙列移动的原因。临床上有时可以看到下颌第二磨牙的牙根被推入骨皮质，牙齿很难继续移动。所以，当出现牙列整体远移困难时，可以通过CBCT检查每颗牙的牙根周围情况，找到症结所在，并进行对应的调整。

3．牙列整体远移可能存在的问题　四个象限的种植钉是一个系统，任何一个象限的钉子出问题，都可能导致整个治疗计划失败或者疗效打折。所以在采用该方法前，对于微螺钉植入的成功率和难度需要准确评估。同时，牙列中任何一颗牙齿如果因为各种原因无法移动，都会影响到整个牙列移动的效果。

（病例完成人：陈贵）

病例 16　成人双颌前突的治疗

一、一般情况

患者男性，25岁，主诉嘴突、闭嘴困难。全身健康，无既往口腔治疗史，否认不良口腔习惯及耳鼻喉疾患；否认颞下颌关节症状和颌面外伤史。

二、临床检查

1．面部检查　正面观：面部左右基本对称，面部垂直比例基本正常。开唇露齿，轻度露龈微笑。侧面观：突面型，下颌后缩，颏部严重发育不足，闭唇困难，颏肌紧张（图16-1）。

2．口内检查　恒牙列，16及36牙合面银汞充填体，牙齿无叩痛。37和46牙合面窝沟龋，无冷热刺激痛及叩痛。上牙列拥挤度约1 mm，下牙列排列整齐。双侧磨牙反牙合。尖牙和磨牙中性关系，前牙覆牙合、覆盖正常，上下牙弓中线一致（图16-1）。

3．颞下颌关节检查　开口度三指，开口型正常，双侧关节区未查见弹响及压痛。

三、X 线检查分析

1．头颅侧位片　显示为骨性Ⅱ类错牙合，下颌发育不足，下颌平面高角，上下前牙略唇倾。头影

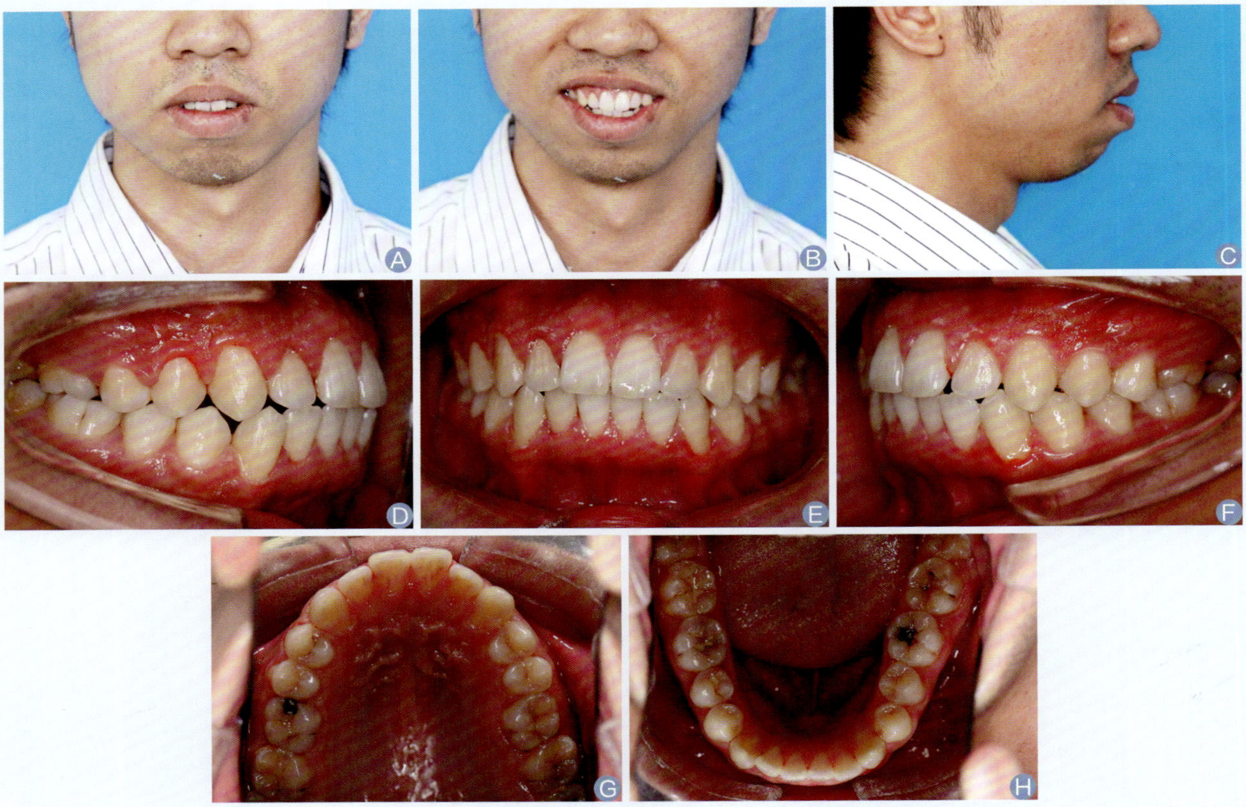

图 16-1　治疗前面牙合像

测量结果见表16-1。

2．全口曲面体层片　18、28、38、48部分萌出，16、36可见银汞充填影像，47根方高密度影，与根尖关系不密切。牙槽骨高度基本正常，双侧髁突基本对称，未见骨质及形态异常（图16-2）。

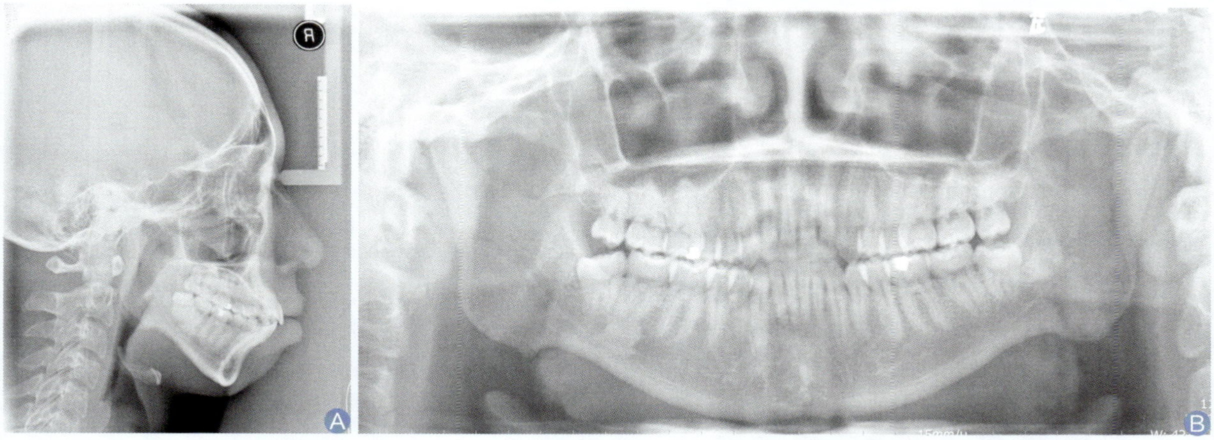

图16-2　治疗前X线片

表16-1　正畸治疗前后头影测量结果

测量项目	正常值	测量值	
	均值±标准差	治疗前	治疗后
SNA（度）	82.8 ± 4.0	83.1	81.1
SNB（度）	80.1 ± 3.9	76.0	75.9
ANB（度）	2.7 ± 2.0	7.1	5.9
FH/NP（度）	85.4 ± 3.7	85.8	85.8
NA/AP（度）	6.0 ± 4.4	16.4	12.2
U1/NA（度）	22.8 ± 5.7	26.2	15.7
U1 - NA（mm）	5.2 ± 2.4	7.5	3.6
L1/NB（度）	30.3 ± 5.8	38.6	25.4
L1 - NB（mm）	6.7 ± 2.1	14.5	8.3
U1/L1（度）	125.4 ± 7.9	108.6	134.1
U1/SN（度）	105.7 ± 6.3	109.1	96.4
MP/SN（度）	32.5 ± 5.2	43.6	43.3
FMA（MP/FH）（度）	27.3 ± 6.1	33.2	32.9
IMPA（L1/MP）（度）	92.6 ± 7.0	98.8	88.2
Y轴（SGn/FH）（度）	66.3 ± 7.1	65.7	64.9
Pg - NB（mm）	1.0 ± 1.5	−1.7	−1.1
UL- E（mm）	−1.4 ± 1.9	2.2	−1.6
LL-E（mm）	0.6 ± 1.9	9.9	1.3

四、诊断

安氏Ⅰ类，毛氏Ⅱ⁵类，骨性Ⅱ类，高角。

五、矫治目标

减小牙弓突度，改善侧貌，维持牙列整齐及良好的咬合关系。

六、矫治计划

方案一　正畸-正颌联合治疗

1. 术前拔除34、44，内收下前牙增加前牙覆盖。
2. 术中拔除14、24，上颌LeFortⅠ型截骨+分块内收前部颌骨。
3. 下颌双侧矢状劈开后前徙+颏成形手术改善面型。

方案二　掩饰性正畸治疗

1. 拔除14、24、34、44。
2. 37、46行𬌗面龋检查与必要的治疗。
3. 上颌前牙内收（6～7 mm）。
4. 稳定后牙及前牙高度，适当压低前牙。
5. 适当开展上颌牙弓，解除后牙反𬌗。
6. 建立中性尖牙及磨牙关系。
7. 维持前牙覆𬌗、覆盖。
8. 保持。

患者不接受手术治疗，选择方案二。

七、矫治过程

1. 拔牙后粘接矫治器，自0.012英寸镍钛丝开始顺序更换矫治弓丝，直至0.019英寸×0.025英寸不锈钢丝，排齐并整平牙列（图16-3）。

2. 在0.019英寸×0.025英寸不锈钢方丝上进行间隙关闭及前牙内收，采用两步法关闭间隙（图16-4）。

3. 完成间隙关闭后，更换0.016英寸×0.022英寸镍钛方丝进行精细调整，进一步排齐牙列，调整尖窝关系（图16-5）。

4. 拆除固定矫治器，采用活动保持器保持，定期复诊。

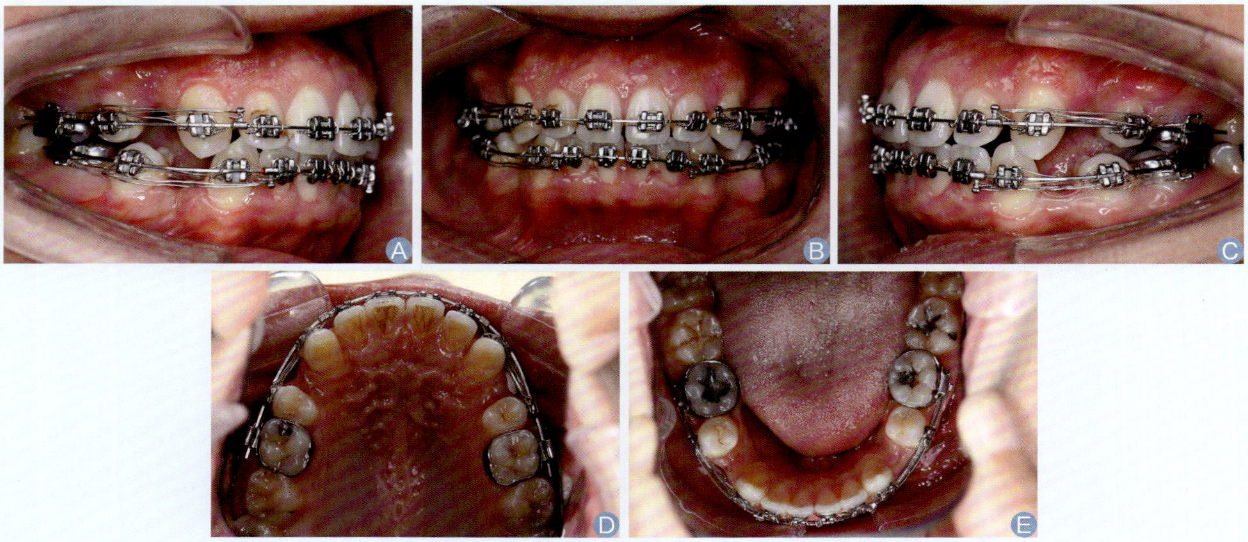

图16-3　排齐整平时𬌗像

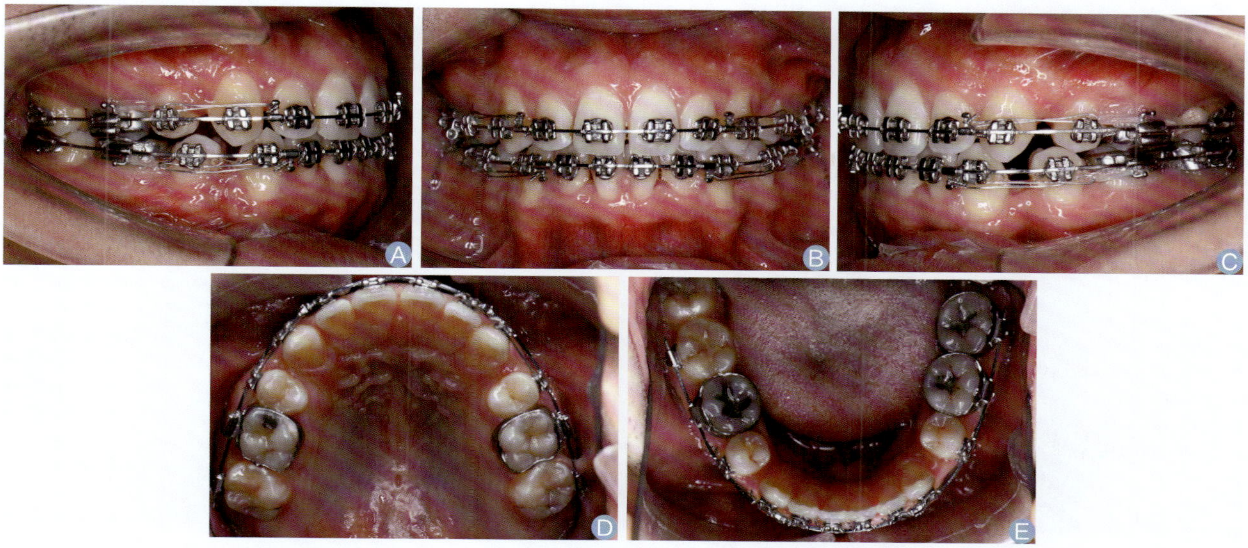

图 16-4　两步法关闭间隙

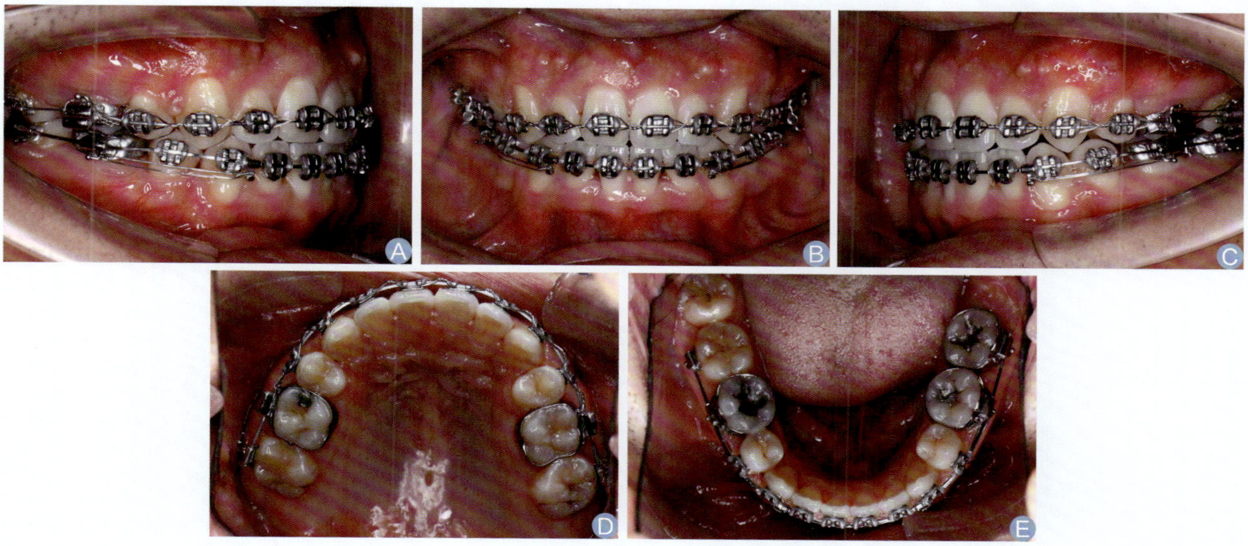

图 16-5　间隙关闭，精细调整

八、矫治结果

正畸治疗后患者面下部突度显著改善；闭唇时颏靥窝消失，唇自然闭拢。唇间关系正常，鼻唇角正常。虽然颏部发育不足，但是鼻-唇-颏关系协调。牙齿排列整齐，尖牙及磨牙关系中性，前牙覆盖及覆殆关系正常，牙弓中线一致（图16-6）。X线片显示前牙关系正常，牙根位于牙槽骨中，牙根排列良好，牙槽骨高度正常，未见明显牙根吸收（图16-7）。治疗前后的头影测量重叠图（图16-8）显示，后牙支抗稳定，前牙内收显著，上下唇内收。

治疗后18个月面殆像显示，该患者正畸治疗结果稳定（图16-9）。

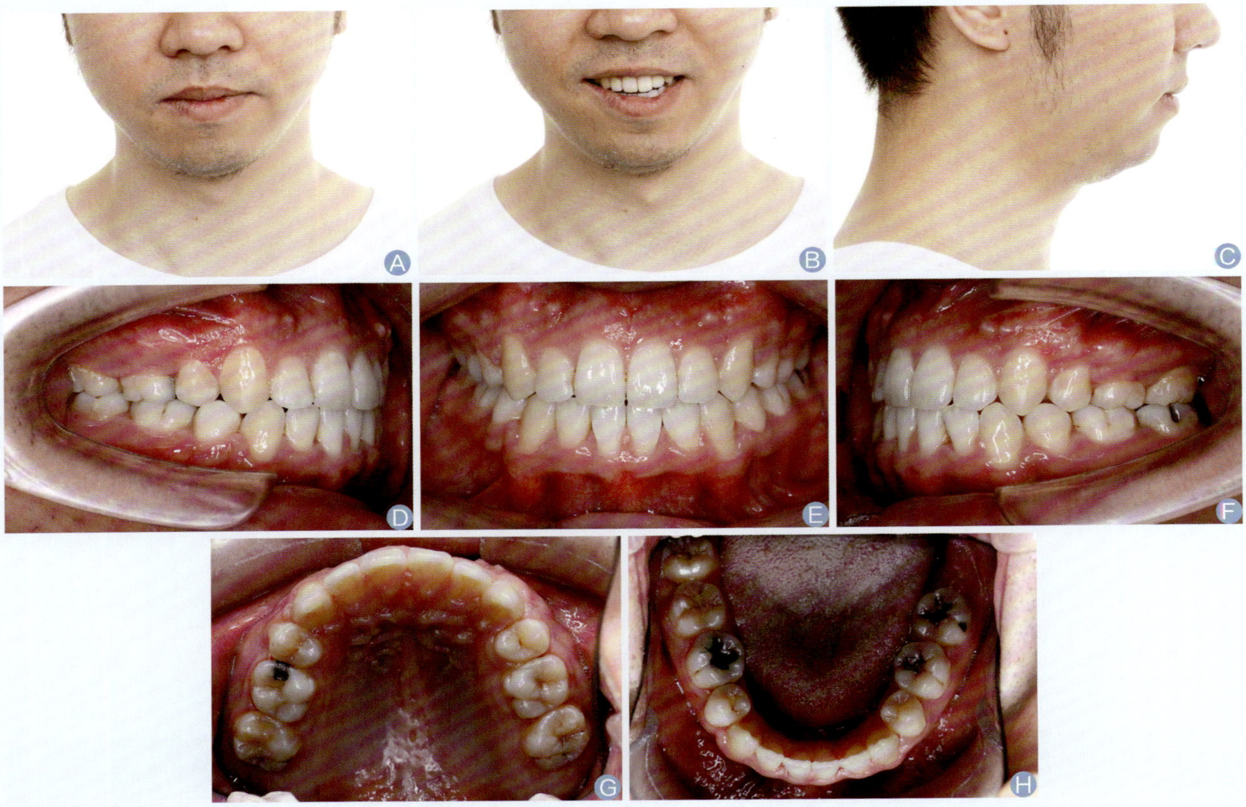

图 16-6　正畸治疗后面䫇像

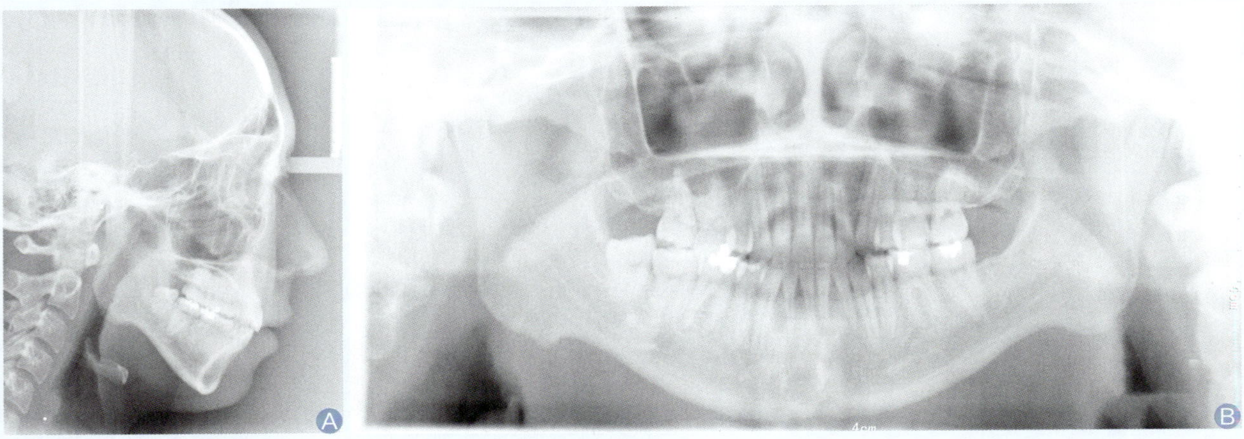

图 16-7　治疗后 X 线片

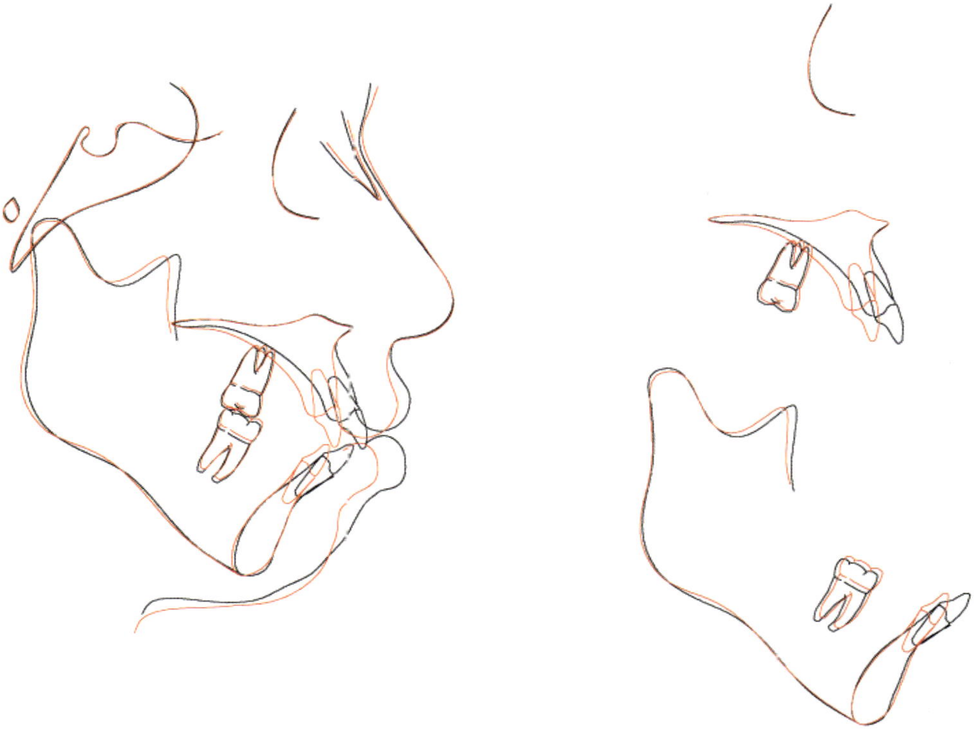

图 16-8 正畸治疗前后头影测量重叠图（黑色线条为治疗前，红色线条为治疗后）

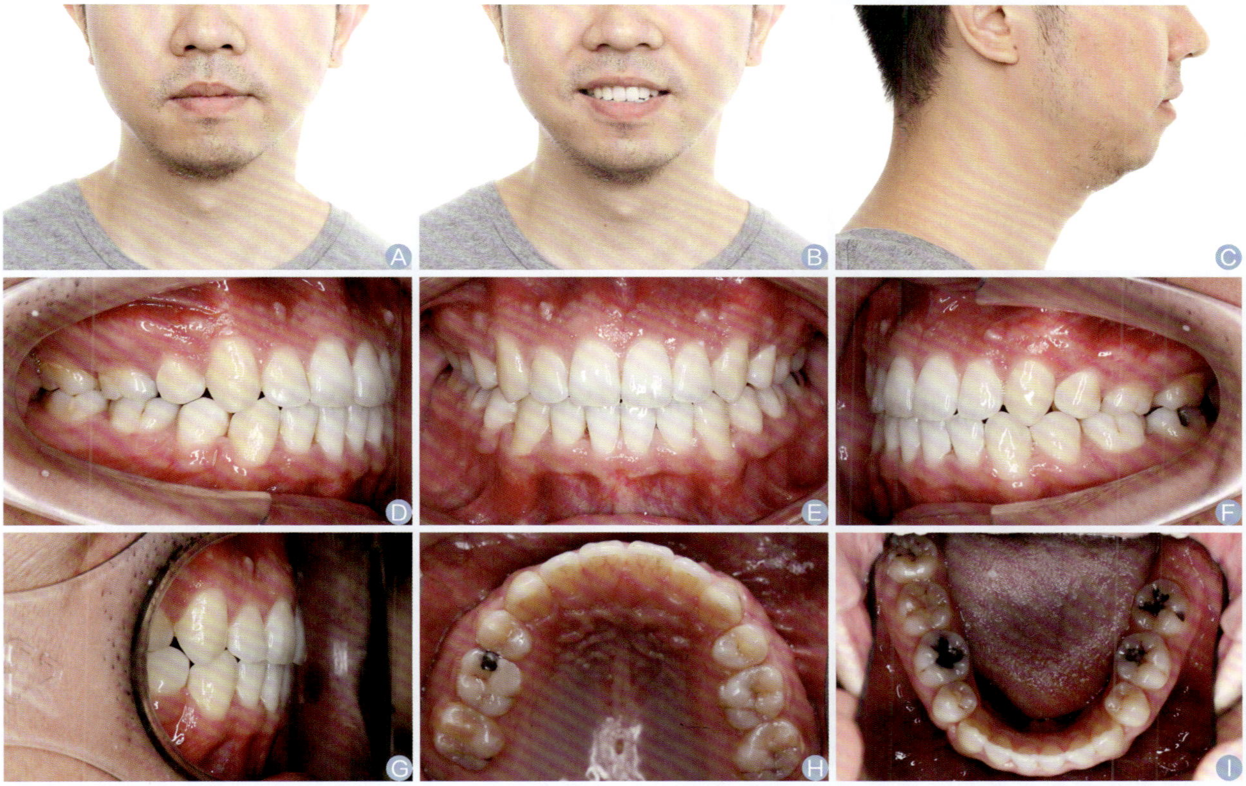

图 16-9 保持 18 个月后面殆像

九、矫治体会

（一）关于矫治设计

1．正畸-正颌联合治疗　双牙弓前突的患者中骨性Ⅱ类者居多。患者多伴下颌发育不足，下前牙代偿性唇倾。此类患者侧貌突度较大，常伴唇闭合不全及开唇露齿，闭唇时唇肌及颏肌紧张，颏靥窝明显，下唇前突更显著。该患者治疗前为凸面型，下颌及颏部发育不足较明显。其ANB角反映出患者是中度的骨性Ⅱ类错𬌗，下颌平面角较大。对于该类患者，如果患者对面型要求较高，应首选正畸-正颌联合治疗方法，通过手术解决患者下颌发育不足所致的颌间关系不调问题。对于采用正畸-正颌联合治疗的患者，通过上颌分块手术可以直接后退前颌骨，减小上颌及上牙弓的突度，也可以通过适当旋转骨段调整前牙的唇倾度，从而无须通过正畸牙移动过度地内收上前牙来掩饰颌间的Ⅱ类骨性关系，进而降低了上前牙过度内收带来的牙根及牙槽骨吸收的风险。通过手术前移下颌及颏部，患者侧貌在治疗后可以获得良好的直面型。另外，对于该类患者，还需在治疗前评估患者下颌后缩对上气道的影响，告知患者正颌手术在改善患者颌骨畸形所致面型问题的同时可以增加上气道的容积，缓解可能由下颌后缩带来的睡眠呼吸暂停及低通气的问题。对于存在明显的气道狭窄、超重及男性患者，尤需强调下颌严重后缩给健康带来的风险及对手术的考虑。

2．正畸掩饰治疗　对于不存在气道狭窄问题或不能接受正颌外科手术治疗的骨性Ⅱ类患者，选择减数4个第一前磨牙进行正畸掩饰治疗者较多，国人对骨性Ⅱ类错𬌗手术治疗的接受度低于骨性Ⅲ类错𬌗。正畸掩饰治疗的难点之一在于对后牙支抗的控制。应根据患者前突的程度决定后牙支抗的设计，以强支抗或绝对支抗设计较多。该患者治疗前下唇前突显著（在审美线之前5 mm左右）。为减小面下部突度、尽量协调面部的鼻-唇-颏间关系，其上下前牙的内收需接近7 mm，所以后牙基本不能前移，需采用强支抗设计。

对于前牙需要大量内收的前突患者，正畸治疗前须评价前部牙槽骨的厚度及牙根与牙槽骨的关系。对于牙槽骨厚度较薄的患者，前牙大量内收易出现牙根穿出舌（腭）侧骨皮质，从而造成牙槽骨和牙根吸收的风险。对于牙槽骨过薄的患者，应根据患者的具体情况适当减少前牙内收，或通过控制性倾斜移动实现前牙内收，以降低牙根及牙槽骨吸收的风险，抑或建议患者考虑手术治疗。

（二）关于治疗中的控制

双牙弓前突患者多数不存在明显的牙列拥挤，磨牙关系也多为中性。正畸治疗中的难点就是有效控制后牙的支抗及前牙的转矩和覆𬌗。由于患者突面型的改善需要颏部相对稳定，下颌平面的稳定也至关重要，应避免失控。

1．由于患者面下部突度较大，前磨牙的所有拔牙间隙均应用于前牙内收。该病例应该是一个强支抗设计的病例，所以后牙的控制较为重要。对于支抗的控制方面，不同的医生可能会有不同的考虑和策略。本病例治疗中采取的支抗控制策略是在治疗初始即将第二磨牙纳入矫治系统，通过增加后牙牙量增加支抗。在牙齿的排齐整平过程中，密切关注后牙的关系，尤其是上后牙位置，评价患者在该矫治力系统中后牙支抗是否足够。由于下颌磨牙相对于上颌磨牙支抗较好，所以磨牙关系是否稳定是评价双颌前突患者支抗控制情况的一个方法。如果内收开始即发现磨牙有前移的趋势，则需要及时增加支抗辅助装置如口外弓或种植体，以保证强支抗的实现。该患者在内收过程中，采用两步法关闭间隙。先远中移动尖牙并及时调整尖牙关系，使其保持在Ⅰ类关系上，以减轻整体间隙关闭对后牙支抗的挑战。Ⅱ类尖牙关系常会影响间隙关闭时上颌尖牙的远中移动，咬合干扰会增加对上颌后牙支抗的需求，导致支抗丢失。在关闭间隙的过程中，还应注意矫治力大小的控制，避免施力过大（<150 g力）导致后牙支抗丢失。由于牙齿移动中力的控制较好，患者治疗中并未应用辅助的支抗装置，利用矫治器和患者自身的支抗实现了设计的强支抗。

2．前牙区的控制　前突患者的前牙内收是改善患者前突面型的关键，但是大量的前牙内收易造成由前牙转矩丢失和前牙下垂引起的前牙覆殆加深。对于此类病例，治疗中需在内收前牙前整平纵殆曲线，并根据患者前牙的牙轴唇倾度和内收的量，适当在内收的钢丝上增加补偿曲线，以此增加前牙的正转矩及前牙压低的力，从而控制前牙的覆殆及转矩。间隙关闭的过程中需关注前牙的唇倾度及覆殆情况，必要时可以暂停间隙关闭，待调整覆殆及前牙转矩后再继续治疗。另外，由于患者为成人的中度骨性Ⅱ类错殆，正畸掩饰治疗会以一定程度的牙齿代偿来掩饰骨性畸形。由于下前牙唇倾易带来稳定性及健康风险，所以上前牙唇倾度在治疗后略小于正常值是Ⅱ类骨型患者治疗的选择。但是，应注意避免上前牙过度直立对口颌系统功能及牙齿健康的不利影响。关闭拔牙间隙及内收前牙时应采用较硬的钢丝（0.019英寸×0.025英寸），以更好地实现覆殆及转矩的控制。该患者前部牙槽骨厚度适中，正畸治疗中较大幅度的内收致牙槽骨吸收的风险相对较小。

为了维持下颌平面稳定及避免下前牙唇倾，治疗中应避免长时间应用Ⅱ类牵引。该患者在正畸治疗中仅短暂应用Ⅱ类牵引（3个月）调整颌间关系。

（病例完成人：李巍然）

病例 17　成人高角双颌前突的减数治疗

一、一般情况

患者女性，24岁，主诉牙突、嘴突，牙不齐。全身情况良好，否认口腔不良习惯，既往有过敏性鼻炎病史、头孢菌素类抗生素过敏史。半年前曾在外院拔除4颗智齿；关节弹响一年，未治疗；否认牙外伤史。母亲和妹妹有类似错𬌗。

二、临床检查

1. 面部检查　正面观：面部左右基本对称，下部比例稍大。轻度开唇露齿，大笑时露龈2～3 mm。侧面观：突面型，双颌前突，上下唇突度稍大（图17-1）。

2. 口内检查　恒牙列，上牙弓拥挤度1 mm；下牙弓无拥挤；双侧磨牙和尖牙均为中性关系；前牙覆𬌗、覆盖正常；上中线右偏0.5 mm，下中线正（图17-1）。

3. 颞下颌关节检查　开口度三指，开口型正常，右侧关节开口初弹响。

三、X 线检查分析

1. 头颅侧位片　测量分析结果显示骨性Ⅱ

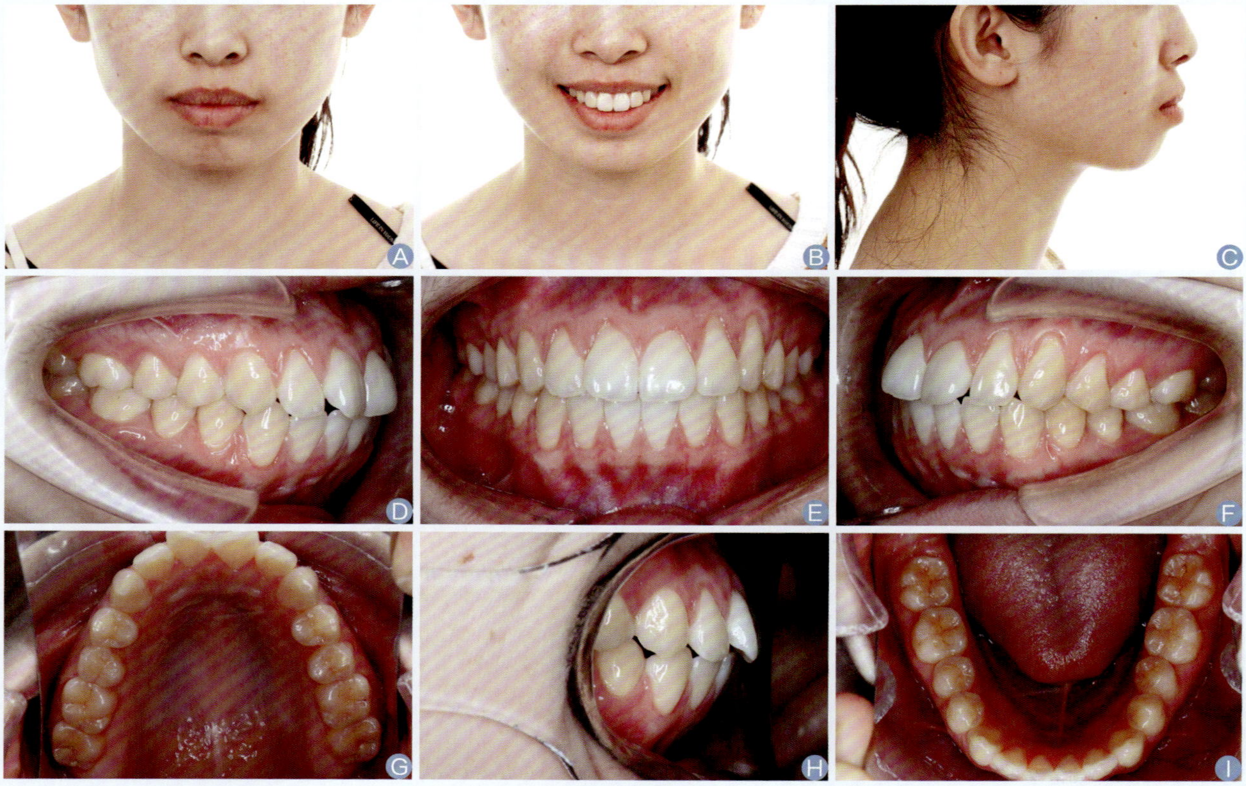

图 17-1　治疗前面𬌗像

类，下颌后缩，颏部发育尚可，高角型，上下切牙唇倾（图17-2和表17-1）。

2．全口曲面体层片　18、28、38和48牙胚未见，牙列、牙槽骨未见明显异常。双侧髁突骨质未见明显异常（图17-2）。

3．关节CBCT　双侧髁突形态不对称，位置稍后移。左侧髁突外侧髁颈部可见一凹陷，皮质骨连续，骨小梁排列均匀；右侧髁突形态不规则，皮质骨连续，骨小梁排列均匀。

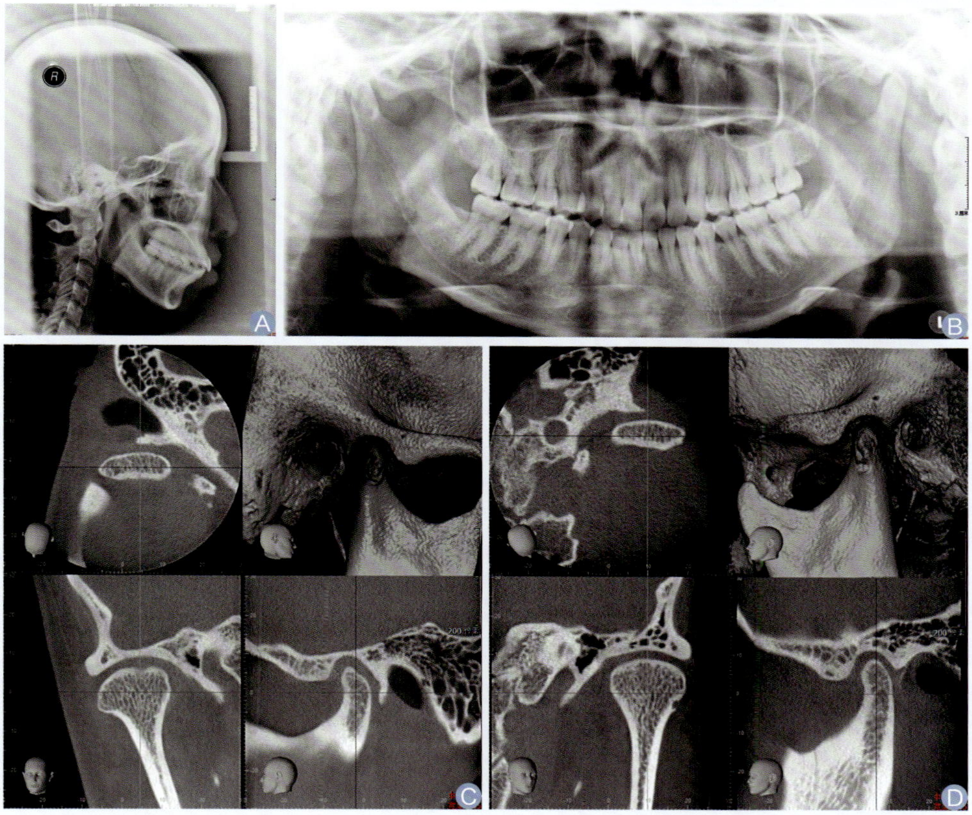

图17-2　治疗前X线片及关节CBCT

表17-1　治疗前后头影测量结果

测量项目	正常值	测量值	
	均值±标准差	治疗前	治疗后
SNA（度）	82.8 ± 4.0	78.8	77.6
SNB（度）	80.1 ± 3.9	74.9	74.3
ANB（度）	2.7 ± 2.0	3.9	3.3
FH/NP（度）	85.4 ± 3.7	81.7	84.5
U1/NA（度）	22.8 ± 5.7	27.3	16.1
U1-NA（mm）	5.2 ± 2.4	10.4	3.3
L1/NB（度）	30.3 ± 5.8	43.8	26.7

（续表）

测量项目	正常值	测量值	
	均值±标准差	治疗前	治疗后
L1-NB（mm）	6.7±2.1	12.0	5.1
U1/L1（度）	125.4±7.9	106.0	133.8
U1/SN（度）	105.7±6.3	104.1	93.7
MP/SN（度）	32.5±5.2	40.9	39.0
MP/FH（度）	31.1±5.6	32.9	30.8
L1/MP（度）	92.6±7.0	108.9	92.2

四、诊断

安氏Ⅰ类，毛氏Ⅱ^5+Ⅰ^{1}类，骨性Ⅱ类，高角。

五、矫治目标

排齐整平上下牙列，在改善侧貌的同时建立良好的咬合关系。

六、矫治计划

唇侧固定矫治

1. 直丝弓PASS矫治技术配合舌力介导器，减数14、24、34、44，上颌和下颌均采用强支抗。

2. 排齐整平牙列，关闭拔牙间隙，改善侧貌，维持前牙正常覆𬌗、覆盖，建立双侧尖牙和磨牙的中性关系，协调上下颌中线。

3. 采用生理性支抗技术增强矢状向支抗控制，配合舌力介导器增加垂直向控制。

4. 保持。

七、矫治过程

1. 第1～3个月　戴舌力介导器，粘接全口PASS矫治器。第二前磨牙和第二磨牙未粘接矫治器，上下颌弓丝入辅弓管，上下牙基本排齐，换至0.016英寸镍钛丝（图17-3）。

2. 第4～9个月　粘接第二前磨牙和第二磨牙矫治器，上下颌弓丝入主管，排齐整平上下牙列，

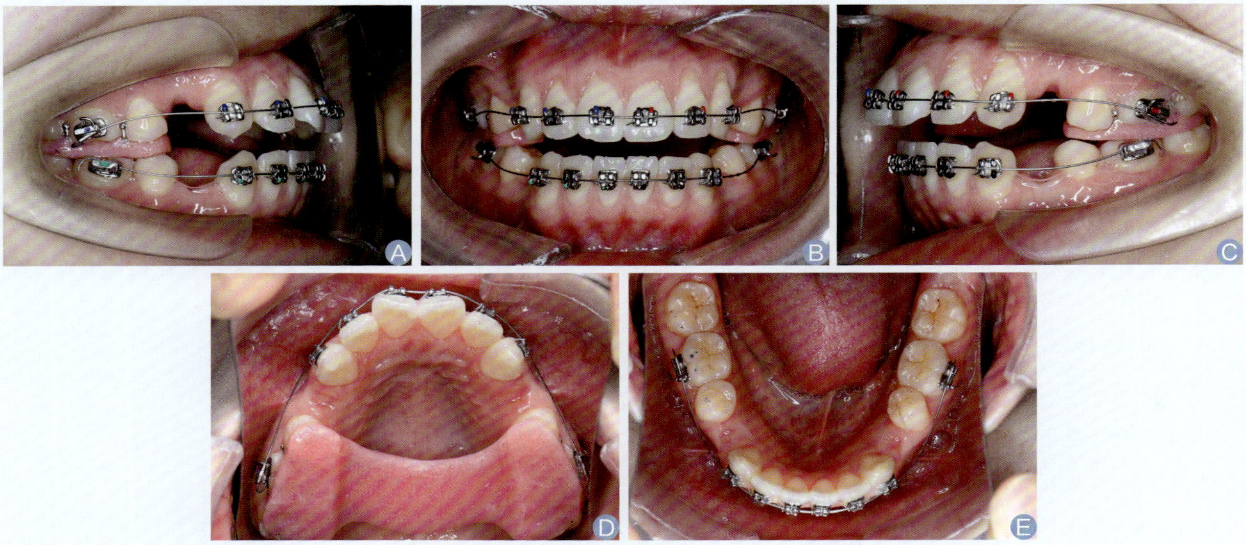

图17-3　上颌戴舌力介导器时𬌗像

换至0.018英寸×0.025英寸镍钛方丝。停止戴用舌力介导器（图17-4）。

3．第10～22个月　逐渐减少戴用舌力介导器，上下牙列换至0.018英寸×0.025英寸不锈钢方丝，滑动法关闭间隙，其间配合双侧Ⅱ类牵引（图17-5）。

4．第23～25个月　精细调整磨牙关系及中线关系。

5．第26～27个月　咬合关系稳定后拆除固定矫治器，戴入透明保持器。

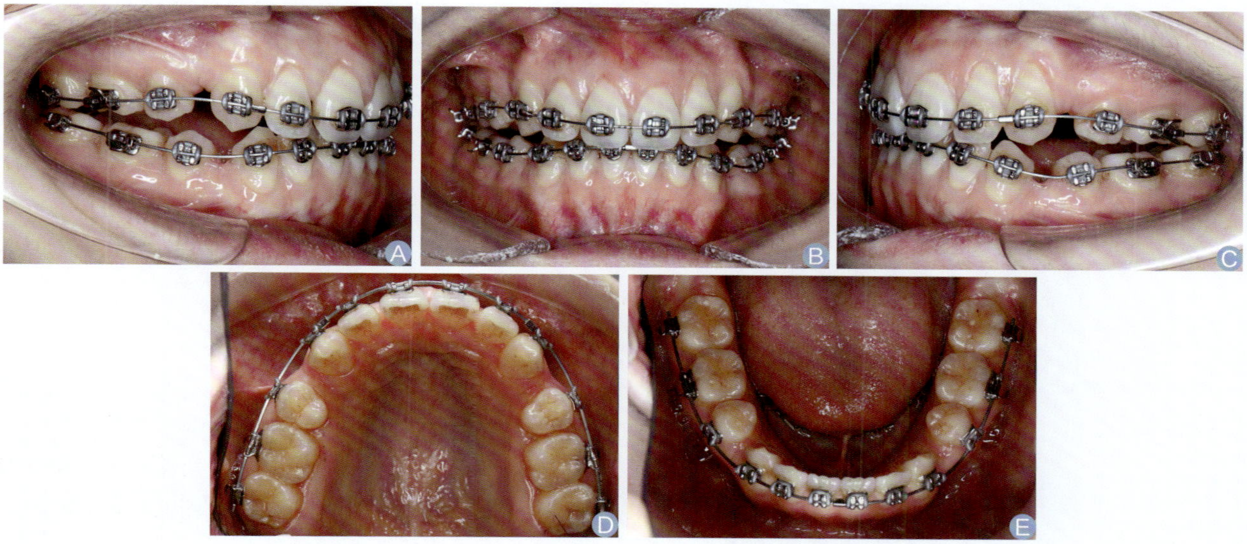

图 17-4　停戴舌力介导器时𬌗像

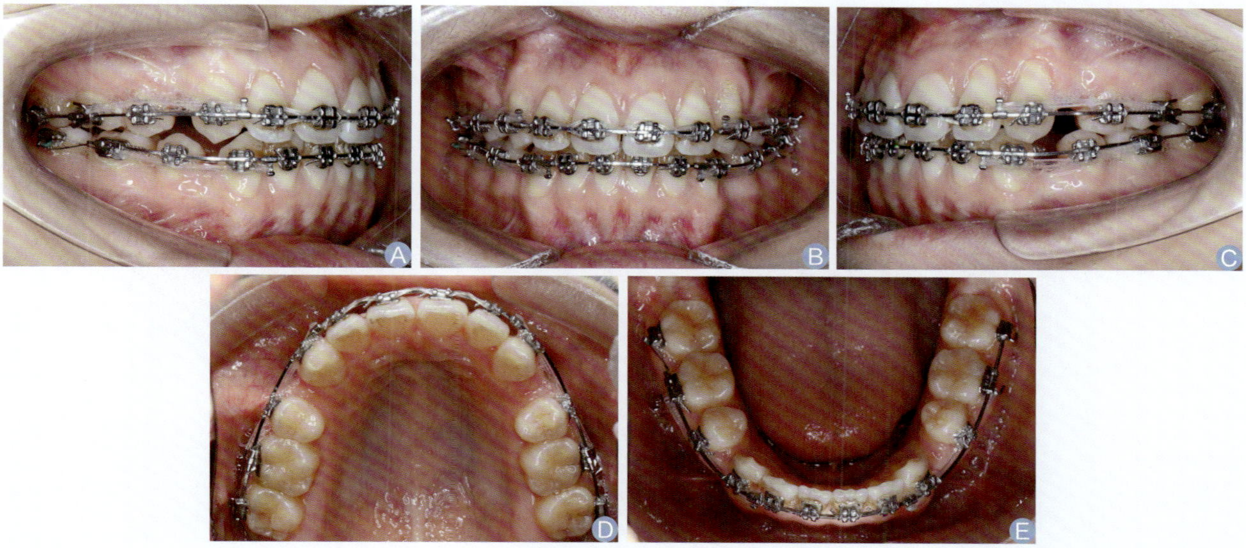

图 17-5　关闭间隙时𬌗像

八、矫治结果

矫治后，患者咬合关系良好，上下牙列整齐，前牙覆𬌗、覆盖正常，双侧磨牙和尖牙中性关系，上下中线正。侧貌突度改善明显，上下唇突度正常，鼻唇角正常，颏唇沟正常；自然情况下闭唇正常，唇齿关系正常。全口曲面体层片显示牙根平行排列，牙根及牙槽骨未见其他明显异常（图17-6）。头颅侧位片测量结果分析显示：上前牙整体内收，牙轴控制良好，ANB及下颌平面角有减小趋势（测量结果见表17-1）。治疗后保持3年时复查，牙齿排列整齐，咬合稳定（图17-7）。

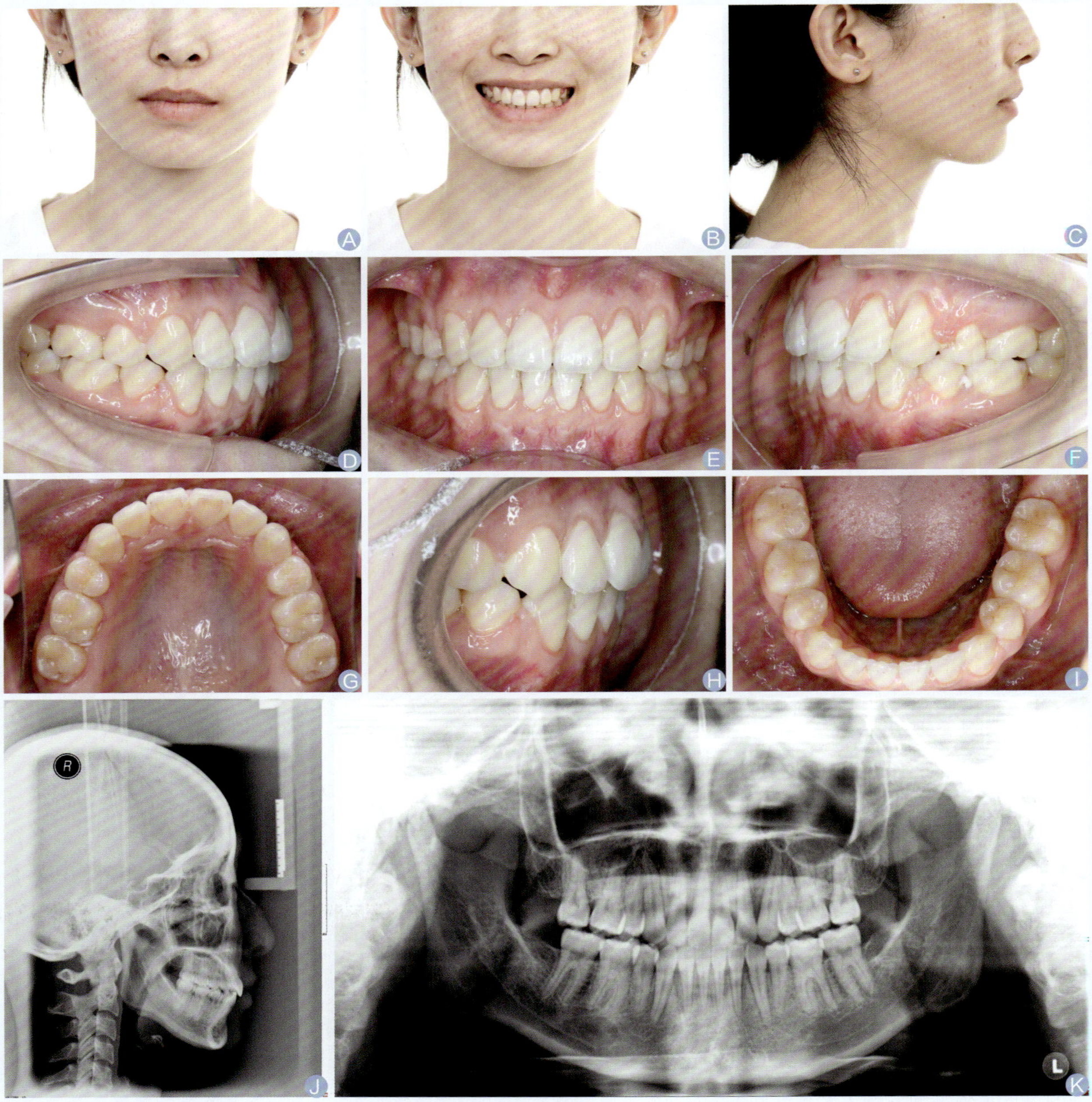

图 17-6　治疗后面𬌗像及 X 线片

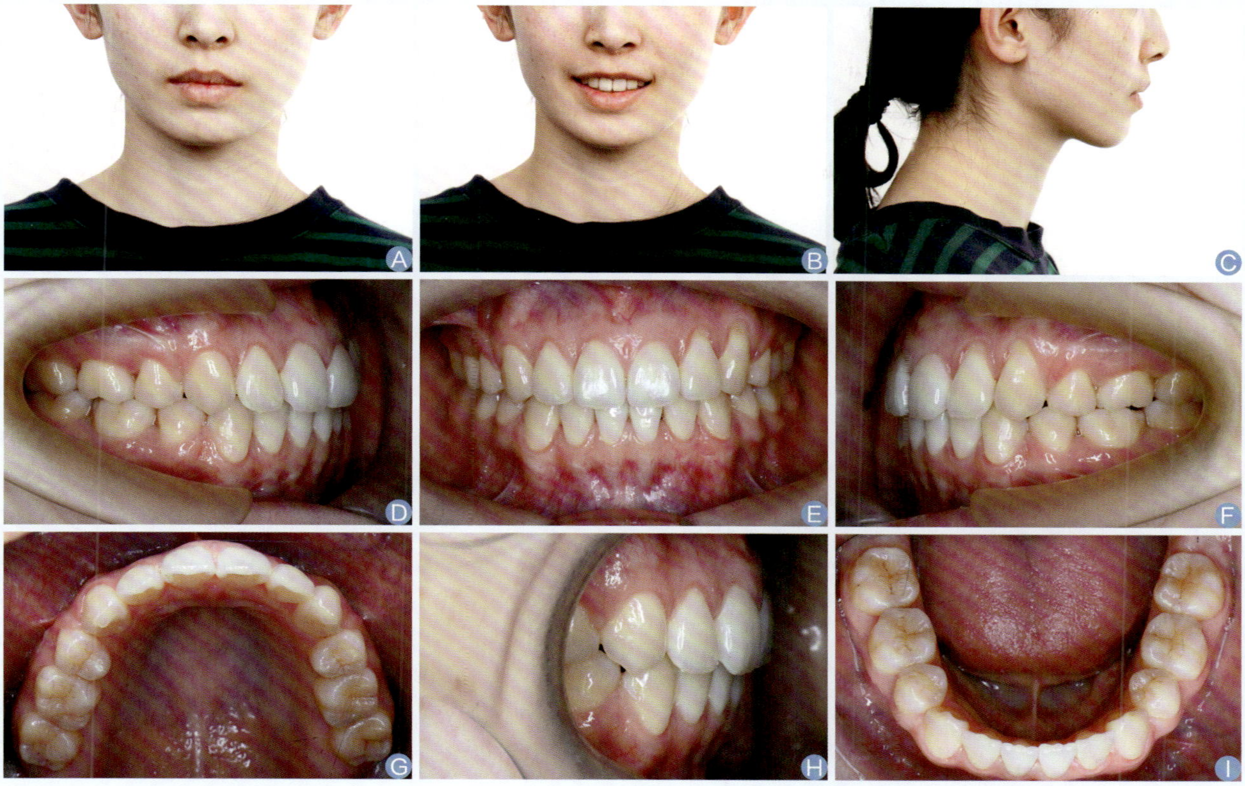

图 17-7　保持 3 年后面骀像

九、矫治体会

（一）矫治的难点

1. 双牙弓前突患者与美学标准的差异是正畸医师制定个性化矫治方案的基础。软组织侧貌的美观性既是患者最为关注和急需解决的问题，也是正畸矫治的难点所在——通过牙齿的移动与咬合的改建来实现软组织侧貌的变化，包括唇闭合功能、双突面型及鼻-唇-颏关系。

2. 从头颅侧位片的测量分析结果来看，患者在矢状向表现为双牙弓前突和下颌后缩，在垂直向表现为高角型。内收前牙改善突度需要矢状向支抗控制；同时在正畸过程中，磨牙的伸长移动比压低移动更容易发生。高角患者的磨牙伸长可导致或加重前牙开骀、下颌后下旋转、前下面高增大等不良作用而使面型恶化。因此，在垂直向也需控制下颌平面，以改善高角且下颌后缩患者的颜面美观。

3. 前牙大量内收过程中进行转矩控制。对于双颌前突而不接受正颌手术的患者来说，减数拔除4颗第一前磨牙是常规矫治思路。然而，改善侧貌所需的上下切牙内收量均较大，治疗中应密切关注转矩的控制，避免治疗后切牙过于舌倾，发生骨开窗、开裂等问题。

（二）矫治中的牙齿移动控制

1. 矢状向支抗控制　在本病例中，所运用的生理性支抗矫治技术调动了患者自身的生理性支抗储备，具体包括以下两个方面。首先，交叉颊管的应用有利于维持磨牙的后倾角度，增强磨牙支抗。生理性支抗技术从排齐阶段即开始用于维持支抗磨牙的后倾状态，可以良好地保护患者自身的支抗储备。其次，舌力介导器的戴用使患者舌体姿势位发生变化，原有唇舌肌肉力量平衡发生改变。向前、向外的舌肌力量减小，与之抗衡的唇肌力量相对更大，产生辅助前牙内收的效果，最终显著改善了患者侧貌。在疗效分析中，模型和头颅侧位片重叠测量结果均显示，上下切牙显著内收，上下磨牙仅发生少量前移，前移量不足拔牙间隙的1/3，实现了矢状向强支抗控制效果。生理性支抗技术适合应用于需要矢状向中强支抗控制的病例，而当病例本身需要更强的支抗控制或整个牙列远中移动时，则应考虑辅以支抗钉或其他支抗装置。

2. 垂直向支抗控制　针对高角双颌前突患者，传统的垂直向及矢状向支抗控制手段包括种植体支抗、横腭杆、垂直牵引颏兜、𬌗垫、片段弓、磁力矫治器及多曲方丝弓矫治技术等。在此病例的治疗中，我们应用舌力介导器作用于患者的舌体和后牙区，影响患者进食和非进食状态下的吞咽动作，使舌在吞咽时能对硬腭、牙槽嵴及一些特定位置的矫治器产生一定的压力，引导患者唇肌、颊肌、舌肌等口周肌肉的平衡状态发生变化，随之产生了对上牙列整体的垂直向控制。头影测量结果显示，患者治疗后下颌平面与功能性𬌗平面均产生了一定的逆时针旋转。

3. 切牙转矩的控制　正畸治疗中切牙转矩的控制受到诸多因素的影响，其中内收力的大小、方向以及矫治器槽沟尺寸与弓丝尺寸的选择是在间隙关闭初期就需要重点关注的。另外，随着间隙关闭过程的进展，应密切关注切牙转矩的变化，及时进行必要的转矩调整。本病例采用MLF托槽，切牙托槽槽沟尺寸为0.020英寸 × 0.027 英寸；在间隙关闭过程中应用了0.018英寸 × 0.025英寸的不锈钢方丝，配合摇椅弓和Ⅱ类牵引。治疗后头颅侧位片显示切牙牙根靠近牙槽骨的中央，说明治疗对于切牙内收实现了有控制的倾斜移动，转矩的控制效果较好。

（病例完成人：宋广瀛）

病例 18 牙弓前突的拔牙矫治

一、一般情况

患者女性，21岁，主诉牙不齐、嘴突。全身情况良好，否认口腔不良习惯、鼻咽部疾病；双侧关节无明显异常；否认牙外伤史；家族史无特殊。

二、临床检查

1．面部检查 正面观：颏左偏2 mm，面下1/3长，微笑露龈、开唇露齿，颏部紧张。侧面观：突面型，上颌前突，下颌后缩，颏部发育不良（图18-1）。

2．口内检查 恒牙列，上牙弓拥挤度4 mm；下牙弓拥挤度1 mm。双侧磨牙和尖牙中性关系；前牙对刃；上中线右偏1 mm，下中线正（图18-1）。

3．颞下颌关节检查 双侧关节无疼痛、弹响及开口受限。

三、X 线检查分析

1．头颅侧位片 测量分析结果显示骨性Ⅱ类，高角（图18-2和表18-1）。

2．全口曲面体层片 4颗智齿基本正位萌出；未见明显牙槽骨吸收；下颌支对称，髁突表面骨质光滑连续（图18-2）。

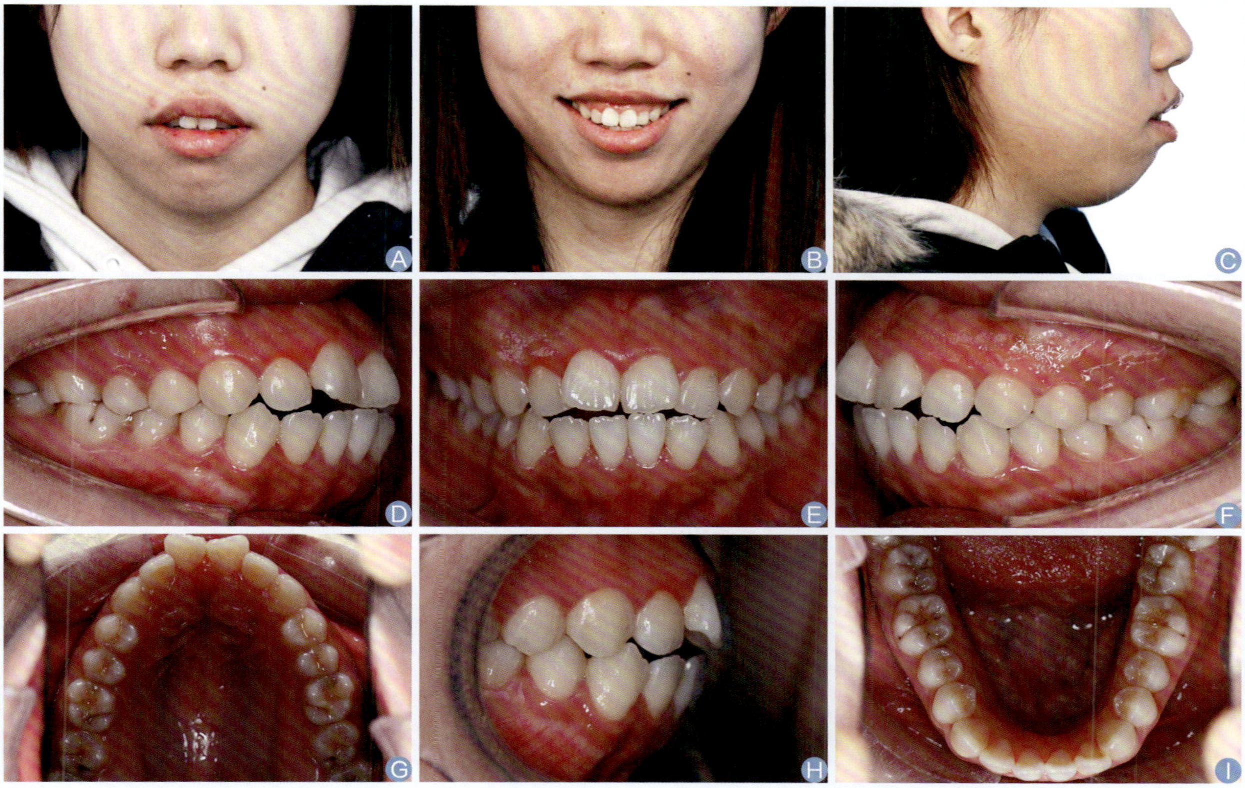

图 18-1 治疗前面𬌗像

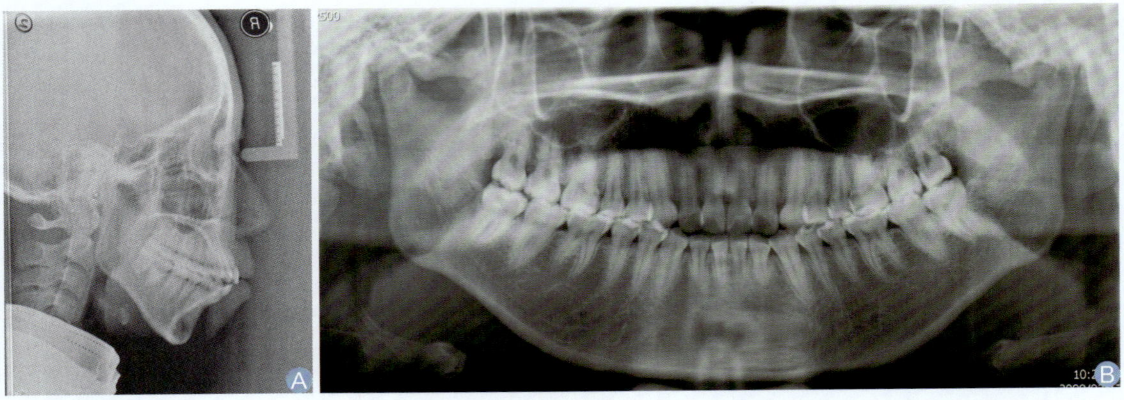

图 18-2 治疗前 X 线片

表18-1 治疗前后头影测量结果

测量项目	正常值	测量值	
	均值 ± 标准差	治疗前	治疗后
SNA（度）	82.8 ± 4.0	84.9	83.2
SNB（度）	80.1 ± 3.9	77.5	78.7
ANB（度）	2.7 ± 2.0	7.4	4.5
U1/NA（度）	22.8 ± 5.7	23.1	16.8
L1/NB（度）	30.3 ± 5.8	46.5	27.6
U1/L1（度）	125.4 ± 7.9	102.9	132.2
U1/SN（度）	105.7 ± 6.3	108.0	99.0
MP/SN（度）	32.5 ± 5.2	50.9	48.8
MP/FH（度）	31.1 ± 5.6	47.7	45.6
L1/MP（度）	92.6 ± 7.0	98.1	84.1

四、诊断

安氏Ⅰ类，毛氏Ⅱ^{5}+Ⅰ^{1}+Ⅳ^{2}类，骨性Ⅱ类，高角。

五、矫治目标

改善侧貌；排齐整平牙列，建立良好咬合关系。

六、矫治计划

方案一 正畸-正颌联合治疗

通过正颌手术改善下颌后缩、颏后缩、露龈笑。患者拒绝，要求单纯正畸治疗。

方案二 单纯正畸治疗

1. 直丝弓矫治技术，减数14、24、34、44、18、28、38和48。上下颌采用强支抗，上颌前、后牙垂直向控制。

2. 排齐整平牙列，关闭拔牙间隙，内收前牙以改善侧貌，建立前牙正常覆殆、覆盖及尖牙和磨牙中性关系，协调上下颌中线。

患者选择方案二。

七、矫治过程

1．第1～9个月　粘接全口直丝弓矫治器，排齐上下牙列。早期于上颌6、7间及下颌5、6间颊侧植入种植钉支抗，在排齐阶段轻力牵引尖牙，避免唇倾。逐步换至0.019英寸×0.025英寸不锈钢丝（图18-3）。

2．第10～28个月　在上颌6、7间腭侧及上颌侧切牙、尖牙间唇侧植入种植钉，轻力压低上颌磨牙及上前牙，同时使用上下颌后部颊侧种植钉结合滑动法内收上下前牙（图18-4）。

3．第29～36个月　精调咬合，拆除固定矫治器，戴入压膜保持器（图18-5）。上前牙牙龈增生，于牙周科行牙龈戎形术（图18-6）。

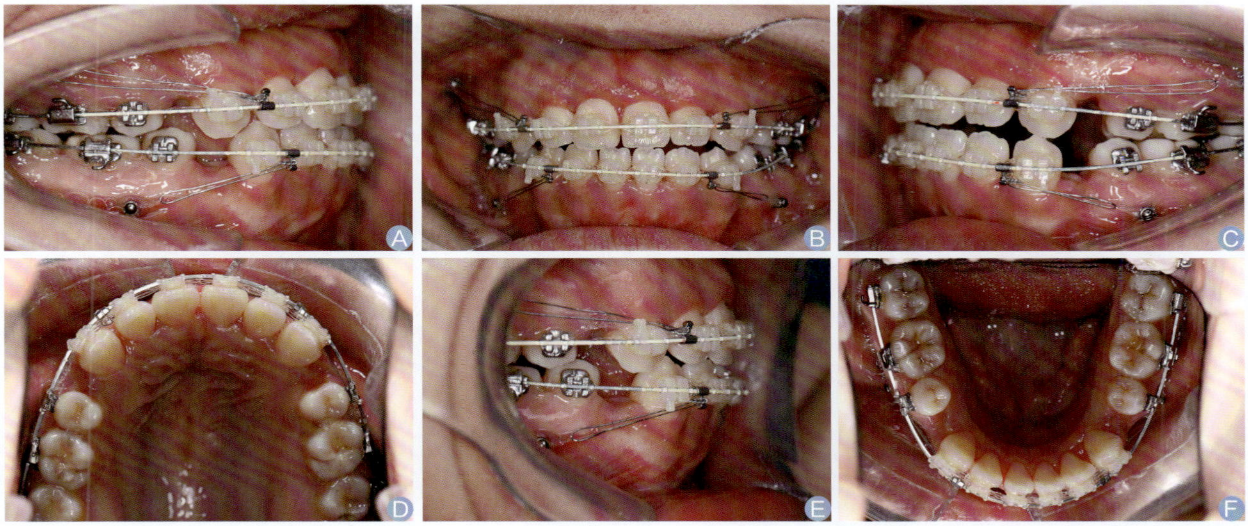

图 18-3　关闭间隙初期面殆像

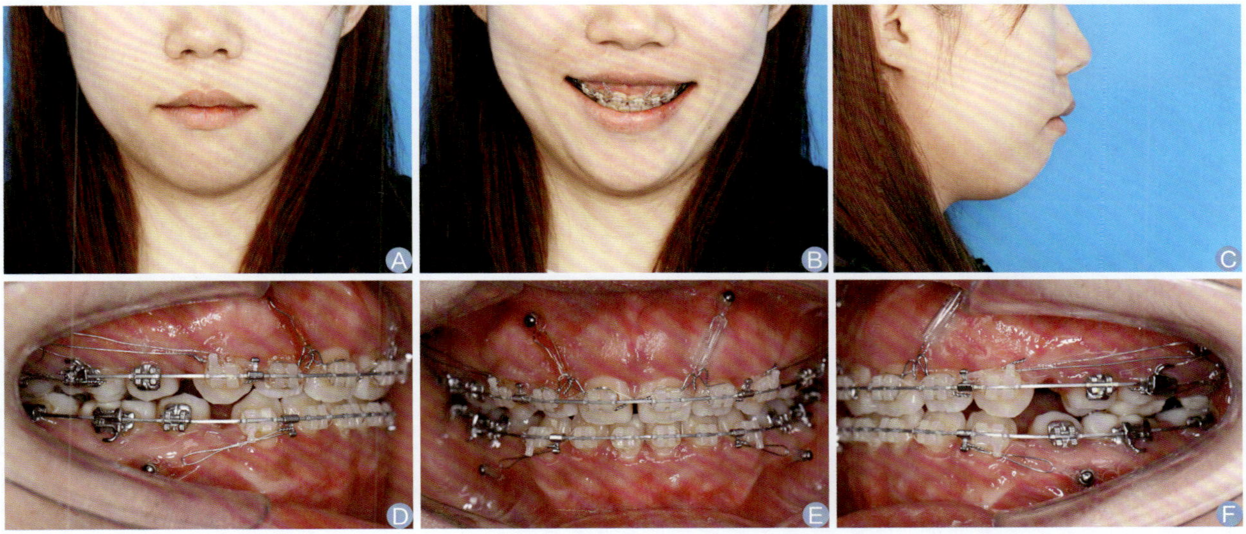

图 18-4　关闭间隙末期面殆像

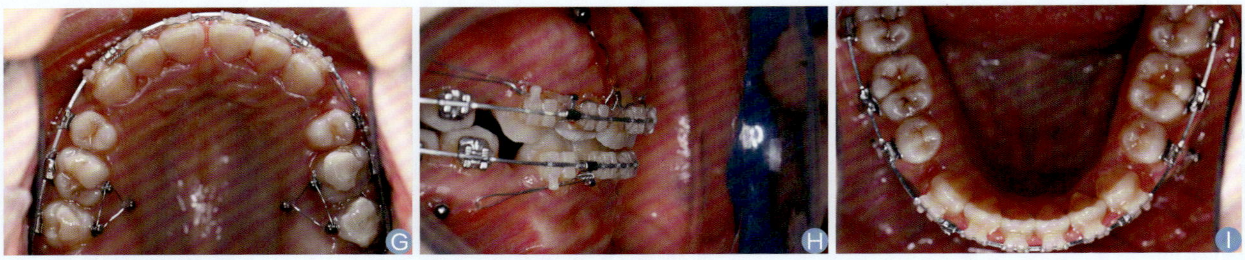

图 18-4　关闭间隙末期面殆像（续）

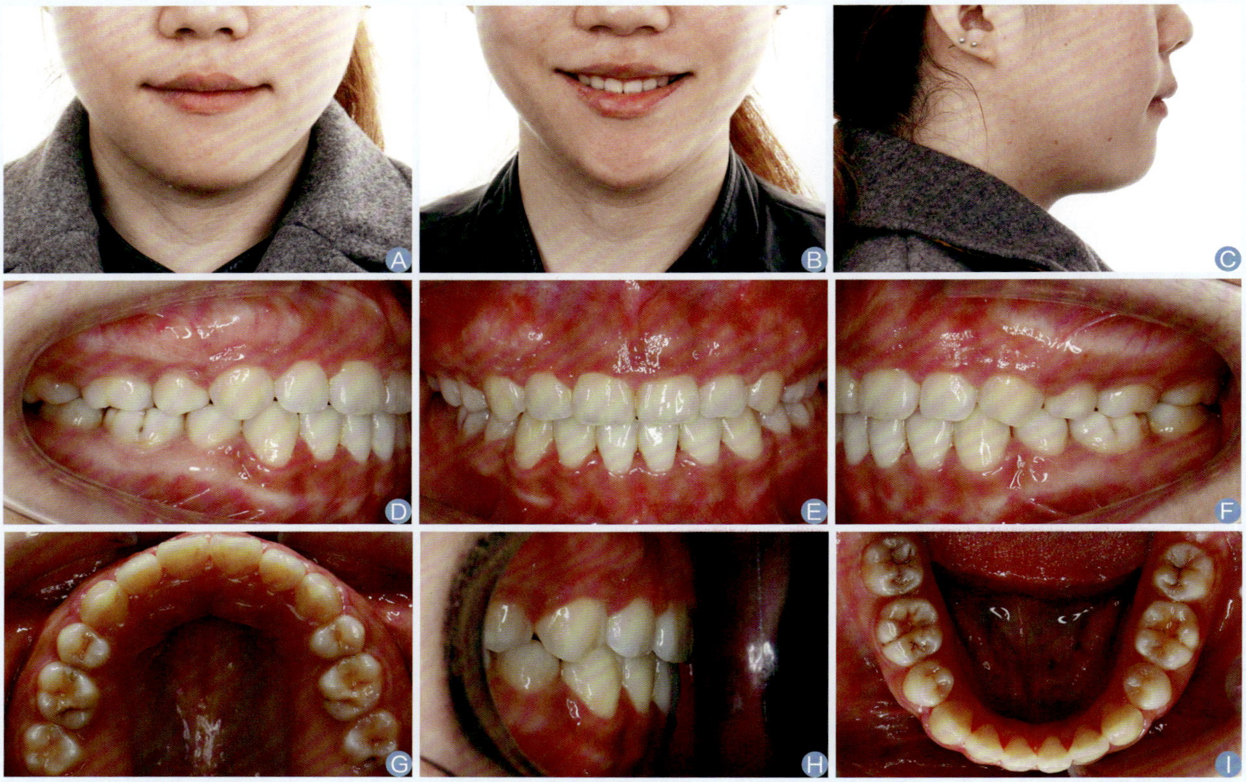

图 18-5　正畸治疗结束时面殆像

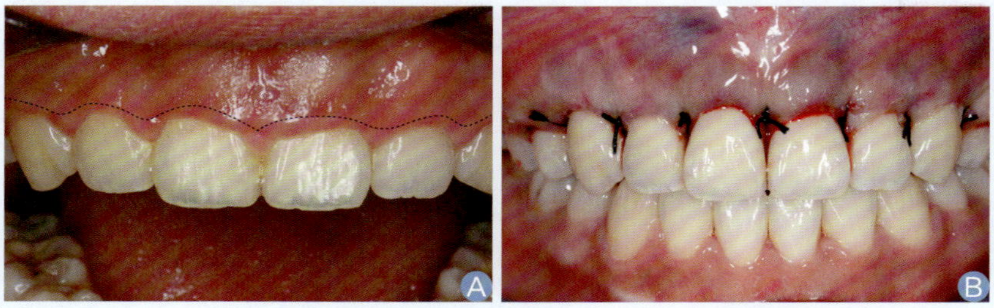

图 18-6　上前牙区牙龈成形术

八、矫治结果

矫治后，患者咬合关系良好，上下牙列整齐，前牙覆殆、覆盖正常，双侧尖牙及磨牙中性关系，上下中线正。侧貌得到很大改善，上下唇突度正常，鼻唇角正常，颏唇沟正常；自然情况下闭唇正常，颏肌紧张度正常。微笑时露龈笑明显改善，唇齿关系正常。全口曲面体层片显示牙根平行排列，牙根及牙槽骨未见明显异常（图18-7）。X线头影测量结果分析显示：上下前牙整体内收，上切牙牙轴稍舌倾，ANB及下颌平面角有减小趋势（测量结果见表18-1）。治疗结束1年后复查，牙齿排列整齐，咬合稳定（图18-8）。

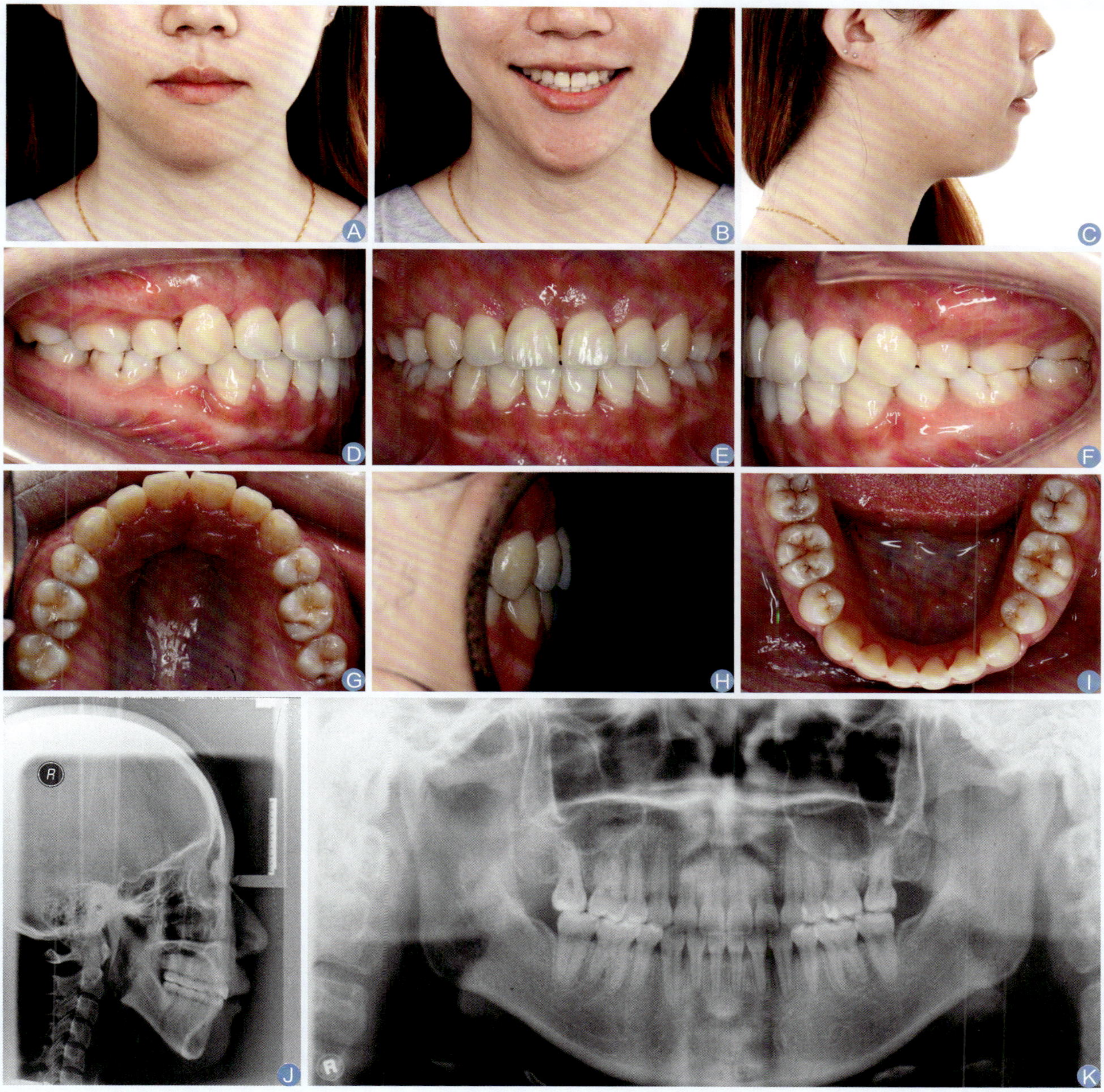

图 18-7　治疗后面殆像及 X 线片

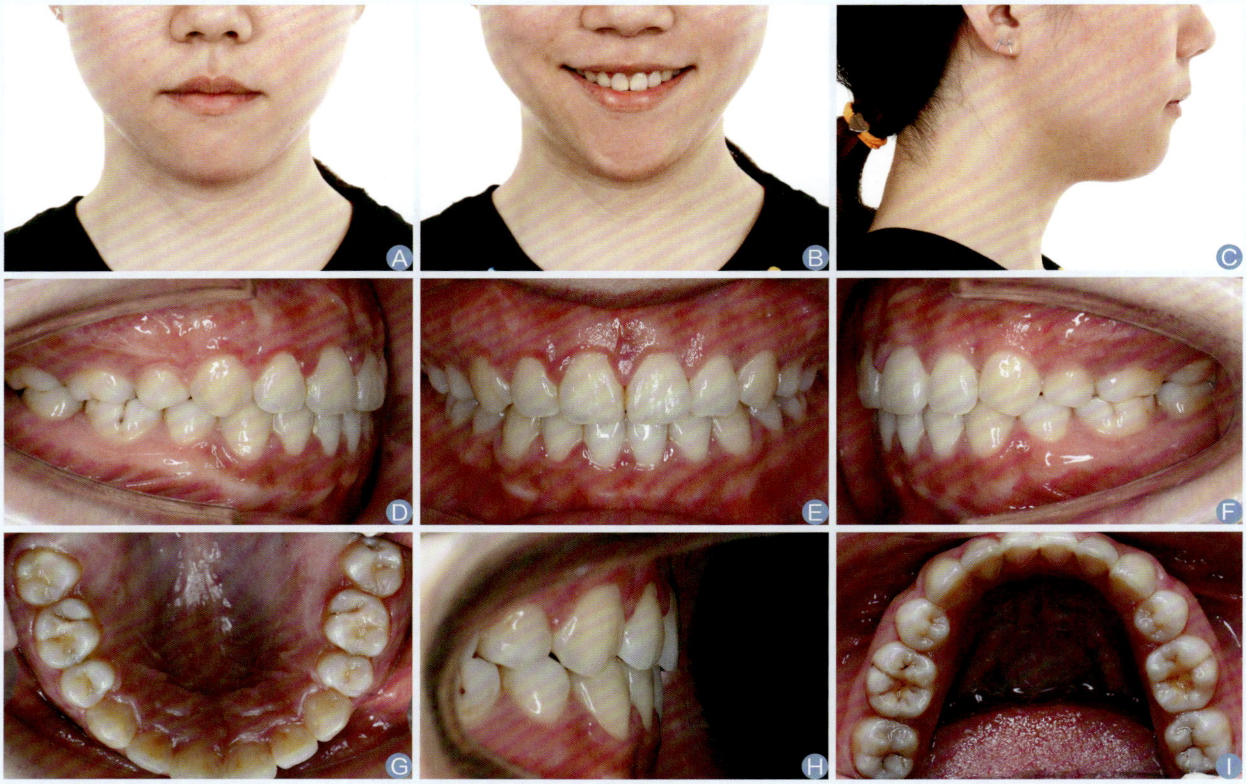

图 18-8 保持 1 年后面 像

九、矫治体会

（一）关于治疗设计的考虑

本病例属于严重的成人骨性Ⅱ类高角型，表现为严重突面型，建议患者选择正畸-正颌联合治疗。但患者拒绝正颌手术，甚至不愿意接受颏成形手术。因此，正畸治疗在设计方案时不仅要注意矢状向支抗控制，更要注意后牙的垂直向控制，从而保证患者正畸治疗后突面型有较大的改善。但是，需告知患者，单纯正畸治疗对面部垂直向比例无显著改善作用。虽然拔牙矫治后，通过利用前牙的钟摆效应解除前牙开𬌗趋势并不困难，但本病例颏部后缩，颏唇沟不明显，需要较多地内收前牙。同时，如能争取下颌少量逆时针旋转，则更有利于患者治疗后获得理想的颏部形态。因此，上下后牙区采用种植钉加强支抗。

（二）正畸治疗的难点

1. 患者为骨性Ⅱ类高角型，下面高过长，颏部明显后缩，露龈笑，这些都是手术治疗指征。但患者拒绝正畸-正颌联合治疗，采用单纯正畸治疗难度较大。

2. 患者前牙有开𬌗倾向，但露龈笑明显，上唇偏短，前牙垂直向控制难度较大。

3. 患者有双牙弓前突的表现，严重突面型，掩饰性正畸需要双颌强支抗内收前牙，支抗控制是关键。

（三）正畸中的牙齿移动控制

1. 双牙弓前突病例的前牙内收策略　本病例治疗前磨牙偏近中关系，双牙弓前突，严重突面型。为了更好地改善侧貌，需要设计磨牙强支抗。下颌磨牙不能近中移动，上颌磨牙允许少量近移，拔除前磨牙的间隙全部用于内收前牙，因此设计了上下后牙区的种植钉支抗。但是，在制定方案时要综合头颅侧位片及CBCT，评价上下前牙区牙槽骨厚度是否足够，避免因前牙大范围移动而出现骨开窗及骨开裂。但本病例为较早期的病例，未在治疗前常规拍摄CBCT，从头颅侧位片判断上下前牙区牙槽骨厚度尚可，因此在治疗中通过0.019英寸×0.025英寸不锈钢方丝配合正转矩控制前牙转矩，避免内收过程中前牙舌倾。

2．前后牙垂直向控制策略　本病例严重高角、颏部后缩、前牙有开𬌗倾向，属于后牙区垂直向控制的适应证。治疗中，为了整体压低上后牙，我们在颊侧和腭侧均植入种植钉，使用持续轻力压低，避免后牙出现转矩异常，同时也尽量减小滑动法关闭间隙的后牙段阻力。本病例在治疗前存在露龈笑，上唇长度偏短，应该做垂直向控制，改善唇齿关系不调。但前牙有开𬌗倾向，因此，不适合早期压低上前牙。在垂直向控制的后牙压低过程中，会出现前牙覆𬌗加深，甚至后牙开𬌗，这一点在本病例中也有体现，但这刚好为前牙区的垂直向控制创造了条件。通过前后牙联合垂直向控制，达到了上牙列整体压低的效果，既实现了下颌逆旋，又改善了露龈笑。但垂直向控制必须使用轻力，否则会增加牙根吸收风险。

（病例完成人：王雪东）

病例 19 种植体辅助直丝弓拔牙矫治骨性Ⅱ类成人双牙弓前突

一、一般情况

患者女性，26岁，主诉嘴突。既往史无特殊，全身情况良好，否认口腔不良习惯、鼻咽部疾病；否认关节疼痛、弹响；否认牙外伤史；家族史无特殊。

二、临床检查

1．面部检查　正面观：面部左右基本对称，面部上、中、下比例基本协调，开唇露齿，闭唇困难，微笑时露龈3 mm。侧面观：突面型，上颌前突，下颌后缩，颏发育不良，闭唇困难，颏肌紧张（图19-1）。

2．口内检查　恒牙列，35大面积银汞充填体。上下牙弓拥挤度3 mm；右侧磨牙远中尖对尖关系，左侧磨牙为中性关系，双侧尖牙远中关系；前牙深覆盖4 mm，Ⅰ度深覆殆；上下中线基本对正（图19-1）。

3．颞下颌关节检查　开口度三指，开口型正常，双侧关节未查见弹响及触痛。

三、X 线检查分析

1．头颅侧位片　测量分析结果显示骨性Ⅱ类，下颌明显后缩，颏部发育差，高角，上下切牙

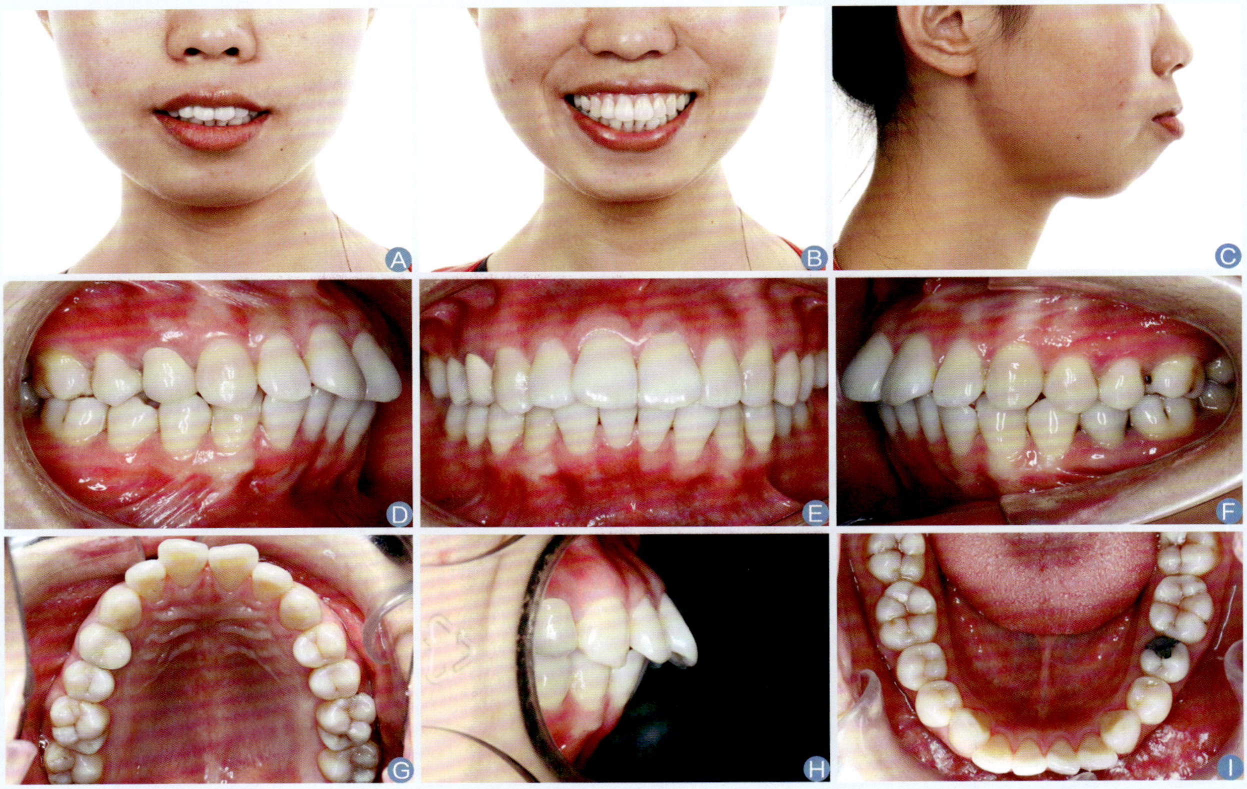

图 19-1　治疗前面殆像

唇倾（图19-2和表19-1）。

2．全口曲面体层片　28、38和48正位，14、35根管内高密度影像。牙槽骨轻度水平吸收。双侧髁突骨质未见明显异常（图19-2）。

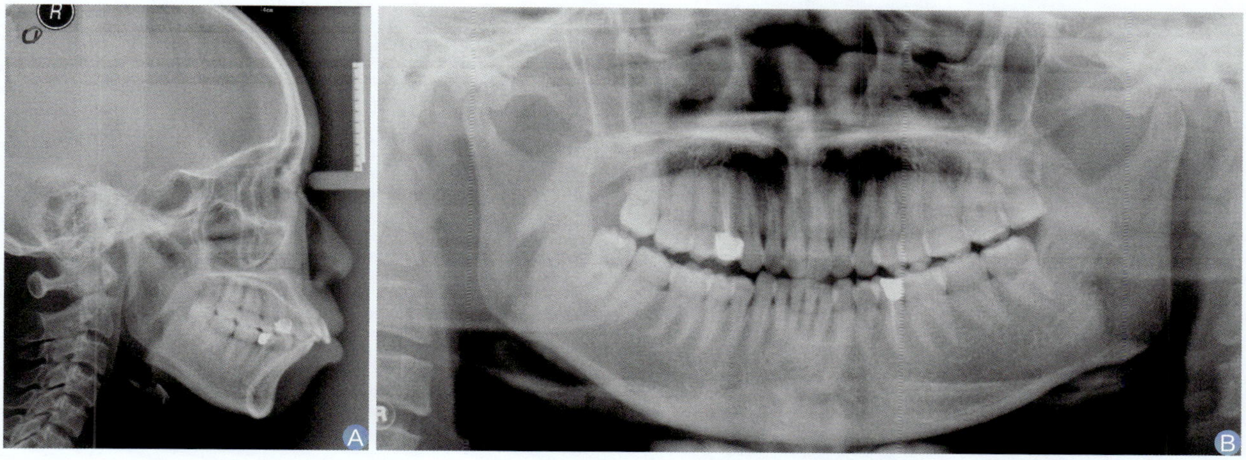

图 19-2　治疗前 X 线片

表19-1　治疗前后头影测量结果

测量项目	正常值	测量值	
	均值 ± 标准差	治疗前	治疗后
SNA（度）	82.8 ± 4.0	83.8	82.0
SNB（度）	80.1 ± 3.9	76.6	76.5
ANB（度）	2.7 ± 2.0	7.3	5.5
FH/NP（度）	85.4 ± 3.7	80.1	80.4
U1/NA（度）	22.8 ± 5.7	10.0	3.9
U1-NA（mm）	5.2 ± 2.4	28.2	24.3
L1/NB（度）	30.3 ± 5.8	11.0	8.7
L1-NB（mm）	6.7 ± 2.1	37.9	34.8
U1/L1（度）	125.4 ± 7.9	106.6	133.4
U1/SN（度）	105.7 ± 6.3	112.0	86.4
MP/SN（度）	32.5 ± 5.2	39.3	39.4
MP/FH（度）	31.1 ± 5.6	35.3	35.5
L1/MP（度）	92.6 ± 7.0	102.1	97.9

四、诊断

安氏Ⅱ[1s]类，毛氏Ⅱ[5]+Ⅳ[1]+Ⅰ[1]类，骨性Ⅱ类，高角。

五、矫治目标

改善侧貌；排齐牙列，建立良好咬合关系。

六、矫治计划

方案一　正畸-正颌联合治疗

通过正颌手术改善上颌前突、下颌后缩、颏后缩。患者拒绝，要求单纯正畸治疗。

方案二　单纯正畸治疗

1. 采用直丝弓矫治技术，减数14、24、35、44、28、38、48，上颌采用强支抗，下颌采用中强支抗。

2. 排齐整平牙列，关闭拔牙间隙，内收前牙，建立前牙正常覆𬌗、覆盖及尖牙中性关系。

3. 使用种植支抗改善露龈笑。

4. 改善侧貌。

5. 保持。

患者选择方案二。

七、矫治过程

1. 第1～8个月　粘接全口直丝弓矫治器，依次按照0.014英寸、0.016英寸、0.016英寸×0.022英寸、0.019英寸×0.025英寸镍钛丝的顺序更换弓丝，逐步排齐整平上下牙列。

2. 第9～20个月　换至0.019英寸×0.025英寸不锈钢丝，在上颌第一、二磨牙间及上颌侧切牙、尖牙间颊侧植入种植钉，使用上颌后部种植钉滑动法内收上前牙，同时对上前牙轻力压低；下颌结合摇椅弓控制覆𬌗（图19-3）。

3. 第21～28个月　精细调整，拆除固定矫治器，戴入透明保持器。

八、矫治结果

矫治后，患者咬合关系良好，上下牙列整齐，

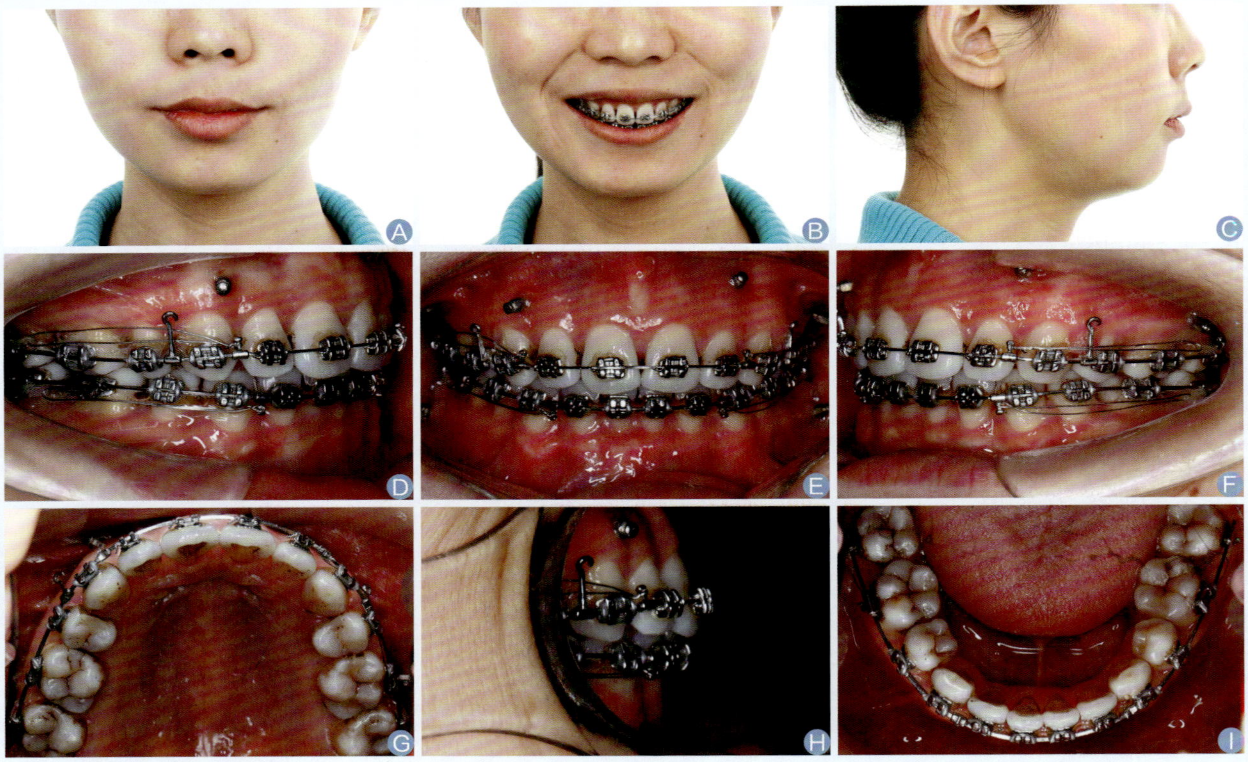

图 19-3　关闭间隙时面𬌗像

前牙覆𬌗、覆盖正常，双侧尖牙、磨牙中性关系，上下中线正。侧貌得到大幅度改善，上下唇突度正常，鼻唇角正常，颏唇沟正常；自然情况下闭唇正常，颏肌紧张度正常。微笑时露龈笑明显改善，唇齿关系正常。全口曲面体层片显示牙根平行排列，牙根及牙槽骨未见明显异常（图19-4）。头颅侧位片测量分析结果显示：上前牙整体内收，上切牙稍舌倾，下切牙基本直立，ANB角减小（测量结果见表19-1）。治疗结束6年后复查，牙齿排列整齐，咬合稳定（图19-5）。

九、矫治体会

（一）关于治疗设计的考虑

该患者是典型的骨性Ⅱ类高角成年患者，且治疗前ANB角为7.3°，提示该病例是严重的骨性错𬌗

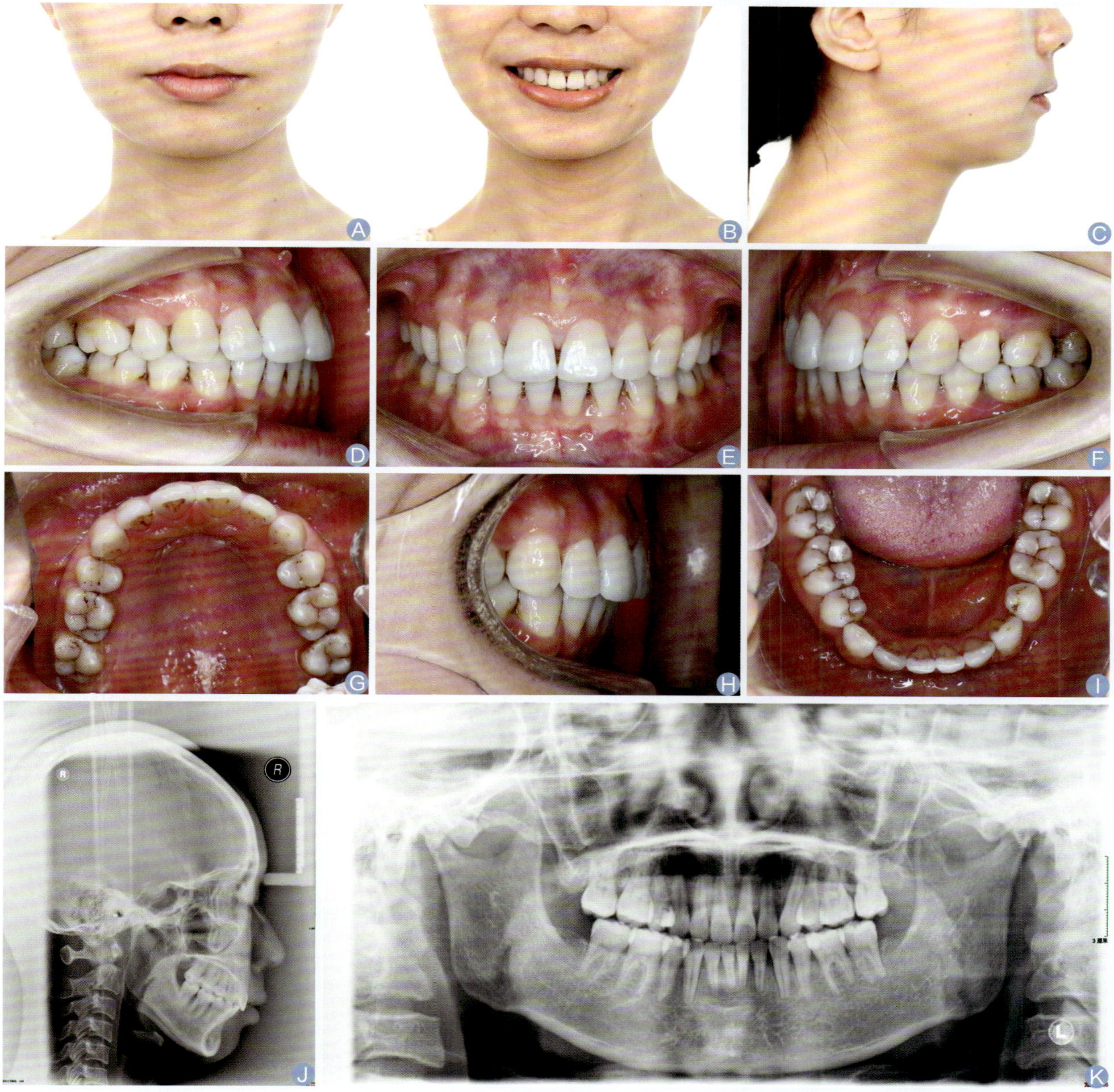

图19-4 治疗后面𬌗像及X线片

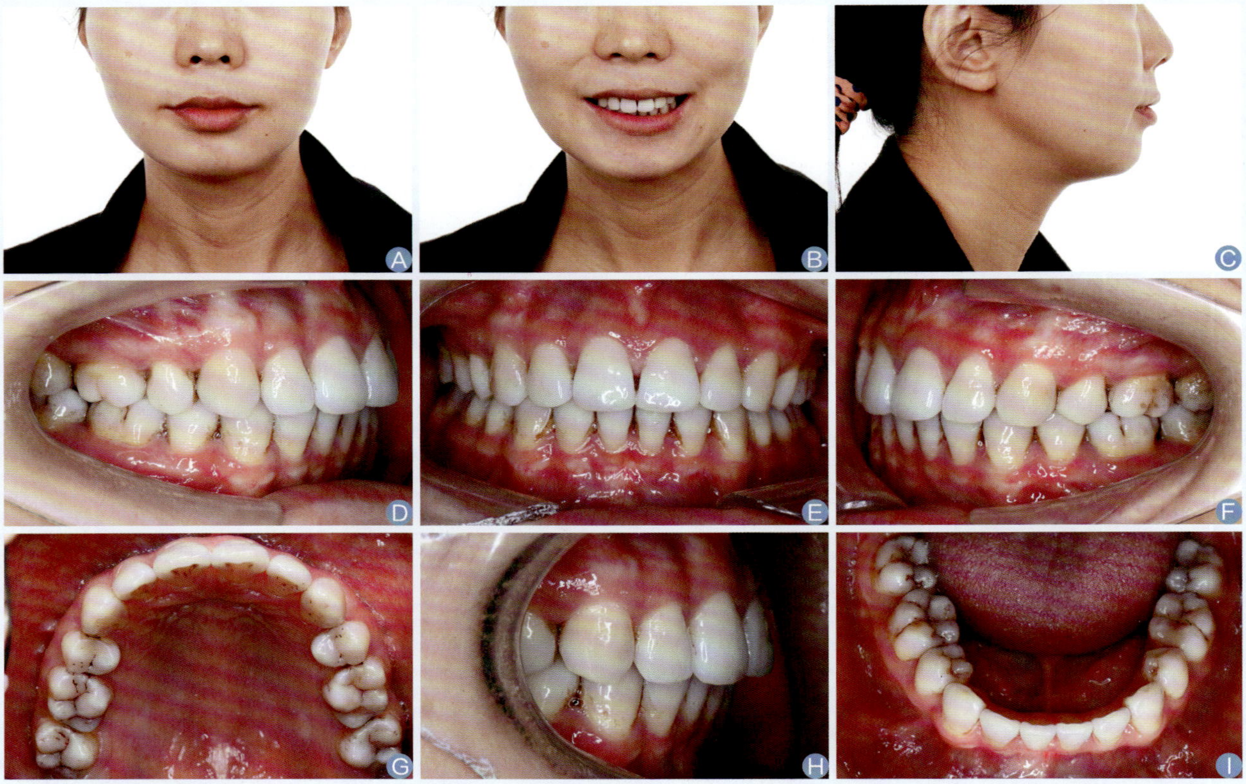

图 19-5 保持 6 年后面𬌗像

畸形，属于正畸-正颌联合治疗的适应证。因此，首先向患者建议进行正畸-正颌联合治疗，以最大程度地改善患者骨性和牙性错𬌗，同时达到协调软组织侧貌的目的。但是由于手术的费用和风险等问题，患者坚决拒绝手术治疗，要求进行常规的掩饰性正畸治疗。

对于该患者而言，由于存在明显的骨性不协调因素，单纯掩饰性正畸治疗难度较大，且治疗存在较多的风险及面型改善有限的可能。另外，选择掩饰性治疗方案，治疗后前牙牙轴会不可避免地出现一定的代偿性表现，如上前牙直立及下前牙唇倾的情况。由于患者希望尽量改善嘴突的侧貌，需要大范围的前牙内收，增加了牙根吸收、牙龈退缩、牙槽骨吸收以及骨开窗、骨开裂的风险。治疗前医生需要进行详细的评估，患者需要了解并接受治疗存在的风险。

（二）正畸治疗的难点

1. 患者为骨性Ⅱ类高角型，下颌明显后缩，颏部后缩，露龈笑，这些都是手术治疗指征。但患者拒绝正畸-正颌联合治疗，采用单纯正畸治疗难度较大。

2. 左下第二前磨牙由于有不完善的根管治疗，预后不佳，故正畸选择拔除。但是治疗前左侧磨牙为中性关系，上下中线基本对正，并且下切牙治疗前明显唇倾，因此不对称拔牙增加了病例的治疗难度。

（三）正畸中的牙齿移动控制

1. 支抗控制是治疗的第一个关键点。治疗前患者侧貌严重外突，ANB角超过了7°，理应是正畸-正颌联合治疗的适应证。但由于患者坚决拒绝，所以大大增加了单纯掩饰性正畸治疗的难度。为了解决患者主诉的嘴突问题，该病例需要进行大幅度的上前牙内收，所以对上颌支抗的要求很高。因此，应用了上颌种植体作为辅助支抗内收上前牙。通过头颅侧位片及头影测量结果可以看出，患者治疗后的上前牙牙轴较为直立，这也是对上颌骨性前突的一种代偿。对于严重骨性Ⅱ类成人患者，矫治过程中大范围的前牙内收后，增加了牙根吸收、牙龈退缩、牙槽骨吸收以及骨开窗、骨开裂的风险。因此，为了保持牙周组织的健康，我们在矫治过程中要时刻关注患者的前牙牙轴、牙根形态，注意轻力矫治，避免使用重力，同时定期拍摄X线片评估牙根及牙周组织，以期避免出现明显的副作用。

2. 前牙区露龈笑的改善是治疗的第二个关键点。该病例治疗前微笑时露龈约3 mm、深覆𬌗Ⅰ度，虽然不是严重的露龈笑及深覆𬌗，但是由于上前牙内收的幅度较大，在一定程度上增加了前牙咬合打开以及露龈笑改善的难度。因此，在后期间隙关闭过程中，选择在患者的上颌侧切牙、尖牙间植入种植钉作为垂直向支抗，对前牙持续施加轻力压低，控制覆𬌗。由于压低所需的力量很轻，所以一定要注意压低过程中轻力的使用，否则会出现明显的牙根吸收变短。治疗后，唇齿关系正常、协调。

（病例完成人：张杰铌）

病例 20 骨性上颌前突、下颌后缩的非典型拔牙舌侧矫治

一、一般情况

患者女性，42岁，主诉有牙间隙、牙齿前突，口唇前突，使用舌侧矫治器。既往有牙体治疗史及修复治疗史，否认拔牙史。全身情况良好，否认口腔不良习惯、鼻咽部疾病；否认关节疼痛、弹响；否认牙外伤史；家族史无特殊。

二、临床检查

1．面部检查　正面观：左侧颊部区域较右侧丰满，面部上、中、下比例基本协调，无明显开唇露齿及露龈笑。侧面观：Ⅱ类骨面型，上颌前突，下颌后缩，颏部发育不足，口唇前突（图20-1）。

2．口内检查　恒牙列，14、15烤瓷冠，23未见，24色暗，叩诊（-），松动度（-）。25、36、37、46银汞充填体，叩诊（-）。上牙弓形状左右不对称，间隙9 mm，12、22宽度稍小；下牙弓形状左右对称，拥挤度3 mm。双侧磨牙中性关系，右侧尖牙中性关系。前牙覆盖5 mm，覆𬌗Ⅱ度；上牙弓中线左偏1 mm，下牙弓中线居中（图20-1）。

3．颞下颌关节检查　开口度三指，开口型正常，双侧关节未查见弹响及触痛。

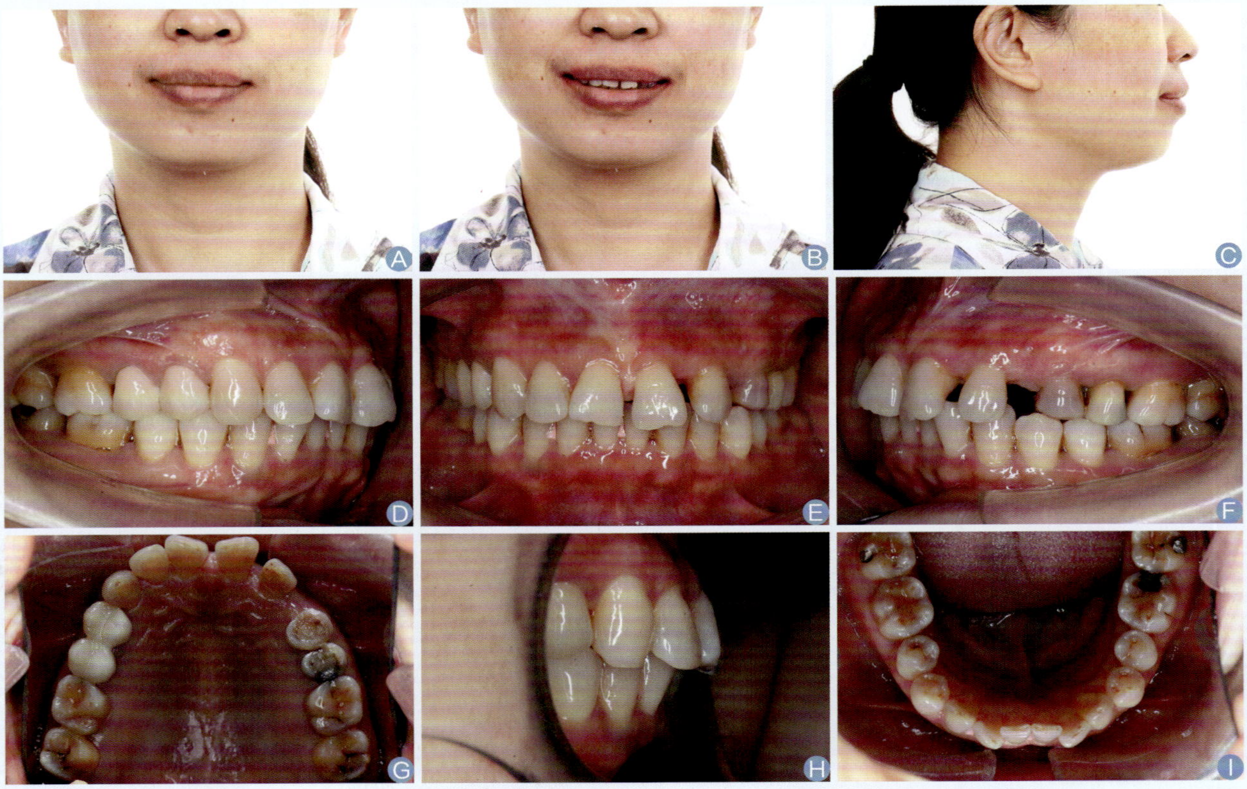

图 20-1　治疗前面𬌗像

三、X线检查分析

1．头颅侧位片　测量分析结果显示骨性Ⅱ类关系，下颌明显后缩，颏部发育不足，均角，上切牙直立，下切牙唇倾（图20-2和表20-1）。

2．全口曲面体层片　18、28、38和48未见。23位于24与25之间的根方，与邻近牙根关系不密切，但与上颌窦底关系密切。14、15、22、24、25根管内高密度影像，根尖骨质未见异常。上切牙牙根短。磨牙区牙槽间隔高度降低。双侧髁突形态未见明显异常（图20-2）。

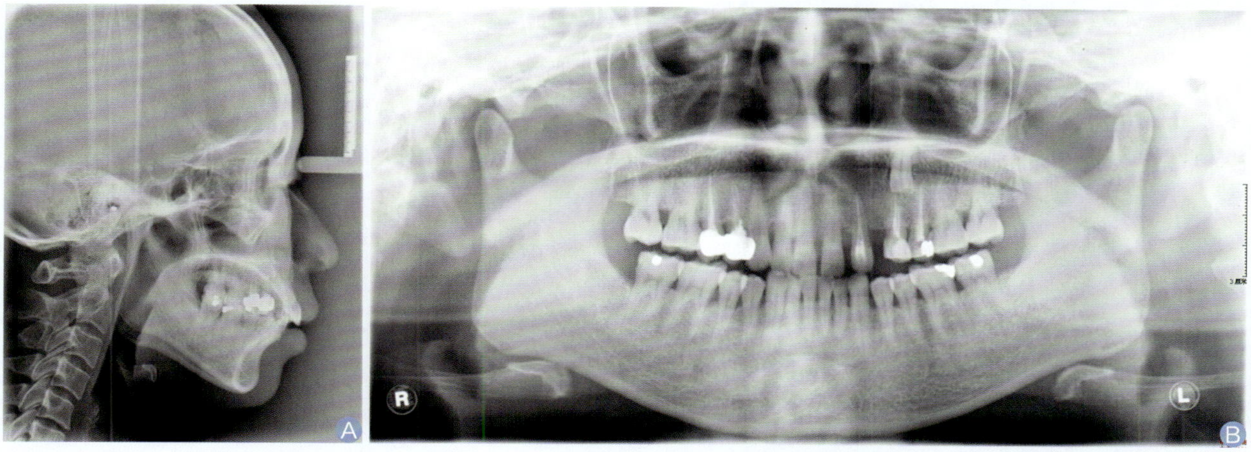

图 20-2　治疗前 X 线片

表20-1　治疗前后头影测量结果

测量项目	正常值	测量值	
	均值±标准差	治疗前	治疗后
SNA（度）	82.8 ± 4.0	85.4	83.5
SNB（度）	80.1 ± 3.9	77.4	78.0
ANB（度）	2.7 ± 2.0	8.0	5.5
U1/SN（度）	105.7 ± 6.3	103.1	97.3
U1/NA（度）	22.8 ± 5.7	17.6	6.9
U1-NA（mm）	5.2 ± 2.4	3.7	0.5
L1/NB（度）	30.3 ± 5.8	32.3	27.1
L1-NB（mm）	6.7 ± 2.1	9.3	5.7
U1/L1（度）	125.4 ± 7.9	122.2	140.4
MP/SN（度）	32.5 ± 5.2	35.8	35.2
MP/FH（度）	31.1 ± 5.6	23.7	25.2
L1/MP（度）	92.6 ± 7.0	100.0	94.0

四、诊断

安氏Ⅰ类，毛氏Ⅱ4+Ⅰ1+Ⅳ1类，骨性Ⅱ类，均角，牙列缺损。

五、矫治目标

改善侧貌，减小口唇突度；关闭间隙，减小牙齿突度，建立尖窝交错的后牙咬合关系和正常的前牙覆𬌗、覆盖关系 。

六、矫治计划

方案一　正畸-正颌联合治疗

通过正颌手术改善下颌后缩和颏后缩，纠正Ⅱ类骨型，但患者拒绝。

方案二　掩饰性正畸治疗

1. 牙周基础治疗。
2. 舌侧矫治技术。
3. 减数14、23、34、44。
4. 排齐整平牙列，关闭拔牙间隙，内收前牙，减小牙齿突度，减小口唇突度，改善侧貌。
5. 下前牙邻面去釉。
6. 建立中性尖牙关系和中性磨牙关系，建立前牙正常的覆𬌗和覆盖。
7. 控制𬌗平面及下颌平面。
8. 保持。

患者选择方案二进行治疗。

七、矫治过程

1. 第1～12个月　粘接全口舌侧矫治器，依次使用0.012英寸和0.016英寸镍钛圆丝，排齐上下牙列；然后，用0.016英寸×0.022英寸镍钛方丝和不锈钢方丝进一步排齐并整平𬌗曲线。关闭上前牙散隙，将上颌左侧间隙集中于尖牙区。因患者拒绝拔除23，所以对该牙暂时保留，治疗中如发现尖牙影响邻牙健康或者影响邻牙移动，则立刻拔除（图20-3）。

2. 第13～27个月　采用0.016英寸×0.022英寸不锈钢方丝，于前牙区连续结扎。使用链状皮圈，采用滑动法，轻力关闭拔牙间隙，内收前牙，减小前牙突度和口唇突度。

3. 第28～42个月　精细调整阶段，使用0.016英寸×0.022英寸TMA方丝进行精细调整。矫治过程中，托槽多次脱落。精细调整阶段，15重新粘接托槽，参与精细调整（图20-4）。

4. 第43～46个月　停止颌间牵引，观察咬合稳定性。拆除固定矫治器，戴入透明保持器（图20-5）。

八、矫治结果

矫治后，患者口唇突度减小，面下1/3的软组

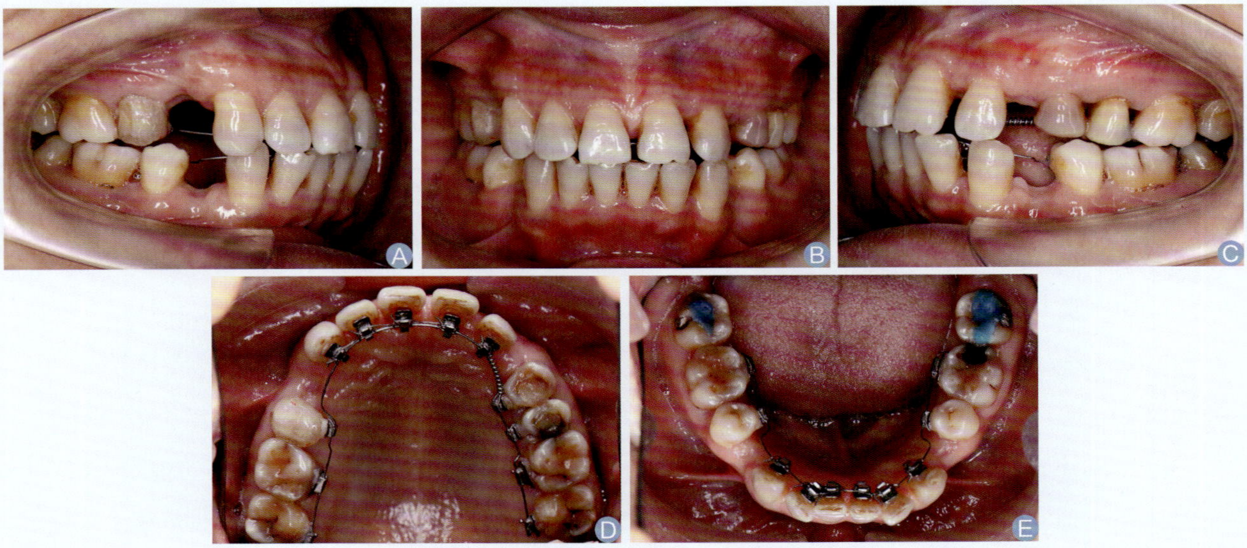

图 20-3　排齐整平时面𬌗像

织侧貌得到改善。闭唇时，唇肌放松。唇齿关系正常。上下牙列排列整齐、无间隙，牙弓形态对称。双侧磨牙关系中性，双侧尖牙关系正常，前牙覆𬌗、覆盖正常，上下牙弓中线居中。

全口曲面体层片显示牙根平行排列，未见明显牙根吸收。因为治疗中患者拒绝拔除23，治疗后23仍然位于24与25之间的根方，24与25牙根未见明显异常（图20-5）。

头颅侧位片测量分析结果显示：SNA有所减小，SNB稍稍增大，ANB有所减小，骨性Ⅱ类关系稍有改善。垂直方向上，下颌平面角得到很好的控制，没有出现不利的下颌顺时针旋转。作为Ⅱ类骨型的掩饰性正畸治疗，上前牙内收的同时进一步直立，而下切牙则保持了正常的唇倾度，上下切牙突度减小（测量结果见表20-1）。

治疗结束后2年复查，牙齿排列整齐，咬合稳定。保持期间，15、24、25进行了冠修复（图20-6）。

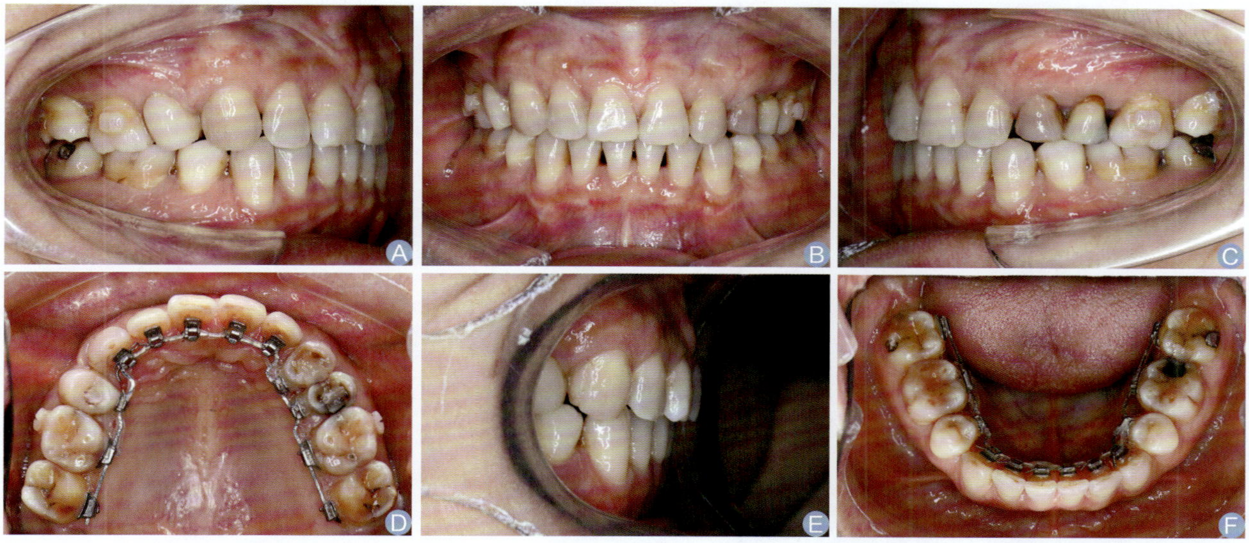

图 20-4　精细调整时面𬌗像

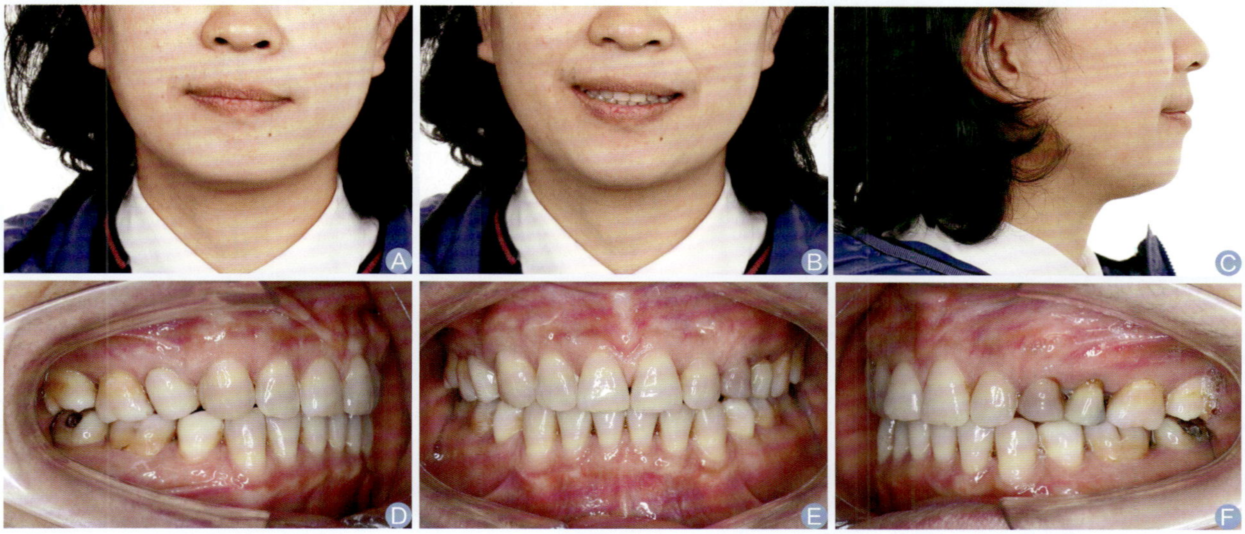

图 20-5　治疗后面𬌗像及 X 线片

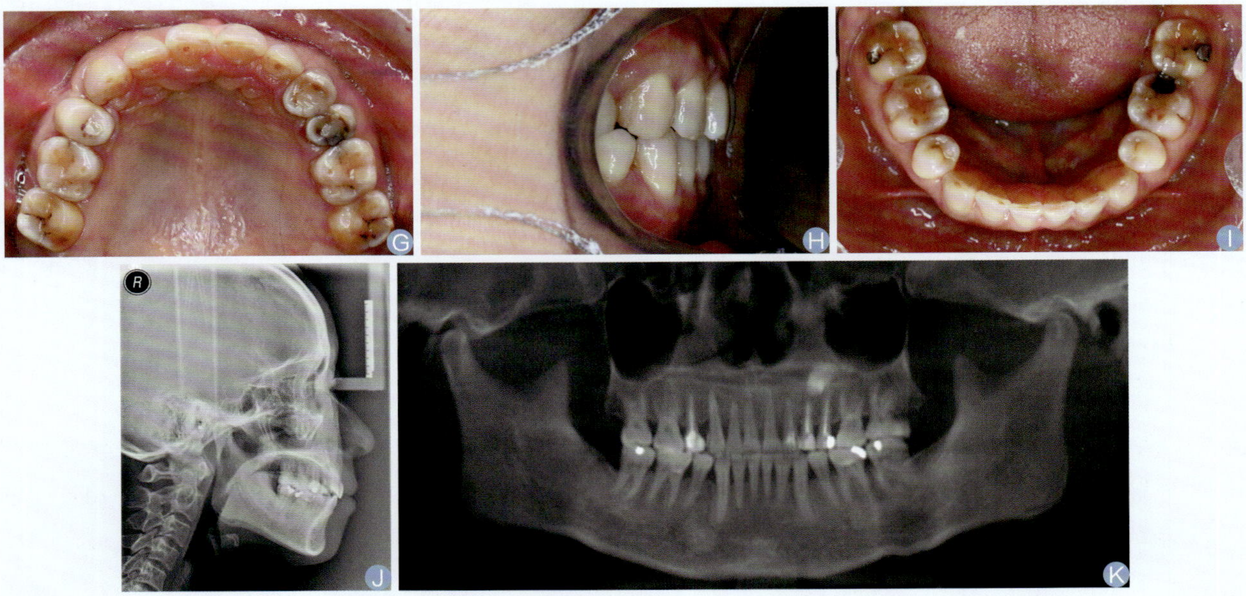

图 20-5　治疗后面𬌗像及 X 线片（续）

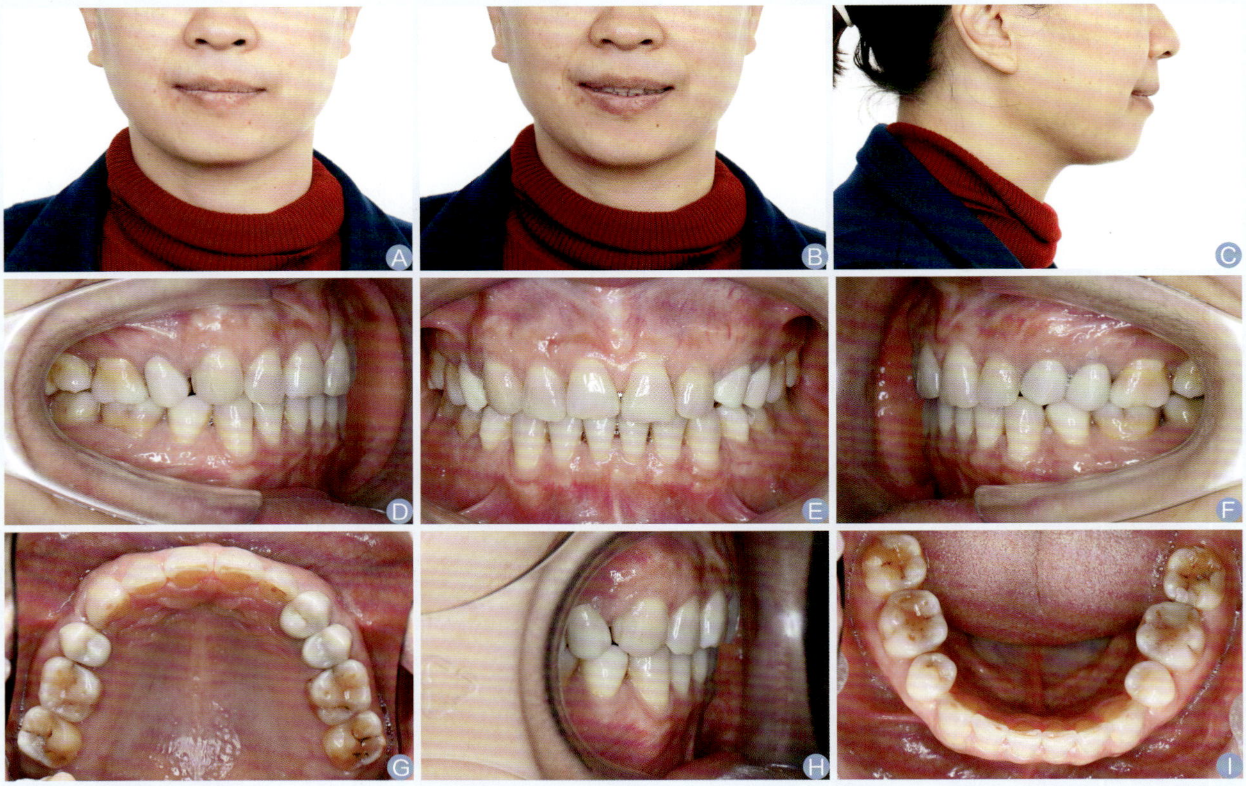

图 20-6　保持 2 年后面𬌗像

九、矫治体会

（一）关于治疗设计

1．治疗方案　患者为突面型，上下唇前突，X线头影测量显示ANB达到了8°，上下颌骨呈现出比较严重的骨性Ⅱ类关系，上颌骨稍突，下颌骨后缩。如果要同时纠正颌骨畸形和牙齿畸形，更好地改善软组织侧貌，正畸-正颌联合治疗应该是首选治疗方案。但是，患者对上颌稍突、下颌后缩的Ⅱ类软组织侧貌并没有改变的要求，而是希望减小局部口唇突度和牙齿突度。因此，患者拒绝了正畸-正颌联合治疗的方案，选择了掩饰性正畸治疗方案，减数14、23、34、44。通过关闭拔牙间隙，内收前牙，减小口唇突度，使得面下1/3的侧貌变得协调，但是整体的Ⅱ类骨型维持不变。此外，尽管尖牙对于口颌系统的形态和功能至关重要，但是23位于24与25之间的根方，与上颌窦底关系密切，考虑到外科手术开窗暴露操作的难度、正畸牵引漫长的疗程，以及不能顺利牵引成功的可能性，最终决定拔除23，以24代替23。

2．骨性Ⅱ类畸形掩饰性正畸治疗的难点之一是上切牙目标位置的确定及上切牙内收中牙齿移动方式的控制。该患者的掩饰性正畸治疗中，由于要通过上切牙舌向移动来掩饰Ⅱ类骨型，所以上切牙的目标位置要比正常的上切牙位置更偏舌侧且更加直立。这意味着上切牙需要较大幅度地内收，要求上切牙牙根舌侧需要有充足厚度的骨板。然而，X线片显示，患者上前牙区牙槽骨厚度偏小，上切牙舌侧骨板很薄。上切牙大范围的内收会导致切牙牙根与舌侧骨板接触，甚至穿透舌侧骨板至腭侧牙龈下。为了牙齿的远期健康，我们调整了上切牙的目标位置，减小了上切牙的内收量。尽管这样的方案会减小口唇突度的改善，但是协调、美观、稳定、健康兼顾才是我们正畸的最高目标。在最终的治疗方案中，虽然支抗设计为强支抗，但并不是磨牙不近中移动的绝对支抗。治疗中没有使用种植体支抗，而是使用了颌内支抗内收前牙。

（二）正畸治疗中的控制

1．舌侧矫治器的种类众多，根据托槽槽沟的开口方向，可以将舌侧矫治器分为水平入槽和垂直入槽两类。该患者使用的是Ormco公司的STb舌侧矫治器，属于水平入槽的类型，托槽槽沟开口于矫治器的舌侧。这种开口方向的舌侧矫治器可以很好地纠正和控制牙齿的轴倾度，但对于纠正牙齿旋转则需要特殊的结扎方式。在关闭间隙阶段，弓丝的移动方向是从槽沟里脱出。一旦内收前牙阶段主弓丝脱出，将直接导致切牙失去弓丝控制，出现切牙伸长、舌倾和前牙早接触等失控现象。这也是很多类似病例正畸失败的主要原因。为了克服这个难点，每颗前牙需要独立的双重结扎，将不锈钢方丝牢牢控制在托槽槽沟底部而不能脱出。

2．舌侧托槽位于牙齿的舌侧面。内收前牙时，内收力与弓丝产生的压低力形成合力的方向通常位于切牙抗力中心的舌侧，导致切牙的舌向旋转，形成牙弓前后端早接触及双尖牙区开䝁的垂直弯曲效应。为了避免这种不利现象的出现，需要对前牙所受合力的方向进行调整。可在适当增大前牙压低力的同时，减小内收力。这是舌侧正畸长距离内收上前牙的关键点之一。

3．患者的23、24易位，23位于24与25之间的根方。尽管治疗前的X线片显示23与24、25牙根之间的关系并不紧密，但是后续的正畸牙齿移动可能会减小23与邻牙牙根之间的距离，甚至影响邻牙牙根的健康。23在24、25根方长期存在是影响邻牙健康的危险因素。为了规避这个危险因素，建议患者将23拔除。但是患者心存恐惧，一直保留这个牙齿，所以对邻牙的健康要给予持续的关注。

（病例完成人：贾培增）

病例 21　前突患者非典型拔牙矫治

一、一般情况

患者女性，25岁，主诉牙列不齐及嘴突。恒牙替换后开始出现牙列不齐，嘴突且闭唇困难。分别于5年前和3年前因为牙痛拔除上颌右侧及下颌双侧后牙，拔除后未经修复治疗。患者既往无正畸治疗史。父母均存在牙列不齐问题。

二、临床检查

1．面部检查　正面观：面部基本对称，垂直比例基本正常。闭唇困难，颏部紧张，颏靥窝明显。中位笑线。侧面观：突面型，鼻唇角较锐，上下唇前突，颏部位置基本正常（图21-1）。

2．口内检查　恒牙列，14、36、46缺失，16、26下垂。上颌中切牙间存在畸形多生牙，双侧尖牙中性关系，前牙覆殆、覆盖基本正常，上颌牙弓中线不居中。47近中倾斜，46间隙明显减小，46缺牙区牙槽骨厚度明显减小。上下前牙唇倾。下牙弓间隙17 mm，14缺牙间隙6 mm（图21-1）。

3．颞下颌关节检查　双侧颞下颌关节区未查见疼痛、弹响，开口度三指，开口型正常。

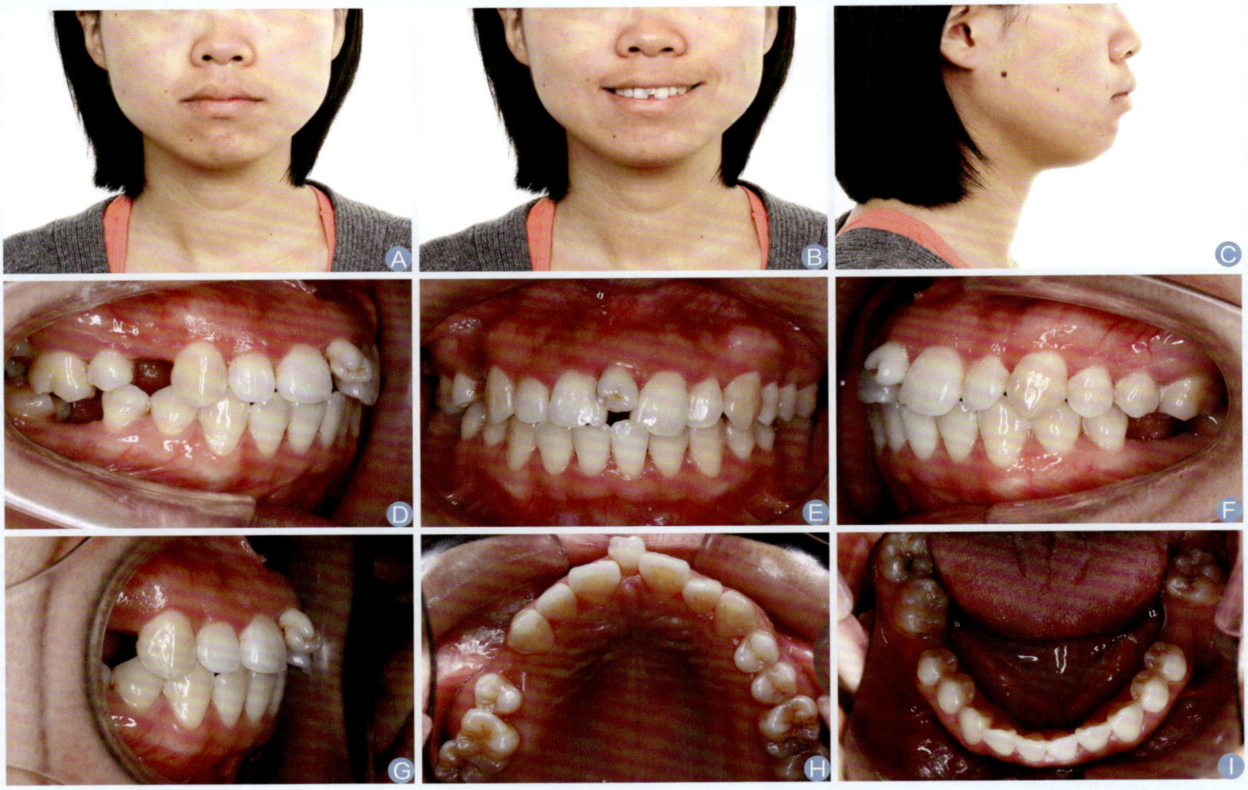

图 21-1　治疗前面殆像

三、X线检查分析

1. 头颅侧位片　上颌略突，颌间轻度Ⅱ类关系，上下前牙牙轴略唇倾。下颌平面为均角型（图21-2和表21-1）。

2. 全口曲面体层片　14、36、46缺失，11、21间畸形多生牙，未见18、28、38。全口牙齿的牙槽骨高度均有轻度降低，缺牙区牙槽骨高度降低显著。47、48近中倾斜，47近中牙槽骨角形吸收。16、26近中尖显著下垂。左侧髁突略短，双侧髁突骨质未见异常（图21-2）。

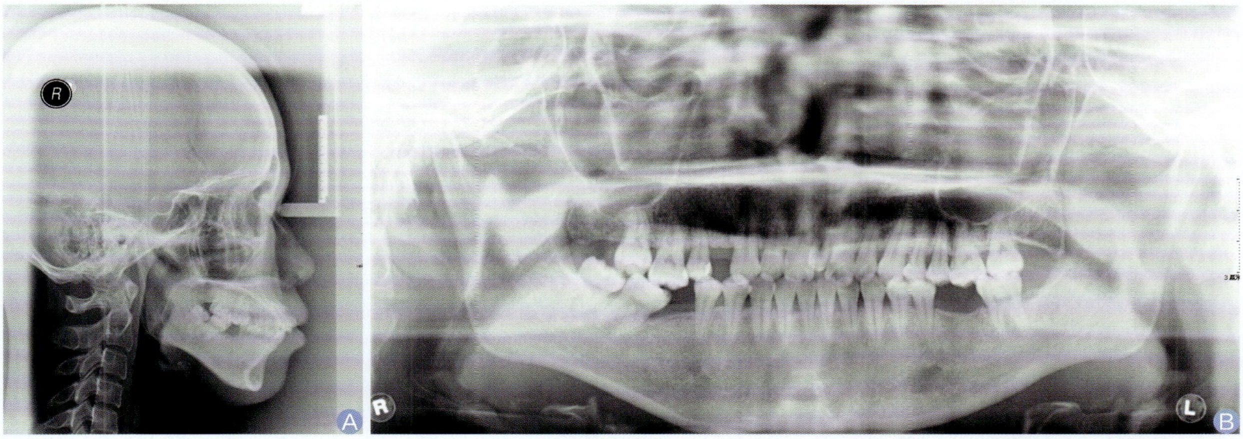

图 21-2　治疗前 X 线片

表21-1　正畸治疗前后头影测量比较

测量项目	正常值	测量值	
	均值 ± 标准差	治疗前	治疗后
SNA（度）	82.8 ± 4.0	87.0	87.0
SNB（度）	80.1 ± 3.9	82.0	82.3
ANB（度）	2.7 ± 2.0	5.0	4.7
FH/NP（度）	85.4 ± 3.7	87.0	87.9
NA/PA（度）	6.0 ± 4.4	13.0	12.7
U1/NA（度）	22.8 ± 5.7	27.4	20.6
U1-NA（mm）	5.2 ± 2.4	6.2	0.5
L1/NB（度）	30.3 ± 5.8	34.0	24.3
L1-NB（mm）	6.7 ± 2.1	9.5	4.3
U1/L1（度）	125.4 ± 7.9	113.5	137.0
U1/SN（度）	105.7 ± 6.3	114.0	98.0
MP/SN（度）	32.5 ± 5.2	36.7	36.7
FH/MP（度）	27.3 ± 6.1	30.2	30.2
L1/MP（度）	92.6 ± 7.0	95.3	88.0
Y轴角（度）	66.3 ± 7.1	62.8	62.9
Pg-NB（mm）	1.0 ± 1.5	−2.1	−2.5
UL-E（mm）	−1.4 ± 1.9	1.8	0.3
LL-E（mm）	0.6 ± 1.9	4.8	1.2

四、诊断

安氏Ⅰ类，毛氏Ⅱ[5]+Ⅰ[2]类，骨性Ⅱ类，均角。

五、矫治目标

1. 减小面下部突度。
2. 排齐牙列。
3. 建立良好的咬合关系。
4. 关闭磨牙区间隙。

六、矫治计划

方案一

1. 拔除24、34及11、21间的多生牙。
2. 上下颌采用中强支抗。
3. 排齐牙列，内收上下前牙，关闭14、46缺牙间隙以及24、34和多生牙拔牙间隙。
4. 16、26适当压低。
5. 正畸治疗后36行种植修复。
6. 建立尖牙及磨牙的中性关系。

方案二

1. 拔除24及11、21间的多生牙。
2. 上下颌采用强支抗。
3. 排齐牙列，内收上下前牙，关闭所有拔牙及缺牙间隙。
4. 16、26适当压低。
5. 建立尖牙中性关系及左侧的完全远中关系，接受左侧后牙仅为一颗磨牙。

治疗中需特别注意，由于下颌缺牙区牙槽骨的高度及厚度均有明显降低（图21-2），可能影响牙齿移动关闭缺牙间隙，必要时进行牙周骨增量手术。

患者不愿意接受种植牙治疗，选择方案二。

七、矫治过程

1. 先行拔除11与21间的多生牙，自0.012英寸镍钛圆丝顺序更换矫治弓丝至0.019英寸×0.025英寸不锈钢方丝排齐牙列。应用链状皮圈关闭前牙区的间隙后，拔除24（图21-3）。

2. 牙齿排齐整平后，在准备内收前牙之前拍摄CBCT。牙周科在双侧下颌磨牙区早失牙处的牙槽骨行骨皮质切开术，并于左侧下颌磨牙区植骨（图21-4）。

3. 关闭牙弓中的缺牙间隙及拔牙间隙（图21-5和图21-6）。

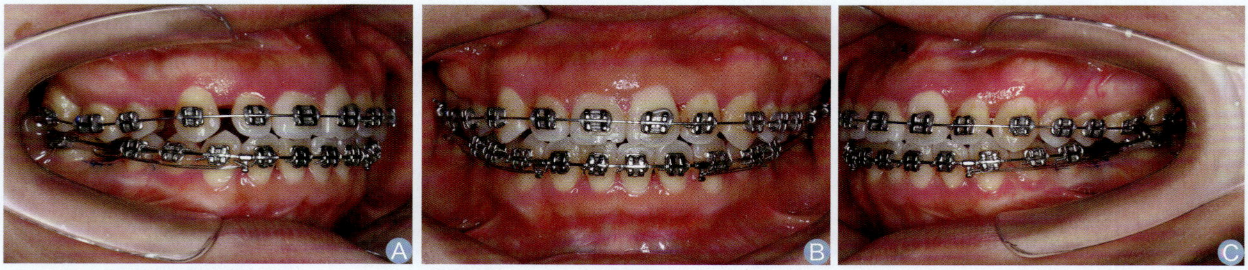

图21-3　拔除11与21间多生牙，排齐关闭多生牙间隙

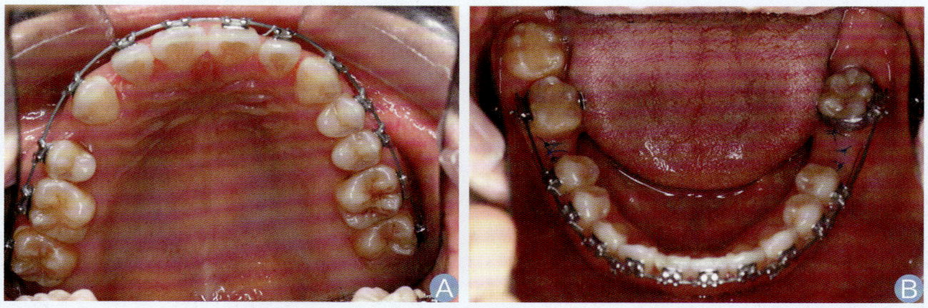

图21-4　拔除11与21间多生牙且排齐牙列、关闭拔牙间隙后，于36、46缺牙区行牙周骨增量手术后𬌗像

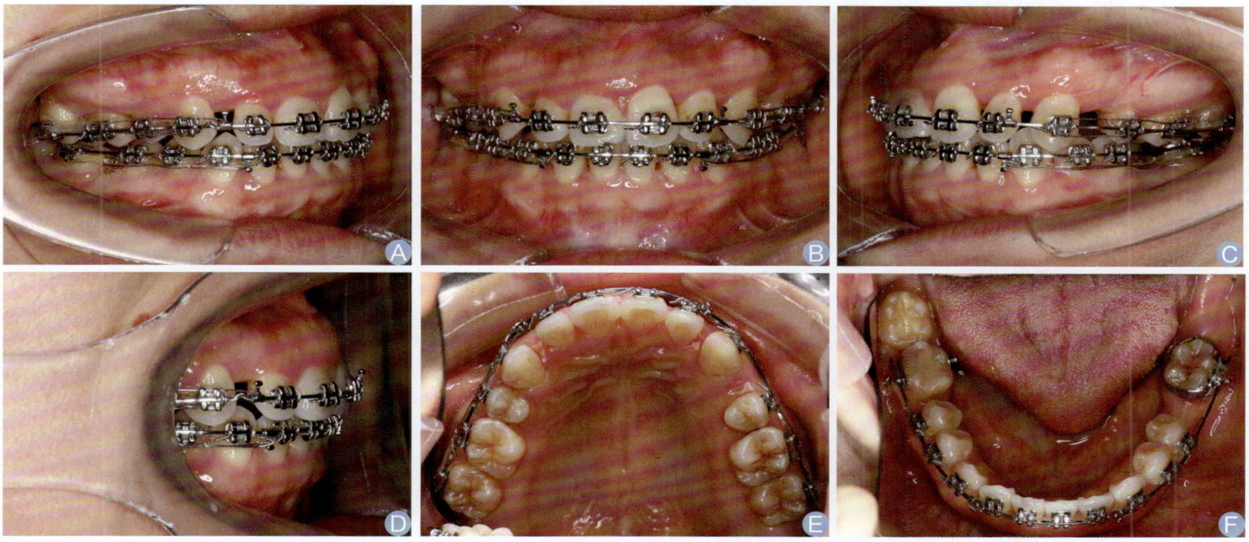

图 21-5 上颌左侧第一前磨牙拔除后两步法关闭间隙𬌗像

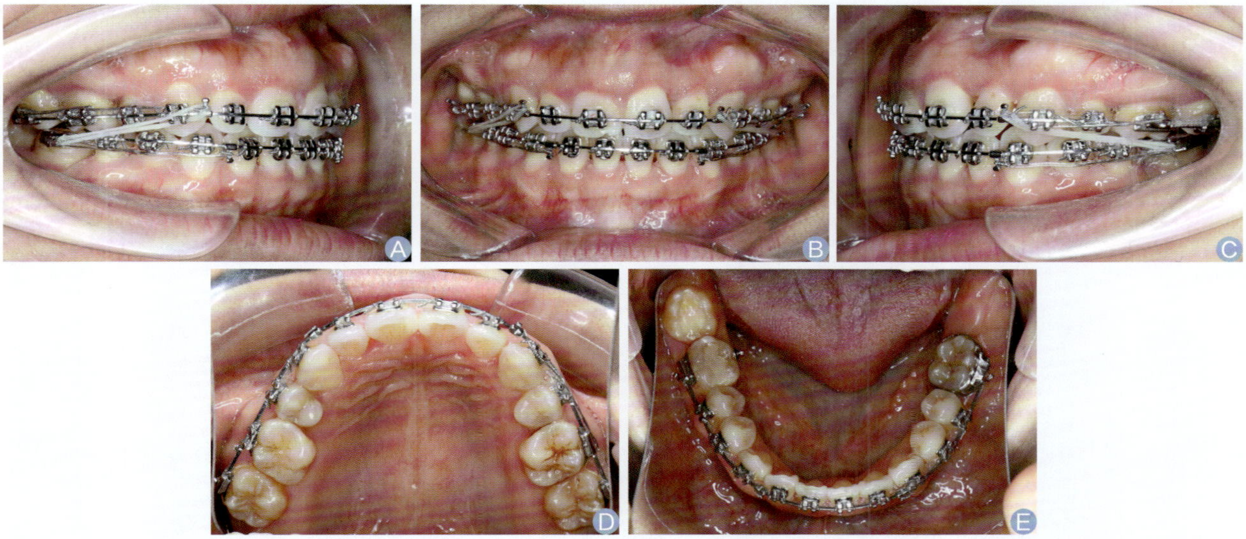

图 21-6 间隙关闭阶段𬌗像

4. 间隙关闭后粘接48颊管，更换较软弓丝进行后部牙弓排齐及精细调整（图21-7）。

5. 前牙覆盖及覆𬌗关系正常，双侧尖牙中性关系。后牙咬合关系良好。

6. 拆除固定矫治器，行牙周洁治，戴用活动保持器，定期复诊。

八、矫治结果

正畸治疗后患者面下部突度减小，上下唇唇间关系及唇齿关系改善，鼻唇角正常，鼻-唇-颏关系协调。笑线、笑弧及颊廊正常，微笑时更加美观。上下牙列排列整齐，上下牙弓中线一致。前牙覆𬌗、覆盖关系正常，双侧尖牙基本中性关系，双侧磨牙完全远中关系（图21-8）。全口曲面体层片显示，牙根排列良好，牙弓间隙关闭；全口牙槽骨高度基本维持正畸治疗前水平，未见明显牙槽骨及牙根吸收情况（图21-9）。治疗后CBCT片显示，下颌第一磨牙缺牙区牙槽骨高度与邻牙差别不大，

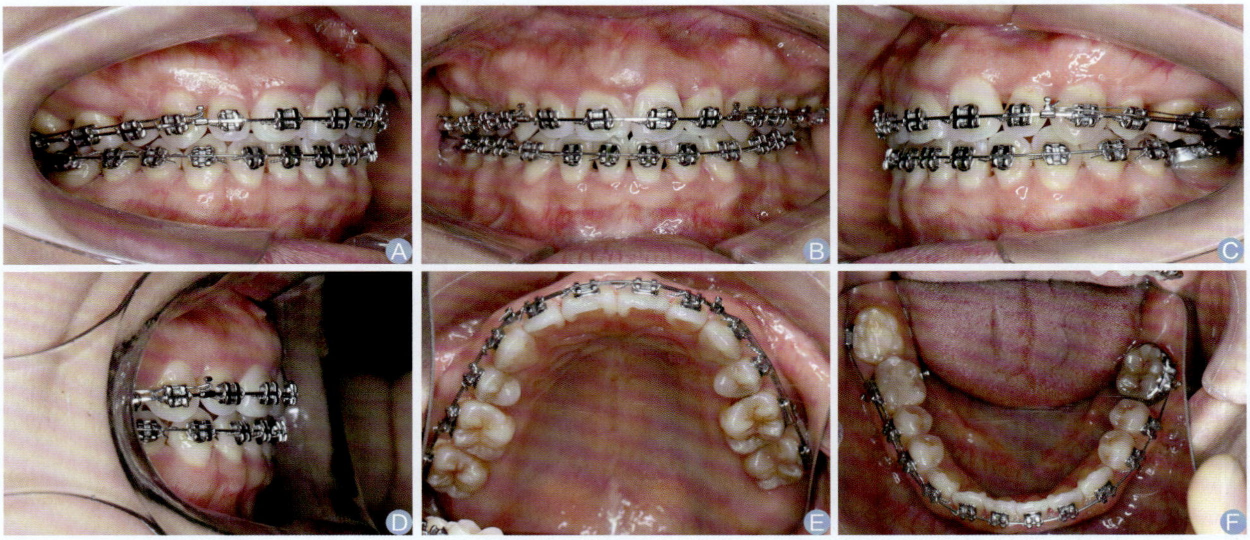

图 21-7　精细调整阶段殆像

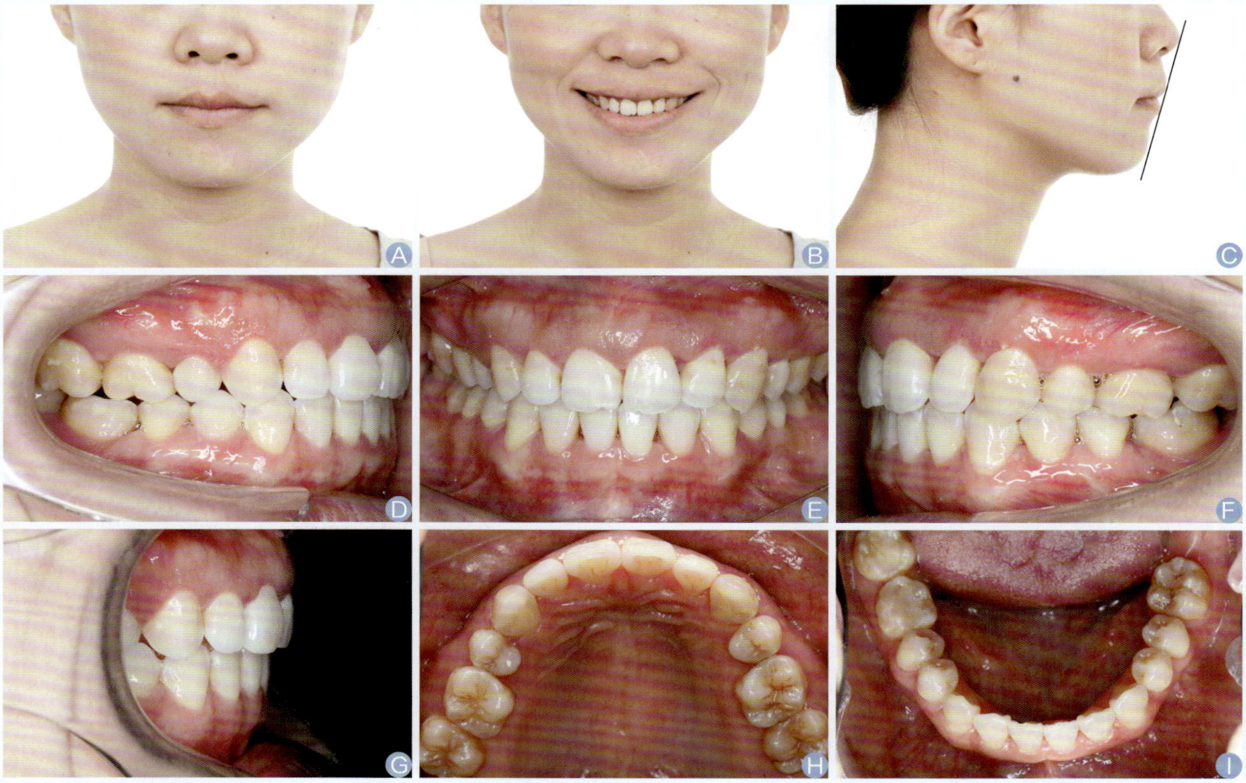

图 21-8　治疗后面殆像

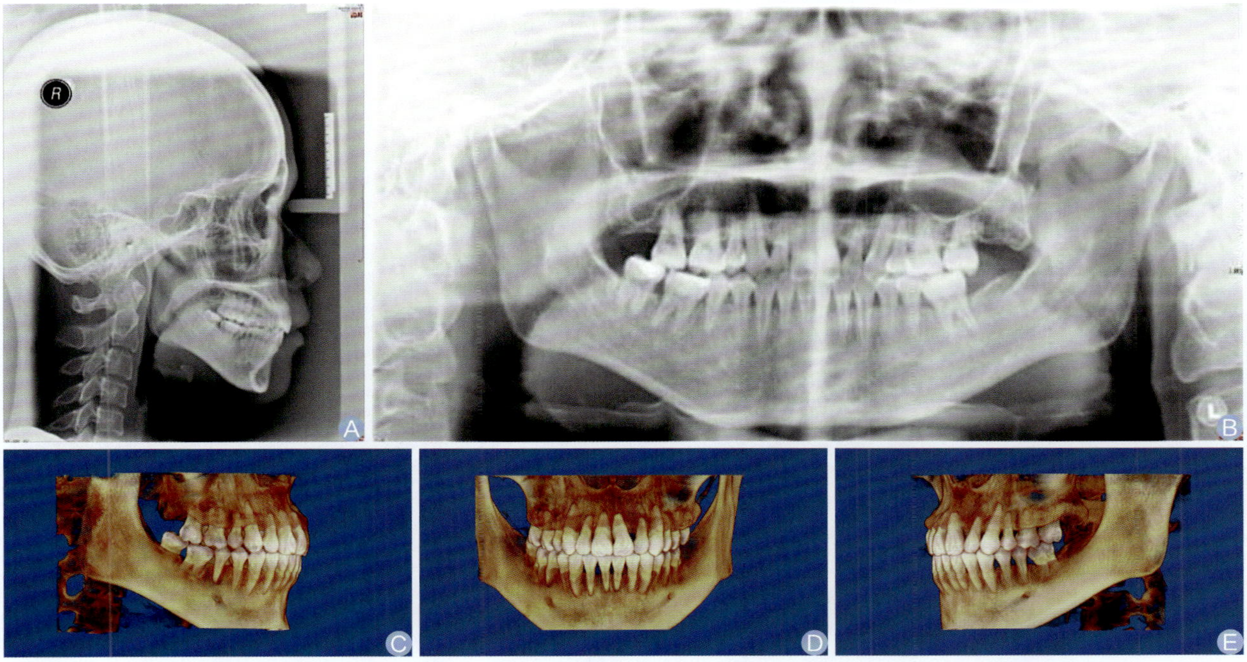

图 21-9　正畸治疗后 X 线片及 CBCT

37、47近远中牙槽骨高度基本同其他牙齿，无明显牙槽骨角形吸收（图21-9）。治疗前后的头影测量重叠图显示，上下前牙显著内收，上下唇突度减小（图21-10）。患者正畸治疗结束3年后复诊，治疗结果稳定（图21-11）。

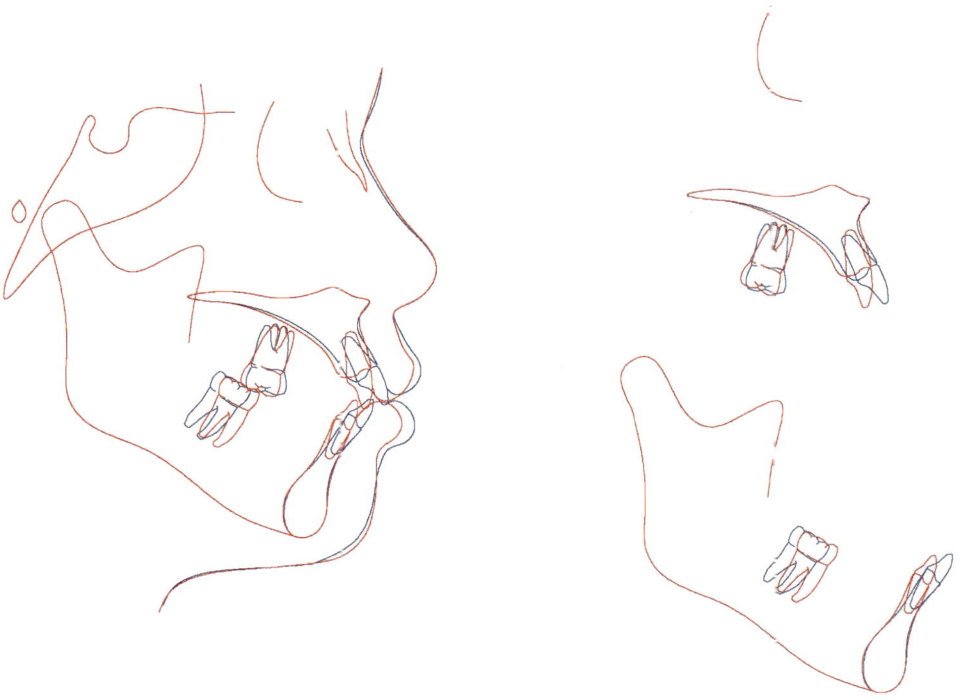

图 21-10　正畸治疗前后头影测量重叠图（蓝色线条为治疗前，红色线条为治疗后）

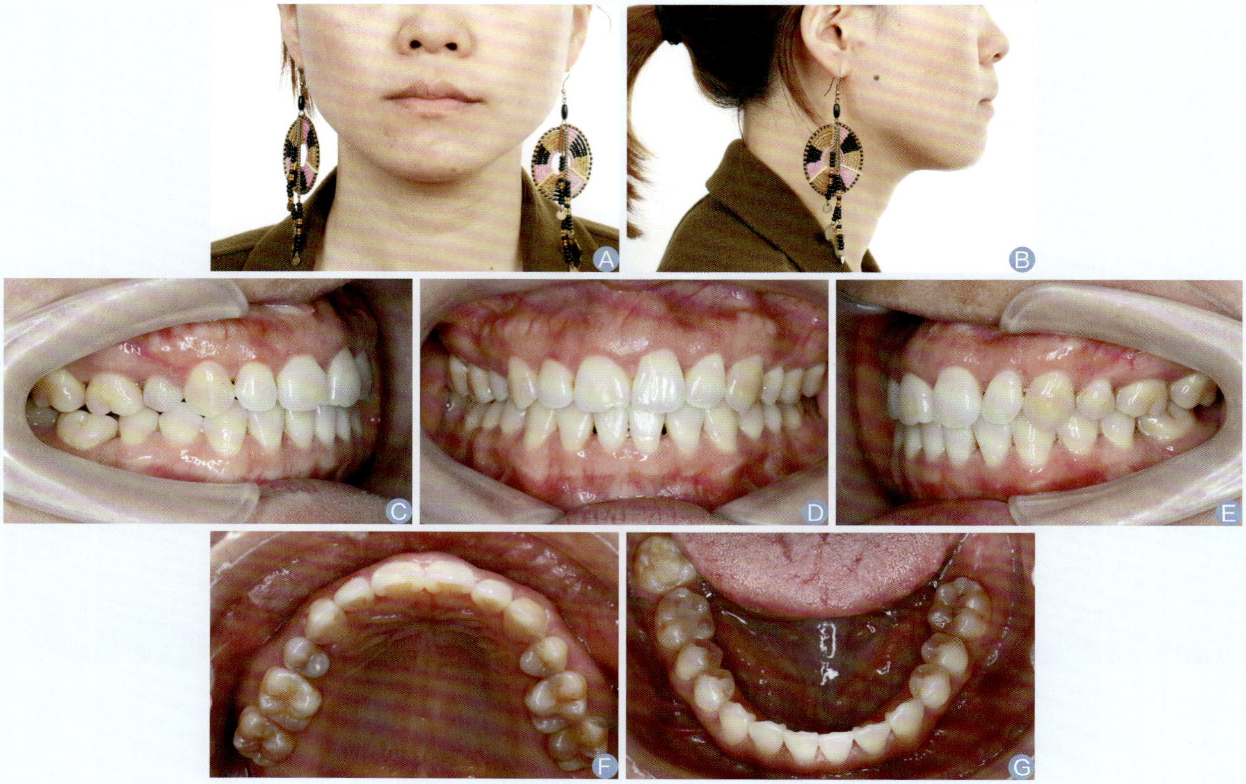

图 21-11　正畸治疗结束后 3 年面䂇像

九、矫治体会

（一）矫治难点

1. 不典型拔牙　该患者双牙弓前突，正畸治疗的主要目的是减小面下部突度，治疗的关键是后牙支抗控制以及前牙的转矩和覆䂇控制。由于患者下颌两侧第一磨牙早失，拔牙选择变为不典型拔牙，且拔牙位置偏后增加了前牙内收的难度。同时，由于下颌双侧第一磨牙失牙时间较长，牙槽骨的高度及厚度均显著减小，增加了磨牙近中移动彻底关闭缺牙间隙的困难及牙槽骨开裂、牙根暴露的风险。

2. 磨牙长期缺失　由于下颌两侧的第一磨牙早失，上颌第一磨牙均有一定程度的伸长，需要在治疗中适当压低。由于上颌磨牙伸长并不严重，治疗中未采用种植体等其他辅助装置进行压低，而希望通过矫治弓丝来实现。治疗中通过对第一磨牙托槽略偏䂇向的粘接，以及利用其前后邻牙，实现16、26的略压低。

（二）关于治疗设计的考虑

1. 拔牙的考虑　该患者双牙弓前突，上下唇均位于审美平面前方，下唇前突尤其严重（4 mm）。在无牙齿缺失的情况下，这种病例的治疗设计应该是拔除4个第一前磨牙，并在中强支抗的控制下内收前牙。患者的14、36、46缺失使得拔牙选择受到限制。由于左下第三磨牙缺失，如果利用左下象限现有牙弓间隙减小牙弓突度，将导致该象限正畸治疗后只有一个磨牙，可能对左侧的咀嚼功能产生不利影响。如果考虑左侧的咀嚼功能，则可以选择拔除34，并在正畸治疗后对36的缺牙进行种植修复，使该象限有两个磨牙，以保证左侧的咀嚼效能。如果选择第一个治疗方案，则正畸治疗后左侧下颌既可以有两个磨牙维持牙弓的长度，也有利于咀嚼功能，但该方案的缺点是患者需要在正畸治疗完成后进行种植修复。由于患者不愿接受种植修复治疗，所以选择了关闭所有缺牙及拔牙间隙的方案。间隙关闭后，左上第二磨牙尚能与下颌第二磨牙存在咬合接触，不会使上颌第二磨牙下垂、废用，但是该方案在咀嚼效能上有一定折中。

2．关于拔牙顺序的考虑　患者上颌中切牙间的多生牙拔除后，会给上牙弓提供约4 mm 的间隙。由于多生牙的拔牙间隙存在于牙弓的前部，影响美观，所以治疗先拔除多生牙，尽快关闭间隙。另外，多生牙间隙关闭也会改善患者唇部的突度。当前部间隙关闭后再拔除24，避免治疗开始即拔除24后牙弓中多处存在间隙，使牙齿移动控制变得复杂。拔牙后，通过内收前牙、关闭牙弓中的缺牙及拔牙间隙来减小面下部突度。这样处理，首先可以早期改善外观，其次避免多处存在拔牙间隙，从而降低治疗的复杂性。

3．关于支抗的设计　由于上颌拔牙间隙约为20 mm，间隙充足，后牙支抗控制相对并不紧张。故在治疗中采用分步关闭拔牙间隙，并不需要额外增加支抗装置。下颌36、46的缺牙间隙均在10 mm左右，牙弓间隙相对较多，治疗中需要后牙适当近中移动，也不需要额外增加后牙区支抗。但是，由于磨牙缺失时间较长，需要关注间隙关闭时牙槽骨变窄带来的阻力增加及牙根的暴露风险。

4．牙量不调　患者的12、22略小使得Bolton指数不调。如果想保证治疗后良好的尖牙中性关系，最好配合12、22牙冠的烤瓷贴面，或者将侧切牙轴倾角略加大以占据较大牙弓间隙，否则就需要接受治疗后尖牙的略偏远中关系。需在治疗前向患者交代情况。

（三）关于下颌磨牙早失区域牙槽骨状况的考虑

1．结合牙周手术　磨牙早失，尤其是下颌磨牙早失，易引起局部牙槽骨高度及厚度减小。牙槽骨萎缩明显时，会造成间隙关闭，尤其是通过后牙前移关闭间隙的难度增大，或使间隙不能完全关闭。对于缺牙时间较长的患者，选择关闭间隙的治疗方案时，需在治疗前认真评价缺牙区域牙槽骨状况，并向患者交代治疗风险，包括间隙不能完全关闭、牙齿倾斜或牙根部分暴露及牙根吸收等。该患者由于存在牙槽骨萎缩，为了减少间隙关闭带来的副作用，治疗设计了局部骨皮质切开和左侧的牙槽骨植骨，以增加牙槽骨厚度、减小骨皮质阻力。牙周手术应在开始进行前牙内收及间隙关闭前进行，可以同时利用手术的加速牙移动效应提高矫治效率。牙周手术后2～3周开始加力。由于牙周植骨以羟基磷灰石为主，植骨材料的替代需要较长时间，左下磨牙缺牙间隙关闭较慢。但是，经过牙周手术，正畸治疗后双侧磨牙缺牙区磨牙的牙周情况良好。

2．牙齿移动控制　对于前突患者，利用磨牙缺牙间隙内收时，一般应注意后牙支抗是否足够，避免间隙关闭时磨牙支抗不足导致前移较多，进而影响前牙的内收量。关闭拔牙间隙时，可以考虑分步内收以保证前牙有足够的内收间隙。对于拔除磨牙的病例，关闭间隙时，还需注意避免磨牙在近中移动时向近中倾斜。可以通过使用粗的不锈钢方丝，必要时适当增加后倾弯保持后牙直立来进行控制。

（病例完成人：李巍然）

病例 22 种植支抗下拔牙矫治双牙弓前突

一、一般情况

患者女性，28岁，主诉嘴突。既往有后牙牙体治疗史，全身情况良好，否认口腔不良习惯、鼻咽部疾病；否认关节疼痛、弹响；否认牙外伤史；其祖母有类似错殆。

二、临床检查

1．面部检查　正面观：面部左右不对称，颏部轻度左偏，左侧的下颌角明显较右侧更为丰满。面部上、中、下比例基本协调。侧面观：突面型，上颌前突，下颌基本正常（图22-1）。

2．口内检查　恒牙列，16、46残根。上牙弓拥挤度1 mm，下牙弓拥挤度2 mm；左侧磨牙中性关系，尖牙中性关系；前牙覆盖、覆殆基本正常；上中线正，下中线左偏2.5 mm（图22-1）。

3．颞下颌关节检查　开口度三指，开口型正常，双侧关节未查见弹响及触痛。

三、X线检查分析

1．头颅侧位片　测量分析结果显示骨性Ⅱ类，下颌明显后缩，颏部发育差，高角。上切牙直

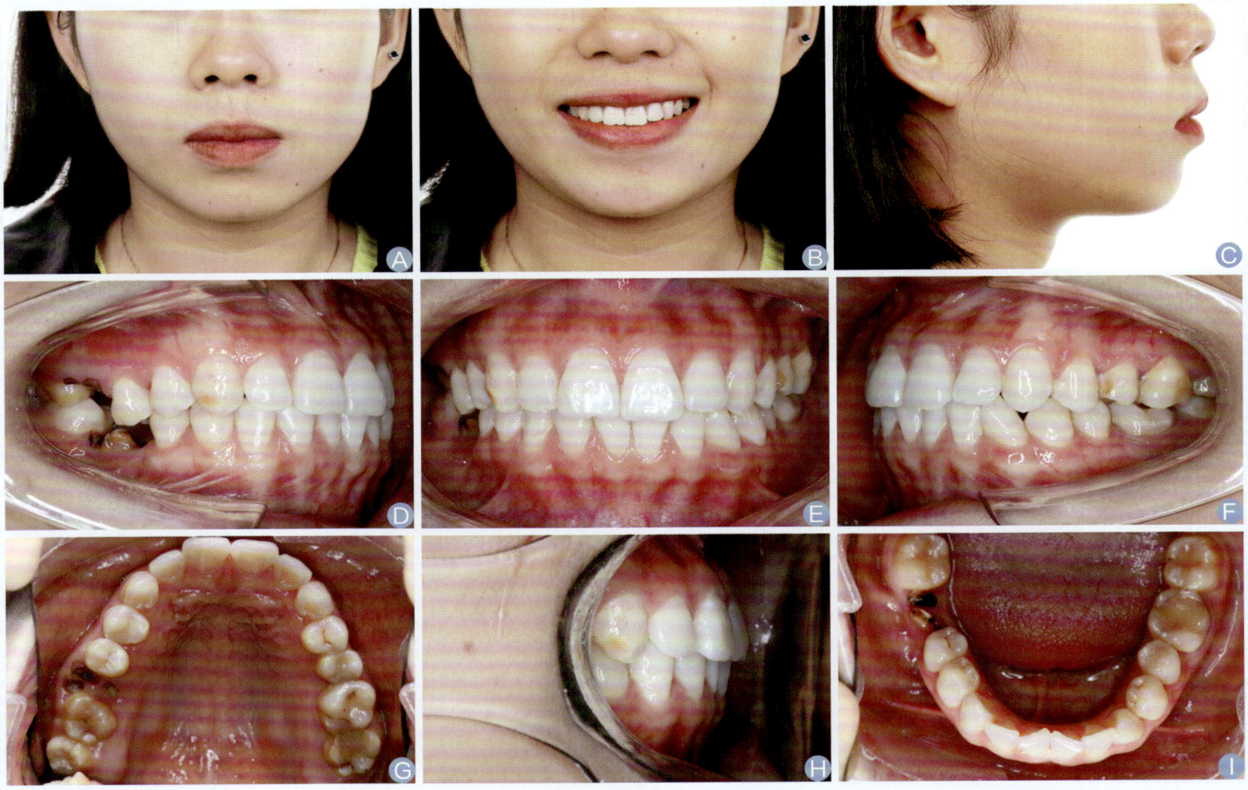

图 22-1　治疗前面殆像

立，下切牙唇倾（图22-2和表22-1）。

2．全口曲面体层片　28阻生，未见38、48；36、27根管内高密度影像；16、46残根。其余牙列、牙槽骨未见明显异常。双侧髁突骨质未见明显异常（图22-2）。

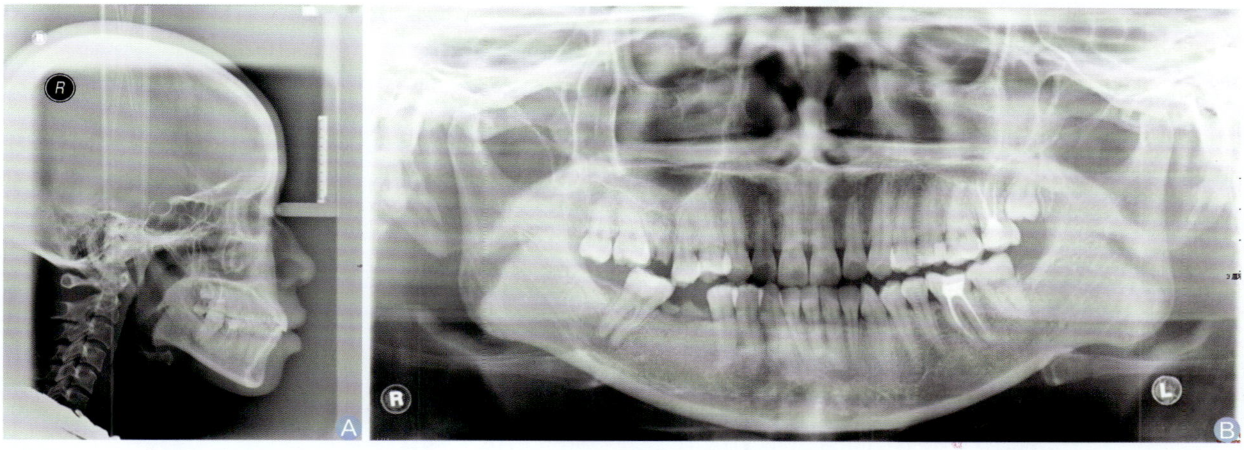

图 22-2　治疗前 X 线片

表22-1　治疗前后头影测量结果

测量项目	正常值	测量值	
	均值 ± 标准差	治疗前	治疗后
SNA（度）	82.8 ± 4.0	83.1	83.2
SNB（度）	80.1 ± 3.9	79.1	81.0
ANB（度）	2.7 ± 2.0	4.0	2.2
FH/NP（度）	85.4 ± 3.7	84.9	87.9
U1/NA（度）	22.8 ± 5.7	26.6	23.5
U1-NA（mm）	5.2 ± 2.4	5.2	3.5
L1/NB（度）	30.3 ± 5.8	27.8	22.9
L1-NB（mm）	6.7 ± 2.1	7.1	3.0
U1/L1（度）	125.4 ± 7.9	121.6	131.5
U1/SN（度）	105.7 ± 6.3	109.7	106.7
MP/SN（度）	32.5 ± 5.2	35.5	33.4
MP/FH（度）	31.1 ± 5.6	27.2	25.2
L1/MP（度）	92.6 ± 7.0	89.5	86.1

四、诊断

安氏Ⅰ类，毛氏Ⅱ^{5}+Ⅰ^{1}类，骨性Ⅱ类，高角。

五、矫治目标

排齐牙列；内收前牙，改善侧貌。

六、矫治计划

采用直丝弓矫治技术，减数16、24、34、46；上下颌采用种植体支抗内收前牙，改善突度。

七、矫治过程

1．第1～7个月　粘接全口直丝弓矫治器，选用PASS托槽，序列更换镍钛丝排齐上下牙列。换至0.018英寸×0.025英寸不锈钢丝，下颌结合摇椅弓打开咬合。

2．第8～17个月　弓丝更换为0.018英寸×0.025英寸不锈钢丝，弯制摇椅弓；在17、26、36和47的颊侧近中植入种植钉，应用种植体支抗滑动法内收上下前牙（图22-3）。

3．第18～26个月　当左下间隙完全关闭时，侧貌明显改善。为继续关闭46缺牙间隙，需前移47。因此，拆除下颌种植钉，在应用链状圈继续关闭剩余间隙的同时，采用左侧Ⅲ类牵引、右侧Ⅱ类牵引纠正左偏的下中线（图22-4）。

4．第27～30个月　精细调整，拆除固定矫治器，戴入透明保持器。

八、矫治结果

矫治后，患者咬合关系良好，上下牙列整齐，前牙覆殆、覆盖正常；双侧尖牙中性关系，磨牙中性关系；上中线正，下中线过矫治为右偏0.5 mm。侧貌得到很大改善。全口曲面体层片显示牙根平行排列，牙根未见吸收，牙根及牙槽骨未见明显异常（图22-5）。头颅侧位片测量分析结果显示：上前牙整体内收，牙轴控制良好，ANB及下颌平面角有减小趋势（测量结果见表22-1）。治疗后1年复查，牙齿排列整齐，咬合稳定（图22-6）。

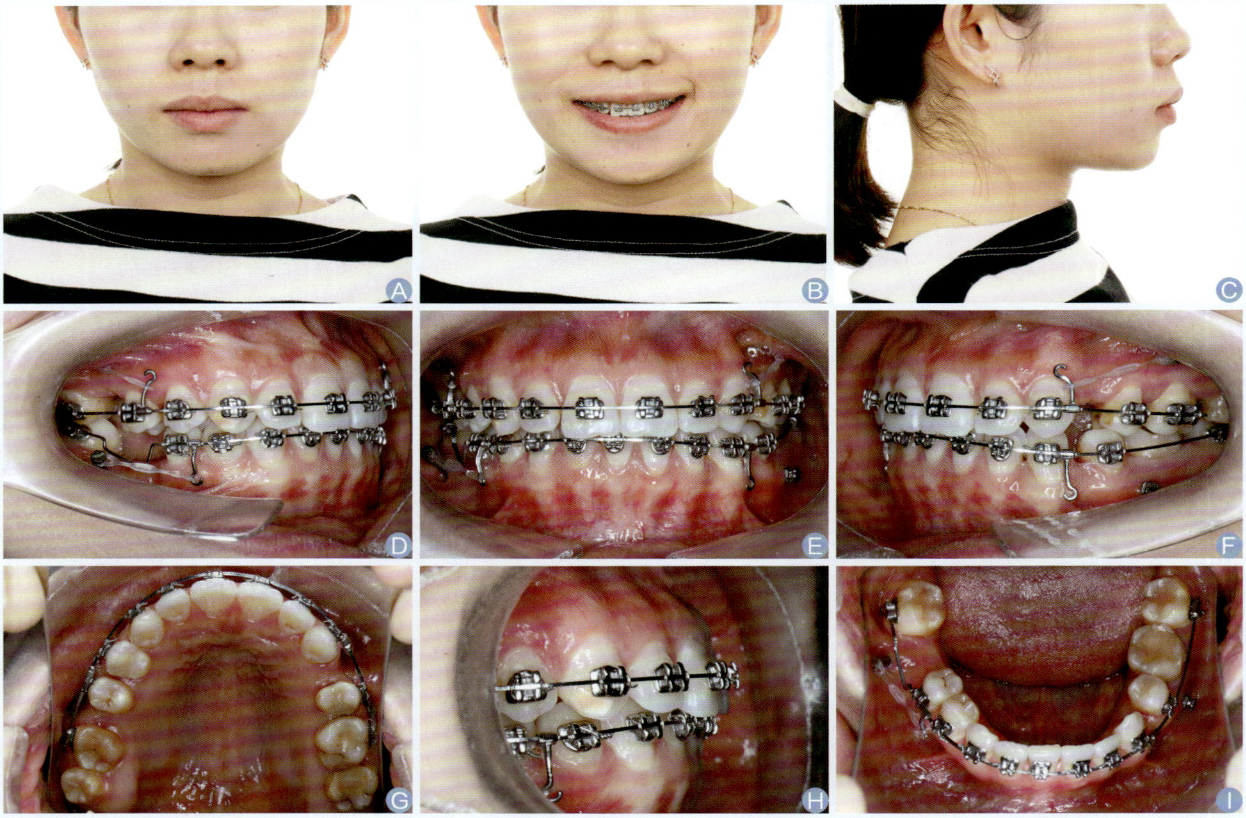

图22-3　关闭间隙2.5个月时面殆像

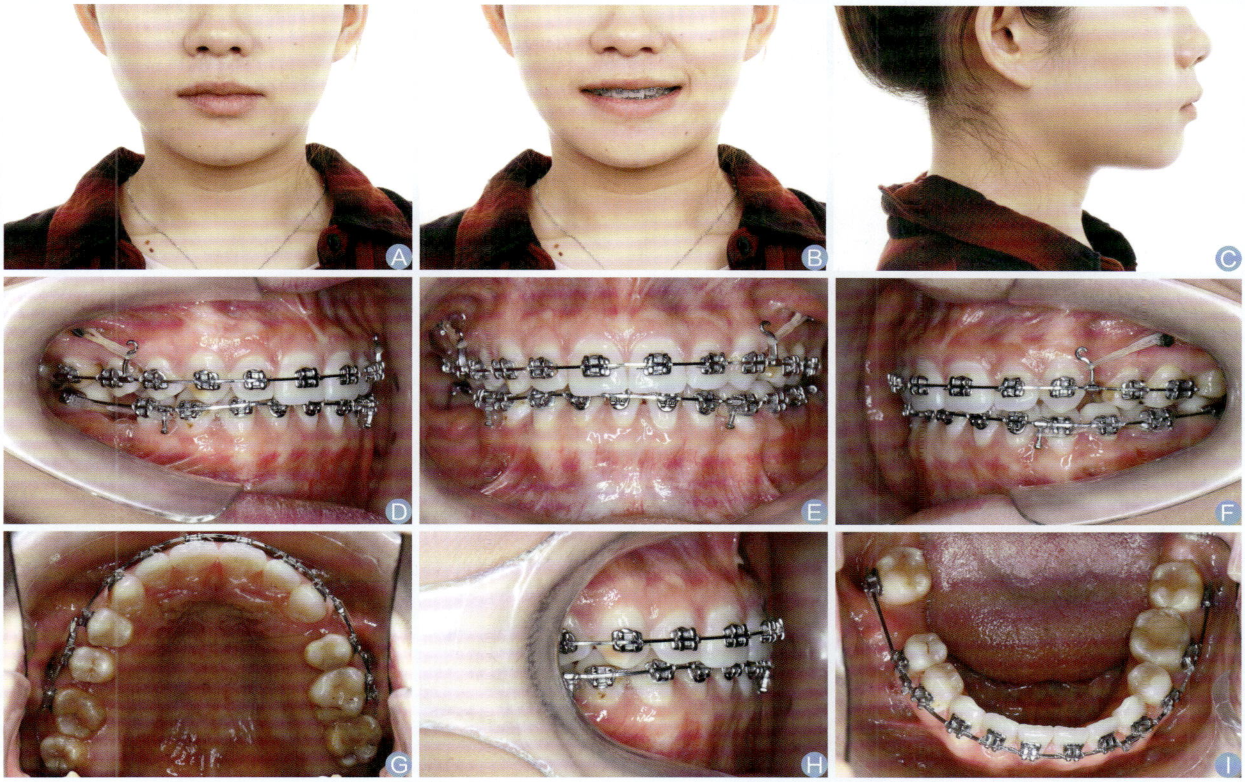

图 22-4　关闭间隙 9 个月时面𬌗像

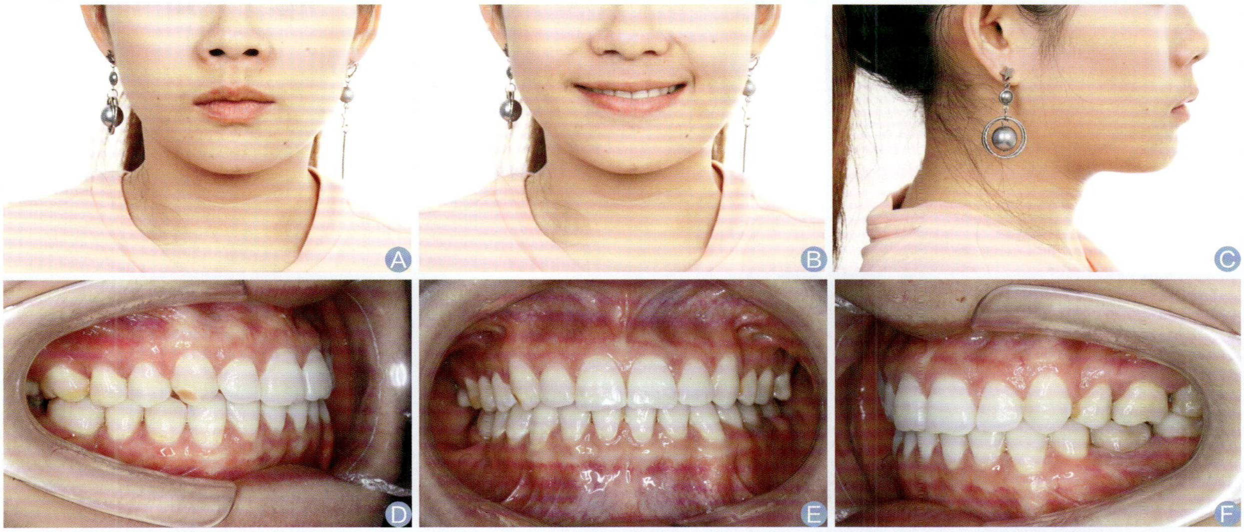

图 22-5　治疗后面𬌗像及 X 线片

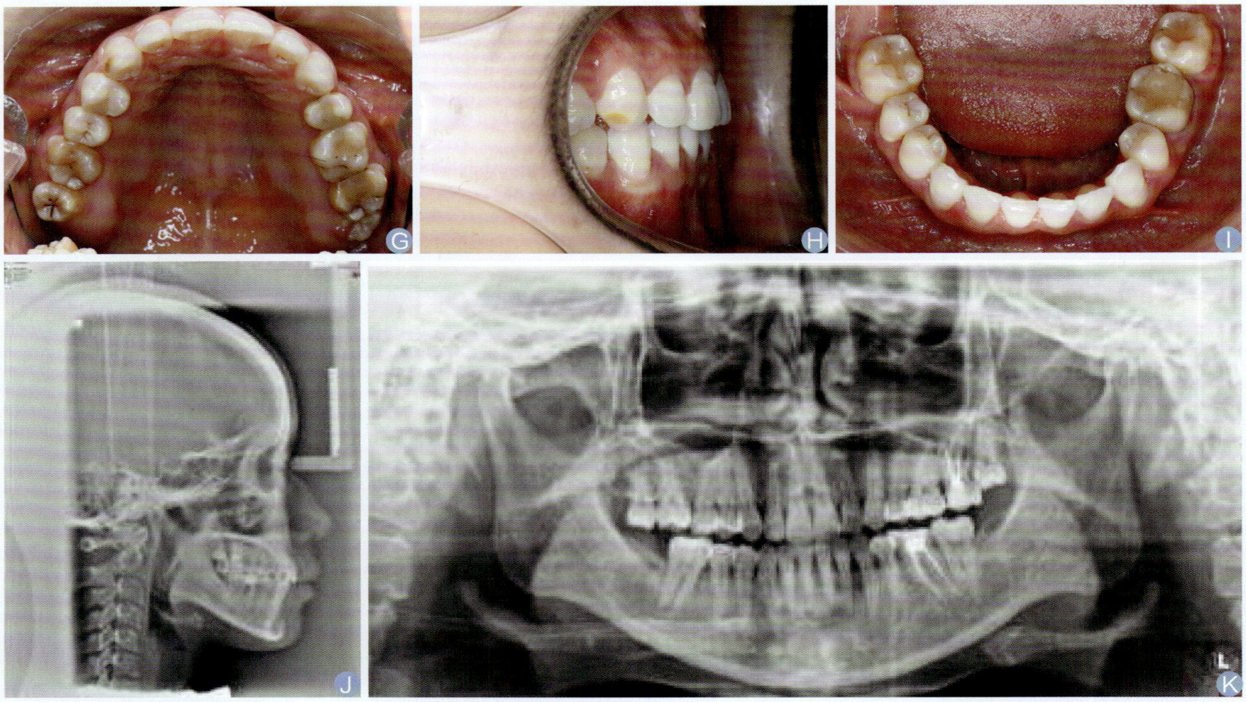

图 22-5　治疗后面𬌗像及 X 线片（续）

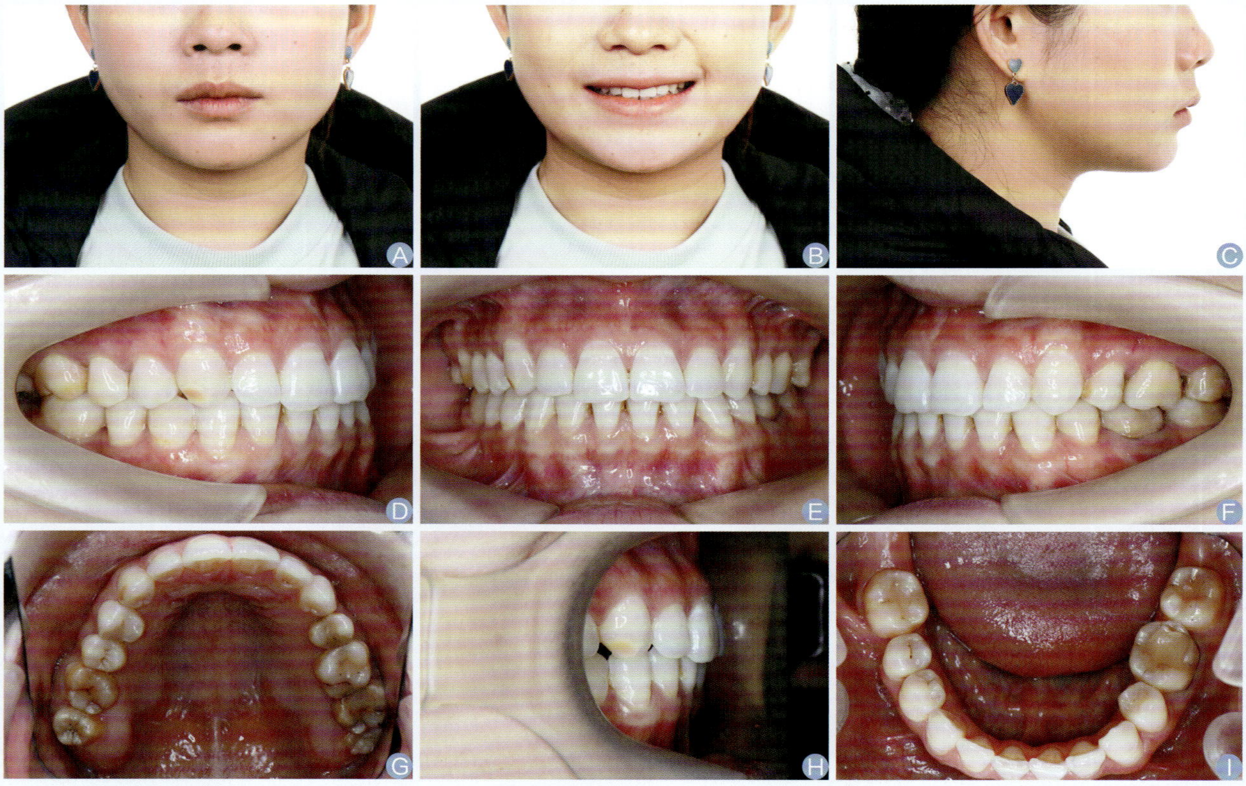

图 22-6　保持 1 年后面𬌗像

九、矫治体会

（一）关于治疗设计

患者的主诉为“嘴突”，但是治疗前头影测量数值都在正常范围内。这说明患者的嘴突并非由上下前牙的唇倾造成，而是上下颌骨的基骨前突所致——该患者是一个颌前突患者。患者同时还存在一定程度的骨性下颌偏斜：临床检查发现下牙列中线左偏2.5 mm，曲面体层片显示左下前牙的牙冠均向近中倾斜以代偿骨性的偏斜，正位殆像也可以观察到左下尖牙的舌倾代偿。对于这类患者，正畸医生会建议患者考虑正畸-正颌联合治疗，在获得更好的面型改善的基础上，避免前牙大量整体内收可能带来的牙根吸收、骨开窗和骨开裂的风险。但是该患者并非严重的骨性错殆，正畸治疗虽然有风险，但较正颌手术而言，创伤小，费用低。所以在与患者沟通，告知单纯正畸治疗的各种风险后，患者决定选择单纯正畸拔牙矫治。由于患者的16、46均为残根，右侧只能选择拔除上下第一磨牙；左侧虽然27、36也进行了根管治疗，但考虑到降低矫治的难度，避免疗程过长，而且27、36根管治疗完善，所以左侧依然选择拔除上下第一前磨牙。上下颌均应用种植体支抗，确保拔牙间隙尽量多地应用于前牙内收，且种植体支抗的使用对于前牙内收过程中垂直向和转矩的控制都起到了积极的作用。

（二）正畸治疗中的控制

1．上切牙在内收过程中的转矩控制是治疗成败的关键点　治疗前患者上前牙唇舌向的牙轴正常，而“嘴突”是患者最迫切想改善的问题，这就要求矫治必须大量内收切牙以改善突度，且必须控制好转矩以避免由于内收时的钟摆效应造成上切牙舌倾与伸长。为了在内收上前牙的同时控制上切牙的转矩，选用了PASS托槽。PASS前牙托槽的特别之处在于，其槽沟尺寸由传统直丝弓矫治器的0.022英寸×0.028英寸减小为0.020英寸×0.027英寸，从而减小了槽沟与弓丝间的余隙，并增加了侧切牙预制的转矩角度（PASS矫治器为14°，MBT矫治器为10°），更有利于上前牙内收过程中的转矩控制。另外，在内收过程中，应用后牙种植体支抗结合长牵引钩，且牵引钩尽量放置于靠近双尖牙的区域，这对于前牙的转矩控制也起到了积极的作用。其具体的力学机制可能是：牵引钩越长，越靠近双尖牙的区域，力的作用线越接近牙弓的抗力中心，从而实现牙弓的整体压入与远中移动，避免殆平面顺时针旋转，也就自然减少了上前牙内收时的钟摆效应。有限元分析也证实，应用上颌第一磨牙近中的种植体支抗滑动内收上前牙时，若力加载于低位牵引钩，则上颌中切牙顺时针旋转，殆平面顺时针旋转；若力加载于高位牵引钩，则上颌中切牙逆时针旋转，殆平面逆时针旋转。力加载的位置向后移动，上颌中切牙顺时针旋转的趋势逐渐减小。

2．后牙区种植体支抗内收前牙对牙弓垂直向控制的影响，及其对侧貌改善的影响　前牙内收可有效地改善侧貌的突度，但是上前牙内收时，如果转矩控制不良，由于钟摆效应的存在，上前牙必然出现伸长现象，殆平面顺时针旋转，导致下颌向后下旋转，特别是对于生长发育停止的成人，更易出现。这削弱了前牙内收对侧貌的改善，不利于矫治突面型。应用后牙种植体支抗结合长牵引钩内收前牙，且牵引钩尽量向弓丝后段放置，可以实现前牙在内收的过程中压入或者保持不伸长，以及下颌的逆时针旋转，后缩的颏部向前移位，增强了前牙内收对侧貌的改善。这一现象在本病例中得到充分的体现，患者治疗前后的头影测量结果比较（表22-1）和重叠图（图22-7）都可以证实。

3．下颌磨牙拔牙病例间隙关闭的方法、注意事项及风险控制　该患者在矫治进行到第18个月时，右下的拔牙间隙已经关闭，侧貌得到了明显的改善，但是右侧下颌磨牙的拔牙间隙仍余8 mm左右。此时，曾建议患者考虑在此处的缺隙进行种植修复，但是未得到患者的同意。因此，需要近中移动右下第二磨牙关闭剩余间隙，故前移47的治疗又进行了8个月。前移磨牙关闭拔牙间隙时，如果拔牙间隙处的牙槽嵴萎缩而变得过窄，可能出现间隙关闭困难、磨牙牙龈退缩等风险。但该患者牙槽嵴相对丰满，虽然前移的疗程较长，但未

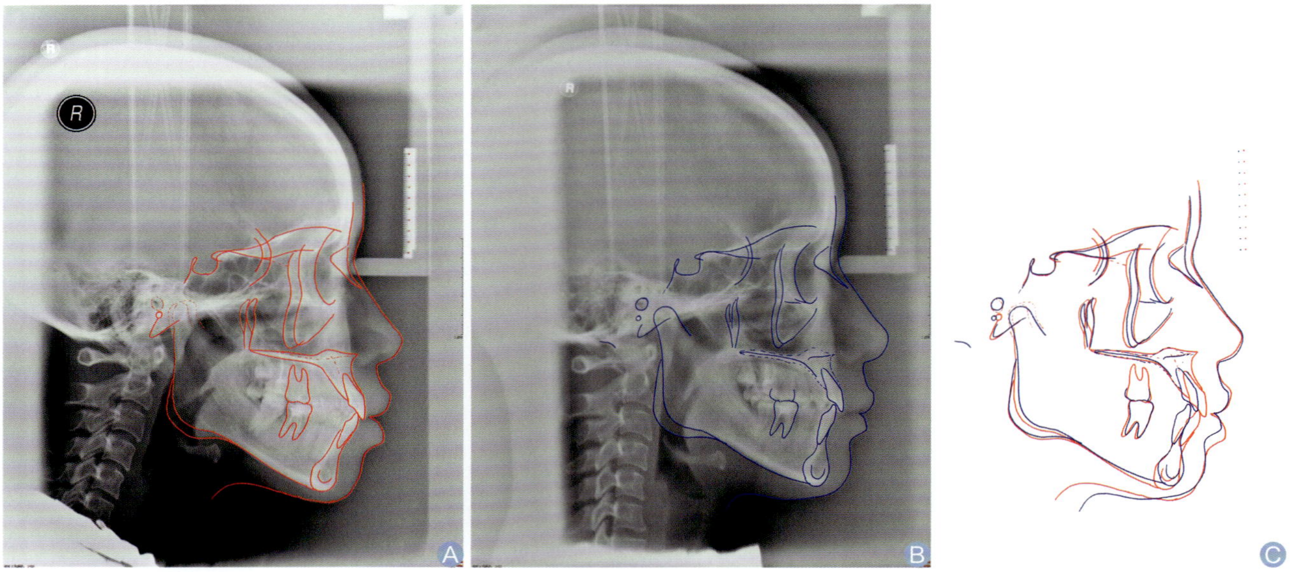

图 22-7　矫治前后的头影测量描记及前颅底重叠图（红色线条为矫治前，蓝色线条为矫治后）

出现明显的牙龈退缩。治疗中还应注意，因下颌缺隙对应上颌磨牙，易造成弓丝受咬合力的影响而向下弯曲变形，影响滑动内收，故应选择刚度较大的不锈钢方丝，且复诊时需仔细检查弓丝是否变形并进行及时调整。下颌第一磨牙早失时，第二磨牙常发生近中倾斜，需在排齐整平阶段充分直立第二磨牙。另外，此类患者第二磨牙可能存在近中牙周袋和牙槽骨角吸收，需要在完善牙周检查和治疗的基础上，再进行正畸直立，否则会加重第二磨牙近中牙槽骨的缺损，导致磨牙松动度增加。

（病例完成人：张晓芸）

病例 23 安氏Ⅰ类高角成人拔除单颗磨牙行种植支抗辅助矫治

一、一般情况

患者女性，24岁，主诉牙不齐、牙突。12岁时因“门牙歪”曾行非减数固定矫治，未保持；既往有右下后牙牙体及冠修复治疗史；长期左侧偏侧咀嚼。全身情况良好，否认鼻咽部疾病；否认牙外伤史；家族史无特殊。

二、临床检查

1．面部检查　正面观：颏部右偏约4 mm，左侧下颌角较右侧丰满，面下1/3正常，无明显开唇露齿。侧面观：突面型，上颌正常，下颌稍后缩，颏唇沟不明显（图23-1）。

2．口内检查　恒牙列，18、28正位萌出，38、48部分萌出；双侧磨牙中性关系；前牙覆殆、覆盖正常。上中线正，下中线左偏2 mm。上下颌轻度拥挤；17、47正锁殆，47明显舌倾；46烤瓷冠，有叩痛；36咬合面银汞充填，叩诊无异常；口腔卫生可（图23-1）。

3．颞下颌关节检查　否认关节自发痛，否认张口受限，关节未扪及触痛和压痛，张闭口中期可闻及弹响。张口型右偏，张口度四指。

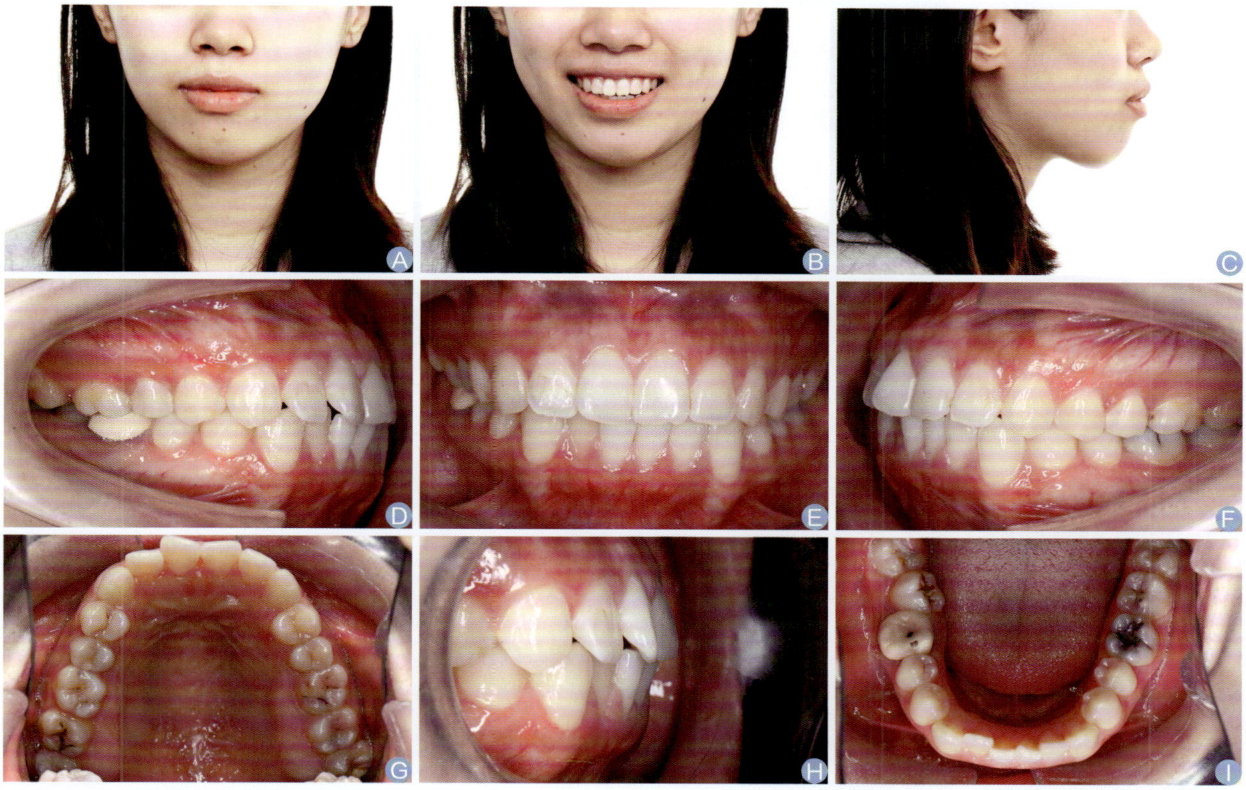

图 23-1　治疗前面殆像

三、X线检查分析

1．头颅侧位片　测量分析结果显示骨性Ⅰ类，高角；上切牙唇倾但凸距正常，下切牙凸距较大，但牙轴正常，稍偏直立（图23-2和表23-1）。

2．全口曲面体层片　18、28、38和48发育完成，基本正位萌出；46桩核冠修复，根充不完善，根尖周暗影；35、36根方可见高密度影像；其余牙列、牙槽骨未见明显异常。双侧髁突未见明显异常（图23-2）。

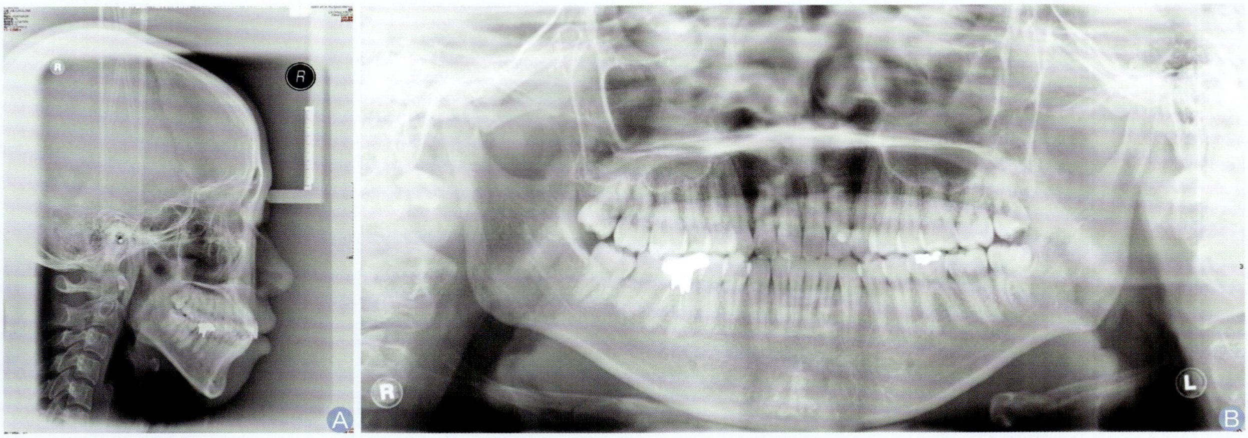

图 23-2　治疗前 X 线片

表23-1　治疗前后头影测量结果

测量项目	正常值	测量值	
	均值±标准差	治疗前	治疗后
SNA（度）	82.8 ± 4.0	82.8	82.2
SNB（度）	80.1 ± 3.9	78.8	78.8
ANB（度）	2.7 ± 2.0	4.0	3.4
U1/NA（度）	22.8 ± 5.7	31.2	26.2
U1-NA（mm）	5.2 ± 2.4	6.1	3.5
L1/NB（度）	30.3 ± 5.8	33.5	28.1
L1-NB（mm）	6.7 ± 2.1	9.4	5.4
U1/L1（度）	125.4 ± 7.9	111.3	122.6
U1/SN（度）	105.7 ± 6.3	113.9	108.2
MP/SN（度）	32.5 ± 5.2	46.2	46.1
MP/FH（度）	31.1 ± 5.6	39.1	38.3
L1/MP（度）	92.6 ± 7.0	88.5	82.9

四、诊断

安氏Ⅰ类，毛氏Ⅱ^5+Ⅰ^{1}类，骨性Ⅰ类，高角。46慢性根尖周炎。

五、矫治目标

改善侧貌；排齐牙列，建立良好咬合关系；去除病变牙，并且关闭全部拔牙间隙。

六、矫治计划

方案一　正畸-正颌联合治疗

通过正颌手术纠正面部不对称。患者拒绝，要求单纯正畸治疗。

方案二　单纯正畸治疗

1. 采用直丝弓矫治技术，减数14、24、34、46及18、28、38，上颌采用强支抗，下颌采用中、弱支抗。

2. 排齐整平牙列，关闭拔牙间隙，内收前牙，改善侧貌，建立良好咬合关系。

3. 适量近中移动48、47，建立右侧后牙完全远中关系；维持左侧磨牙中性关系。

4. 使用种植支抗辅助纠正47舌倾，纠正17、47正锁𬌗，控制𬌗平面。

5. 面部不对称、长面型难以改变。

6. 保持。

患者选择方案二进行治疗。

七、矫治过程

1. 第1～6个月　粘接上半口直丝弓矫治器，排齐上牙列，换至上颌0.016英寸×0.022英寸镍钛丝；根据支抗设计估计45远移量，于45与47之间颊侧植入种植支抗钉，牵引舌倾的47（图23-3）。矫治6个月时，17、47正锁𬌗已解除，47前倾，48完全萌出，舌倾扭转，17与48正锁𬌗。开始戴下半口直丝弓矫治器，采用0.014英寸圆镍钛丝排齐（图23-4）。

2. 第7～13个月　上颌更换至0.019英寸×0.025英寸不锈钢丝。为阻止47前倾及纠正17、48正锁𬌗，制作0.019英寸×0.022英寸不锈钢方丝片段弓，插入右下种植钉水平槽孔内，向颊侧间接牵引47至右侧磨牙覆盖正常。下颌换至0.018英寸镍钛圆丝，基本排齐牙列（图23-5）。

3. 第14～30个月　上颌0.019英寸×0.025英寸不锈钢丝，下颌逐渐换至0.018英寸×0.025英寸不锈钢丝，少量摇椅控制覆𬌗，低摩擦方式结扎，轻力内收前牙；21个月时右上间隙关闭，去除种植钉，47、48少量前移以建立右侧完全远中关系；间隙完全关闭后精细调整，拆除固定矫治器，戴入透明保持器。

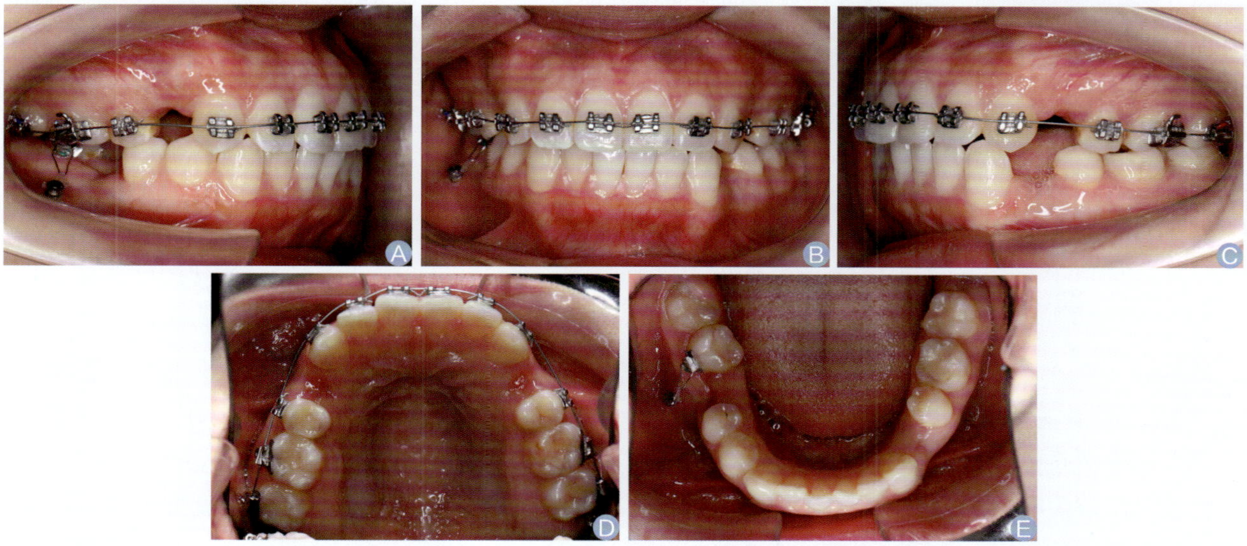

图23-3　上颌戴矫治器1个月，右下种植钉直接向颊侧、近中牵引47

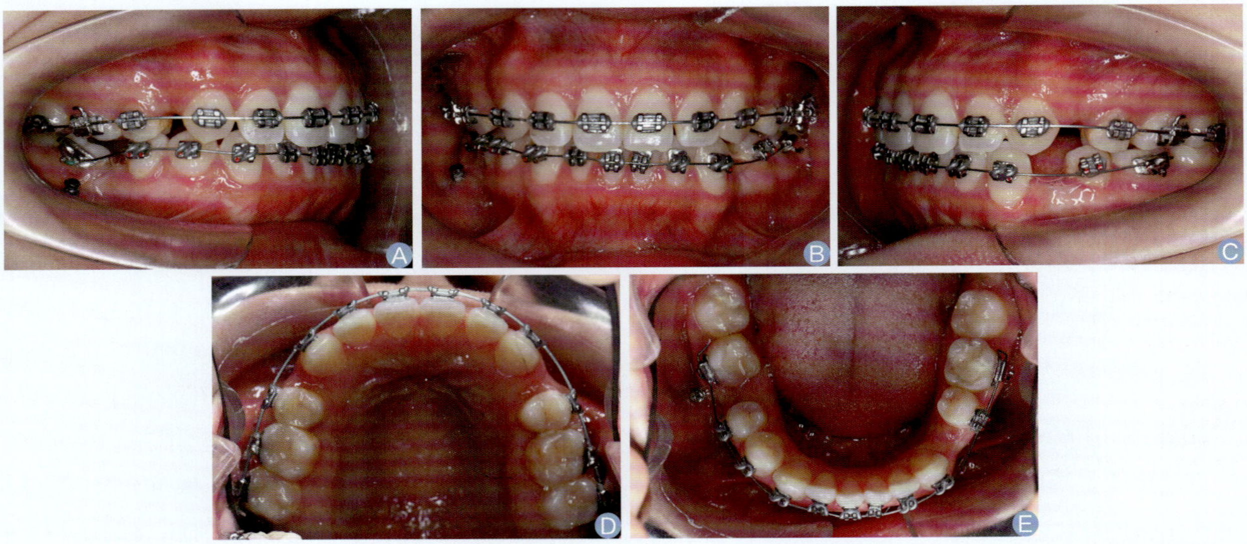

图 23-4 矫治 6 个月时殆像。17、47 正锁殆解除，47 前倾，48 完全萌出，舌倾扭转，17 与 48 正锁殆

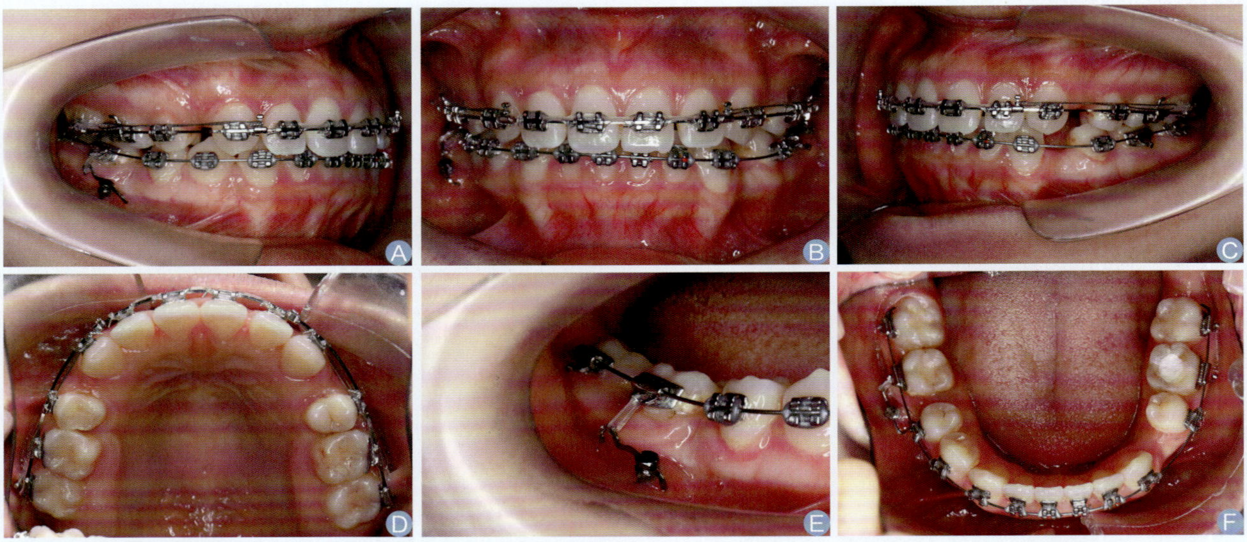

图 23-5 矫治 13 个月时殆像。上颌采用 0.019 英寸 ×0.025 英寸不锈钢丝，下颌排齐中。将不锈钢方丝片段弓插入右下种植钉水平槽孔内，向颊侧间接牵引 47

八、矫治结果

矫治后，患者咬合关系良好，上下牙列整齐，前牙覆殆、覆盖正常；双侧尖牙中性关系，右侧磨牙完全远中关系，左侧磨牙中性关系；上下中线正。侧貌突度改善明显，上下唇突度正常，鼻唇角正常，可自然正常闭唇，颏唇沟正常，曲度柔和。微笑时唇齿关系正常。全口曲面体层片显示牙根平行排列，右下磨牙无前倾，牙根及牙槽骨未见明显吸收，15、36、48可见根充影像（图23-6）。头颅侧位片测量分析结果显示：Ⅰ类高角骨型无改变；上下前牙内收，牙轴控制良好；上切牙唇倾度正常，下切牙直立；前牙牙根唇舌侧牙槽骨厚度基本正常；前牙垂直向高度控制良好（测量结果见表23-1）。治疗后3年及6年复查，牙齿排列整齐，咬合基本稳定（图23-7和图23-8）。

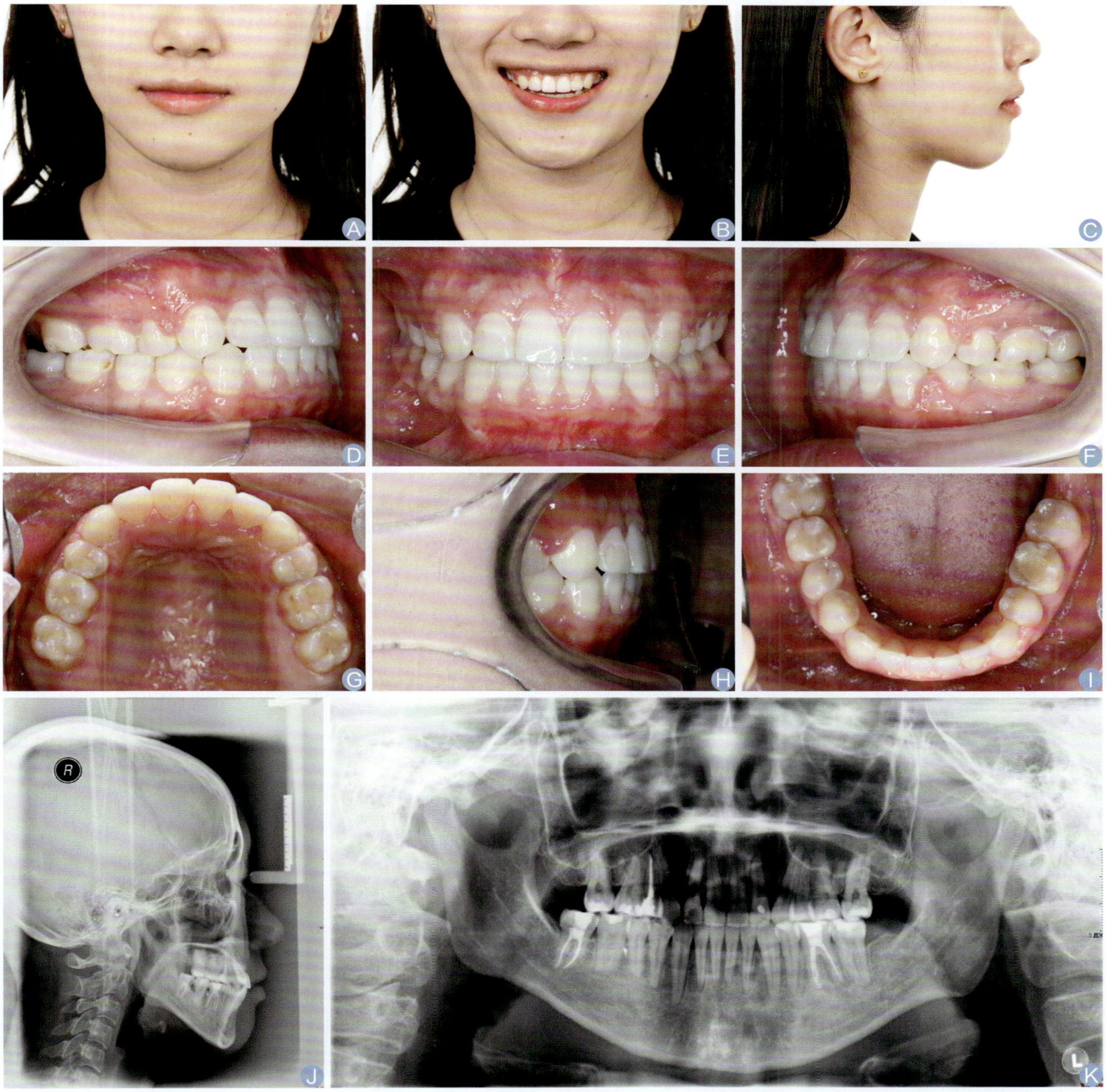

图 23-6　治疗后面𬌗像及 X 线片

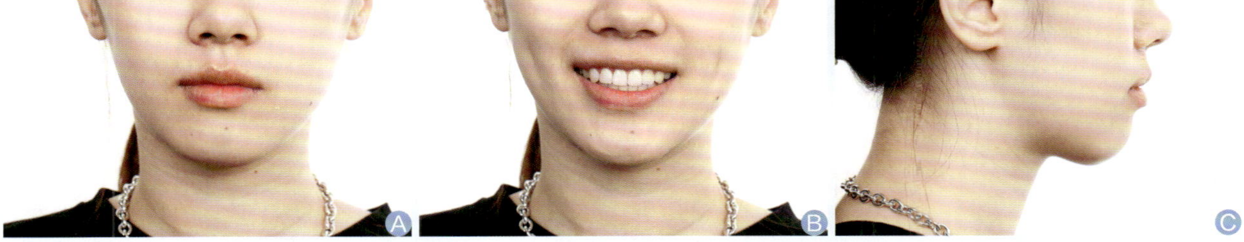

图 23-7　保持 3 年后面𬌗像

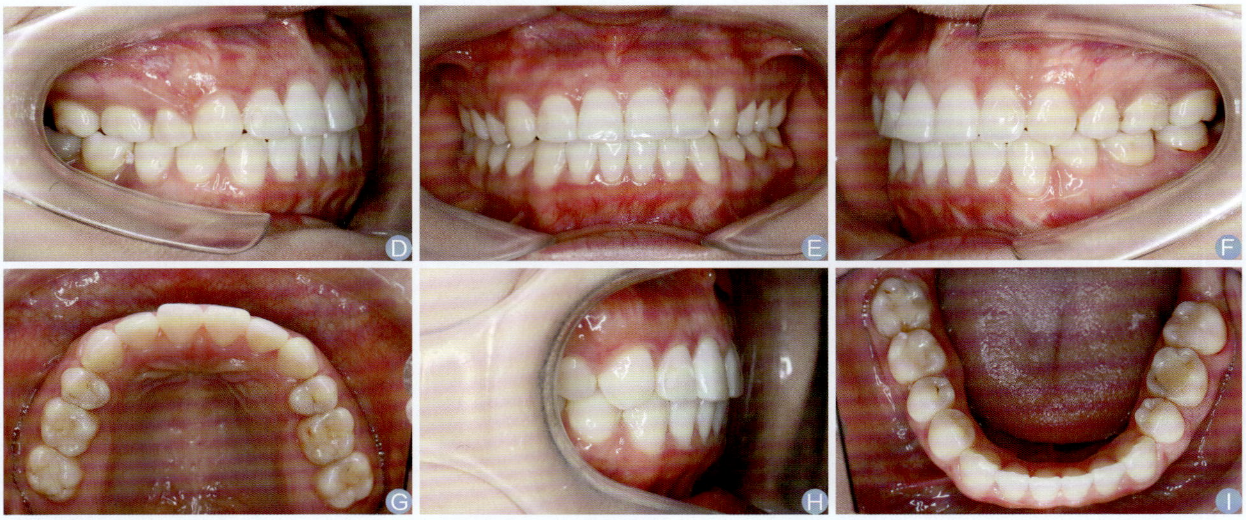

图 23-7　保持 3 年后面𬌗像（续）

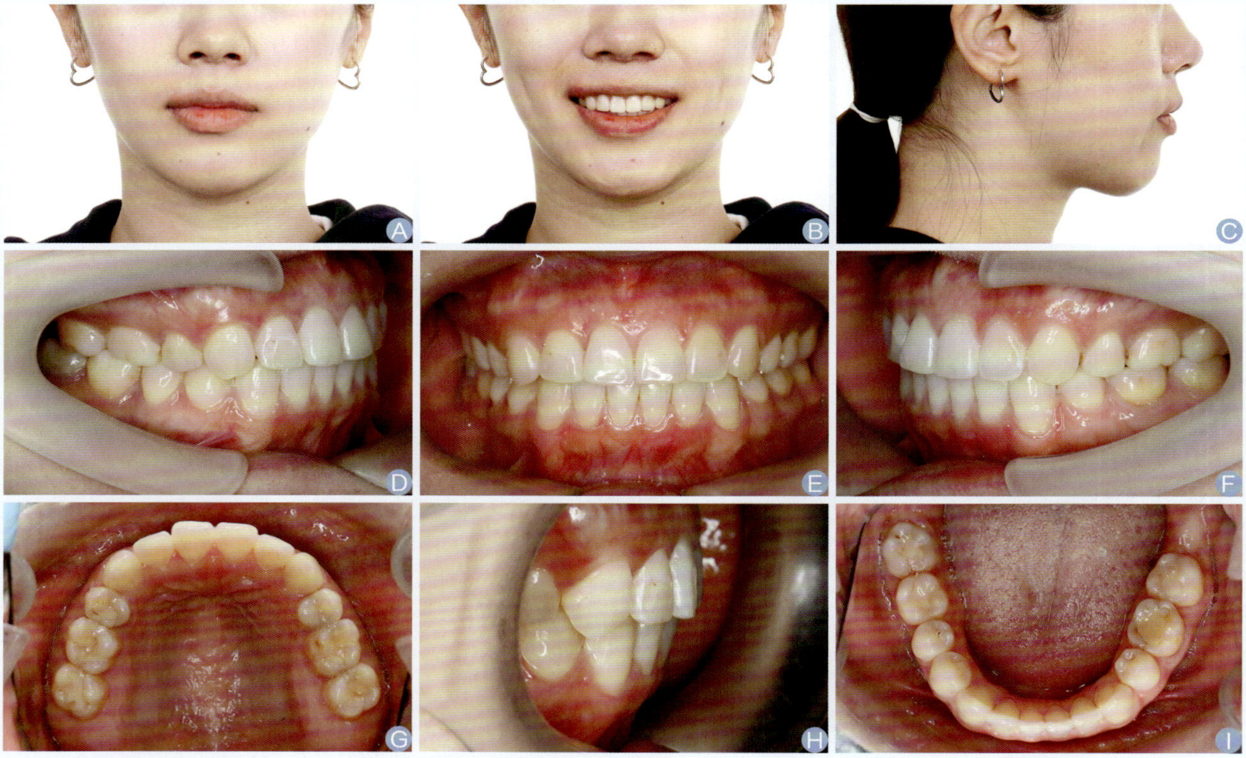

图 23-8　保持 6 年后面𬌗像

九、矫治体会

（一）减数牙位的选择

患者矫治前唇部明显前突，结合其他各项错𬌗特征，均指向减数治疗。常规情况下减数4颗第一前磨牙最为合理，但患者下颌牙列存在牙体及牙槽骨的异常情况，故上颌牙列常规设计为减数双侧第一前磨牙，而下颌的减数牙位有所调整。

患者的36有大面积银汞充填，46为桩核冠修复。若遵循减数设计的原则，应首选拔除病损牙36和46，但曲面体层片显示35、36根方存在与牙根关系密切的高密度影像，如拔除36，不确定35能否顺利远中移动关闭间隙。因此，结合36无叩痛、根尖无异常等情况，最终确定左下保留36，而拔除34及38。右下象限桩核冠修复的46根充不完善，根尖周有阴影并伴叩痛，局部牙槽骨未见异常，故确定拔除46；同时，48牙根发育完好，牙冠大部分正位萌出，以48、47替代47、46可行。关于右下的减数牙位，另一个需要考虑的问题是矫治后的咬合。如仅减数46，则矫治后16与47应为完全远中关系，48近中部分牙冠与17建立咬合，48远中部分无对颌牙齿。如患者的上颌牙冠较小而下颌牙冠偏大，则存在48与对颌牙完全没有咬合的风险。此时，最好能够提前通过牙量计算或虚拟矫治设计进行预判。若预估会出现这种情况，则右下最好在减数46的基础上再减数44，矫治后可以建立16、17与47、48的中性关系，增加咬合接触面积。本病例牙量基本协调，矫治结束后48与17有部分咬合接触。

（二）支抗考虑

根据患者高角、Ⅰ类骨型的综合间隙分析，如果希望切牙内收到理想的位置，需要中偏强支抗设计，即允许磨牙近中移动约拔牙间隙的1/4（约2 mm）。这是否意味着一定要使用种植钉支抗呢？其实不尽然。本病例中上颌没有使用额外的辅助支抗装置，如横腭杆（TPA）、Nance弓、口外弓、种植钉等，但通过如下手段进行了后牙支抗的加强：①将第二磨牙纳入矫治系统；②排齐阶段的尖牙向后结扎；③确保镍钛方丝阶段托槽预设数据的充分表达，确保关闭间隙阶段带少量摇椅弓的不锈钢方丝充分平直化，根据需要调节托槽结扎力度，尽量减小系统内摩擦力；④使用相对轻力（每侧低于100 g）进行滑动法间隙关闭等。最终唇突度恢复到正常值，达到了理想的侧貌改善效果。

另外，目前常用的间隙分析及支抗设计方法是基于硬组织分析的，而患者最终的容貌取决于软组织表现。软硬组织间移动量的比例关系并非1∶1，目前也没有公认的适合每一位个体的比例关系。因此，在我们内收前牙的过程中，面部软组织尤其是唇部的内收方向是确定的，但内收量存在较大个体差异。这就需要我们在治疗中密切关注、评估患者容貌的改变，并多与患者沟通，尤其在间隙关闭到1/3 ~ 1/2时，应对支抗需求再次评估，来确定是否需要增加如种植钉之类的支抗加强装置。如图23-9所示，患者治疗到21个月时，间隙关闭进行了约半年，此时侧貌突度已改善但仍不理想。考虑到口内仍有部分间隙，尤其是结合患者正面观——长面型、较瘦，眶下区、鼻旁区稍显凹陷，且颊部在矫治前有一定凹陷，如果继续大量内收前牙，恐面部支撑不足，反而不美观，因此决定维持前面的滑动法间隙关闭方式。最终上下颌切牙均内收约6度（矫治后IMPA=82.9°，已稍低于正常均值，适合高角病例），获得了较为理想的容貌改变。保持3年（30岁）及6年（33岁）后的照片显示，患者美丽依旧，面部支撑充分，软组织饱满度并没有随着年龄的增长而显著降低。

（三）种植钉植入部位考量及应用

本病例中的种植钉主要用于纠正舌倾的47。该病例为高角，磨牙较易伸长及前移，其右上磨牙没有表现出明显颊倾，所以右侧后牙交互牵引很容易造成右上后牙的伸长及腭倾，导致𬌗平面偏斜。17与47的锁𬌗主要由47舌倾所致，单纯通过种植钉牵引47就不会带来上述不利影响。另外，右下需要内收及远移下前牙和43、44、45，同时下中线在治疗前左偏2 mm，支抗需求较左下高，应该借助种植钉来实现。所以，右侧支抗钉放置的位置要兼顾右下双尖牙的远移（约

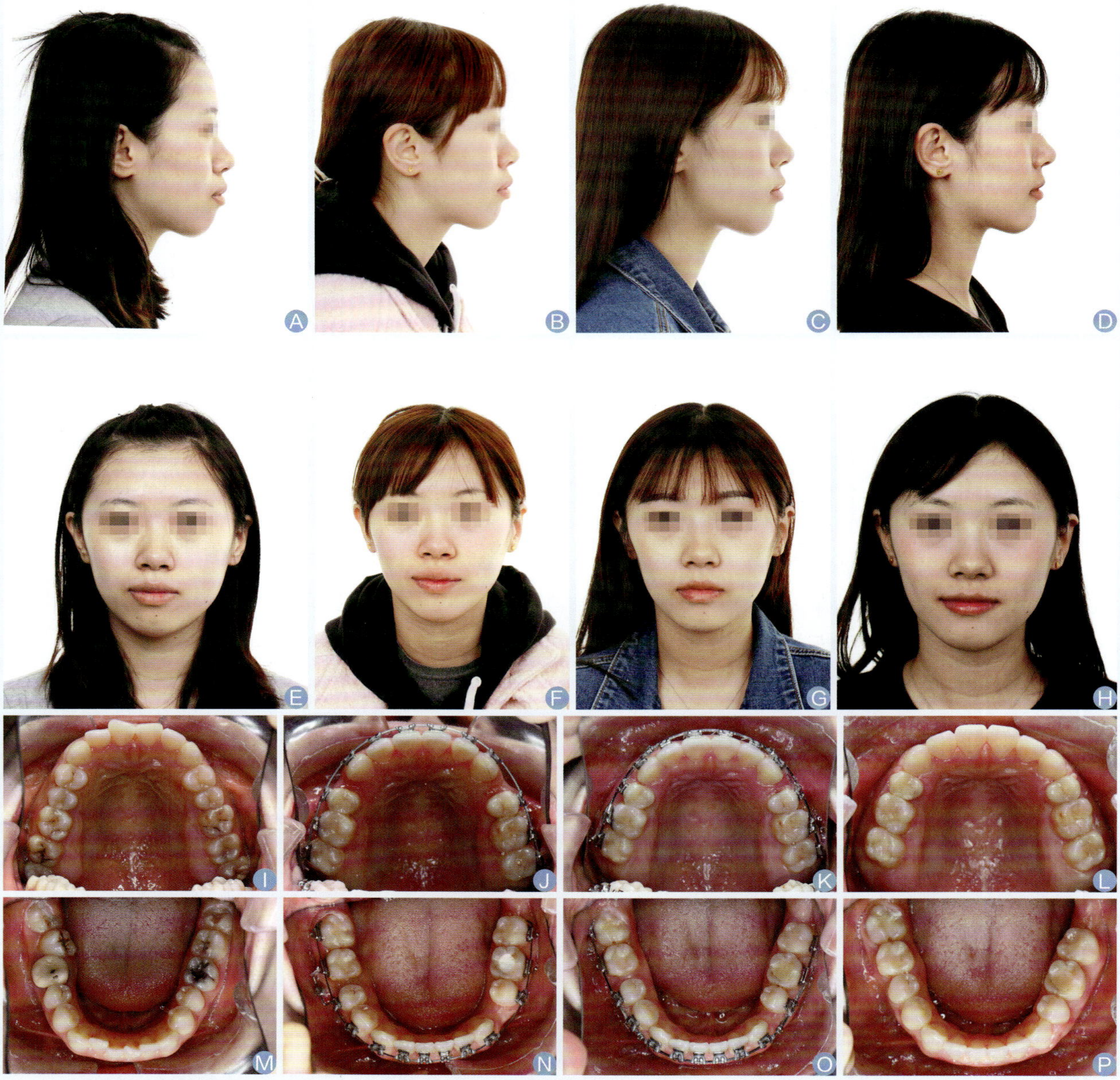

图 23-9　患者治疗前（A、E、I、M）、治疗中第 13 个月（B、F、J、N）、治疗中第 21 个月（C、G、K、O）及治疗后（D、H、L、P）的面像与𬌗像

3/4颗前磨牙宽度），并且不能阻挡47、48的近中移动。因此，将种植钉放置于47、48之间并不合适，最后按照上颌16近中移动2 mm以内、16与47达成完全远中关系时47的近移量设计了种植钉的植入部位，即45与47之间靠近47近中约3～4 mm处。图23-3显示种植钉按计划植入后用于向颊侧牵引47，当我们不希望47再继续近中移动时，改直接加力为通过片段弓的间接加力（图23-5），这样就保证了施加到47、48的牵引力为我们需要的单纯颊向力。采用这种间接加力方式，通过调节片段弓的长度，还可以调整牵引力向近中甚至远中的分力，比直接加力更为灵活。

（病例完成人：姜若萍）

第七章 矢状向不调的矫治

矢状向不调一般约占错𬌗畸形的35%，包括磨牙关系为远中的安氏Ⅱ类错𬌗和磨牙近中关系伴前牙反𬌗的安氏Ⅲ类错𬌗两大类。

恒牙期时，安氏Ⅱ类错𬌗的正畸治疗一般以内收上前牙、远中移动上颌磨牙、近中移动下颌磨牙来调整磨牙的远中关系，减小前牙覆盖，改善骨性Ⅱ类面型。多数患者伴有前牙深覆𬌗，需要在治疗中通过整平𬌗曲线、前移下颌实现矫治。对于下颌平面角高角的骨性Ⅱ类患者，治疗中还要考虑唇齿关系、露龈笑的调整和垂直向关系的控制。Ⅱ类错𬌗患者的正畸治疗根据患者牙列拥挤度、面下部突度、覆𬌗和覆盖情况以及生长发育情况等考虑治疗方案。常见的减数方式有：①减数上颌第一前磨牙、下颌第二前磨牙；②减数上颌第一前磨牙；③减数4颗第一前磨牙；④减数上颌第一前磨牙+1颗下颌切牙补偿性拔除。⑤减数第三磨牙+远中移动上颌磨牙及上牙列。治疗设计需考虑上前牙内收的量及牙齿移动的方式，过度内收及过度的前牙转矩控制均应该避免，以保证治疗后上前牙的健康、功能及美观。治疗中由于需要调整远中磨牙关系，常应用Ⅱ类牵引。但是，应注意避免过长时间的Ⅱ类牵引，以避免产生明显下前牙唇倾、下磨牙伸长等副作用。

恒牙期安氏Ⅲ类错𬌗畸形的正畸治疗原则一般为上前牙及上牙弓前移和（或）下牙弓远中移动或下前牙舌向移动，以此解除前牙反𬌗。骨性Ⅲ类患者常存在面中部凹陷，上颌拔牙不利于患者面型的改善，但是牙列拥挤度、牙弓突度、上前牙唇倾情况、Spee曲线深度及颌间关系的异常程度影响着治疗设计，尤其是拔牙的决定。安氏Ⅲ类错𬌗畸形的常见治疗方案是：①不拔牙矫治（扩弓治疗）；②下颌牙弓远中移动（拔除远端磨牙）；③拔除上颌第二前磨牙、下颌第一前磨牙；④补偿性减数1颗下切牙等。需要注意的是，对于骨性Ⅲ类患者，即使是拔牙治疗的患者，治疗中也应注意对上前牙位置的维持，避免前牙内收造成面型恶化。当然，治疗也需注意避免过度牙齿代偿，尤其是上前牙的唇倾，以免对患者前牙功能及美观造成不利影响。

病例 24 口外弓低位牵引非减数矫治牙列拥挤

一、一般情况

患者男性，11岁4个月，主诉前牙不齐。全身情况良好，无口腔不良习惯、鼻咽部疾病等。

二、临床检查

1. 面部检查　正面观：面中、下1/3的比例基本协调，上唇短缩，唇放松状态下不能闭合，露齿。侧面观：直面型，下颌轻度后缩（图24-1）。

2. 口内检查　恒牙列，正中𬌗位时右侧磨牙关系、尖牙关系均为完全远中，左侧磨牙关系、尖牙关系均为远中尖对尖。前牙覆盖5 mm，深覆𬌗Ⅲ度；下中线右偏1 mm；上、下牙弓拥挤度分别为1 mm和2 mm（图24-1）。

3. 颞下颌关节检查　开口度三指，开口型正常，双侧关节未查见弹响及触痛。

三、X线检查分析

1. 头颅侧位片　测量分析结果显示骨性Ⅱ类，下颌轻度后缩，均角，上、下前牙唇倾度基本正常（图24-2和表24-1）。

2. 全口曲面体层片　第三磨牙发育中，75滞留（图24-2）。

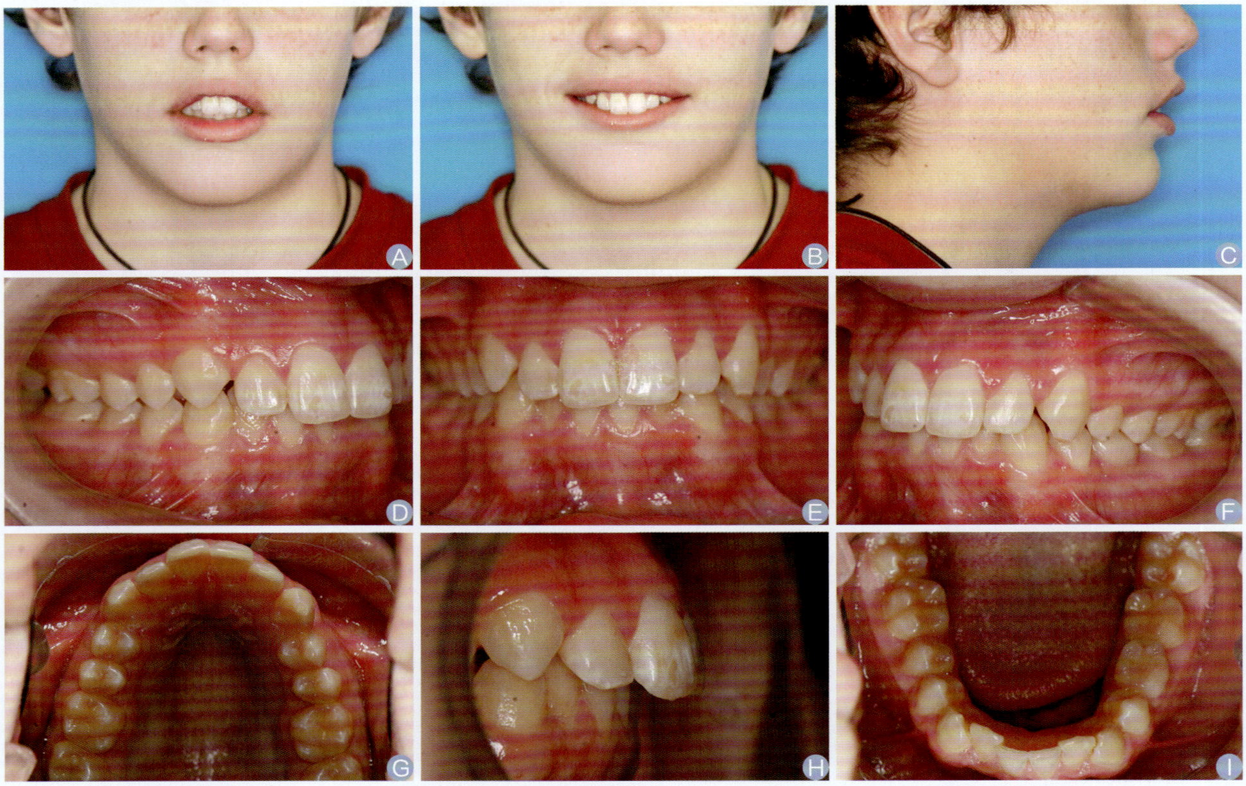

图 24-1　治疗前面𬌗像及牙模

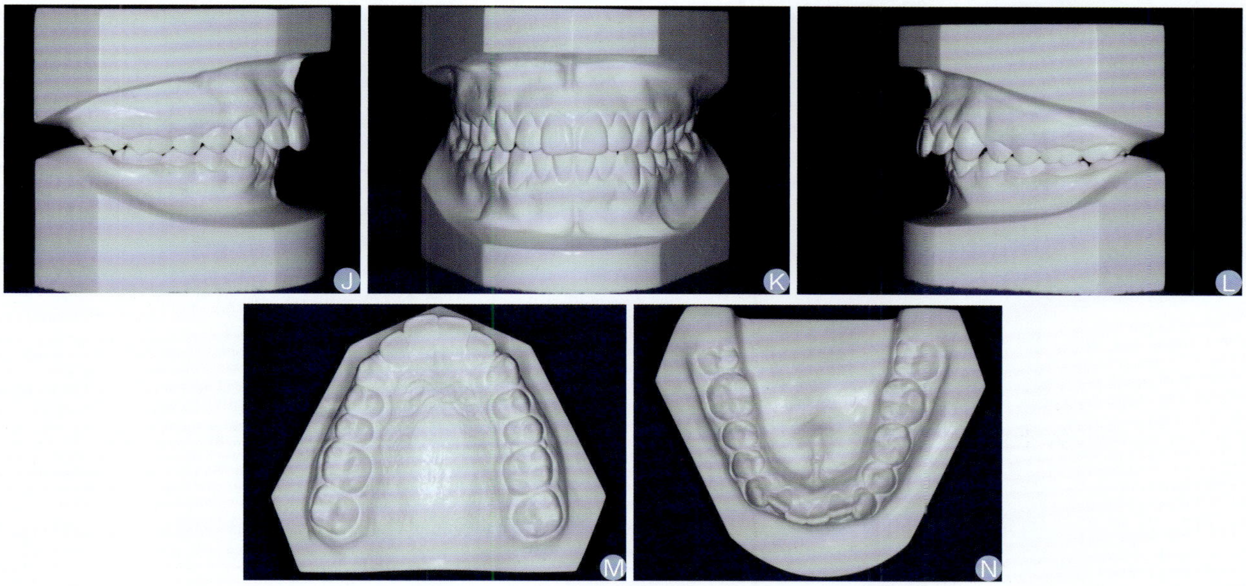

图 24-1 治疗前面殆像及牙模（续）

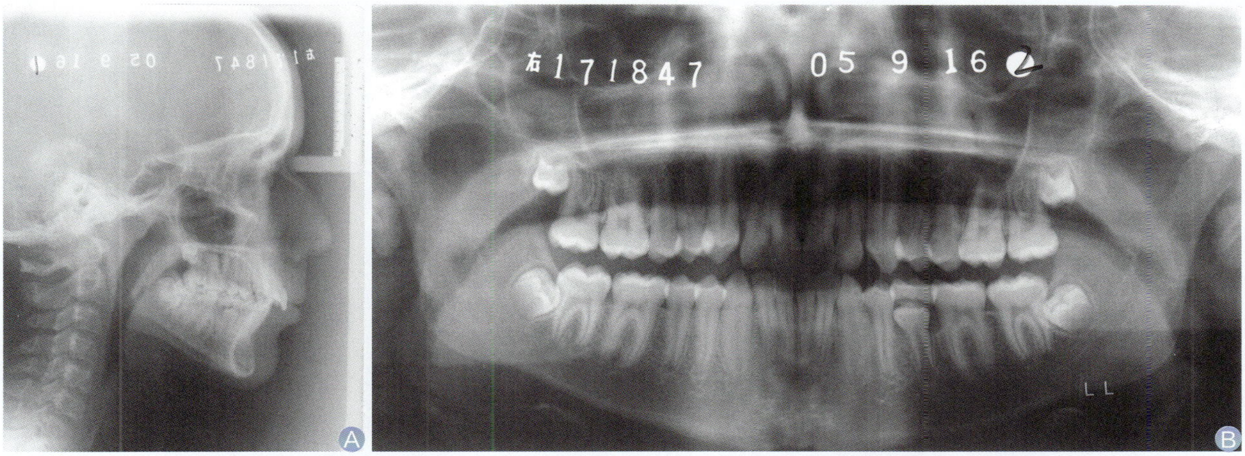

图 24-2 治疗前 X 线片

表24-1 治疗前后头影测量结果

测量项目	正常值	测量值	
	均值 ± 标准差	治疗前	治疗后
SNA（度）	82.8 ± 4.0	81.4	81.6
SNB（度）	80.1 ± 3.9	75.3	77.4
ANB（度）	2.7 ± 2.0	6.1	4.2
MP/SN（度）	32.5 ± 5.2	36.8	36.2
U1/L1（度）	125.4 ± 7.9	126.5	122.4
U1/SN（度）	105.7 ± 6.3	105.1	105.2
L1/MP（度）	92.6 ± 7.0	92.4	95.3

四、诊断

安氏Ⅱ¹类，毛氏Ⅱ²+Ⅳ¹类，骨性Ⅱ类，均角。

五、矫治目标

排齐牙列，抑制上颌发育并利用下颌的发育潜力改善𬌗关系，建立中性的磨牙关系。

六、矫治计划

1．不拔牙矫治。

2．口外弓结合颈牵引抑制上颌发育，控制前牙覆盖。

3．常规采用固定矫治器排齐牙列，精细调整𬌗关系。

七、矫治过程

1．初粘上颌矫治器：使用Alexander托槽（0.018英寸托槽系统），0.013英寸镍钛丝（图24-3）。

2．矫治1个月，即第1次复诊时，换为0.014英寸×0.025英寸镍钛丝继续排齐整平上牙弓（图24-4）。

3．矫治2个月，即第2次复诊时，换为0.016英寸×0.022英寸不锈钢方丝。在上磨牙带环颊面管近中1 mm处弯制Ω曲以及小弧度的摇椅形。弓丝做热处理后入槽结扎，特别是将颊面管与弓丝的Ω曲紧密结扎（称为“末端结扎”）。开始戴口外弓+颈牵引。嘱患者每天戴10～12小时，尤其强调在睡觉时要戴口外弓（图24-5）。

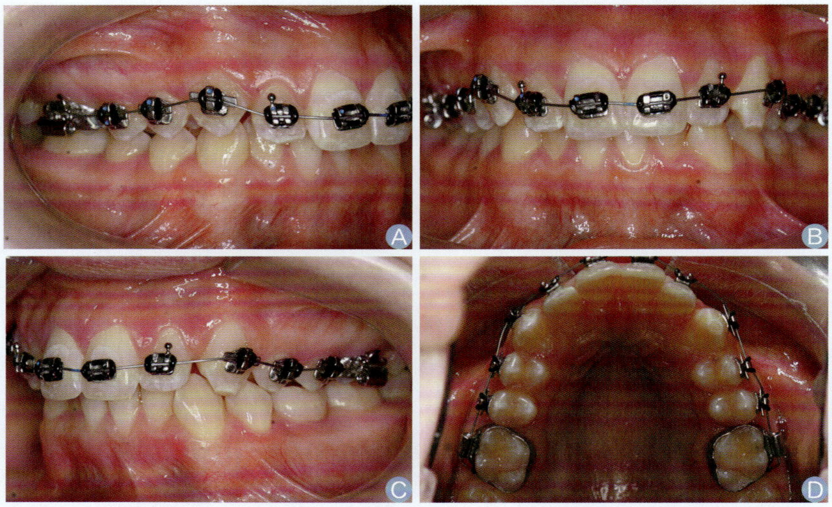

图 24-3　初粘上颌矫治器时的𬌗像

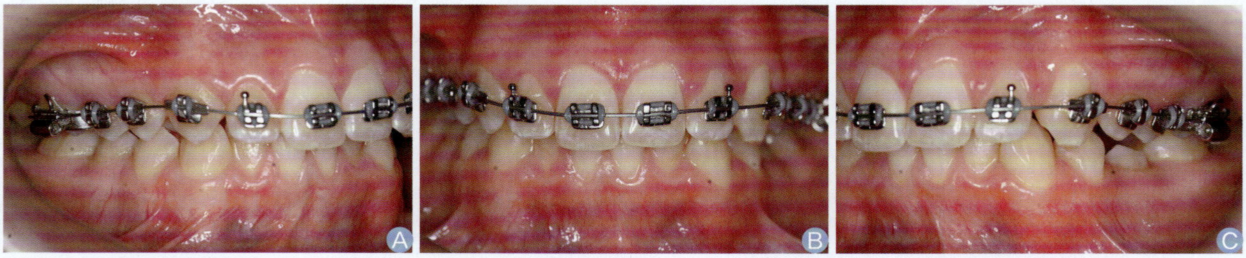

图 24-4　上颌采用 0.014 英寸 ×0.025 英寸镍钛丝时的𬌗像

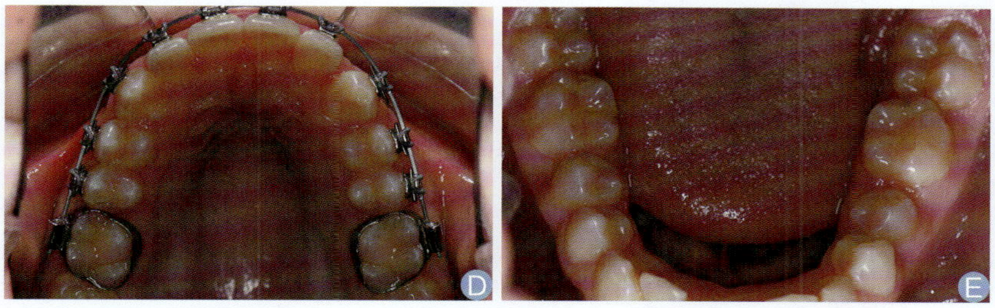

图 24-4　上颌采用 0.014 英寸 ×0.025 英寸镍钛丝时的殆像（续）

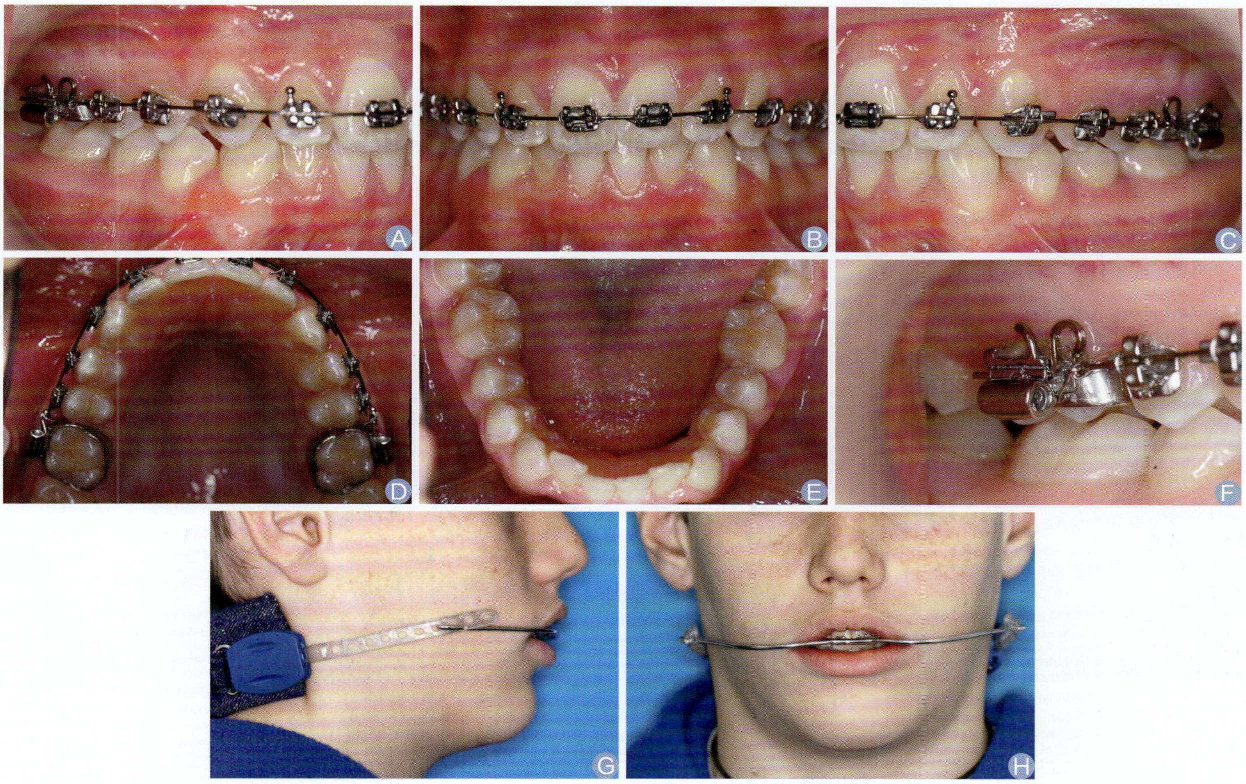

图 24-5　上颌采用 0.016 英寸 ×0.022 英寸不锈钢方丝并做末端结扎，戴口外弓 + 颈牵引

4. 矫治5个月，即第5次复诊时，前牙覆殆、覆盖明显减小，磨牙关系、尖牙关系已经变为中性（图24-6）。

5. 矫治6个月，即第6次复诊时，下颌开始矫治，初始弓丝为0.013英寸镍钛丝；上颌继续戴口外弓（图24-7）。

6. 矫治7个月，即第7次复诊时，下颌弓丝换为0.017英寸×0.025英寸多股麻花丝，上颌继续戴口外弓（图24-8）。

7. 矫治9个月，即第9次复诊时，下颌弓丝换为0.017英寸×0.025英寸镍钛丝，上颌继续戴口外弓（图24-9）。

8. 矫治13个月，即第13次复诊时，上、下颌弓丝均换为0.017英寸×0.025英寸不锈钢丝，向后结扎并做中线牵引；停戴口外弓（图24-10）。

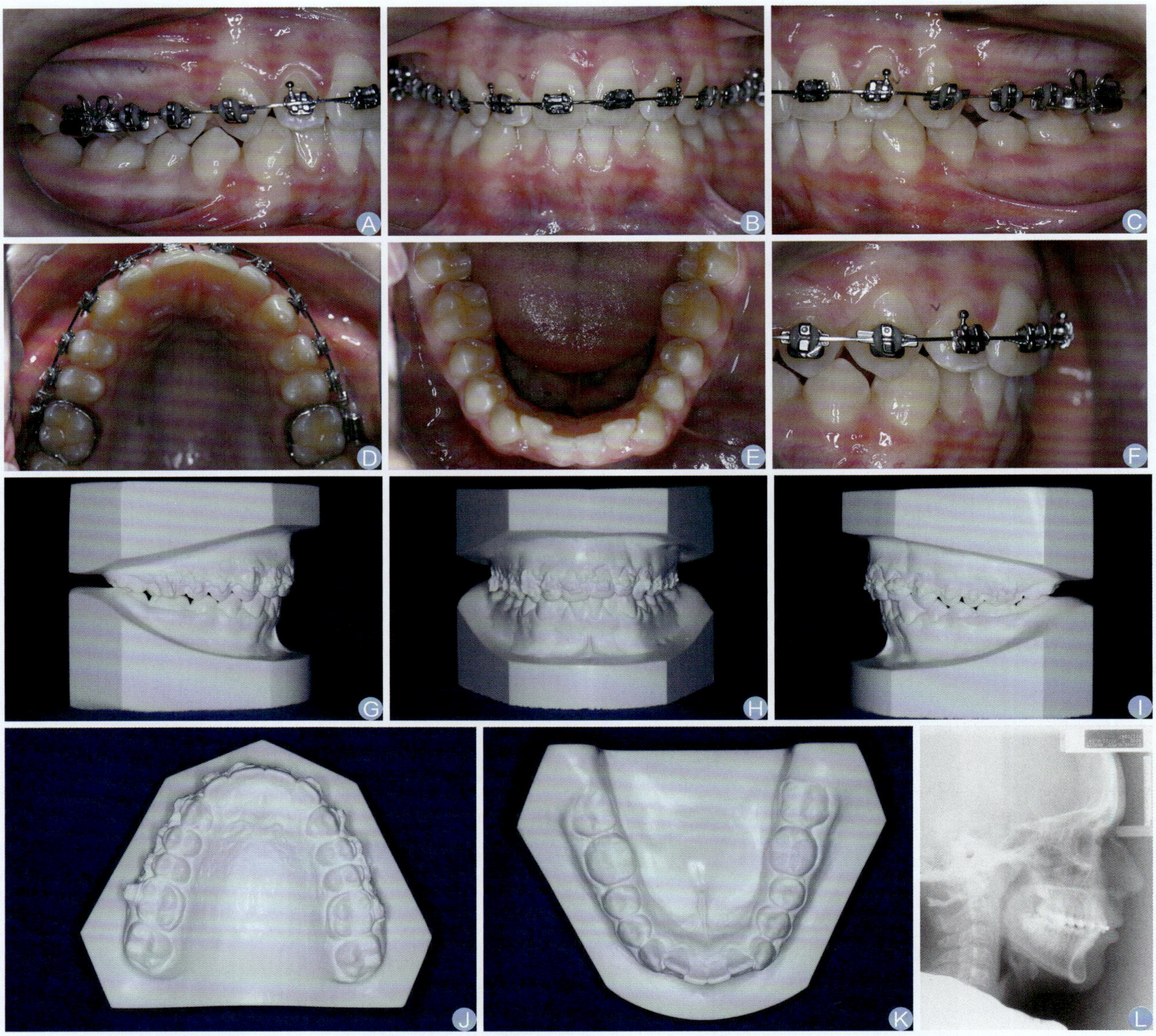

图 24-6　矫治 5 个月时的殆像、牙模及其头颅侧位片

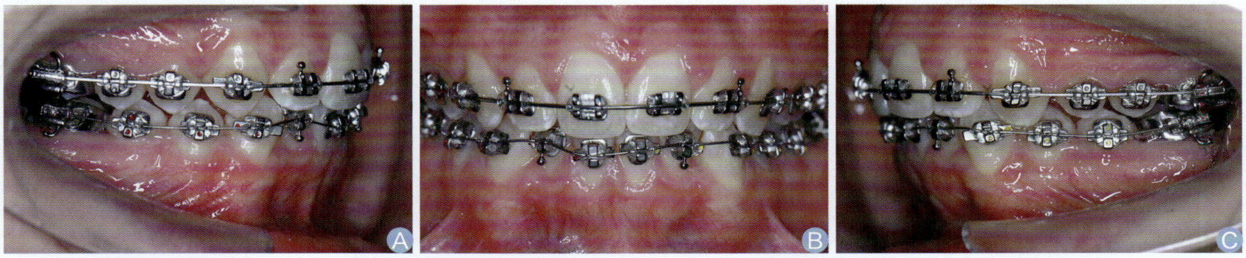

图 24-7　下颌开始矫治，初始弓丝为 0.013 英寸镍钛丝

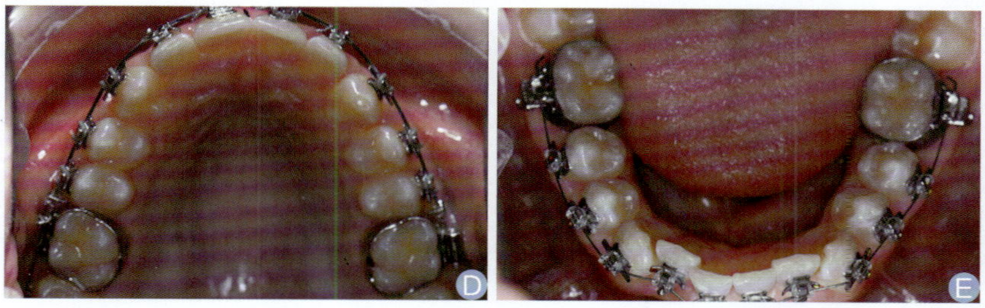

图 24-7　下颌开始矫治，初始弓丝为 0.013 英寸镍钛丝（续）

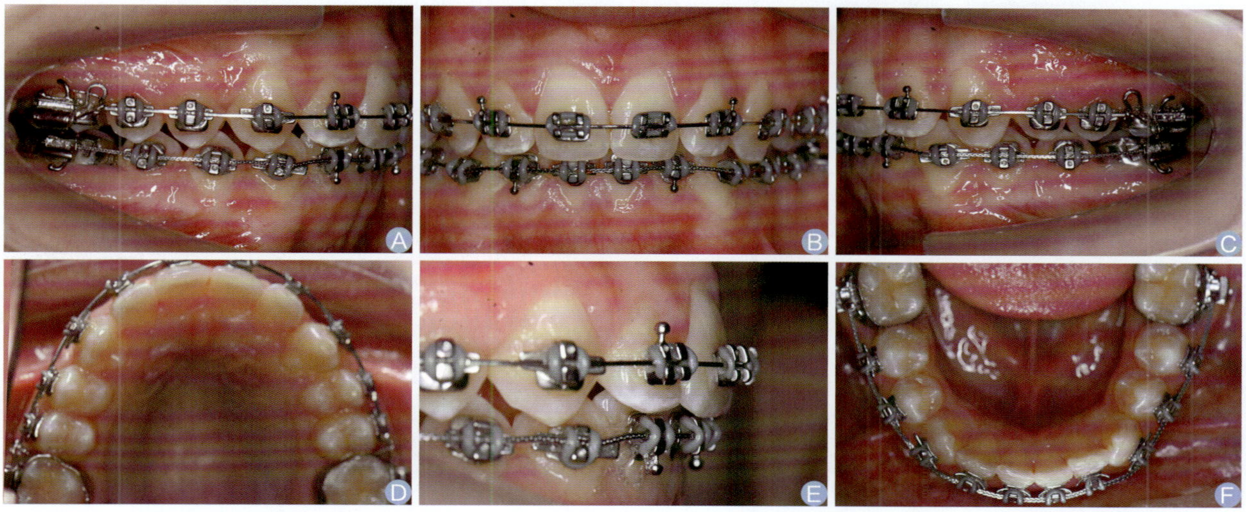

图 24-8　下颌弓丝换为 0.017 英寸 ×0.025 英寸多股麻花丝（下颌第二根弓丝）

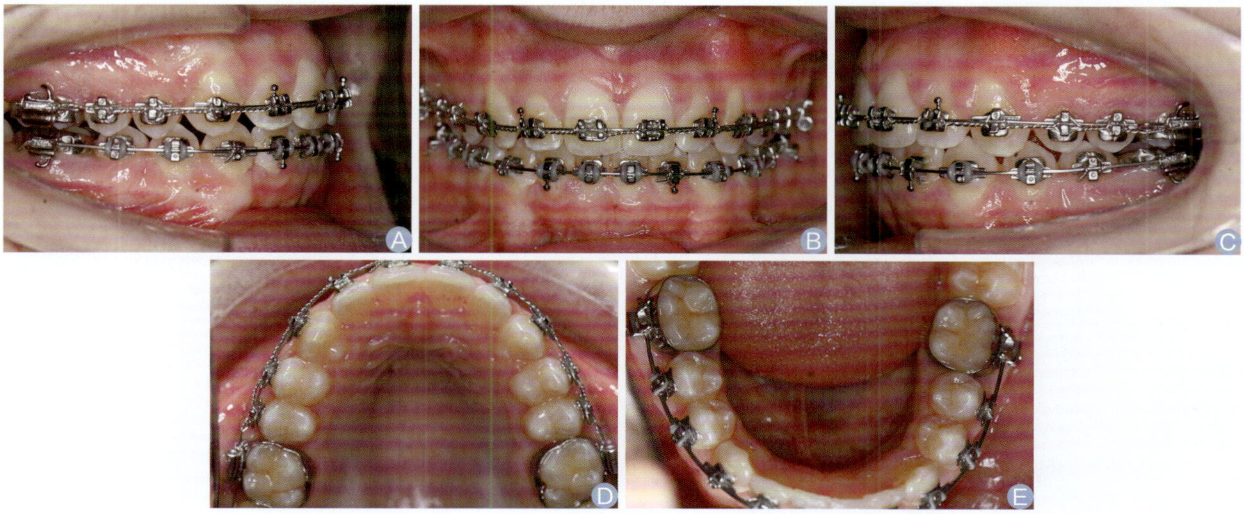

图 24-9　下颌弓丝换为 0.017 英寸 ×0.025 英寸镍钛丝（下颌第三根弓丝）

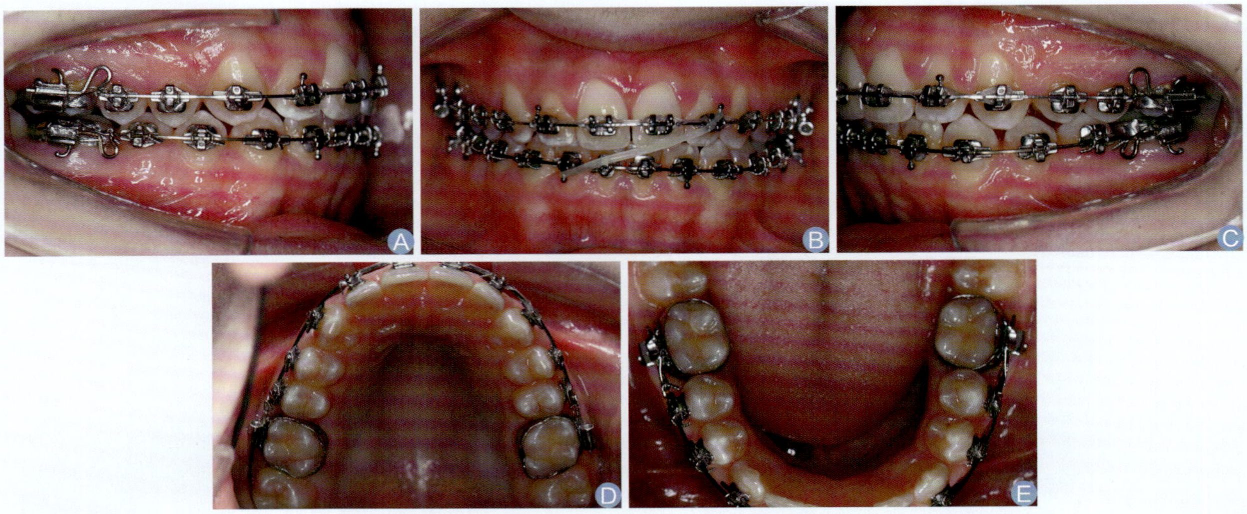

图 24-10　上、下颌均换为 0.017 英寸 ×0.025 英寸不锈钢丝（下颌第四根弓丝）+ 向后结扎 + 中线牵引

八、矫治结果

矫治后，患者咬合关系良好，磨牙关系中性，尖牙关系中性；前牙覆船、覆盖正常。曲面体层片显示牙根平行，第三磨牙发育中。头颅侧位片显示骨性Ⅱ类的特征略有改善，上、下前牙唇倾度均变化很小（图24-11）。

矫治结束后1年复诊时，下切牙轻度不齐，但磨牙关系、尖牙关系及前牙覆船、覆盖非常稳定（图24-12）。

矫治结束后4.5年复诊时，中性的磨牙关系和尖牙关系非常稳定，前牙覆船、覆盖也非常稳定（图24-13）。

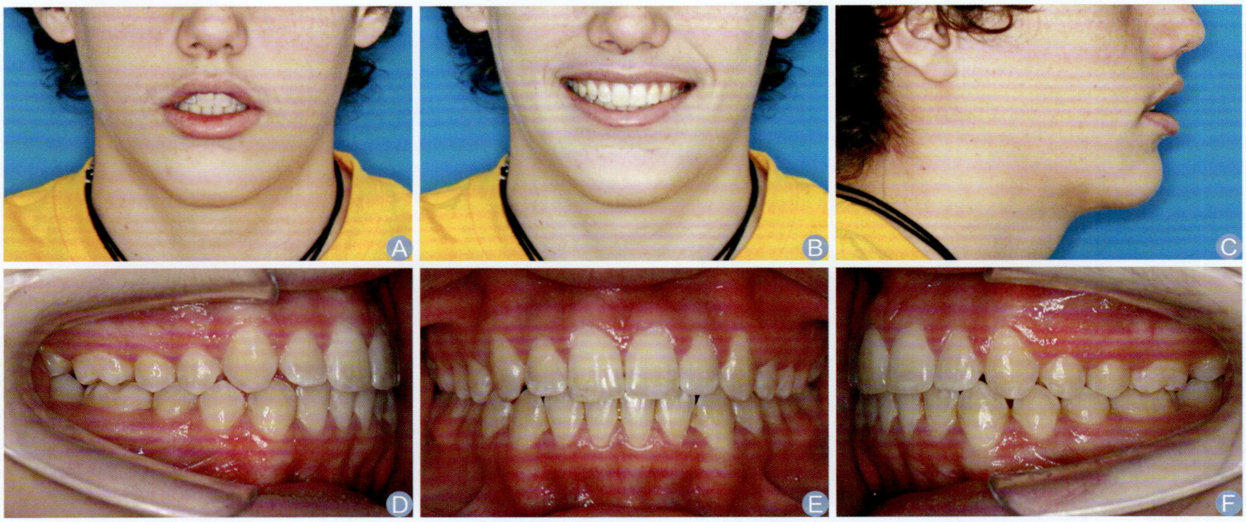

图 24-11　治疗后面船像、牙模及 X 线片

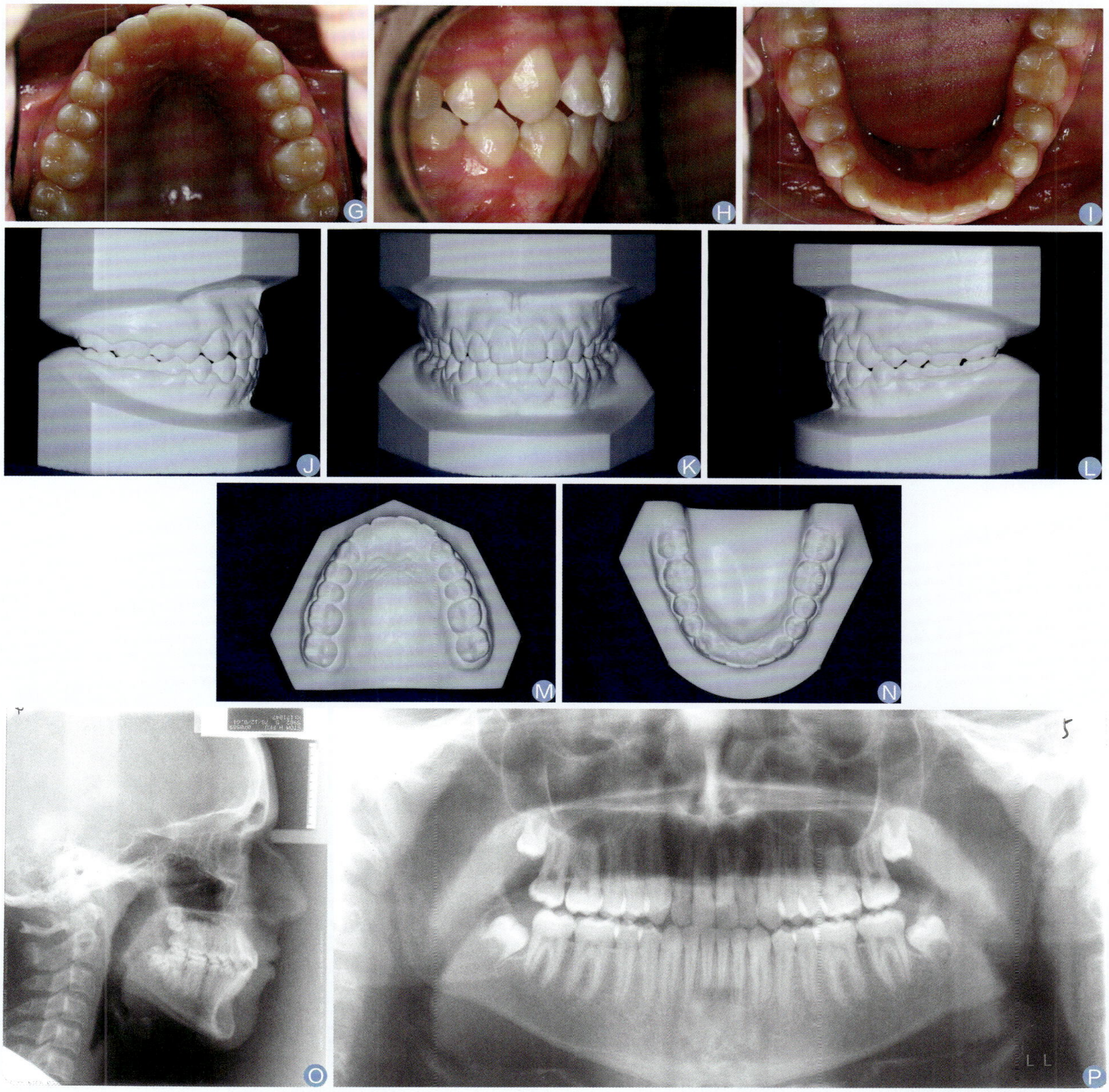

图 24-11　治疗后面𬌗像、牙模及 X 线片（续）

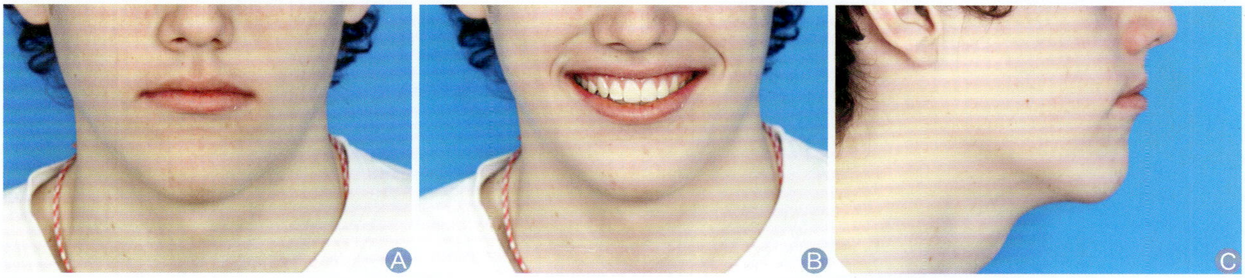

图 24-12　矫治后 2 年复诊时的面𬌗像及 X 线片

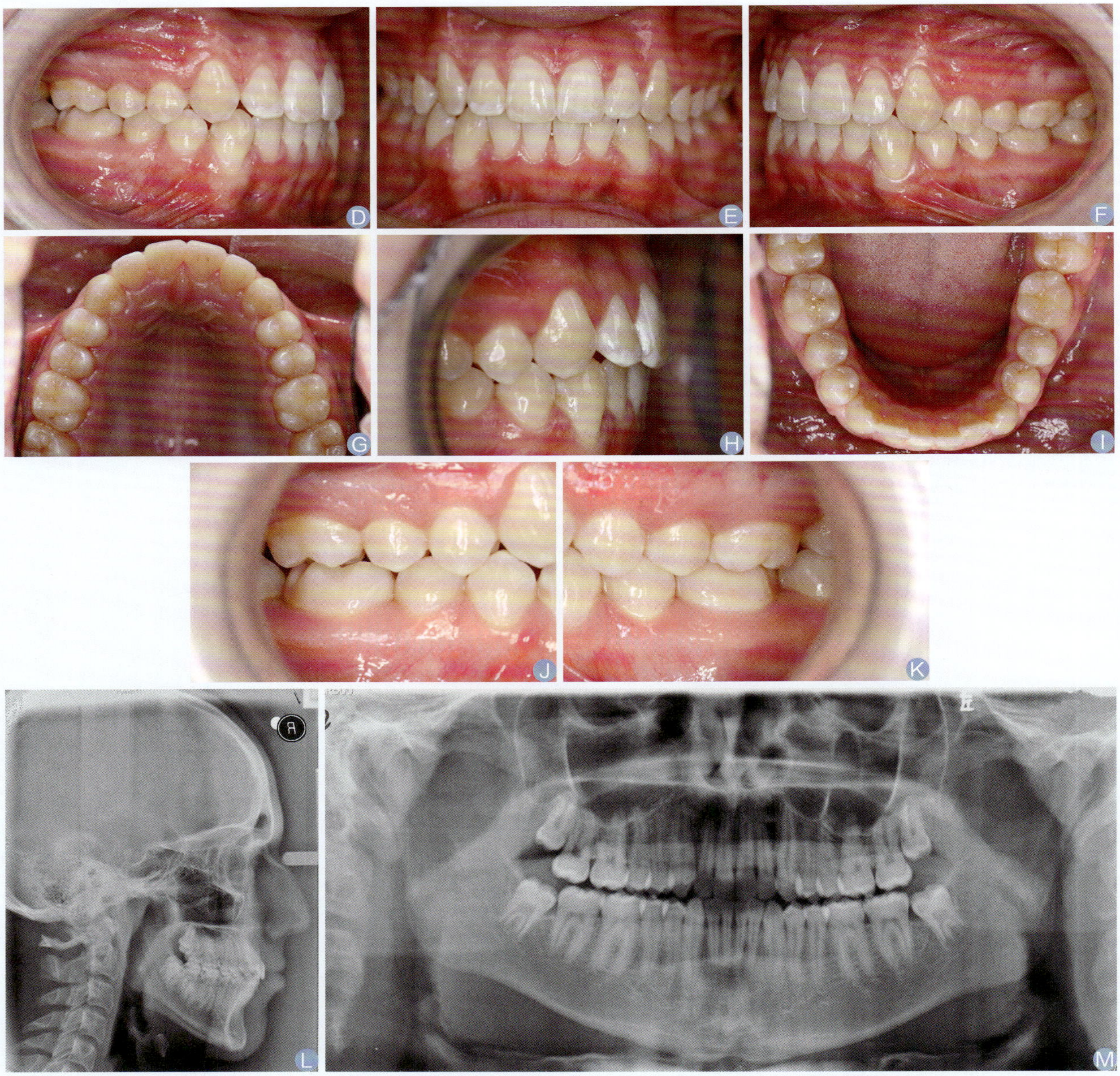

图 24-12　矫治后 2 年复诊时的面殆像及 X 线片（续）

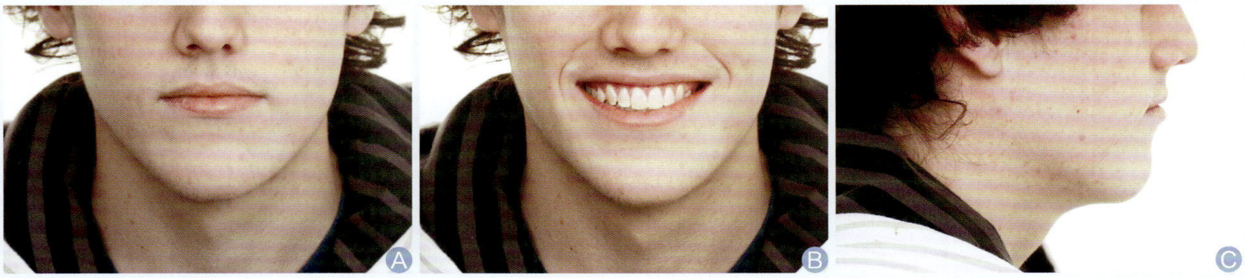

图 24-13　矫治后 4.5 年复诊时的面殆像及牙模

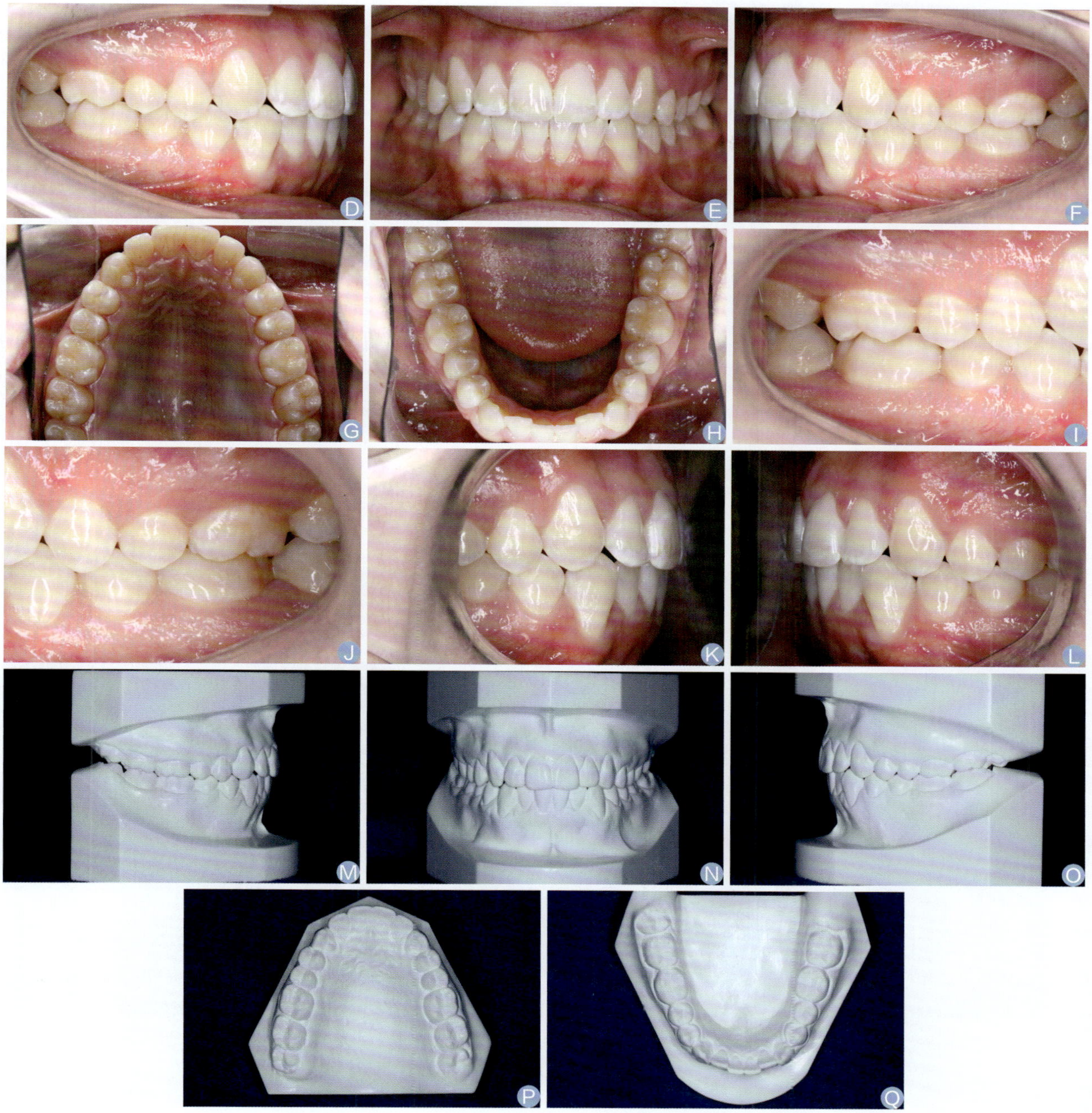

图 24-13　矫治后 4.5 年复诊时的面𬌗像及牙模（续）

九、矫治体会

（一）关于矫治设计

1. 设计非减数矫治的理由　①直面型；②前牙唇倾度正常；③垂直生长型正常（均角）；④牙弓轻度拥挤；⑤处于生长发育快速期；⑥上颌第一磨牙近中倾斜；⑦牙弓后部有充足的骨生长量。如果采取减数矫治，或许对调整磨牙关系、尖牙关系以及减小前牙覆盖等有所帮助，但容易导致前牙内倾，侧貌变凹。

2. 非减数矫治的最大难点　现有牙弓间隙不足，因此解决牙列拥挤且将磨牙关系由完全远中矫治为中性是该病例的最大难点。

3. 该病例的最大优势　患者处于生长发育快速期，垂直生长型非高角，而且上、下牙弓后部有充足的骨生长量。

（二）矫治中的关键点

1．上牙弓获得间隙　这是内收上前牙、减小前牙深覆盖的必要条件。该病例上牙弓侧方牙段的牙齿舌向倾斜，因此排齐整平过程中，可以通过颊向直立后牙段，扩大上牙弓的宽度，在上牙弓获得间隙。矫治5个月时，上颌左右第一前磨牙之间（U4-U4）、第二前磨牙之间（U5-U5）、第一磨牙之间（U6-U6）宽度分别增加了3 mm、2 mm和3.5 mm（图24-14）。

2．戴口外弓+颈牵引减小上前牙的唇倾度　在上牙弓宽度增加、获得间隙的同时，口外弓的作用是限制上颌骨向前发育，同时腭向移动上前牙。治疗中关键的一步是将上颌第一磨牙颊面管与弓丝的Ω曲紧密结扎，即将上牙弓连成一个整体。此时，口外弓的作用力并非仅针对上颌第一磨牙，而是针对上牙弓的所有牙齿。在使用口外弓3个月后，上前牙唇倾度明显减小，由105.1°减为98.5°（图24-6和表24-2）。治疗前与使用口外弓3个月后（矫治5个月时）的头影测量重叠图也反映出上前牙唇倾度的这个变化（图24-15）。

3．下颌骨向前生长的能力　该病例在矫治5个月时，磨牙关系就从完全远中变为中性。在此过程中，尽管没有使用导下颌向前的装置，也没有用Ⅱ类牵引，但上牙弓整体受到口外弓的后推

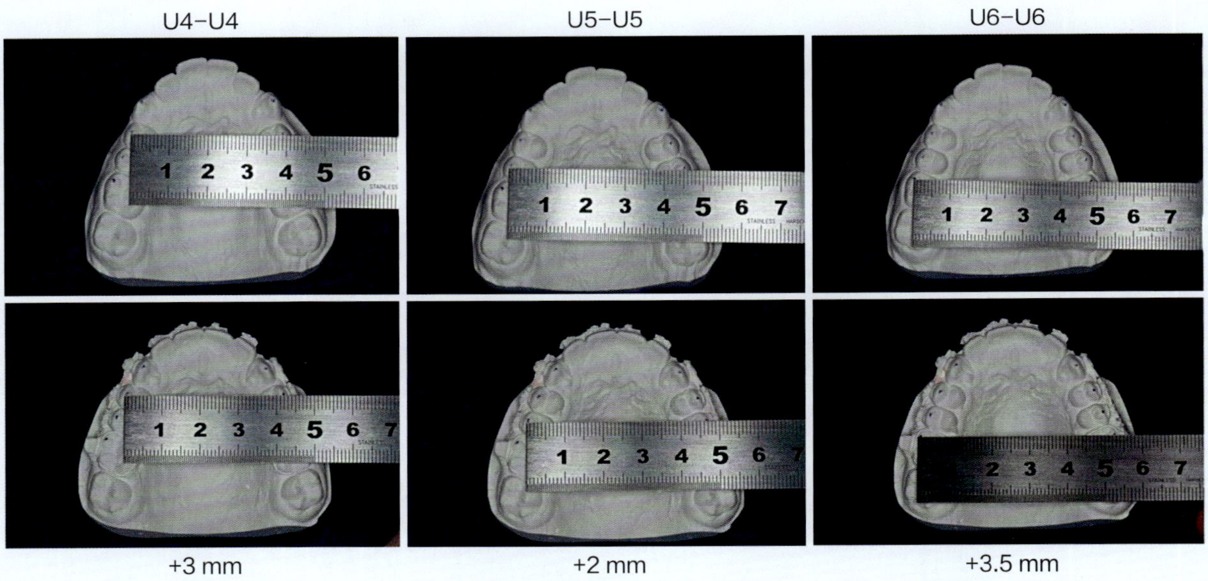

图 24-14　上牙弓排齐整平后（矫治 5 个月时）牙弓宽度的变化

表24-2　治疗前及口外弓使用3个月时头影测量的结果

测量项目	治疗前	口外弓使用3个月
SNA（度）	81.4	81.8
SNB（度）	75.3	76.6
ANB（度）	6.1	5.2
MP/SN（度）	36.8	35.3
U1/L1（度）	126.5	133.5
U1/SN（度）	105.1	98.5
L1/MP（度）	94.8	95.3

力。出现这个“神奇”变化的原因在于：①上牙弓宽度的变化来源于后牙段牙齿位置的变化，而牙位的改变解除了矫治前固有的𬌗关系；② 在口外弓抑制上牙弓向前的同时，下颌骨向前生长，下牙弓向前移位，磨牙远中关系得以变为中性关系（图24-15），前牙覆盖在上切牙的腭向移动和下颌骨的向前生长中逐渐变小（图24-6）。该病例在此阶段磨牙关系、尖牙关系的改善是下颌骨向前生长的结果。也就是说，在上牙弓受到口外弓后推力的同时，患者的下颌骨恰好处于向前生长过程中，即具备了“天时、地利、人和”。如果下颌没有充足的生长潜力，或者即使有生长潜力，但生长方向朝下而不是朝前，也不大可能带来如此良好的变化。

该病例矫治的前5个月，在没有主动开始下颌治疗的前提下，利用上牙弓宽度的变化、后牙咬合锁结关系的解除、口外弓对上牙弓的控制以及下颌骨的自然生长发育，将磨牙完全远中关系的安氏Ⅱ类1分类转变为安氏Ⅰ类，为后期治疗以及长期稳定打下了坚实的基础。

（病例完成人：魏松）

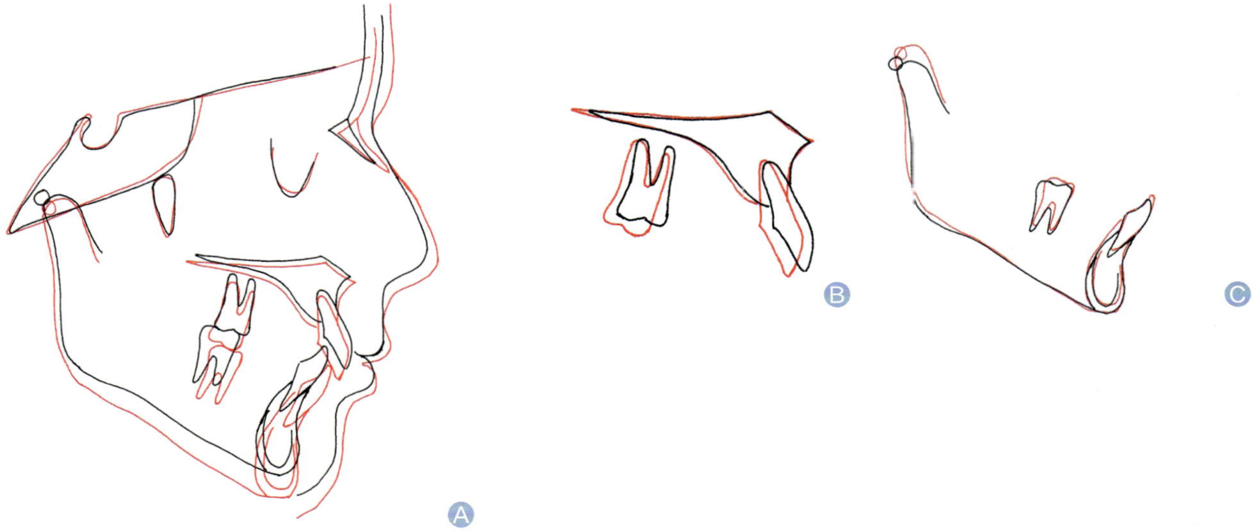

图 24-15　治疗前与矫治 5 个月时的头影测量重叠图（黑色线条为治疗前，红色线条为矫治 5 个月时）

病例 25 口外弓矫治安氏Ⅱ类伴牙列拥挤

一、一般情况

患者女性，12岁，主诉牙不齐、上中线不正，对面型满意。否认口腔不良习惯、鼻咽部疾病；否认颌面部外伤史；家族史无特殊；全身情况良好，初诊前3个月启动月经初潮。

二、临床检查

1．面部检查　正面观：面部基本对称，上、中、下比例基本协调。无开唇露齿，无露龈笑，上唇较长，上唇红稍薄。侧面观：直面型，颏窝可见，闭口时颏肌不紧张（图25-1）。

2．口内检查　恒牙列，第二磨牙已建𬌗。磨牙远中尖对尖关系，尖牙远中关系；前牙覆盖正常，Ⅱ度深覆𬌗；上牙弓拥挤度7 mm，下牙弓拥挤度1.5 mm；上中线右偏3 mm，下中线正。右上尖牙唇向低位阻生，间隙不足（图25-1）。

3．颞下颌关节检查　开口度三指，开口型正常，双侧关节未查见弹响、压痛，否认开口受限史。

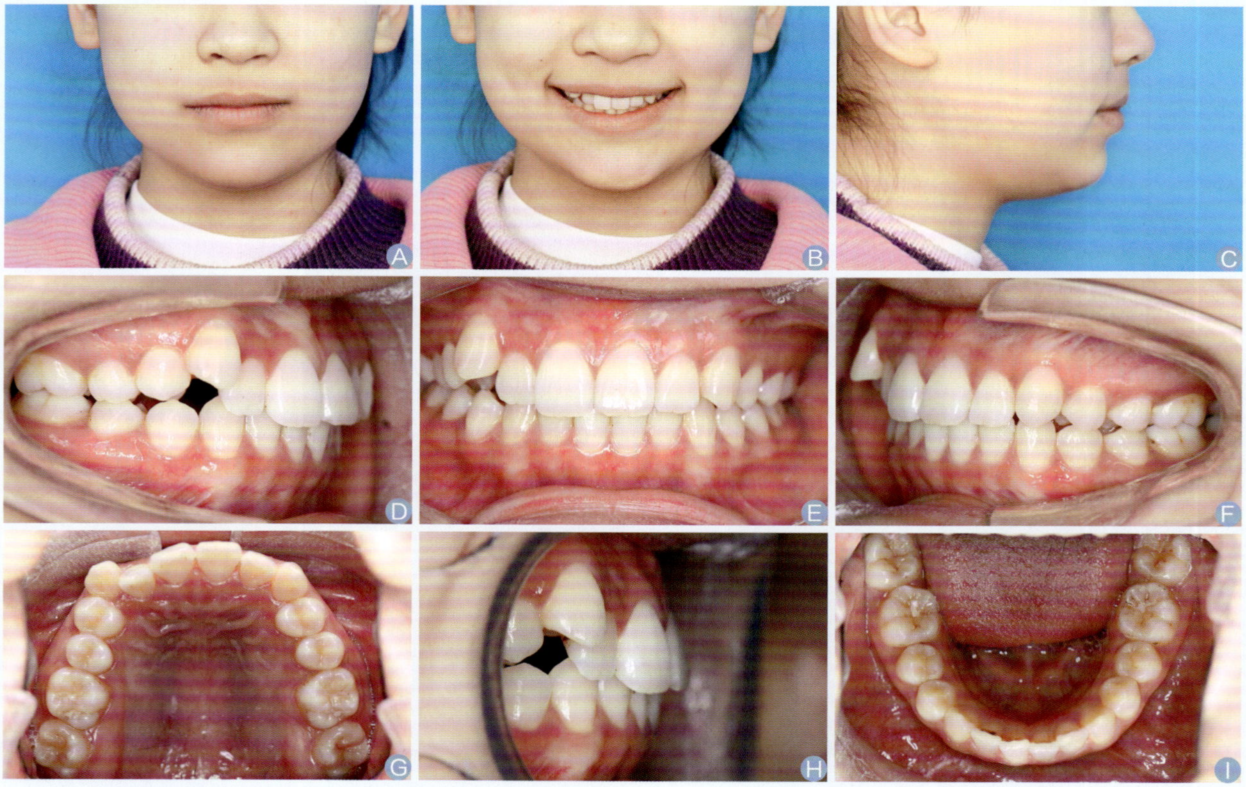

图 25-1　治疗前面𬌗像

三、X线检查分析

1. 头颅侧位片　测量分析结果显示骨性Ⅰ类，均角，上下切牙唇倾度基本正常（图25-2和表25-1）。

2. 全口曲面体层片　18、28、38和48发育中；牙根、牙槽骨未见明显异常；双侧髁突形态基本正常（图25-2）。

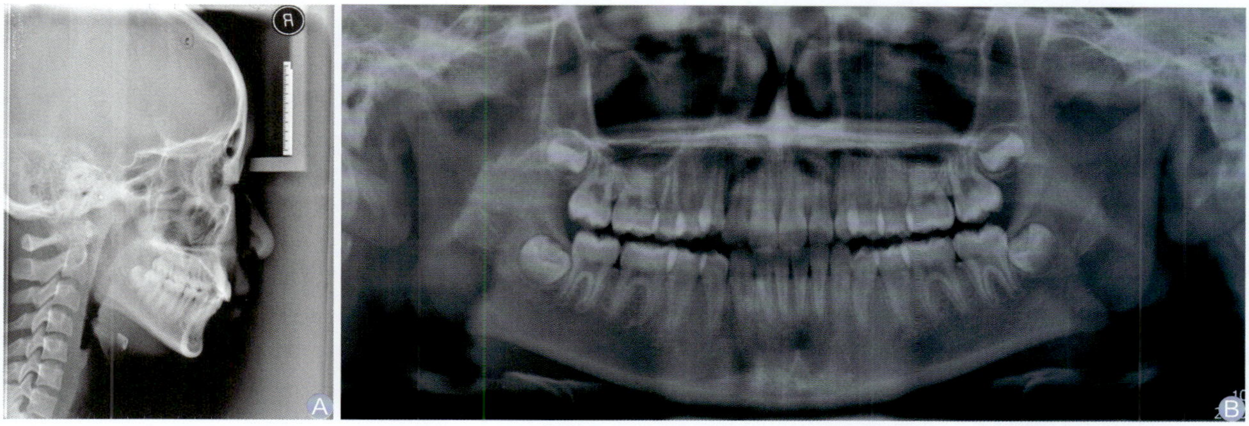

图 25-2　治疗前 X 线片

表25-1　治疗前、中、后头影测量结果

测量项目	正常值	测量值		
	均值 ± 标准差	治疗前	治疗中	治疗后
SNA（度）	82.8 ± 4.0	83.8	83.5	84.3
SNB（度）	80.1 ± 3.9	80.2	80.3	80.5
ANB（度）	2.7 ± 2.0	3.6	3.2	3.7
FH/NP（度）	85.4 ± 3.7	85.2	86.4	85.7
U1/NA（度）	22.8 ± 5.7	22.2	22.9	26.6
U1-NA（mm）	5.2 ± 2.4	4.4	4.0	5.1
L1/NB（度）	30.3 ± 5.8	27.9	29.0	30.7
L1-NB（mm）	6.7 ± 2.1	6.0	5.0	7.2
U1/L1（度）	125.4 ± 7.9	126.3	124.9	119.1
U1/SN（度）	105.7 ± 6.3	106.0	106.5	110.8
MP/SN（度）	32.5 ± 5.2	34.4	35.1	34.4
MP/FH（度）	31.1 ± 5.6	29.7	29.0	29.9
L1/MP（度）	93.9 ± 6.2	93.3	93.6	95.8
Pg-NB（mm）	1.0 ± 1.5	0.5	0.2	1.3

注：治疗中为口外弓矫治完成时。

四、诊断

安氏Ⅱ类，毛氏Ⅰ¹+Ⅳ¹类，骨性Ⅰ类，均角。

五、矫治目标

解除拥挤；将远中磨牙关系纠正至中性，建立良好咬合关系；维持侧貌。

六、矫治计划

方案一

减数15、25、35、45，或减数15、25；采用全口固定矫治器；排齐牙列，关闭间隙，建立中性或完全远中磨牙关系。患者及家长拒绝减数方案，强烈要求尝试不拔牙矫治。

方案二

1. 暂不拔牙，采用双期矫治。

2. 一期采用口外弓远移上颌磨牙，根据矫治效果再评估是否减数。若不能远移磨牙至中性关系，则仍需减数前磨牙。

3. 磨牙达到中性关系后，二期采用全口直丝弓固定矫治器。

4. 排齐牙列，调整中线及咬合关系，建立中性磨牙关系。

5. 保持。

患者选择方案二进行治疗。

七、矫治过程

总疗程28.5个月。

1. 上6粘接带环，戴颈牵引口外弓。

2. 戴口外弓9.5个月，磨牙呈中性偏近中关系，上颌后牙区散在间隙，13自行远移及排入牙弓（图25-3和图25-4）。

3. 粘接全口直丝弓矫治器（图25-5）；顺序更换弓丝；排齐牙列，调整中线，精细调整咬合。

4. 患者满意，咬合良好。拆除固定矫治器，戴透明保持器。嘱患者保持到智齿拔除后。

八、矫治结果

患者上下牙列整齐；上下中线一致，对正面部中线；前牙覆𬌗、覆盖正常，磨牙、尖牙中性关系。侧貌维持良好，唇齿关系及笑弧协调。全口曲面体层片显示牙根平行，牙根及牙槽骨未见异常（图25-6）。头影测量分析结果显示：矫治后患者矢状向及垂直向骨面型维持，上下切牙唇倾度均在正常值范围内（测量结果见表25-1）。

患者全天保持1年后，要求其继续夜间保持及隔夜保持。矫治后8.5年复查，可见牙齿排列整齐，中线正，咬合稳定（图25-7），右上智齿已部分萌出。

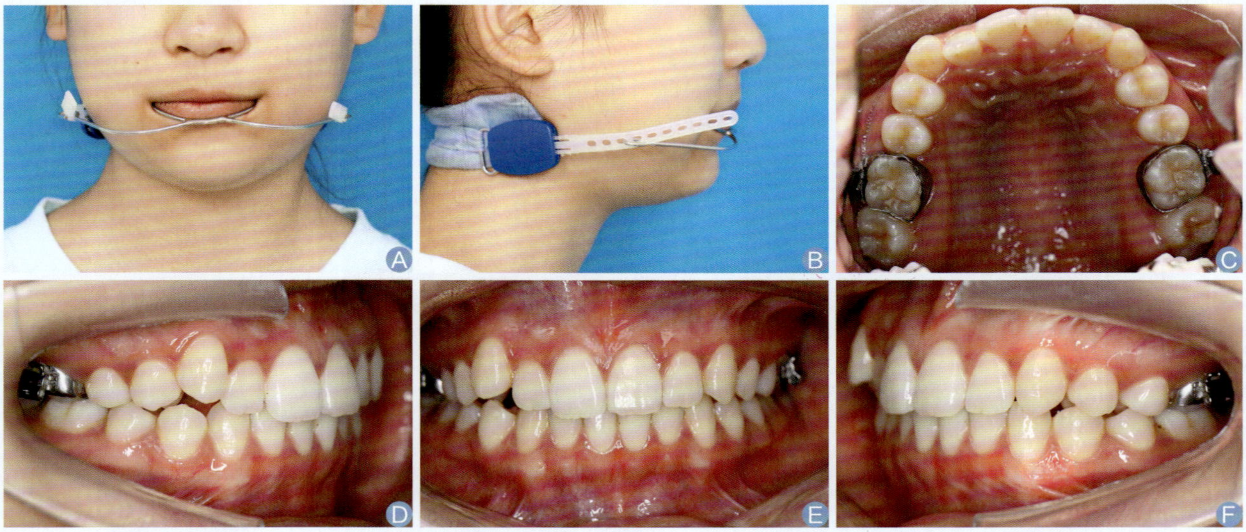

图 25-3　戴颈牵引口外弓 3.5 个月时面𬌗像，磨牙关系接近中性

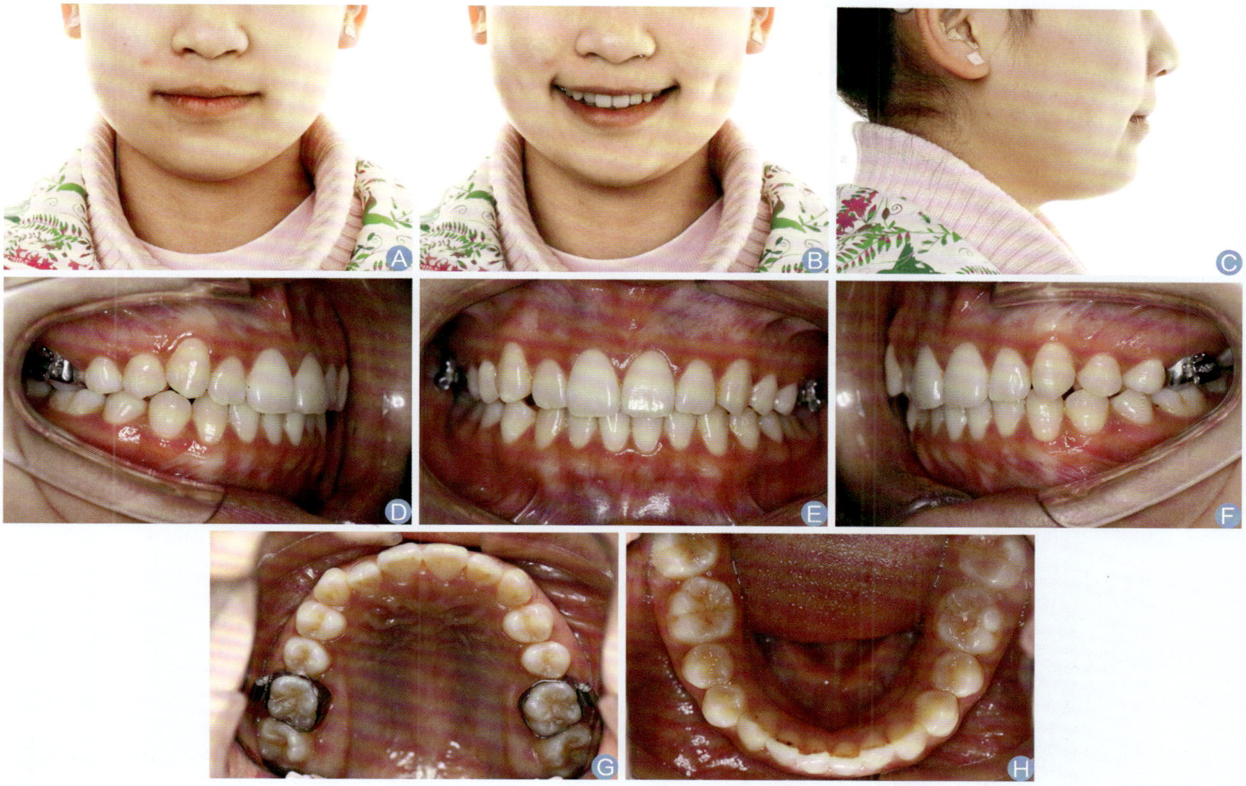

图 25-4　戴用口外弓 9.5 个月时面殆像，磨牙呈中性偏近中关系，13 自行远移至尖牙呈中性关系，拥挤缓解，有散隙

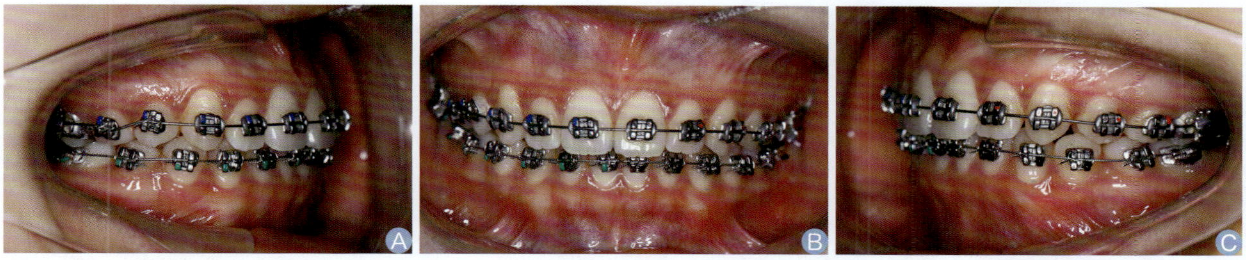

图 25-5　开始全口固定矫治时的殆像

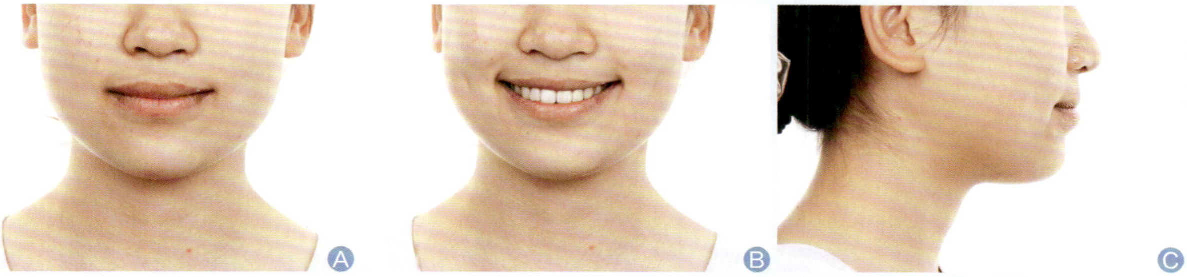

图 25-6　治疗后面殆像及 X 线片

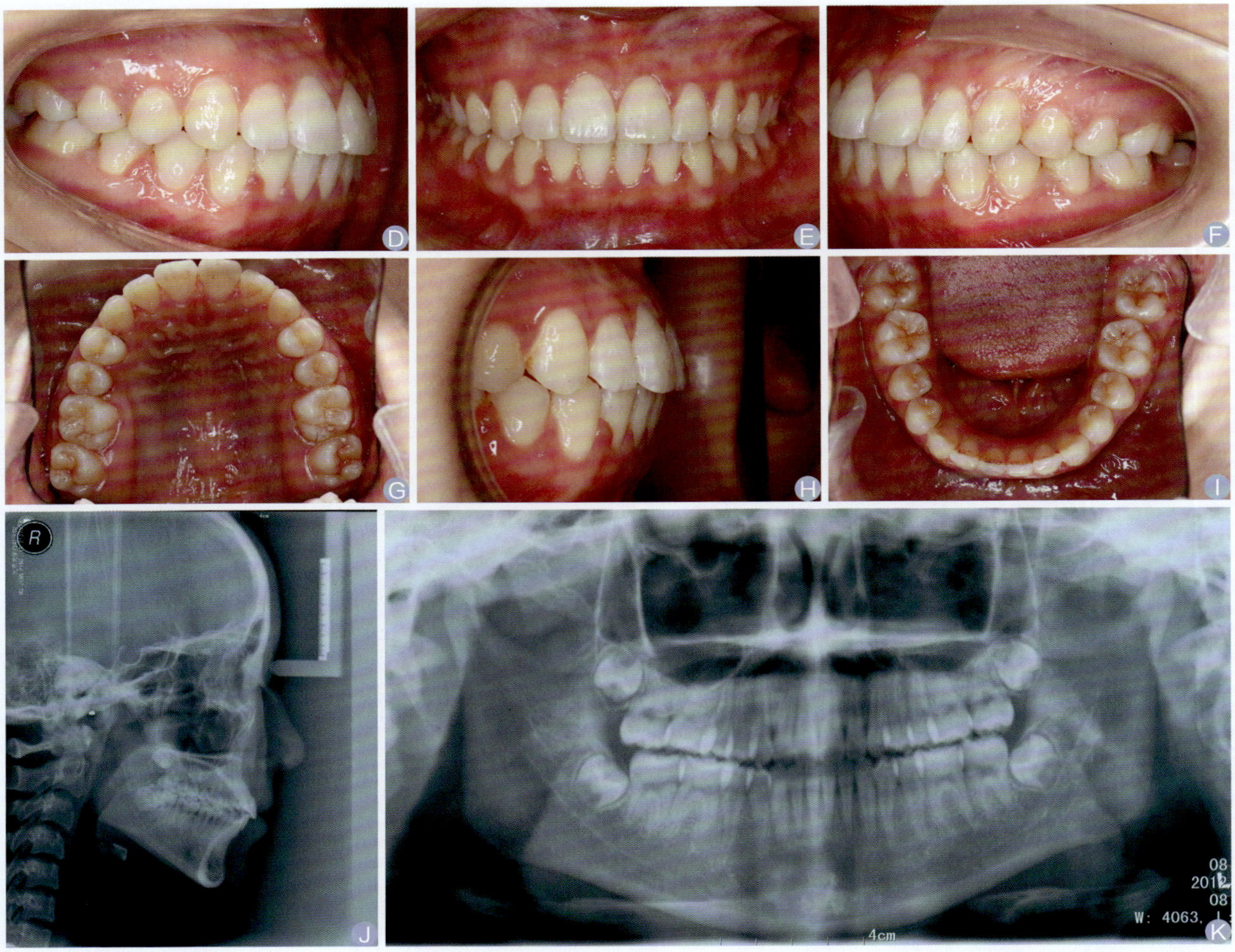

图 25-6 治疗后面聆像及 X 线片（续）

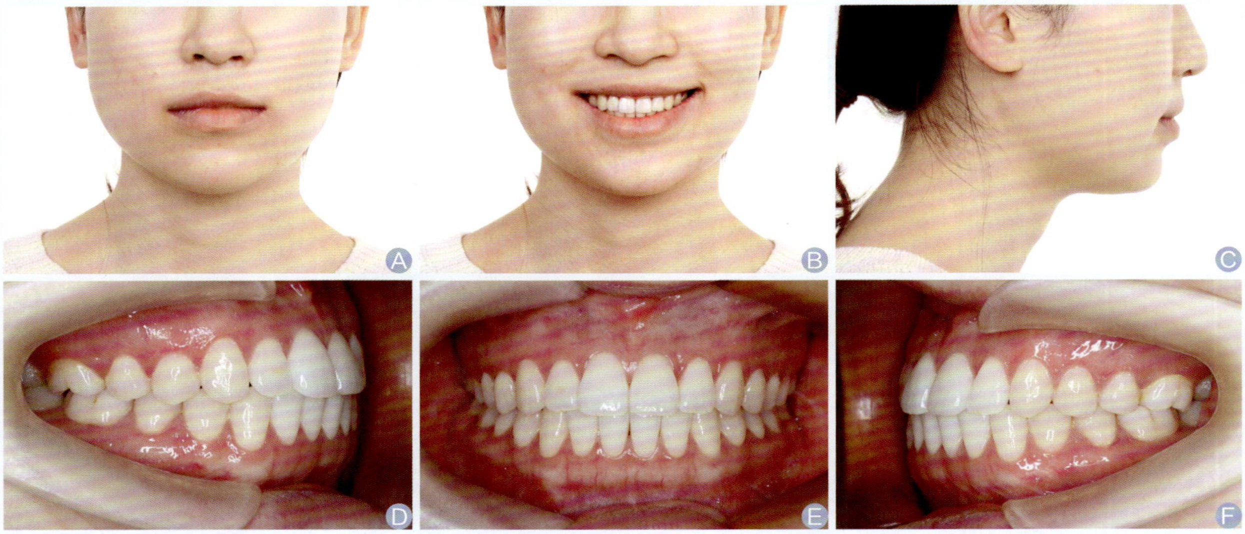

图 25-7 保持 8.5 年后面聆像

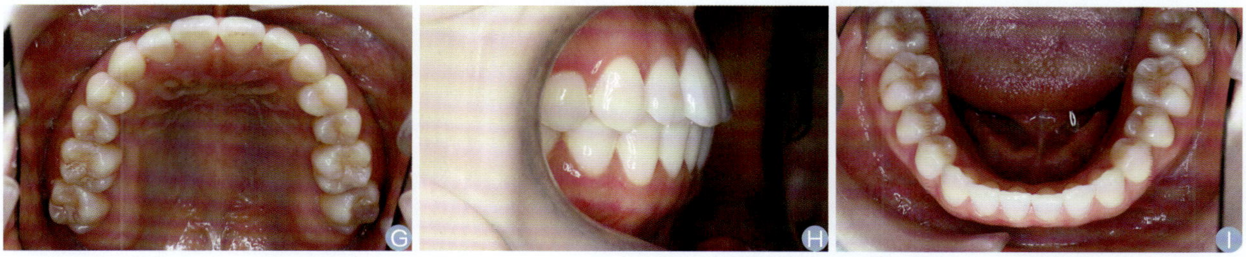

图 25-7 保持 8.5 年后面殆像（续）

九、矫治体会

（一）关于治疗设计中减数与不减数的考虑

Ⅱ类错殆分为牙性、功能性和骨性。本病例为ANB角3.6°的Ⅰ类骨型，临床检查未见下颌功能性后移位。下牙列轻度拥挤，下切牙牙轴正常；上牙列中度拥挤，上切牙牙轴正常。可见其错殆主要是上颌前部拥挤，上后牙前移所致。因此，合理的矫治策略是减少牙量（减数）或扩大牙弓长度。患者面型较好，切牙牙轴正常，不需要大量的切牙内收；其上颌中度拥挤，下颌轻度拥挤，因此需要中弱支抗。可以减数4颗第二前磨牙，或者下颌不减数，仅上颌减数。具体到本病例，患者家长希望尽量不减数，则远移上牙列成为最适选项。

能否设计上牙列远移，一是要预估需要远移的量。本病例从磨牙远中尖对尖关系纠正到磨牙中性关系，每侧上磨牙需远移2～3 mm，所得间隙结合生长发育增加的骨量，足够纠正其牙列拥挤。另外，还要评估牙弓后部是否有足够的空间。本病例上颌第二磨牙已完全萌出，曲面体层片显示8的牙冠在骨内正位发育中，预示骨量基本充足。因此，最终设计为非减数远移上牙列方案。

（二）正畸治疗中的控制

1．口外弓远移上磨牙　上牙列远移有口外弓、摆式矫治器、上颌指簧活动矫治器、隐形矫治器、骨性种植支抗等多种选择。其中种植钉植入是有创的，无创的摆式及隐形矫治器戴入后上前牙会受到唇向力，只有口外弓将颈枕部作为口外支抗来源，不需要口内的牙或牙槽交互支抗。因此，采用口外弓可获得绝对的后牙远移，比较适合本病例中不希望上前牙再有过多唇倾的情况。

口外弓在本病例的一个应用难点是：患者两侧上颌第二恒磨牙均已萌出并建殆，且存在智齿，则口外弓远移磨牙的阻力较仅有上颌第一磨牙萌出的病例大。一般认为当第二磨牙存在时，口外弓仅能获得2 mm左右的间隙，需要远移更多时则建议考虑拔除第二磨牙（当第二磨牙存在龋坏等病理性损害时首选），日后以第三磨牙替代第二磨牙，或者拔除第三磨牙的牙胚。本病例中考虑到上颌第二磨牙无病损且牙体形态较好，2～3 mm的远移需求量为中等难度，上颌第三磨牙牙冠角度基本正位，牙根还未发育，且患者家长同意如口外弓效果不佳则改为减数上颌双尖牙方案，因此没有设计拔除上7或上颌智齿。患者戴用口外弓9.5个月后，第一恒磨牙远移到中性偏近中关系。全口固定矫治结束后，曲面体层片显示智齿牙根刚开始发育，角度也基本正常。这些均说明矫治前对上颌后部骨量的预判较为合理。

2．口外弓矫治成功的临床要点　患者矫治前后骨面型没有改变，说明其磨牙关系的改善确如矫治前设计的——主要来源于牙性变化，而不是颌骨矫形作用。本病例远移磨牙的成功很大程度归功于患者良好的配合。小患者能按要求保证每日戴用口外弓的时间及力度，3.5个月时就实现了磨牙关系的显著改善；后来了解到患儿还在那一年获得了英语考试全市第一的好成绩，也从侧面证明了其极高的自律性。

口外弓一般有联合牵引、颈牵引和高位牵引三种支抗类型。本病例使用的是颈牵引，理论上其牵引方向会对磨牙施加向下的力，容易引起磨牙伸长。本病例矫治后未观察到磨牙的显著伸长，下颌平面角也没有增加，一方面可能是因为牵引力不大，垂直向的伸长分力可被咬合力部分抵消，另一方面也可能由于患者所处的生长发育阶段仍具有较大的生长潜力，其下颌的垂直向生长也可抵消磨牙的伸长。

本病例采用的是上颌第一磨牙带环+颈牵引长臂向下口外弓，口内弓调宽约2 mm，力值为每侧150～200 g，时间为至少每晚12小时，周末再增加至少6小时的白天戴用时间。配合颈牵引使用了较长的、方向向下的口外弓，这是为了使口外牵引力能通过或接近上颌第一磨牙的抗力中心，从而尽量达到整体移动，防止牙冠过度远中倾斜。从口外弓矫治后的照片看，磨牙还是发生了一些可接受的远中倾斜，说明牵引力方向通过了磨牙抗力中心的下方；在临床中如果观察到严重的磨牙后倾，可以再适当延长口外弓。不使用更大的矫形力（每侧350～500 g）是为了促进磨牙的远中移动，因为持续的正畸力更有利于磨牙牙根在牙槽骨内的改建。

另一个有助于实现口外弓远移磨牙的临床要点是不要急于开始全口固定矫治。从图25-3和图25-4中可见，口外弓治疗的9.5个月中均没有粘接固定矫治器。随着上磨牙的远移，双尖牙、尖牙也自行向远中移动，上牙弓拥挤得到有效缓解，起到了事半功倍的效果，这是牙齿间越隔纤维微小牵拉力的作用；如果从开始就安装了上半口固定矫治器，则矫治器间的摩擦力会抵消越隔纤维的牵引力。另外，不开始固定托槽矫治也有助于患者专注于佩戴口外弓的任务，同时磨牙远移目标的逐步实现还可以激发患者的成就感和合作性。良好的医患关系是迈向成功的关键起步。

（病例完成人：姜若萍）

病例 26 通过磨牙远移矫治牙列拥挤

一、一般情况

患者女性，25岁，主诉牙不齐。全身情况良好，否认口腔不良习惯、鼻咽部疾病；否认关节疼痛、弹响；否认牙外伤史；家族史无特殊。

二、临床检查

1．面部检查　正面观：面部左右基本对称，面下1/3略长；无微笑露龈、开唇露齿。侧面观：直面型，审美线基本协调（图26-1）。

2．口内检查　恒牙列。上牙弓拥挤度6 mm，下牙弓拥挤度2 mm。右侧磨牙远中尖对尖关系，左侧磨牙中性偏远中关系；右侧尖牙远中尖对尖关系，左侧尖牙中性关系。前牙深覆𬌗Ⅰ度，覆盖正常；上下中线右偏1 mm（图26-1）。

3．颞下颌关节检查　开口度三指，开口型正常，双侧关节未查见弹响及触痛。

三、X 线检查分析

1．头颅侧位片　测量分析结果显示骨性Ⅱ类，高角（图26-2和表26-1）。

2．全口曲面体层片　38垂直阻生，髁突表面骨质光滑、连续（图25-2）。

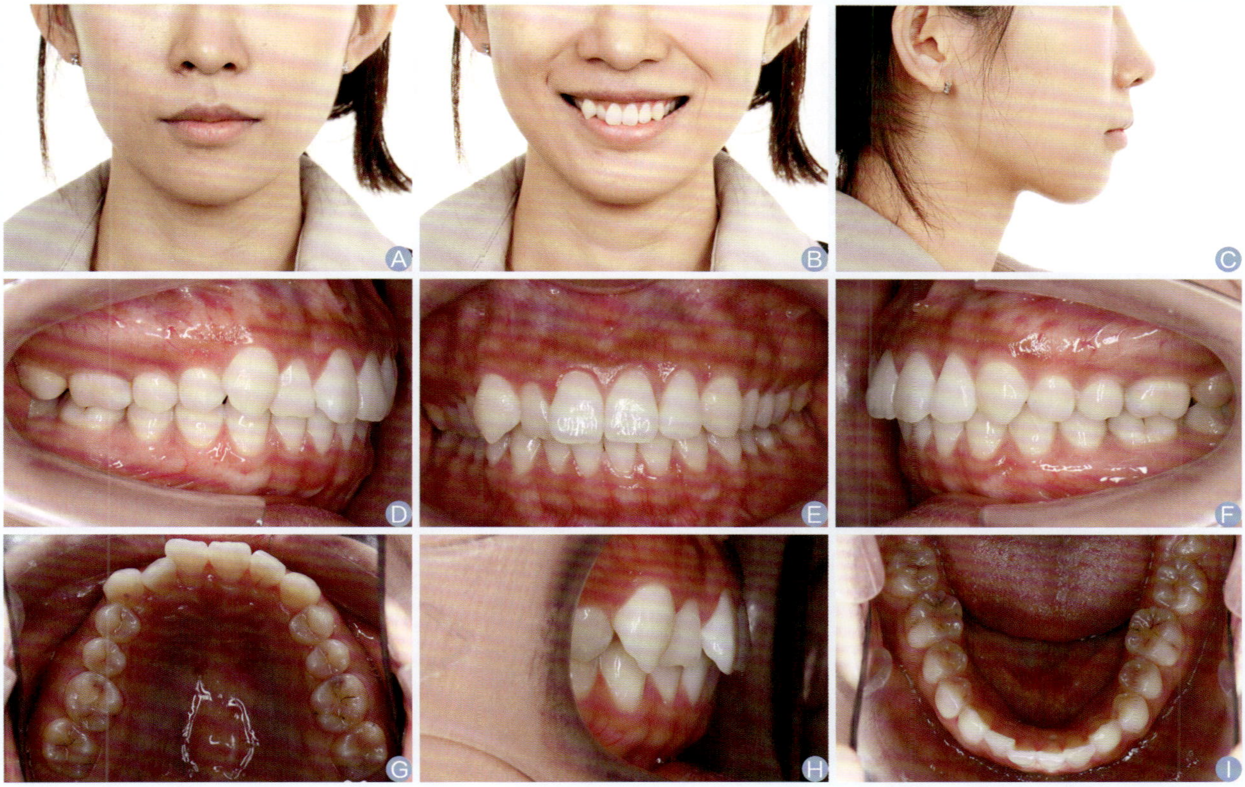

图 26-1　治疗前面𬌗像

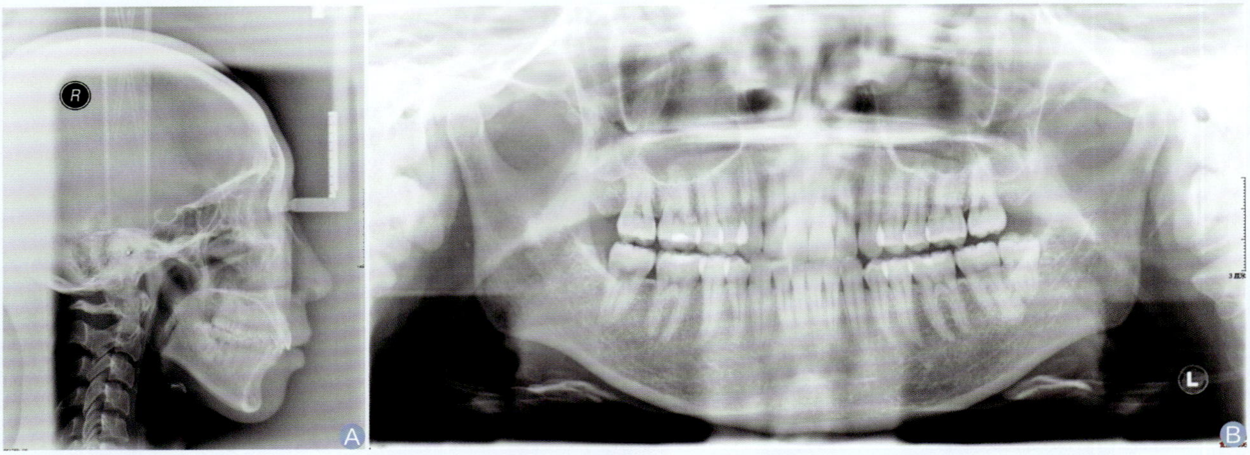

图 26-2　治疗前 X 线片

表26-1　治疗前后头影测量结果

测量项目	正常值	测量值	
	均值 ± 标准差	治疗前	治疗后
SNA（度）	82.8 ± 4.0	76.7	76.1
SNB（度）	80.1 ± 3.9	71.5	70.9
ANB（度）	2.7 ± 2.0	5.2	5.2
U1/NA（度）	22.8 ± 5.7	15.8	17.5
L1/NB（度）	30.3 ± 5.8	31.9	32.3
U1/L1（度）	125.4 ± 7.9	127.1	125.3
U1/SN（度）	105.7 ± 6.3	104.0	105.4
MP/SN（度）	32.5 ± 5.2	42.8	42.6
MP/FH（度）	31.1 ± 5.6	35.2	35.4
L1/MP（度）	92.6 ± 7.0	93.5	96.3

四、诊断

安氏Ⅱ类，毛氏Ⅰ[1]+Ⅱ[2]+Ⅳ[1]类，骨性Ⅱ类，高角。

五、矫治目标

排齐整平牙列，建立良好咬合关系，维持现有侧貌。

六、矫治计划

方案一

固定矫治，减数14、38。

方案二

1. 拔除38。

2. 隐形矫治，上颌磨牙远移。

3. 上颌采用强支抗，排齐整平牙列，建立前牙正常覆𬌗、覆盖及尖牙中性关系。

患者选择方案二进行治疗。

七、矫治过程

1. 第1～5个月　粘全口附件，上颌6、7同步远移（图26-3）。

2．第6～20个月　上颌双侧6、7间颊侧植入种植钉，与第一磨牙被动结扎，与上颌尖牙配合颌内牵引（图26-4）。

3．第21～30个月　精调咬合。去除全口附件及种植钉，戴入透明保持器。

精调1次，矫治器数量：第一套矫治器64副，第二套矫治器28副。

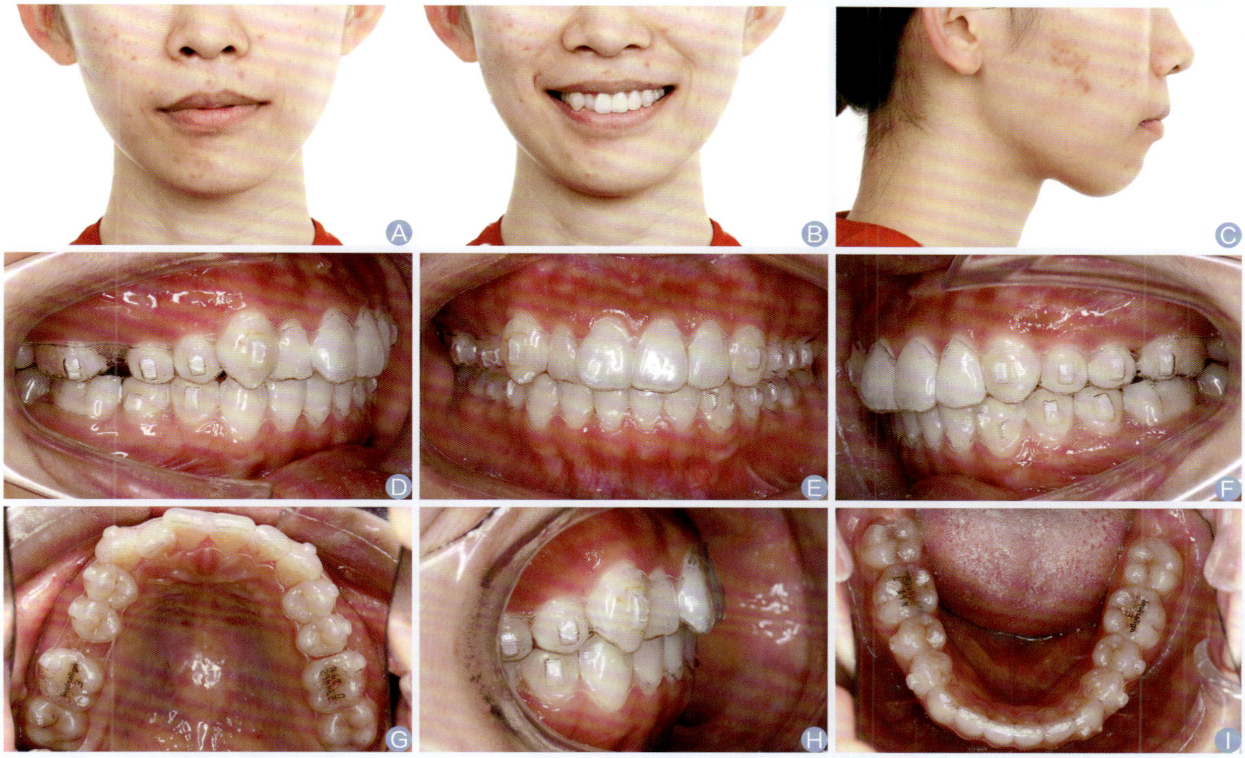

图 26-3　远移上颌磨牙面𬌗像

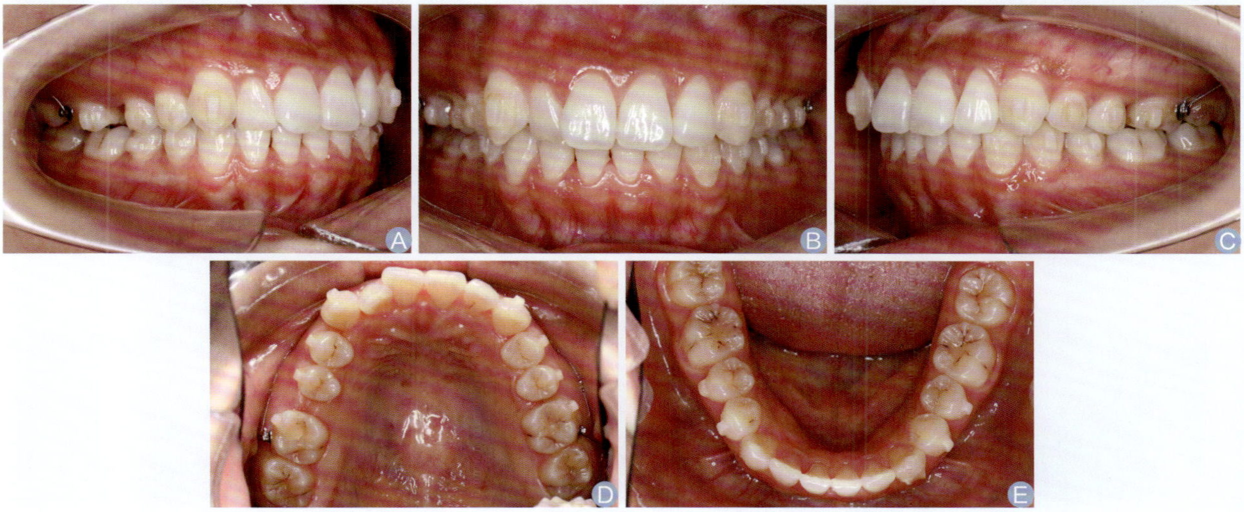

图 26-4　内收上前牙时面𬌗像

八、矫治结果

患者上下牙列整齐，咬合关系良好，前牙覆𬌗、覆盖正常，双侧尖牙及磨牙中性关系，上下中线正。侧貌略改善，上下唇突度正常，鼻唇角正常，颏唇沟正常；自然情况下闭唇正常，颏肌紧张度正常，唇齿关系正常（图26-5）。全口曲面体层片显示牙根平行排列，牙根及牙槽骨未见明显异常（图26-5）。X线头影测量分析结果显示上前牙略直立（测量结果见表26-1）。治疗结束1年后复查，牙齿排列整齐，右侧磨牙和尖牙关系变为中性偏远中（图26-6）。

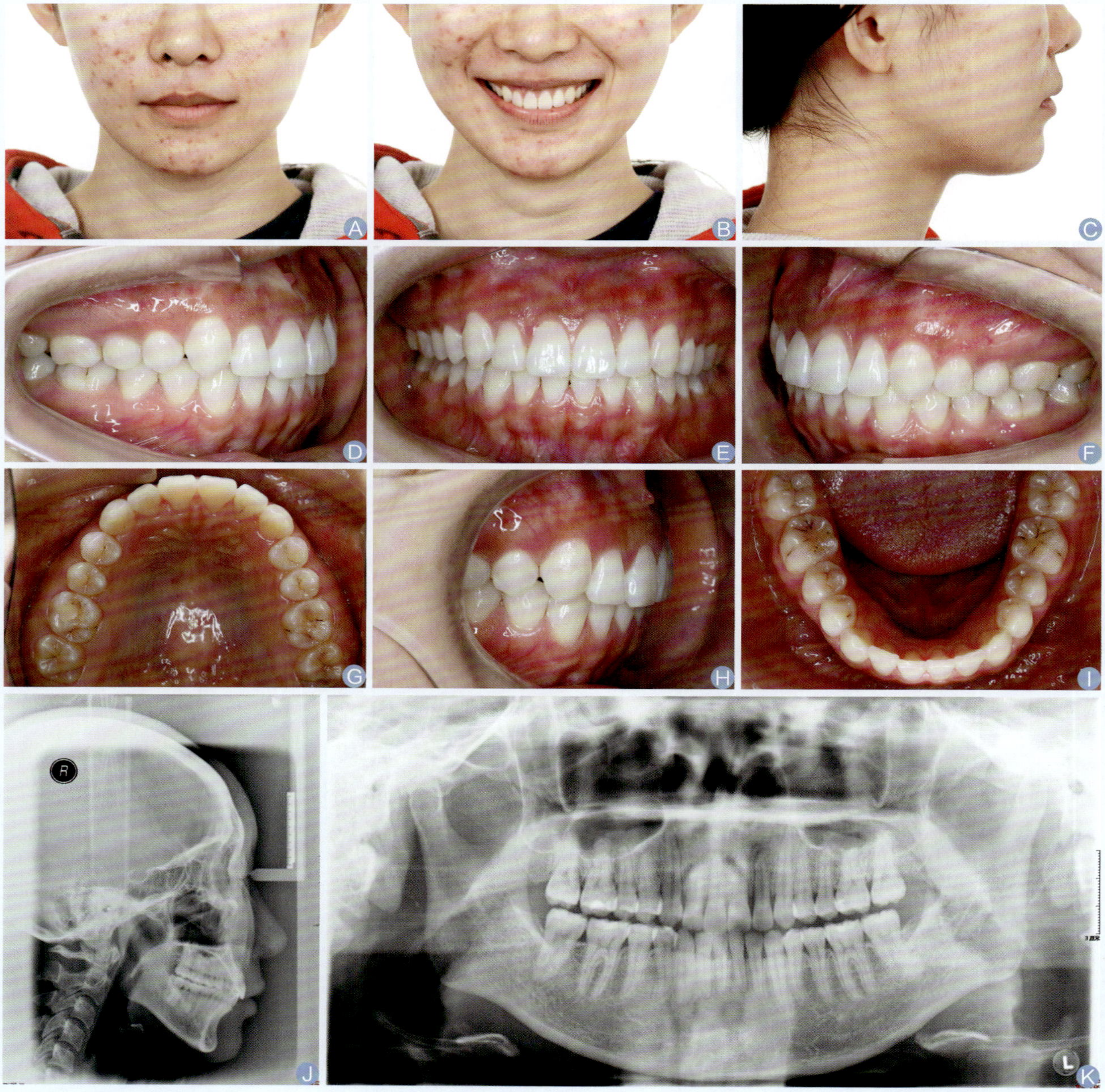

图 26-5 治疗后面𬌗像及 X 线片

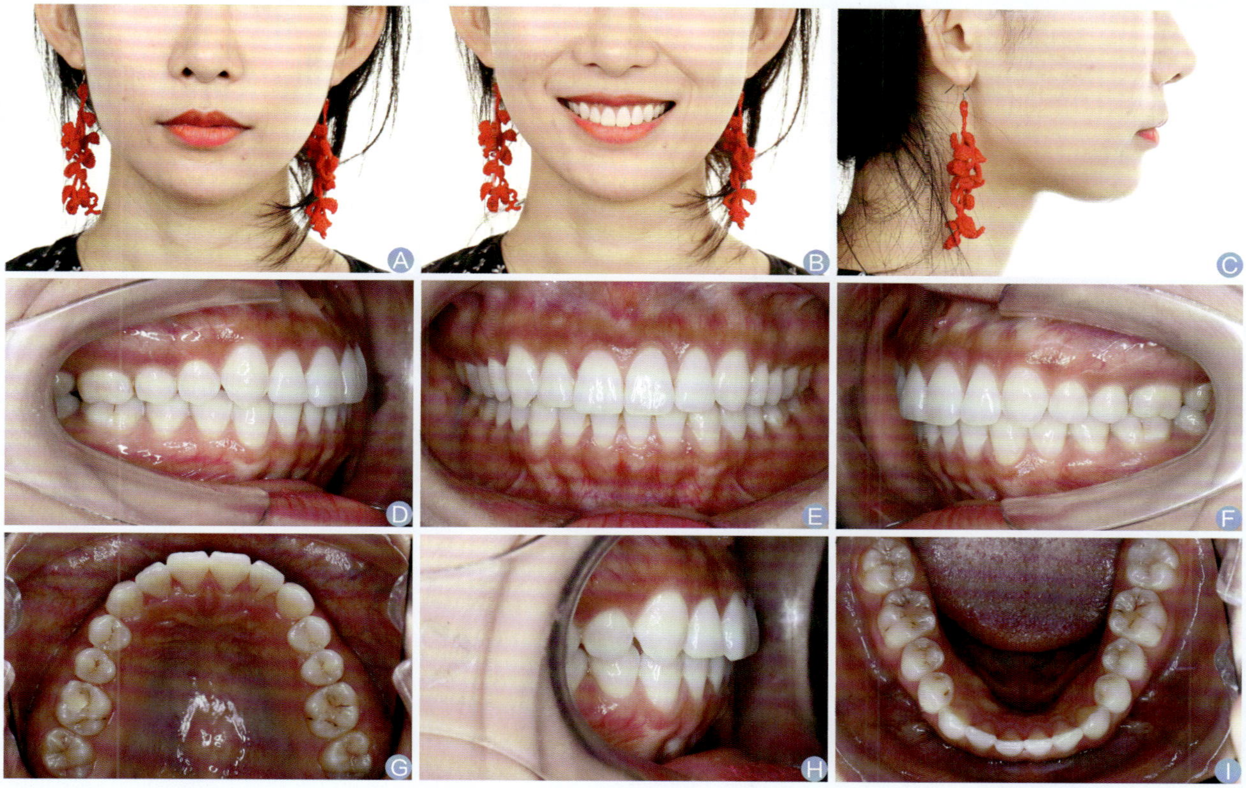

图 26-6　保持 1 年后面𬌗像

九、矫治体会

（一）正畸治疗的难点

1. 右侧磨牙接近完全远中关系，患者拒绝减数前磨牙，磨牙远移难度较大。

2. 患者为高角型，面型尚可，但是治疗中应避免前牙唇倾，支抗控制是关键。

（二）正畸中牙齿移动的控制

1. 关于隐形矫治的磨牙远移策略　本病例属于比较早期的隐形矫治病例，采用的是上颌6与7同步远移、4与5同步远移，然后再内收上前牙，取得了不错的远移效果。磨牙远移效率与患者能否配合密切相关。本病例中患者后牙的临床冠较长，矫治器包裹充分，加上患者认真佩戴矫治器，所以远移效率较高。目前隐形矫治常用的远移方案是蛙跳式的后牙逐步远移模式，通过早期配合Ⅱ类颌间牵引或种植钉支抗，避免前牙唇倾。至于磨牙远移模式是否会影响远移效率，仍需要大样本临床研究加以证实。

2. 关于隐形矫治磨牙远移中的支抗控制策略　对于高角病例，要避免远移过程中的磨牙伸长，可以在远移中设计少量压低磨牙。本病例在前6个月虽然较好地达到了上颌磨牙远移效果，但是上前牙略有唇倾。此时，上颌磨牙已移动到位，磨牙关系改善，间隙主要位于上颌6的近中。立即在上颌6、7间颊侧植入种植钉，作为内收前磨牙及前牙的支抗；同时通过与上6被动结扎，维持磨牙位置，避免上颌磨牙远移到位后再次近中移动而降低远移效率，最终达到16约4 mm的远移量。对于类似病例，如果磨牙远移量不超过3 mm，也可以考虑从一开始便尝试Ⅱ类颌间牵引，也可避免应用种植体支抗等有创操作。但是在Ⅱ类颌间牵引过程中，不仅要注意能否对抗磨牙远移对上前牙产生的唇倾力，还要监控对下前牙产生的唇倾力，避免矫治结束后下前牙过度唇倾。此外，还可以考虑在磨牙远移初期，于上颌5、6间植入种植体支抗，与尖牙被动结扎，或与尖牙区矫治器做颌内弹性牵引，避免前牙唇倾。待磨牙远移到位后，可能需要将种植钉取出，然后于上颌6、7间重新植入，内收前磨牙及前牙，关闭间隙。也可以选择在上颌颧牙槽嵴处植入较长的种植钉，优势是可以避免在磨牙与前磨牙远移过程中因种植钉阻挡牙根而需要换位置二次植入，但上颌颧牙槽嵴处植入种植钉操作难度较大，且部分患者局部黏膜较厚，种植钉植入后易出现局部肿胀不适。

3．关于隐形矫治磨牙远移后的长期稳定性　本病例在治疗结束后1年的随访阶段发现尖牙与磨牙关系有少量复发，但仍基本维持中性关系。可以在治疗过程中设计一定程度的磨牙远移过矫治。对于磨牙远移的长期稳定性，仍需要开展大样本的临床研究。

（病例完成人：王雪东）

病例 27 安氏Ⅱ类高角露龈笑伴上颌前突、下颌后缩畸形的矫治

一、一般情况

患者女性，26岁，主诉牙不齐、嘴突。全身情况良好，否认口腔不良习惯、鼻咽部疾病；否认关节疼痛、弹响；5年有上前牙外伤史，于外院进行冠修复，无不适；家族成员有类似面型。

二、临床检查

1．面部检查　正面观：面部左右基本对称，面下1/3略长。开唇露齿，闭唇困难，微笑时露龈3～4 mm。侧面观：突面型，上颌前突，下颌后缩。颏发育不良，闭唇困难，颏肌紧张（图27-1）。

2．口内检查　恒牙列。11、21不良修复体冠根成角，45根管治疗中，27、37正锁𬌗。上牙弓无拥挤，下牙弓拥挤度7 mm；磨牙远中尖对尖关系，尖牙远中关系；前牙覆盖5 mm，深覆𬌗Ⅲ度；上下前牙Bolton指数为81.2%；上下中线右偏2 mm（图27-1）。

3．颞下颌关节检查　开口度三指，开口型正常，双侧关节未查见弹响及触痛。

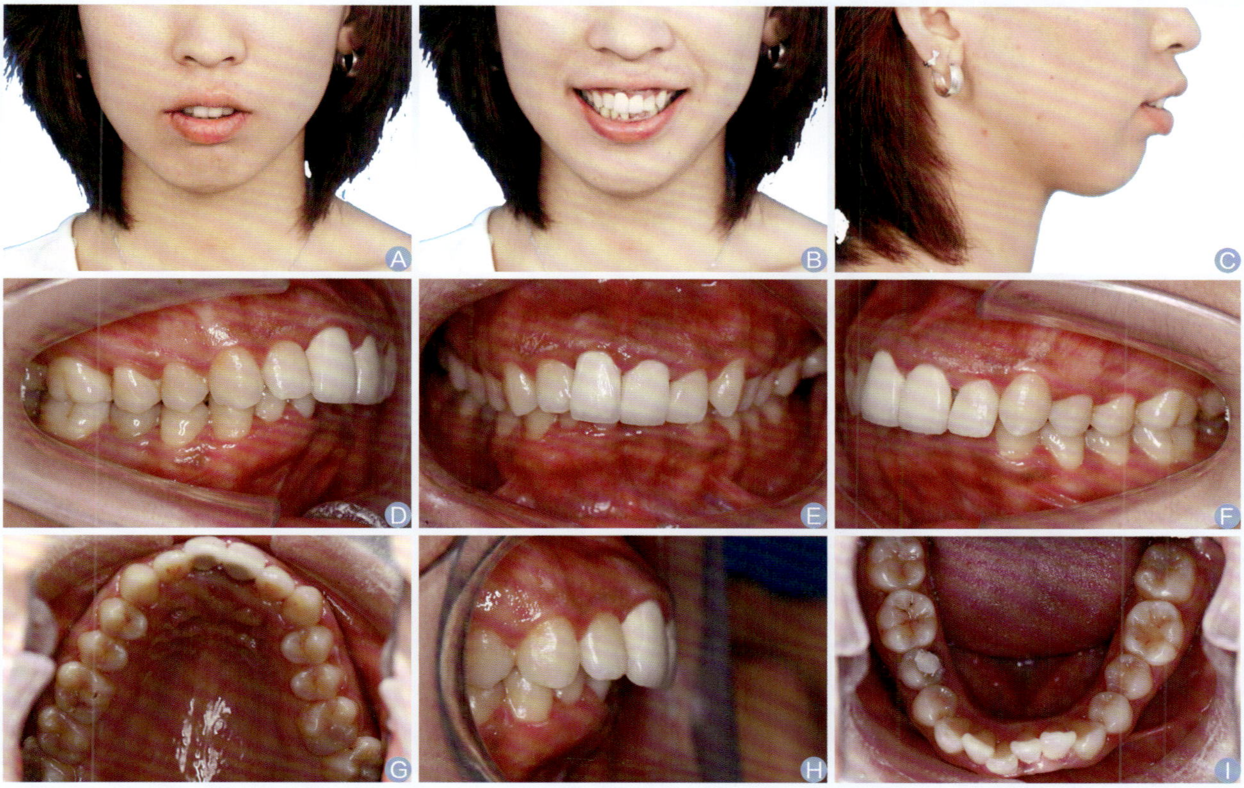

图 27-1　治疗前面𬌗像

三、X线检查分析

1．头颅侧位片　测量分析结果显示骨性Ⅱ类，下颌明显后缩，颏部发育差，高角（图27-2和表27-1）。

2．全口曲面体层片　48水平阻生，11、21桩核冠（牙根短），45根管治疗中（图27-2）。

3．关节CT　左侧升支略长，髁突表面骨质光滑、连续（图27-2）。

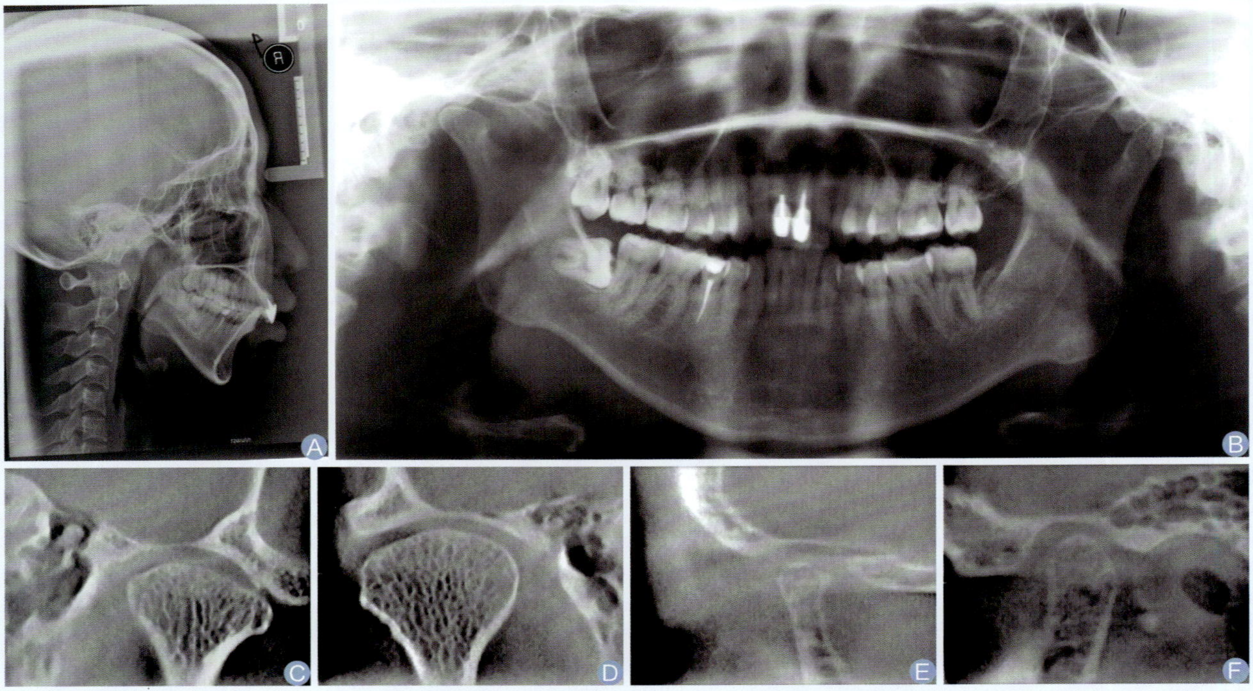

图 27-2　治疗前 X 线片

表27-1　治疗前后头影测量结果

测量项目	正常值	测量值	
	均值 ± 标准差	治疗前	治疗后
SNA（度）	82.8 ± 4.0	82.4	82.0
SNB（度）	80.1 ± 3.9	72.8	73.2
ANB（度）	2.7 ± 2.0	9.6	8.8
U1/NA（度）	22.8 ± 5.7	15.0	10.2
L1/NB（度）	30.3 ± 5.8	33.6	37.1
U1/L1（度）	125.4 ± 7.9	114.2	128.6
U1/SN（度）	105.7 ± 6.3	95.0	92.7
MP/SN（度）	32.5 ± 5.2	52.2	50.3
MP/FH（度）	31.1 ± 5.6	46.4	44.8
L1/MP（度）	92.6 ± 7.0	89.0	95.1

四、诊断

安氏Ⅱ¹类，毛氏Ⅱ²+Ⅳ¹+Ⅰ¹类，骨性Ⅱ类，高角。

五、矫治目标

排齐整平牙列，建立良好咬合关系及覆船、覆盖；改善侧貌，改善露龈笑。

六、矫治计划

方案一　正畸-正颌联合治疗

通过正颌手术改善下颌后缩、颏后缩、露龈笑；或者采用正畸+颏成形术，改善颏后缩。患者均拒绝，要求行单纯正畸治疗。

方案二　单纯正畸治疗

1. 采用直丝弓矫治技术，减数14、24、35、45和48。上颌采用强支抗，下颌采用弱支抗。

2. 排齐整平牙列，关闭拔牙间隙，内收前牙，建立前牙正常覆船、覆盖及尖牙、磨牙中性关系；协调上下颌中线，改善侧貌。

3. 使用种植钉支抗进行垂直向控制，改善露龈笑。

患者选择方案二进行治疗。

七、矫治过程

1. 第1～6个月　粘接全口直丝弓矫治器，排齐上下牙列，换至0.019英寸×0.025英寸不锈钢丝。在上颌第一、第二磨牙间腭侧植入种植钉，将27与左侧上颌腭侧种植钉结扎进行牵引，纠正锁船，并防止26前移（图27-3）。

2. 第7～15个月　在上颌第一、第二磨牙间颊侧及上颌侧切牙、尖牙间唇侧植入种植钉，采用弹性牵引对上颌后牙及前牙持续施以轻力压低，同时使用上颌后部种植钉加强支抗，采用滑动法内收上前牙。下颌弹性牵引至第一磨牙，采用弱支抗内收前牙并配合摇椅弓整平牙列（图27-4）。

八、矫治结果

矫治后，患者咬合关系良好，上下牙列整齐，前牙覆船、覆盖正常，双侧尖牙及磨牙中性关系，上下中线正。侧貌得到很大改善，上下唇突度正常，鼻唇角正常，颏唇沟正常；自然情况下闭唇正常，颏肌紧张度正常。微笑时露龈笑明显改善，唇齿关系正常。全口曲面体层片显示牙根平行排列，牙根及牙槽骨未见明显异常（图27-5）。头颅侧位片测量分析结果显示：上前牙整体内收，牙轴控制良好，ANB及下颌平面角有减小趋势（测量结果见表27-1）。治疗后3.5年复查，牙齿排列整齐，咬合稳定（图27-6）。

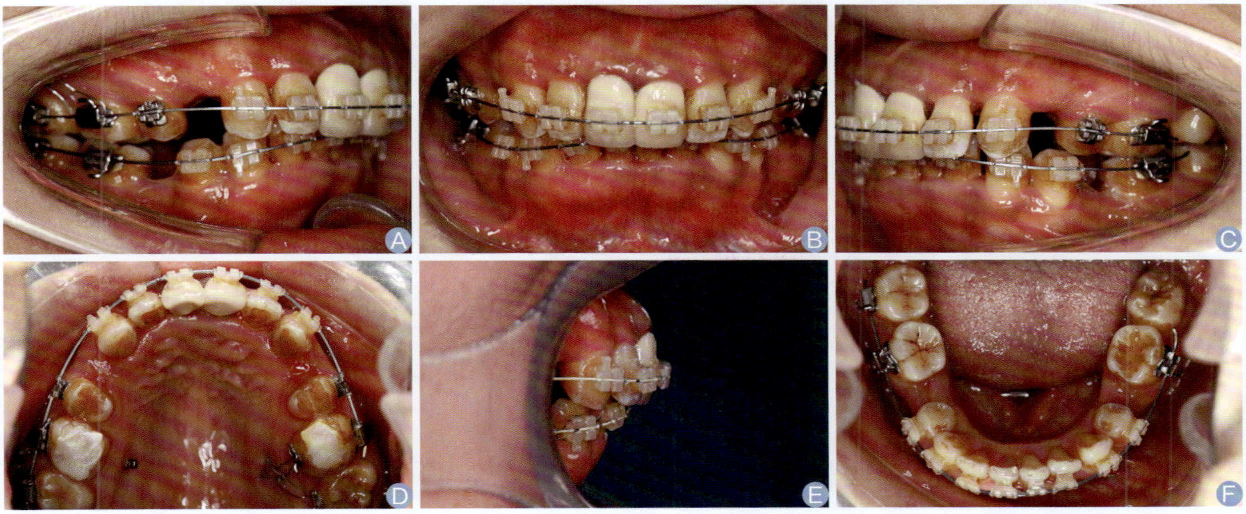

图27-3　排齐整平时船像

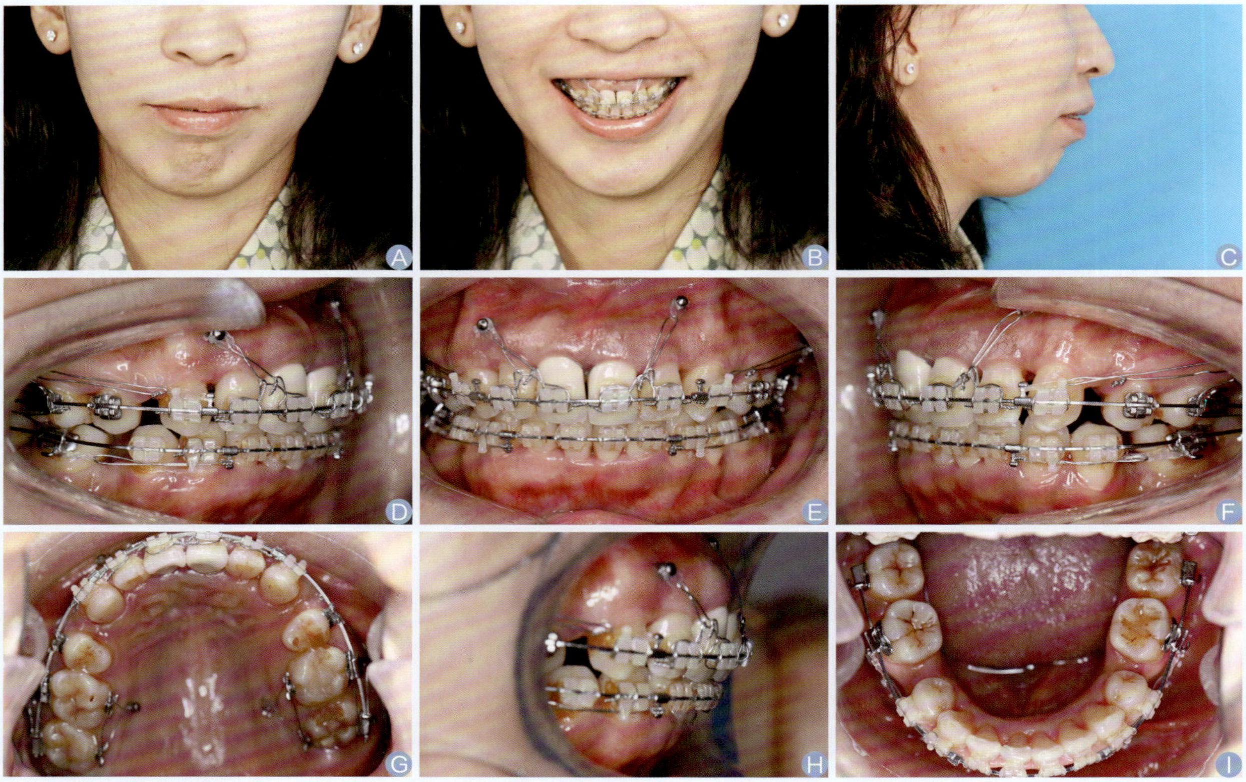

图 27-4　关闭间隙时面𬌗像

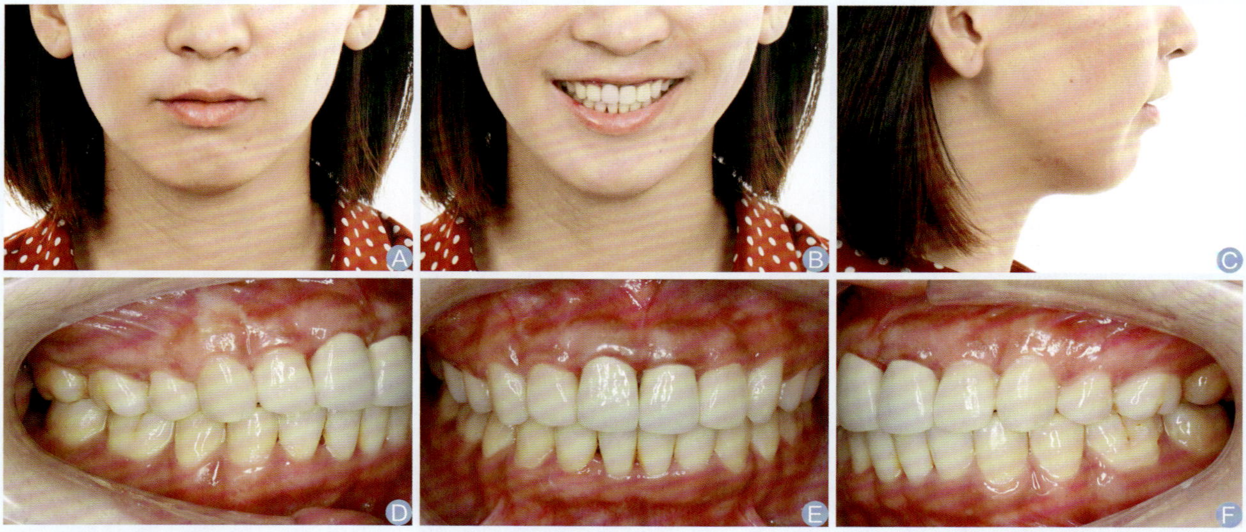

图 27-5　治疗后面𬌗像及 X 线片

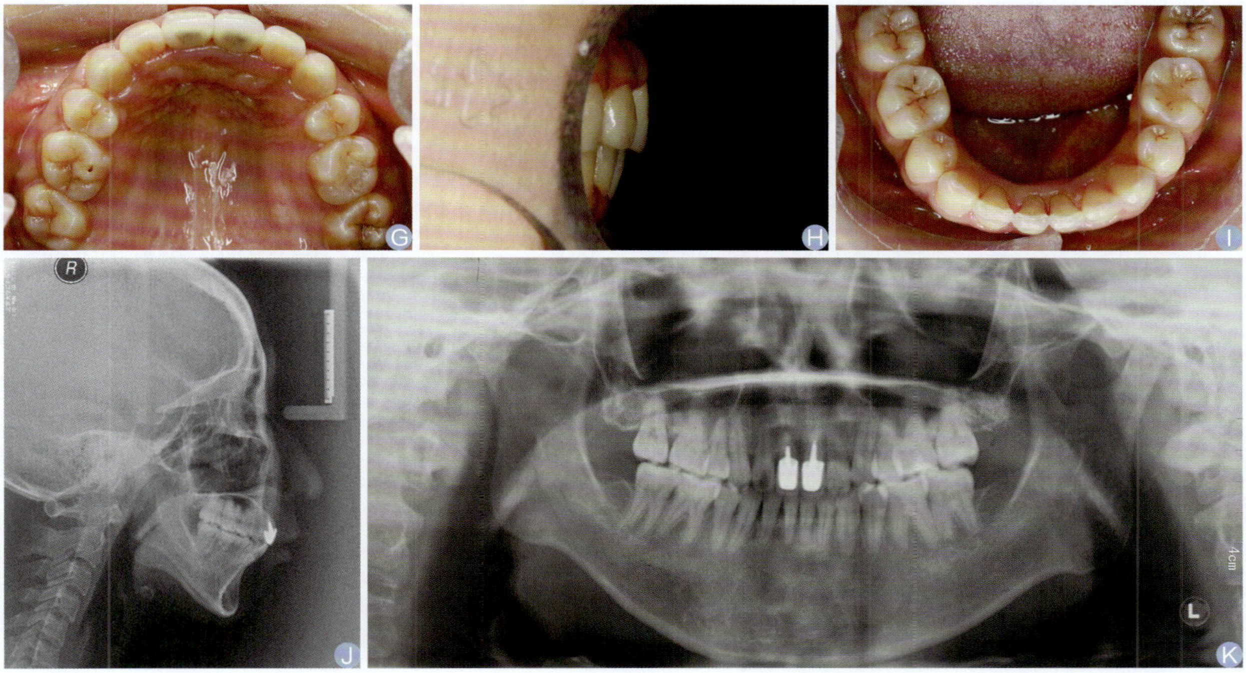

图 27-5 治疗后面𬌗像及 X 线片（续）

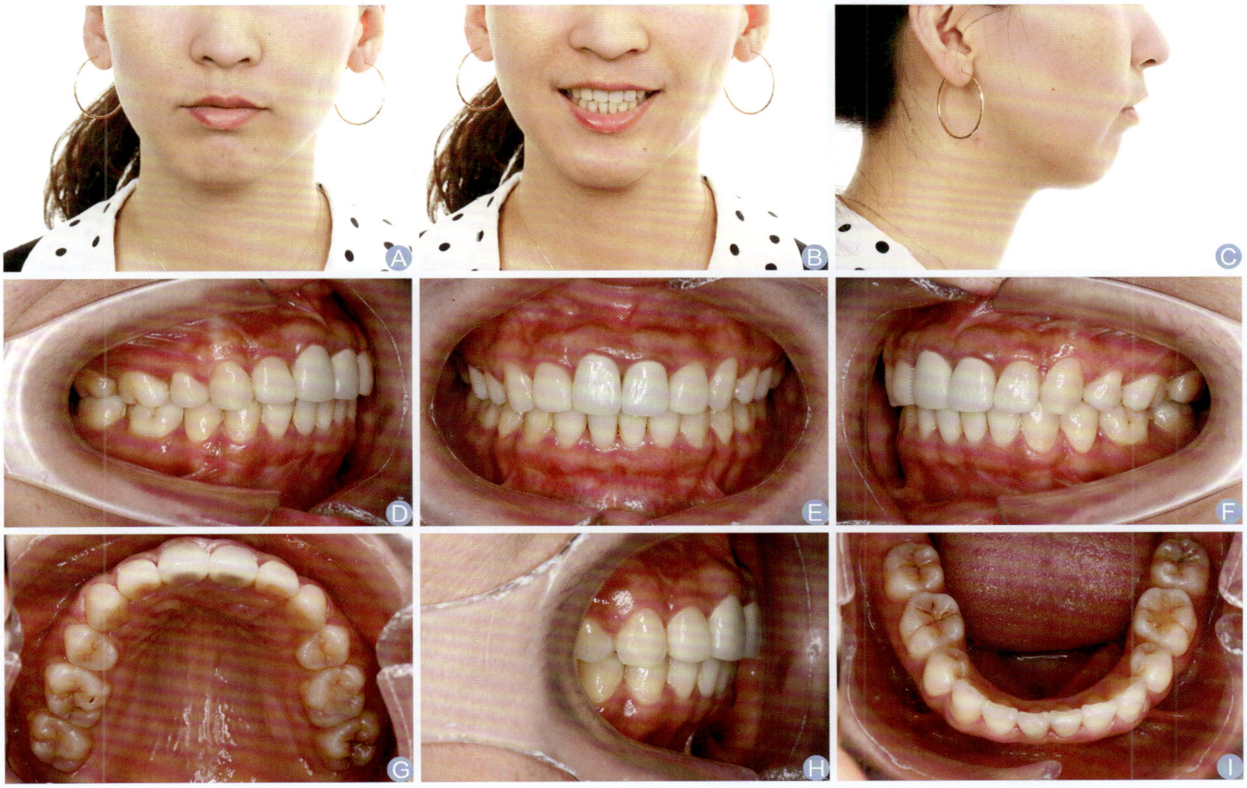

图 27-6 保持 3.5 年后面𬌗像

九、矫治体会

（一）正畸治疗的难点

1. 患者为骨性Ⅱ类高角型，下颌明显后缩，颏部后缩，露龈笑，上切牙直立，下颌Spee曲线深，磨牙远中关系。这些都是手术治疗指征，但患者拒绝正畸-正颌联合治疗。采用单纯正畸治疗困难较大，对面型的改善存在一定限制。正畸需要较大幅度的前牙内收，牙齿及牙槽骨吸收的风险增加。

2. 左侧第二磨牙正锁𬌗，交互牵引容易导致磨牙伸长，加重高角；且左上磨牙容易近移，加重磨牙远中关系。

3. 治疗前上颌中切牙冠根成角，前牙略舌倾，深覆𬌗Ⅲ度，内收上切牙时控制转矩较为困难，尤其是上切牙的舌向控根不易实现。上颌中切牙牙根短，正畸过程中牙齿移动量较大，存在牙根进一步吸收甚至松动、脱落的风险，治疗前需跟患者详细交代。

4. 患者为高角型，下颌颏部后缩明显，前牙深覆𬌗，有露龈笑。正畸治疗中的垂直向控制是难点，也是关键。

5. 关于拔牙模式的选择　患者治疗前磨牙为远中关系，下颌Spee曲线较深，下前牙拥挤。但4颗上切牙近远中径较小，上下前牙Bolton比偏大。因此，可以考虑上颌减数2颗第一前磨牙，下颌减数1颗下切牙，或者下前牙邻面去釉，治疗后建立完全远中磨牙关系。这种方案（减数1颗下前牙或邻面去釉）的优势是治疗难度会明显降低，上颌无须种植钉加强支抗，但对面型的改善有限，下牙列中线、唇倾度及治疗后覆盖可能会不理想。

（二）正畸中的牙齿移动控制

1. 上颌矢状向强支抗及垂直向控制是治疗的第一个关键点。本病例为重度骨性Ⅱ类高角伴露龈笑的掩饰性正畸治疗，对牙弓矢状向及垂直向控制要求较高。本病例使用了种植钉支抗技术，在加强矢状向支抗的同时进行上颌磨牙的轻力压低，并早期纠正27颊倾，改善锁𬌗，一钉多用。同时，上颌前牙区植入种植钉施以轻力压低，在改善露龈笑的同时矫治深覆𬌗，并避免内收过程中上前牙舌倾。本病例通过垂直向控制明显改善了患者的侧貌和露龈笑，治疗后咬合良好，唇齿关系协调，长期稳定。垂直向控制的关键在于持续施加轻力，力量为30～50 g，为关间隙力量的1/4。对于需要较大量压低的牙齿，需注意压低带来的牙根吸收风险，即使在轻力作用下，过多的牙齿压低也会引起牙根吸收。对于上颌骨垂直向发育过度的严重露龈笑患者，应做好分析及设计，必要时需考虑进行正颌外科手术治疗。

2. 上前牙的转矩控制是治疗的第二个关键点。治疗前患者上前牙牙轴比较直立，在排齐整平的过程中应注意前牙轴倾度的表达与调整，同时在上切牙内收时进行转矩控制也非常重要。患者上前牙治疗前牙根较短，在内收上前牙的同时利用0.019英寸×0.025英寸不锈钢方丝控制上切牙的转矩，但转矩力应循序渐进，避免过大的转矩力导致牙根吸收加重。同时，配合前牙种植支抗的轻力压低。上前牙压低时因压低力位于上切牙阻抗中心的唇侧，会为上切牙提供一定的冠唇向矫治力，有助于深覆𬌗的改善。由于上前牙牙根存在缺陷，治疗中力的应用应力求轻力，勿用过于复杂的力矩，以减轻牙根吸收的压力。该病例属于手术治疗病例，且上前牙牙根短，采用掩饰性正畸治疗风险很高。虽然矫治后获得了较好的疗效，但临床上应慎重选择，且在治疗前后应拍摄CBCT，从而更清楚地判断牙根吸收问题。

（病例完成人：王雪东）

病例 28　种植支抗控制矫治安氏Ⅱ类上颌前突、下颌后缩病例

一、一般情况

患者女性，14岁，主诉牙不齐、嘴突。既往11岁时前牙有外伤治疗史；全身情况良好，否认口腔不良习惯、鼻咽部疾病；否认关节疼痛、弹响；家族史父亲有类似错𬌗。

二、临床检查

1．面部检查　正面观：面部左右基本对称，面部上、中、下比例基本协调，颏唇沟明显，开唇露齿，闭唇困难。侧面观：突面型，上颌前突，下颌后缩，颏发育不良，闭唇困难，颏肌紧张（图28-1）。

2．口内检查　恒牙列。21牙冠变色，叩诊未见异常。上牙弓拥挤度2 mm，下牙弓拥挤度2 mm；磨牙远中尖对尖关系，尖牙远中关系；前牙覆盖11 mm，深覆𬌗Ⅲ度；上中线正，下中线左偏0.5 mm（图28-1）。

3．颞下颌关节检查　开口度三指，开口型正常，双侧关节未查见弹响及触痛。

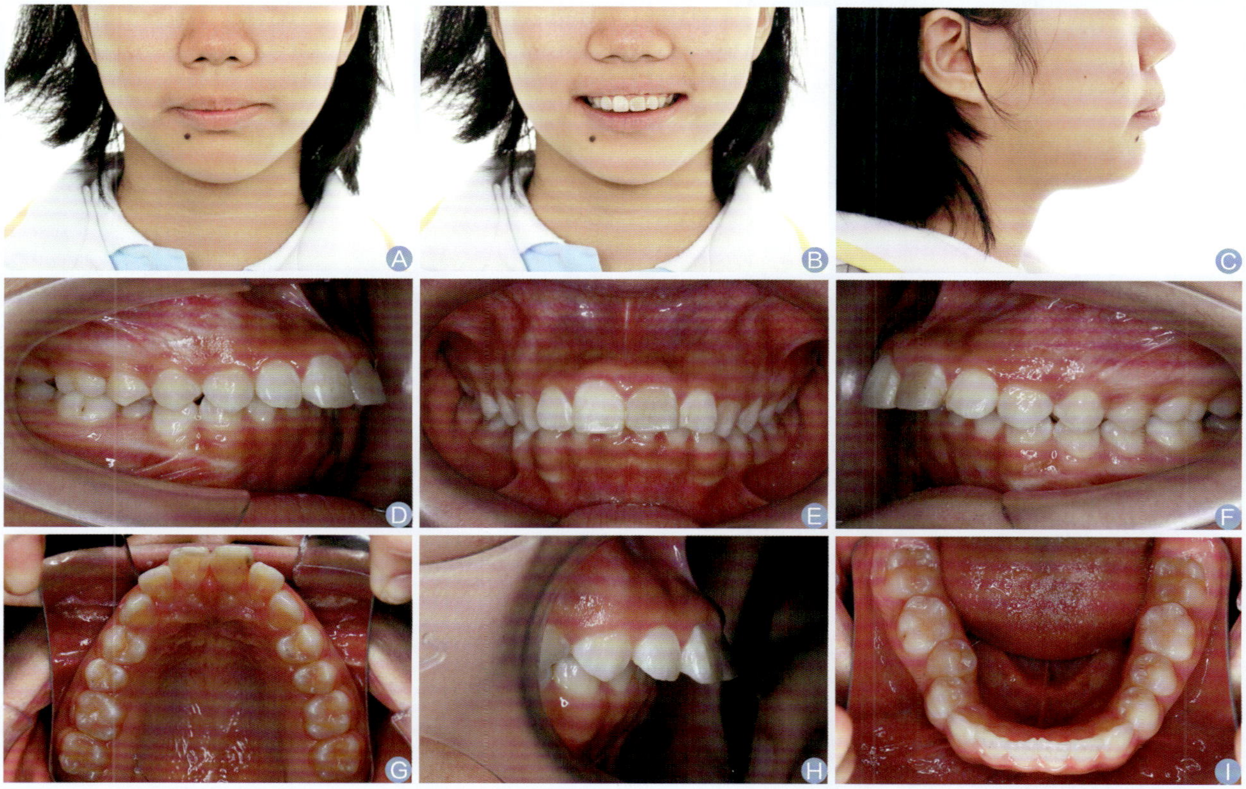

图 28-1　治疗前面𬌗像

三、X线检查分析

1．头颅侧位片　测量分析结果显示骨性Ⅱ类，均角，上切牙唇倾（图28-2和表28-1）。

2．全口曲面体层片　18、28、38和48阻生；21根管内高密度影像，根周和根尖骨质未见异常。其余牙列、牙槽骨未见明显异常。双侧髁突骨质未见明显异常（图28-2）。

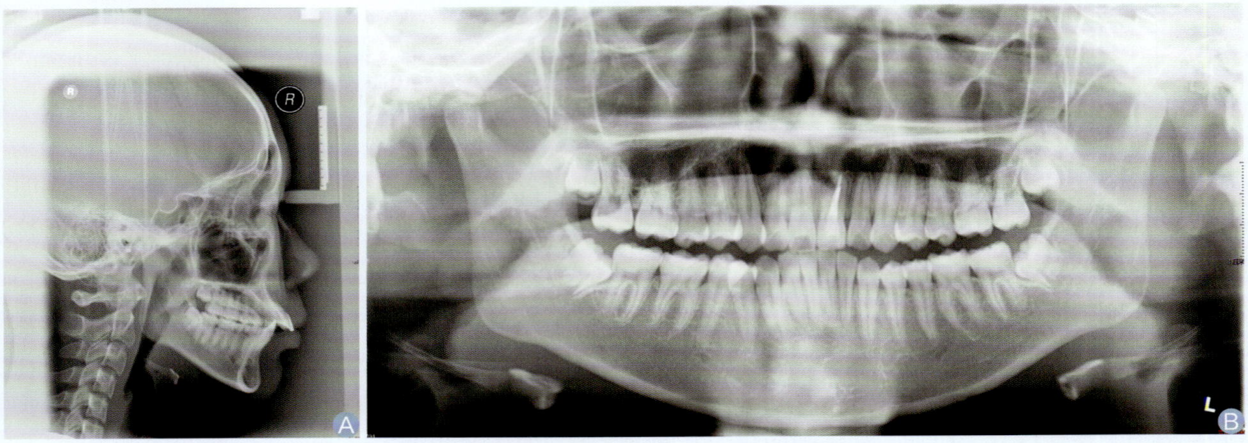

图28-2　治疗前X线片

表28-1　治疗前后头影测量结果

测量项目	正常值	测量值	
	均值±标准差	治疗前	治疗后
SNA（度）	82.8 ± 4.0	83.7	81.9
SNB（度）	80.1 ± 3.9	77.3	77.4
ANB（度）	2.7 ± 2.0	6.4	4.5
FH/NP（度）	85.4 ± 3.7	82.6	83.6
U1/NA（度）	22.8 ± 5.7	38.3	9.1
U1-NA（mm）	5.2 ± 2.4	0.1	9.4
L1/NB（度）	30.3 ± 5.8	23.8	25.4
L1-NB（mm）	6.7 ± 2.1	6.9	4.2
U1/L1（度）	125.4 ± 7.9	111.6	141.0
U1/SN（度）	105.7 ± 6.3	122.0	91.1
MP/SN（度）	32.5 ± 5.2	36.9	36.3
MP/FH（度）	31.1 ± 5.6	32.9	31.2
L1/MP（度）	92.6 ± 7.0	89.5	91.7

四、诊断

安氏Ⅱ[1]类，毛氏Ⅱ[2]＋Ⅳ[1]＋Ⅰ[1]类，骨性Ⅱ类，均角。21外伤后根管治疗。

五、矫治目标

排齐整平牙列，内收上前牙，减小前牙覆𬌗、覆盖，改善侧貌；调整磨牙及尖牙关系，建立良好的后牙咬合关系。

六、矫治计划

1．采用直丝弓矫治技术，减数14、24、35、45，上颌采用强支抗，下颌采用弱支抗。

2．排齐整平牙列，关闭拔牙间隙，内收上前牙，建立前牙正常覆𬌗、覆盖，将磨牙及尖牙调整为中性关系，协调上下颌中线，改善侧貌。

3．21为外伤牙，根管治疗后有根骨粘连或根尖吸收的可能，若不能保留，考虑种植修复。

4．使用种植支抗，最大限度内收上前牙，垂直向控制，控制𬌗平面及下颌平面。

5．保持。

七、矫治过程

1．第1～9个月　粘接上颌直丝弓矫治器，排齐上牙列，弓丝由0.012英寸镍钛圆丝逐渐换至0.017英寸×0.025英寸不锈钢方丝；上颌摇椅弓打开咬合。在上颌第一、二磨牙间颊侧植入种植钉作为支抗，滑动内收前牙关闭拔牙间隙（图28-3）。

2．第10～13个月　制作并佩戴平面导板矫治前牙深覆𬌗。

3．第14～24个月　35、45拔牙间隙明显缩小。前牙覆𬌗减小，打开咬合。粘接下颌直丝弓矫治器，排齐整平下牙列，弓丝从0.012英寸的镍钛圆丝逐渐换至0.18英寸澳丝，滑动关闭拔牙间隙（图28-4）。

4．第25～34个月　精细调整，采用Ⅱ类牵引调整磨牙及尖牙关系至中性，调整中线，前牙覆𬌗、覆盖良好，后牙尖窝关系良好。患者及家长

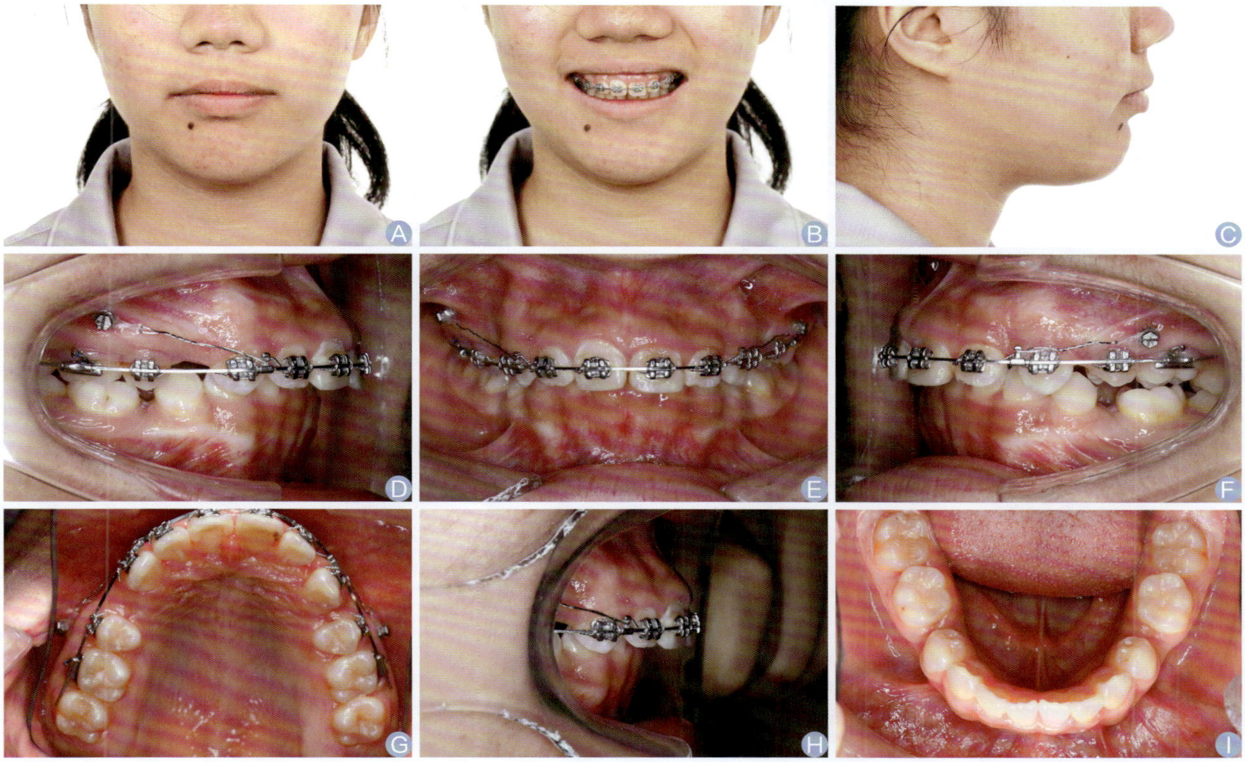

图28-3　内收上颌前牙关闭间隙时面𬌗像

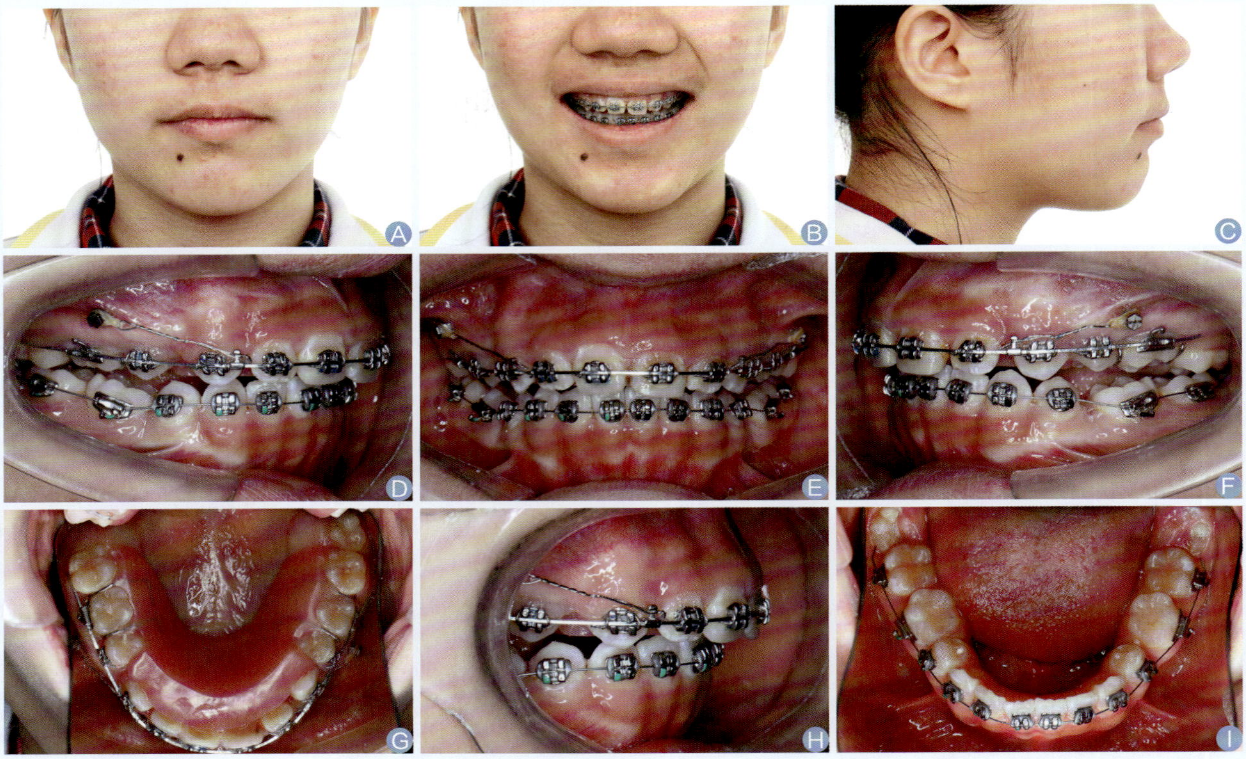

图 28-4　精细调整时面𬌗像

对治疗效果满意，拆除固定矫治器，戴入透明保持器（图28-5）。

5．保持44个月　复查时牙列整齐，牙𬌗关系稳定。

八、矫治结果

矫治后，患者咬合关系良好，上下牙列整齐，前牙覆𬌗、覆盖正常，双侧尖牙中性关系，双侧磨牙中性关系，上下中线正。侧貌得到很大改善，上下唇突度正常，鼻唇角正常，颏唇沟正常；自然情况下闭唇正常，颏肌紧张度正常。微笑时露龈笑明显改善，唇齿关系正常。全口曲面体层片显示牙根平行排列，上前牙牙根无吸收，其他牙根及牙槽骨未见明显异常（图28-5）。头颅侧位片测量分析结果显示：上前牙整体内收，牙轴控制良好，ANB及下颌平面角有减小趋势（测量结果见表28-1）。治疗后4年复查，牙齿排列整齐，咬合稳定（图28-6）。

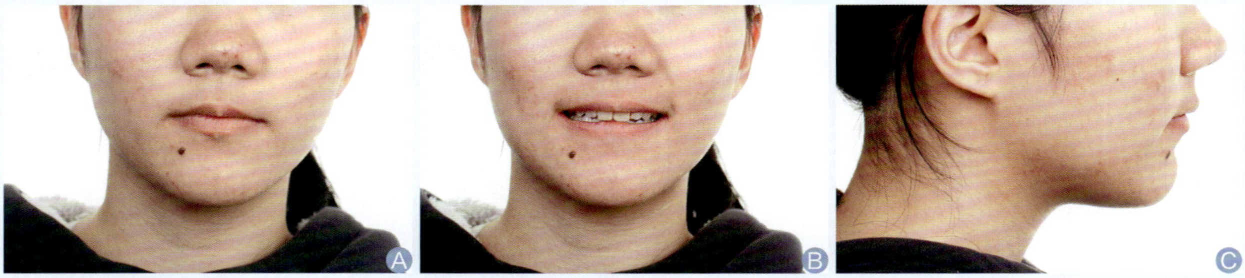

图 28-5　治疗后面𬌗像及 X 线片

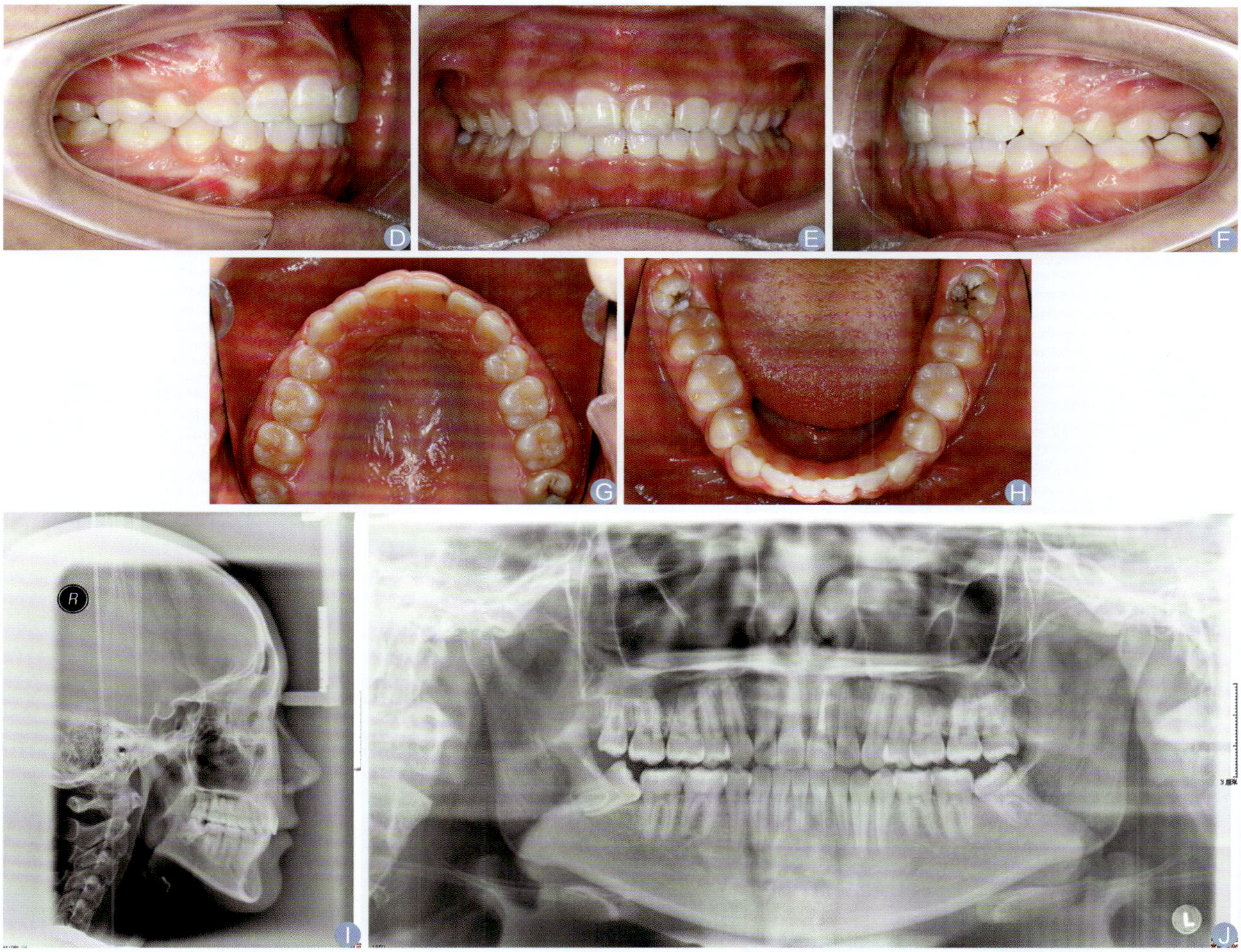

图 28-5　治疗后面𬌗像及 X 线片（续）

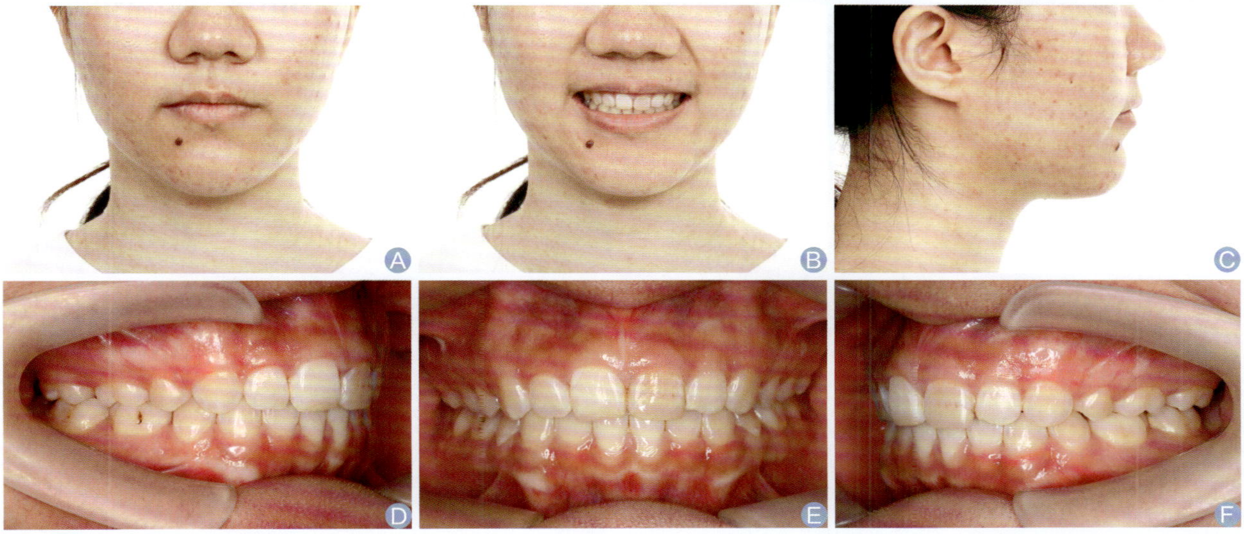

图 28-6　保持 4 年时面𬌗像

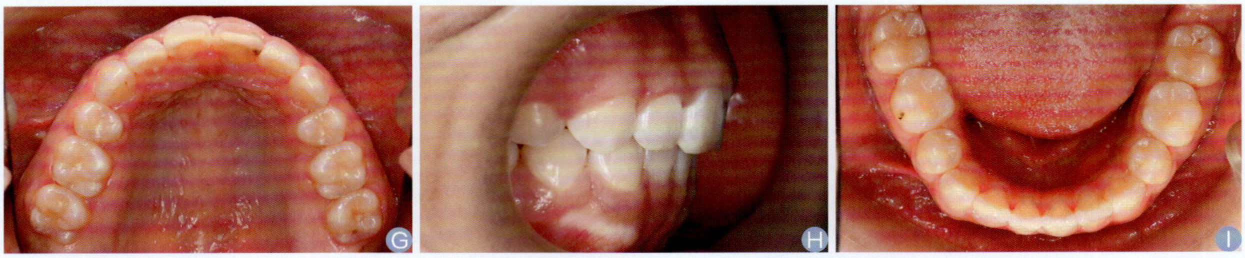

图 28-6　保持 4 年时面𬌗像（续）

九、矫治体会

（一）治疗设计考虑

1. 患者为骨性Ⅱ类，均角，上颌前突，下颌后缩，颏部后缩，轻度露龈笑，上切牙唇倾，𬌗平面陡。正畸治疗的难点是Ⅲ度深覆𬌗、深覆盖的矫正及Ⅱ类关系的解决。

2. 左上中切牙曾在3年前受外伤并进行根管治疗，存在牙齿因根骨粘连而不能移动的风险，以及根尖吸收使牙根变短甚至松动脱落的可能，需向患者及家长交代病情。治疗过程中应施以较轻的力，密切关注此牙的移动状况。

3. 上前牙唇倾明显，Ⅲ度深覆𬌗，采用种植支抗内收上切牙时控制转矩较为困难。可给予上前牙冠唇向根舌向的转矩，使其整体移动，避免骨开裂。在上颌第二前磨牙与第一磨牙间颊侧植入种植钉，作为矢状向支抗，用于经滑动法最大限度回收前牙，阻止磨牙前移。

（二）治疗中的控制

1. 患者下颌颏部后缩明显，前牙深覆𬌗，下牙列拥挤度不大，且磨牙为远中关系。治疗中应保证下前牙尽量不内收，而下磨牙需近中移动以矫正Ⅱ类关系，故下颌减数第二前磨牙，以便磨牙前移，将磨牙关系调整为中性关系。矫治10个月后，上前牙间隙关闭至两侧剩余2 mm时，制作上颌平面导板，目的是辅助压低下前牙，升高后牙，打开前牙咬合。

2. 上颌后部应用种植钉增加支抗以便于解除前牙深覆盖。在矫治开始后的14个月，下颌并未粘接矫治器，利用下颌牙齿漂移效应部分改善下颌拥挤及Ⅱ类磨牙关系；当两侧拔牙间隙缩小至2 mm左右时，开始粘下牙列矫治器，以进一步打开咬合，调整颌间关系。下颌矫治器安装后，进一步排齐整平下牙列，配合应用Ⅱ类牵引，将磨牙及尖牙关系调整至中性。这样做的优点是可以缩短患者下颌戴矫治器的时间，增加患者的舒适度，减少矫治过程中口腔卫生不佳对牙体和牙周组织的损伤。但是，应注意在下颌不戴矫治器期间，需密切关注下颌牙齿的自行调整，及时开始固定矫治器治疗，避免下前牙过度漂移。

（病例完成人：王巍）

病例 29　安氏Ⅱ类高角畸形的固定矫治

一、一般情况

患者女性，11岁，主诉上前牙前突。全身情况良好，否认口腔不良习惯、鼻咽部疾病；否认关节疼痛、弹响；否认牙外伤史；既往史及家族史无特殊。

二、临床检查

1. 面部检查　正面观：面部左右基本对称，面部上、中、下比例基本协调。侧面观：突面型（图29-1）。

2. 口内检查　恒牙列。双侧磨牙远中尖对尖关系，双侧尖牙远中关系；前牙深覆𬌗Ⅰ度，覆盖5 mm；上下牙列拥挤度5 mm；上中线左偏1 mm，下中线右偏1 mm，27未萌（图29-1）。

3. 颞下颌关节检查　开口度三指，开口型正常，双侧关节未查见弹响及触痛。

三、X 线检查分析

1. 头颅侧位片　测量分析结果显示骨性Ⅰ类，上前牙唇倾，下前牙角度基本正常（图29-2和表29-1）。

2. 全口曲面体层片　27牙胚在，萌出中。其余牙列、牙槽骨未见明显异常。双侧髁突骨质未见明显异常（图29-2）。

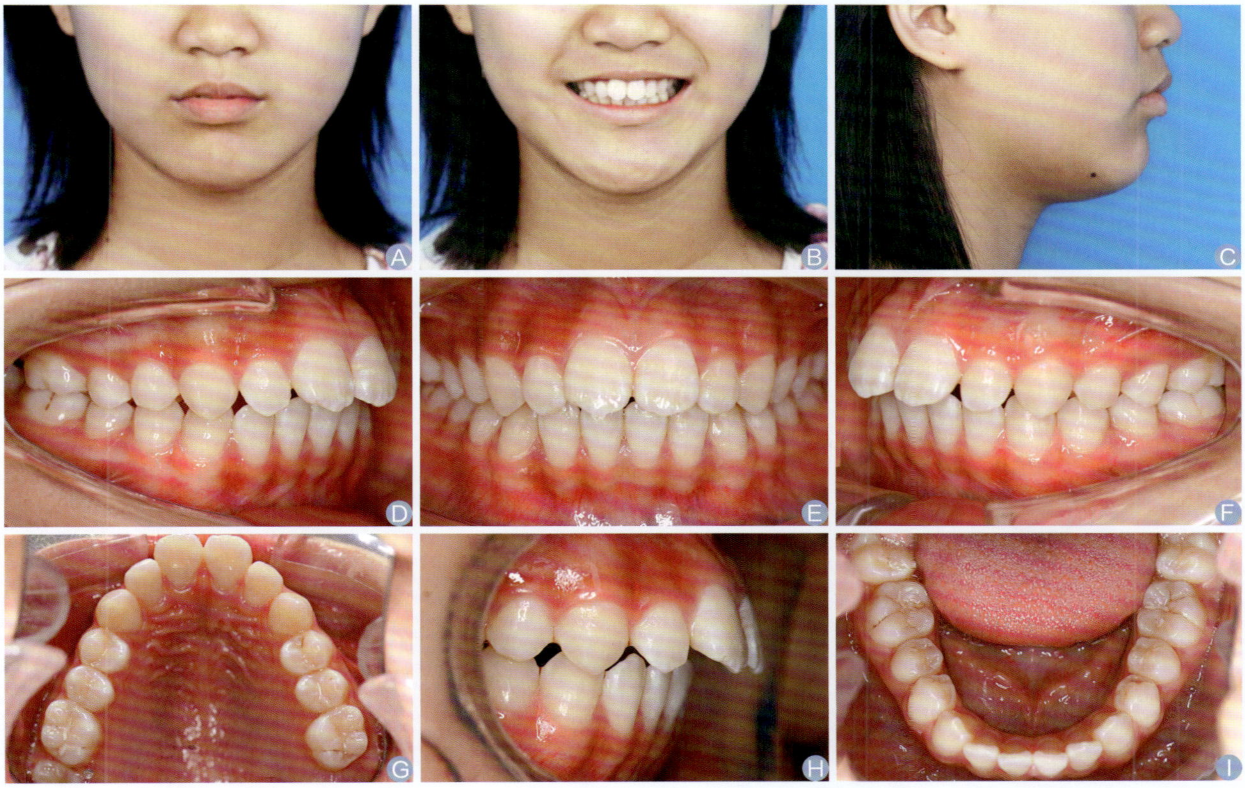

图 29-1　治疗前面𬌗像

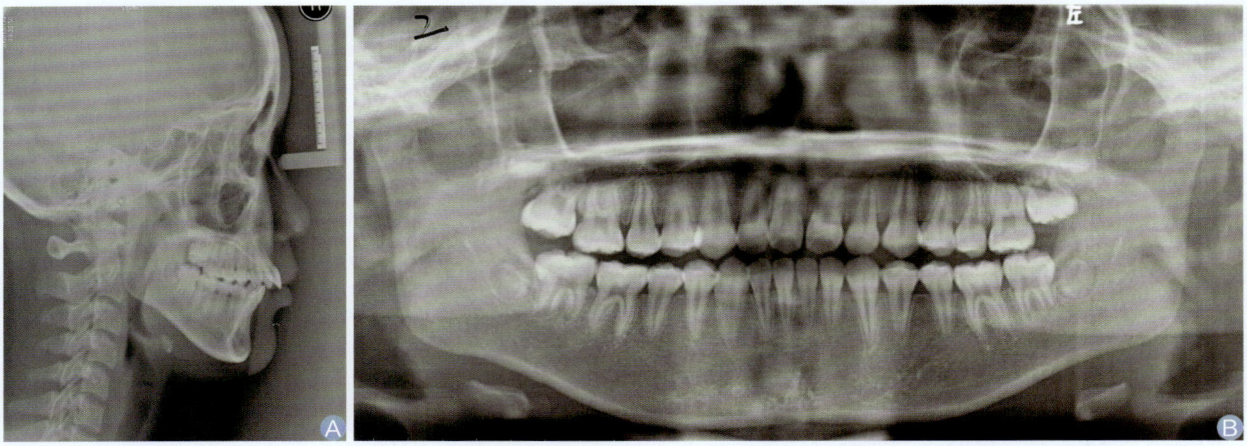

图 29-2 治疗前 X 线片

表29-1 治疗前后头影测量结果

测量项目	正常值	测量值	
	均值 ± 标准差	治疗前	治疗后
SNA（度）	82.8 ± 4.0	82.6	81.3
SNB（度）	80.1 ± 3.9	79.6	78.2
ANB（度）	2.7 ± 2.0	3.1	3.0
FH/NP（度）	85.4 ± 3.7	84.5	87.2
U1/NA（度）	22.8 ± 5.7	34.2	16.9
U1-NA（mm）	5.2 ± 2.4	9.4	2.4
L1/NB（度）	30.3 ± 5.8	25.7	19.1
L1-NB（mm）	6.7 ± 2.1	5.1	4.0
U1/L1（度）	125.4 ± 7.9	117.1	141.0
U1/SN（度）	105.7 ± 6.3	116.8	98.1
MP/SN（度）	32.5 ± 5.2	40.6	40.4
MP/FH（度）	31.1 ± 5.6	29.8	31.9
L1/MP（度）	92.6 ± 7.0	88.7	83.8

四、诊断

安氏Ⅱ[1]类，毛氏Ⅱ[2]+Ⅰ[1]类，骨性Ⅰ类，高角。

五、矫治目标

改善侧貌，排齐整平牙列，建立良好咬合关系。

六、矫治计划

方案一　传动矫治技术

1．减数14、24，上颌采用中支抗。

2．排齐牙列，改善覆𬌗、覆盖，关闭拔牙间隙，建立完全远中的磨牙关系。

3．改善侧貌。

4．保持。

方案二　直丝弓矫治技术

拔牙选择及治疗目标同方案一。

选择传动矫治技术进行治疗。

七、矫治过程

1．初始采用0.014英寸镍钛丝排齐牙列。

2．更换至0.016英寸澳丝，在打开咬合的同时关闭拔牙间隙，调整磨牙关系，改善前牙覆盖（图29-3）。

3．精细调整牙齿的角度，依次采用0.012英寸、0.016英寸、0.018英寸×0.025英寸镍钛丝，配合颌间牵引。

4．拆除矫治器，保持（图29-4）。

八、矫治结果

矫治后，患者上下牙列整齐，中线正，覆𬌗、覆盖正常，磨牙关系完全远中，双侧后牙尖窝关系良好，侧貌改善明显。全口曲面体层片显示牙根平行排列，牙根及牙槽骨未见明显异常（图29-4）。头颅侧位片测量分析结果显示：上前牙内收明显，牙轴控制良好（测量结果见表29-1）。治疗后2年

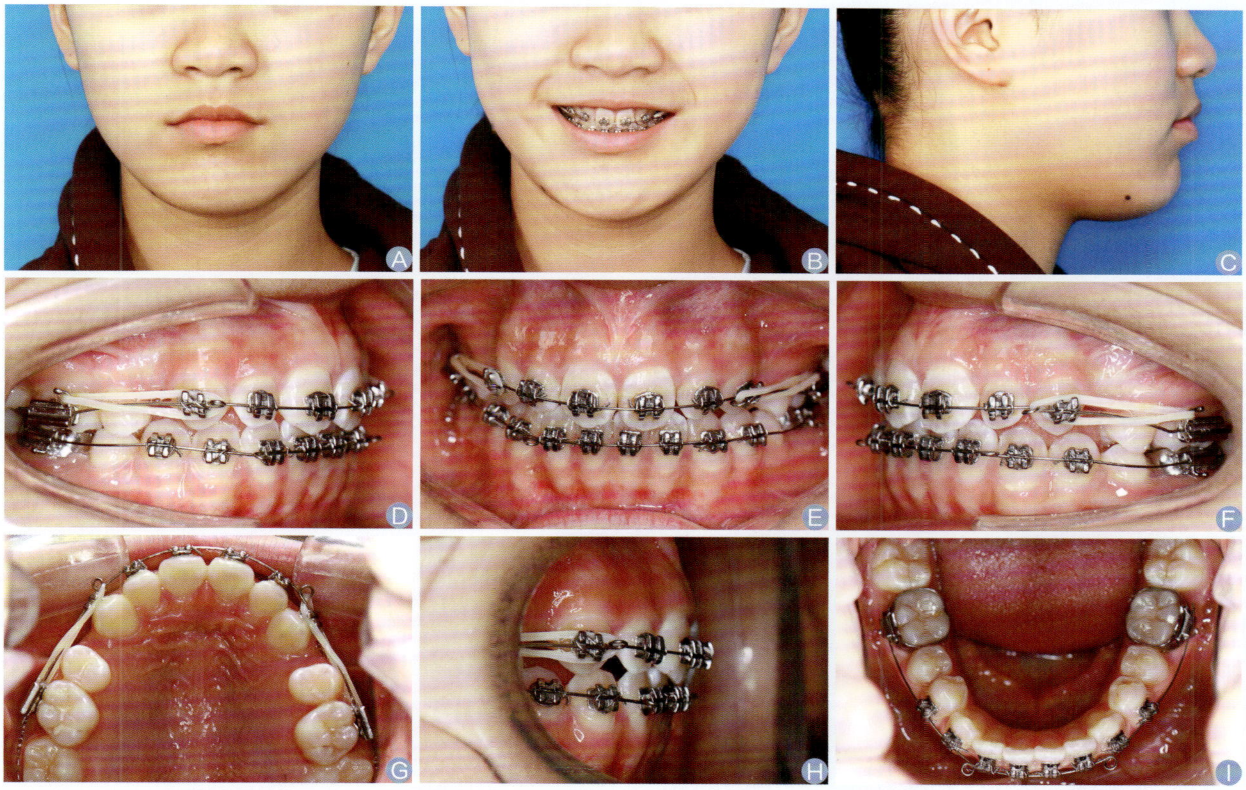

图 29-3　关闭间隙时面𬌗像

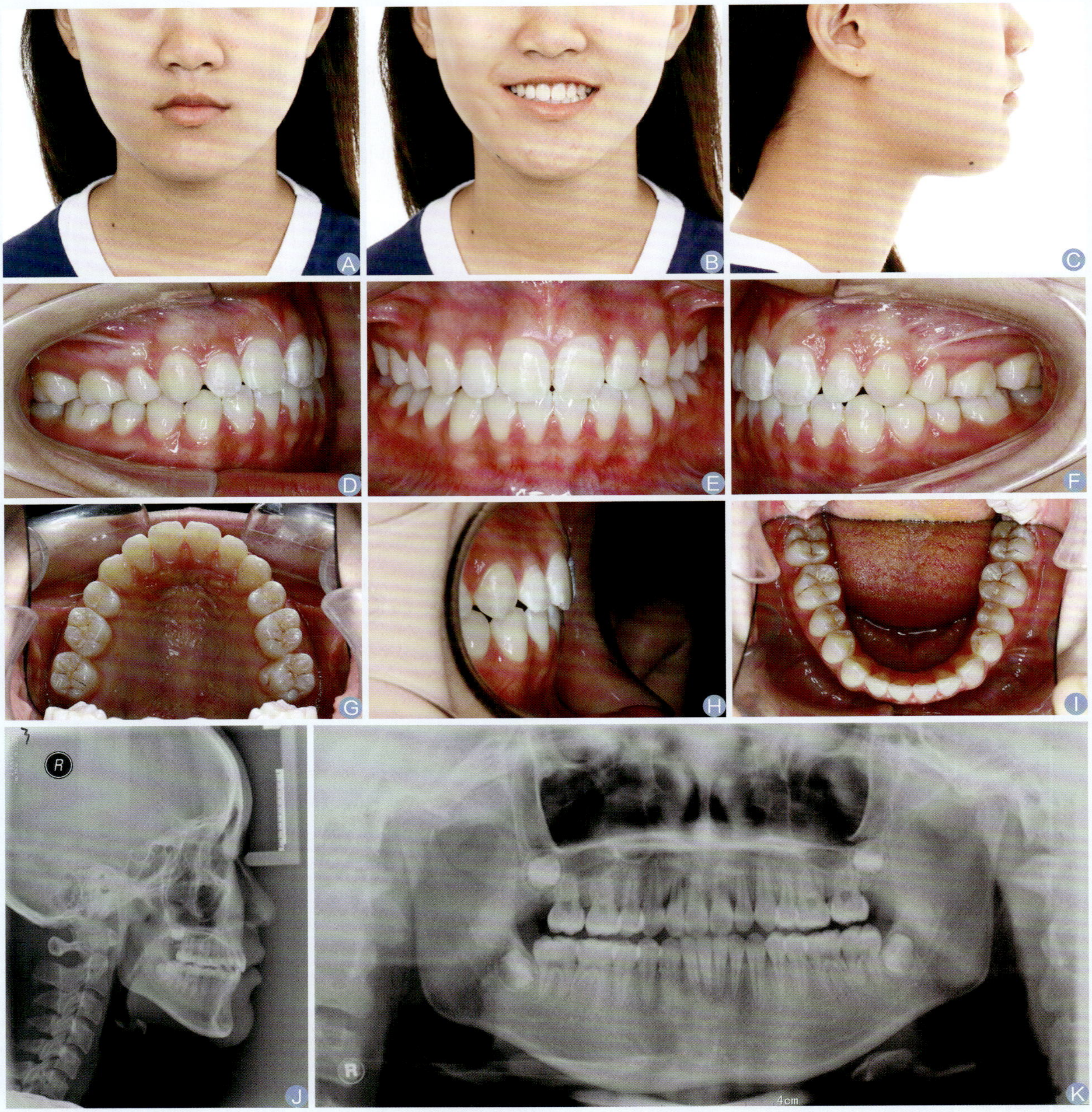

图 29-4 治疗后面殆像及 X 线片

及8年复查，均见牙齿排列整齐，咬合关系稳定（图29-5和图29-6）。

九、矫治体会

（一）安氏Ⅱ类1分类患者需要解决的问题

主要有四个方面：①解除拥挤及牙列不齐；②解除前牙的深覆殆；③解除前牙的深覆盖；④矫正尖牙与磨牙的远中关系。该病例是中等难度的病例，只需要重点解决后两个问题，也就是前牙深覆盖和尖牙与磨牙远中关系的问题。

1. 深覆盖的矫治 前牙深覆盖的矫治有两种实现途径：一是改变上下颌骨的矢状关系，二是改变上下前牙的位置和角度。头颅侧位片显示患者的

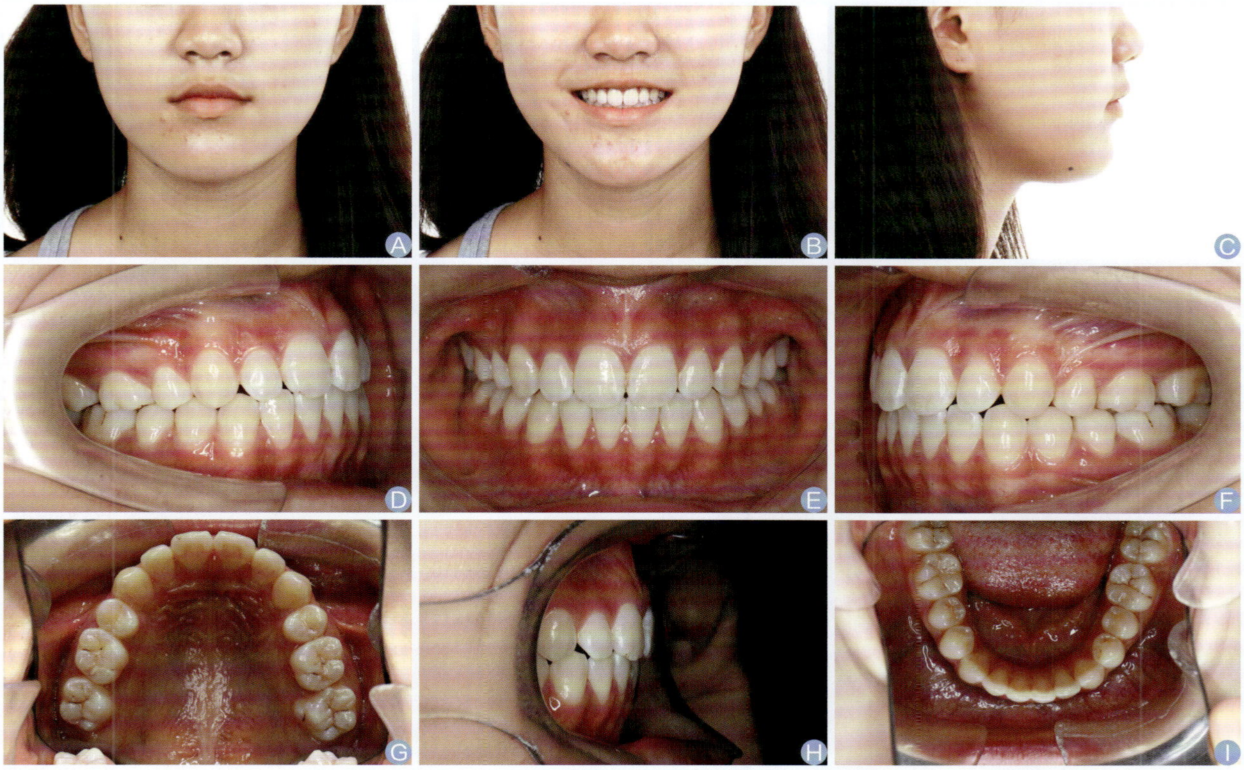

图 29-5　保持 2 年时面殆像

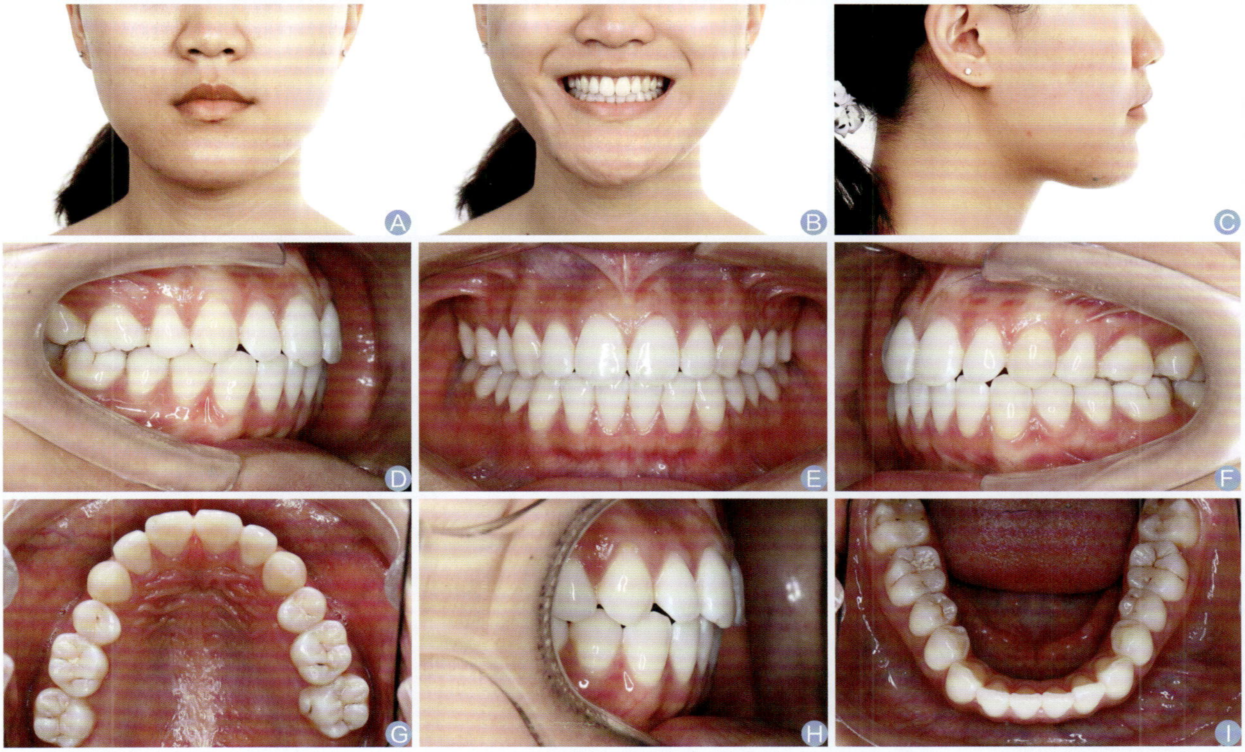

图 29-6　保持 8 年时面殆像

上下颌骨没有明显的矢状向位置异常，所以治疗不需要改变患者颌骨的矢状向关系。患者的上前牙存在明显唇倾，下前牙位置基本在正常范围内，所以可以考虑通过内收上前牙来减小前牙的覆盖，而下前牙的位置维持不变。

2．磨牙远中关系的矫治　同样需从骨骼和牙齿两方面来考虑。患者颌骨的矢状向关系不需要调整，Ⅱ类磨牙矢状向关系的矫正可以通过推上颌磨牙远中移动来实现，也可以通过拔牙来调整。对于该患者，通过差异化磨牙移动实现Ⅱ类磨牙关系的矫正或将磨牙调整至完全远中的尖窝交错关系。该患者双侧磨牙关系都是远中尖对尖，如果通过推上颌磨牙远中移动获得Ⅱ类磨牙关系的矫治，则远中移动的量略大，需要种植钉等辅助装置，所以选择通过拔牙来解决。另外，由于下颌牙列无明显拥挤和深Spee曲线，可以考虑下颌不拔牙，仅拔除上颌前磨牙来内收上前牙和近中移动磨牙，从而建立完全远中的尖窝咬合关系。

3．安氏Ⅱ类1分类的拔牙模式　一般有如下3种选择：①拔除4个第一前磨牙；②拔除上第一前磨牙、下第二前磨牙；③拔除2个上第一前磨牙。拔除4个第一前磨牙的治疗方案一般用在下颌具备一定生长发育潜力的患者，随着矫治的进行，患者下颌生长，磨牙关系发生改善。拔除上第一前磨牙下第二前磨牙的治疗方案一般用在下颌没有生长发育潜力的患者，上颌强支抗，下颌中弱支抗，随着下颌磨牙近中移动，上下磨牙关系改善。拔除2个上第一前磨牙的治疗方案一般用在下颌牙列拥挤度不大，位置变化不大，仅调整上颌牙齿位置就能满足治疗要求的病例，治疗后患者的磨牙关系是完全远中关系。综上分析，病例非常适合选择拔除2个上第一前磨牙的治疗方案，所以矫治设计应用传动直丝弓矫治技术，减数2个上第一前磨牙，排齐整平上下牙列，改善前牙覆盖及患者的软组织侧貌。

（二）传动直丝弓矫治技术

传动直丝弓矫治技术采用林久祥教授自主研发的矫治器和矫治系统，这套矫治器兼容了自锁托槽、Tip-Edge托槽以及传统双翼托槽的优点。自锁托槽的优势在于消除了托槽与弓丝之间的结扎摩擦力。Tip-Edge托槽的优势在于扩大了托槽槽沟与弓丝之间的被动范围，克服了托槽与弓丝之间的主动高摩擦力，但由于它是单翼托槽，所以对牙齿的三维控制能力略弱。而传动矫治器的托槽则综合了上述优点，克服了缺点，既消除了结扎摩擦力，又克服了主动范围内的高摩擦力，同时还是双翼托槽，能够有效地控制牙齿的三维移动。传动矫治器与传动效应新理论相结合，便形成了具有我国自主知识产权的传动矫治技术。

传动矫治技术可以高效实施安全的轻力矫治，能够减少应用有一定风险的种植体支抗，以及繁琐的口外力支抗，既能实现大范围的快速组牙移动，又能保证治疗后期疗效的稳定性。其临床操作便捷，疗效显著，正畸疗程明显缩短，符合当今正畸界普遍推崇的“健康矫治”理念。

标准直丝弓矫治程序一般分为排齐整平、关闭间隙和精细调整等三个阶段。传动直丝弓矫治程序稍有不同。第一治疗阶段的治疗目标是排齐前牙段，打开前牙咬合至正常的覆𬌗或对刃状态，矫治前牙覆盖至正常的覆盖；第二治疗阶段的治疗目标是在保持第一阶段治疗效果的基础上，关闭牙列中剩余的间隙，同时将磨牙关系调整到中性；第三治疗阶段的治疗目标是保持第一、第二阶段的治疗效果，再调整牙齿的近远中轴倾度和唇舌向角度。

本病例非常适合初学传动矫治技术的医生治疗，因为患者的前牙覆𬌗正常，牙列拥挤度不大，上切牙唇倾。第一阶段，主弓丝采用0.016英寸的澳丝，在上下颌尖牙的近中弯制小圈曲，并在上下第一磨牙的近中3 mm左右弯制后倾弯，以防止关闭间隙的过程中前牙覆𬌗加深。为了进一步降低托槽与弓丝之间的摩擦力，临床上采用对角线的结扎方式，使其呈现自锁托槽的滑行状态。应用大号皮圈进行上颌颌内牵引，轻力关闭间隙达到减小前牙覆盖的治疗目标。治疗的第二阶段，继续应用轻力颌内牵引关闭剩余间隙，磨牙近中后倾弯用于维持第一阶段的治疗效果。在这个阶段，要根据患者的错𬌗情况和治疗需求，调整牵引力大小。利用差动力的原理，前牙内收或后牙前移使用的牵引力值不同。治疗的第三阶段，精细调整咬合关系。在这个阶段，可根据治疗需要适当配合颌间牵引。弓丝更换的原则同样是由圆丝到方丝，由细到粗，逐步置换。调整牙齿的轴倾和转矩角度，直到效果满意为止。

通过多年保持后的复查照片可以看出，正畸轻力移动牙齿的长期疗效稳定。

（病例完成人：刘晓默）

病例 30 安氏Ⅱ类高角骨性上颌前突、下颌后缩畸形的舌侧矫治

一、一般情况

患者男性，28岁，主诉口唇前突、前牙前突，有牙间隙，要求使用舌侧矫治器。前些年患者面部突度逐渐增加，下颌逐渐变小。下颌右侧后牙因龋坏不能保留而拔除多年。全身情况良好，否认口腔不良习惯、鼻咽部疾病；曾有关节疼痛和弹响史；否认牙外伤史；家族史无特殊。

二、临床检查

1．面部检查　正面观：颏部左偏2 mm，面下1/3高度大，开唇露齿，闭唇困难，无明显露龈笑。侧面观：Ⅱ类骨面型，上颌前突，下颌后缩，颏后缩（图30-1）。

2．口内检查　牙龈红肿，恒牙列；16过长，46未见。上牙弓形状左右对称，无明显拥挤；下牙弓形状左右对称，间隙6 mm。左侧磨牙完全远中关系，双侧尖牙远中关系。前牙覆盖11 mm。上中线居中，下中线左偏1.5 mm。左侧后牙对刃，17和47正锁𬌗（图30-1）。

3．颞下颌关节检查　开口度三指，开口型正常，双侧关节弹响。

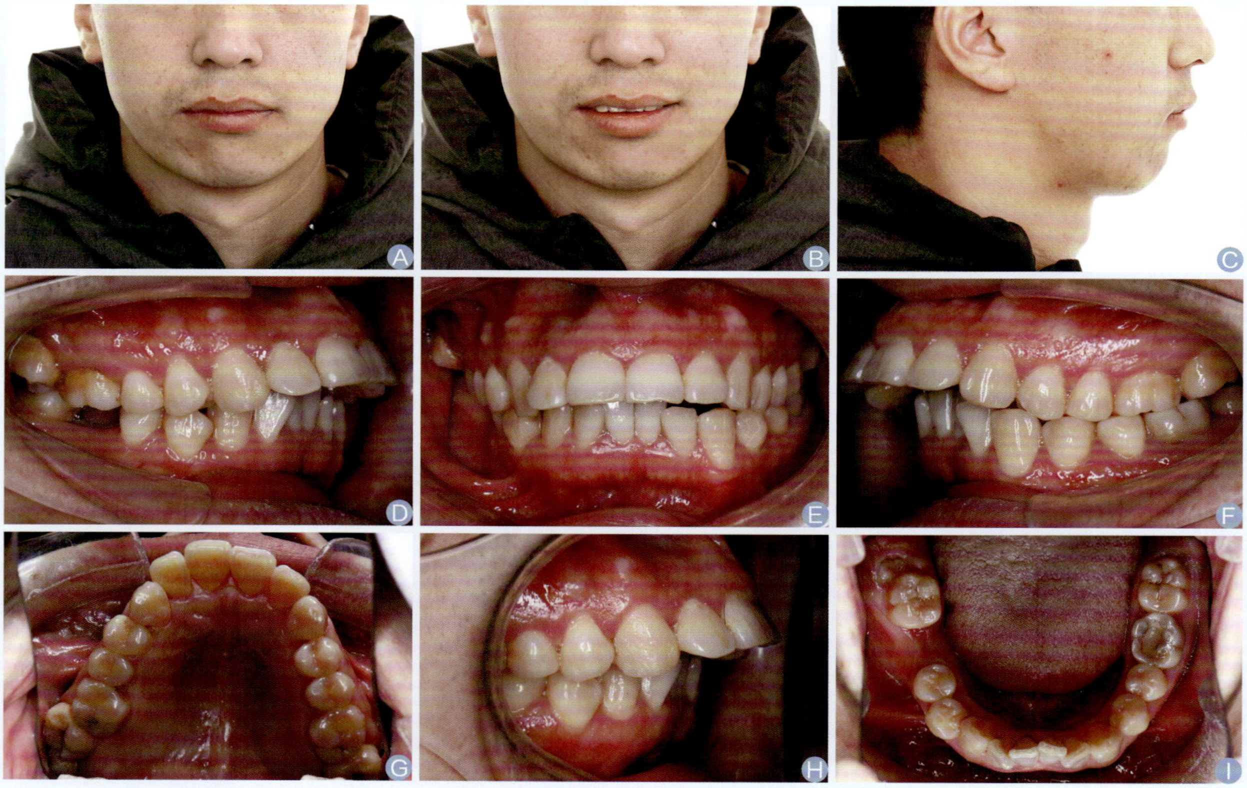

图 30-1　治疗前面𬌗像

三、X线检查分析

1. 头颅侧位片 测量分析结果显示骨性Ⅱ类，下颌明显后缩，颏部发育不足，高角，上切牙唇倾（图30-2和表30-1）。

2. 全口曲面体层片 46未见，局部牙槽骨高度降低；16过长；38水平阻生，18、28、48正位；36高密度充填物。上前牙牙根短，根冠比不足1∶1。髁突短小，前斜面磨平、硬化，颈部有赘生物（图30-2）。

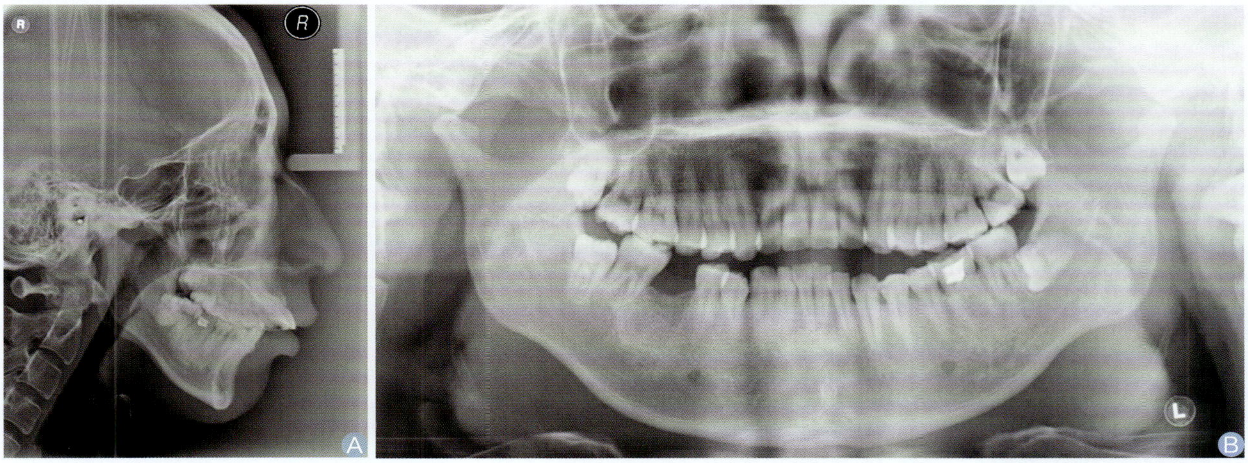

图30-2 治疗前X线片

表30-1 治疗前后头影测量结果

测量项目	正常值	测量值	
	均值±标准差	治疗前	治疗后
SNA（度）	82.8 ± 4.0	80.4	79.9
SNB（度）	80.1 ± 3.9	68.9	68.4
ANB（度）	2.7 ± 2.0	11.4	11.5
U1/NA（度）	22.8 ± 5.7	35.7	4.6
U1-NA（mm）	5.2 ± 2.4	5.1	–6.6
L1/NB（度）	30.3 ± 5.8	30.3	41.6
L1-NB（mm）	6.7 ± 2.1	7.9	10.4
U1/L1（度）	125.4 ± 7.9	102.5	122.3
MP/SN（度）	32.5 ± 5.2	52.7	51.8
MP/FH（度）	31.1 ± 5.6	40.6	38.9
L1/MP（度）	92.6 ± 7.0	88.3	100.6

四、诊断

安氏Ⅱ¹类，毛氏Ⅱ²+Ⅰ¹+Ⅰ²+Ⅲ²类，骨性Ⅱ类，高角。牙列缺损。

五、矫治目标

改善侧貌，改善开唇露齿。纠正前牙深覆盖，排齐牙列，建立正常的覆𬌗、覆盖关系和尖窝交错的后牙咬合关系。纠正牙弓中线偏斜，压低过长牙，关闭早失牙间隙。

六、矫治计划

方案一　正畸-正颌联合治疗

通过正颌手术改善下颌后缩和颏后缩，纠正Ⅱ类骨骼关系，消除开唇露齿。但患者拒绝，要求单纯正畸治疗。

方案二　掩饰性正畸治疗

1. 行牙周基础治疗。
2. 采用舌侧矫治技术。
3. 减数14、24。
4. 排齐整平牙列，关闭上颌拔牙间隙，内收上前牙，建立前牙正常覆𬌗和覆盖关系，建立中性尖牙关系，协调上下中线，改善侧貌。
5. 压低16，近中移动47、48，关闭局部间隙。
6. 使用种植支抗。
7. 保持。
8. 向患者说明，单纯正畸治疗不能纠正下颌后缩等骨性畸形。

患者拒绝手术治疗，选择方案二。

七、矫治过程

1. 第1～4个月　于16颊舌侧分别植入种植体，以链状皮圈轻力压低过长的16。

2. 第5～12个月　依次使用0.012英寸至0.016英寸镍钛圆丝进行初步排齐；然后更换至0.016英寸×0.022英寸镍钛方丝进一步排齐牙列，整平下颌𬌗曲线。

3. 第13～29个月　上颌换用0.016英寸×0.022英寸不锈钢方丝，前牙段用不锈钢丝连续结扎。上颌左侧磨牙区植入种植体加强后牙支抗。使用链状皮圈，采用滑动法轻力内收上前牙，关闭上颌间隙；下颌换用0.016英寸×0.022英寸不锈钢方丝，以轻力关闭下颌间隙，前移下颌右侧磨牙，配合使用Ⅱ类牵引，保护下颌前牙支抗，维持下牙弓中线不右偏。

4. 第30～39个月　精细调整阶段，使用0.016英寸×0.022英寸TMA方丝，进行精细调整。前牙区配合使用垂直牵引，建立正常的前牙覆𬌗，适当过矫正（图30-3）。

5. 第40个月　拆除固定矫治器，戴入透明保持器（图30-4）。

八、矫治结果

矫治后，患者面部垂直方向的比例关系没有变化，开唇露齿消失，唇齿关系正常，自然闭合时唇肌放松。Ⅱ类骨面型没有变化，口唇突度减小，鼻、唇、颏部之间的关系更协调。与之对应的是，鼻唇角增大了。上下牙列排列整齐，牙弓内间隙全部关闭。双侧尖牙关系中性，磨牙完全远中关系，

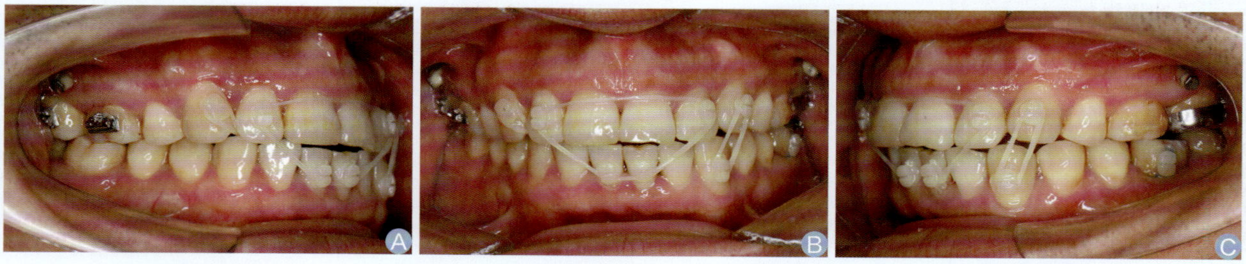

图30-3　精细调整时面𬌗像

前牙覆𬌗、覆盖正常，上下牙弓中线居中，后牙覆盖关系正常，达到尖窝交错的咬合关系。

全口曲面体层片显示牙根排列基本平行，上前牙牙根吸收量有所增加，其他牙根及牙槽骨未见明显异常（图30-4）。

头颅侧位片测量分析结果显示：上下颌骨矢状向关系无明显变化，仍然是严重Ⅱ类骨骼关系。垂直方向上实现了很好的控制，下颌平面角少量减小。作为Ⅱ类骨性畸形的掩饰性正畸治疗，上前牙在内收过程中进一步直立，下前牙唇倾度少量增加（具体测量结果见表30-1）。

治疗后3年复查，牙齿排列整齐，咬合稳定（图30-5）。

九、矫治体会

（一）正畸方案的确定

1．选择正畸-正颌联合治疗还是掩饰性正畸治疗　该患者为Ⅱ类骨面型，下颌后缩，颏后缩，下颌骨轮廓欠佳。其机制在于矢状方向严重的Ⅱ类骨

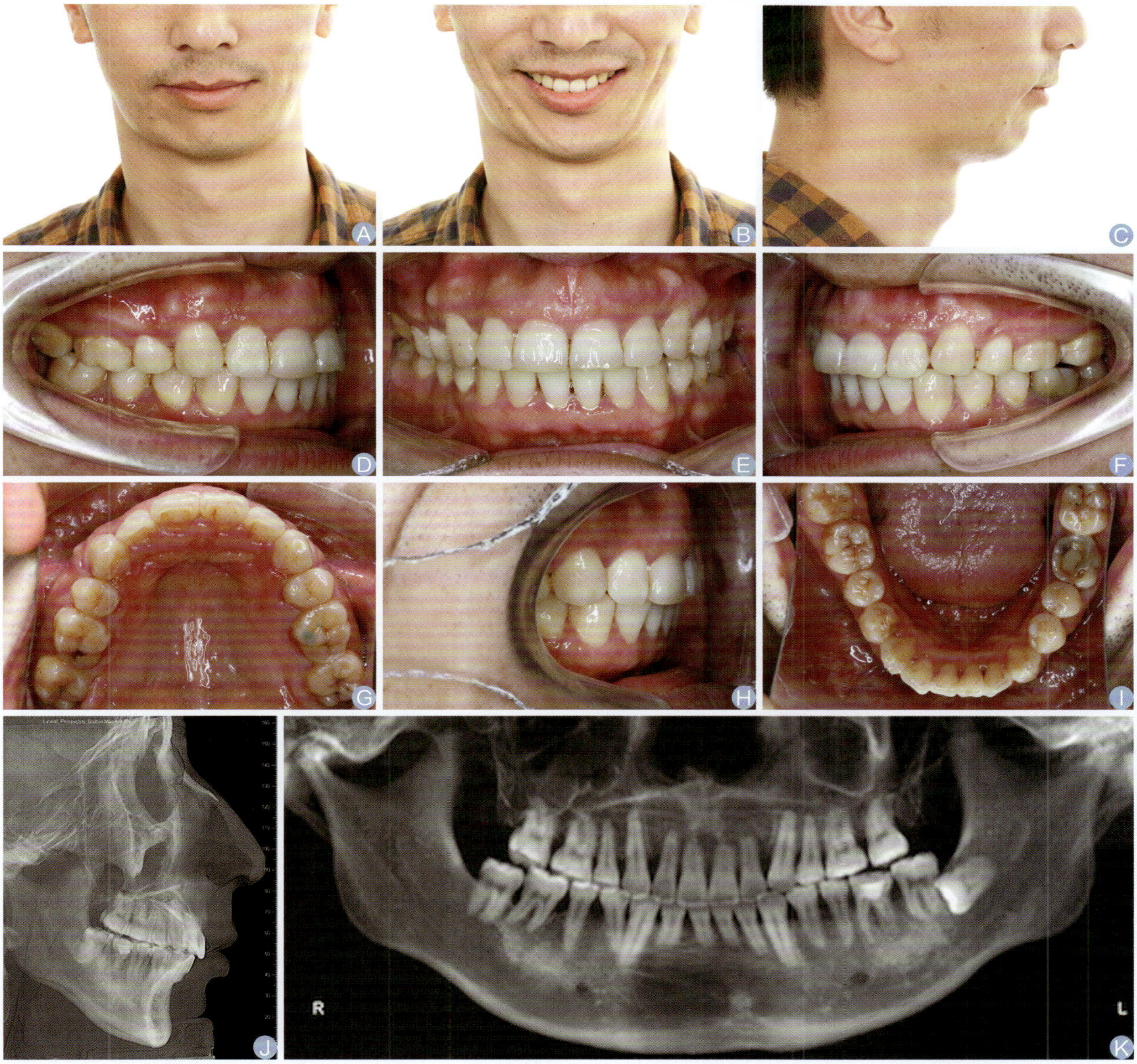

图30-4　治疗后面𬌗像及X线片

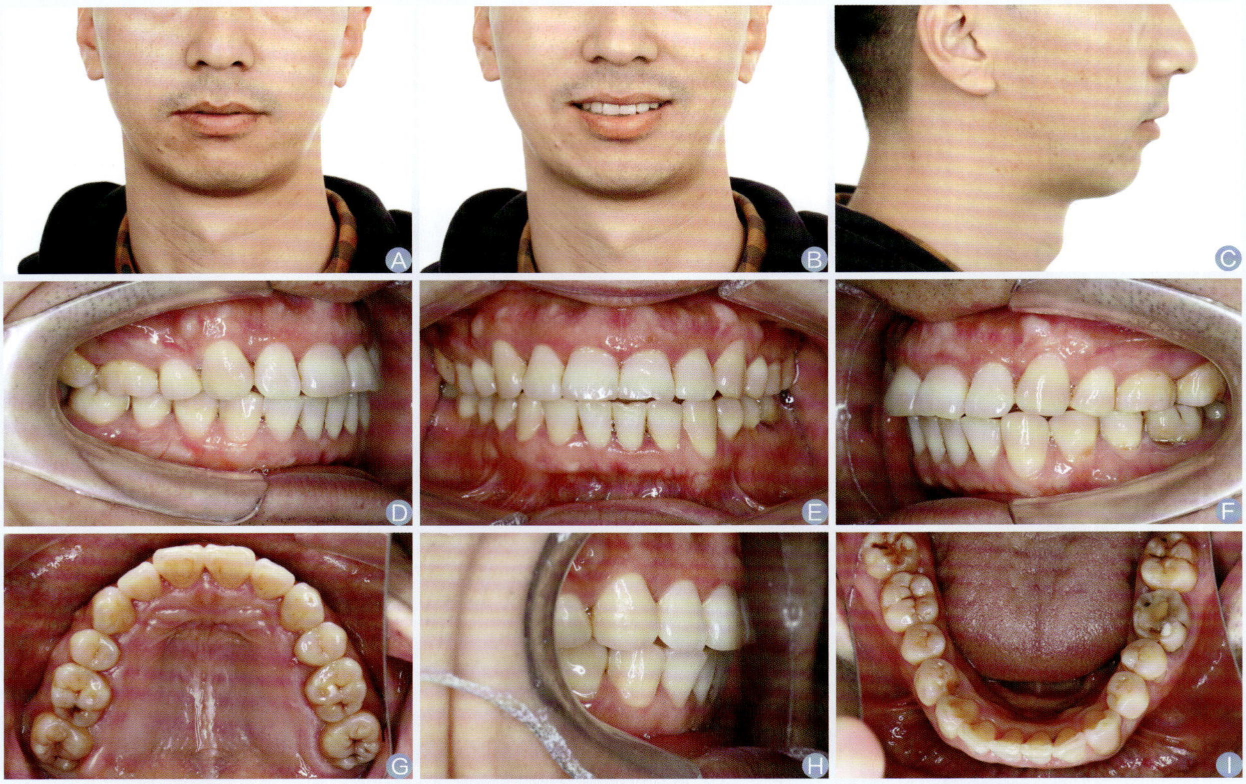

图 30-5　保持 3 年时面殆像

骼关系，以下颌后缩为主，颏部形态不佳，垂直方向上表现出高下颌平面角。为了明显改变骨骼关系，改善软组织容貌，利于牙周健康，首选方案是正畸-正颌联合治疗。但是，患者不愿接受手术治疗，同时对下颌后缩并没有治疗要求，正畸诉求主要集中于前牙深覆盖、下牙弓间隙和口唇前突上。因此，对该患者选择了正畸掩饰治疗，解决牙列拥挤及咬合关系不佳的问题，通过前牙内收减小唇前突，从而改善面型。但是，由于正畸治疗对颌骨的影响较小，患者需了解掩饰治疗后面型的改善有限，尤其是垂直面型（面部高度及比例）不能改善。另外，对于中重度骨性畸形的掩饰性正畸治疗，需要牙齿有较多的代偿，存在牙齿及牙槽骨吸收的风险及前牙尤其是上前牙转矩的一些折中，在正畸治疗前需向患者明确告知。

2．掩饰性正畸治疗的目标是建立尖牙中性关系和后牙尖窝交错的咬合关系，同时前牙达到正常的覆殆、覆盖。治疗前双侧尖牙关系已经是完全的远中关系，所以掩饰性正畸治疗需要上颌减数2颗第一双尖牙。上颌拔牙间隙全部用来内收上前牙，上颌后牙应为绝对强支抗，需要配合使用种植体支抗以实现上颌磨牙的绝对强支抗。患者下颌牙列轻度拥挤，同时下牙弓中线左偏，46缺失，可以利用46的部分间隙解除下牙列的拥挤并调整下牙弓中线。下颌采取不拔牙治疗的方式。

3．46缺牙间隙的处理有两种方案：①保留间隙，正畸治疗结束后行修复治疗；②前移磨牙，关闭间隙。患者的48尽管没有完全萌出，但是其牙胚位置正常，如果47能够前移，48自行萌出的可能性很大。考虑到46缺牙部位的牙槽嵴宽度尚可，牙槽骨高度降低不多，所以尽管缺牙间隙达到了10 mm，最终确定前移47、48，关闭缺牙间隙。尽管正畸治疗的难度增大了，但是患者避免了正畸后的种植或修复治疗。通过生物力学及缺牙局部解剖状况分析，确认矫治目标可以实现。

（二）治疗中的牙齿控制策略

1．本病例的上颌磨牙设计为绝对强支抗，拔牙间隙将全部用来内收上前牙，从而获得中性的尖牙关系。上前牙矢状方向移动距离远，治疗中要注意上前牙的移动控制。控制的关键在于以下几个方面：设计过矫正，在模拟排牙的时候，上前牙增加少量正转矩；在排齐整平阶段，充分利用镍钛方丝来表达预置在托槽底板的转矩数据，为前牙内收做好转矩准备；前牙内收的时候，在前牙使用双重结扎，将不锈钢方丝充分结扎于托槽槽沟底部，避免弓丝从槽沟内脱出；在精细调整阶段，使用全尺寸TMA方丝，完全结扎入槽，充分表达个性化托槽底板数据。

2．下颌右侧间隙关闭主要通过磨牙近中移动来实现。由于磨牙近中移动距离远，需要对磨牙移动的方式进行良好的控制，避免磨牙近中倾斜。在模拟排牙的时候，设计过矫正，给予47少量后倾角；在关闭间隙阶段，下颌使用0.016英寸×0.022英寸不锈钢方丝或者0.017英寸×0.025英寸不锈钢方丝，为磨牙移动提供足够的弓丝刚度和较小的槽沟余隙。47近中移动的理想方式是整体移动，牙齿移动速度较慢，复诊加力不要过于频繁，给予牙槽骨充足的改建时间。一旦磨牙在近中移动中出现近中倾斜，就要暂停磨牙近中移动，采取措施进行磨牙竖直，然后重新开始磨牙近中移动，关闭牙弓内间隙。

（三）治疗中的风险

1．患者Ⅱ类骨骼关系严重，ANB角达到11.4度，下颌后缩。在病史的描述中，前些年面部突度逐渐增加，下颌逐渐变小，结合治疗前X线片显示的双侧髁突短小、前斜面磨平等表现，推测在畸形的发生和发展中，可能出现过髁突骨质吸收，从而导致下颌顺时针旋转。所以，在正畸治疗的整个过程中要关注颞下颌关节健康状况，以及由此带来的风险。治疗前经影像学检查，双侧髁突骨皮质完整，骨白线连续，因此不存在正畸治疗的禁忌证，可以开始正畸治疗。

2．严重骨性Ⅱ类畸形掩饰性正畸治疗的另一个难点是上切牙目标位置的确定。该病例的最终方案是掩饰性正畸治疗，上切牙目标位置与采取正畸-正颌联合治疗方案的位置不同。正畸-正颌联合治疗的病例可通过正颌手术纠正颌骨畸形，所以上切牙可以追求理想的目标位置与角度。而对于严重骨性Ⅱ类畸形的掩饰性治疗患者，上切牙的目标位置较正常骨骼关系的上切牙目标位置更偏舌向，更加直立一些。所以，对于上切牙的内收移动控制，一方面要避免上切牙伸长、舌倾的“过山车”效应，另一方面又不能过于追求上切牙的正常转矩，而应使其适当直立，以保证牙根位于牙槽骨中，维护牙齿-牙周组织的健康。

在这个严重骨性Ⅱ类病例中，上颌双侧拔牙间隙几乎全部用于内收上前牙，以减小前牙深覆盖。但是，随着上前牙的内收，上前牙以及牙槽骨对上唇的支撑作用逐渐减小，上唇特别是唇红部分逐渐后移，鼻唇角逐渐增大，加之颏部后缩，实际上突出了Ⅱ类凸面型的软组织面型特征，患者甚至可能产生鼻子增大的错觉。这是骨性Ⅱ类畸形掩饰性正畸治疗后不可避免的软组织侧貌特征，影响美观。骨性Ⅱ类畸形越严重，治疗后的这种软组织特征越明显。在与患者讨论治疗方案的时候，要对患者进行充分的告知，以避免医患双方的风险。

（病例完成人：贾培增）

病例 31 安氏Ⅱ类高角露龈笑伴上颌前突、下颌后缩畸形的矫治

一、一般情况

患者女性，20岁，主诉牙不齐、嘴突。既往有后牙牙体及修复治疗史。全身情况良好，否认口腔不良习惯、鼻咽部疾病；否认关节疼痛、弹响；否认牙外伤史；家族史无特殊。

二、临床检查

1．面部检查　正面观：面部左右基本对称，面部上、中、下比例基本协调，开唇露齿，闭唇困难，微笑时露龈4～5 mm。侧面观：突面型，上颌前突，下颌后缩，颏发育不良，闭唇困难，颏肌紧张（图31-1）。

2．口内检查　恒牙列；36烤瓷冠，叩痛；46大面积充填体，边缘良好，叩诊无不适。上牙弓拥挤度2 mm，下牙弓拥挤度4～5 mm；磨牙远中尖对尖关系，尖牙远中关系；前牙覆盖4 mm，Ⅲ度深覆𬌗；上中线右偏1 mm，下中线左偏2.5 mm（图31-1）。

3．颞下颌关节检查　开口度三指，开口型正常，双侧关节未查见弹响及触痛。

三、X线检查分析

1．头颅侧位片　测量分析结果显示骨性Ⅱ类，下颌明显后缩，颏部发育差，高角；上切牙直

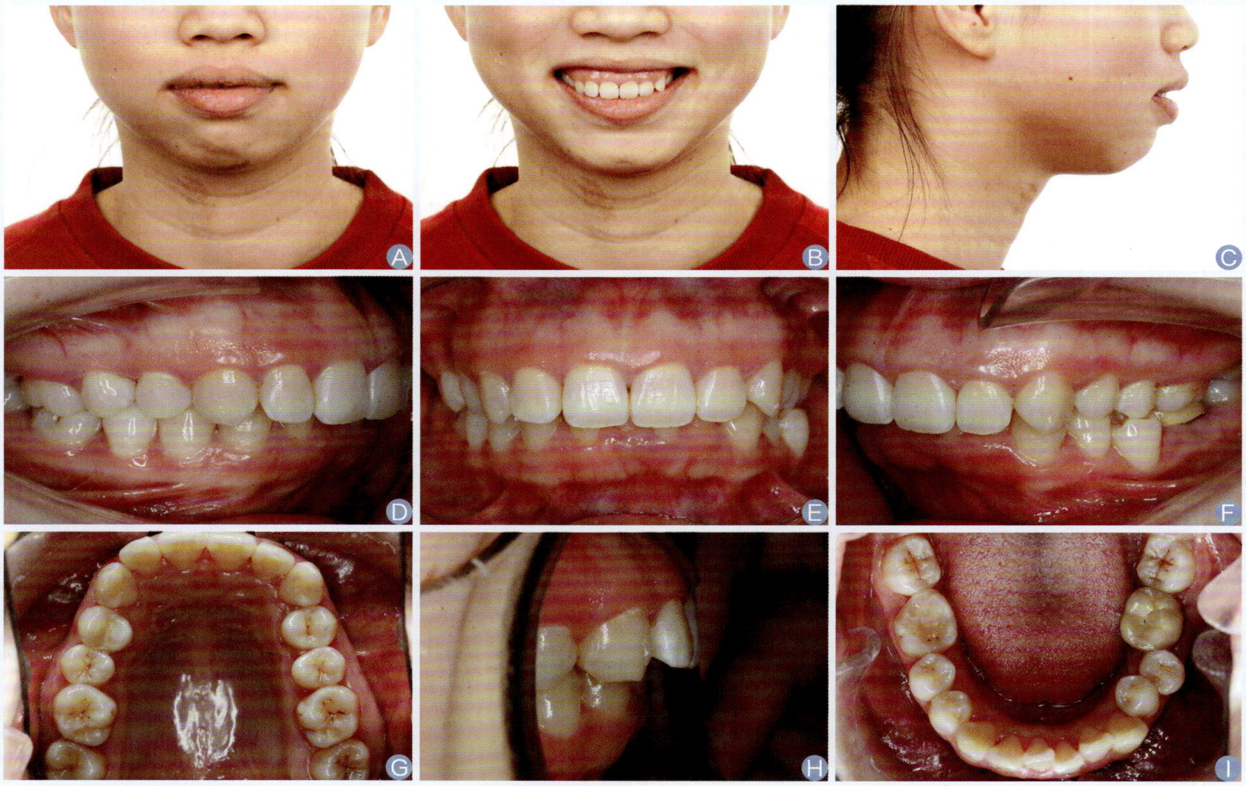

图 31-1　治疗前面𬌗像

立，下切牙唇倾（图31-2和表31-1）。

2. 全口曲面体层片　18、28、38和48阻生；36根管内高密度影像，远中根侧和根尖周骨质低密度影像；46根管内高密度影像，根周和根尖骨质未见异常。上切牙根短。其余牙列、牙槽骨未见明显异常。双侧髁突骨质未见明显异常（图31-2）。

3. 上切牙根尖片　上前牙根尖圆钝，根冠比约1∶1（图31-2）。

四、诊断

安氏Ⅱ类，毛氏Ⅱ²+Ⅳ¹+Ⅰ¹类，骨性Ⅱ类，高角。36慢性根尖周炎。

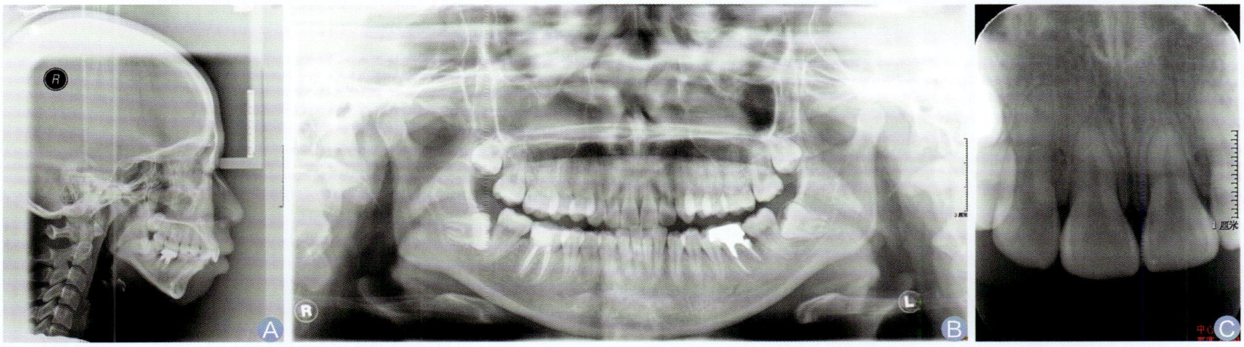

图31-2　治疗前X线片

表31-1　治疗前后头影测量结果

测量项目	正常值	测量值	
	均值±标准差	治疗前	治疗后
SNA（度）	82.8±4.0	83.3	83.3
SNB（度）	80.1±3.9	73.8	74.1
ANB（度）	2.7±2.0	9.5	9.2
FH/NP（度）	85.4±3.7	78.0	79.0
U1/NA（度）	22.8±5.7	10.8	13.4
U1-NA（mm）	5.2±2.4	2.7	−0.7
L1/NB（度）	30.3±5.8	36.8	36.3
L1-NB（mm）	6.7±2.1	11.4	9.2
U1/L1（度）	125.4±7.9	122.9	121.1
U1/SN（度）	105.7±6.3	94.0	96.7
MP/SN（度）	32.5±5.2	43.2	42.3
MP/FH（度）	31.1±5.6	38.1	36.8
L1/MP（度）	92.6±7.0	99.8	99.9

五、矫治目标

改善侧貌，改善露龈笑；排齐整平牙列，建立良好咬合关系。

六、矫治计划

方案一　正畸-正颌联合治疗

通过正颌手术改善下颌后缩、颏后缩和露龈

笑。患者拒绝，要求单纯正畸治疗。

方案二　掩饰性正畸治疗

1. 应用直丝弓矫治技术，减数14、24、36、45，上颌采用强支抗，下颌采用弱支抗。

2. 排齐整平牙列，关闭拔牙间隙，内收前牙，建立前牙正常覆𬌗、覆盖及尖牙中性关系，协调上下颌中线，改善侧貌。

3. 直立38，建立左侧后牙完全远中关系。

4. 使用种植支抗进行垂直向控制，控制𬌗平面及下颌平面，改善露龈笑。

5. 保持。

患者选择方案二进行治疗。

七、矫治过程

1. 第1～9个月　粘接全口直丝弓矫治器，排齐上下牙列，换至0.019英寸×0.025英寸不锈钢丝，下颌结合摇椅弓打开咬合。

2. 第10～28个月　在上颌第一、二磨牙间颊舌侧及上颌侧切牙、尖牙间植入种植钉，采用链状圈对上颌后牙及前牙持续加力压低，同时使用上颌后部种植钉经滑动法内收上前牙；上切牙增加冠唇向转矩15度，下颌结合摇椅弓控制覆𬌗。在前牙压低过程中，上前牙牙根有轻度吸收（图31-3）。

3. 第29～36个月　38颊向萌出，粘接颊管，通过与上颌腭侧种植钉间交互牵引将其逐步纳入牙弓，排齐牙列并调整咬合关系（图31-4）。

4. 第37～40个月　精细调整，拆除固定矫治器，戴入透明保持器。

八、矫治结果

矫治后，患者咬合关系良好，上下牙列整齐，前牙覆𬌗、覆盖正常，双侧尖牙中性关系，右侧磨牙中性关系，左侧磨牙完全远中关系，上下中线正。侧貌得到很大改善，上下唇突度正常，鼻唇角正常，颏唇沟正常；自然情况下闭唇正常，颏肌紧张度正常。微笑时露龈笑明显改善，唇齿关系正常。全口曲面体层片显示牙根平行排列，上前

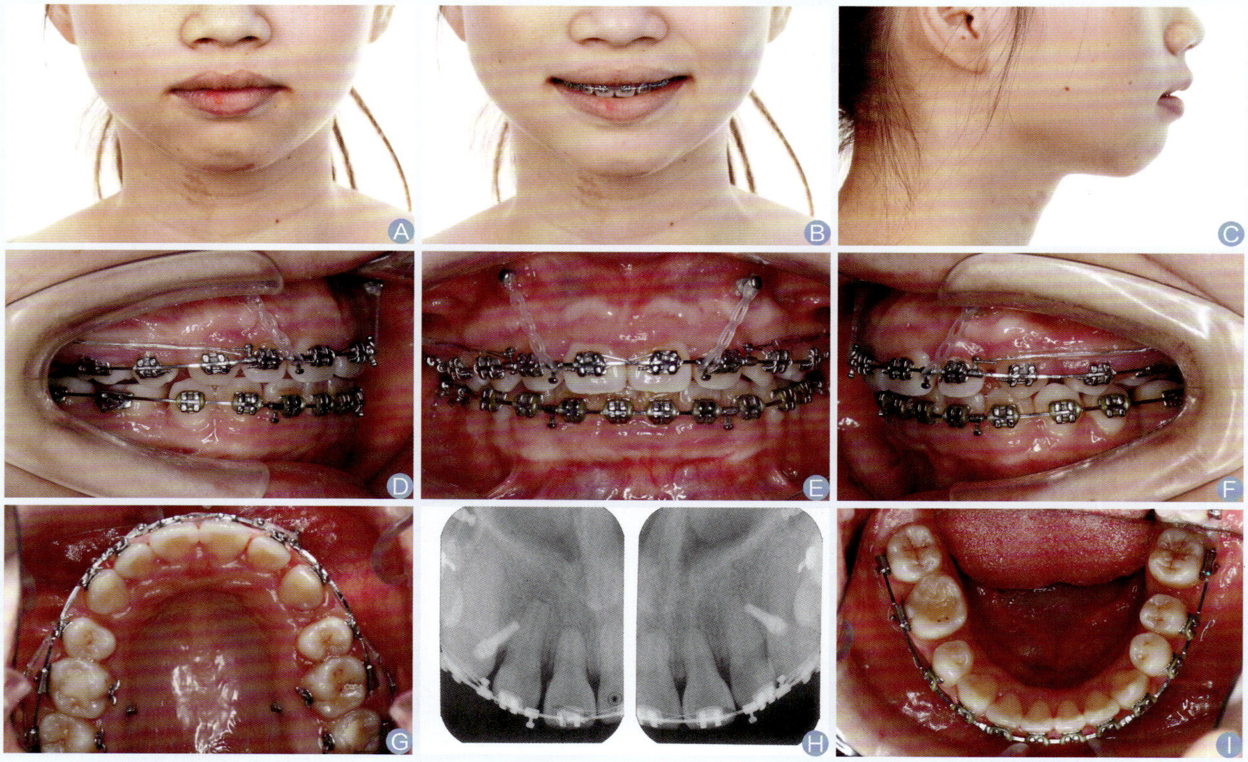

图 31-3　关闭间隙时面𬌗像

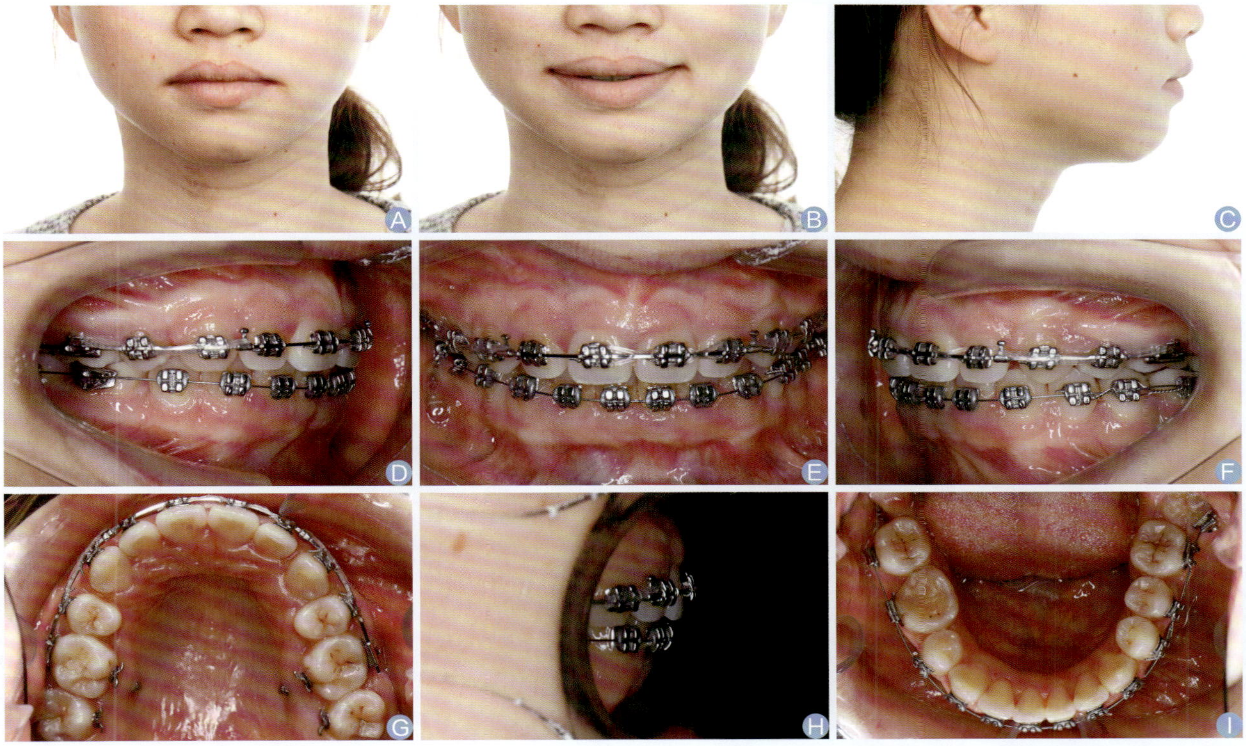

图 31-4　精细调整时面殆像

牙牙根少量吸收，其他牙根及牙槽骨未见明显异常（图31-5）。头颅侧位片测量分析结果显示：上前牙整体内收，牙轴控制良好，ANB及下颌平面角有减小趋势（测量结果见表31-1）。治疗结束1年后复查，牙齿排列整齐，咬合稳定（图31-6）。

九、矫治体会

（一）正畸治疗存在的难点

1. 患者为骨性Ⅱ类高角型病例，下颌明显后

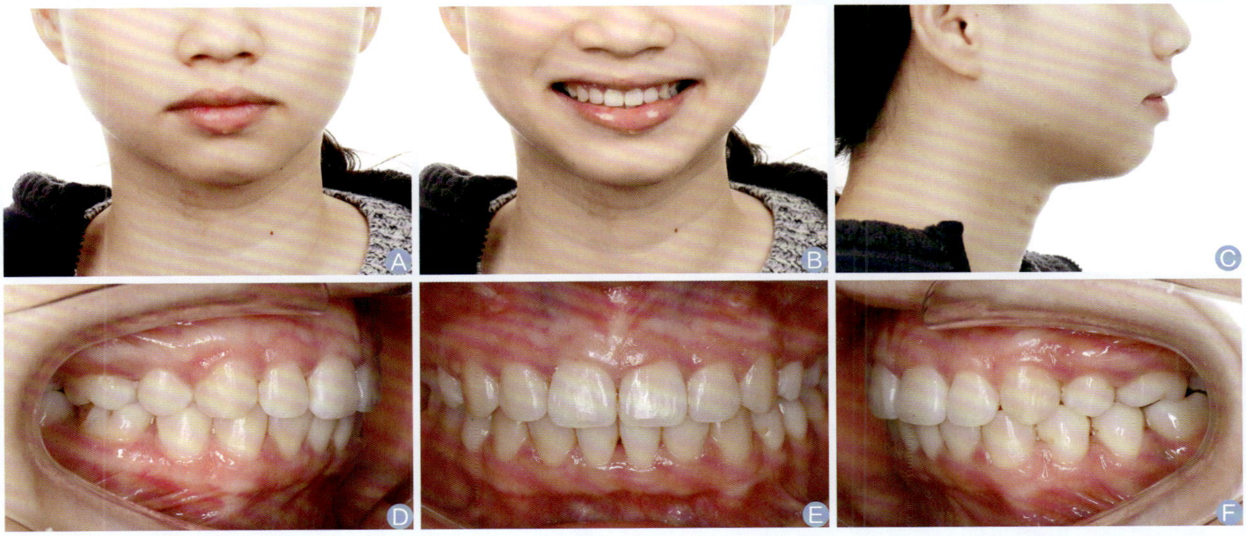

图 31-5　治疗后面殆像及 X 线片

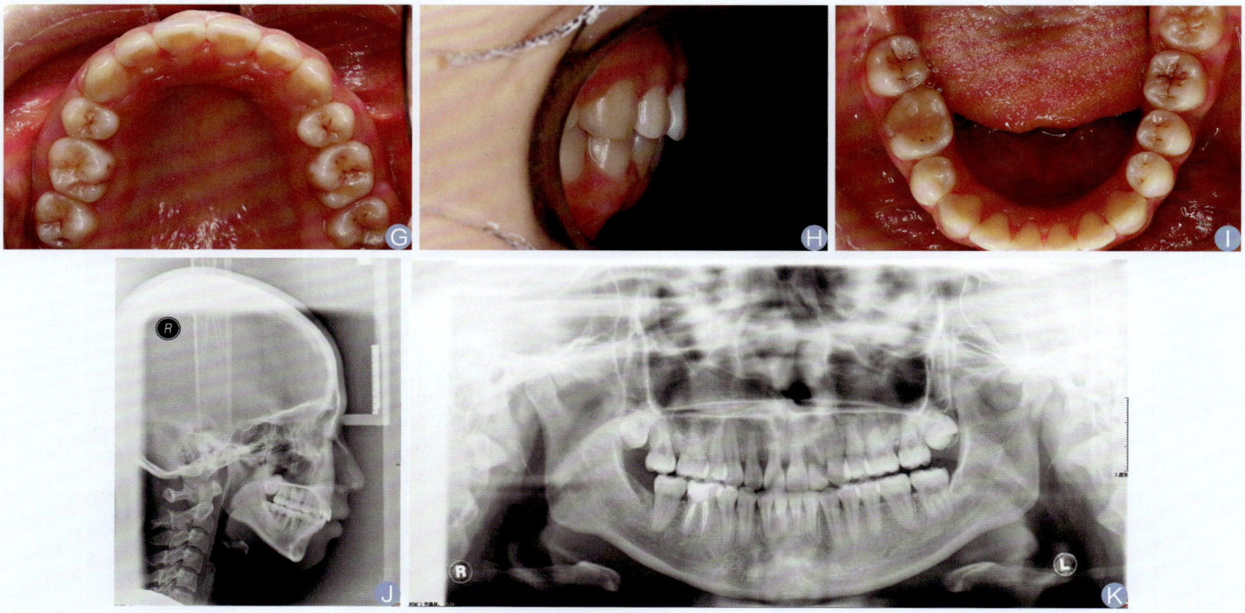

图 31-5　治疗后面殆像及 X 线片（续）

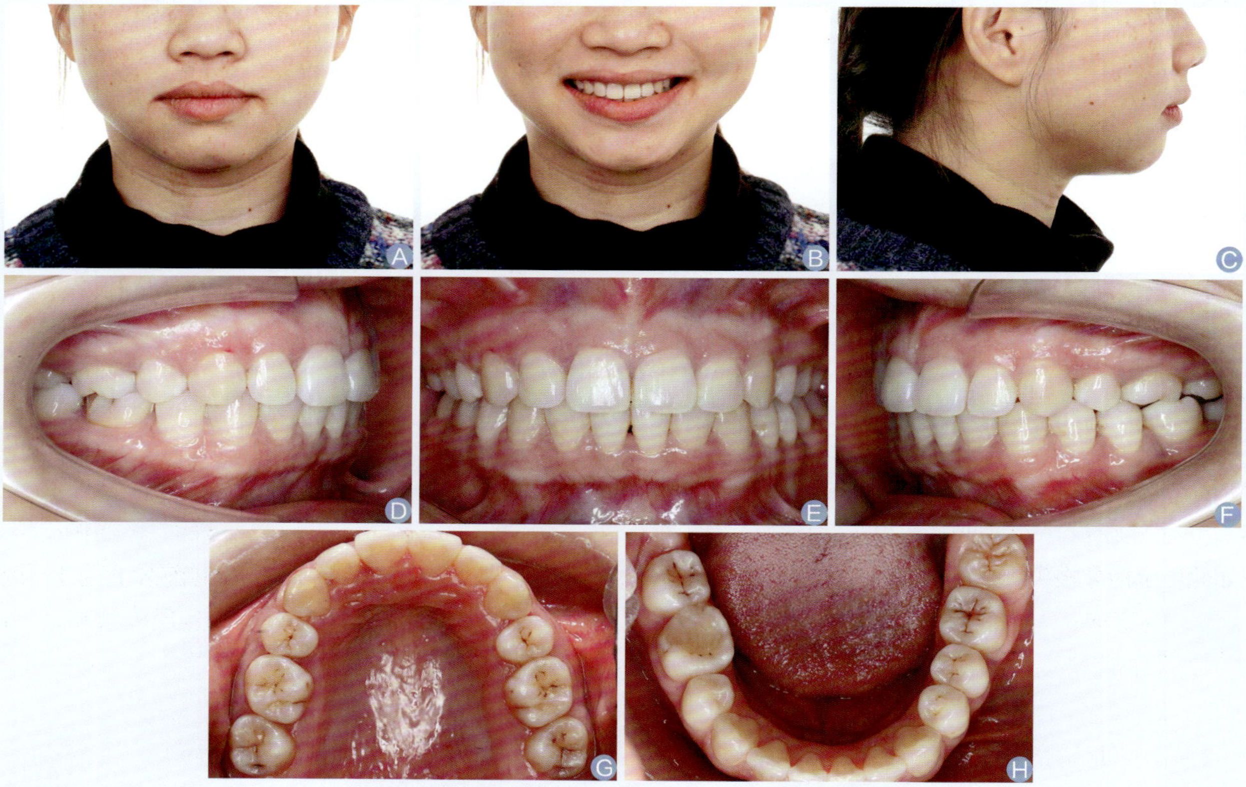

图 31-6　保持 1 年时面殆像

缩，颏部后缩，露龈笑明显，上切牙舌倾，下切牙唇倾，殆平面陡。这些都是手术治疗指征，但患者拒绝正畸-正颌联合治疗。采用单纯正畸治疗难度较大。

2. 因左下第一磨牙无法进行完善的根管治疗而选择拔除，关闭第一磨牙间隙比关闭第二前磨牙间隙要困难，并延长了疗程。同时患者下牙列中线左偏，而左下拔牙间隙明显大于右侧，调控下中线的难度增加。

3. 治疗前上切牙牙轴直立，Ⅲ度深覆殆，内收上切牙时控制转矩较为困难，尤其是上切牙的舌向控根不易实现。

4. 患者为高角型，下颌颏部后缩明显，前牙深覆殆，有露龈笑。正畸治疗中的垂直向控制也是难点之一。

（二）正畸中的牙齿移动控制

1. 上切牙的转矩控制是治疗的第一个关键点。治疗前患者上前牙牙轴直立明显，上切牙内收时的转矩控制非常重要，一定要避免上切牙内收后出现切牙牙冠舌倾、牙根唇倾。为了在内收上前牙的同时控制上切牙的转矩，在内收前牙的不锈钢丝切牙段弓丝上加入了适量的冠唇向、根舌向转矩。同时，配合前牙种植支抗的轻力压低。压低上前牙时，因压低力位于上切牙阻抗中心的唇侧，会对上切牙施以一定的冠唇向移动力。当结合颌内内收力时，表达出的是上切牙压低、牙冠舌向移动和牙根舌向的控根移动。只有这样才能有助于骨性Ⅱ类患者上前牙的内收，有利于改善面型侧貌。由于治疗前患者上切牙的牙根短而圆钝，正畸治疗中发生牙根吸收的风险较高。因此，治疗中对前牙的内收和压低均施以轻力，每次复诊间隔有所延长，从而让上前牙牙根和牙槽骨有充分的修复和改建时间。所以，整体治疗疗程较长，关闭间隙阶段长达18个月。但即便如此，上前牙根尖仍出现轻度的牙根吸收。

2. 垂直向控制是治疗的第二个关键点。本病例使用了种植支抗技术。在上颌第一、二磨牙间颊舌侧植入种植钉，作为垂直向支抗对磨牙实施持续轻力压低，同时颊侧种植钉也作为矢状向支抗用于滑动法内收前牙；在上颌侧切牙、尖牙间植入种植钉，作为垂直向支抗对前牙实施持续轻力压低，改善露龈笑，控制覆殆及前牙转矩。通过上述技术实现了全方位垂直向控制，即针对磨牙的后部垂直向控制和针对上前牙的前部垂直向控制。需要指出的是，本病例通过垂直向控制明显改善了前牙露龈笑，治疗后患者唇齿关系正常、协调。在上前牙压低过程中可观察到前后牙牙龈均有堆积情况，但在拆除矫治器后牙龈情况有所恢复。由于患者对治疗结果非常满意，未再行冠延长术。

本病例虽然主动压低了上颌前牙和后牙，尽可能使下颌平面角发生逆时针旋转，治疗后患者的侧貌也明显改善，但头影测量结果显示患者的骨性下颌后缩及高陡的下颌平面角在治疗后变化非常小（下颌平面角减小不到1度）。因此，如果希望骨性下颌后缩及高陡的下颌平面角发生显著变化，仍需要手术治疗。

3. 拔除磨牙后间隙关闭和第三磨牙位置控制是治疗的第三个关键点。本病例左下第一磨牙曾行冠修复，同时有明显的根尖病变，故拔除严重病变的下颌第一磨牙，同时直立阻生的下颌第三磨牙是保持牙弓完整性的良好选择。拔除第一磨牙后，为了防止下颌第二磨牙的近中倾斜移动，在关闭间隙时要采用较粗的不锈钢方丝完成。下颌弓丝还要加入少量反Spee曲，这样更有利于间隙关闭后牙根平行。下颌第二磨牙的近中移动为第三磨牙提供了间隙。矫治前第三磨牙牙根发育已接近完成，随着第二磨牙的近中移动，第三磨牙调整方向并殆向萌出。左下第三磨牙萌出后明显颊向、反殆，通过与上颌腭侧种植钉间交互牵引纳入牙弓中，最终调整为咬合关系良好的完全远中关系。在功能殆方面，虽然治疗后上前牙比较直立，但前伸殆和侧方殆均正常，未影响下颌运动。

4. 治疗风险　该病例属于手术治疗病例范畴，为骨性Ⅱ类高角型，颏后缩，上前牙直立且牙根短，采用掩饰性正畸治疗难度大且风险很高，易出现上前牙根吸收、骨开窗和骨开裂等并发症。虽然此病例矫治后获得了较好的疗效，但并不推荐将掩饰性正畸治疗作为临床常规选择方案，且应在治疗前及切牙内收过程中拍摄CBCT，判断上下前牙牙根情况及牙槽骨厚度。在正畸过程中应使用轻力并控制上切牙内收时的转矩，避免发生严重并发症。

（病例完成人：黄一平）

病例 32 采用种植支抗远中移动下颌牙列矫治安氏Ⅲ类畸形

一、一般情况

患者女性，38岁，主诉“地包天”。下颌后牙有牙体及修复治疗史。全身情况良好，否认口腔不良习惯，有过敏性鼻炎；否认关节疼痛、弹响；否认牙外伤史；家族史无特殊。

二、临床检查

1．面部检查　正面观：面部左右基本对称，面部上、中、下比例基本协调。侧面观：凹面型，上颌后缩，下颌前突，下唇前突且外翻（图32-1）。

2．口内检查　恒牙列；46冠修复，叩诊无不适。上牙弓拥挤度3 mm，下牙弓拥挤度2 mm。左侧磨牙完全近中关系，右侧磨牙近中尖对尖关系；双侧尖牙近中关系。前牙反覆盖2 mm，Ⅱ度深覆 。上中线左偏2 mm，下中线正。下颌可后退至反覆盖0.5 mm处（图32-1）。

3．颞下颌关节检查　开口度三指，开口型正常，双侧关节未查见弹响及触痛。

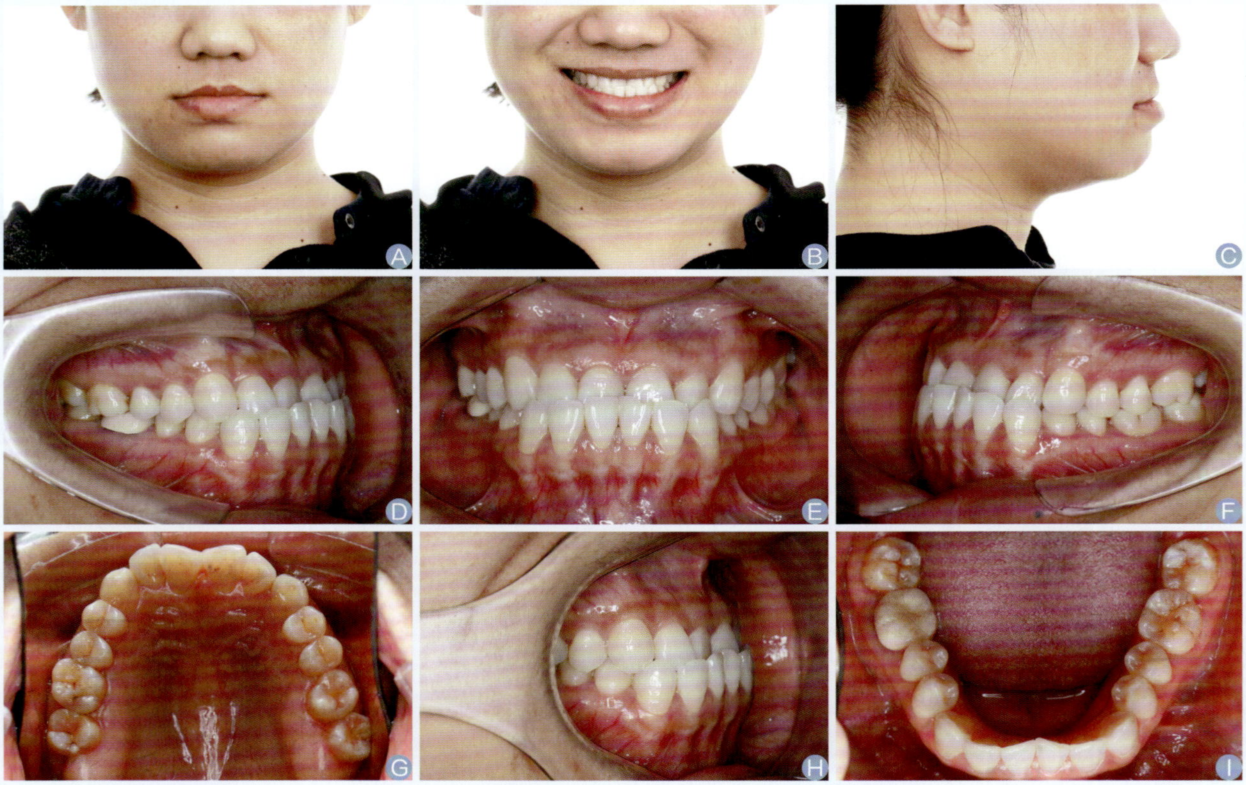

图 32-1　治疗前面 像

三、X 线检查分析

1. 头颅侧位片　测量分析结果显示骨性Ⅲ类，上颌轻度后缩，下颌轻度前突，均角，上下切牙直立（图32-2和表32-1）。

2. 全口曲面体层片　46可见根管充填高密度影，11、21间多生牙，11、21牙根短，其余牙列、牙槽骨未见明显异常。双侧髁突骨质未见明显异常（图32-2）。

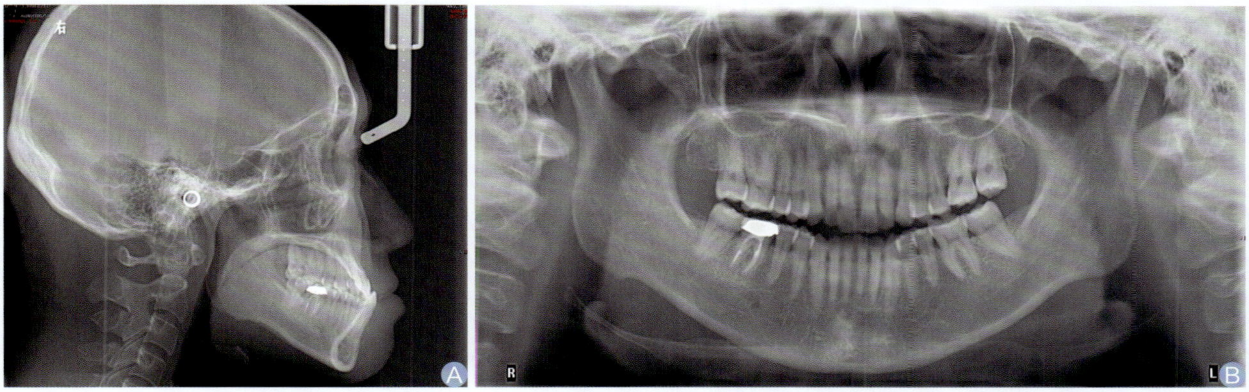

图 32-2　治疗前 X 线片

表32-1　治疗前后头影测量结果

测量项目	正常值	测量值	
	均值 ± 标准差	治疗前	治疗后
SNA（度）	82.8 ± 4.0	82.2	82.8
SNB（度）	80.1 ± 3.9	82.8	81.3
ANB（度）	2.7 ± 2.0	−0.6	1.6
FH/NP（度）	85.4 ± 3.7	91.9	87.4
U1/NA（度）	22.8 ± 5.7	19.1	30.5
U1-NA（mm）	5.2 ± 2.4	3.9	6.7
L1/NB（度）	30.3 ± 5.8	24.2	21.1
L1-NB（mm）	6.7 ± 2.1	6.4	5.7
U1/L1（度）	125.4 ± 7.9	136.0	126.8
U1/SN（度）	105.7 ± 6.3	101.3	113.3
MP/SN（度）	32.5 ± 5.2	33.4	36.4
MP/FH（度）	31.1 ± 5.6	28.8	30.9
L1/MP（度）	92.6 ± 7.0	82.8	81.4

四、诊断

安氏Ⅲ类，毛氏Ⅱ¹+Ⅳ¹+Ⅰ¹类，骨性Ⅲ类，高角。11、21之间多生牙。

五、矫治目标

改善侧貌；排齐整平牙列，解除反𬌗，建立良好咬合关系。

六、矫治计划

1. 采用直丝弓矫治技术，暂不拔牙矫治。
2. 牙体牙髓科诊治46，采用种植支抗远中移动下颌牙列。配合粘接式𬌗垫，解除反𬌗后，视面型改善情况及咬合关系进行二次设计，决定是否拔牙矫治。暂不拔除上颌多生牙，治疗中视前牙移动情况择期拔除。
3. 排齐牙列，调整中线，建立中性磨牙及尖牙关系，改善面型。
4. 保持。

七、矫治过程

1. 第1～9个月 粘接全口直丝弓矫治器，排齐上下牙列。在下颌第一磨牙与第二磨牙颊侧根间植入种植体，下颌放置0.014英寸澳丝，末端后倾弯，下颌种植体支抗经链状圈远中移动下牙列并直立下颌磨牙。使用上颌后牙粘接式𬌗垫，上颌顺序更换弓丝，排齐整平牙列，解除前牙反𬌗（图32-3）。

2. 第10～36个月 反𬌗解除后，上下颌更换弓丝至0.018英寸×0.025英寸不锈钢方丝，继续排齐整平牙列，两侧Ⅲ类牵引调整咬合关系。磨牙区交互牵引调整上下颌磨牙区宽度（图32-4）。

3. 第37～40个月 精细调整，拆除固定矫治器，戴入透明保持器（图32-5）。

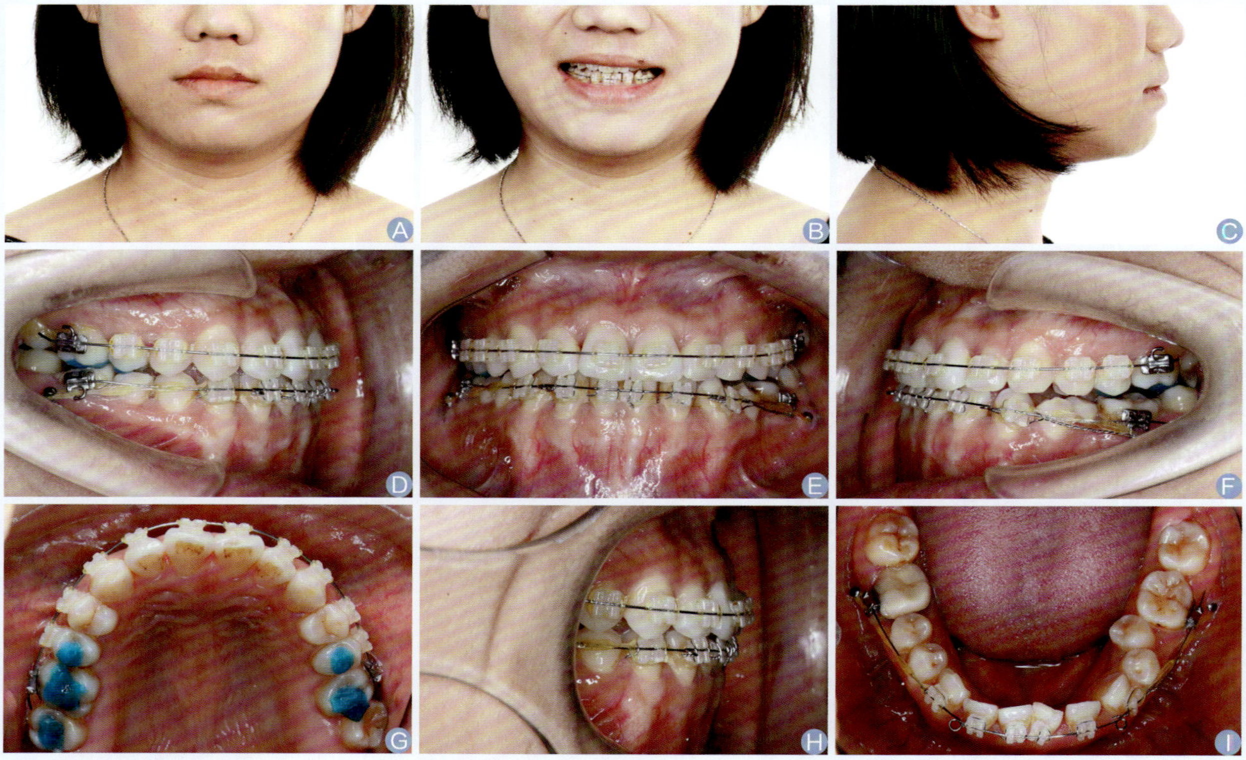

图 32-3 排齐阶段面𬌗像

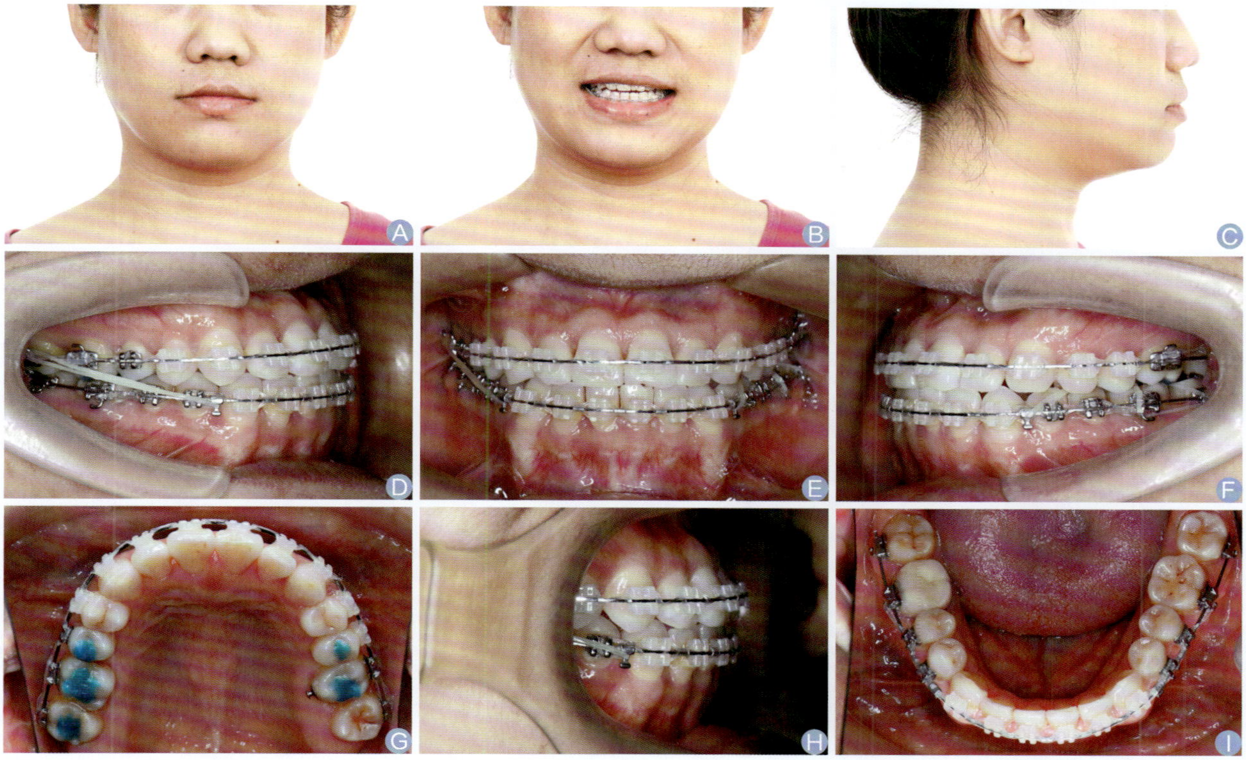

图 32-4　精细调整时面殆像

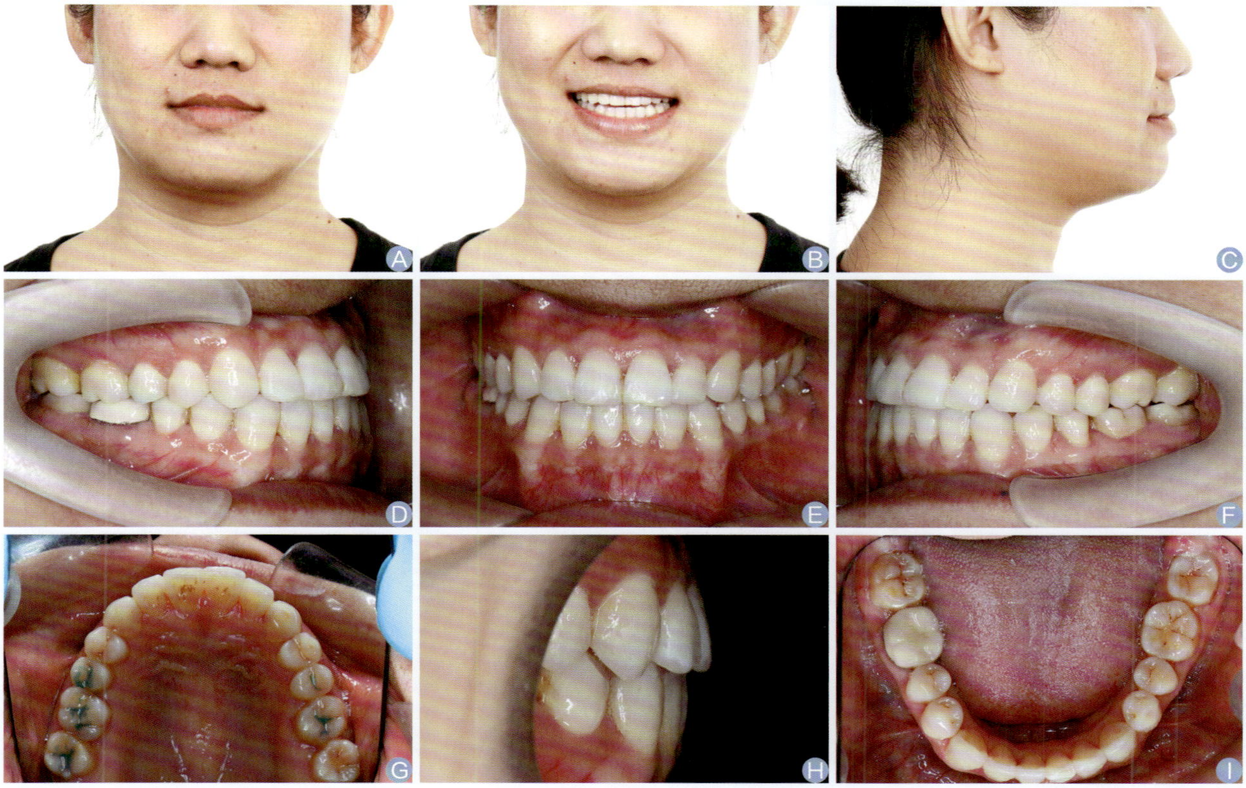

图 32-5　治疗后面殆像及 X 线片

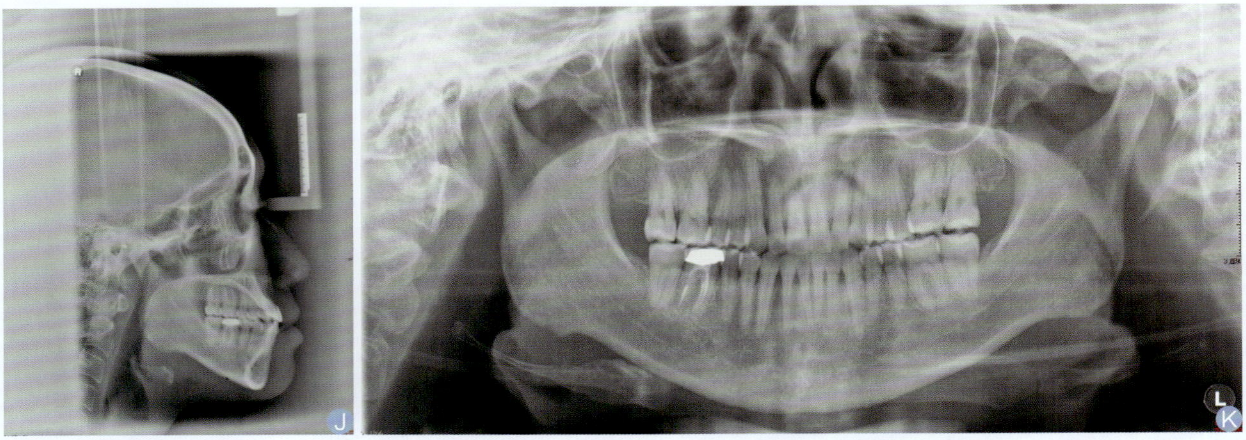

图 32-5　治疗后面𬌗像及 X 线片（续）

八、矫治结果

矫治后，患者咬合关系良好，上下牙列整齐，前牙覆𬌗、覆盖正常，双侧尖牙中性关系，双侧磨牙中性关系，上下中线正。侧貌得到改善，上下唇突度改善，鼻唇角正常，颏唇沟形态改善，自然状态下唇齿关系改善。全口曲面体层片显示牙根平行排列，牙根及牙槽骨未见明显异常（图32-5）。头颅侧位片测量分析结果显示：下前牙整体内收，转矩控制良好（测量结果见表32-1）。治疗结束后1年复查，牙齿排列整齐，咬合稳定（图32-6）。

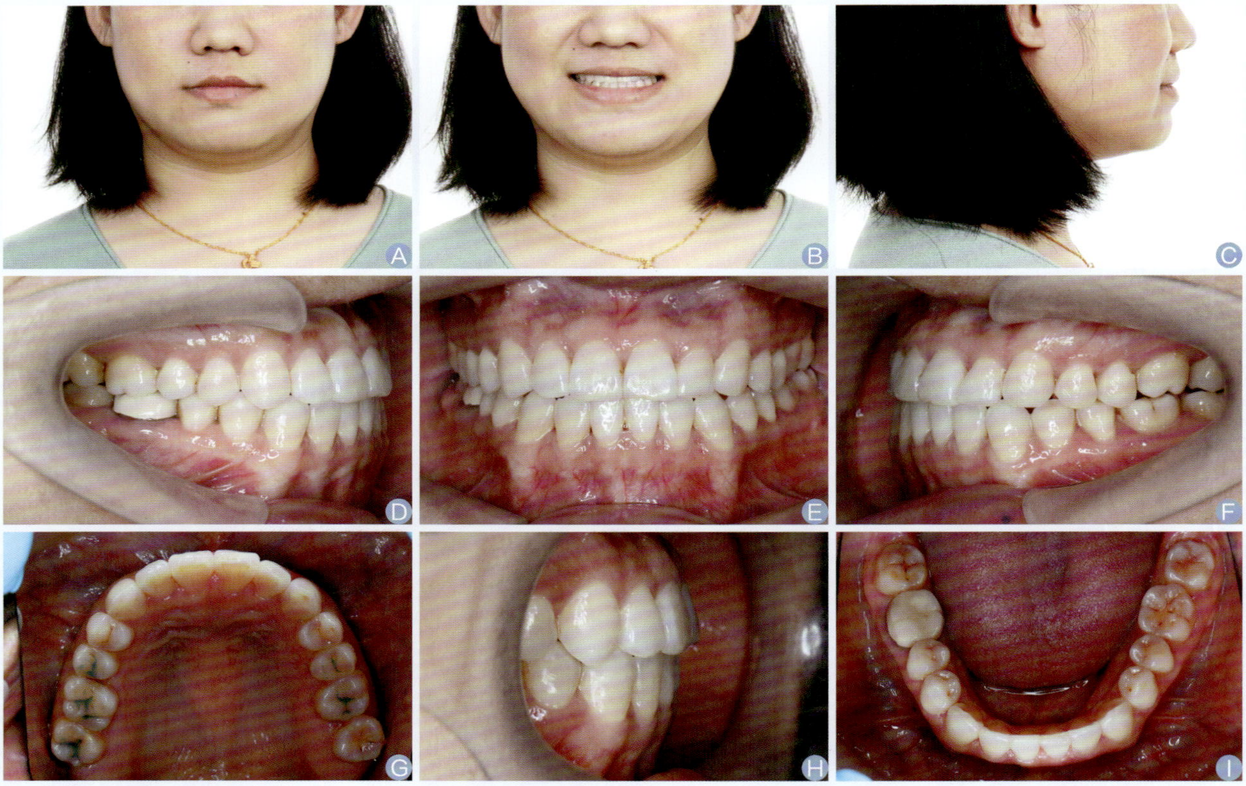

图 32-6　保持 1 年时面𬌗像

九、矫治体会

（一）正畸治疗的难点

1．患者为骨性Ⅲ类均角型，上颌轻度后缩，下颌轻度前突，一般采用掩饰性正畸治疗。患者软组织较厚，需要考虑拔牙矫治的可能。但患者下前牙在治疗前较为直立，拔牙矫治中下前牙牙轴的控制有一定难度。若不拔牙矫治，则改善面型的效果不十分确切。因此采用了二次设计的治疗思路，利用患者功能性的下颌后退，在解除反殆的基础上观察面型改变情况，再次判断是否需要减数治疗。

2．对于非减数治疗的反殆患者，需尽量维持上前牙的唇倾度，尽量减少唇倾上前牙。故治疗初始以上前牙为目标位，需远中移动下颌牙列实现咬合关系的调整。在下颌存在拥挤的情况下进行不拔牙矫治，需借助种植支抗来实现牙列的远中移动。

3．患者存在Ⅱ度深覆殆，因此反殆解除后打开咬合，避免前牙咬合创伤也是决定治疗能否成功的关键因素。

（二）正畸中的牙齿移动控制

1．下颌牙列的远中移动是治疗的第一个关键点。本病例使用种植支抗远移下颌牙列，注意在远中移动过程中适度控制下前牙转矩，避免过度舌倾。同时要密切关注下前牙唇侧骨板，避免牙根唇侧骨开窗及骨开裂。在下颌牙列远移过程中，可以采用“传动矫治”的理念，在控制下前牙内收的同时，先远中移动磨牙，待前牙覆盖建立后，再有控制地排齐下颌双尖牙区段。该患者反殆解除后由于颌位调整，出现下颌中线右偏。在远中移动下磨牙时，左侧力量较右侧稍大，反殆解除后也使用了不对称的Ⅲ类牵引，左侧力量大于右侧力量，并酌情配合中线牵引。

2．上切牙唇倾度的控制是治疗的第二个关键点。治疗前患者面型略凹，上前牙较为直立，并未出现唇倾代偿，有利于掩饰性正畸治疗。可以通过适当唇倾上前牙建立覆盖关系，但应注意限度。U1/SN正常值范围的上限约为112°，而病例治疗后U1/SN约为113°，在可接受范围内。同时，下颌需依据上前牙位置远中移动来解除反殆，并且改善下唇突度，从而改善患者面型。

3．从垂直向上来说，对于存在深覆殆的反殆患者，应关注咬合的打开，否则易出现后牙开殆及前牙咬合创伤的情况。而在骨性Ⅲ类患者的治疗中，应用下颌种植支抗内收下牙列可能造成后牙压低，Ⅲ类牵引可能会造成下前牙伸长，都不利于咬合的打开，在临床中应该给予足够关注。在该病例的反殆解除过程中，上颌后牙使用粘接式殆垫建立正常覆盖，逐步调磨殆垫，并及时整平下颌双尖牙区段，从而避免咬合创伤。治疗完成后，患者功能殆良好，前伸及侧方运动无咬合干扰。

（病例完成人：柳大为）

病例 33　骨性Ⅲ类畸形的下牙列远中移动治疗

一、一般情况

患者女性，34岁，主诉前牙反𬌗及面型不佳。既往有磨牙牙体治疗史。全身情况良好，否认关节疼痛、弹响，否认牙外伤史。

二、临床检查

1．面部检查　正面观：面部左右基本对称，面部下1/3过长。侧面观：凹面型，上颌后缩，下颌前突，颏肌紧张，颏唇沟浅（图33-1）。

2．口内检查　恒牙列；36牙体治疗后，有大面积修复。上下牙弓形态基本匹配；上牙弓拥挤度7 mm，下牙弓拥挤度3 mm；双侧磨牙近中关系，尖牙近中关系；前牙反𬌗，不可后退；上中线右偏1 mm，下中线右偏1 mm（图33-1）。

3．颞下颌关节检查　开口度三指，开口型少量左偏，双侧关节未查见弹响及触痛。

三、X线检查分析

1．头颅侧位片　测量分析结果显示骨性Ⅲ类，下颌前突，上颌发育不足，上切牙唇倾，下切牙直立（图33-1和表33-1）。

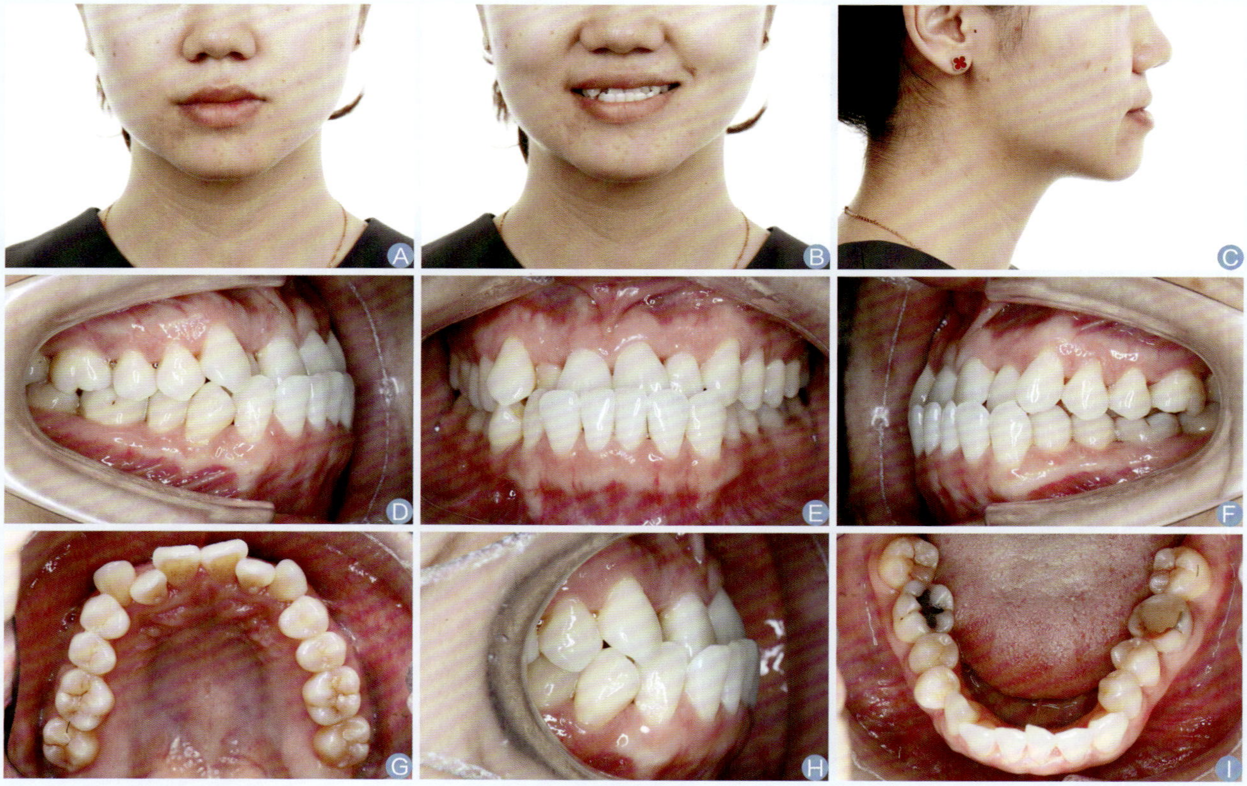

图 33-1　治疗前面𬌗像

2．全口曲面体层片 18、28、38和48未见，36根管治疗后。上切牙牙根部分吸收，牙槽骨少量吸收。双侧髁突骨质未见明显异常（图33-2）。

3．CBCT 上下切牙牙根位于牙槽基骨中（图33-2）。

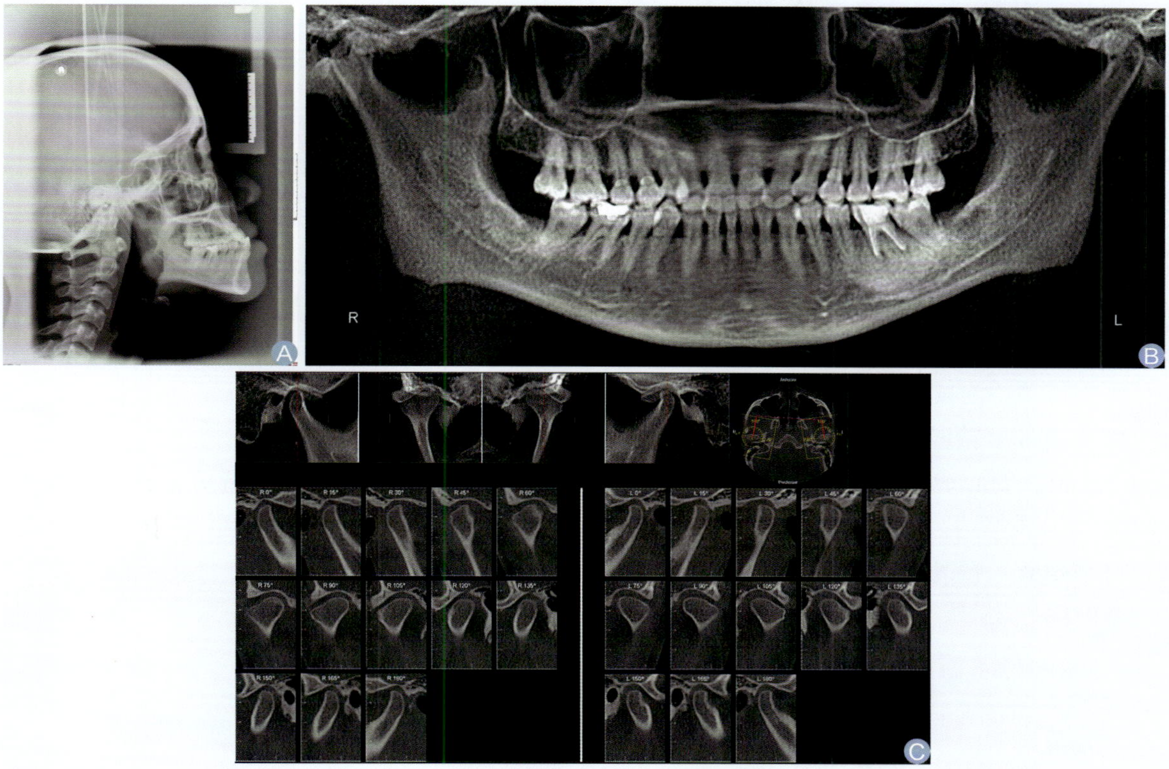

图 33-2 治疗前 X 线片及 CBCT

表33-1 治疗前后头影测量结果

测量项目	正常值	测量值	
	均值 ± 标准差	治疗前	治疗后
SNA（度）	82.8 ± 4.0	82.0	82.0
SNB（度）	80.1 ± 3.9	86.0	84.0
ANB（度）	2.7 ± 2.0	–4.0	–2.0
FH/NP（度）	85.4 ± 3.7	94.0	93.5
U1/NA（度）	22.8 ± 5.7	28.0	39.0
U1-NA（mm）	5.2 ± 2.4	8.2	11.5
L1/NB（度）	30.3 ± 5.8	25.5	19.0
L1-NB（mm）	6.7 ± 2.1	7.5	4.8
U1/L1（度）	125.4 ± 7.9	140.0	133.0
U1/SN（度）	105.7 ± 6.3	109.0	121.0
MP/SN（度）	32.5 ± 5.2	31.2	31.8
MP/FH（度）	31.1 ± 5.6	22.1	22.5
L1/MP（度）	92.6 ± 7.0	89.0	84.0
UL-E（mm）	–1.4 ± 1.9	2.1	0.2
LL-E（mm）	0.6 ± 1.9	–4.5	–2.9

四、诊断

安氏Ⅲ类，毛氏$\text{II}^{1}+\text{I}^{1}$类，骨性Ⅲ类，高角。

五、矫治目标

改善代偿骨性不调，改善前牙反殆，改善侧貌；排齐整平牙列，建立良好咬合关系。

六、矫治计划

方案一　正畸-正颌联合治疗

通过正颌手术改善下颌前突、上颌后缩和前牙反殆。患者拒绝，要求单纯正畸治疗。

方案二　掩饰性正畸治疗

1. 采用传动矫治技术。
2. 解除前牙反殆，排齐整平牙列，建立尖牙及磨牙中性关系，协调上下中线，改善侧貌。
3. 使用种植支抗。
4. 保持。

患者选择方案二进行治疗。

七、矫治过程

1. 第1～12个月　序列粘接全口传动直丝弓矫治器，解除前牙反殆，排齐上颌牙列；上颌换至0.018英寸×0.025英寸不锈钢方丝（图33-3和图33-4）。

2. 第13～25个月　粘接全部托槽，调整上下颌牙列至中性关系，精细调整定位（图33-5）。

3. 第26～27个月　拆除固定矫治器，戴入透明保持器。

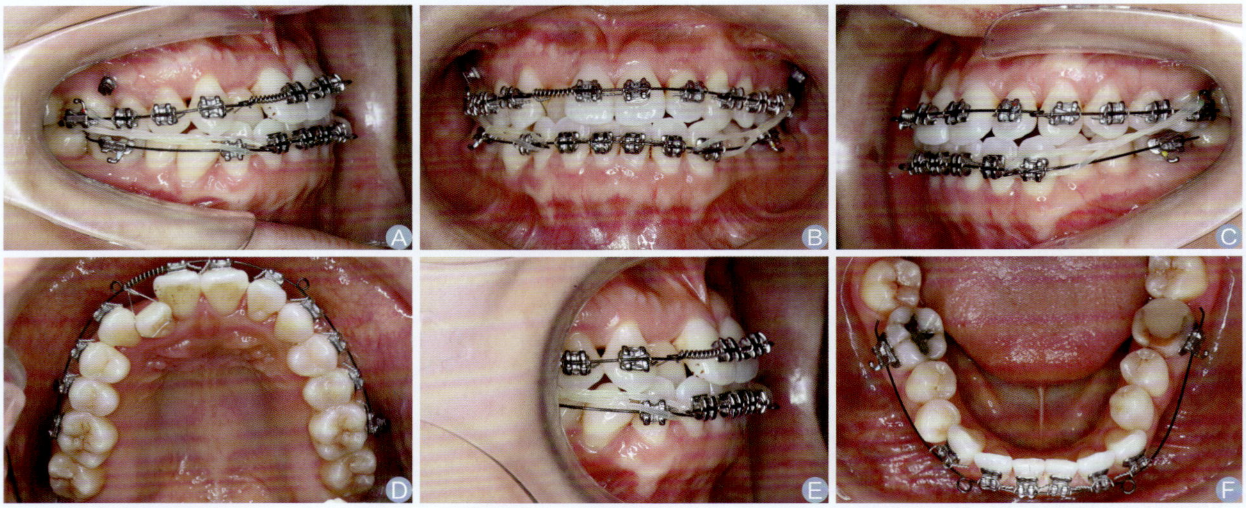

图33-3　解除反殆时殆像

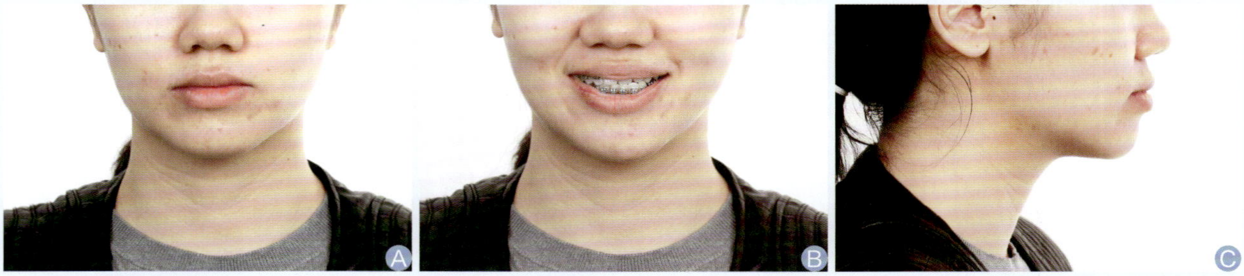

图33-4　排齐上下颌牙列面殆像

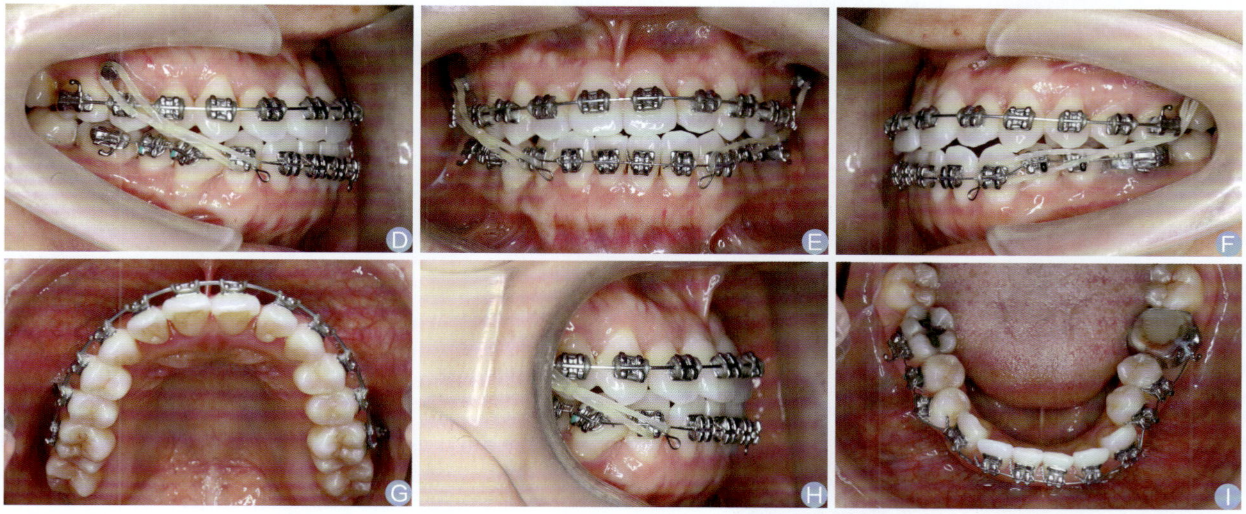

图 33-4　排齐上下颌牙列面𬌗像（续）

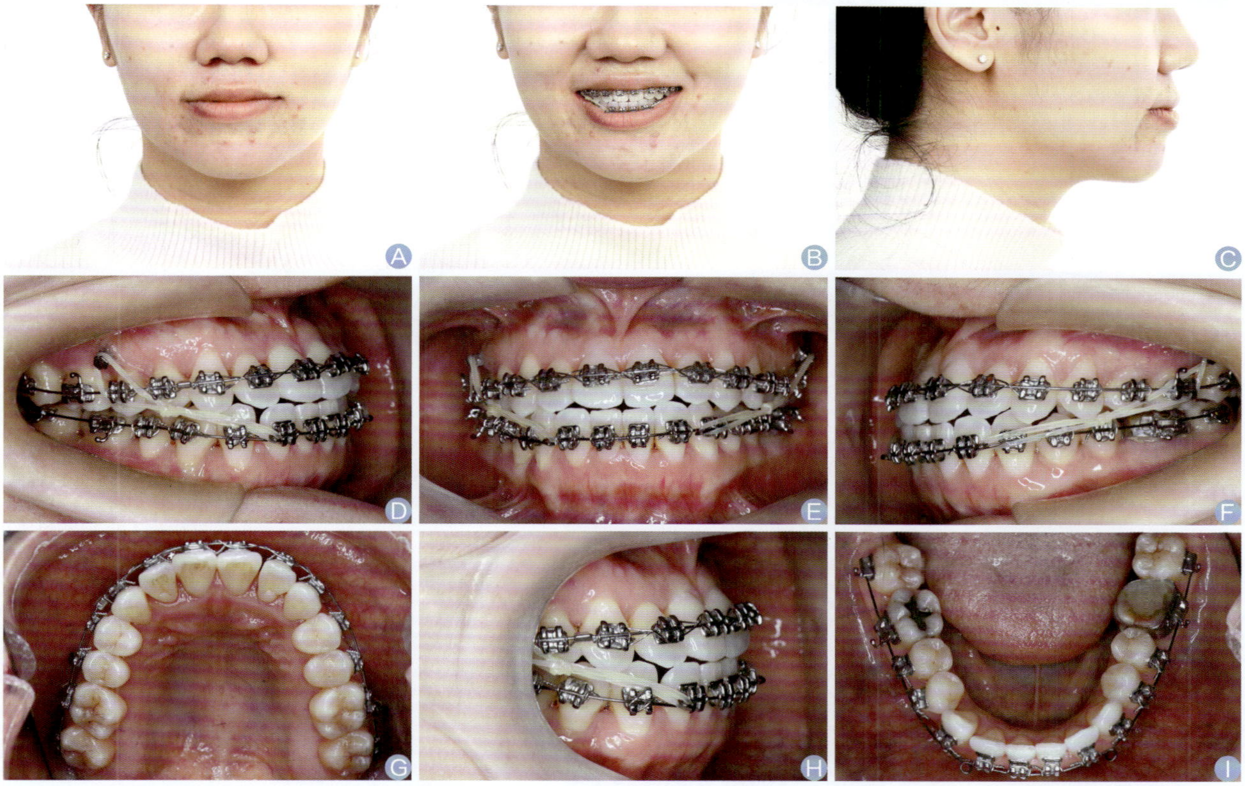

图 33-5　精细调整时面𬌗像

八、矫治结果

矫治后，患者面型得到极大改善，前牙建立代偿性覆𬌗、覆盖，牙列排齐，下牙列充分远中移动，双侧尖牙及磨牙调整为标准的中性关系，上下中线正。侧貌改善明显，上下唇突度正常，鼻唇角正常，颏唇沟正常；自然状态下闭唇正常，颏肌紧张度正常，唇齿关系正常（图33-6）。全口曲面体层片显示牙根平行排列，牙根及牙槽骨未见明显异常（图33-7）。CBCT显示上颌及下颌前牙的牙槽基骨改建，牙轴与牙槽基骨一致，建立了良好的生理性代偿关系（图33-7）。头颅侧位片测量分析结果显示：上前牙少量唇倾，下牙列整体远中移动，整体内收，牙轴控制良好（测量结果见表33-1）。治疗结束1年后复查，牙齿排列整齐，咬合稳定（图33-8）。

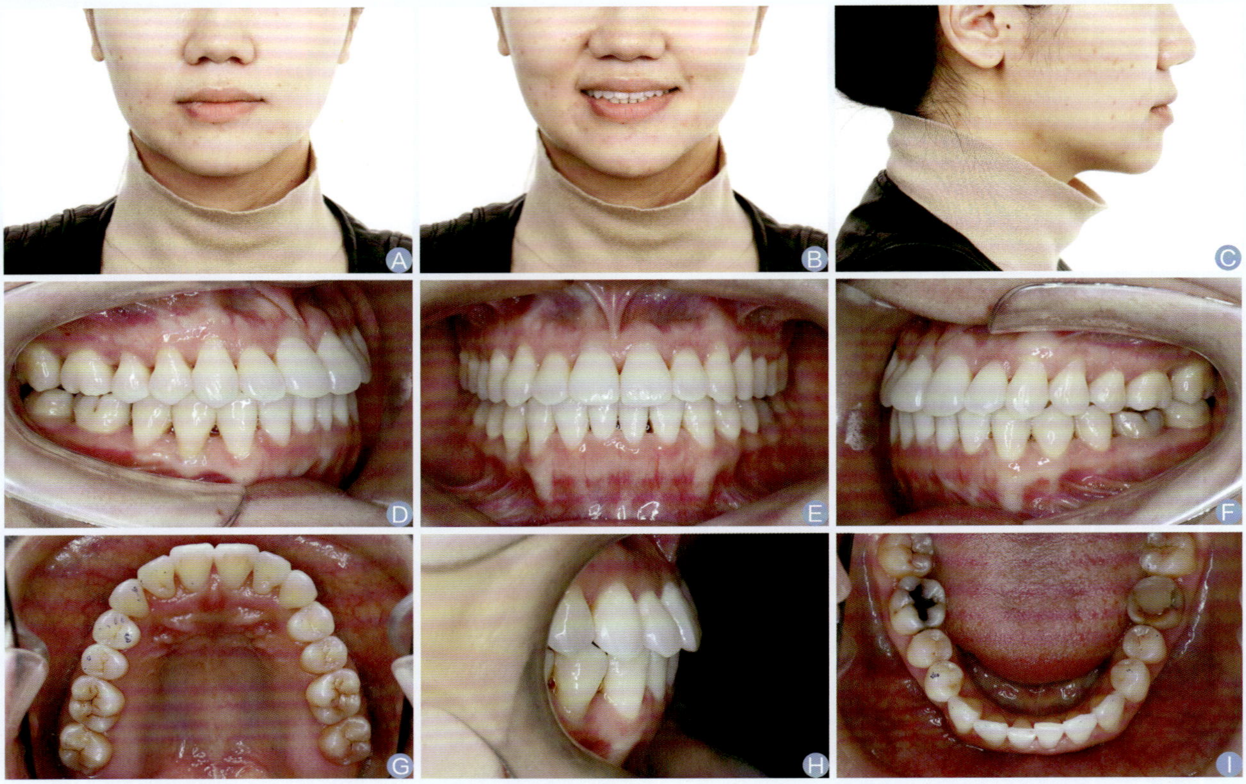

图 33-6　治疗后面殆像

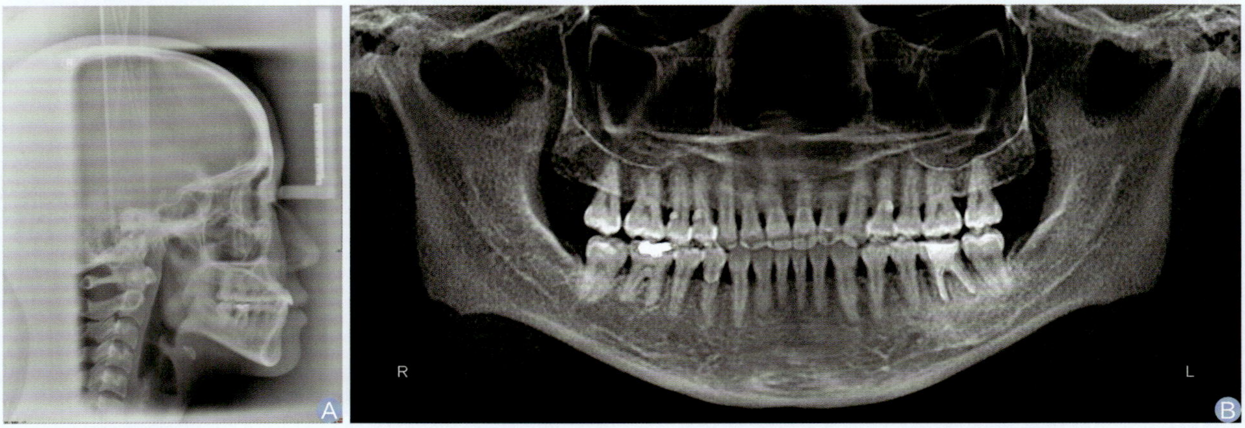

图 33-7　治疗后 X 线片及 CBCT

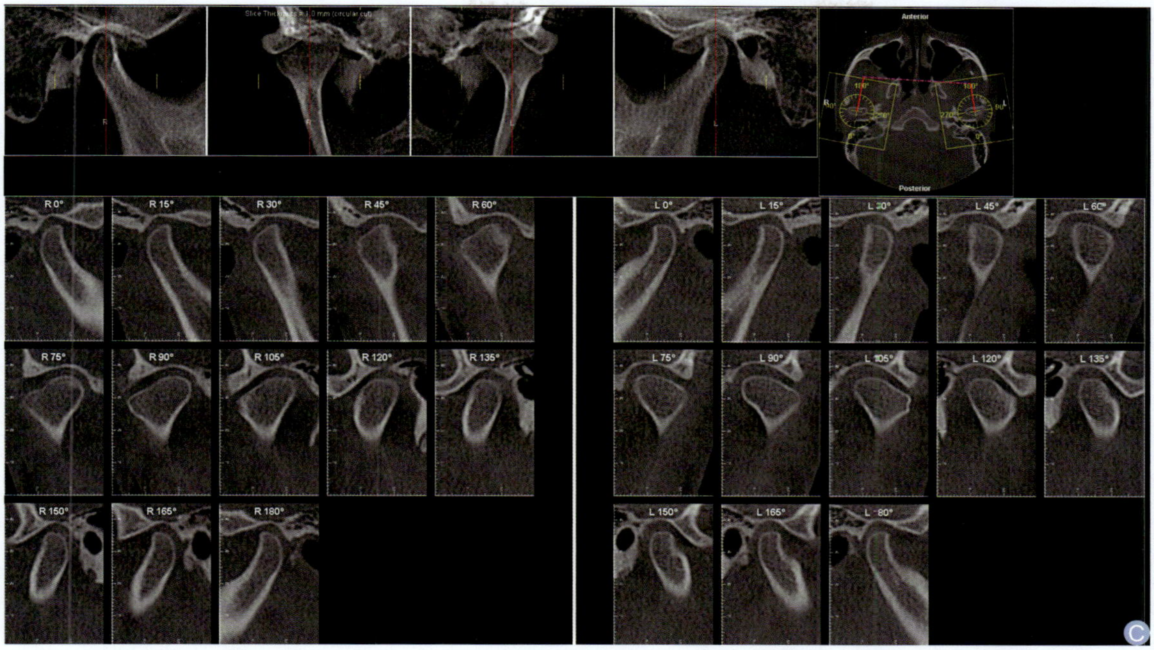

图 33-7　治疗后 X 线片及 CBCT（续）

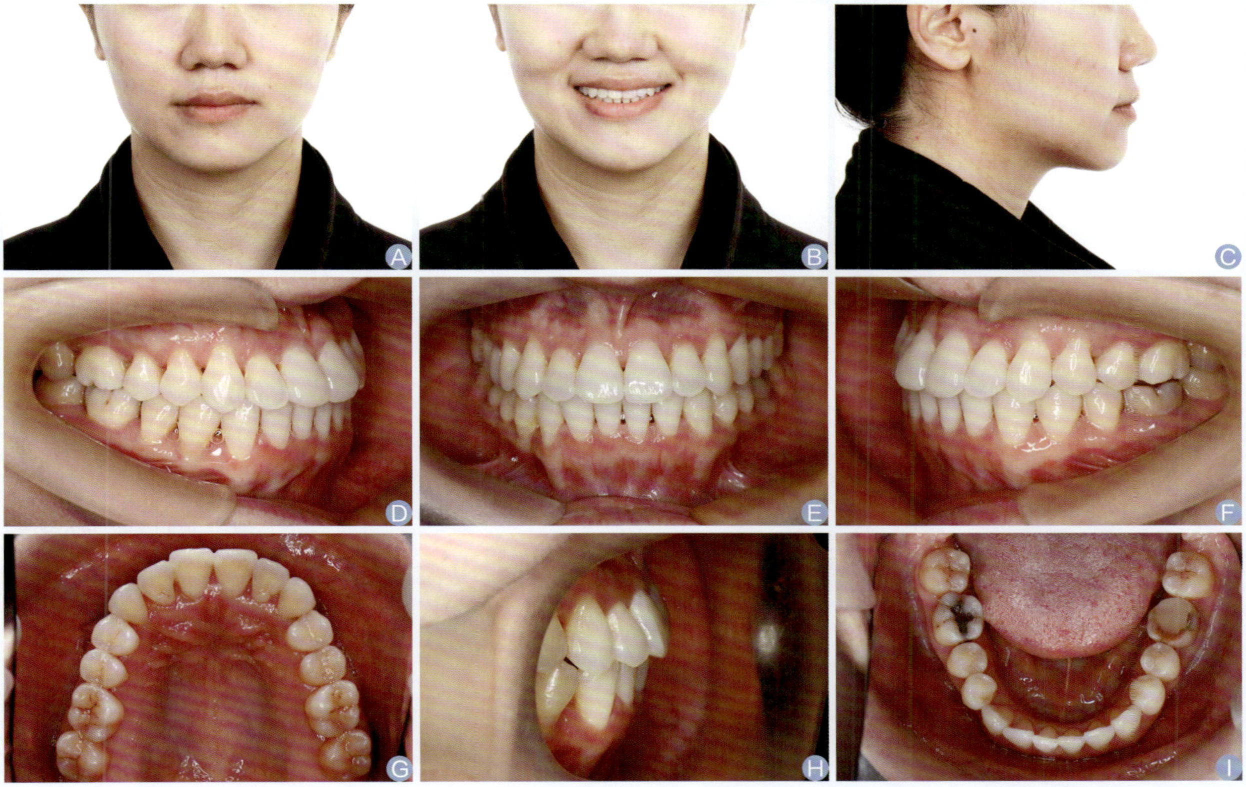

图 33-8　保持 1 年时面殆像

九、矫治体会

（一）关于矫治设计

患者属于骨性Ⅲ类畸形，上颌后缩，下颌前突，首选正畸-正颌联合治疗，正畸去代偿，通过正颌手术实现标准的骨性Ⅰ类及牙列的中性咬合关系。但患者拒绝正畸-正颌联合治疗，希望采用单纯掩饰性正畸治疗达到改善咬合及面型的效果。代偿性治疗的目标不同于骨性Ⅰ类的非代偿性治疗目标，牙齿要适度偏离正常值以掩饰骨性畸形。该患者的治疗需要通过上切牙唇倾、下切牙舌倾来解除反殆。如果采用拔牙矫治，更容易解除牙列拥挤和前牙反殆，但是患者上颌发育不足，鼻旁区丰满度不足，拔牙后不利于面部丰满度的改善。单纯的下颌拔牙会导致磨牙完全近中关系，不利于牙殆稳定及功能咬合。因此，治疗考虑上切牙适度唇倾，在解除拥挤的同时维持上颌及面中部的丰满度；下颌整体牙列远中移动，改善前牙反殆及面下部的软组织曲线。传动矫治技术采用轻力矫治，应用传动的力学原理，可以达到整体牙列远中移动的效果。由于矫治中始终采用轻力，有利于牙槽基骨的改建，在牙齿角度和位置变化的同时，牙槽基骨也产生形变效应，保持前牙牙齿长轴与牙槽基骨的一致性，达到健康矫治的目的。

（二）正畸治疗存在的难点

1．该患者为骨性Ⅲ类，其上颌后缩、下颌前突，前牙反殆，下颌不可后退，是正颌手术的适应证，但患者拒绝正畸-正颌联合治疗。采用单纯掩饰性正畸治疗获得稳定的健康咬合并成功掩饰凹面型具有一定难度。

2．双侧磨牙为近中关系，调至中性关系需要移动较大距离。上颌牙列拥挤，在解除拥挤的同时需要避免上颌前牙过度前突。下颌牙列在排齐并解除拥挤的同时，还需要整体远中移动，解除前牙反殆。

3．成年患者的骨质改建缓慢，容易出现根吸收、骨开窗和骨开裂等并发症。同时，需要密切关注患者的关节状态，在反殆解除后保证良好的功能运动状态。要建立均匀接触的功能咬合位置，避免咬合创伤。

（三）正畸中的牙齿移动控制

1．下颌牙列的整体远中移动是本病例治疗成功的关键。采用传动矫治器、约60 g的轻力在细丝上进行颌间牵引，配合传动矫治托槽，序列粘接托槽，体现传动效应。在解除牙列拥挤的同时，下前牙代偿性舌倾，解除前牙反殆。保持牙轴与牙槽基骨的一致性，从而保证生理性的改建，这也是健康矫治的体现。

2．患者上颌牙列中度拥挤，采用不拔牙矫治时，在解除拥挤的同时，需要避免上切牙过度唇倾，以免造成咬切功能运动障碍，或者唇倾后鼻唇角过小，影响软组织侧貌美观。因此，我们采用种植支抗辅助治疗，在前牙反殆解除后，通过种植支抗牵引下颌整体牙列，避免上切牙进一步唇倾。

3．患者矫治后咬合稳定，功能运动无异常，关节没有出现弹响及疼痛。患者软组织侧貌改善非常明显，不拔牙矫治保持了上颌侧貌的丰满度，反殆的解除改善了面下部的软组织曲线，下颌垂直向基本保持稳定，整体获得了良好的功能与美观效果。

（病例完成人：孙燕楠）

病例 34 拔牙矫治安氏Ⅲ类高角前牙反𬌗畸形

一、一般情况

患者女性，26岁，主诉牙不齐。现病史及既往史无特殊。全身情况良好，否认口腔不良习惯、鼻咽部疾病；否认关节疼痛、弹响；否认牙外伤史；家族史无特殊。

二、临床检查

1．面部检查　正面观：面部左右基本对称，颏部右偏1 mm，面下1/3稍长。侧面观：凹面型，上颌后缩，下颌前突，颏唇沟浅，上唇略短，下唇前突（图34-1）。

2．口内检查　恒牙列；53残根，63滞留，13、23口内未见；上下后牙多牙𬌗面窝沟龋。下牙列拥挤度3 mm；左侧磨牙完全近中关系，右侧磨牙中性关系；14-63与34-44反𬌗，反覆盖2 mm；上牙弓为尖圆形。上中线正，下中线右偏2 mm。下颌不可后退（图34-1）。

3．颞下颌关节检查　开口度三指，开口型正常，双侧关节未查见弹响及触痛。

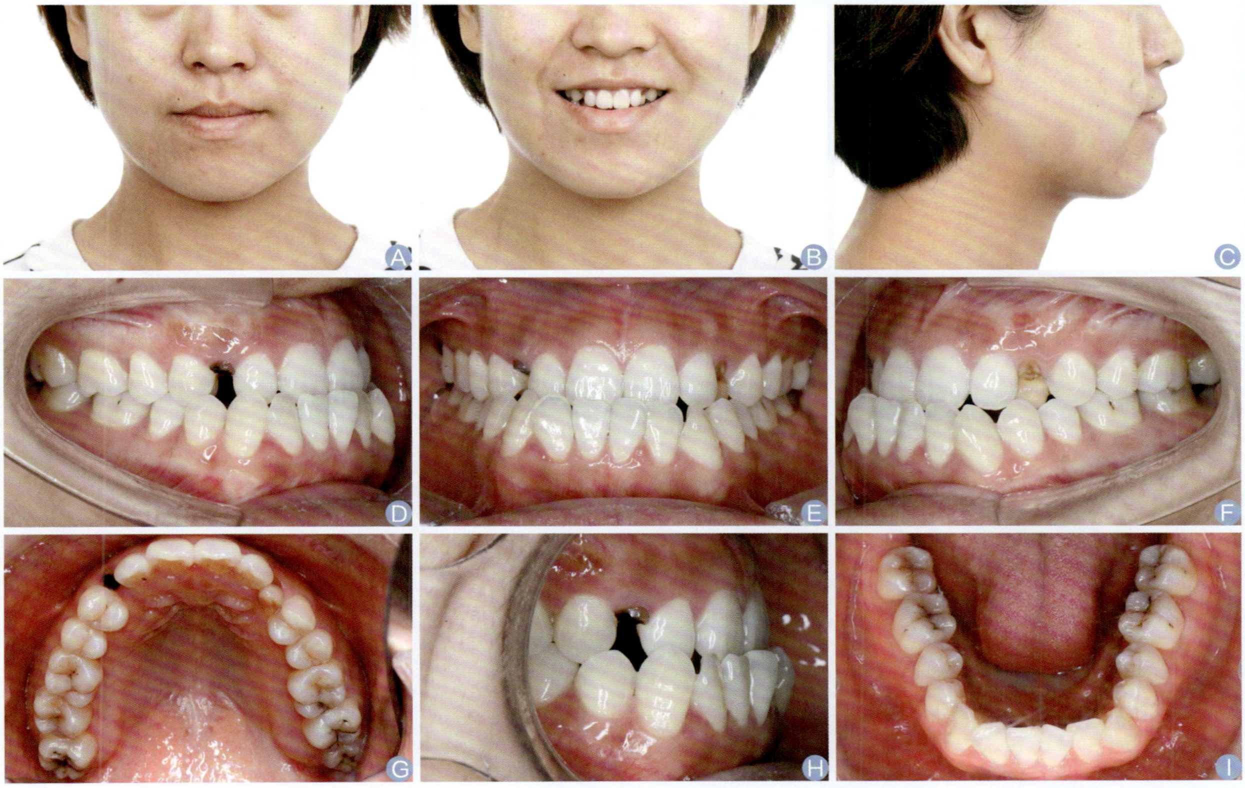

图 34-1　治疗前面𬌗像

三、X线检查分析

1．头颅侧位片 测量分析结果显示骨性Ⅲ类，上颌后缩，下颌前突，高角，上切牙唇倾，下切牙直立（图34-2和表34-1）。

2．全口曲面体层片 13、23埋伏阻生，53、63滞留；其余牙列、牙槽骨未见明显异常。双侧髁突形态不对称，骨皮质未见明显异常（图34-2）。

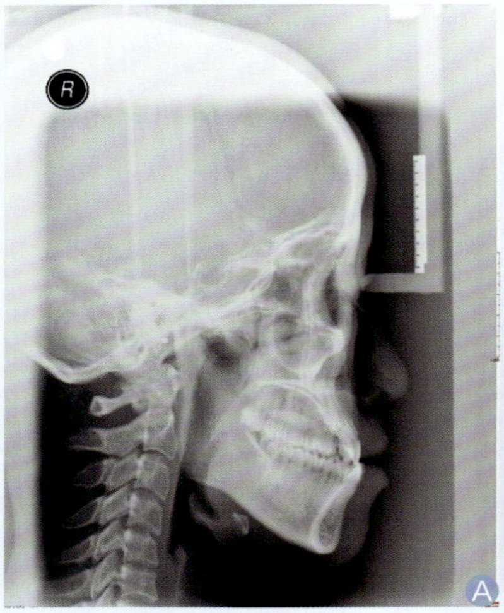

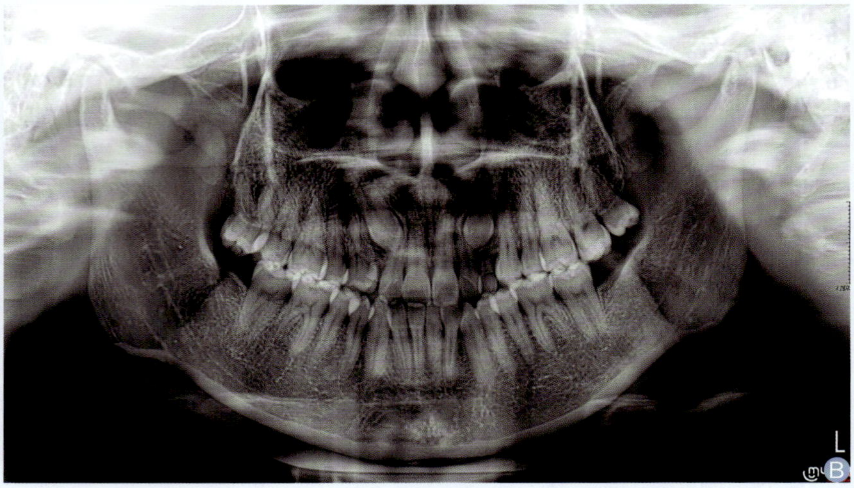

图34-2 治疗前X线片

表34-1 治疗前后头影测量结果

测量项目	正常值	测量值	
	均值±标准差	治疗前	治疗后
SNA（度）	82.8 ± 4.0	78.9	78.6
SNB（度）	80.1 ± 3.9	80.7	77.9
ANB（度）	2.7 ± 2.0	−1.8	0.7
FH/NP（度）	85.4 ± 3.7	90.2	89.0
U1/NA（度）	22.8 ± 5.7	15.0	19.8
U1-NA（mm）	5.2 ± 2.4	5.2	3.5
L1/NB（度）	30.3 ± 5.8	25.9	17.9
L1-NB（mm）	6.7 ± 2.1	4.7	2.4
U1/L1（度）	125.4 ± 7.9	118.8	141.4
U1/SN（度）	105.7 ± 6.3	93.9	97.6
MP/SN（度）	32.5 ± 5.2	38.9	40.6
MP/FH（度）	31.1 ± 5.6	29.6	32.5
L1/MP（度）	92.6 ± 7.0	85.5	77.9

四、诊断

安氏Ⅲ类，毛氏Ⅱ¹+Ⅰ¹类，骨性Ⅲ类，高角。13、23埋伏阻生，53、63滞留。

五、矫治目标

纠正反殆，改善侧貌；排齐整平牙列，建立良好咬合关系 。

六、矫治计划

方案一　正畸-正颌联合治疗

通过正颌手术改善上颌后缩、下颌前突。患者拒绝，要求单纯正畸治疗。

方案二　单纯正畸治疗

1．采用直丝弓矫治技术，拔除13、23、34、44、53、63，上颌用四角圈簧开扩牙弓。

2．排齐整平牙列，上颌14代替13、24代替23，下颌关闭拔牙间隙，内收下前牙。建立前牙正常覆殆、覆盖及磨牙中性关系，协调上下中线，改善侧貌。

3．择期减数18、28。

4．保持。

患者选择方案二进行治疗。

七、矫治过程

1．第1～9个月　粘接直丝弓矫治器（除17、27、35、37、45、47以外），上下颌置0.014英寸澳丝。下颌弯制后倾弯远中直立磨牙，打开咬合，结合Ⅲ类牵引，同时用滑动法轻力内收下前牙；近中移动上颌磨牙调整磨牙关系，细丝轻力纠正反殆（图34-3）。

2．第10～25个月　反殆解除后，顺序更换弓丝排齐整平上下颌牙列。上颌换至0.018英寸×0.025英寸不锈钢方丝，下颌换至0.017英寸×0.025英寸不锈钢方丝，滑动法关闭间隙。继续使用Ⅲ类牵引，调整咬合关系（图34-4）。

3．第26～29个月　精细调整，拆除固定矫治器，戴入透明保持器（图34-5）。

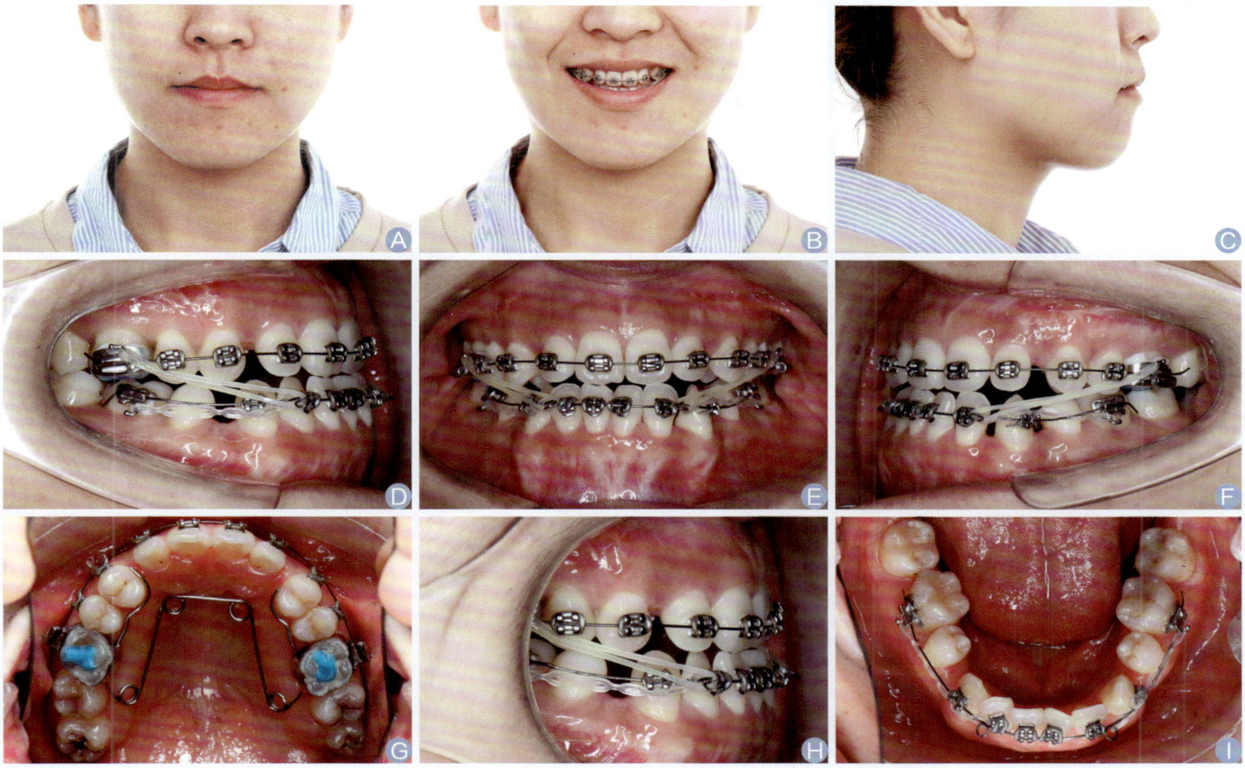

图34-3　关闭间隙时面殆像

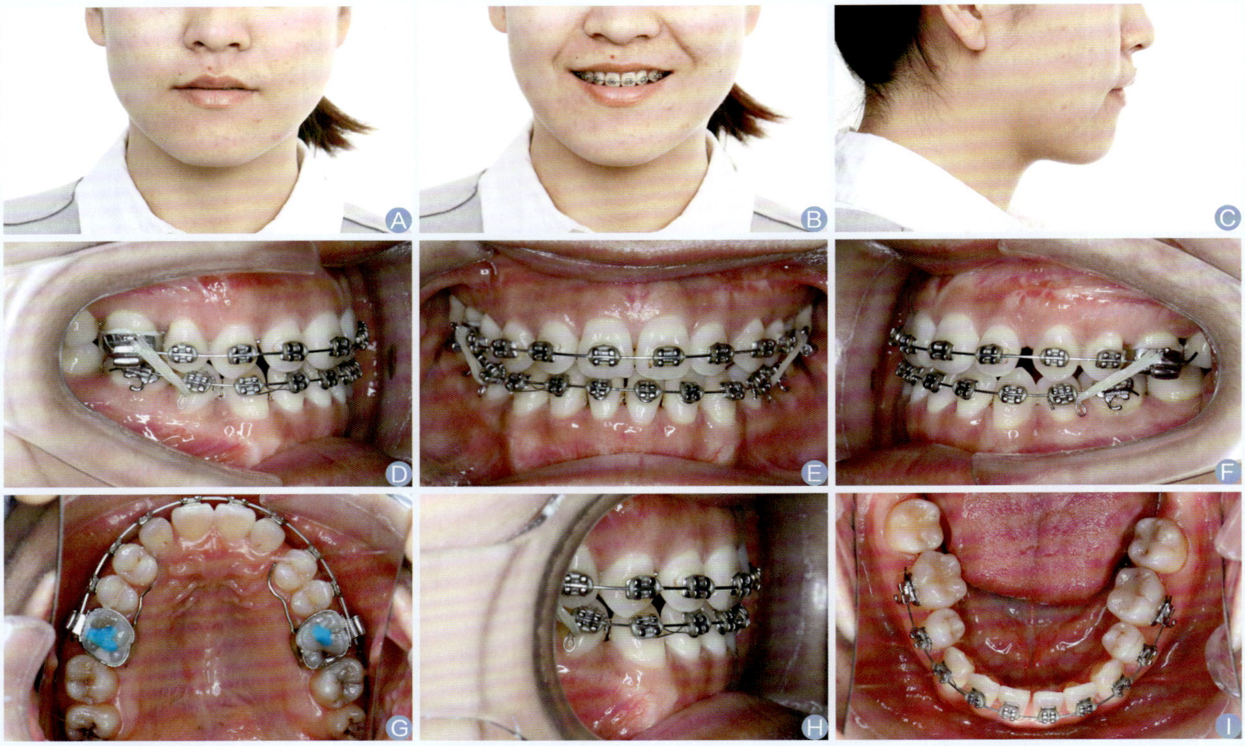

图 34-4 精细调整时面殆像

八、矫治结果

矫治后，患者咬合关系良好，上下牙列整齐，前牙覆殆、覆盖正常，双侧磨牙中性关系，上下中线正。侧貌得到改善，上下唇突度正常，鼻唇角正常，颏唇沟正常；自然状态下唇齿关系正常。全口曲面体层片显示牙根平行排列，牙根及牙槽骨未见明显异常（图34-5）。头颅侧位片测量分析结果显示：下前牙整体内收，转矩控制良好（测量结果见表34-1）。治疗结束后1年复查，牙齿排列整齐，咬合稳定（图34-6）。

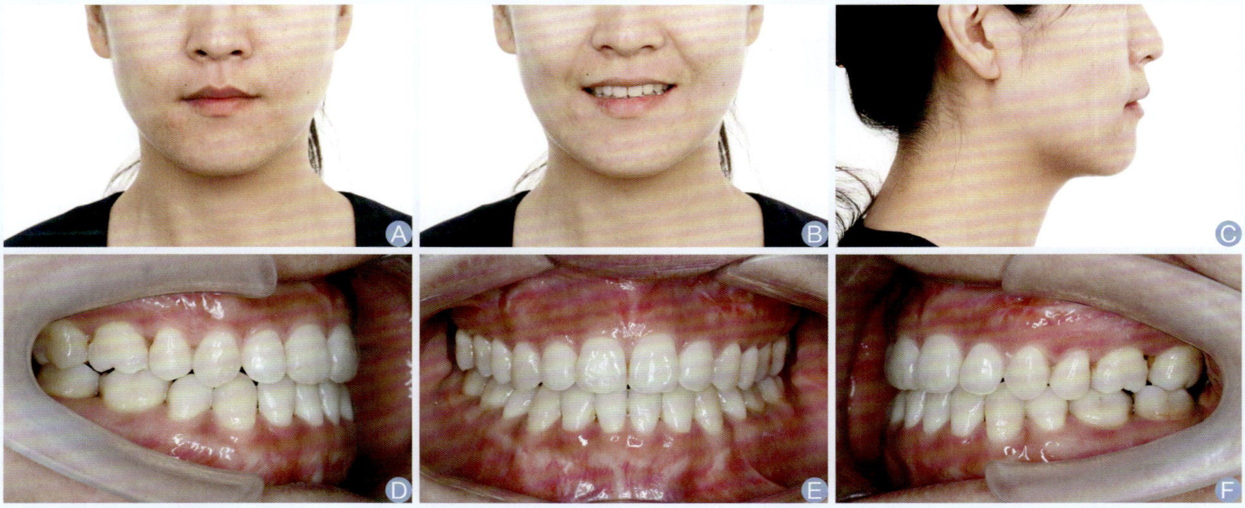

图 34-5 治疗后面殆像及 X 线片

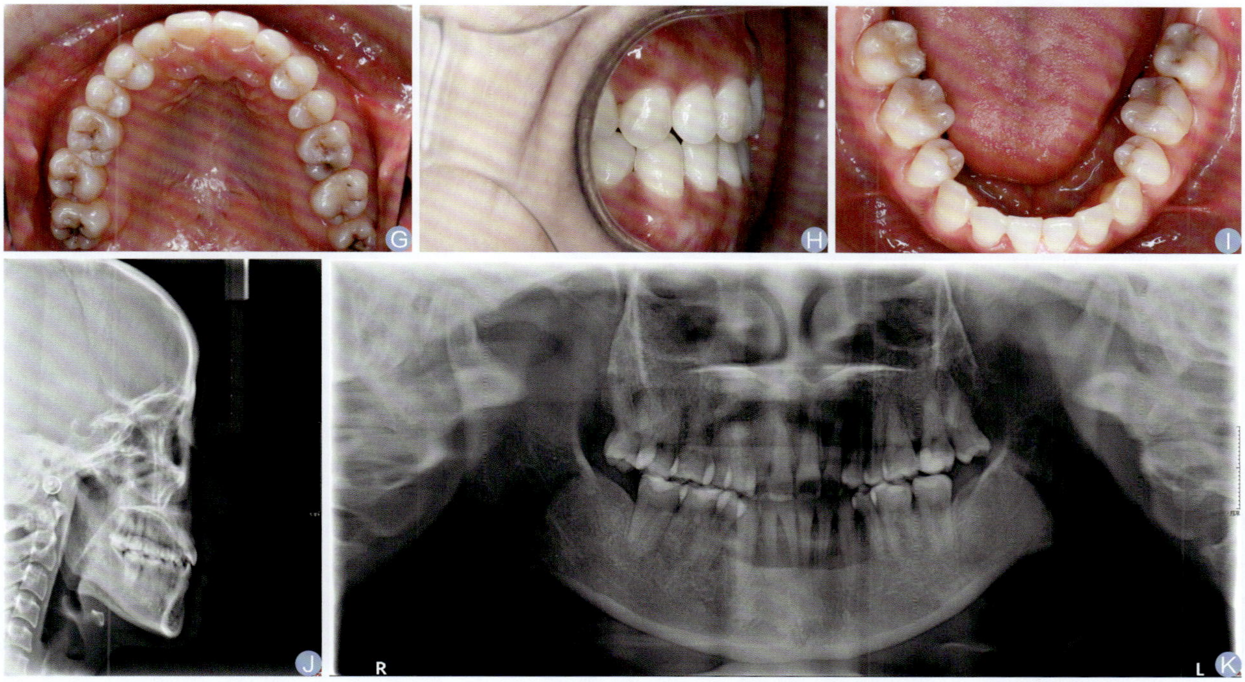

图 34-5　治疗后面殆像及 X 线片（续）

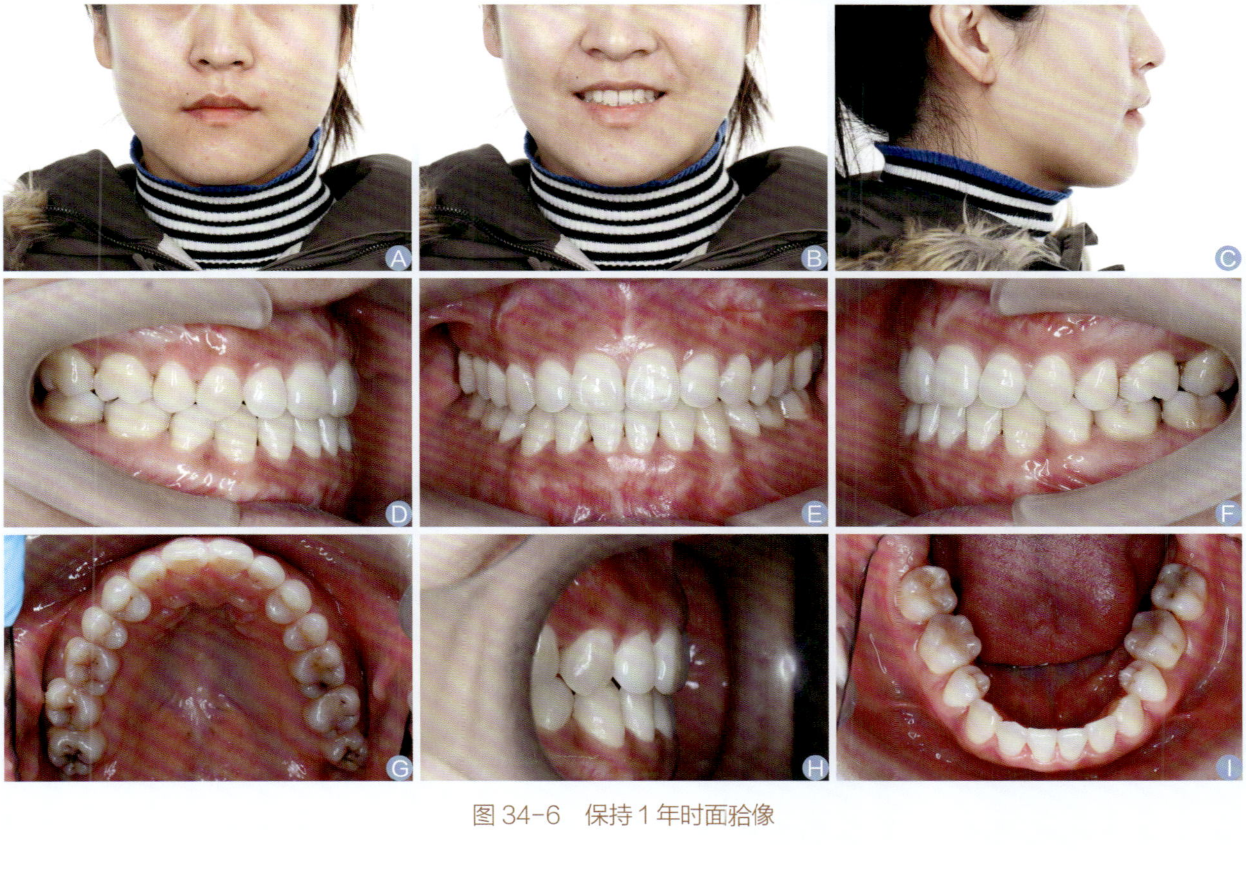

图 34-6　保持 1 年时面殆像

九、矫治体会

（一）正畸治疗的难点

1. 患者为骨性Ⅲ类高角型，上颌轻度后缩，下颌前突，殆平面陡；面中份稍后缩。若患者对美观要求高，应进行正畸-正颌联合治疗，但患者拒绝正畸-正颌联合治疗。采用单纯掩饰性正畸治疗有一定难度。

2. 13、23埋伏阻生，在成年患者中将其牵引到位较为困难，故设计拔除阻生牙。上颌拔牙矫治设计为拔除53、63滞留乳牙及13、23埋伏阻生牙，维持上前牙唇倾度，14代替13，24代替23，后牙前移关闭拔牙间隙。因上颌存在拔牙间隙，维持上前牙唇倾度较为困难，治疗中应注意上前牙控制。因上颌减数，同时下颌前突、拥挤，需要减数下颌双尖牙，内收下前牙，解除反殆，改善下颌突度，建立正常咬合关系。

3. 下颌切牙在治疗前较为舌倾，减数后会加大下前牙舌倾代偿。虽然这对改善咬合和面型有积极作用，但长期稳定性需要考虑。患者下前牙牙周为厚龈生物型，治疗前未见明显的牙周疾病，为进一步舌倾代偿提供了可能。

（二）正畸中的牙齿移动控制

1. 上切牙唇倾度的维持是治疗的第一个关键点。治疗前患者面型略凹，上前牙比较直立，而进行拔牙矫治时上前牙唇倾度控制有一定难度。在治疗过程中，采用Ⅲ类牵引关闭上颌拔牙间隙。在治疗后随着反殆的解除，上前牙唇倾度得以维持并轻度加大，为建立正常、稳定的咬合提供条件。下颌则需要依据上前牙位置内收以解除反殆，改善下唇突度，从而改善患者面型。因此，治疗中使用细丝配合轻力双侧Ⅲ类牵引，内收下前牙。反殆解除后，下前牙舌倾角度大，此时使用镍钛方丝，在整平牙列的同时，适当恢复下前牙的冠唇向转矩，以利于获得稳定的治疗效果。在内收下前牙时，需要注意考虑下前牙舌倾代偿程度及下前牙唇侧骨板的厚度，避免下前牙牙根处骨开窗、骨开裂。对于成年患者，由于牙槽骨修复改建能力降低，需要注意控制牙齿移动的速度，避免过快移动及应用过大矫治力，以使患者的牙槽骨改建跟上牙齿移动，避免产生牙槽骨显著吸收等副作用。

2. 该患者为轻度骨性Ⅲ类高角病例。在垂直方向上采用直立后牙，轻度顺时针旋转殆平面及下颌平面角，在矢状向上使B点相对后移，可以为矢状向骨型改善和软组织侧貌改善提供帮助。下颌平面角的轻度增大，也对下前牙舌倾可能造成的过多舌向咬合分力有一定的缓解，对维持牙周支持组织的稳定有一定意义。

3. 在宽度方面，该病例使用了四角圈簧作为维持上颌宽度的手段。使用四角圈簧的主要目的是防止治疗中上颌宽度的失控。骨性Ⅲ类患者在治疗中会使用大量的Ⅲ类牵引，其对上颌后段牙弓宽度有水平缩窄的分力，特别是长时间使用Ⅲ类牵引时，需要关注上颌后牙宽度。另外，患者治疗前，下颌后段牙弓已经出现比较明显的舌倾代偿趋势。在使用直丝弓矫治器打开咬合的过程中，若不能很好地控制下颌宽度，可能会因过度的整平而造成下颌过度去代偿，进而产生后牙反殆。后牙反殆一旦产生，会大大增加正畸治疗难度，因此需要在治疗前给予设计考虑。治疗完成后，患者功能殆良好，前伸及侧方运动无咬合干扰。

（病例完成人：柳大为）

病例 35 骨性Ⅲ类低角前牙反殆伴阻生磨牙的矫治

一、一般情况

患者男性，18岁，主诉前牙反殆、下后牙缺失，要求正畸。既往有后牙牙体治疗史。全身情况良好，诉偏侧咀嚼3年余，否认其他口腔不良习惯、鼻咽部疾病；否认关节疼痛、弹响；否认牙外伤史；家族史无特殊。

二、临床检查

1．面部检查　正面观：面部不对称，颏部右偏约2 mm，面部上、中、下比例基本协调，无开唇露齿，微笑时上切牙暴露量不足。侧面观：凹面型，上颌略后缩，下颌略前突（图35-1）。

2．口内检查　恒牙列；53乳牙滞留，13、23口内未见，53-21与43-31、22与33反殆，37残冠，38、48近中阻生。上牙弓拥挤度3 mm，下牙弓拥挤度4 mm；右侧磨牙近中尖对尖关系，左侧磨牙中性关系；前牙反覆殆、反覆盖；上中线左偏1 mm，下中线正常（图35-1）。

3．颞下颌关节检查　开口度三指，开口型正常，双侧关节未查见弹响及触痛。

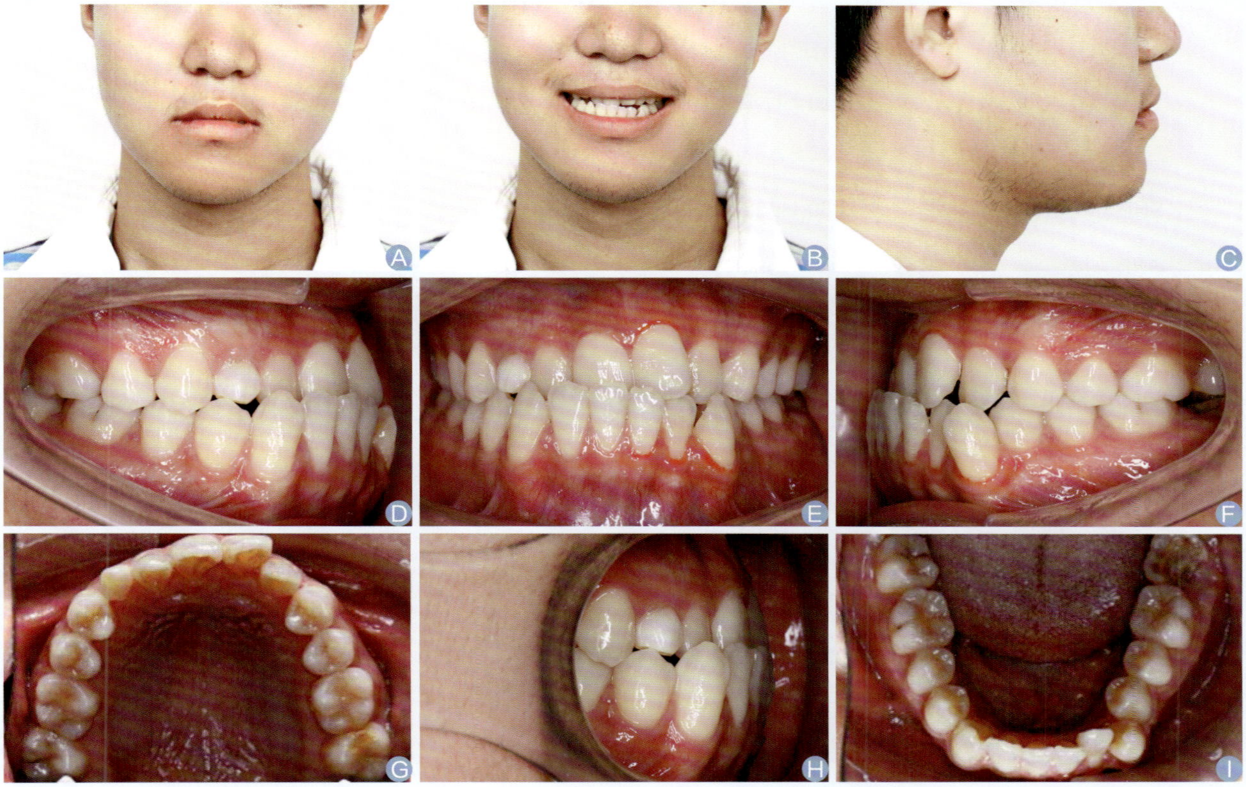

图 35-1　治疗前面殆像

三、X线检查分析

1．头颅侧位片　测量分析结果显示骨性Ⅲ类，下颌前突，低角，上切牙直立，下切牙唇倾（图35-2和表35-1）。

2．全口曲面体层片　38、48水平阻生；37根管内高密度影像，近中根尖周及根分叉处骨质低密度影像。颌骨内未见13、23恒牙胚，53滞留。其余牙列、牙槽骨未见明显异常。双侧髁突骨质未见明显异常（图35-2）。

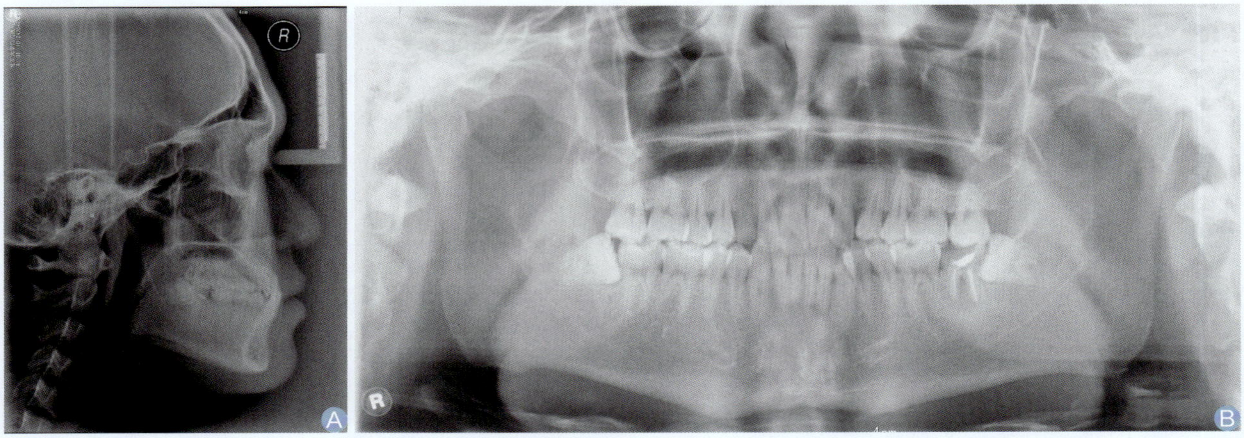

图35-2　治疗前X线片

表35-1　治疗前后头影测量结果

测量项目	正常值	测量值	
	均值±标准差	治疗前	治疗后
SNA（度）	82.8±4.0	83.9	84.6
SNB（度）	80.1±3.9	85.6	85.2
ANB（度）	2.7±2.0	−1.7	−0.6
FH/NP（度）	85.4±3.7	90.6	90.3
U1/NA（度）	22.8±5.7	25.3	28.0
U1-NA（mm）	5.2±2.4	6.9	5.6
L1/NB（度）	30.3±5.8	22.6	20.6
L1-NB（mm）	6.7±2.1	6.1	4.8
U1/L1（度）	125.4±7.9	133.8	137.0
U1/SN（度）	105.7±6.3	109.3	110.6
MP/SN（度）	32.5±5.2	22.3	22.2
MP/FH（度）	31.1±5.6	18.4	18.9
L1/MP（度）	92.6±7.0	94.8	88.2

四、诊断

安氏Ⅲ^{s}类，毛氏Ⅱ^{1}+Ⅰ^{1}类，骨性Ⅲ类，低角。13、23先天缺牙，53乳牙滞留；37残冠，慢性根尖周炎。

五、矫治目标

排齐整平牙列，纠正前牙反𬌗，直立38代替37，调整中线，建立中性咬合关系。

六、矫治计划

方案一　正畸-正颌联合治疗

通过正颌手术改善下颌前突及偏斜。患者拒绝，要求单纯正畸治疗。

方案二　单纯正畸治疗

1. 采用直丝弓矫治技术，拔除53、34、44、37。

2. 排齐整平牙列，关闭拔牙间隙，内收下前牙，建立前牙正常覆𬌗、覆盖，协调上下中线，改善侧貌。

3. 直立并前移38以代替37。因38水平阻生且牙根短，若移动不成功，则37拔除后择期行种植修复。

4. 保持。

患者选择方案二进行治疗。

七、矫治过程

1. 第1～6个月　粘接全口直丝弓矫治器，排齐上下牙列，换至0.019英寸×0.025英寸不锈钢丝。下颌37拔除后，观察38的萌出情况。

2. 第7～24个月　38牙冠萌出后，下颌顺序替换弓丝直立38。38直立后使用滑动法内收下前牙，同时前移38关闭缺牙间隙。上下切牙根据治疗中情况，适当增加冠唇向转矩控制前牙牙轴（图35-3）。

3. 第25～32个月　精细调整，拆除固定矫治器，戴入透明保持器（图35-4）。

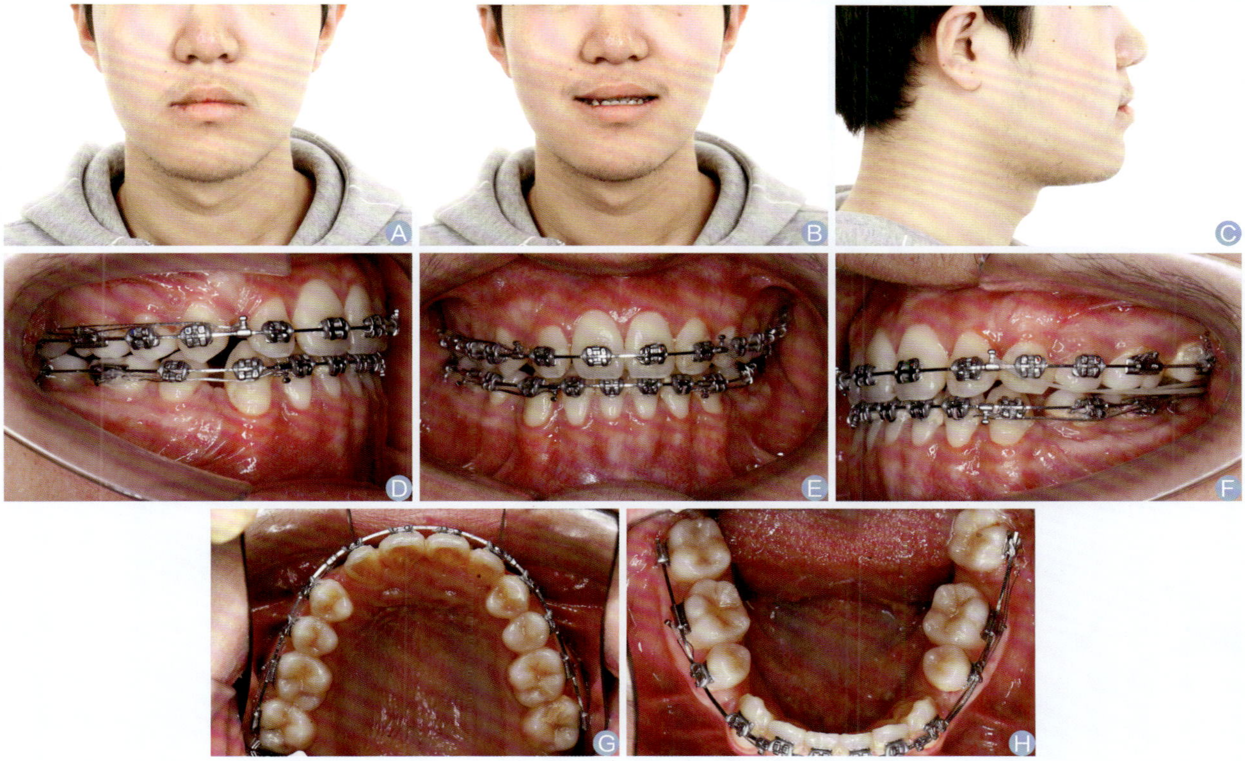

图35-3　关闭间隙时面𬌗像

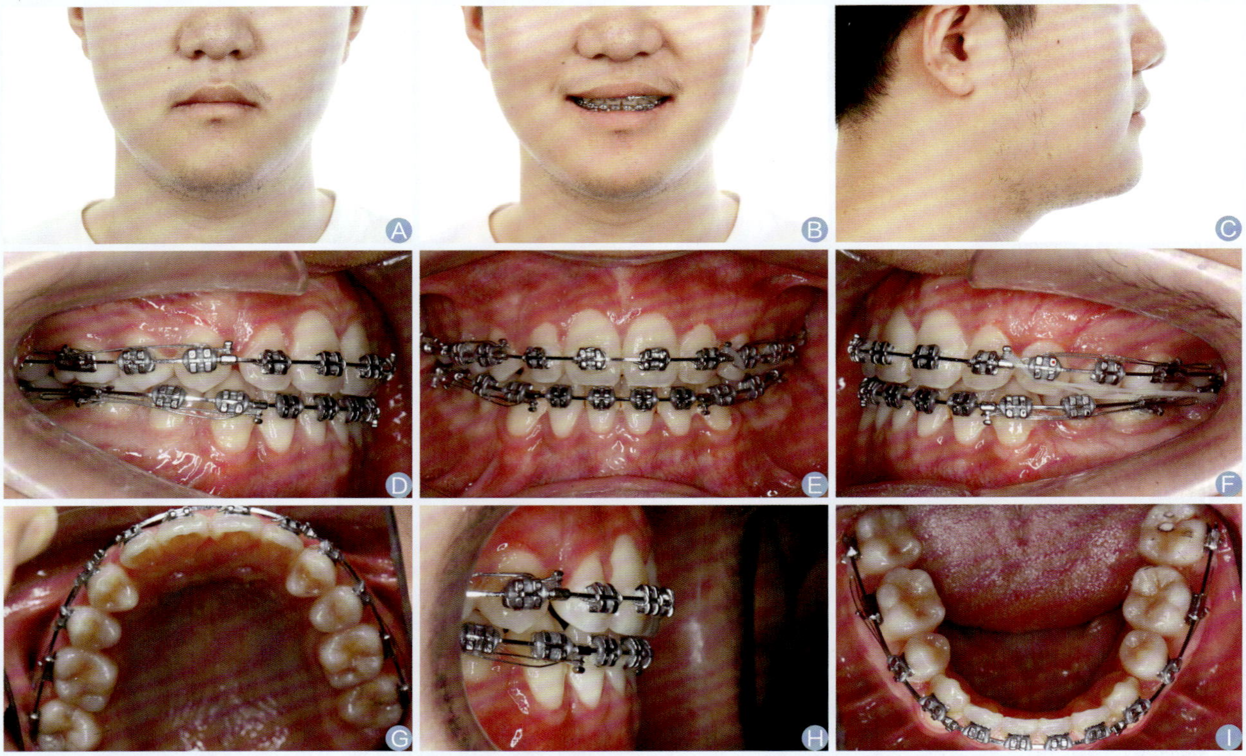

图 35-4　精细调整时面𬌗像

八、矫治结果

矫治后，患者前牙反𬌗解除，38移动到位，上下牙列整齐，前牙覆𬌗、覆盖正常，双侧磨牙中性关系，上下中线正。侧貌及下颌偏斜改善，上下唇突度正常，鼻唇角正常，颏唇沟正常。微笑时上切牙暴露量增加，唇齿关系正常。全口曲面体层片显示牙根平行排列，38牙根直立（图35-5）。X线片显示38牙根未见明显吸收。头颅侧位片测量分析结果显示：上前牙整体内收，牙轴控制良好（测量结果见表35-1）。治疗结束4年后复查，牙齿排列整齐，咬合稳定（图35-6）。

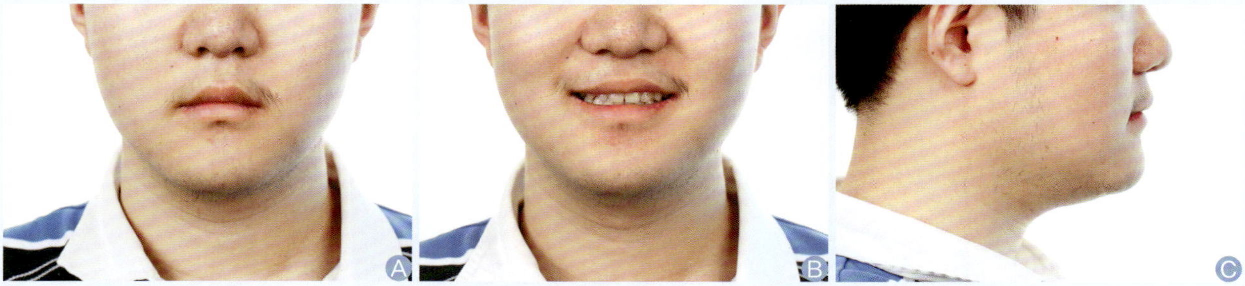

图 35-5　治疗后面𬌗像及 X 线片

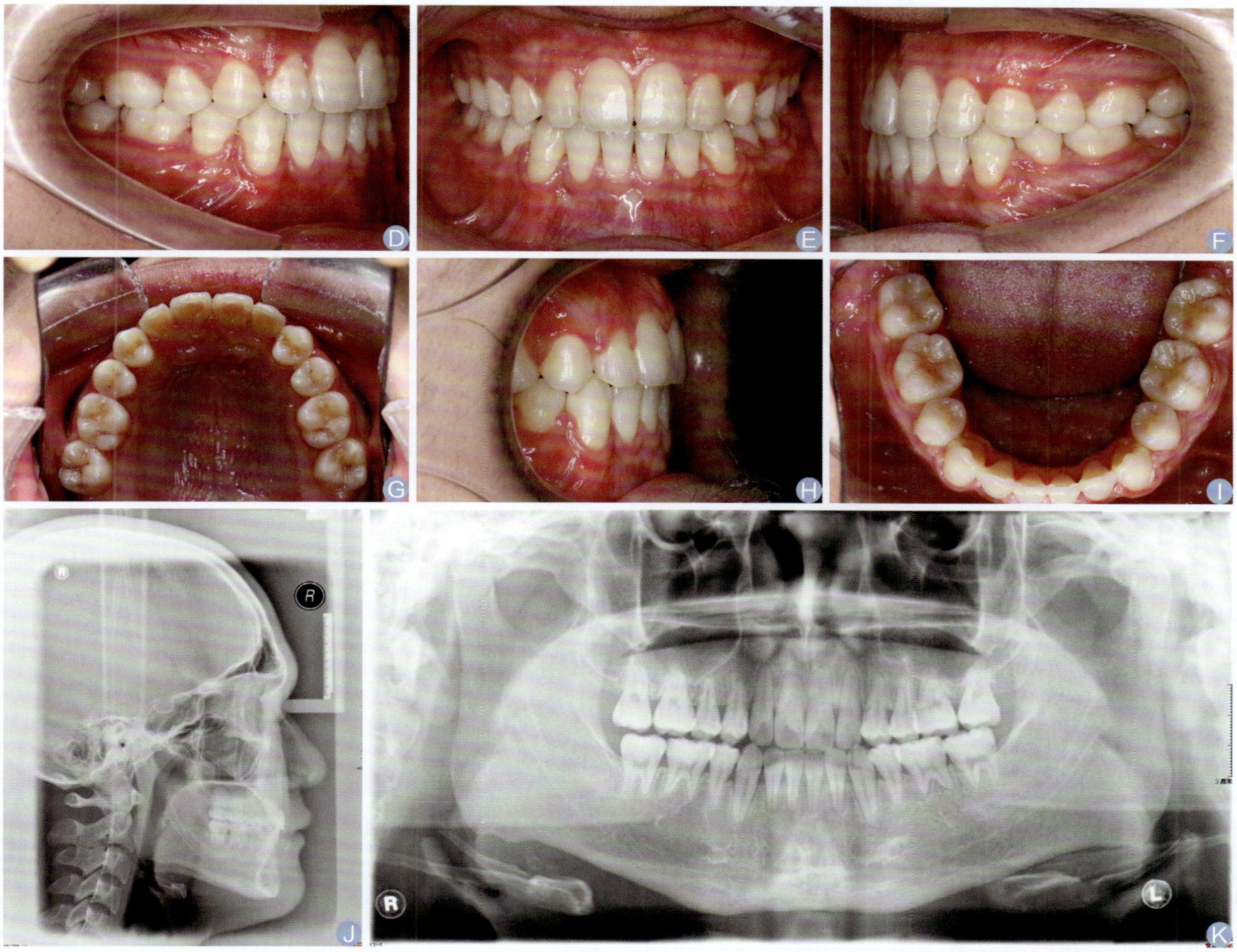

图 35-5　治疗后面𬌗像及 X 线片（续）

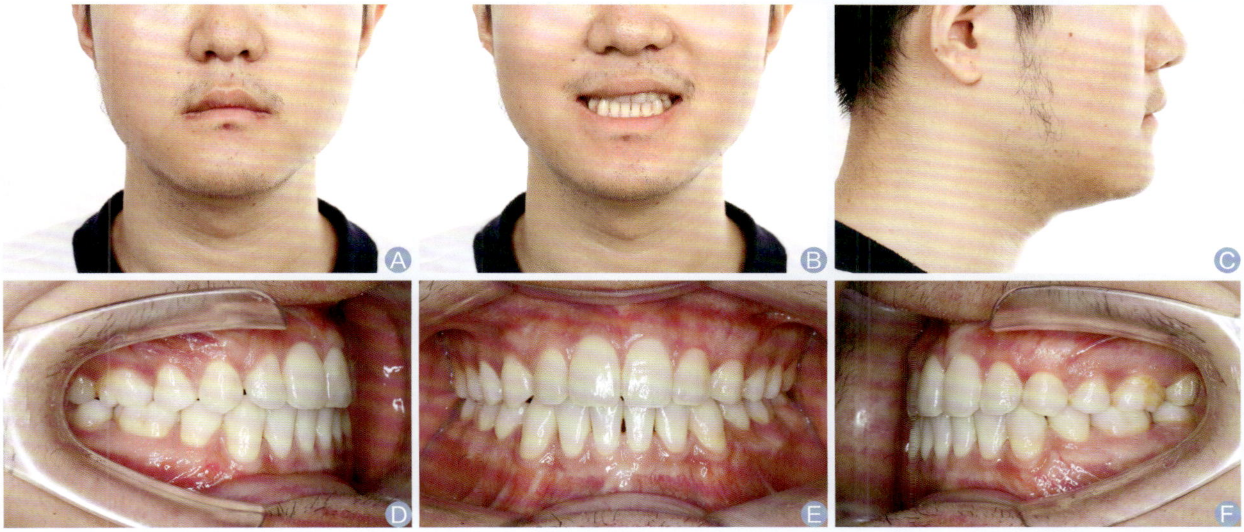

图 35-6　保持 4 年时面𬌗像

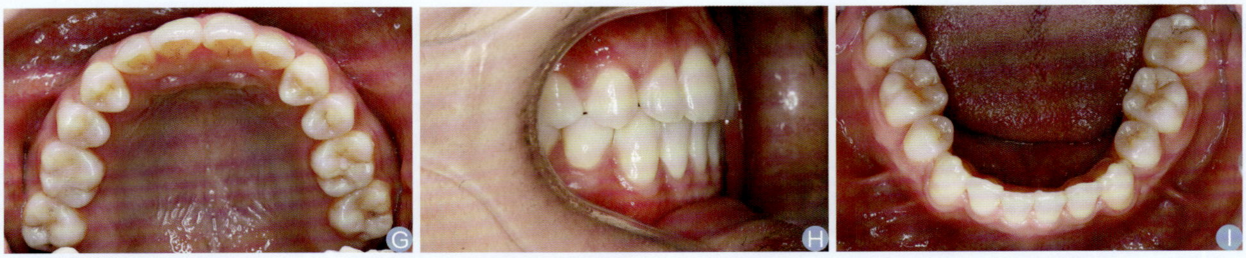

图 35-6　保持 4 年时面𬌗像（续）

九、矫治体会

（一）关于矫治设计的考虑

1. 针对该患者骨性Ⅲ类低角前牙反𬌗，下唇前突外翻，下牙列存在拥挤，加之13、23先天缺失，在设计时考虑到上下颌的牙量协调及解除下颌拥挤和前牙反𬌗的需求，故下颌拔除了34、44。上颌牙弓中线左偏，53滞留牙拔除后可以利用乳牙拔牙间隙调整上颌的中线。但是由于前牙反𬌗的存在，上前牙目标位置应该保持与治疗前一致。因此，上颌拔牙间隙可通过后牙前移关闭。

2. 上颌因13、23先天缺失，需要用第一前磨牙代替尖牙，在设计时需考虑可能出现Bolton比例不调的问题。另外，在排齐牙齿的过程中，更需注意第一前磨牙的排列，以免影响侧切牙与第一前磨牙之间的邻接关系以及前伸和侧方咬合时的功能。第一前磨牙替代尖牙，可能存在侧方运动时舌尖的干扰，需要在治疗中检查并进行必要的舌尖调磨。

（二）正畸治疗中的控制及注意事项

1. 针对患者的前牙反𬌗，在排齐过程中进行必要的尖牙向后结扎以避免下前牙唇倾。尽快排齐整平牙列后，可采用滑动法内收下前牙，从而解除反𬌗。而关闭上颌乳尖牙的拔牙间隙时，可同时进行上颌中线的调整和右侧上颌磨牙的近中移动。

2. 患者存在37残根，38近中水平阻生，是否能够直立38代替37是本病例治疗的关键。直立近中阻生磨牙的方法包括：①使用传统方法，如悬臂梁、直立曲等，适用于磨牙需要向远中直立的情况。②配合种植支抗，直接或间接对阻生牙进行后推。③配合颌间牵引，其好处是对阻生牙加力牵引时，加力方向与牙齿萌出的方向类似，可使阻生牙直立和近中移动同时进行。本病例中，37残根的拔除为38的萌出提供了空间，有助于38位置的调整与萌出；同时，下颌关闭间隙过程中，对38增加了Ⅱ类牵引，辅助38前移代替37。

（病例完成人：何丹青）

病例 36 安氏Ⅲ类高角型患者减数 4 颗磨牙的舌侧矫治

一、一般情况

患者女性，24岁，主诉下唇突，后牙咬合不好。既往有后牙牙体治疗及修复治疗史。全身情况良好，否认口腔不良习惯、鼻咽部疾病；否认关节疼痛、弹响；否认牙外伤史；家族史无特殊。

二、临床检查

1．面部检查　正面观：左侧下颌体较右侧长，右侧下颌角区较左侧丰满，面下1/3稍长，未见开唇露齿及露龈笑。侧面观：直面型，眶下鼻旁区平坦，鼻唇角正常，下唇位于上唇前方，颏唇沟不明显（图36-1）。

2．口内检查　恒牙列。16、26金属冠修复，边缘不密合，36、46残根，37、47近中倾斜，27与37正锁𬌗。上牙弓拥挤度2 mm，12、22近远中径稍小；下牙弓拥挤度2 mm。右侧尖牙中性关系，左侧尖牙近中关系，前牙对刃。上中线居中，下中线右偏1 mm（图36-1）。

3．颞下颌关节检查　开口度三指，开口型正常，双侧关节未查见弹响及触痛。

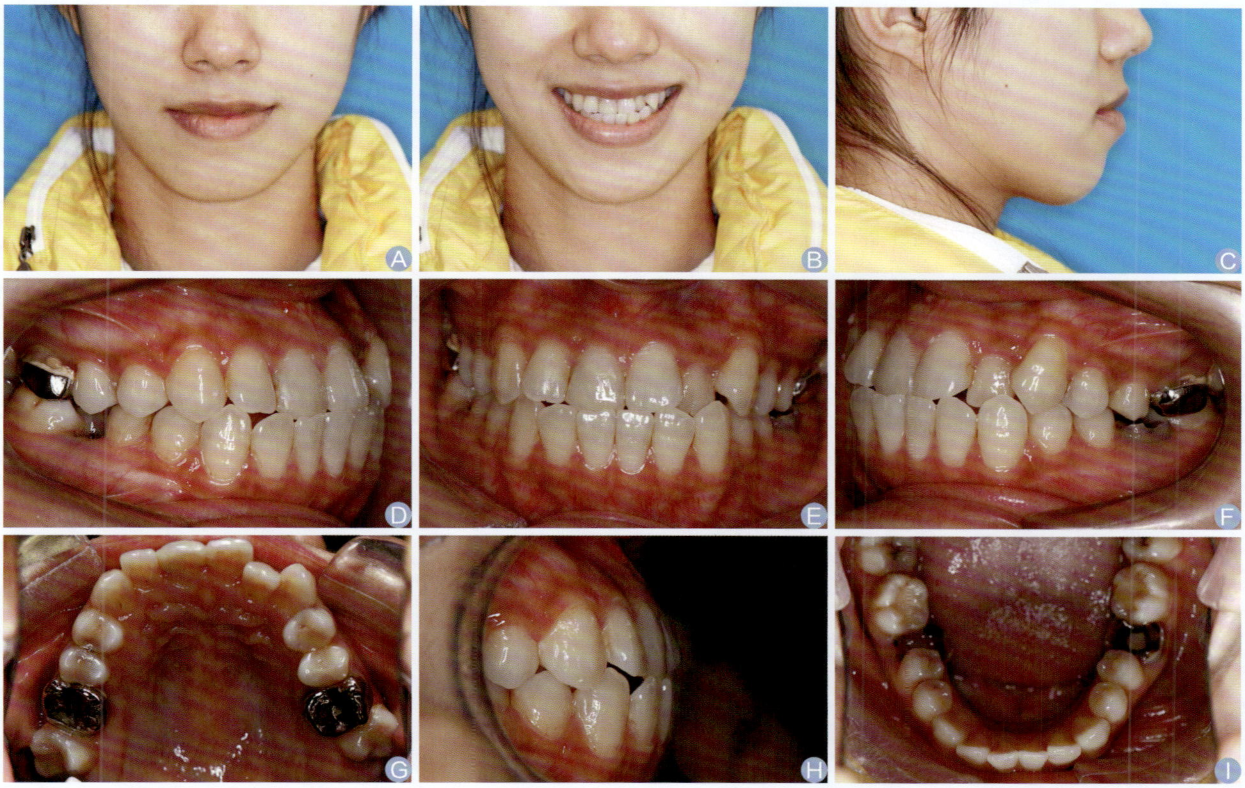

图 36-1　治疗前面𬌗像

三、X线检查分析

1．头颅侧位片　测量分析结果显示骨性Ⅰ类，颏部形态不佳，高角，下前牙唇倾、前突（图36-2和表36-1）。

2．全口曲面体层片　28近中倾斜阻生；36、46残根，根周低密度影；16、26髓腔及冠部高密度影，根短；14、15根管高密度影。其余牙列、牙槽骨未见明显异常。双侧髁突骨质未见明显异常（图36-2）。

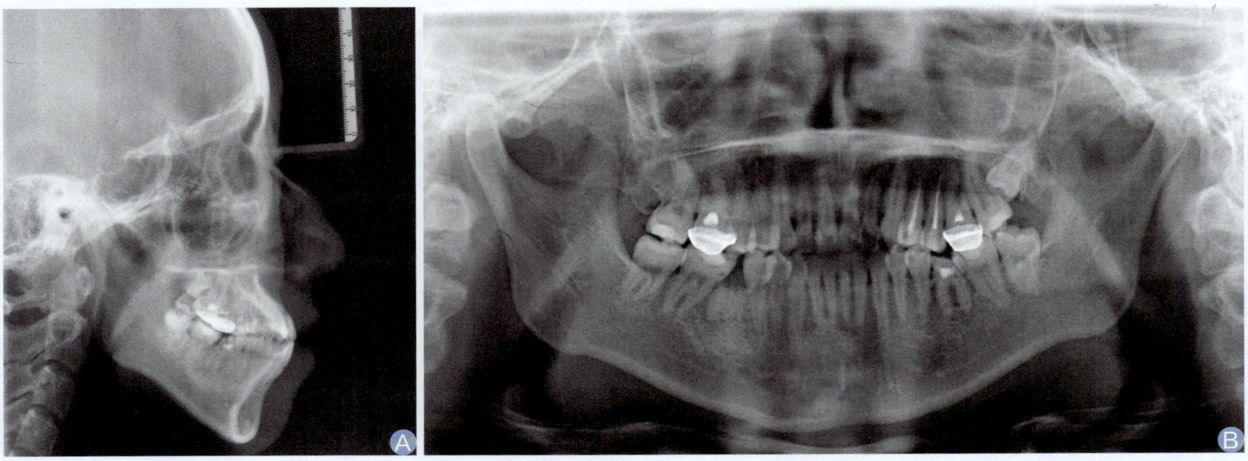

图 36-2　治疗前X线片

表36-1　治疗前后头影测量结果

测量项目	正常值	测量值	
	均值±标准差	治疗前	治疗后
SNA（度）	82.8±4.0	82.8	81.6
SNB（度）	80.1±3.9	79.3	79.1
ANB（度）	2.7±2.0	3.5	2.5
U1/NA（度）	22.8±5.7	27.1	24.7
U1-NA（mm）	5.2±2.4	5.6	6.4
L1/NB（度）	30.3±5.8	34.2	28.8
L1-NB（mm）	6.7±2.1	9.5	6.9
U1/L1（度）	125.4±7.9	115.3	124.0
MP/SN（度）	32.5±5.2	45.1	43.9
MP/FH（度）	31.1±5.6	35.7	34.6
L1/MP（度）	92.6±7.0	89.3	85.1

四、诊断

安氏Ⅲ类，毛氏Ⅰ[1]+Ⅱ[1]类，骨性Ⅰ类，高角。36、46残根，28阻生。

五、矫治目标

改善侧貌，建立协调的上下唇关系；排齐整平牙列，关闭间隙，建立尖窝交错的后牙咬合关系和正常的前牙覆𬌗、覆盖关系。

六、矫治计划

1．采用舌侧矫治技术。

2．减数16、26、28、36、46。

3．排齐牙列，关闭拔牙间隙，建立前牙正常的覆船、覆盖关系，建立中性尖牙关系，协调上下牙弓中线。

4．使用种植支抗。

5．保持。

七、矫治过程

1．第1～9个月　粘接全口舌侧矫治器，依次使用镍钛圆丝进行初步排齐。竖直前倾37、47；27与37之间交互牵引，纠正正锁船（图36-3）。

2．第10～18个月　27与37正锁船解除后，采用0.016英寸×0.022英寸镍钛方丝进一步排齐牙列，整平船曲线，逐步竖直前倾的37、47。

3．第19～22个月　37和47前倾基本改善后，换用0.016英寸×0.022英寸不锈钢方丝，进一步整平船曲线，竖直37、47。

4．第23～33个月　以0.016英寸×0.022英寸不锈钢丝作为主弓丝，前牙区钢丝8字结扎。在15与17之间、25与27之间、35与37之间、45与47之间放置链状皮圈，采用滑动法轻力关闭磨牙间隙，同时将尖牙关系调整为中性（图36-4）。

5．第34～38个月　换用0.016英寸×0.022英寸TMA方丝，进行咬合的精细调整。

6．第39个月　结束正畸治疗，拆除舌侧矫治器，戴入透明保持器。

八、矫治结果

矫治后，患者维持了治疗前理想的鼻唇角，下唇突度减小，下唇后移至上唇后方，上下唇之间的矢状向关系协调，面下1/3的软组织侧貌得到改善。上下牙列整齐，牙弓内全部拔牙间隙均已关闭，牙弓形态对称。前牙覆船、覆盖正常，双侧尖牙中性关系，双侧磨牙中性关系，后牙建立了尖窝交错的咬合关系，上下牙弓中线居中（图36-5）。

全口曲面体层片显示全口牙根平行排列，未见牙根吸收。患者没有按照治疗方案拔除28，28依然近中倾斜阻生于27远中。其他牙根及牙槽骨未见明显异常（图36-5）。

头影测量分析结果显示：SNA角少量减小，ANB角少量减小，垂直方向的骨骼关系保持稳

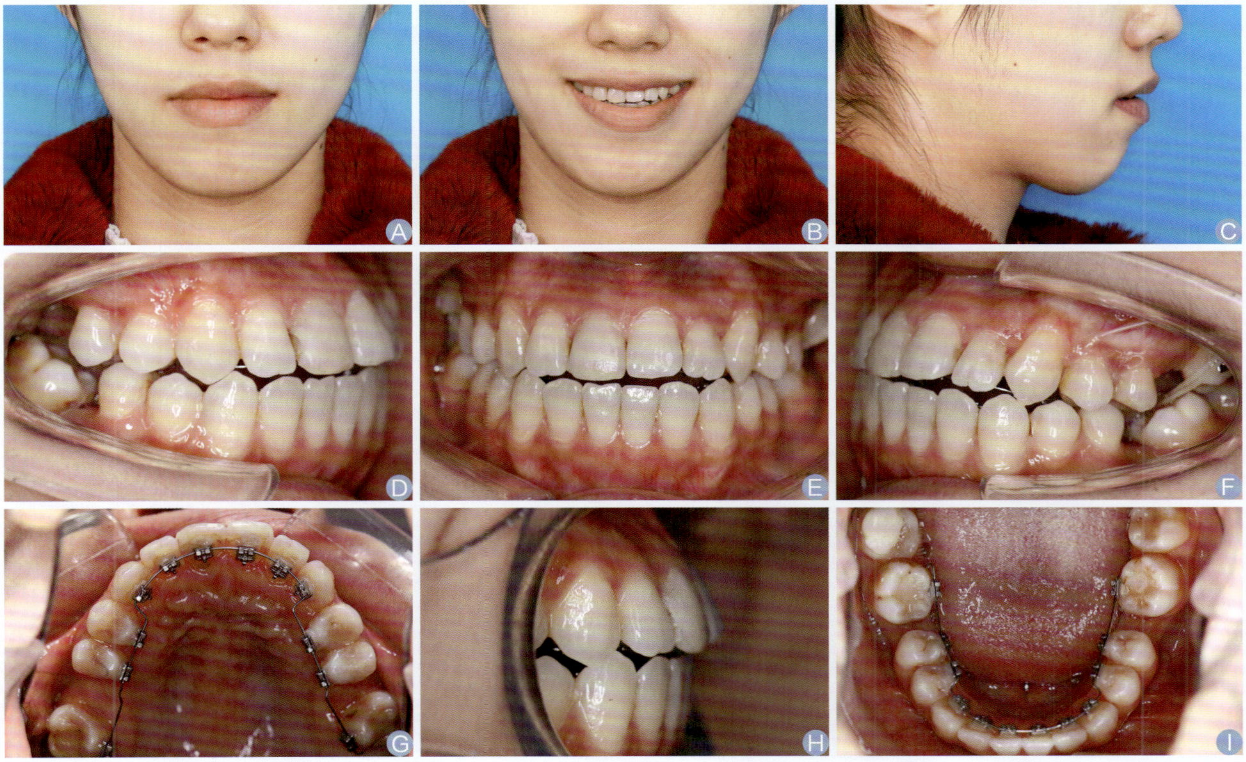

图 36-3　排齐整平牙列时面船像

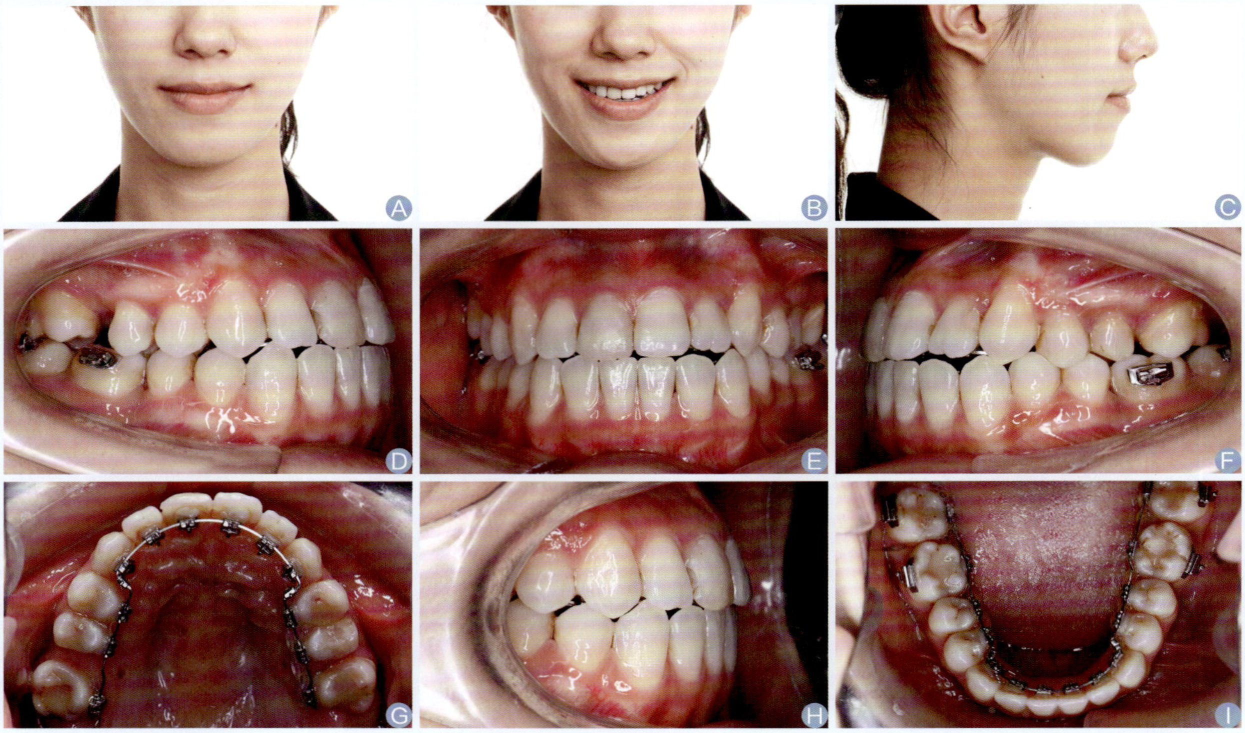

图 36-4 关闭间隙时面殆像

定，下颌平面角有少量减小。上前牙突度和唇倾度维持稳定；下前牙突度减小，唇倾度也有所减小。测量结果见表36-1。

治疗结束后3.5年复查，牙齿排列整齐，咬合稳定（图36-6）。

九、矫治体会

（一）关于矫治设计的考虑

1. 确定治疗目标，以小搏大，即以下唇的少

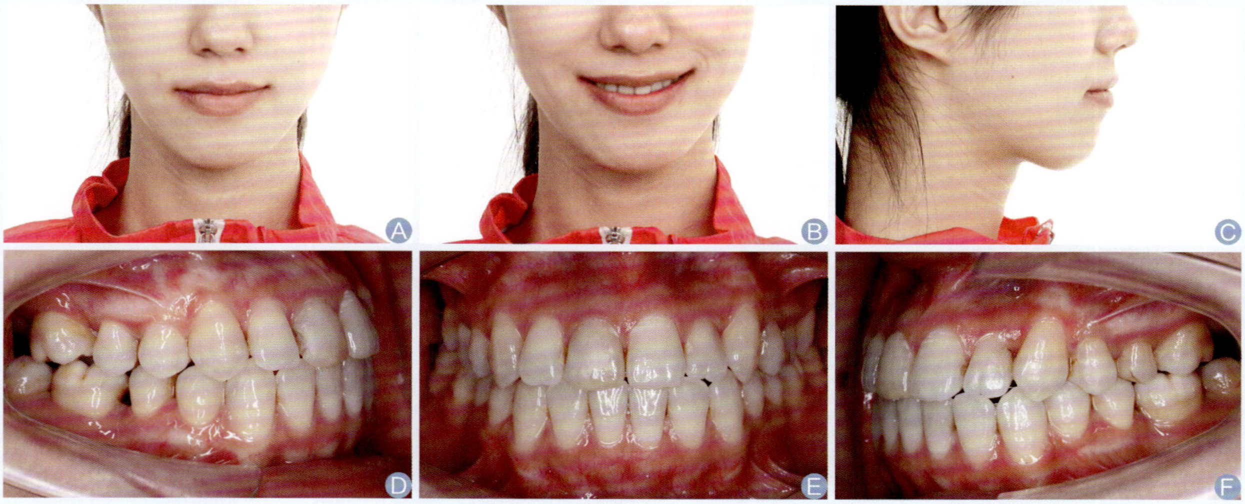

图 36-5 治疗后面殆像及 X 线片

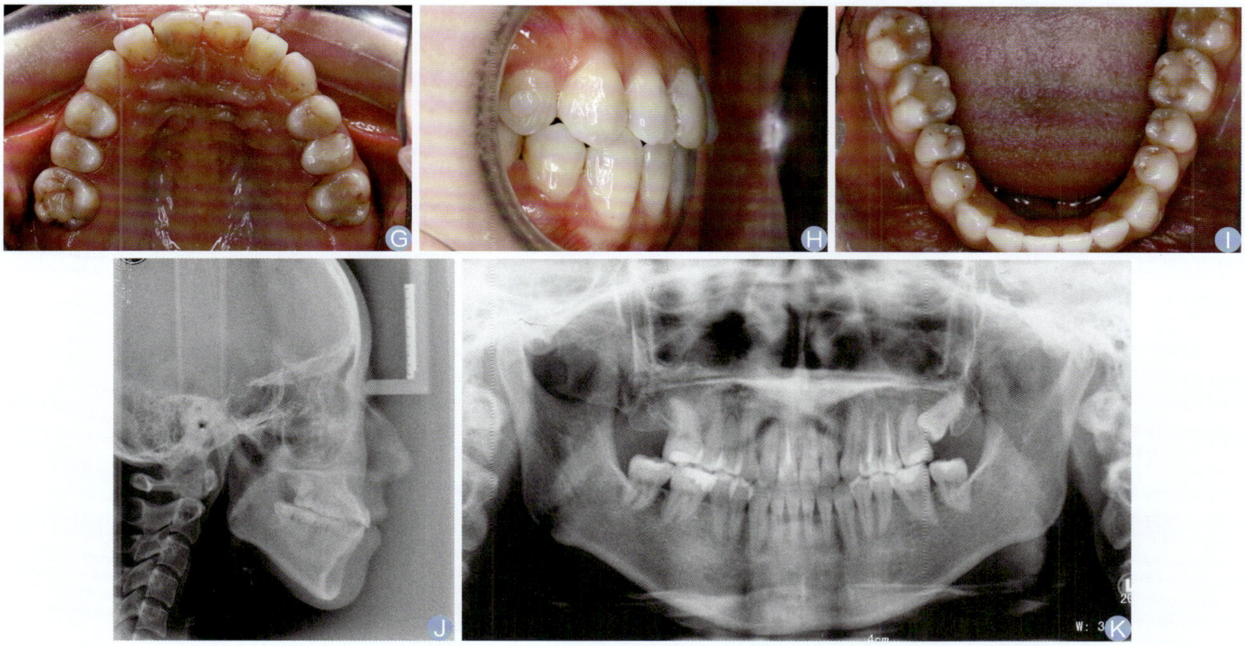

图 36-5　治疗后面殆像及 X 线片（续）

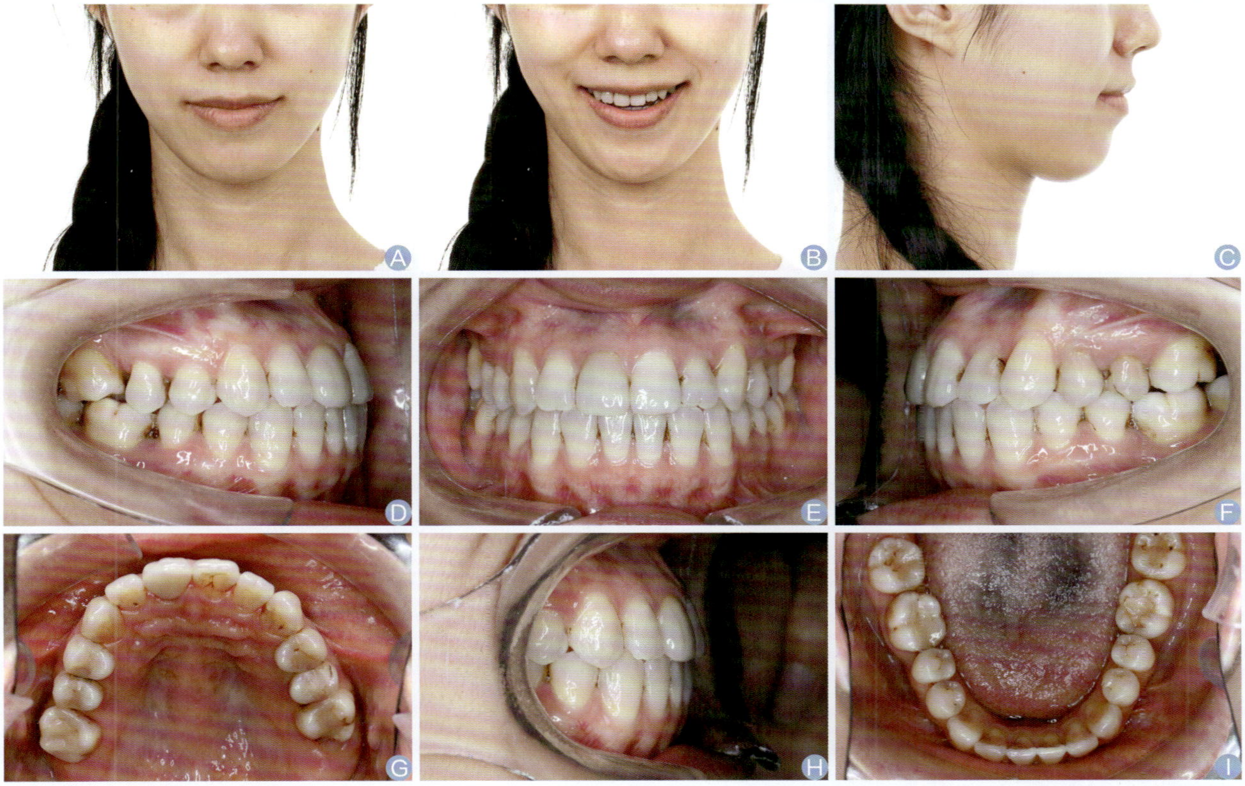

图 36-6　保持 3.5 年时面殆像

量移动获得软组织侧貌的明显改善。患者的主诉之一是下唇突。头影测量结果显示上唇突度基本正常，而下唇与审美平面之间的关系显示出下唇突度异常。此外，上下唇的矢状向关系异常，下唇位于上唇前方，而正常的关系应该是下唇位于上唇后方。患者的骨面型为Ⅲ类。其内在的机制是上下颌前牙的对刃关系。因为患者的上唇位置及鼻唇角都比较理想，所以治疗中需要保持上前牙位置基本不变，通过舌向移动下前牙建立正常的前牙覆𬌗及覆盖关系，从而使下唇舌向移动到上唇的后方，形成理想的上下唇矢状向关系。尽管下唇移动量不大，但足以改变下唇突及Ⅲ类骨面型的印象。而治疗后，需维持上唇位置不变。

2．关于拔牙　对于这样的高角Ⅲ类错𬌗畸形，减数拔牙通常选择4颗第一双尖牙。但是，该患者下颌两颗第一磨牙为残根，没有保留价值；上颌两颗第一磨牙为金属冠修复多年，𬌗面有破损，冠内的牙体组织情况不明。X线片显示上颌两颗第一磨牙髓腔内高密度影像，推测已经进行过牙髓治疗，但是根管治疗不完善。全部的根管影像不清，根管再治疗的难度较大，预后不佳。综合考虑牙体治疗的难度与风险后，患者要求拔除上颌冠修复的磨牙。与患者充分沟通，患者能够接受减数磨牙后治疗难度的增加和疗程的延长。最终，减数拔牙确定为拔除4颗第一磨牙，通过正畸治疗关闭拔牙间隙，配合使用种植支抗。

（二）矫治难点分析

1．减数4颗磨牙　尽管从口内观察，下颌第一磨牙间隙已经减小，但是曲面体层片显示，从牙根评价第二双尖牙与第二磨牙之间的间隙，发现其并没有减小。主要原因是由于下颌第一磨牙长期的残根状态，第二磨牙已经出现了明显的近中倾斜。如果从口内检查的信息分析病例，会错误地低估矫治的难度。如何顺利竖直前倾的第二磨牙，而且控制第二磨牙平稳地移动通过完整的第一磨牙间隙是一个难点。

2．高角病例　患者的颏部形态不理想，一旦垂直向控制不好，下颌平面出现了向下向后旋转，颏部后移，即使仅为少量的变化，也会对侧貌产生很大的不良影响。所以，在垂直方向上进行良好的控制，避免下颌骨出现顺时针旋转就是第二个难点，也是治疗成功的关键点。

（三）舌侧正畸中磨牙移动方式的控制

竖直前倾的下颌磨牙有两种方式：一种是通过牙根近中移动来实现，另一种是通过牙冠远中移动来实现。比较而言，牙冠远中移动实现起来难度更小。因此，在排齐阶段创造第二磨牙牙冠远中移动的条件，通过第二磨牙牙冠顺利远中移动，快速纠正第二磨牙的近中倾斜。为此，要充分利用高弹性的镍钛圆丝，避免急于更换刚度更高的镍钛方丝和不锈钢方丝，使镍钛圆丝的高弹性充分表达。随着前倾的第二磨牙逐渐竖直，第二磨牙与第二双尖牙之间的间隙会有所增加，牙弓长度增加。所以，弓丝末端回弯不要紧贴末端磨牙的远中，要留有一定空间，以利于第二磨牙牙冠远中移动。

在间隙关闭阶段，保持磨牙直立，以整体移动的方式实现磨牙近中移动。可以从以下几个方面着手：①减小弓丝余隙，对于主流的0.018系统的舌侧矫治器，在排齐整平阶段末期可以使用0.018英寸×0.025英寸的全尺寸镍钛方丝，在间隙关闭阶段可以选择0.017英寸×0.025英寸的不锈钢方丝。②采用滑动法关闭间隙，移动磨牙时遵循轻力原则，避免过大的矫治力。③就移动方式而言，倾斜移动速度快，整体移动速度慢。所以在这类病例的治疗中，须牢记牙齿整体移动速度慢的特点，给予磨牙移动充分的时间。如果磨牙减数部位牙槽骨的高度和宽度吸收明显，形成低矮牙槽嵴，则磨牙整体移动的速度会进一步降低。因此，要避免因为磨牙移动速度慢而频繁加力，或者增大矫治力的错误做法。在这类病例的治疗中，这一点最容易被忽视。在磨牙整体近中移动过程中，需密切观察磨牙牙轴的变化。一旦磨牙出现明显的近中倾斜，或者观察到不锈钢方丝出现明显的前倾弯，要避免在近中移动磨牙的同时纠正其近中倾斜。应暂停磨牙的近中移动，先重新竖直磨牙，磨牙竖直完成后再进行磨牙的前移。

（病例完成人：贾培增）

第八章 垂直向不调的矫治

垂直向不调包括前牙深覆𬌗和前牙开𬌗，是正畸治疗中较疑难的问题，尤其是伴有骨性畸形的垂直向不调，如低角型深覆𬌗、高角型深覆𬌗及高角型开𬌗。

对前牙深覆𬌗的治疗，一般需根据患者的生长发育情况及垂直面型，决定是压低前牙还是升高后牙。对于成年患者，由于生长发育停止，后牙的升高易导致下颌平面角增大，可能会影响患者的矢状向面型（Ⅱ类面型恶化），一般采取压低前牙的方式治疗高角型深覆𬌗；对于低角型深覆𬌗患者，考虑到咀嚼肌肌力的情况，压低前牙比升高后牙打开咬合的远期疗效更稳定。

对于高角型开𬌗，患者一般以突面型为主，常伴前牙唇倾及闭唇困难。对这类患者进行治疗时，可以通过内收前牙、压低后牙等方式实现开𬌗的关闭及面型的改善。一般情况下，高角型开𬌗患者的支抗设计均应较强，包括垂直向及矢状向支抗的控制。由于高角型开𬌗患者常伴Ⅱ类骨型且前部牙槽嵴厚度较小，所以治疗这类患者时还应特别注意考虑前牙内收的量及治疗的安全性，避免过度内收前牙导致前牙牙根吸收及牙槽骨高度和厚度显著减小，进而影响患者口腔健康。

病例 37 平面导板配合直丝弓非拔牙矫治成人安氏Ⅱ类2分类畸形

一、一般情况

患者女性，20岁，主诉咬合深。既往史无特殊。全身情况良好，否认口腔不良习惯、鼻咽部疾病；否认关节疼痛、弹响；否认牙外伤史；家族史无特殊。

二、临床检查

1．面部检查　正面观：面部左右基本对称，上、中、下比例基本协调，微笑时露龈4～5 mm。侧面观：突面型，上颌前突，下颌后缩（图37-1）。

2．口内检查　恒牙列。上牙弓基本无拥挤，下牙弓拥挤度3 mm；双侧磨牙均为中性偏远中关系，左侧尖牙远中关系，右侧尖牙中性关系；前牙覆盖正常，Ⅲ度闭锁性深覆𬌗；下中线左偏2 mm（图37-1）。

3．颞下颌关节检查　开口度三指，开口型正常，双侧关节未查见弹响及触痛。

三、X线检查分析

1．头颅侧位片　测量分析结果显示骨性Ⅱ类，下颌后缩，低角，上切牙舌倾，下切牙直立（图37-2和表37-1）。

2．全口曲面体层片　18、28、38、48阻生，牙槽骨轻度水平吸收，余未见明显异常。双侧髁突

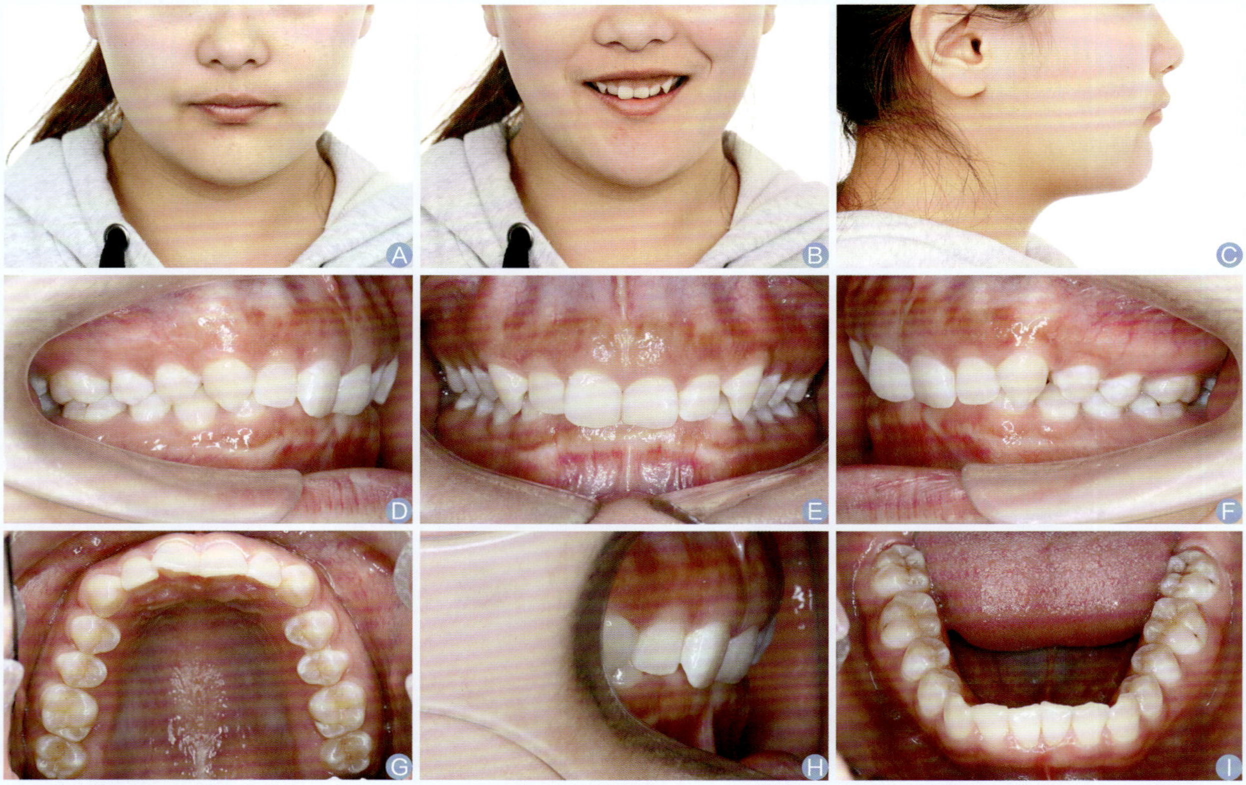

图 37-1　治疗前面𬌗像

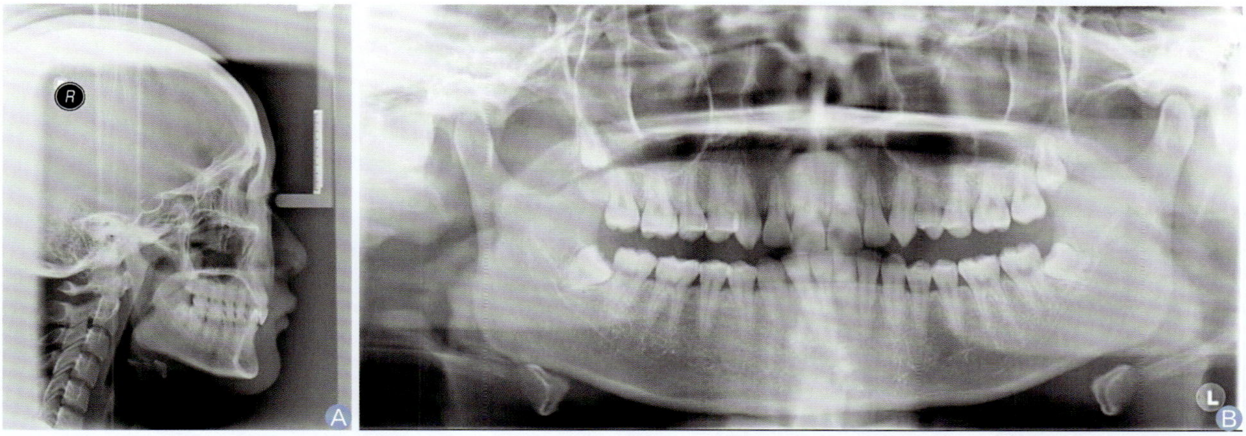

图 37-2　治疗前 X 线片

表37-1　治疗前后头影测量结果

测量项目	正常值	测量值	
	均值 ± 标准差	治疗前	治疗后
SNA（度）	82.8 ± 4.0	84.1	84.3
SNB（度）	80.1 ± 3.9	79.3	80.1
ANB（度）	2.7 ± 2.0	4.8	4.2
FH/NP（度）	85.4 ± 3.7	82.6	85.6
U1/NA（度）	22.8 ± 5.7	4.6	22.4
U1-NA（mm）	5.2 ± 2.4	–0.1	2.5
L1/NB（度）	30.3 ± 5.8	11.6	26.8
L1-NB（mm）	6.7 ± 2.1	–0.2	3.3
U1/L1（度）	125.4 ± 7.9	161.2	121.1
U1/SN（度）	105.7 ± 6.3	82.1	100.7
MP/SN（度）	32.5 ± 5.2	26.8	27.8
MP/FH（度）	31.1 ± 5.6	24.9	25.8
L1/MP（度）	92.6 ± 7.0	93.1	100.1

骨质未见明显异常（图37-2）。

四、诊断

安氏Ⅱ^{2}类，毛氏Ⅳ^1+Ⅰ^{1}类，骨性Ⅱ类，低角。

五、矫治目标

排齐整平牙列，建立良好咬合关系；改善露龈笑。

六、矫治计划

单纯掩饰性正畸治疗

1. 采用直丝弓矫治技术，拔除第三磨牙。
2. 平面导板改善前牙闭锁性深覆殆。
3. 排齐整平牙列，建立前牙正常覆殆、覆盖及尖牙中性关系，改善露龈笑。

4．维持侧貌。

5．保持。

七、矫治过程

1．第1～5个月　佩戴上颌平面导板，改善前牙闭锁性深覆𬌗（图37-3）。

2．第6～20个月　粘接全口直丝弓矫治器，依次按照0.014英寸、0.016英寸、0.016英寸×0.022英寸、0.019英寸×0.025英寸镍钛丝的顺序更换弓丝，逐步排齐整平上下牙列。换至0.019英寸×0.025英寸不锈钢丝，下颌结合摇椅弓继续打开咬合。同时，上切牙增加冠唇向转矩15°，调整上切牙牙轴（图37-4）。

3．第21～29个月　精细调整，拆除固定矫治器，戴入透明保持器。

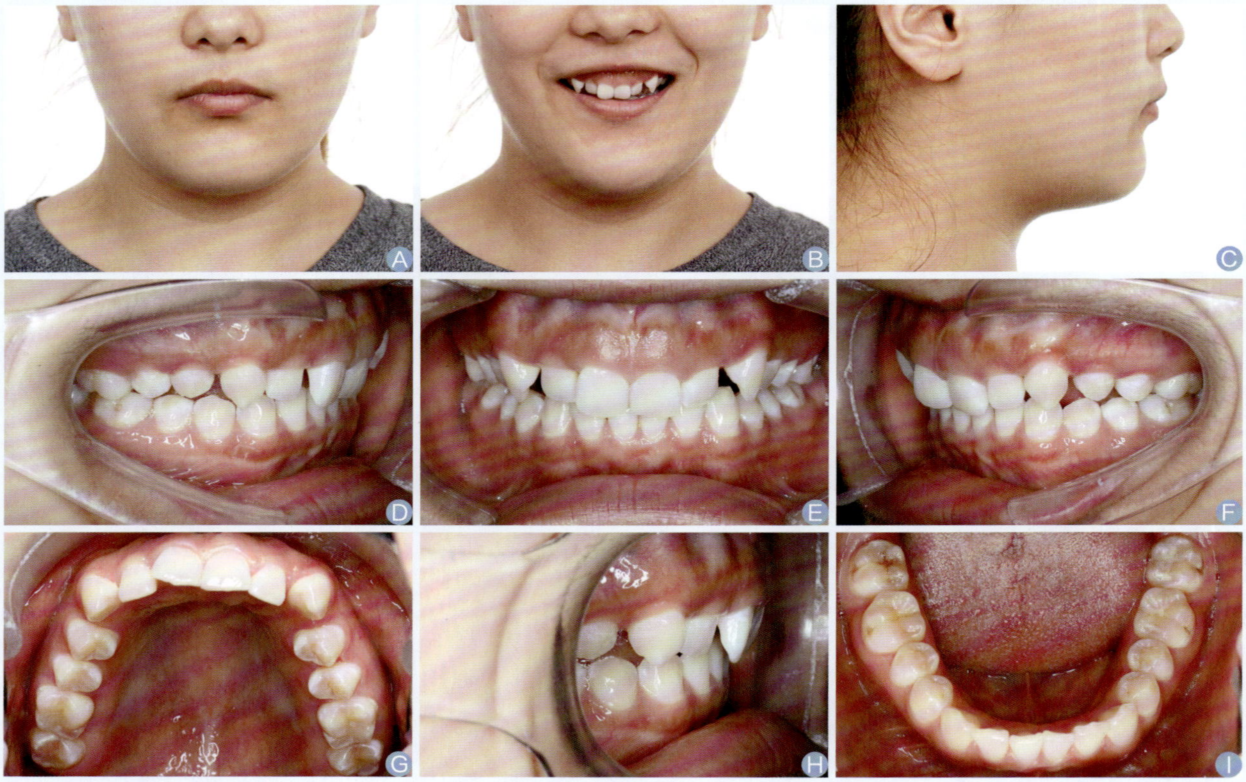

图37-3　佩戴平面导板后面𬌗像

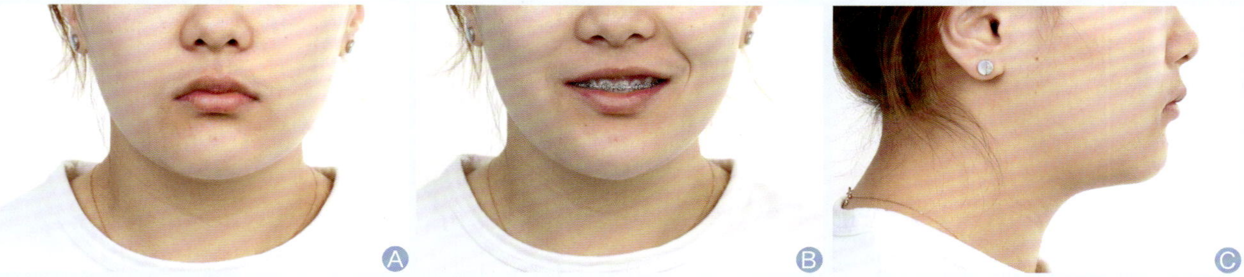

图37-4　精细调整时面𬌗像

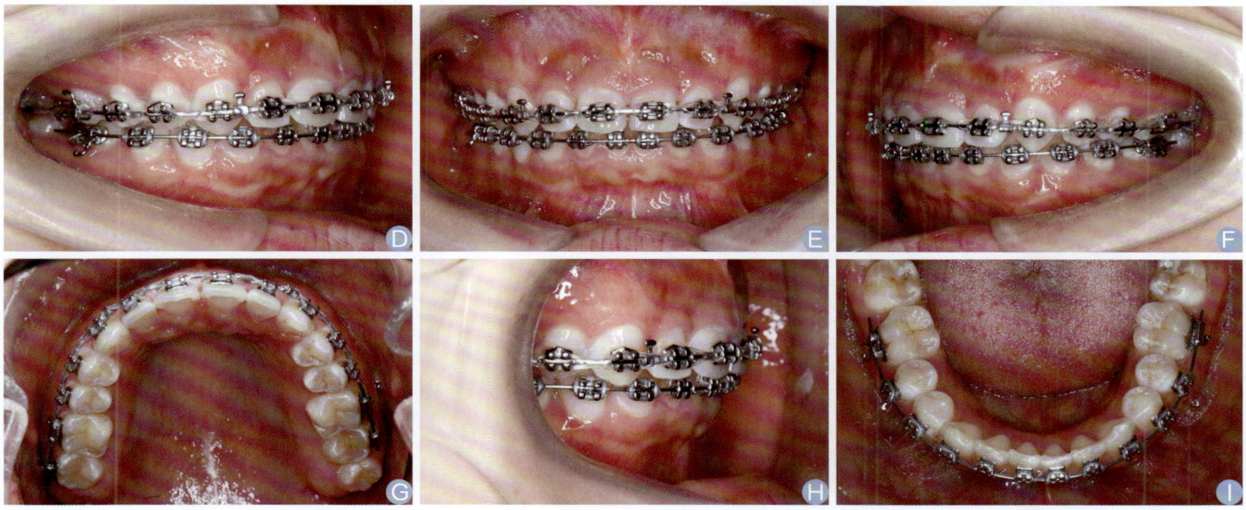

图 37-4 精细调整时面䝞像（续）

八、矫治结果

矫治后，患者咬合关系良好，上下牙列整齐，前牙覆䝞、覆盖正常，双侧尖牙、磨牙中性关系，上下中线正。上下唇突度正常，鼻唇角正常，颏唇沟改善至基本正常。微笑时露龈笑明显改善，唇齿关系正常。全口曲面体层片显示牙根平行排列，牙根及牙槽骨未见明显异常（图37-5）。头颅侧位片测量分析结果显示：上前牙牙轴明显改善（测量结果见表37-1）。治疗结束1年后复查，牙齿排列整齐，咬合稳定（图37-6）。

九、矫治体会

（一）关于矫治设计的考虑

该患者是典型的安氏Ⅱ类2分类。此类患者的特点是虽然骨性和牙性错䝞同时存在，但是往往呈现相对协调的软组织侧貌，因此矫治设计中对是否选择拔牙矫治常存在矛盾。不拔牙矫治后，可能由于上前牙牙轴的去代偿以及拥挤的解除而导致侧貌变突；若拔牙矫治，则可能由于拔牙间隙关闭中前牙的过度内收而使侧貌趋于凹面型。因此，对于安氏Ⅱ类2分类的患者，矫治方案要根据患者的骨型、牙䝞特点以及软组织侧貌来综合设计。

由于该患者的矢状向骨性不调以及牙列拥挤均属于轻度，且治疗前的颏唇沟稍深，侧貌基本协调，所以对于该患者我们仅设计拔除第三磨牙，使用平面导板改善前牙闭锁性深覆䝞，而后采用常规的综合正畸治疗，基本维持患者的侧貌。

（二）正畸治疗的难点

1．患者为低角型，下颌后缩，颏唇沟较深，前牙闭锁性深覆䝞，有露龈笑。正畸治疗中对改善前牙深覆䝞是难点之一。

2．治疗前患者为Ⅲ度闭锁性深覆䝞、上切牙舌倾，精细调整时对上切牙牙轴的把握较为困难。

（三）正畸中的牙齿移动控制

1．平面导板的使用是该病例正畸治疗的第一个关键点。治疗前通过患者的临床检查得出，该患者是典型的安氏Ⅱ类2分类，且下颌平面角为低角。因此，该病例是使用平面导板的适应证，上颌平面导板是改善前牙闭锁性深覆䝞的有效工具之一。在粘接全口固定矫治器之前，首先佩戴上颌平面导板，通过前牙压低和少量唇倾，改善前牙闭锁性深覆䝞。但是要注意平面导板佩戴时间不宜过长，以能粘接下颌固定矫治器为宜，从而防止后牙过度伸长以及下切牙的唇倾。

2．前牙深覆䝞的持续打开是治疗的第二个关键点。对于安氏Ⅱ类2分类的患者，虽然在治疗早期平

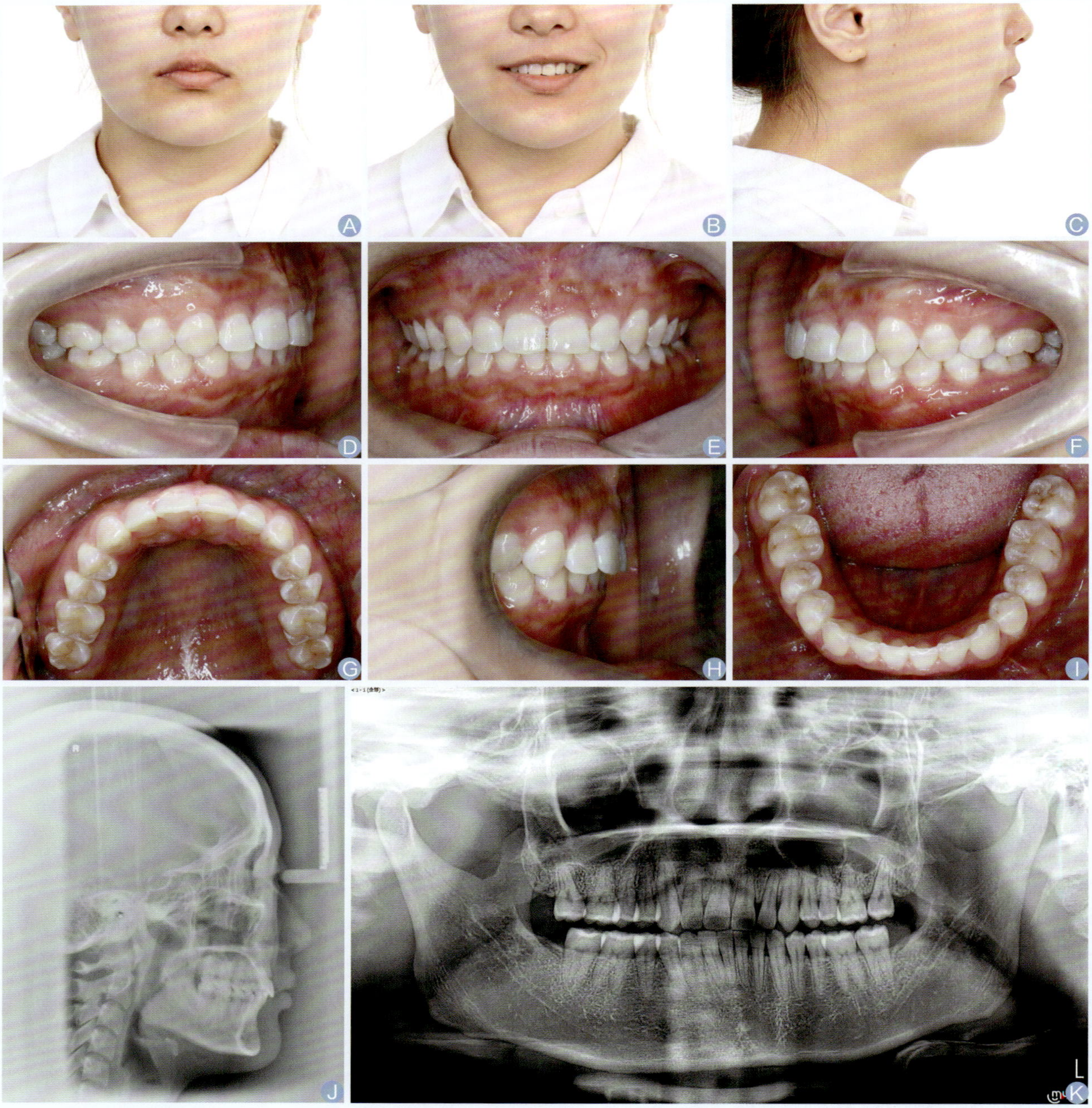

图 37-5 治疗后面𬌗像及 X 线片

面导板起到了很好的作用，但前牙依然存在较深的覆𬌗，需要进一步打开咬合。该病例在佩戴上颌平面导板约5个月后，前牙闭锁性深覆𬌗得到了明显的改善，此后尽快粘接全口固定矫治器，在前期使用平面导板的基础上继续采用固定矫治器压低下前牙、打开前牙咬合，并改善由前牙过度发育导致的露龈笑。在排齐过程中，原本舌倾的上前牙在一定程度上唇倾，覆盖有所增加。因此，后期在固定矫治器上需要尽快更换至0.019 英寸 × 0.025 英寸不锈钢丝，下颌结合摇椅弓继续打开咬合。同时，由于治疗前双侧磨牙均为中性偏远中关系，需配合Ⅱ类颌间牵引调整磨牙关系及前牙覆盖。

（病例完成人：张杰铌）

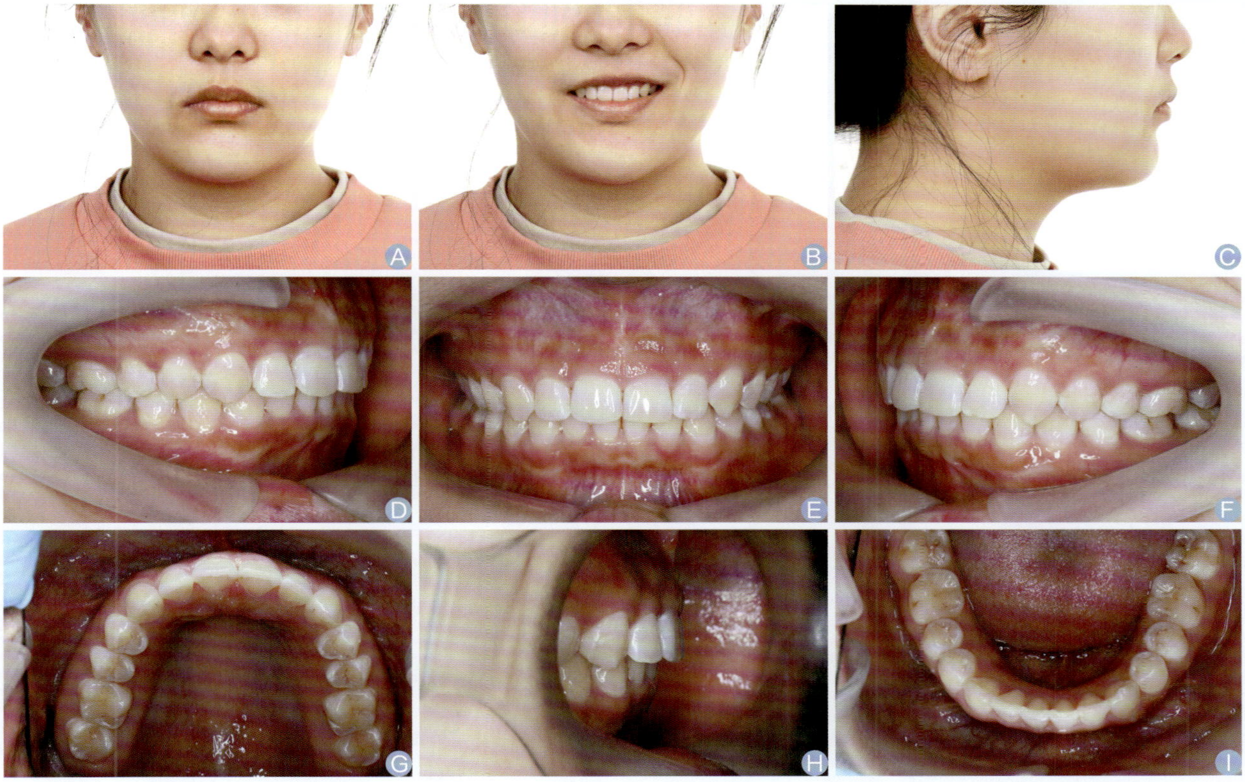

图 37-6　保持 1 年时面殆像

病例 38 安氏Ⅱ类2分类畸形的隐形矫治

一、一般情况

患者女性，32岁，主诉牙不齐、咬合深。既往史无特殊。全身情况良好，否认口腔不良习惯、鼻咽部疾病；否认关节疼痛、弹响；否认牙外伤史；家族史无特殊。

二、临床检查

1．面部检查　正面观：面部左右基本对称，上、中、下比例基本协调。侧面观：直面型，上颌略前突，下颌略后缩（图38-1）。

2．口内检查　恒牙列；18、28已萌出，大面积龋坏。上牙弓拥挤度2.5 mm，下牙弓拥挤度3.5 mm；双侧磨牙远中尖对尖关系，右侧尖牙远中关系，左侧尖牙中性关系；前牙覆盖3 mm，Ⅲ度深覆𬌗；上中线右偏1 mm，下中线右偏2.5 mm（图38-1）。

3．颞下颌关节检查　开口度三指，开口型正常，双侧关节未查见弹响及触痛。

三、X线检查分析

1．头颅侧位片　测量分析结果显示骨性Ⅱ

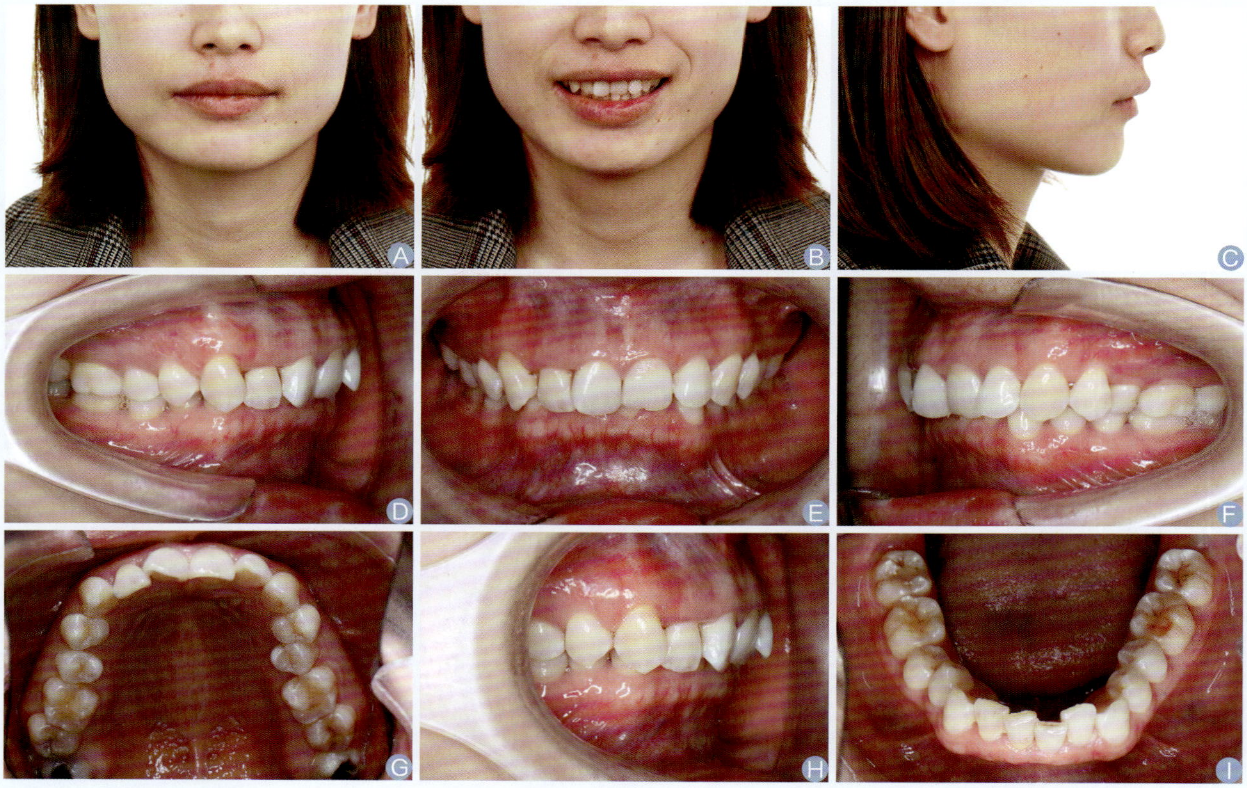

图 38-1　治疗前面𬌗像

类，上颌稍前突，下颌稍后缩，颏部发育差，均角，上切牙舌倾，下切牙直立（图38-2和表38-1）。

2．全口曲面体层片 38和48阻生；47䝙面高密度影，根周和根尖骨质未见异常。其余牙列、牙槽骨未见明显异常。双侧髁突骨质未见明显异常（图38-2）。

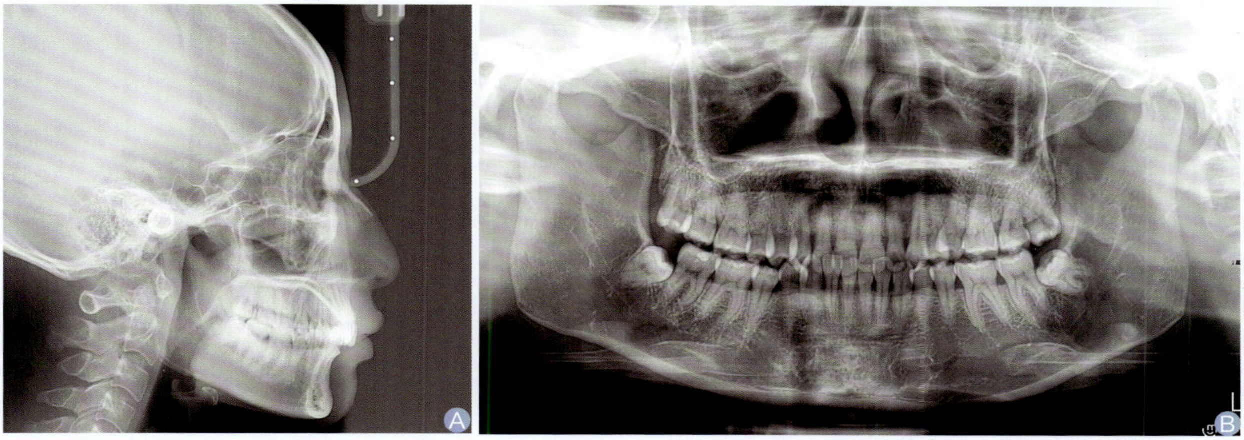

图38-2 治疗前X线片

表38-1 治疗前后头影测量结果

测量项目	正常值	测量值	
	均值±标准差	治疗前	治疗后
SNA（度）	82.8 ± 4.0	87.5	87.3
SNB（度）	80.1 ± 3.9	80.4	80.7
ANB（度）	2.7 ± 2.0	7.1	6.6
FH/NP（度）	85.4 ± 3.7	89.1	88.1
U1/NA（度）	22.8 ± 5.7	−1.8	9.1
U1-NA（mm）	5.2 ± 2.4	1.7	0.7
L1/NB（度）	30.3 ± 5.8	17.7	32.9
L1-NB（mm）	6.7 ± 2.1	4.0	7.0
U1/L1（度）	125.4 ± 7.9	157.1	131.3
U1/SN（度）	105.7 ± 6.3	85.7	96.5
MP/SN（度）	32.5 ± 5.2	29.5	28.7
MP/FH（度）	31.1 ± 5.6	22.1	22.3
L1/MP（度）	92.6 ± 7.0	87.7	103.5

四、诊断

安氏Ⅱ^{2}类，毛氏Ⅳ^{1}+Ⅰ^{1}类，骨性Ⅱ类，均角。

五、矫治目标

排齐整平牙列，解除前牙闭锁䝉，调整中线，建立良好咬合关系。

六、矫治计划

1. 采用隐形矫治技术，减数18、28、38、48。

2. 上颌推磨牙向远中，配合双尖牙区适度扩弓，调整磨牙关系，开拓间隙，排齐整平上牙列；压低上下前牙，建立正常前牙覆䝉、覆盖；下颌双尖牙区适度扩弓，配合前牙区少量邻面去釉，排齐整平下牙列。Ⅱ类牵引增强上颌支抗，调整颌间关系。

3. 保持。

七、矫治过程

1. 第1～18个月　佩戴第一系列隐形矫治器（80步）。中号皮圈Ⅱ类牵引辅助上颌推磨牙向远中，上切牙区设计平均15°冠唇向、根舌向正转矩，待上切牙转矩调整完成后，压低上切牙；下颌采用分步压低，先压低和排齐下切牙，再压低下尖牙。第一系列隐形矫治器戴完后，前牙深覆䝉明显改善，牙列基本排齐，后牙区咬合欠紧密。重新做口腔扫描，制作精细调整矫治器（图38-3）。

2. 第19～21个月　佩戴第二系列隐形矫治器（16步）。继续压低上下前牙，后牙区设计重咬合。第二系列隐形矫治器戴完后，后牙咬合稳定，前牙覆䝉、覆盖正常，牙列存在少量散隙。重新做口腔扫描，制作精细调整矫治器。

3. 第22～23个月　佩戴第三系列隐形矫治器（7步），关闭牙列散隙。矫治完成后，磨除附件，使用透明保持器进行保持。

八、矫治结果

矫治后，患者咬合关系良好，上下牙列整齐，

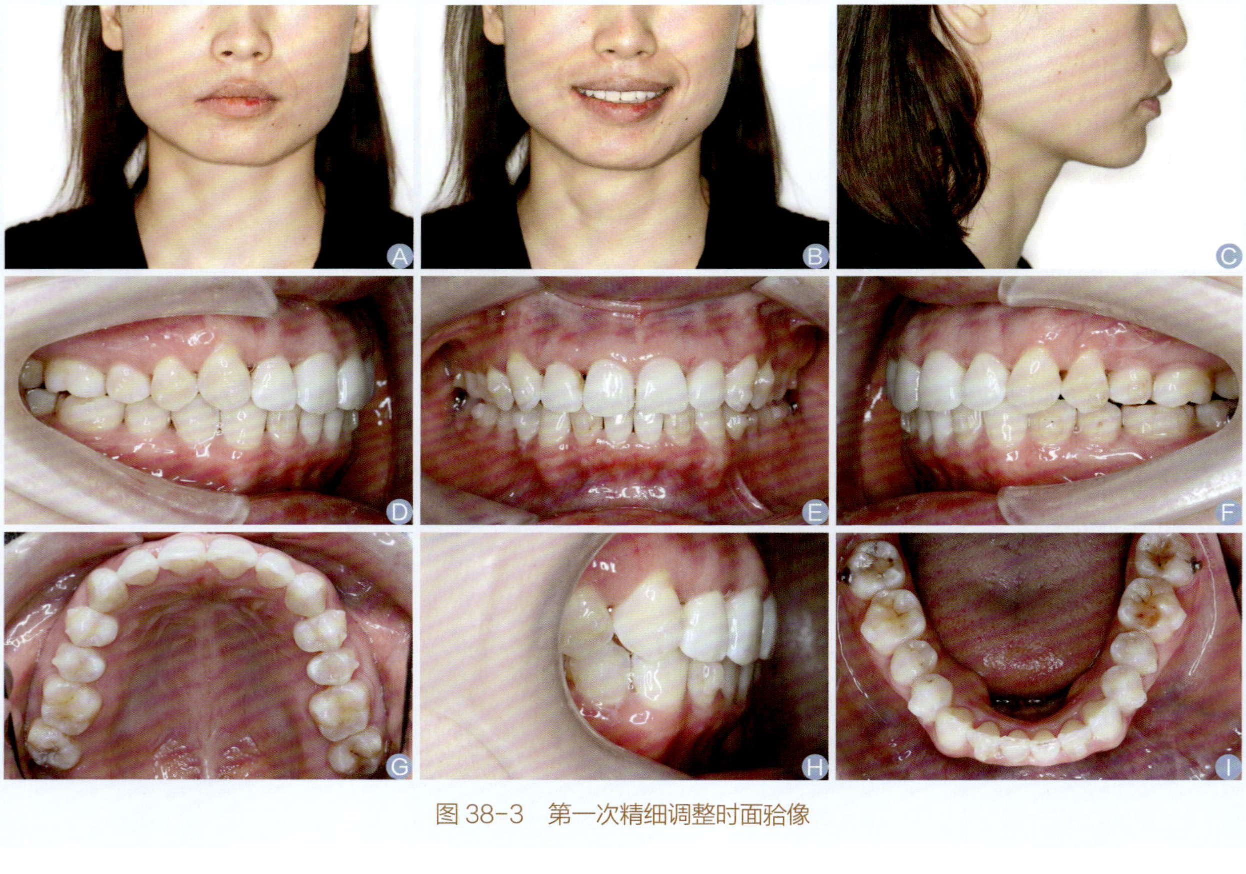

图38-3　第一次精细调整时面䝉像

前牙覆𬌗、覆盖正常，双侧尖牙中性关系，磨牙中性关系，上下中线正。侧貌维持直面型，颏部形态较治疗前有改善。上下唇突度正常，鼻唇角正常，颏唇沟正常，大笑时露龈笑明显改善，唇齿关系正常。全口曲面体层片显示牙根平行排列，牙根及牙槽骨未见明显吸收（图38-4）。头颅侧位片测量分析结果显示：上下前牙整体压低，转矩控制良好（测量结果见表38-1）。治疗结束1年后复查，牙齿排列整齐，咬合稳定（图38-5）。

九、矫治体会

（一）成人Ⅱ^{2}类错𬌗矫治难点

1. Ⅱ^{2}类错𬌗患者的侧貌多为直面型，而矫正舌倾上切牙必然会引起不同程度的上唇突度变化。成年患者对侧貌及唇部突度的变化更加敏感，因此在治疗前需要充分沟通可能的变化，让患者在牙𬌗改善和一定程度的侧貌突度增大之间做好选择。

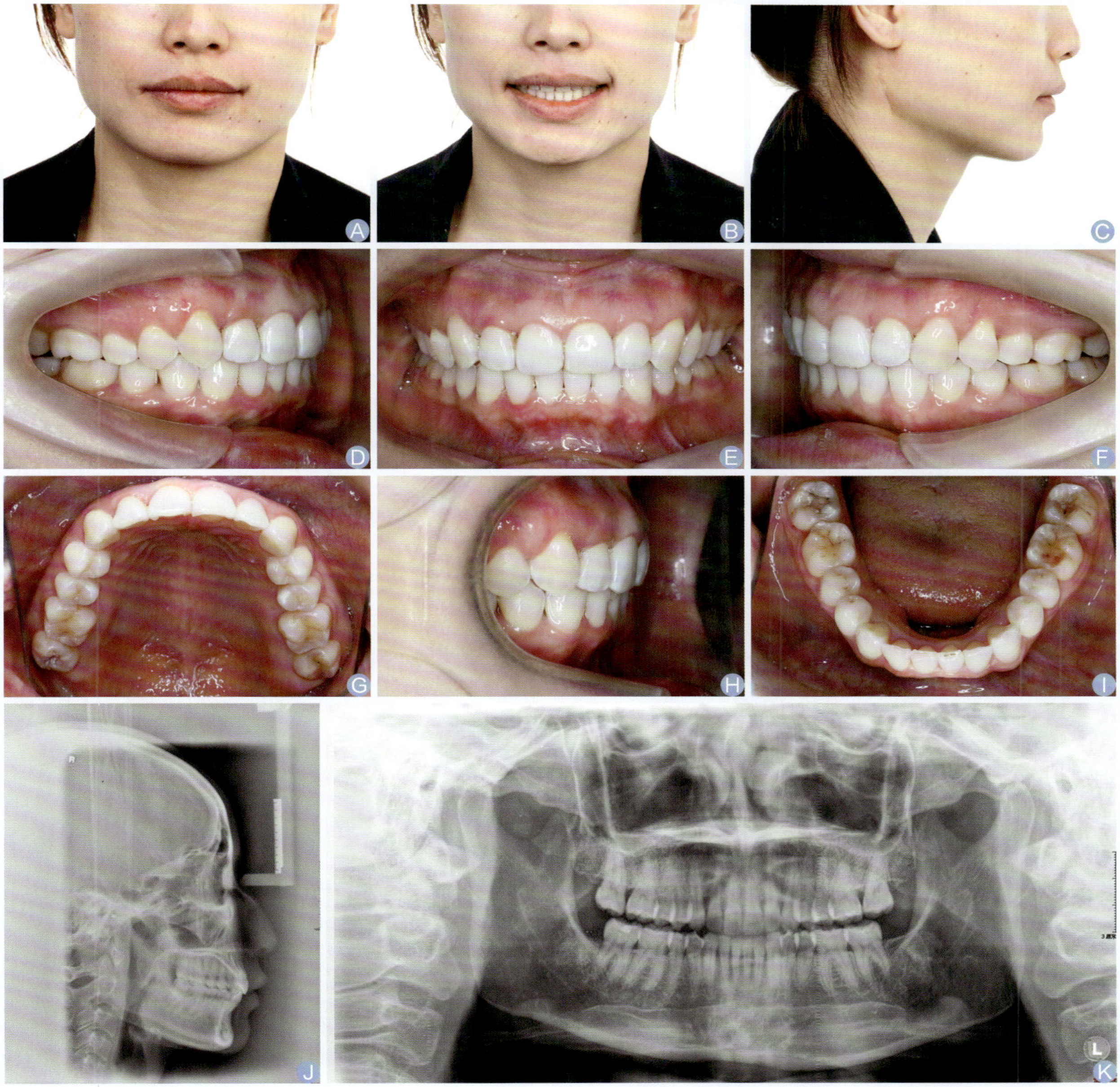

图 38-4　治疗后面𬌗像及 X 线片

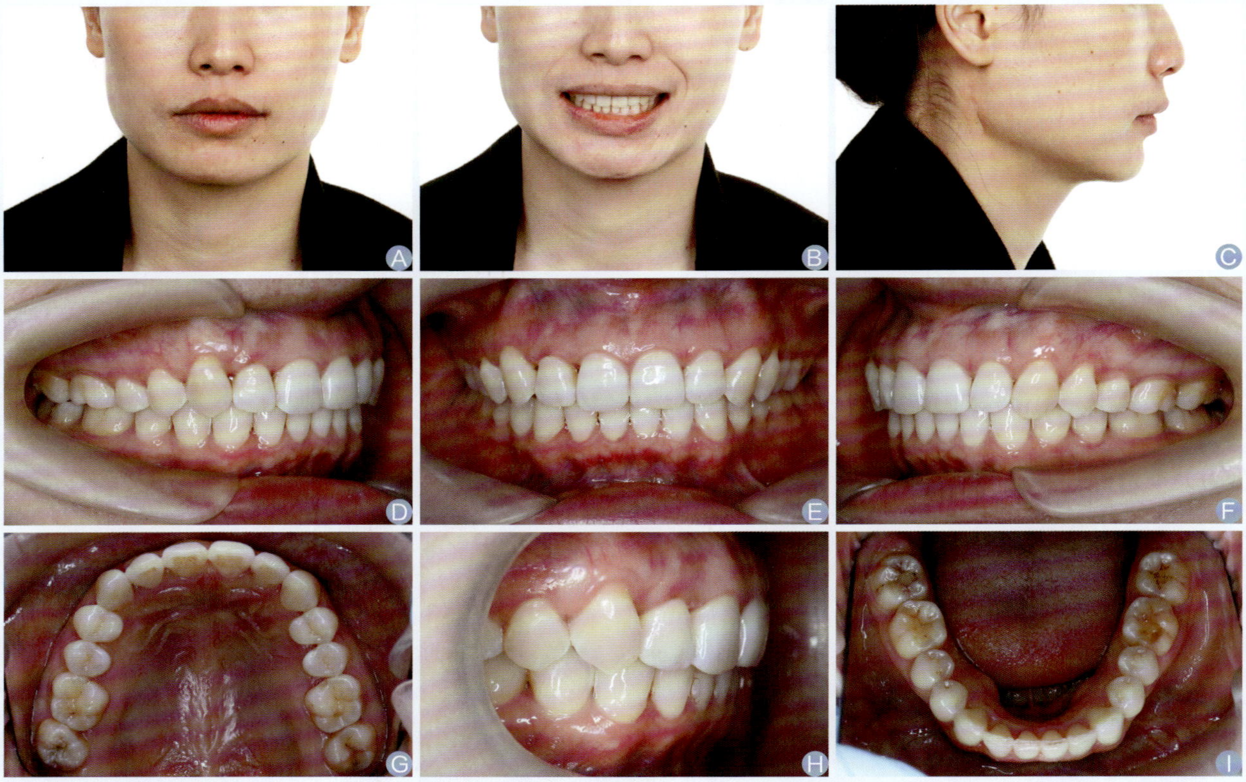

图 38-5 保持 1 年时面𬌗像

2. Ⅱ²类错𬌗的上切牙牙根常紧贴唇侧骨皮质，因此需要先进行前牙转矩的调整，使牙根离开唇侧骨皮质，之后再进行压低。切牙转矩可分为冠转矩和根转矩两部分。若使用镍钛圆丝排齐，结果主要表现为牙冠唇倾度增大，这也是固定矫治Ⅱ²类错𬌗时，需要在排齐之后再评估是否需要减数治疗的原因。隐形矫治的优势之一就是不需要等到排齐整平之后才进行转矩调整。在隐形矫治方案设计时，可以设计以根转矩表达为主的切牙转矩调整。在切端位置基本保持不变的情况下，通过转矩嵴对牙颈部施加压力，从而使牙根离开唇侧骨皮质，回到骨松质中，为下一步压低创造条件。这种以根转矩表达为主的切牙转矩调整的最大优势在于，能避免切牙唇倾度和突度的明显增大，从而尽可能减小对侧貌突度的负面影响。

3. 成年Ⅱ²类错𬌗患者下颌骨不具备生长发育潜力，解除前牙闭锁𬌗之后，下颌是否能有自发性的向前位置调整并不确定。因此，治疗前需要对患者的颞下颌关节状态及髁突在关节窝内的位置进行仔细评估。

4. 成年Ⅱ²类错𬌗患者一般后牙磨耗较重，前牙闭锁𬌗使得固定矫治时常需要配合使用平面导板等解除咬合干扰，然后才能粘接下颌的矫治器。隐形矫治器通过弹性透明膜材料包裹整个牙面来施加矫治力，但也需要在后牙区粘接附件，若后牙存在过度磨耗，附件也容易因咬合干扰而脱落。

（二）Ⅱ²类错𬌗隐形矫治设计的考虑

1. 上切牙的目标位置设定是矫治设计的第一个关键点。Ⅱ²类错𬌗上切牙舌倾并伸长，前牙区还常合并存在拥挤。若设计先排齐上前牙，则极易造成上前牙唇倾度明显增大，进而对侧貌造成负面影响。因此，可以设计先基本维持上前牙位置不变，待推磨牙产生的间隙转移到前牙区之后，再进行前牙段的排齐。在确定上中切牙的唇舌向目标位时，建议参考治疗前相对整齐的中切牙切端位置来设定其矢状向目标位。上切牙的转矩矫正设计为以牙根舌向移动为主的控根移动，减少牙冠的唇倾。上切牙的压低移动需设计在转矩移动之后。

2. 深覆𬌗的矫治设计是第二个关键点。本病例在第一系列矫治器设计方案中采用的是分步压低。下颌先压低下切牙，在尖牙上设计固位附件；切牙压低到位后，去除尖牙附件，在侧切牙设计固位附件，再压低下尖牙。在上尖牙舌侧设计𬌗板（bite ramp），等上切牙转矩纠正后再设计压低。在第一系列矫治器戴完时，前牙覆𬌗的矫正效果约达到设计效果的80%。在第二系列矫治器设计方案中采用的是整体压低，即将下牙列矢状向目标位按反Spee曲线进行设计，继续压低下前牙。深覆𬌗的矫正除了上下前牙的压低，还会伴有切牙的唇倾，因此要根据治疗前切牙的唇倾度预判允许的唇倾量，避免过度唇倾造成不美观和不稳定的结果。这位患者在第二系列矫治器戴完时，前牙覆𬌗已正常。

3. 推磨牙向远中的矫治设计是第三个关键点。本病例初始磨牙关系为远中尖对尖，要达到中性磨牙关系，磨牙需远中移动3 mm左右，这是隐形矫治器推磨牙向远中可以实现的一个移动量。在移动顺序上，设计第二磨牙—第一磨牙—双尖牙—尖牙的分步牙齿后移。在支抗设计方面，使用了Ⅱ类牵引来加强上颌支抗。在下6颊侧和上尖牙近中设计紧密切割（precision cut）来粘接牵引扣和挂皮圈，全程使用1/4英寸的中号皮圈。推磨牙向远中的过程中，特别要强调咬胶的使用，因为只有在咬胶辅助下让矫治器完全就位，才会在设计后推的牙齿和邻牙之间出现明显的间隙。否则，矫治器会浮在牙上，导致隐形矫治器中的树脂不能楔入两颗磨牙之间，也就无法实现远中磨牙的后移，并且这种误差累积若干步之后就会造成脱轨，需要重启。

隐形矫治器在治疗成人Ⅱ^{2}类错𬌗畸形方面具有一定的优势。其外观上的美观可能是患者主动选择隐形矫治的一个原因。从治疗角度，使用隐形矫治器来治疗Ⅱ^{2}类错𬌗，不仅能在3D设计时通过对切牙目标位的设定来尽可能减少对侧貌的负面影响，而且矫治器的戴用不会受到前牙闭锁𬌗的影响。通过隐形矫治器对牙齿的覆盖，可以直接从切端和𬌗方顺牙长轴对牙齿施加压低力，可通过牙齿阻抗中心，能减少前牙唇倾，获得更多的绝对压低量。

（病例完成人：陈斯）

病例 39 安氏Ⅱ类 2 分类深覆𬌗畸形的隐形矫治

一、一般情况

患者女性，19岁，主诉咬合深。既往史无特殊。全身情况良好，否认口腔不良习惯、鼻咽部疾病；曾有关节弹响；否认牙外伤史；家族史无特殊。

二、临床检查

1. 面部检查　正面观：面部左右基本对称，面下1/3稍短。侧面观：直面型，低角（图39-1）。

2. 口内检查　恒牙列，口腔卫生良好。上牙弓拥挤度1 mm，下牙弓拥挤度2 mm；右侧磨牙和尖牙远中尖对尖关系，左侧磨牙中性偏远中关系；前牙覆盖2 mm，Ⅲ度深覆𬌗；下中线右偏1 mm（图39-1）。

3. 颞下颌关节检查　开口度三指，开口型正常，双侧关节未查见弹响及触痛。

三、X 线检查分析

1. 头颅侧位片　测量分析结果显示骨性Ⅰ类，颏部发育良好，低角，上下切牙舌倾（图39-2和表39-1）。

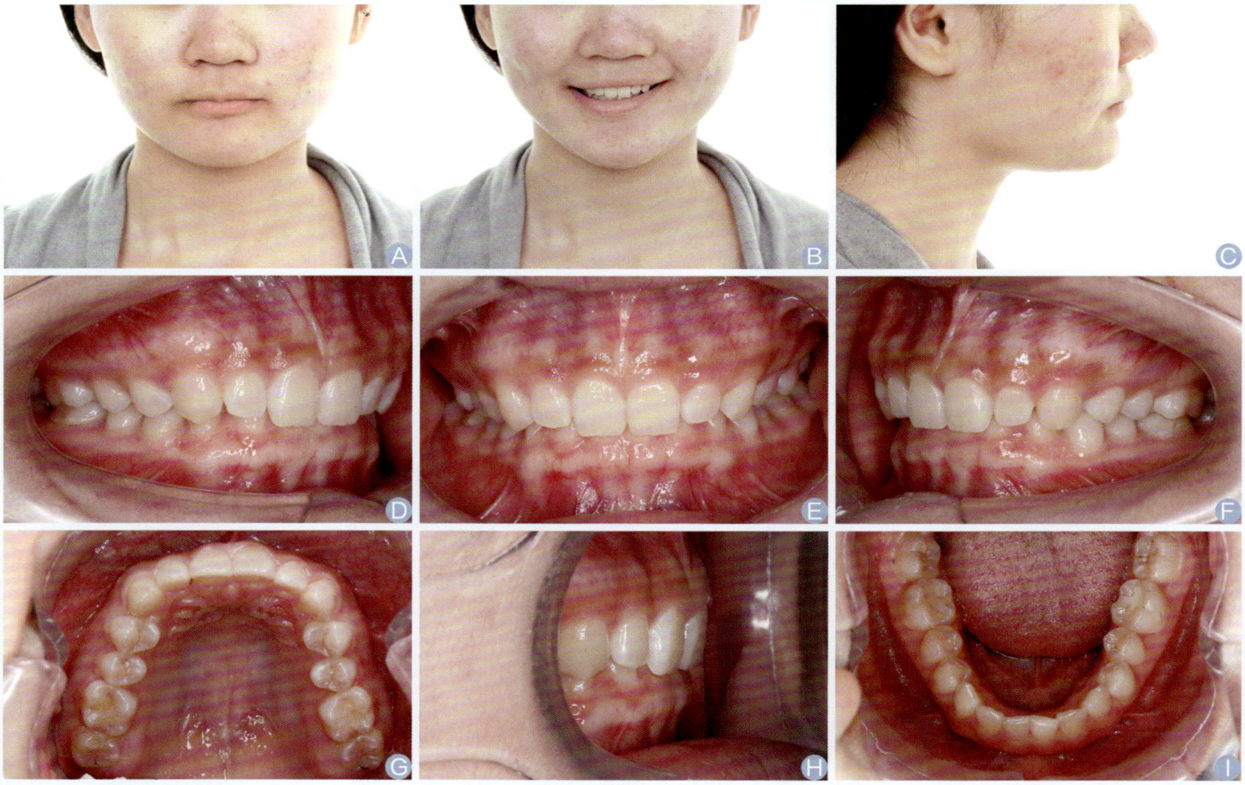

图 39-1　治疗前面𬌗像

2．全口曲面体层片　28阻生，18、38、48未见，上切牙牙根短。下牙槽水平吸收根长的1/3。其余牙列、牙槽骨未见明显异常。双侧髁突骨质未见明显异常（图39-2）。

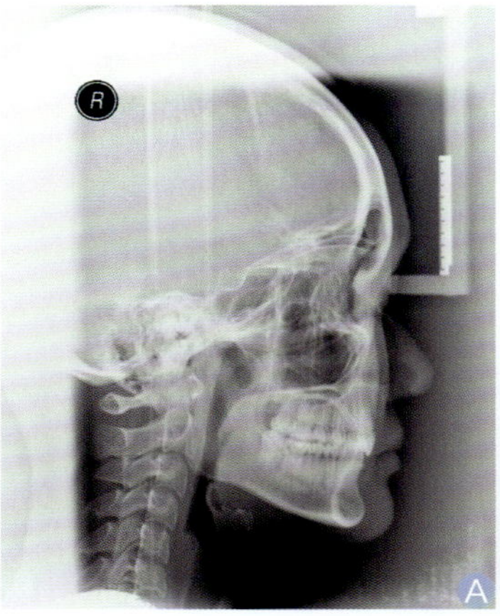

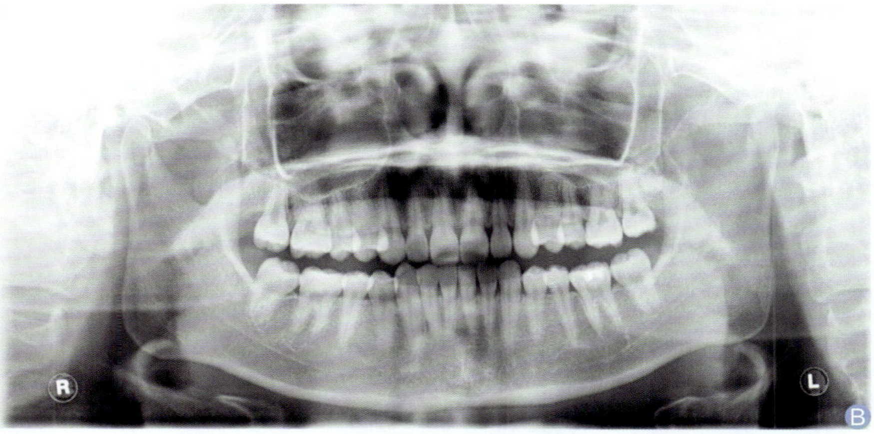

图 39-2　治疗前 X 线片

表39-1　治疗前后头影测量结果

测量项目	正常值	测量值	
	均值 ± 标准差	治疗前	治疗后
SNA（度）	82.8 ± 4.0	85.02	84.09
SNB（度）	80.1 ± 3.9	82.9	81.1
ANB（度）	2.7 ± 2.0	2.2	3.0
FH/NP（度）	85.4 ± 3.7	88.2	87.3
U1/NA（度）	22.8 ± 5.7	10.6	20.0
U1-NA（mm）	5.2 ± 2.4	0.8	3.7
L1/NB（度）	30.3 ± 5.8	11.2	25.6
L1-NB（mm）	6.7 ± 2.1	0.1	4.2
U1/L1（度）	125.4 ± 7.9	156.1	132.4
U1/SN（度）	105.7 ± 6.3	95.6	104.1
MP/SN（度）	32.5 ± 5.2	22.2	23.2
MP/FH（度）	31.1 ± 5.6	19.4	20.8
L1/MP（度）	92.6 ± 7.0	86.1	97.8

四、诊断

安氏Ⅱ^{2}类，毛氏Ⅳ^{1}+Ⅰ^{1}类，骨性Ⅰ类，低角。

五、矫治目标

改善侧貌，压低前牙改善咬合，排齐整平牙列，建立良好咬合关系。

六、矫治计划

1．采用隐形矫治，不拔牙。

2．唇倾上前牙，分步压低上下前牙，排齐整平上下牙列。

3．推磨牙向远中，调整颌间关系，调整中线。

4．精细调整。

5．保持。

七、矫治过程

1．第1～24个月　取全口硅橡胶印模，记录咬合关系。修改矫治方案，加工矫治器。以第1步矫治器为附件粘接模板，在15、14、23、24、25、27、35、34、33、43、44、45唇侧粘接附件（图39-3）。唇倾上前牙，排齐上下牙列，分步压低下前牙，控制覆殆；右侧采用Ⅱ类牵引。

2．第25～36月　继续压低上下前牙，采用Ⅱ类牵引及中线牵引调整磨牙与中线关系（图39-4）。

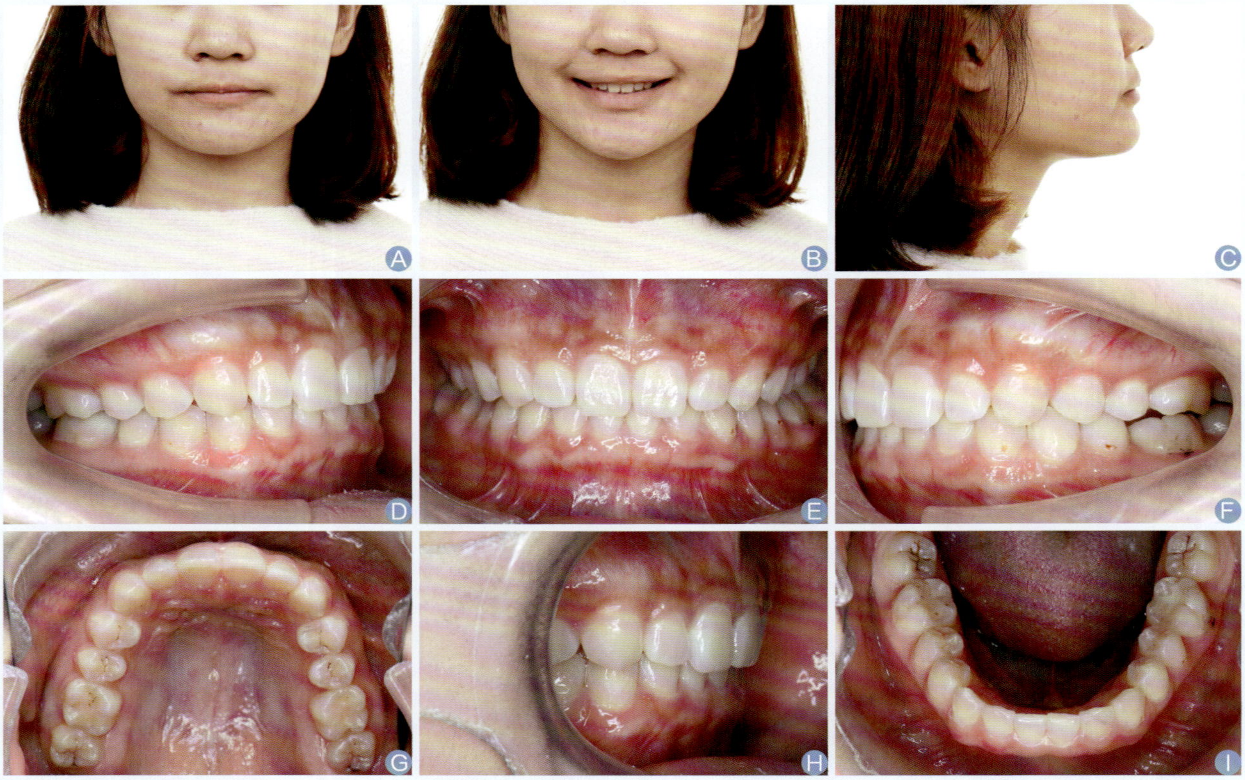

图 39-3　隐形矫治器戴用 1 年时面殆像

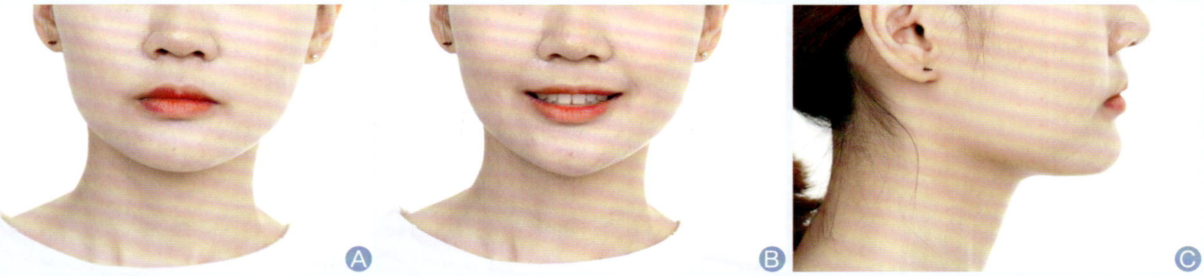

图 39-4　隐形矫治器戴用 3 年时面殆像

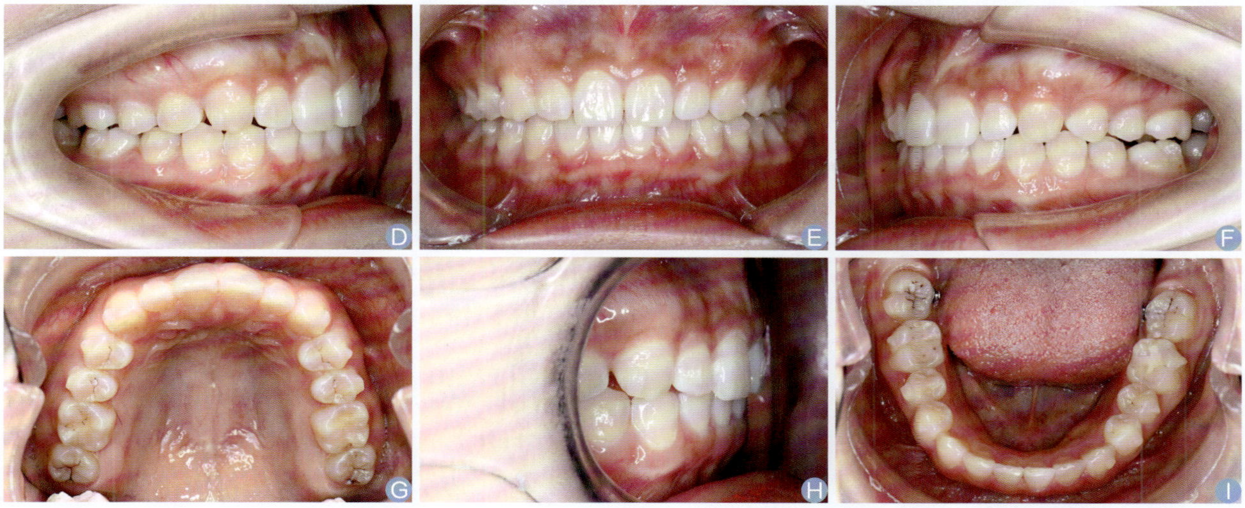

图 39-4　隐形矫治器戴用 3 年时面殆像（续）

3. 第37～47个月　精细调整，后牙重咬合。

4. 第48个月　拆除附件，戴入保持器（图39-5）。

八、矫治结果

矫治后，患者咬合关系良好，上下牙列整齐，前牙覆殆、覆盖正常，双侧尖牙中性关系，右侧磨牙中性关系，左侧磨牙完全远中关系，上下中线正。侧貌得到很大改善，上下唇突度正常，鼻唇角正常，颏唇沟正常；自然状态下闭唇正常，颏肌紧张度正常。唇齿关系正常。全口曲面体层片显示牙根平行排列，上前牙牙根少量吸收，其他牙根及牙槽骨未见明显异常（图39-5）。头颅侧位片测量分析结果显示：上下前牙唇倾度正常，牙轴控制良

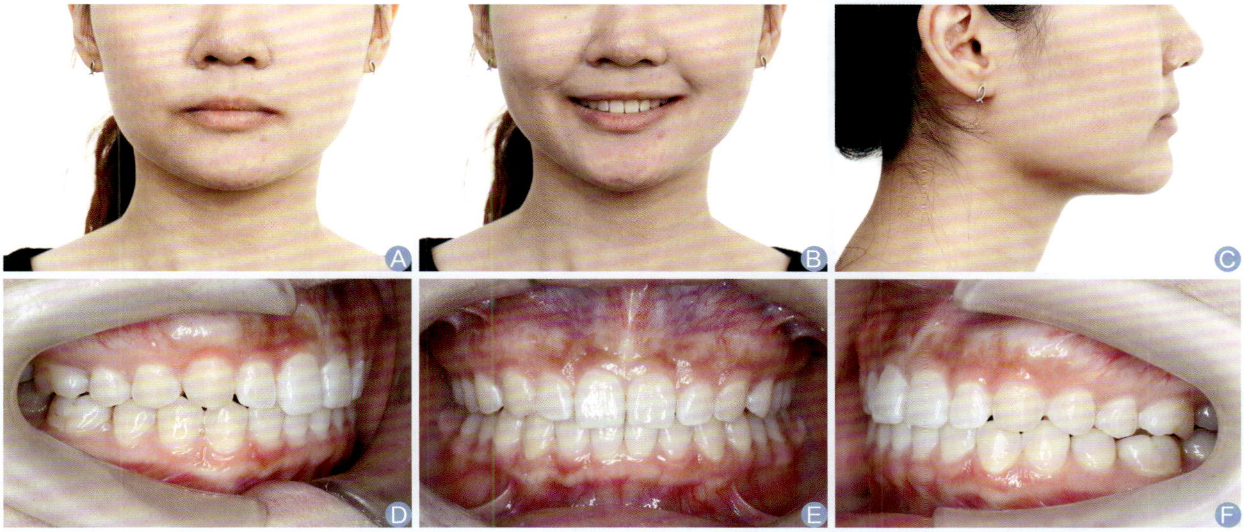

图 39-5　治疗后面殆像及 X 线片

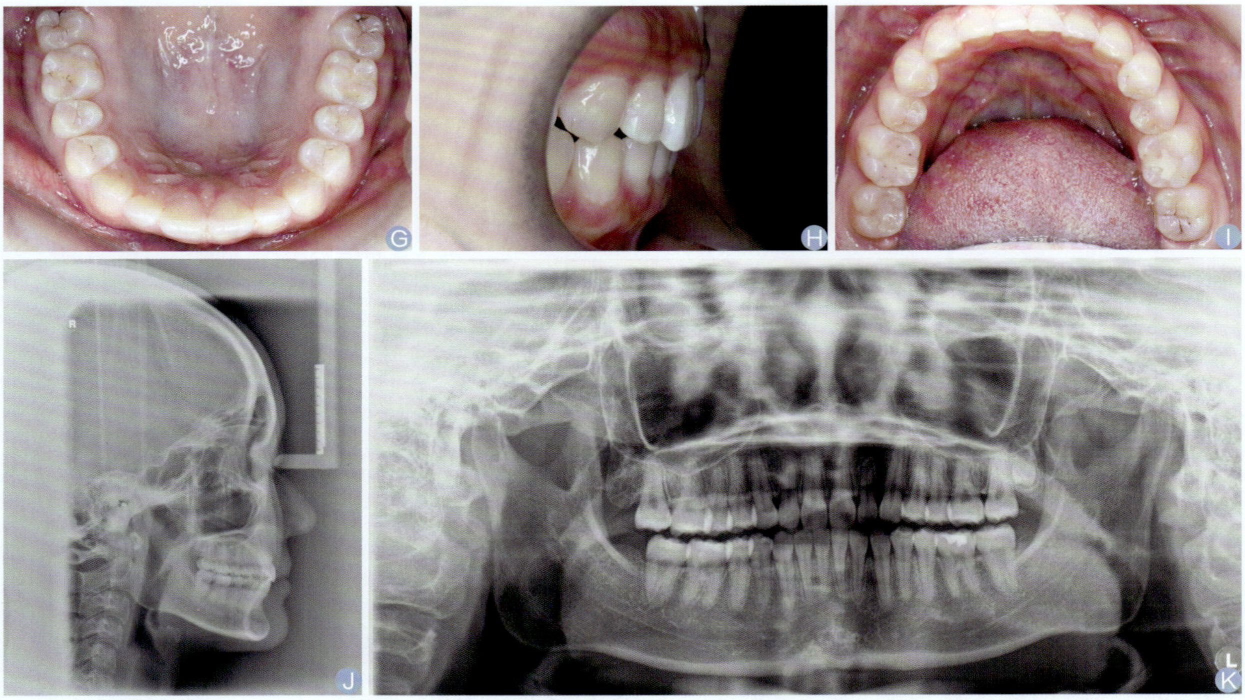

图 39-5　治疗后面𬌗像及 X 线片（续）

好，角度恢复正常；下颌平面角增加，侧貌改善（测量结果见表39-1）。治疗结束后2年复查，牙齿排列整齐，咬合稳定（图39-6）。

九、矫治体会

（一）正畸治疗的难点

1．垂直向控制并不是隐形矫治器的优势。该病例Ⅲ度深覆𬌗，Spee曲线较深，骨性Ⅰ类低角型，肌张力较大，压低前牙较困难。

2．受目前隐形矫治器材料性能及生物个体差异的影响，隐形矫治过程中牙齿的移动与计算机预设会有一定偏差，可能会导致治疗中出现脱轨的现象。对于一些复杂而精确的牙齿移动，在治疗过程中可能需要重启或使用固定矫治器及其他辅助装置，以达到良好的治疗效果。例如本病例，其上下前牙均需要适当唇倾，需设计分步移动、过矫治及使用附件来辅助以达到疗效；在上磨牙远移过程中，配合Ⅱ类牵引来达到矫治目标；下颌第二磨牙的舌倾很难通过矫治器纠正，需配合交互牵引达到矫治目的。

3．隐形矫治技术可以精确设计牙齿压入的量，并且分步设计牙齿的压入，还可以控制每步牙齿压入的量。本病例中通过同时压低上前牙和下前牙来打开咬合。需要注意的是，设计时要考虑压低牙齿所占用的间隙。该病例通过配合磨牙远移获得一定间隙。在临床佩戴矫治器时要保证矫治器与附件、矫治器与牙齿完全贴合。

4．无托槽隐形矫治器是一种可摘式矫治器，治疗过程有赖于患者的配合，良好的依从性是保证隐形矫治获得良好治疗效果的前提。而该患者长期在国外，不能按时复诊，不利于临床疗效的监控。

（二）矫治策略

患者下颌平面角较低，为前牙内倾型Ⅲ度深覆𬌗。矫治设计中，将结束状态设计为浅覆𬌗的过矫治；治疗前上下前牙舌倾，矫治中先唇倾切牙，打开咬合，因此设计时采取冠转矩的唇向过矫正，并增加上前牙唇面近龈缘的转矩嵴控根。而该患者

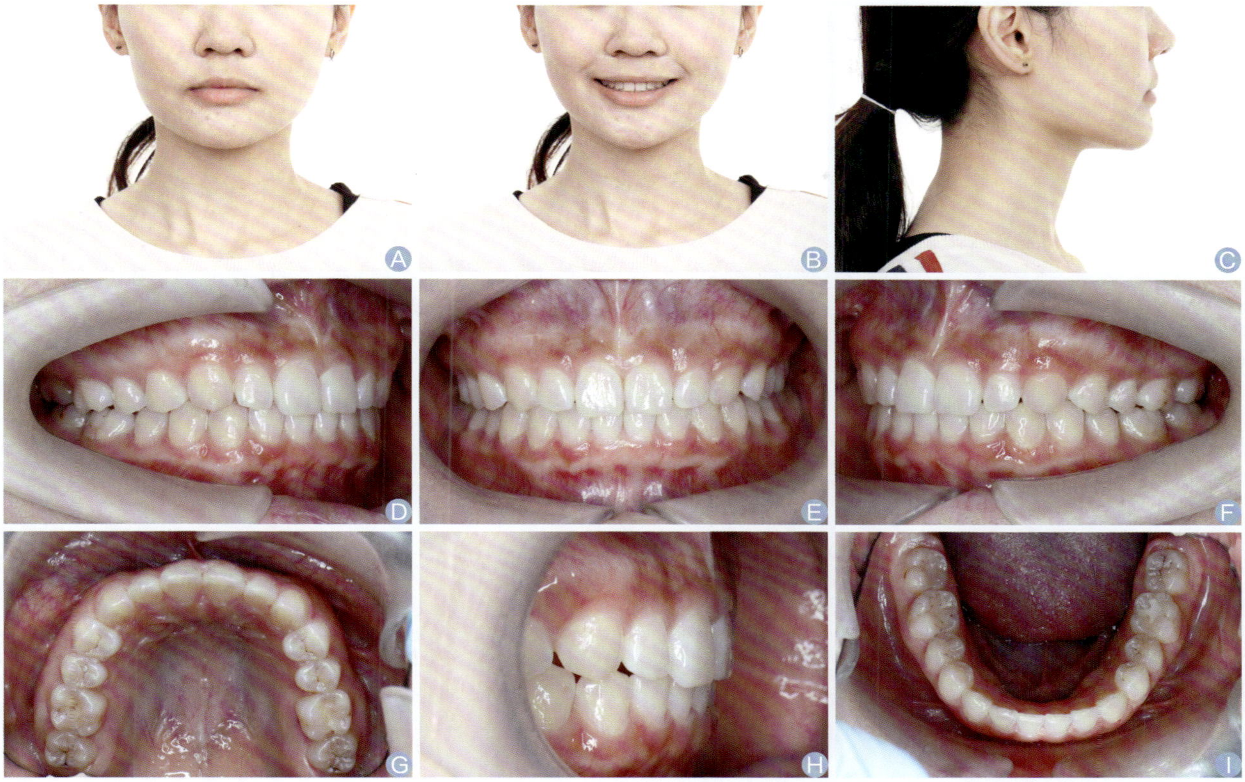

图 39-6　保持 2 年时面殆像

Spee曲线较深，故在上下前牙设计了分步压低，进一步打开咬合。为纠正磨牙关系及中线的不一致，设计了右侧Ⅱ类牵引和中线牵引以及咬合跳跃。因隐形矫治器自身的特点，容易导致后牙压低所致的后牙咬合接触不佳，故在精细调整设计中增加了后牙的重咬合。

（病例完成人：刘燕）

病例 40 成人严重闭锁性深覆䄊的隐形矫治

一、一般情况

患者女性，32岁，主诉牙不齐，前牙咬合不良，上腭牙龈咬伤。否认关节疼痛、弹响；否认牙外伤史；家族史无特殊。

二、临床检查

1．面部检查　正面观：颏部基本正，面部上、中、下比例基本协调。侧面观：直面型（图40-1）。

2．口内检查　恒牙列。上牙弓拥挤度2～3 mm。右侧磨牙和尖牙远中尖对尖关系，左侧磨牙和尖牙中性关系。上下中线正（图40-1）。

3．颞下颌关节检查　开口度三指，开口型正常，双侧关节未查见弹响及触痛。

三、X 线检查分析

1．头颅侧位片　测量分析结果显示骨性Ⅰ类，均角。上下切牙舌倾明显（图40-2和表40-1）。

2．全口曲面体层片　牙列、牙槽骨未见明显异常。双侧髁突骨质未见明显异常（图40-2）。

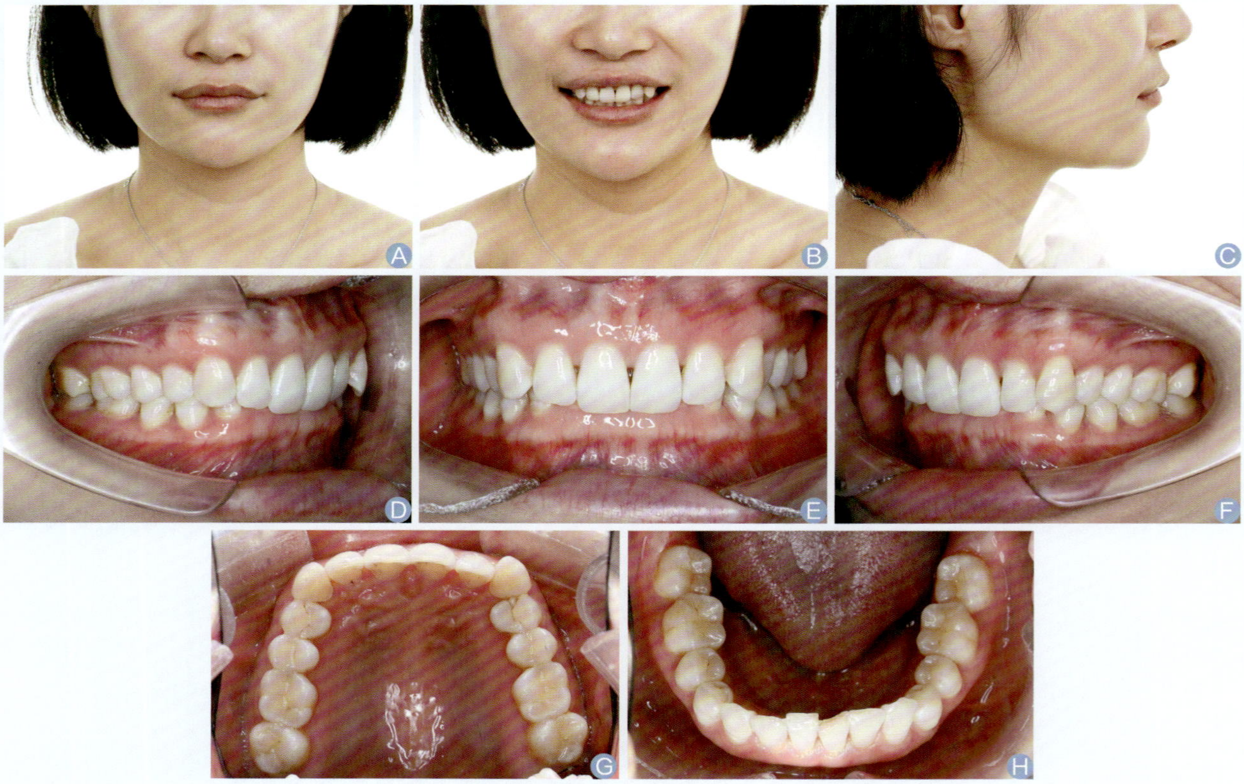

图 40-1　治疗前面䄊像

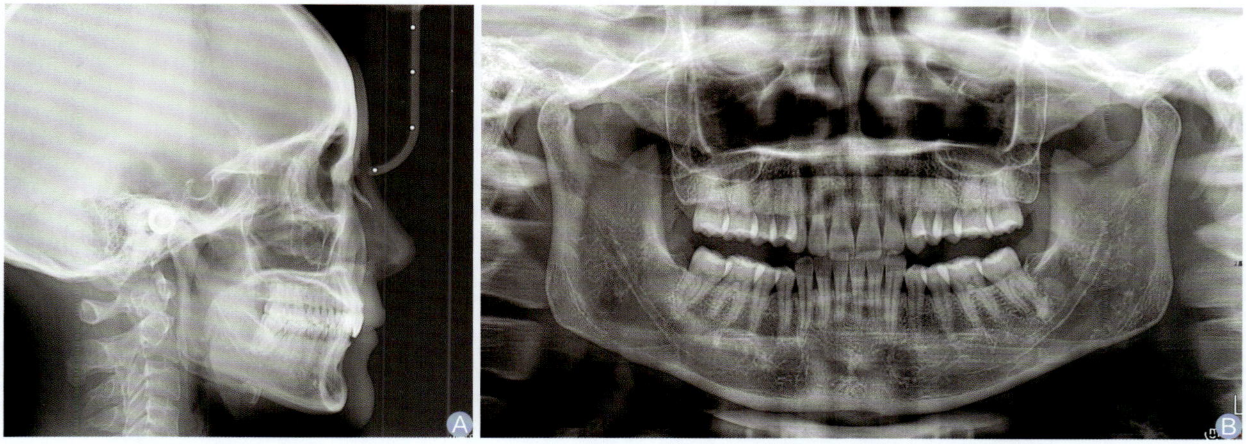

图 40-2　治疗前 X 线片

表40-1　治疗前后头影测量结果

测量项目	正常值	测量值	
	均值 ± 标准差	治疗前	治疗后
SNA（度）	82.8 ± 4.0	78.1	78.2
SNB（度）	80.1 ± 3.9	74.3	74.5
ANB（度）	2.7 ± 2.0	3.8	3.8
FH/NP（度）	85.4 ± 3.7	86.1	87.8
U1/NA（度）	22.8 ± 5.7	–0.7	13.5
U1-NA（mm）	5.2 ± 2.4	1.3	2.1
L1/NB（度）	30.3 ± 5.8	17.5	25.6
L1-NB（mm）	6.7 ± 2.1	1.3	5.0
U1/L1（度）	125.4 ± 7.9	157.5	137.2
U1/SN（度）	105.7 ± 6.3	79.4	90.6
MP/SN（度）	32.5 ± 5.2	29.3	37.0
MP/FH（度）	31.1 ± 5.6	22.1	28.2
L1/MP（度）	92.6 ± 7.0	90.4	91.3

四、诊断

安氏Ⅱ^{2}类，毛氏Ⅳ^1+Ⅰ^{1}类，骨性Ⅰ类，均角。

五、矫治目标

矫治深覆殆，建立前牙正常咬合；排齐整平牙列。

六、矫治计划

1．采用隐形矫治器，行非拔牙矫治。

2．排齐整平牙列，建立磨牙和尖牙中性关系。

3．矫治前牙深覆殆，建立前牙正常覆殆、覆盖关系。

4．解除前牙闭锁关系，建立正常切牙唇倾度。

七、矫治过程

1．第1～15个月　戴完第一次矫治方案全部56副牙套，双侧磨牙和尖牙建立中性关系，闭锁殆解除，前牙覆殆、覆盖基本正常（图40-3）。

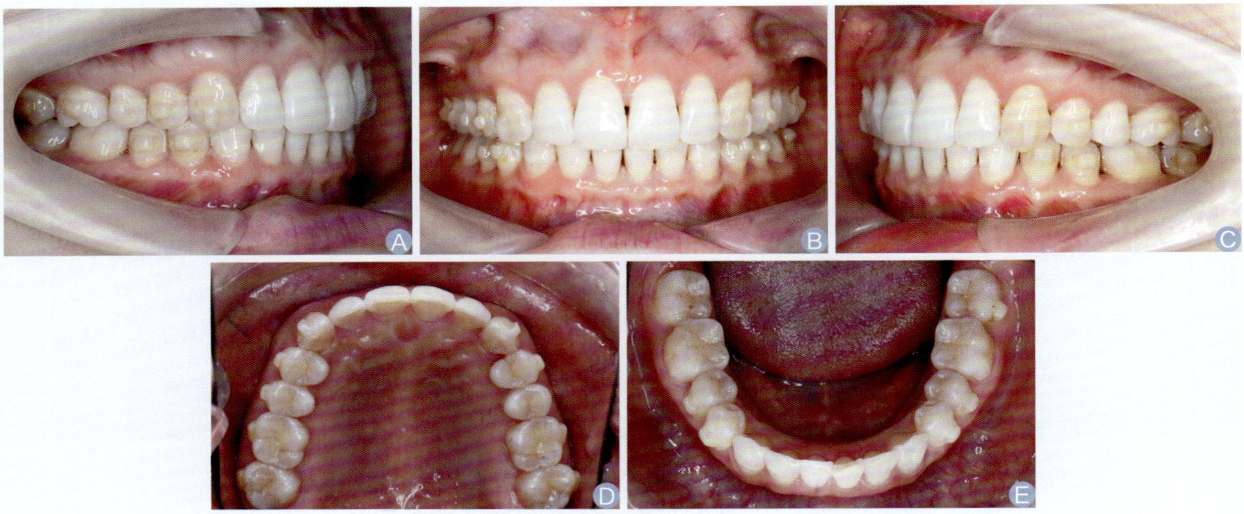

图 40-3　第一次重启时面殆像

2．第16～22个月　完成第一次矫治方案后重启18副牙套。在牙列间隙、后牙咬合上进行了调整。前牙覆殆的改善进展不大（图40-4）。

3．第23～27个月　精细调整咬合关系，完成第二次矫治方案后重启10副牙套。结束矫治后开始保持（图40-5）。

八、矫治结果

矫治后，患者咬合关系良好，上下牙列整齐，前牙覆殆、覆盖正常，双侧尖牙和磨牙中性关系。上下中线正。侧貌良好。

全口曲面体层片显示牙根平行排列，其他牙

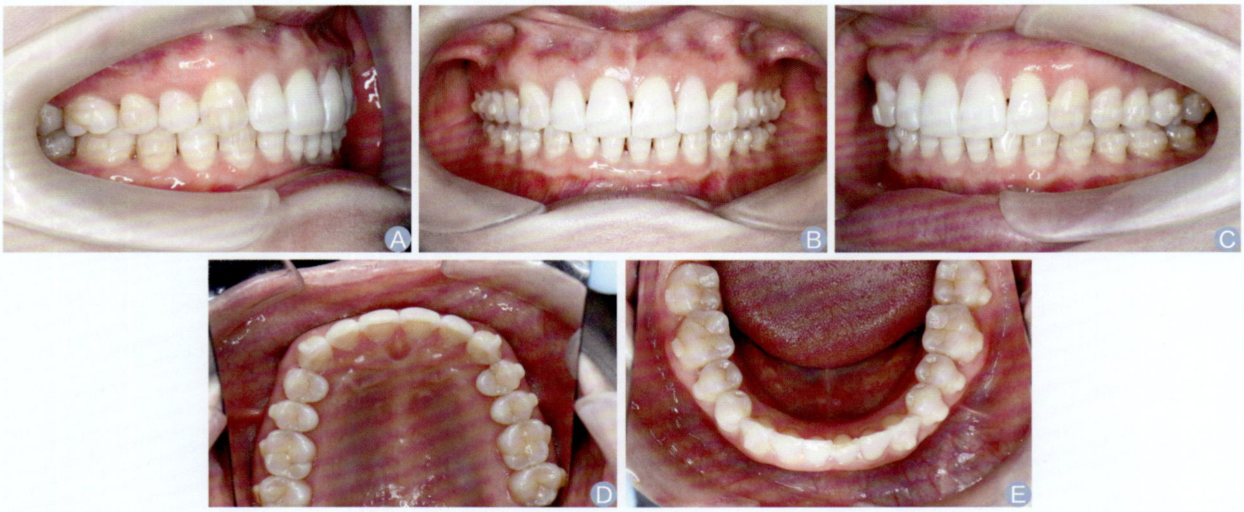

图 40-4　第二次重启时面殆像

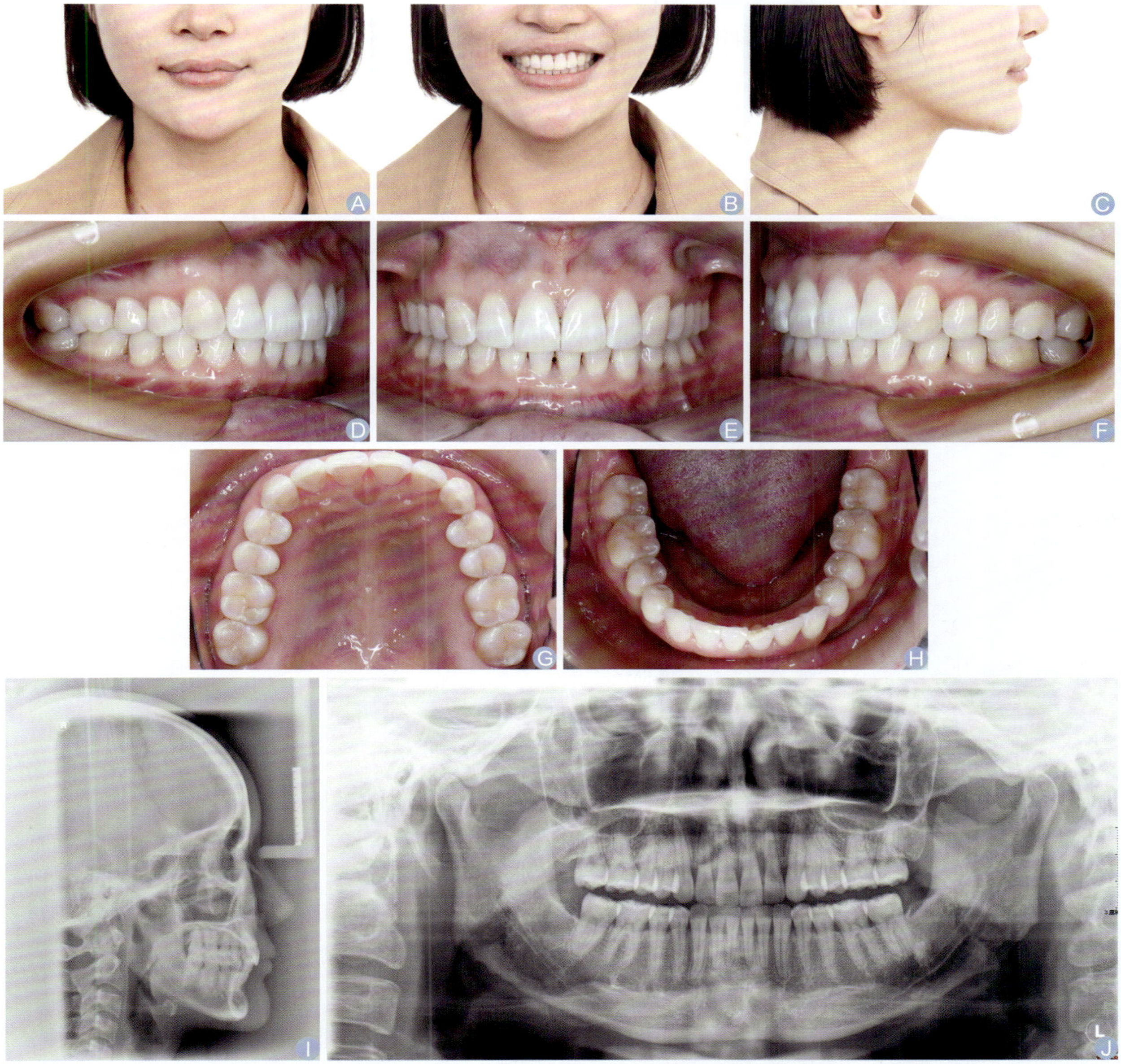

图 40-5　治疗后面𬌗像及 X 线片

根及牙槽骨未见明显异常（图40-5）。头颅侧位片测量分析结果显示：前牙覆𬌗正常，上下前牙唇倾度正常（测量结果见表40-1）。治疗后1年复查，牙齿排列整齐，咬合稳定（图40-6）。

九、矫治体会

（一）关于治疗设计

该病例的治疗难点在于前牙覆𬌗的控制。单纯使用隐形矫治器需要加强后牙固位附件的设计，必要时考虑使用种植钉骨性支抗。

（二）正畸治疗中的控制

1. 矢状向关系的矫治　该患者牙列轻度拥挤，右侧后牙为远中尖对尖关系。为了调整磨牙关系和解除牙列拥挤，我们在上颌设计了双侧后牙序列远中移动。由于上颌后牙远中移动量不多，故仅使用双侧Ⅱ类颌间牵引，加强上颌后牙远移的支抗。

该患者上颌前牙压低和唇倾的量较大，为减少隐形矫治器脱轨的可能，上颌矢状向和垂直向的牙齿移动应分别进行。所以，在上颌后牙远移的过程中并未加入前牙的移动治疗。上颌后牙远中移动到位后，再开始上前牙的移动治疗。

2．前牙深覆𬌗的矫治　该患者为严重闭锁性深覆𬌗，上颌前牙需要压低的量比较大。为提高压低的效果，前牙压低治疗设计应用两步法：先压低4颗切牙，再压低尖牙。

远移上颌磨牙时设计应用双侧Ⅱ类颌间牵引，从而对抗上颌磨牙远中移动对上前牙产生的副作用，同时也有利于控制下颌后牙，加强下前牙的压低效果。

经过15个月的第一次方案设计的隐形矫治器治疗，前牙深覆𬌗的控制已完成大部分。而后续12个月的精细调整过程虽然继续设计了前牙的压低，但是并未在覆𬌗的控制上有更多的进展和提高。这说明本病例单纯依靠隐形矫治器本身的能力来控制覆𬌗存在一定的局限性，进一步改善覆𬌗需要有外源的支抗控制，例如采用种植钉骨性支抗。

（病例完成人：寻春雷）

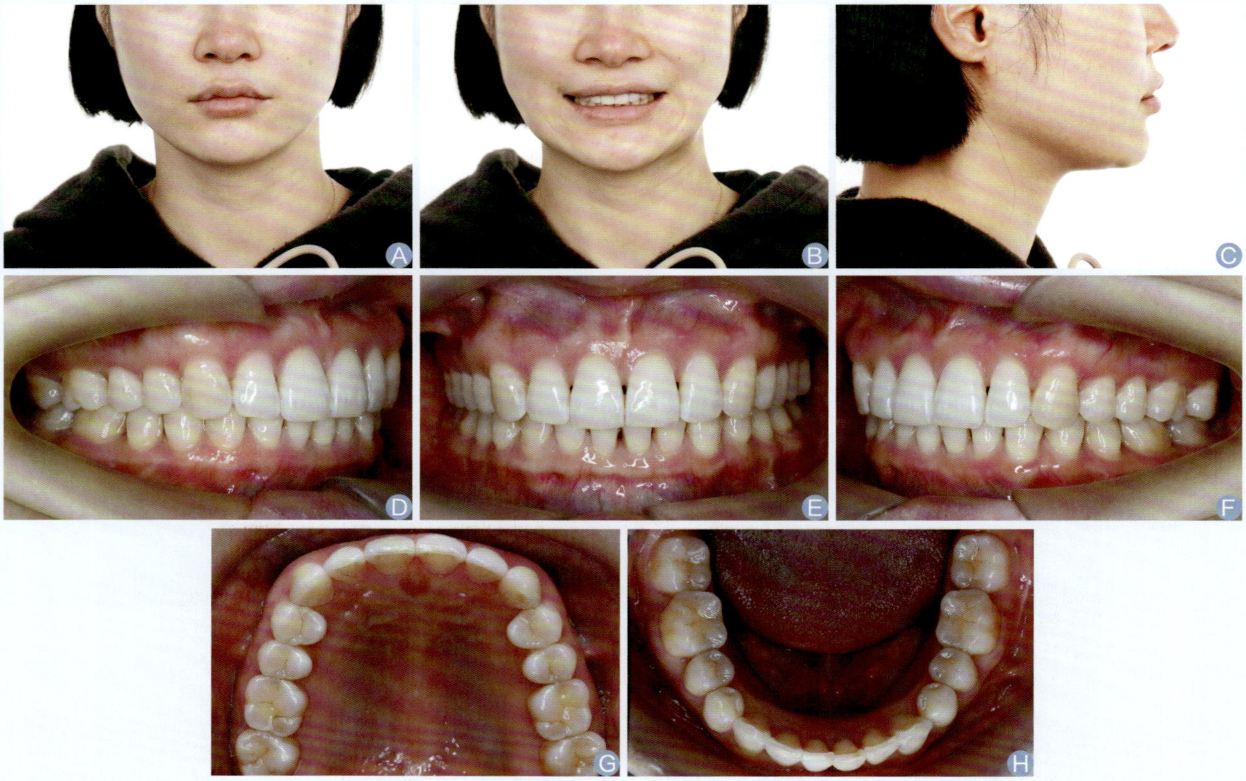

图 40-6　保持 1 年时面𬌗像

病例 41 单颌拔牙矫治安氏Ⅱ类 2 分类错𬌗

一、一般情况

患者女性，27岁，主诉牙不齐。既往有左下后牙牙体治疗及修复治疗史，目前修复体脱落。全身情况良好，否认口腔不良习惯、鼻咽部疾病；否认关节疼痛、弹响；否认牙外伤史；家族史无特殊。

二、临床检查

1. 面部检查　正面观：面部左右基本对称，面部上、中、下比例基本协调，无开唇露齿，微笑时不愿意露齿。侧面观：直面型，下颌稍后缩，颏发育良好（图41-1）。

2. 口内检查　恒牙列；36𬌗面大面积龋坏、牙髓暴露，颊舌侧及远中牙体缺损至龈下，无明显叩痛。上牙弓拥挤度5 mm，下牙弓拥挤度4 mm；36缺损，37少量近中倾斜；右侧磨牙远中尖对尖关系，左侧磨牙超过远中尖对尖关系，双侧尖牙远中关系；前牙闭锁𬌗，Ⅲ度深覆𬌗；上下中线右偏1 mm（图41-1）。

3. 颞下颌关节检查　开口度三指，开口型正常，双侧关节未查见弹响及触痛。

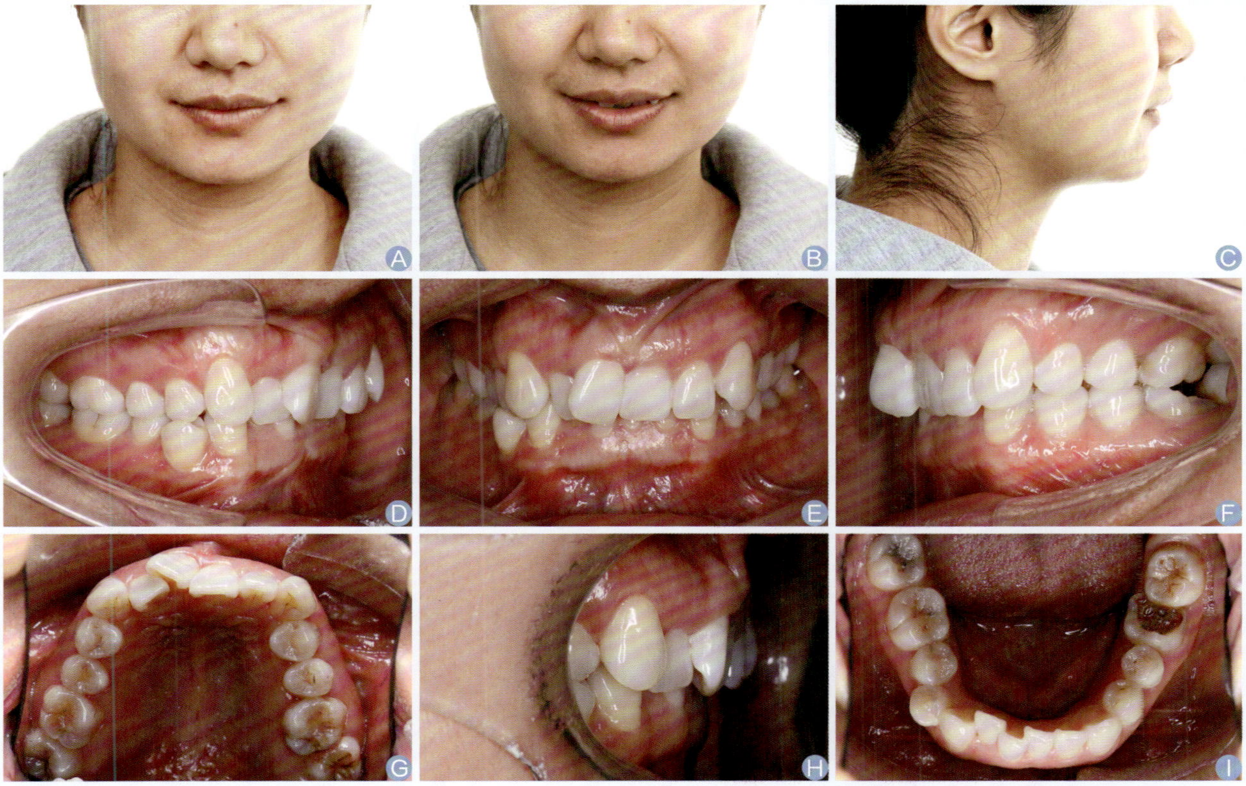

图 41-1　患者治疗前面𬌗像

三、X线检查分析

1. 头颅侧位片 测量分析结果显示骨性Ⅱ类，下颌稍后缩，均角，上切牙直立、舌倾，下切牙偏直立（图41-2和表41-1）。

2. 全口曲面体层片 18、28、38和48阻生，其中38牙冠向近中水平阻生。36牙冠远中大面积缺损，根尖未见低密度影像，根周和根尖骨质未见异常。11、21牙根短，21尤其明显，但根尖圆钝。其余牙列、牙槽骨未见明显异常。双侧髁突骨质未见明显异常（图41-2）。

3. 牙体牙髓科和修复科会诊 明确36远期冠修复、冠边缘在龈下，边缘密合预后不佳。患者确定准备拔除。

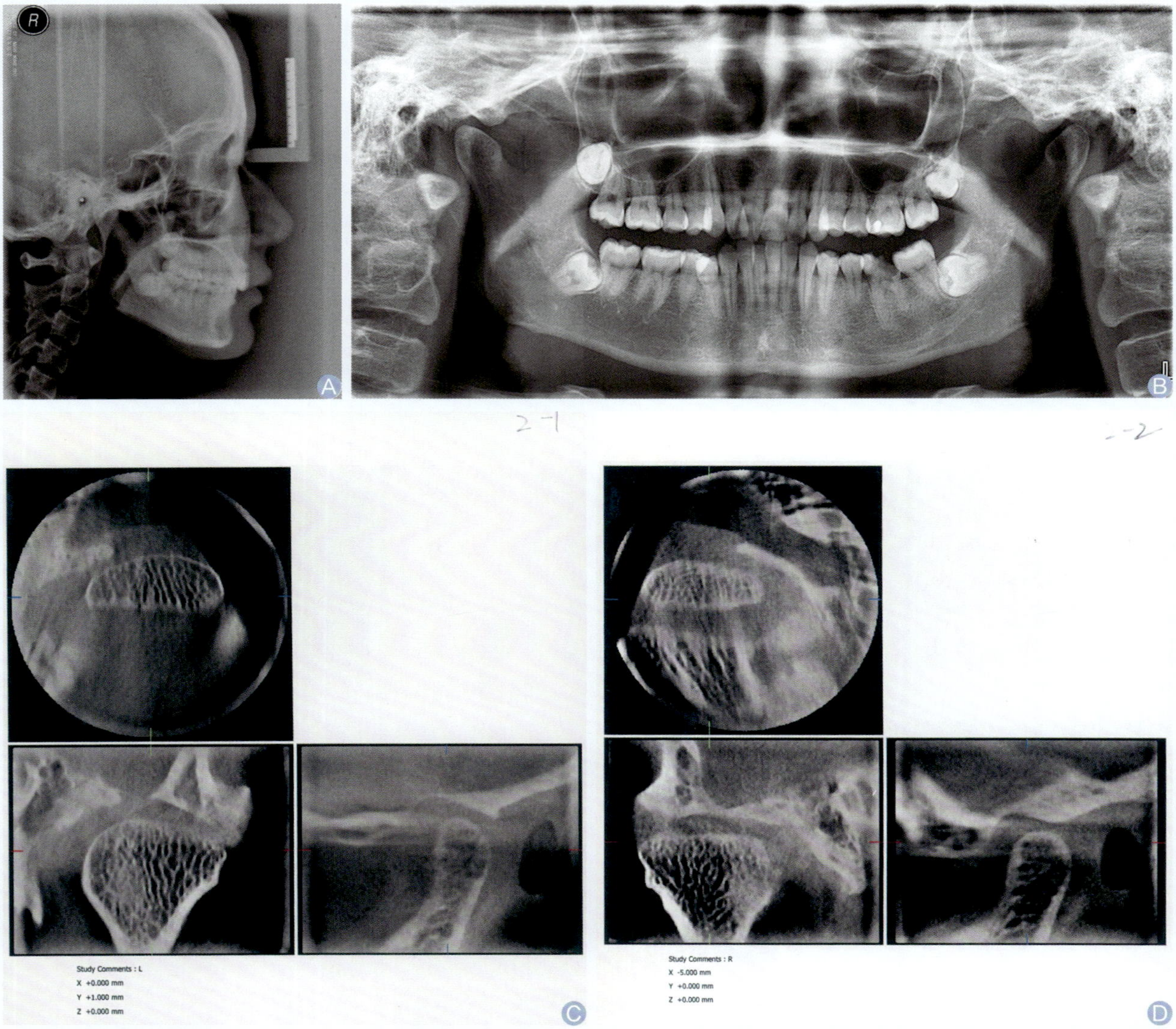

图41-2 患者治疗前X线片

四、诊断

安氏Ⅱ^{2}类，毛氏Ⅳ^{1}+Ⅰ^{1}类，骨性Ⅱ类，均角。36慢性牙髓炎。

五、矫治目标

排齐整平牙列，改善咬合；调整左下后牙修复条件。

表41-1 患者治疗前后头影测量分析

测量项目	正常值	测量值	
	均值±标准差	治疗前	治疗后
SNA（度）	82.8±4.0	77.2	79.3
SNB（度）	80.1±3.9	74.5	75.7
ANB（度）	2.7±2.0	2.6	3.6
FH/NP（度）	85.4±3.7	85.3	84.2
U1/NA（度）	22.8±5.7	10.5	15.5
U1-NA（mm）	5.2±2.4	2.2	2.3
L1/NB（度）	30.3±5.8	11.9	27.8
L1-NB（mm）	6.7±2.1	1.6	4.8
U1/L1（度）	125.4±7.9	150.5	131.5
U1/SN（度）	105.7±6.3	87.6	95.4
MP/SN（度）	32.5±5.2	33.8	32.9
MP/FH（度）	31.1±5.6	31.5	31.7
L1/MP（度）	92.6±7.0	82.6	99.9

六、矫治计划

1. 采用直丝弓矫治技术，减数14、24、36，上颌采用中支抗，择期拔除18、28、38、48。

2. 排齐整平牙列，控根内收上前牙，下颌唇向排齐。

3. 建立前牙正常覆𬌗、覆盖及尖牙中性关系，右侧磨牙建立完全远中关系。

4. 37调整为直立；36间隙调整为一个双尖牙大小，行种植修复。

5. 保持，36种植修复是保持的一部分。

七、矫治过程

1. 拔除14、24、36。

2. 第1～6个月　上颌双侧后牙粘接直丝弓矫治器（17、16、15、13、23、25、26、27），排齐上颌后牙段。换至0.016英寸×0.022英寸不锈钢方丝，采用双侧带有T形关闭曲的片段弓，牵引13、23向远中，直至13与43、23与33基本呈中性关系。

3. 第7～15个月　上颌切牙及下颌粘接直丝弓矫治器。上颌切牙采用片段弓初步排齐后，再换用连续弓丝排齐整体上牙列；下颌切牙配合少量唇倾排齐。

4. 第16～24个月　上颌换至0.018英寸×0.025英寸不锈钢方丝，配合上切牙冠唇向转矩20°，调整上前牙牙轴；同时加强前牙支抗，拉后牙向前，关闭剩余拔牙间隙。下颌结合摇椅弓控制覆𬌗，同时注意扶正37（图41-3）。

5. 第25～40个月　精细调整，36植入种植体。上颌先拆除固定矫治器，戴入透明保持器；下颌固定矫治器维持至36准备行永久冠修复（图41-4）。

6. 36种植修复完成后，进入保持阶段（图41-5）。建议拔除18、28、38、48。

八、矫治结果

矫治后，患者咬合关系良好，上下牙列整齐，前牙覆𬌗、覆盖正常，双侧尖牙中性关系，右侧磨牙完全远中关系，上下中线正。侧貌得以维持，上下唇突度正常；自然状态下闭唇正

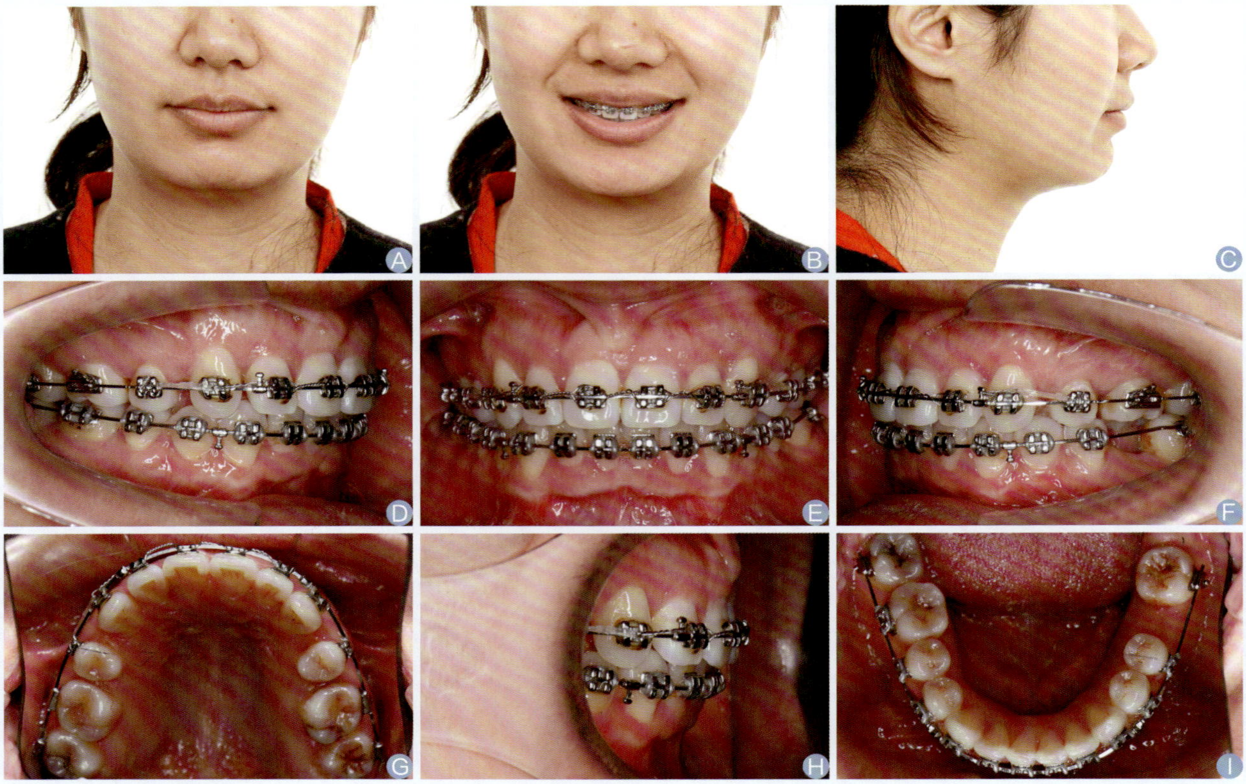

图 41-3　患者治疗中关闭间隙时面殆像

常，微笑时自然，唇齿关系正常。全口曲面体层片显示，上前牙11、21与治疗前相比牙根有进一步吸收，根尖圆钝；其他牙根及牙槽骨未见明显异常（图41-5）。头颅侧位片测量分析结果显示：上前牙表现为牙冠位置稳定的控根移动，牙轴控制良好；下前牙从治疗前舌倾调整为治疗后牙轴

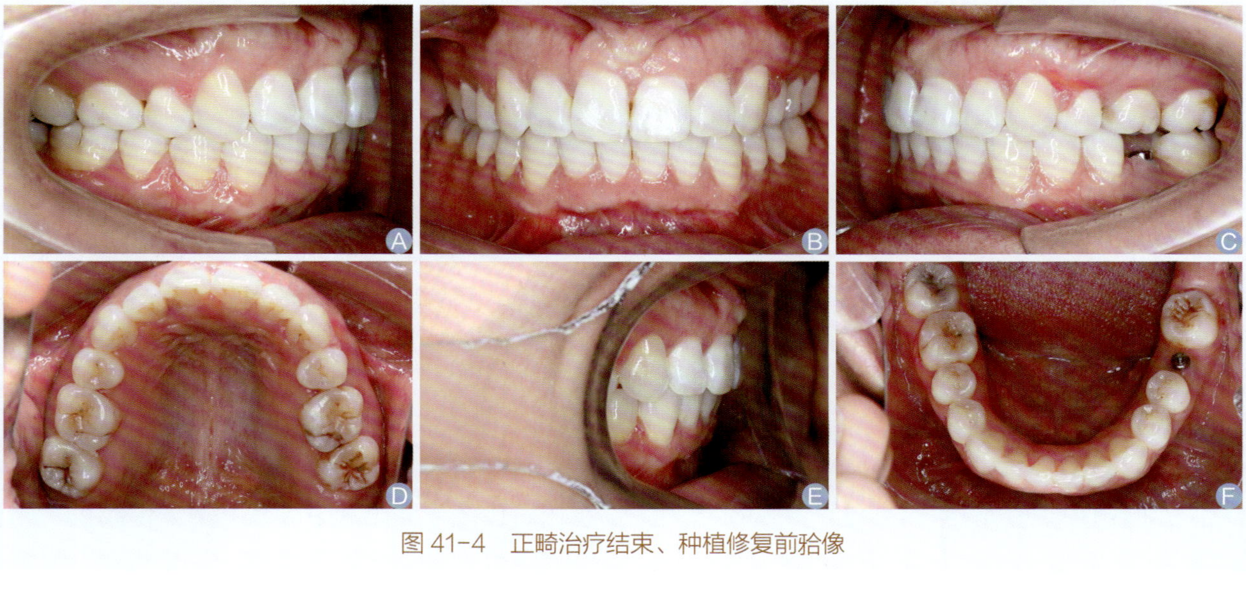

图 41-4　正畸治疗结束、种植修复前殆像

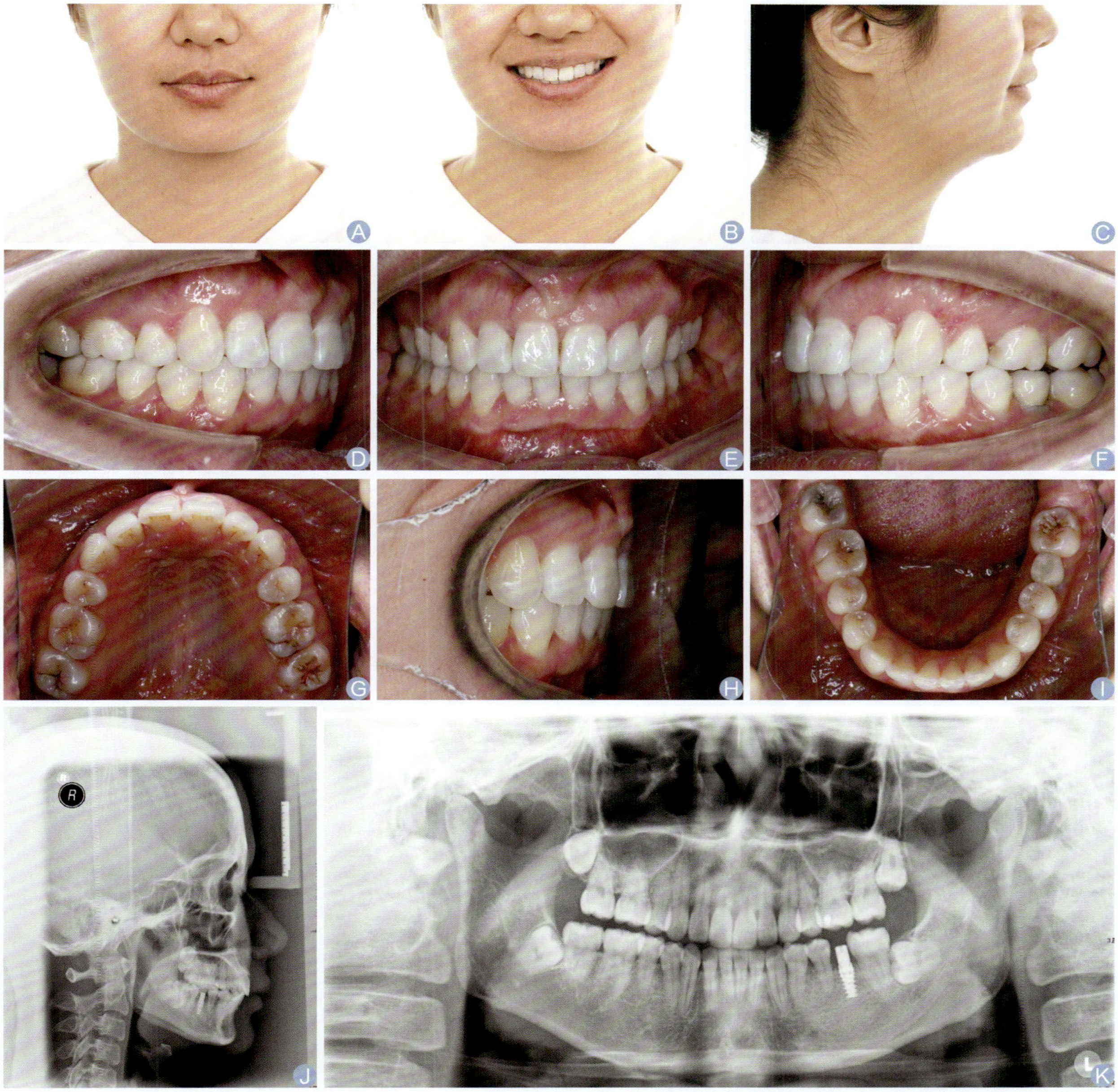

图 41-5　患者治疗后面 像及 X 线片

正常；骨骼矢状向及垂直向结构稳定（测量结果见表41-1，头影测量重叠图见图41-6）。治疗结束6年后复查，牙齿排列整齐，咬合稳定（图41-7）。

九、矫治体会

（一）关于正畸治疗设计的考虑

1. 拔牙设计为拔除上颌2颗第一前磨牙。患者上下前牙均直立、舌倾。从下前牙的拥挤情况看，下前牙唇倾后既能改善下前牙牙轴，还能同时解除前牙拥挤，因而下颌不需要拔牙提供间隙。根据患者下前牙排齐中的适当唇倾情况分析，上前牙可以基本维持现有的切端位置，以便维持患者较好的治疗前面型。但上颌牙列排齐需要较多间隙，同时因双侧磨牙为远中尖对尖关系，如果不考虑拔牙，则需要推磨牙向后约5 mm，以将磨牙调整为

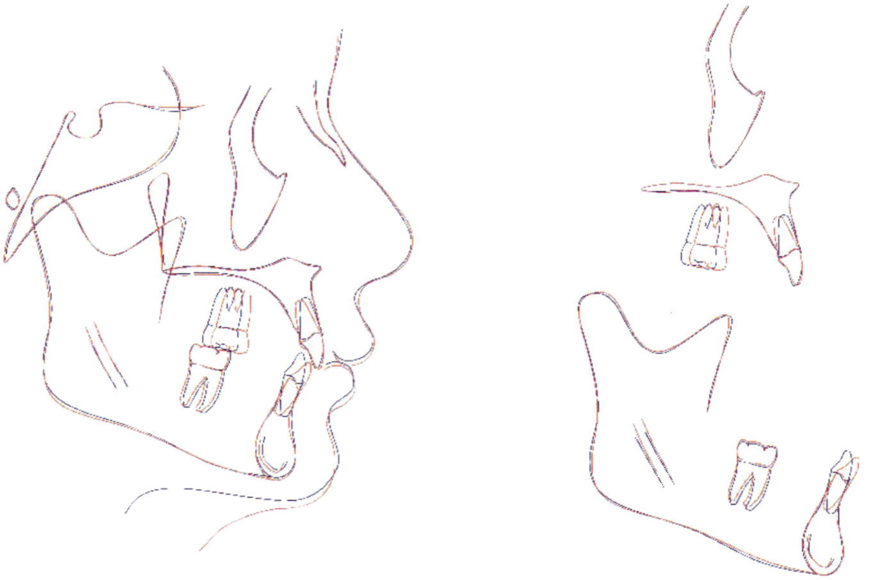

图 41-6　患者正畸治疗前后头影测量重叠图（蓝色线条为治疗前，红色线条为治疗后）

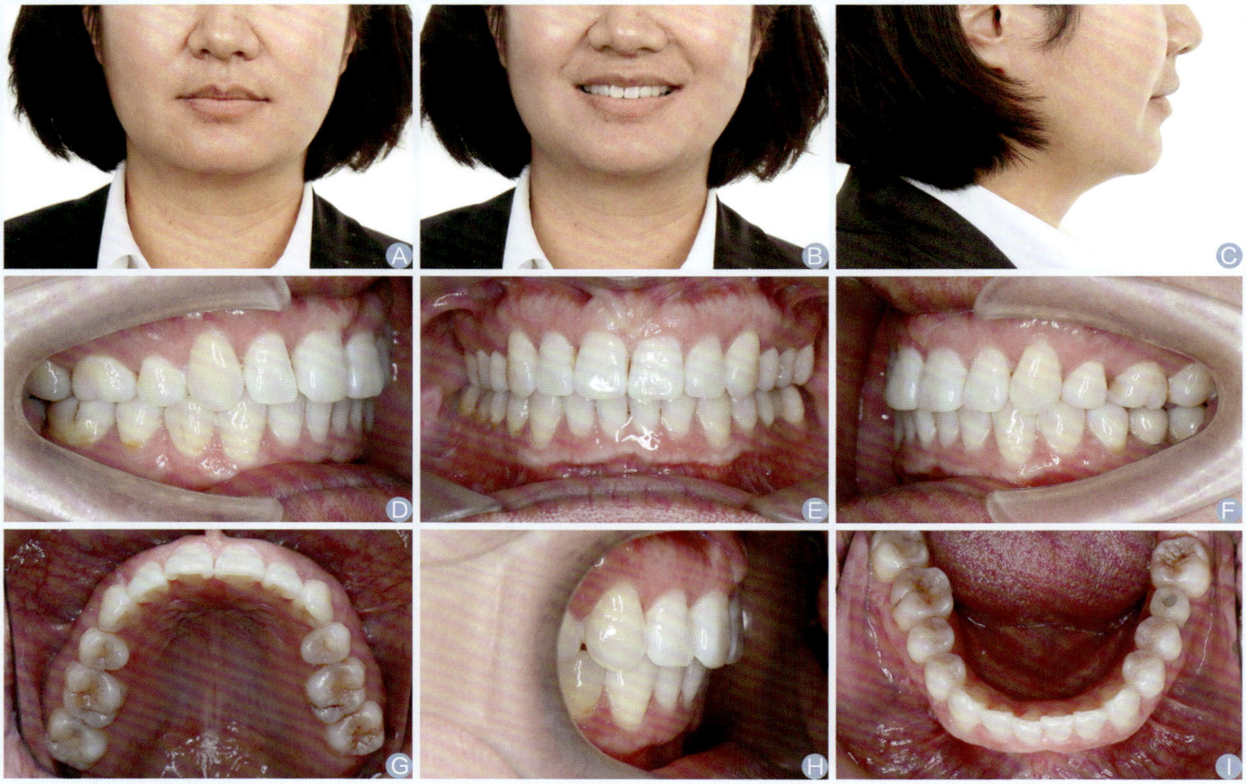

图 41-7　矫治结束后保持 6 年时面䝙像

中性关系。大量远中移动磨牙对该患者而言较难实现，因而考虑拔除2颗上颌前磨牙，前牙控根调整切牙唇倾角度，利用间隙排齐整平牙列，将磨牙关系调整为完全远中关系。那么是拔除第一前磨牙还是第二前磨牙呢？这时考虑到尖牙为远中关系，拥挤区域靠前，在切牙区，而且切牙控根需要较强的支抗，因而考虑拔除第一前磨牙更便于控制支抗。治疗过程中也证实了这一点。尖牙远中移动、排齐切牙后，间隙所剩较少，前移上后牙关闭该间隙并不困难（图41-3）。

2．关于36的去留以及间隙是否能通过正畸关闭，需要综合牙体-修复的条件和需求进行正畸设计。36大面积龋坏，经牙体牙髓科确诊为牙冠大面积缺损的慢性牙髓炎，单纯从牙体治疗的角度，可以考虑根管治疗；但修复科会诊的意见认为，36牙冠缺损较大，根管治疗后需要烤瓷冠修复，从冠修复角度，由于牙冠远中龋损破坏的位置已经位于牙龈下方，预计修复远期疗效不佳。综合考虑，确定拔除36。而36拔除后的缺隙问题需从正畸综合设计的角度考虑。上颌拔除2颗第一前磨牙，下颌前牙唇倾，磨牙调整为完全远中关系能满足前部牙齿排列美观和功能的需求。拔除36后，如果37前移关闭36缺牙间隙，则37将与26形成完全远中关系，而27仅近中颊尖近中斜面与37远中斜面有咬合，很容易形成27的“废用”状态。同时，38近中水平阻生，扶正后近中移动替代37参与咬合的难度极高，而且38牙根短。综合考虑后，设计为拔除36后，37适当控制牙根向近中移动并直立37，剩余36缺牙间隙为前磨牙宽度，行种植修复。

（二）正畸中的牙齿移动控制

1．片段弓拉尖牙向远中。患者拔除14、24后，如果直接用镍钛丝排齐牙列，上颌前牙会出现先唇向移动再内收的往复移动，增加牙齿牙根和牙周损伤的风险，也加大了后牙支抗的压力。该患者在治疗初期，17、16、15、13及27、26、25、23分别应用带有T形曲的片段弓，用后牙做支抗，拉13、23向远中，直至13与43及23与33形成基本中性关系后，再进行上颌前牙及下牙列的排齐。这时上切牙基本在原位排齐，避免了唇向排齐后的牙齿往复移动。这时在下颌粘接矫治器也可避免因33、43与23、13的尖对尖状态造成咬合干扰而导致托槽脱落。

2．上前牙支抗控制。片段弓的应用一方面避免了治疗中前牙的往复移动，保证了前牙位置，同时也有利于对牙齿健康风险的控制。在尖牙调整为中性关系后，就基本确定了牙列的位置关系。随着牙列的排齐、整平，考虑开始关闭间隙。此时，需要在切牙段加正转矩，一方面调整前牙唇倾角度，同时在颌内牵引加力的联合作用下，完成上颌前牙牙根的控根移动，另一方面也增加了前牙支抗，有利于后牙前移。操作中采用了0.018 英寸×0.025 英寸的方丝，而没有采用0.019 英寸×0.025 英寸弓丝，也方便后牙沿弓丝滑动前移。

3．打开前牙咬合时，以下前牙压低为主。从治疗前的正面像和头颅侧位片看，前牙闭锁𬌗、深覆𬌗，但上前牙并没有明显下垂，唇齿关系基本协调，没有露龈笑，患者为均角型。因此，关于治疗中打开咬合的策略，上颌前牙高度以控制为主，下颌前牙需要较多压低、整平，双尖牙区可以少量升高。下颌前牙唇倾排齐时，因钟摆效应，前牙咬合改善。使用摇椅弓配合整平前后牙，共同完成前牙深覆𬌗的矫治。

（病例完成人：李小彤）

病例 42 拔牙矫治安氏Ⅱ类2分类露龈笑伴上颌前突、下颌后缩畸形

一、一般情况

患者男性，17岁，主诉牙不齐、嘴突。既往史无特殊。全身情况良好，否认口腔不良习惯、鼻咽部疾病；否认关节疼痛、弹响；否认牙外伤史。

二、临床检查

1．面部检查　正面观：面部左右基本对称，比例基本协调，微笑时露龈4～5 mm。侧面观：微突面型，上颌略前突，下颌后缩（图42-1）。

2．口内检查　恒牙列。右侧磨牙远中尖对尖关系，左侧磨牙完全远中关系，双侧尖牙远中关系。前牙Ⅲ度深覆𬌗，闭锁性，下前牙磨耗明显。上牙弓拥挤度2～3 mm，下牙弓拥挤度3～4 mm。上下中线右偏1 mm（图42-1）。

3．颞下颌关节检查　开口度三指，开口型正常，双侧关节未查见弹响及触痛。

三、X线检查分析

1．头颅侧位片　测量分析结果显示骨性Ⅱ

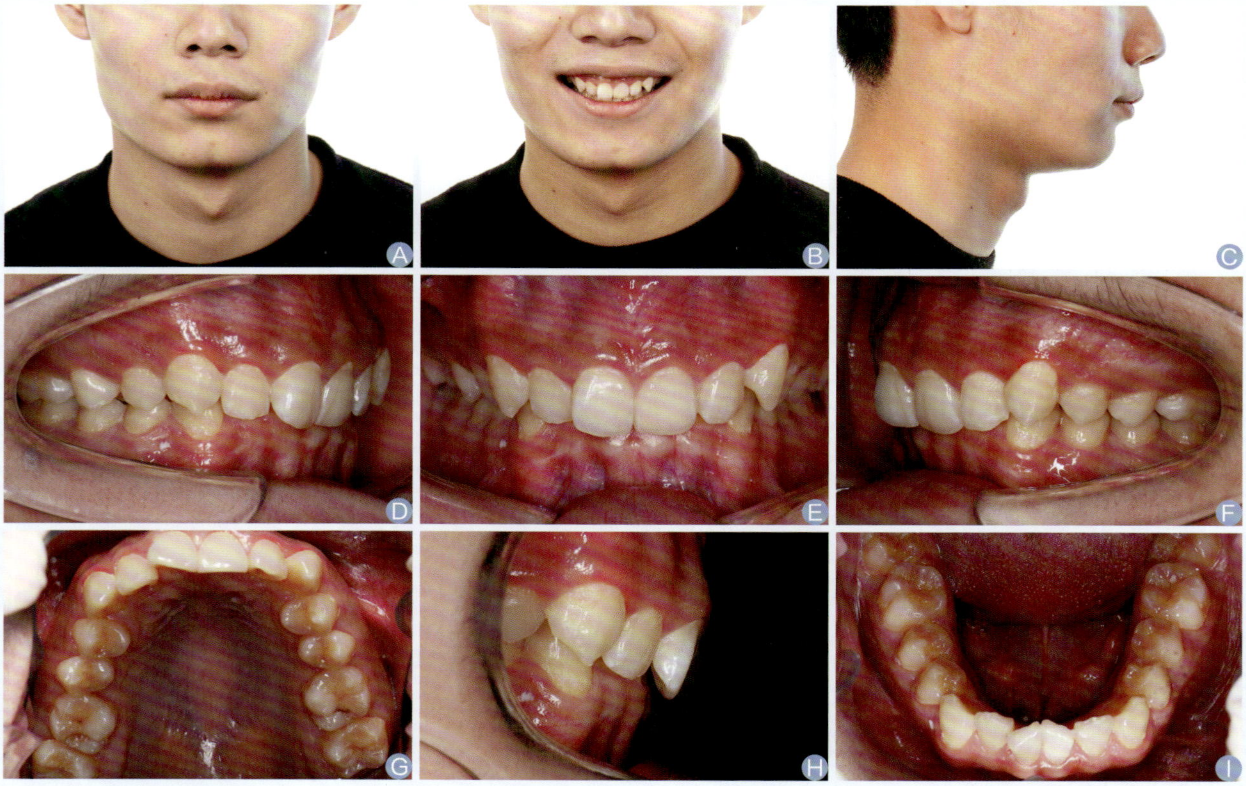

图 42-1　治疗前面𬌗像

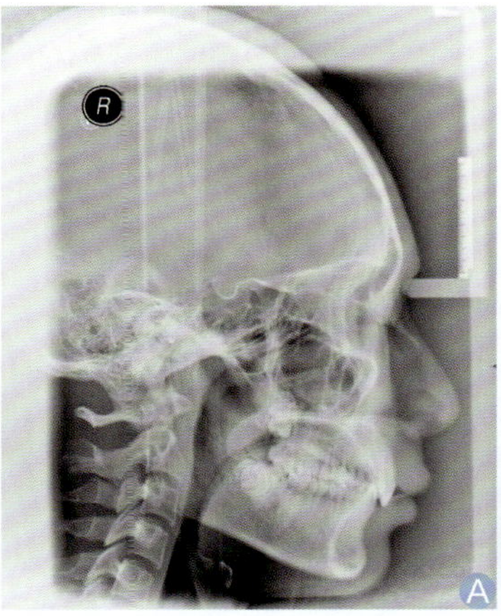

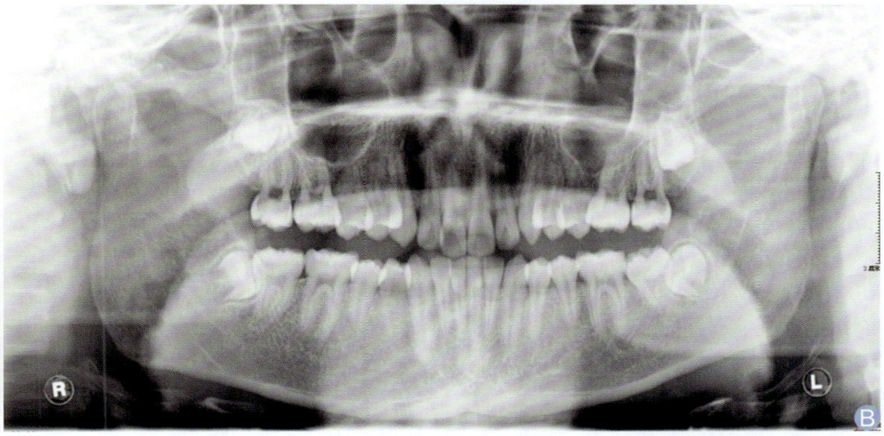

图 42-2 治疗前 X 线片

表42-1 治疗前后头影测量结果

测量项目	正常值	测量值	
	均值 ± 标准差	治疗前	治疗后
SNA（度）	82.8 ± 4.0	88.7	86.7
SNB（度）	80.1 ± 3.9	83.2	83.7
ANB（度）	2.7 ± 2.0	5.5	3.0
FH/NP（度）	85.4 ± 3.7	91.1	92.3
U1/NA（度）	22.8 ± 5.7	7.3	21.3
U1-NA（mm）	5.2 ± 2.4	1.2	3.3
L1/NB（度）	30.3 ± 5.8	18.1	25.1
L1-NB（mm）	6.7 ± 2.1	2.2	4.1
U1/L1（度）	125.4 ± 7.9	149.1	131.2
U1/SN（度）	105.7 ± 6.3	96.0	107.4
MP/SN（度）	32.5 ± 5.2	21.3	22.0
MP/FH（度）	31.1 ± 5.6	14.6	14.7
L1/MP（度）	92.6 ± 7.0	93.6	99.4

类，低角，下颌后缩，上切牙舌倾，下切牙牙轴基本正常（图42-2和表42-1）。

2. 全口曲面体层片 18、28、38和48发育中，35和45牙根短，其余牙列、牙槽骨未见明显异常。双侧髁突骨质未见明显异常（图42-2）。

四、诊断

安氏Ⅱ²类，毛氏Ⅳ¹+Ⅰ¹类，骨性Ⅱ类，低角。

五、矫治目标

排齐整平牙列，建立良好咬合关系；改善侧貌，改善露龈笑。

六、矫治计划

掩饰性正畸治疗

1. 采用直丝弓矫治技术，调整上颌前牙牙轴后，观察患者面型及下颌位置。二次设计中减数14和24，上颌采用中强支抗。

2. 排齐整平牙列，关闭拔牙间隙，内收前牙，建立前牙正常覆殆、覆盖，双侧尖牙中性关系，双侧磨牙完全远中关系，调整中线，适当改善侧貌。

3. 使用种植支抗压低上前牙，控制前牙内收时转矩，改善露龈笑。

4. 保持。

七、矫治过程

1. 第1～6个月　上颌粘接直丝弓矫治器，排齐上牙列，调整上前牙牙轴。观察到患者面型较治疗前更突，覆盖增大，下颌位置无明显变化。二次设计中减数14和24。

2. 第7～18个月　下颌粘接直丝弓矫治器，继续排齐整平牙列。上颌换至0.019英寸×0.025英寸不锈钢丝，在上颌第二前磨牙、第一磨牙间颊侧及上颌侧切牙、尖牙间唇侧植入种植钉，采用链状圈对上颌前牙施加压力，持续压低上前牙，打开咬合。同时控制前牙内收时的转矩，使用上颌后部种植钉，采用滑动法内收上前牙（图42-3）。

3. 第19～38个月　上前牙压低、内收到位后，去除上颌前后部种植钉，继续关闭上颌间隙；下颌切牙使用扭转垫纠正并过矫治切牙扭转（图42-4）。其间患者出国学习，复诊周期变长。

4. 第39～41个月　精细调整，拆除固定矫治器，戴入透明保持器。

八、矫治结果

矫治后，患者咬合关系良好，上下牙列整齐，前牙覆殆、覆盖正常，双侧尖牙中性关系，双侧磨牙完全远中关系，上下中线正。侧貌得到

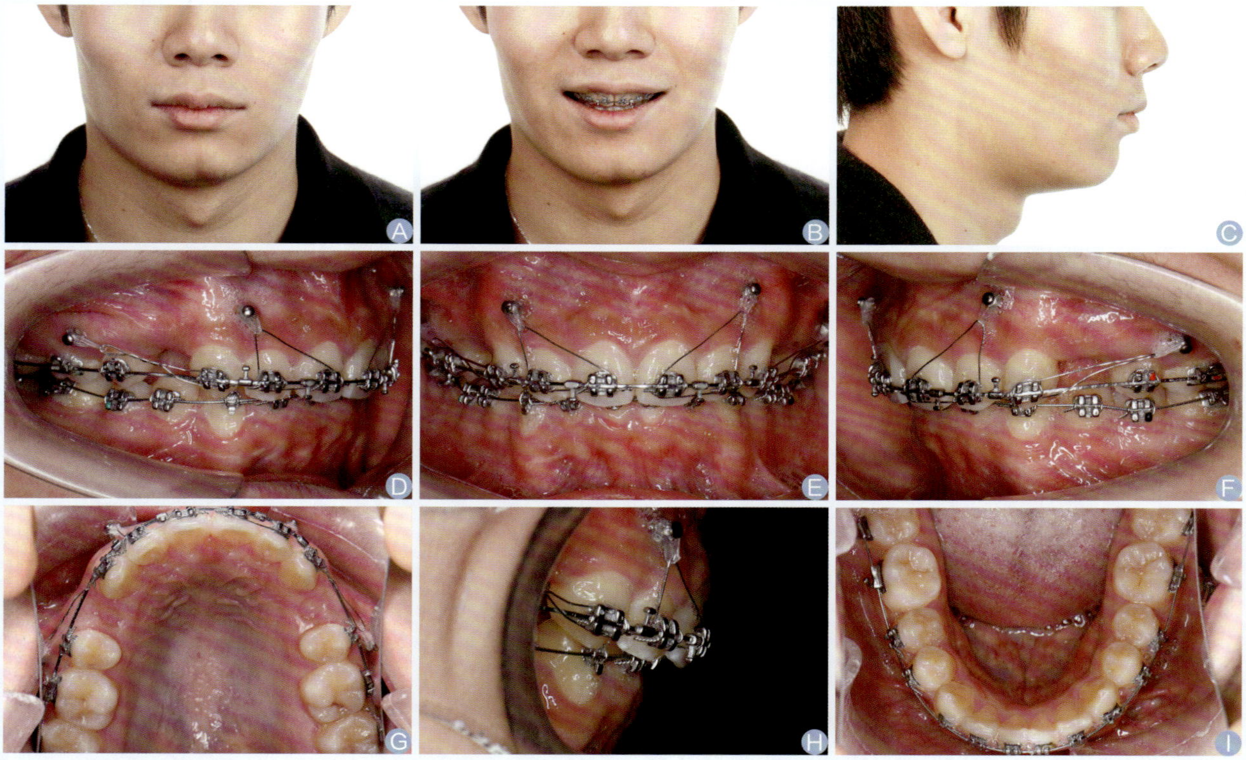

图 42-3　上颌压低、内收前牙时面殆像

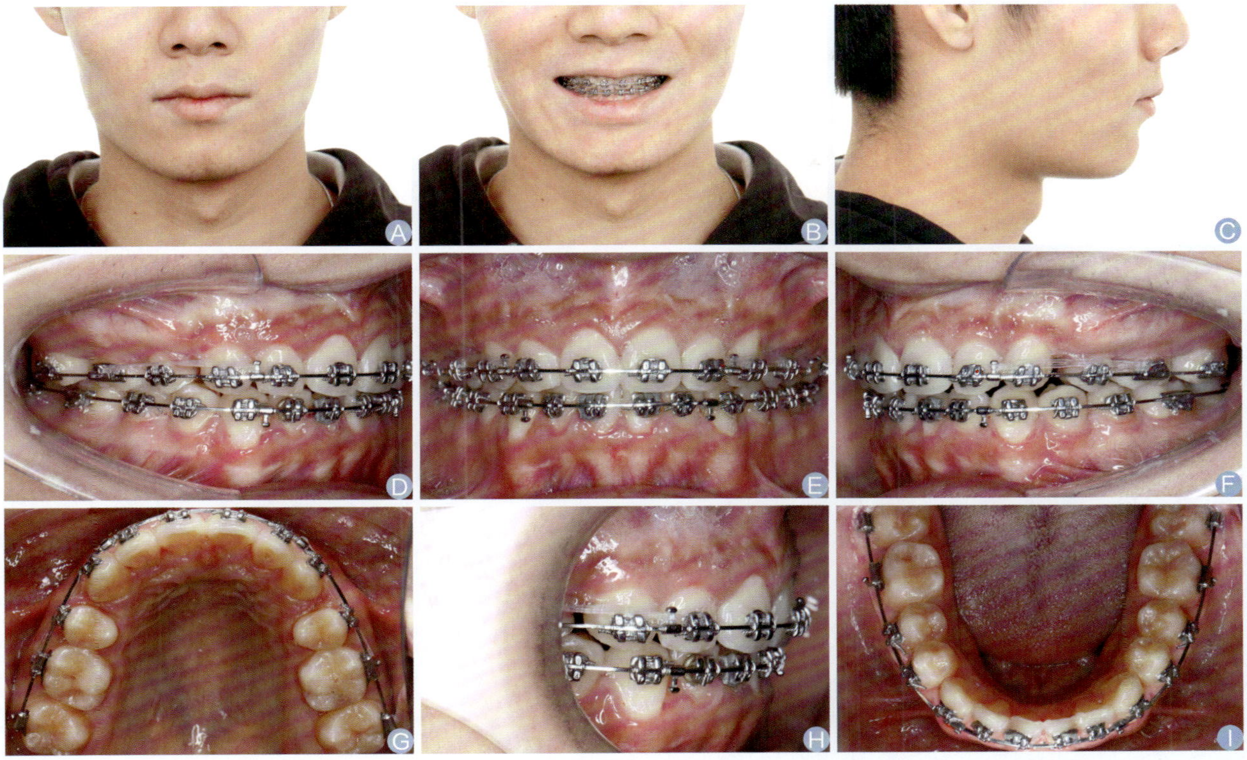

图 42-4　上颌关闭间隙时面殆像

改善，上颌突度减小。微笑时露龈笑明显改善，唇齿关系正常。全口曲面体层片显示下颌智齿阻生，牙根基本平行排列，牙根及牙槽骨未见明显异常（图42-5）。头颅侧位片测量分析结果显示：上前牙牙轴控制良好，下前牙略唇倾，ANB角有所减小（测量结果见表42-1）。治疗结束1年后复查，牙齿排列整齐，咬合稳定（图42-6）；治疗结束4年后复查，咬合稳定，有少量间隙复发（图42-7）。

九、矫治体会

（一）关于治疗设计的考虑

此患者治疗的内容包括纠正矢状向不调，打开咬合并纠正深覆殆，解除拥挤。

1．矢状向关系的调整　患者磨牙的远中关系可以通过上磨牙的远中移动及拔牙矫治调整。当患者面型好、上颌拥挤度不大时，常通过上颌磨牙远移达到磨牙中性关系，并利用远移得到的间隙排齐牙列、调整前牙牙轴。此患者左侧磨牙为完全远中关系，磨牙远移需要移动约半颗磨牙的距离，远移量较大，难以实现，所以倾向减数治疗。同时，需要根据患者上前牙牙轴调整后的颌位、面型、覆盖情况，二次设计是否进行减数治疗及确定减数牙位。患者在前牙牙轴调整至正常时，前牙覆盖明显增大，面型变突，需要的磨牙远移量大，难以实现，最终减数上颌第一前磨牙。而下颌牙列轻度拥挤，且为低角型，允许适当唇倾排齐牙列。因此，下颌不减数，以磨牙完全远中关系结束治疗。左侧上磨牙强支抗维持完全远中关系，右侧上磨牙允许前移达到完全远中关系。需要指出的是，单颌减数治疗时上颌间隙的关闭是难点。若下前牙过于唇倾而占据过多的间隙，常导致上颌间隙难以关闭，常需配合下颌邻面去釉质甚至减数恢复下前牙的唇倾度。另外，患者治疗前上前牙舌倾，上颌的减数治疗对前牙的转矩控制要求较高，需要避免上前牙内收时的舌倾。

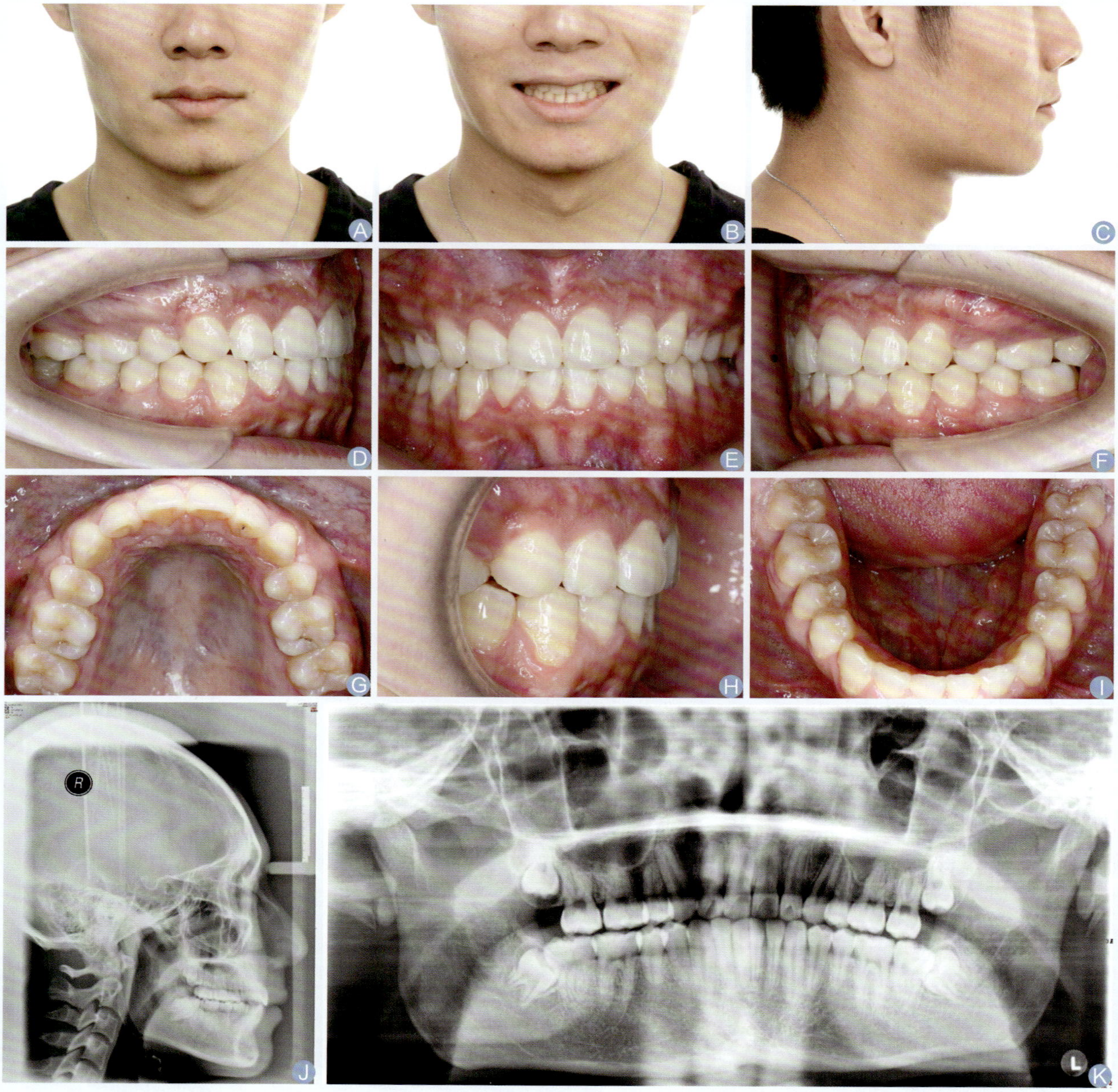

图 42-5 治疗后面殆像及 X 线片

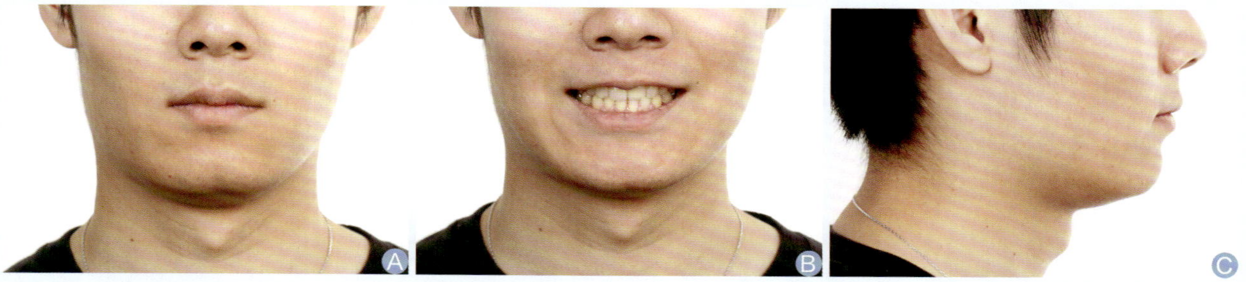

图 42-6 保持 1 年时面殆像

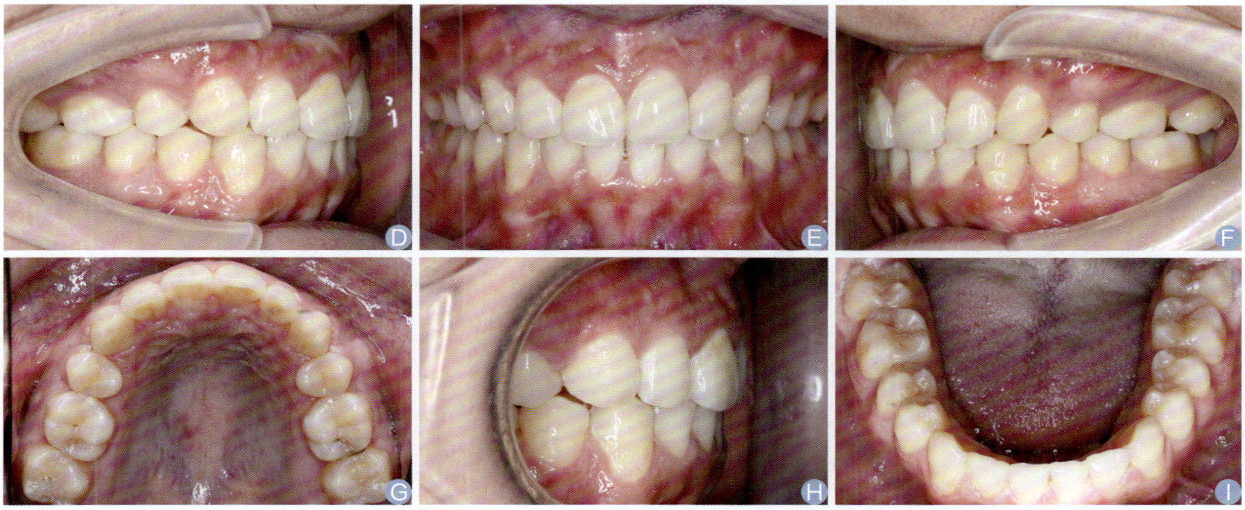

图 42-6　保持 1 年时面殆像（续）

2. 垂直向关系的调整　前牙深覆殆常通过压低上下前牙及升高后牙调整。对于低角型患者，允许后牙伸长以增加面下1/3的高度，但这种方法治疗后易于复发，多数仍通过压低前牙实现覆殆的纠正。前牙的压低还需要考虑微笑美学，观察患者静息及微笑时上前牙的暴露量。此患者上前牙过长，有露龈笑，可以在压低上前牙打开咬合的同时纠正露龈笑。上前牙的压低较为困难，需要辅助使用种植钉支抗，且在压低时应采用轻力，避免根吸收等严重并发症的发生。

（二）正畸治疗存在的难点

1. 患者为骨性Ⅱ类低角型，前牙Ⅲ度闭锁性深覆殆，上颌前牙过长，有露龈笑。打开咬合是治疗难点之一。

2. 上颌行减数治疗，治疗前上前牙舌倾，内收

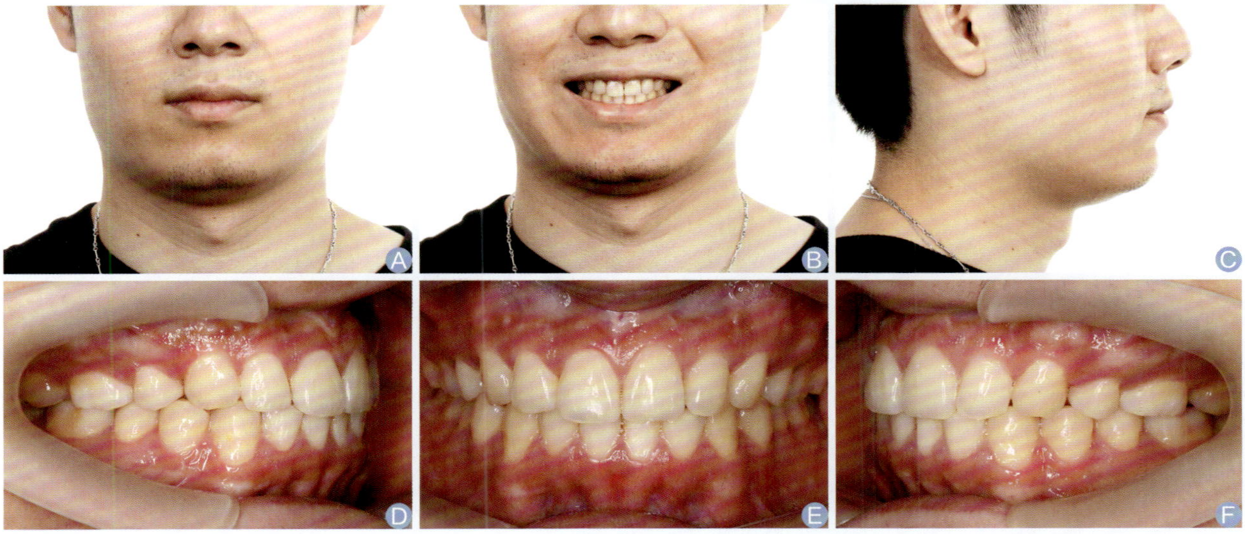

图 42-7　保持 4 年时面殆像及 X 线片

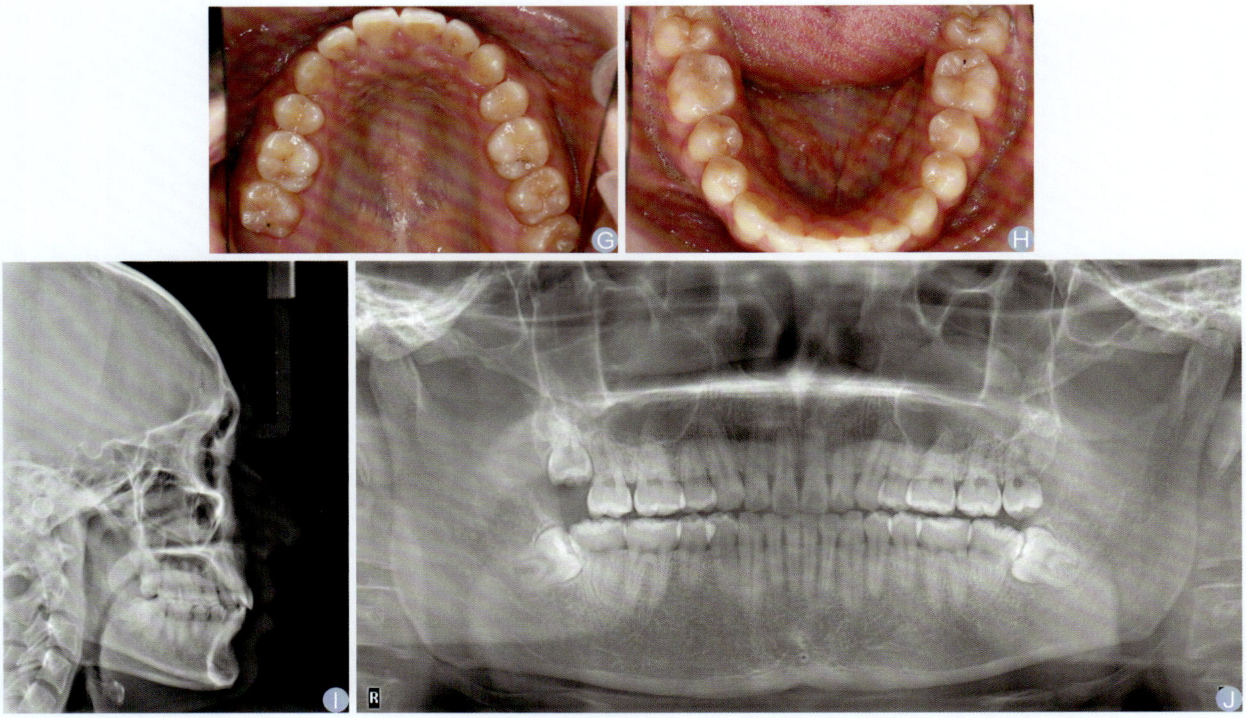

图 42-7 保持 4 年时面殆像及 X 线片（续）

上前牙时控制前牙转矩困难，这是治疗难点之二。

（三）正畸中的牙齿移动控制

1. 压低上前牙、打开覆殆是治疗的第一个关键点。为了实现上前牙的绝对压低，使用上颌前部种植支抗持续施以轻力。需要指出的是，在开始压低上前牙前，需要将舌倾的前牙调整至唇倾度正常。当牙冠舌倾时，种植钉位于牙齿阻抗中心舌侧，不能有效控制前牙的转矩和压低，在不调整牙轴的情况下直接压低易造成前牙转矩失控、牙根吸收及牙根处骨开窗等风险。本病例也在上前牙初步唇倾排齐后，开始使用种植支抗压低内收前牙。治疗后上前牙明显压低，露龈笑改善明显。

2. 上颌减数内收前牙时转矩控制是治疗的第二个关键点。对于安氏Ⅱ类2分类患者，应当关注前牙闭锁解除后下颌位置是否发生变化。本病例先粘接上颌矫治器调整前牙牙轴，而后观察到下颌位置无明显变化，可见前牙覆盖明显增大，面型变突。选择减数上颌第一前磨牙治疗，利用拔牙间隙矫治前牙覆盖关系及尖牙远中关系，磨牙关系以完全远中结束治疗。上颌减数后控制前牙内收时的转矩是治疗的难点和关键点。借助上颌前部种植支抗压低前牙时为上前牙提供一定的冠唇向移动力，可以避免内收时前牙的冠舌倾，联合前牙内收移动，实现前牙的整体移动，避免前牙的转矩丢失。因左侧磨牙完全远中关系，需要较强支抗，若后牙支抗不足，在前牙种植支抗压低过程中易造成前牙唇倾，覆盖增大。因此，在上颌后部也植入种植钉，提供前牙内收时的支抗。在前牙压低、内收到位后，去除种植钉，允许后牙前移关闭拔牙间隙，此时进一步调整上切牙的转矩。本病例治疗结果可见，在种植支抗辅助下，前牙在内收过程中转矩控制良好。治疗时应密切关注前牙的转矩控制、牙槽骨的厚度以及牙根处于牙槽骨中的位置，避免转矩丢失或转矩过度控制造成骨开窗、骨开裂及牙根吸收等并发症的出现。

（病例完成人：黄一平）

病例43 种植支抗垂直向控制矫治安氏Ⅱ类高角开殆畸形

一、一般情况

患者男性，21岁，主诉牙不齐、咬合不好。既往史无特殊。全身情况良好，否认口腔不良习惯、鼻咽部疾病；否认关节疼痛、弹响；否认牙外伤史；家族史无特殊。

二、临床检查

1. 面部检查　正面观：面部左右基本对称，面下1/3过长，闭唇时颏肌紧张。侧面观：直面型，颏部发育良好，闭唇困难，颏肌紧张（图43-1）。

2. 口内检查　恒牙列；37、47殆面大面积充填体，边缘墨浸状，叩诊稍不适。上牙弓拥挤度2 mm，下牙弓拥挤度2 mm。上牙弓窄，双侧磨牙远中尖对尖关系，双侧尖牙远中关系。前牙深覆盖4 mm；全牙列开殆，仅智齿存在咬合接触，前牙最大开殆处5 mm。下切牙切端磨耗较轻，可见发育叶形态。上下中线正（图43-1）。

3. 颞下颌关节检查　开口度三指，开口型正常，右侧开口末单声弹响，无触痛。

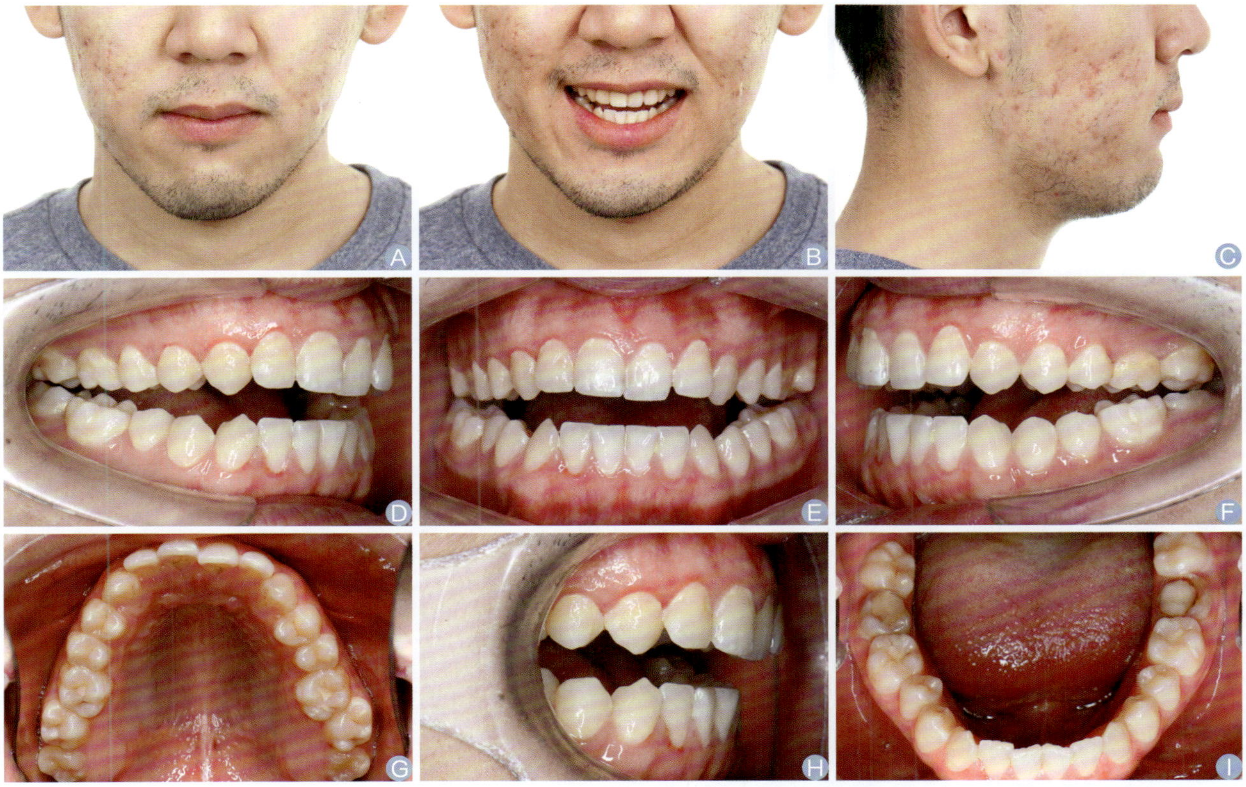

图43-1　治疗前面殆像

三、X线检查分析

1．头颅侧位片　测量分析结果显示骨性Ⅱ类，高角，上切牙舌倾，下切牙直立（图43-2和表43-1）。

2．全口曲面体层片　37根管内高密度影像，根管治疗不完善，近远中根和根尖周骨质低密度影像；47殆面高密度影像。其余牙列、牙槽骨未见明显异常。双侧髁突骨质未见明显异常（图43-2）。

四、诊断

安氏Ⅱ类，毛氏Ⅳ^{2}+Ⅲ^{2}+Ⅰ^{1}类，骨性Ⅱ类，高角。37慢性根尖周炎。

五、矫治目标

排齐整平牙列，解除开殆，建立正常的覆殆、覆盖及良好咬合关系。

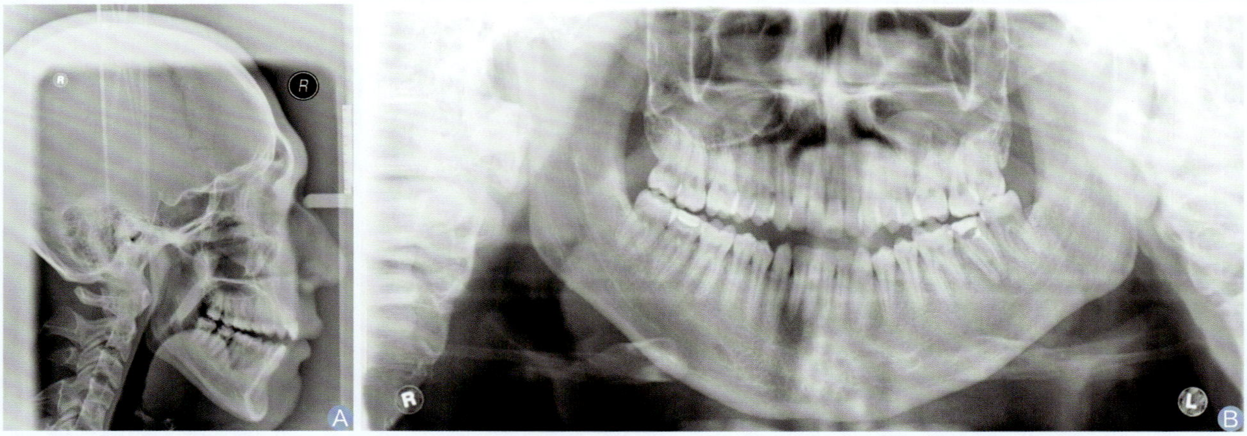

图43-2　治疗前X线片

表43-1　治疗前后头影测量结果

测量项目	正常值	测量值	
	均值±标准差	治疗前	治疗后
SNA（度）	82.8 ± 4.0	82.3	82.1
SNB（度）	80.1 ± 3.9	74.2	76.6
ANB（度）	2.7 ± 2.0	8.1	5.5
FH/NP（度）	85.4 ± 3.7	82.2	87.9
U1/NA（度）	22.8 ± 5.7	13.0	12.9
U1-NA（mm）	5.2 ± 2.4	0.9	0.8
L1/NB（度）	30.3 ± 5.8	26.4	24.7
L1-NB（mm）	6.7 ± 2.1	7.4	7.1
U1/L1（度）	125.4 ± 7.9	131.9	140.2
U1/SN（度）	105.7 ± 6.3	95.3	95.0
MP/SN（度）	32.5 ± 5.2	48.5	42.6
MP/FH（度）	31.1 ± 5.6	39.2	35.3
L1/MP（度）	92.6 ± 7.0	84.3	82.2

六、矫治计划

方案一　正畸-正颌联合治疗

减数18、28、37、47，排齐牙列、调整宽度后行正颌手术纠正开殆，改善面型。患者拒绝，要求单纯正畸治疗。

方案二　单纯正畸治疗

1．采用直丝弓矫治技术，减数17、27、37、47，上颌用强支抗，下颌用中支抗。

2．使用种植支抗进行垂直向控制，控制殆平面及下颌平面，解除开殆。

3．牵引18、28、38、48代替17、27、37、47，排齐整平牙列，关闭拔牙间隙，建立前牙正常覆殆、覆盖及尖牙中性关系，协调上下颌中线，改善侧貌。

4．保持。

患者选择方案二进行治疗。

七、矫治过程

1．第1～6个月　粘接全口陶瓷矫治器，采用0.014英寸澳丝初步排齐上下牙列；后牙段弯制后倾弯，配合前牙小号皮圈夜间垂直牵引，纠正开殆并压低磨牙。同时，双侧上颌第一磨牙近中、远中分别植入1.5 mm × 7 mm种植钉，共4枚，配合链状圈压低双侧第一磨牙。按顺序更换弓丝至0.019英寸 × 0.025英寸不锈钢丝（图43-3）。

2．第7～19个月　双侧上下颌第三磨牙粘接颊管，应用种植钉加力近中移动第三磨牙关闭间隙，同时持续压低磨牙纠正开殆。上下颌更换至0.018英寸 × 0.025英寸不锈钢方丝，链状圈关闭间隙，前牙垂直牵引，双侧Ⅲ类牵引调整咬合关系（图43-4和图43-5）。

3．第20～28个月　精细调整，拆除固定矫治器，戴入透明保持器。

八、矫治结果

矫治后，患者咬合关系良好，上下牙列整齐，前牙覆殆、覆盖正常，双侧尖牙中性关系，双侧磨牙中性关系，上下中线正。开殆解除，上

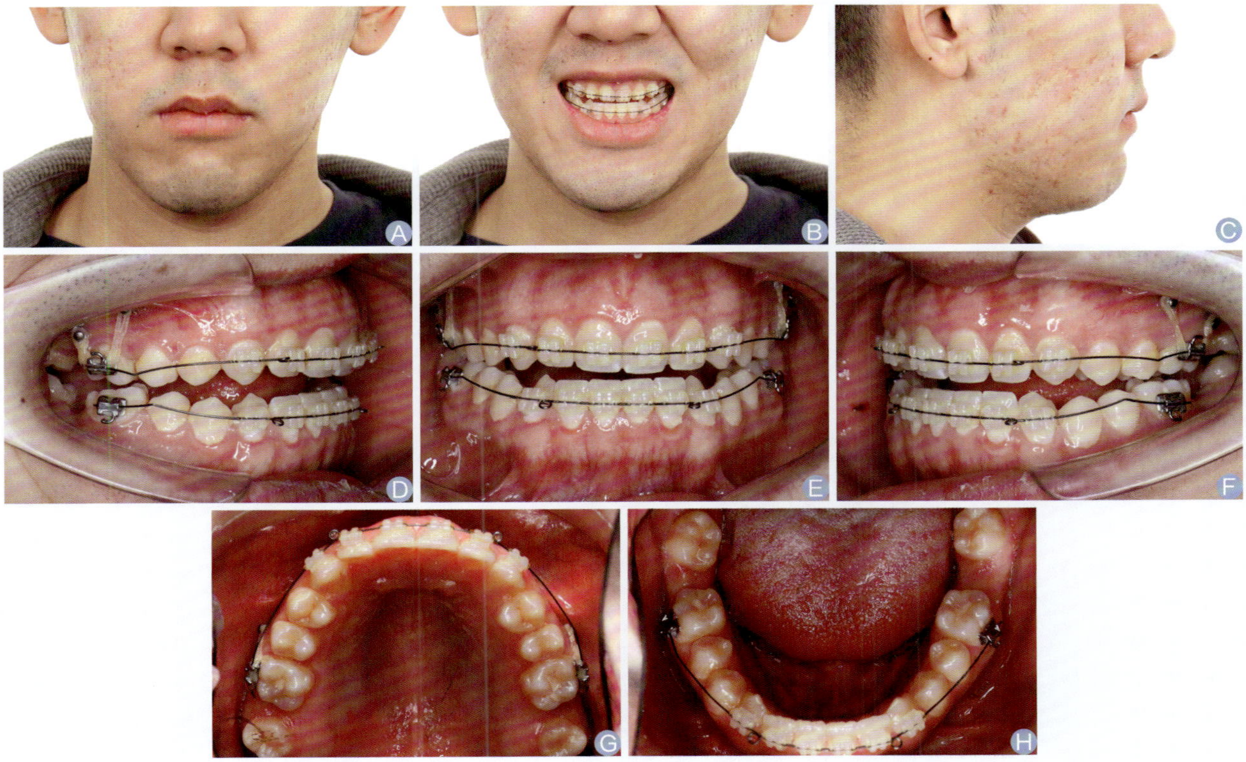

图 43-3　压低磨牙时面殆像

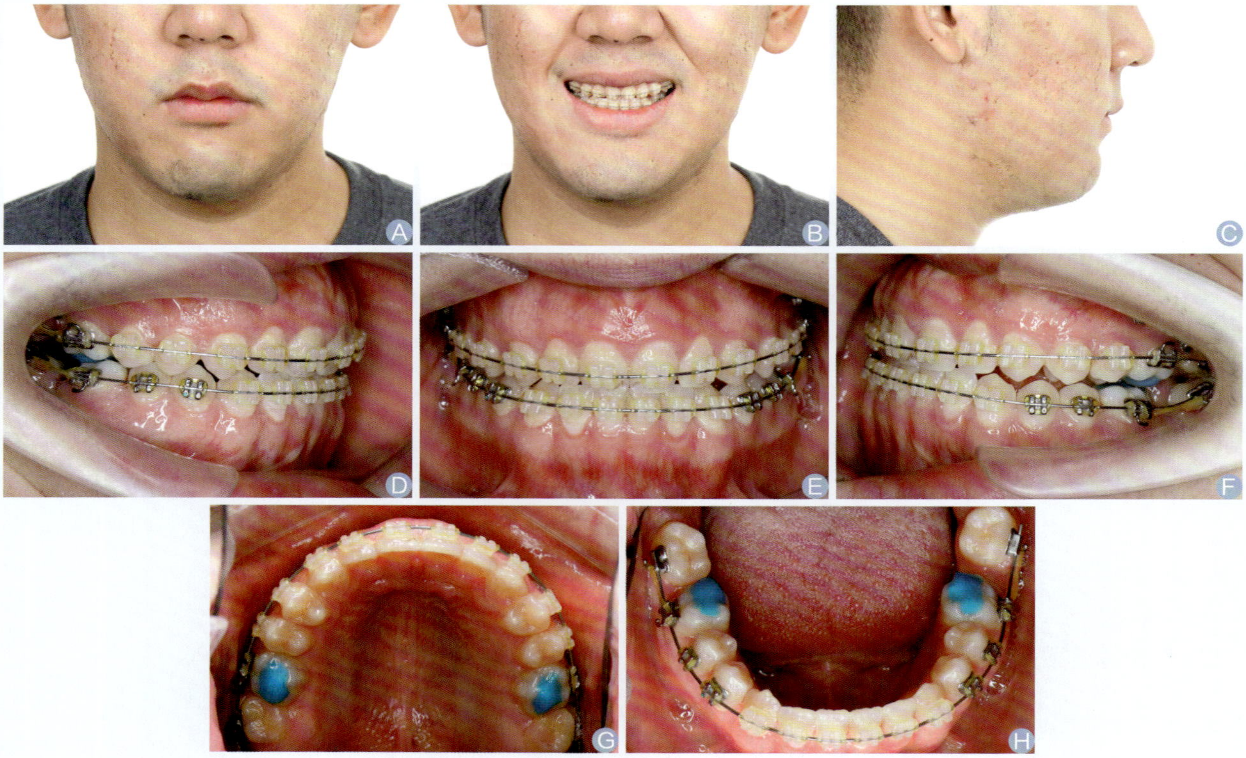

图 43-4　关闭间隙时面𬌗像

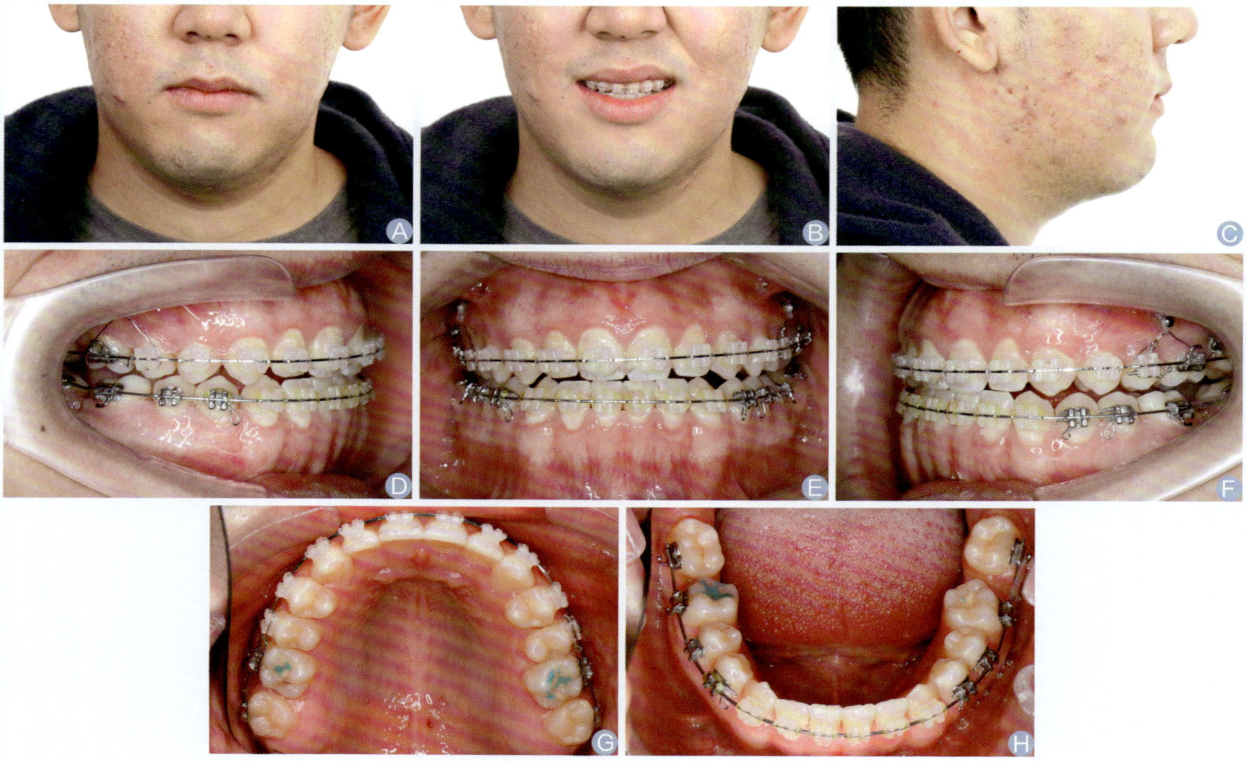

图 43-5　关闭间隙时面𬌗像

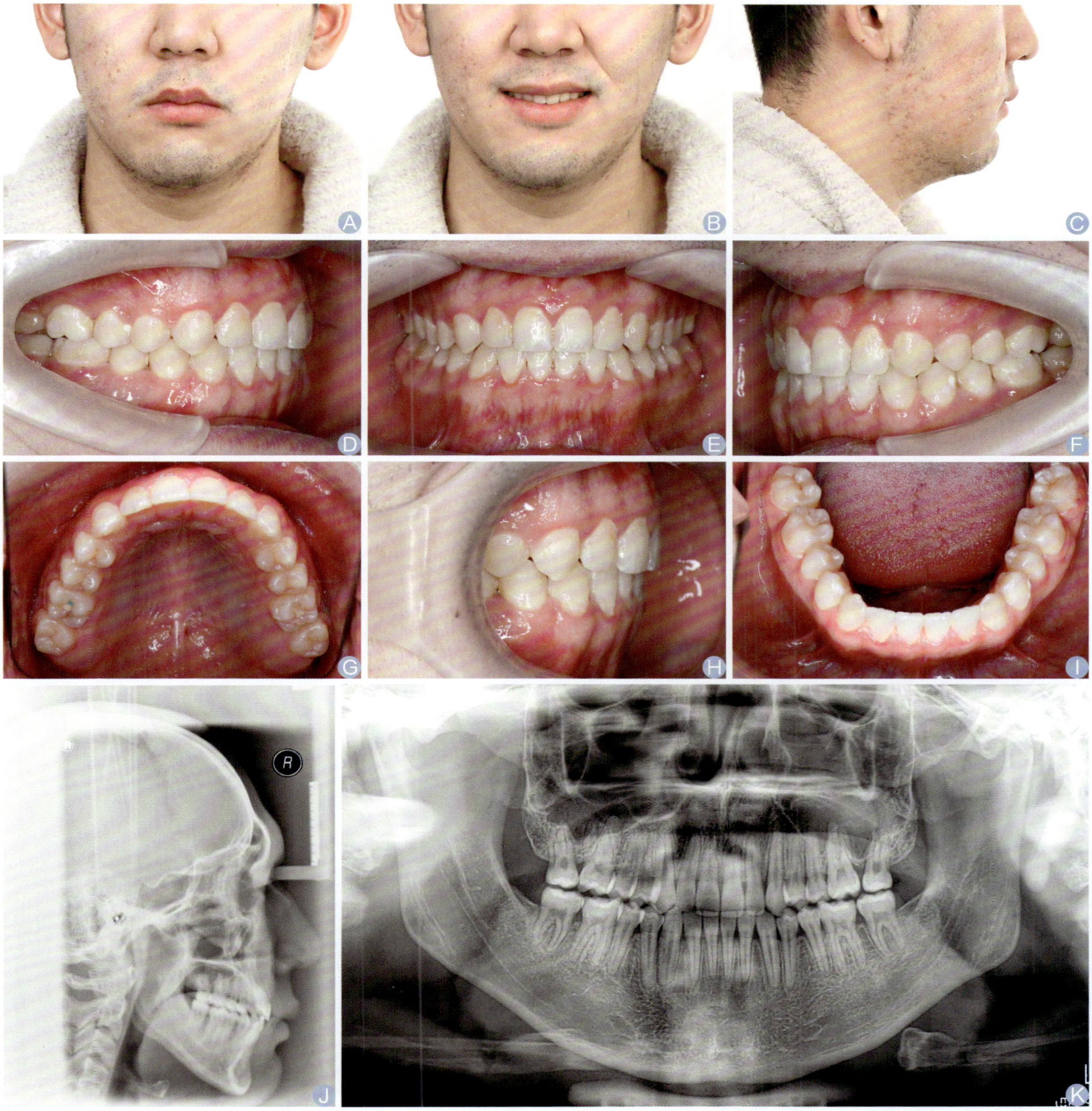

图43-6 治疗后面殆像及X线片

下唇突度正常，鼻唇角正常，颏唇沟正常；自然状态下闭唇正常，颏肌紧张度正常。微笑时唇齿关系正常。全口曲面体层片显示牙根平行排列，牙根及牙槽骨未见明显异常（图43-6）。头颅侧位片测量分析结果显示：前牙转矩控制良好，下颌平面角减小，面下1/3高度有减小趋势（测量结果见表43-1）。治疗结束保持1年后复查，牙齿排列整齐，咬合稳定（图43-7）。

九、矫治体会

（一）关于治疗设计的考虑

该病例存在较为严重的开殆畸形，可采用正畸-正颌联合治疗，但治疗风险较高。虽然严重开

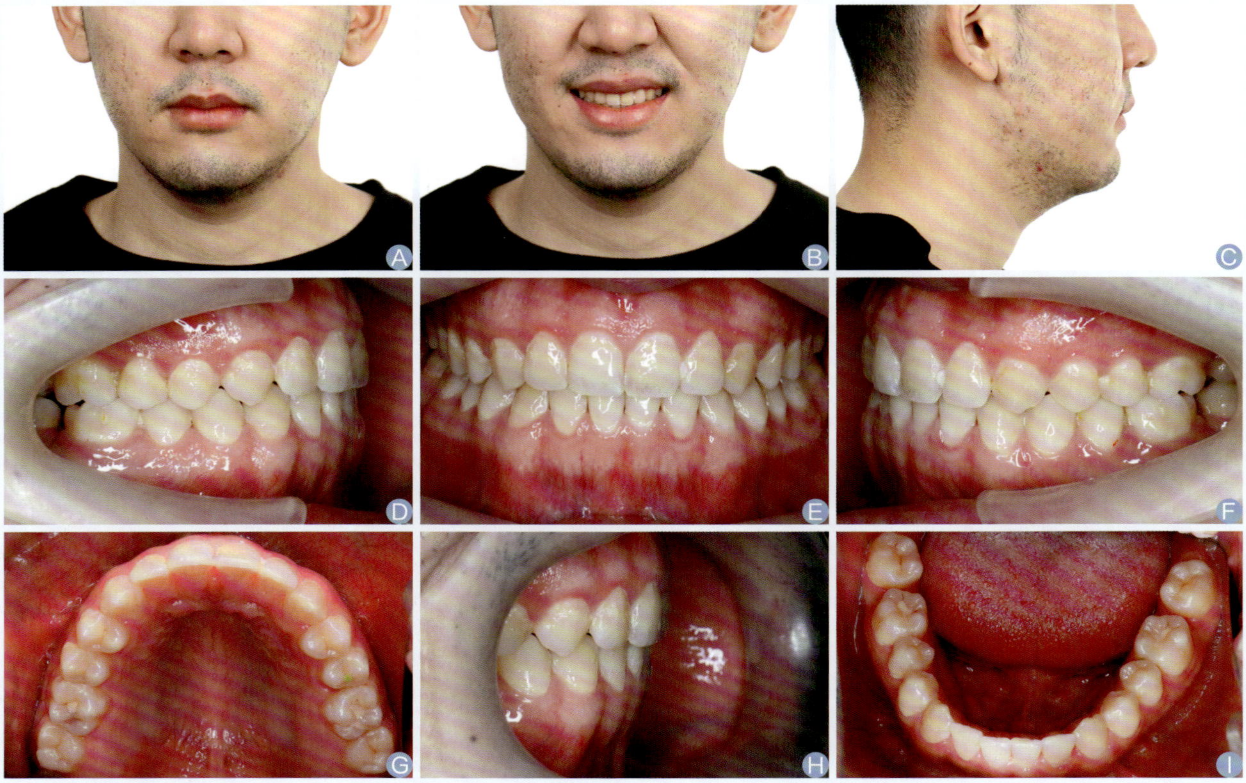

图 43-7　保持 1 年时面殆像

殆，但患者并不存在深Spee曲线，垂直向代偿并不明显，采用单纯正畸治疗有一定的代偿潜力。目前患者仅智齿存在咬合接触，37殆面大面积充填物，47不完善根管治疗。治疗减数后牙后可能降低后牙段咬合支点，解除开殆。患者不存在明显的牙量骨量不调及面型前突，治疗不需要前牙的大量内收；同时，因减数第二磨牙，不破坏牙列完整性，对前牙牙轴影响小。若正畸治疗无法改善开殆，可继续选择正畸-正颌联合治疗。

患者治疗前下牙弓宽大，治疗中需要考虑适当扩大上牙弓以便上下牙弓协调。上颌颊侧使用种植支抗可在压低后牙的同时，产生一定的颊倾效应，有助于协调后牙宽度。

对于此类开殆患者，应同时注意患者舌体上抬及舌肌的训练。

（二）正畸治疗存在的难点

1. 患者为骨性Ⅱ类高角型，全牙列开殆，下切牙切端磨耗少，提示为原发性开殆。殆平面陡，下颌平面角为高角，这些表现均是手术治疗指征，但患者拒绝正畸-正颌联合治疗。需告知患者采用单纯正畸治疗困难较大。

2. 上颌后牙段压低牙齿纠正开殆是治疗的难点，治疗中需使用种植支抗压低后牙段。治疗前上颌牙弓宽度不足，治疗中应用种植支抗辅助弓丝调整上下颌后牙段宽度。第二磨牙减数对于垂直向控制有利，但需要近中移动第三磨牙关闭拔牙间隙，牙齿移动距离大，增加了治疗难度。

3. 患者为高角型，下颌颏部肌肉紧张，前牙开殆。正畸治疗中的垂直向控制也是难点之一。

（三）正畸中的牙齿移动控制

1. 上颌后牙段的压低是治疗的第一个关键点。本病例在治疗早期即植入种植钉，即在上颌第一磨牙颊侧近远中植入种植钉作为垂直向支抗持续轻力压低磨牙。

对于开𬌗严重，涉及减数双尖牙或磨牙的情况，可先使用种植支抗压低后牙，实现初期治疗目标：观察磨牙压低是否顺利，开𬌗是否有所缓解；观察下颌旋转是否引起颞下颌关节不良反应；颊侧力辅助调整上颌后牙段牙弓宽度。初期治疗目标实现，开𬌗有所减小后，再循序渐进行拔牙矫治。

采用颊侧种植钉，实现了牙列的垂直向控制，即第二前磨牙及第一磨牙区垂直向控制，以及针对第三磨牙矢状向近中移动的控制和垂直向控制。需要指出的是，本病例通过后牙段的垂直向压低，明显改善了开𬌗，治疗后唇齿关系正常、协调。在后牙压低过程中，可见到后牙牙龈均有堆积情况，但在拆除矫治器后，牙龈情况有所恢复。由于患者对治疗结果非常满意，未再行冠延长术。患者高陡的下颌平面角在治疗后有减小趋势，一方面可能与压低上颌牙列后下颌平面逆时针旋转有关，另一方面也可能与上下颌磨牙前移使支点前移有关。

2．降低后牙咬合支点是治疗的第二个关键点。治疗前患者全牙列开𬌗，第三磨牙为咬合支点。拔除病变的下颌第二磨牙及上颌双侧第二磨牙后，近中移动第三磨牙可降低咬合支点，纠正前牙开𬌗。第三磨牙的近中移动非常关键。磨牙近中移动关闭间隙时应避免力量过大或加力频繁，以免造成第三磨牙的近中倾斜。

3．本病例在压低后牙的同时，配合了前牙的垂直牵引。垂直牵引会伸长前牙，对开𬌗有一定的治疗作用。开𬌗患者在正畸治疗中发生牙根吸收的风险较高，因此治疗中对前牙的内收施以轻力，每次复诊间隔有所延长。这是为了让上前牙牙根和牙槽骨有充分的修复和改建时间。最终调整为咬合关系良好的中性关系。

（病例完成人：柳大为）

病例 44 种植支抗垂直向控制矫治骨性 Ⅱ 类高角开𬌗畸形

一、一般情况

患者男性，17岁，主诉前牙咬不上。全身情况良好，否认口腔不良习惯、鼻咽部疾病；否认关节疼痛、弹响；上前牙有牙外伤史；家族史无特殊。

二、临床检查

1. 面部检查　正面观：面部左右基本对称，长面型，面下1/3较长，开唇露齿，闭唇困难。侧面观：突面型，上颌前突，下颌后缩，颏后缩，闭唇困难，颏肌紧张（图44-1）。

2. 口内检查　恒牙列，11冠折，21牙冠变色。上牙弓拥挤度2 mm，下牙弓拥挤度2 mm；磨牙中性关系；前牙深覆盖6 mm，12-22与33-43开𬌗约4 mm；上中线右偏2 mm，下中线正（图44-1）。

3. 颞下颌关节检查　开口度三指，开口型正常，双侧关节未查见弹响及触痛。

三、X 线检查分析

1. 头颅侧位片　测量分析结果显示骨性Ⅱ类，下颌明显后缩，颏部发育差，高角，上下切牙

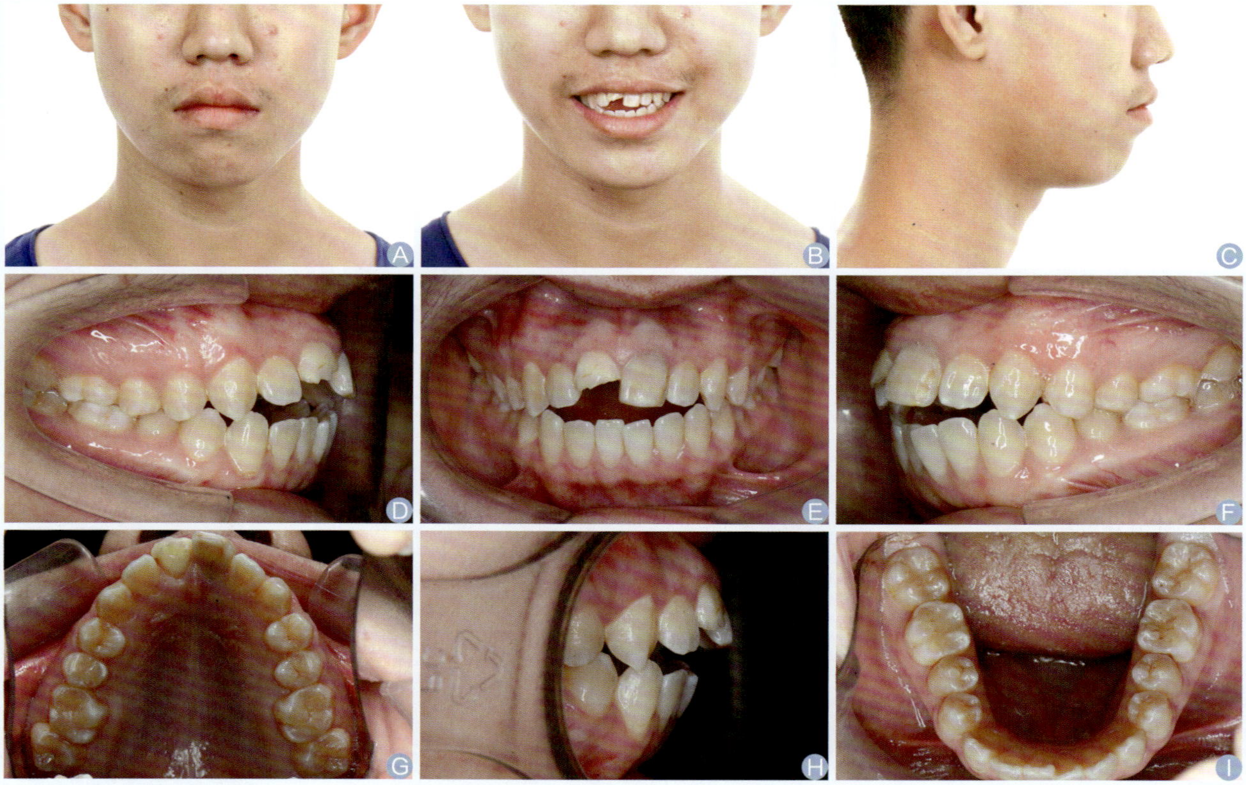

图 44-1　治疗前面𬌗像

唇倾（图44-2和表44-1）。

2. 全口曲面体层片　18、28、38和48阻生；11冠折，根管内未见充填影像，根周和根尖骨质未见异常；21根管内高密度影像，根周和根尖骨质未见异常。其余牙列、牙槽骨未见明显异常。双侧髁突骨质未见明显异常（图44-2）。

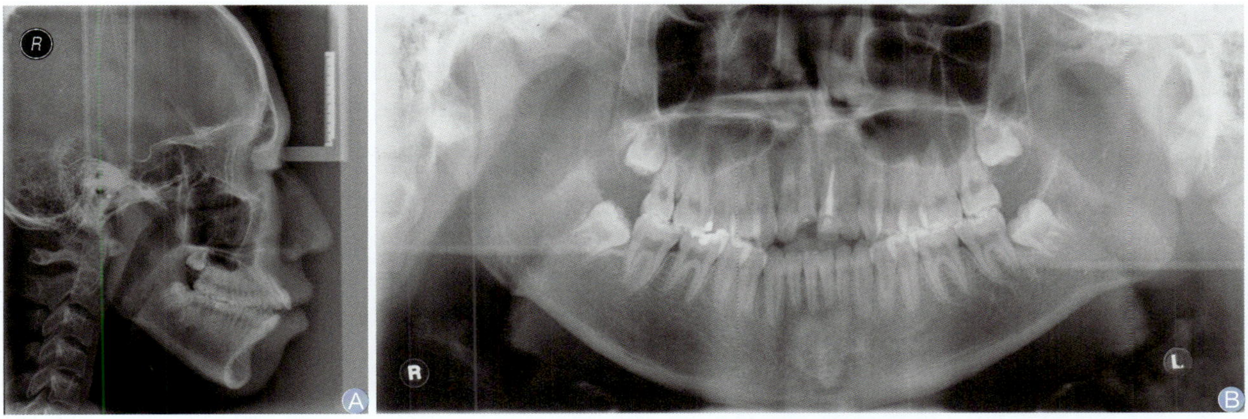

图44-2　治疗前X线片

表44-1　治疗前后头影测量结果

测量项目	正常值	测量值	
	均值±标准差	治疗前	治疗后
SNA（度）	82.8 ± 4.0	86.1	86.5
SNB（度）	80.1 ± 3.9	80.7	83.4
ANB（度）	2.7 ± 2.0	5.4	3.1
FH/NP（度）	85.4 ± 3.7	85.7	89.1
U1/NA（度）	22.8 ± 5.7	29.6	22.7
U1-NA（mm）	5.2 ± 2.4	9.2	5.1
L1/NB（度）	30.3 ± 5.8	37.6	27.3
L1-NB（mm）	6.7 ± 2.1	11.3	7.8
U1/L1（度）	125.4 ± 7.9	107.4	126.9
U1/SN（度）	105.7 ± 6.3	115.7	109.2
MP/SN（度）	32.5 ± 5.2	38.7	37.6
MP/FH（度）	31.1 ± 5.6	31.6	31.0
L1/MP（度）	92.6 ± 7.0	98.2	88.1

四、诊断

安氏Ⅰ类，毛氏Ⅳ^{2}+Ⅱ^{4}+Ⅰ^{1}类，骨性Ⅱ类，高角。11、21外伤牙。

五、矫治目标

排齐整平牙列，回收前牙，改善侧貌；纠正前牙开骀，建立前牙正常覆骀、覆盖，建立后牙良好咬合关系。

六、矫治计划

方案一　正畸-正颌联合治疗

通过正颌手术改善下颌后缩、颏后缩、前牙开𬌗。患者拒绝，要求单纯正畸治疗。

方案二　单纯正畸治疗

1. 采用直丝弓矫治技术，减数14、24、34、44。

2. 采用上颌种植体强支抗+垂直向控制，控制下颌平面，纠正前牙开𬌗。

3. 排齐整平牙列，内收前牙，改善侧貌；纠正前牙开𬌗，建立前牙正常覆𬌗、覆盖及尖牙中性关系，协调上下颌中线。

4. 建议11行牙体治疗以及临时冠修复，正畸结束后再行永久修复。

5. 保持。

患者选择方案二进行治疗。

七、矫治过程

1. 第1～6个月　为防止11、21外伤牙粘连，首先粘接上颌直丝弓矫治器，排齐上牙列（图44-3）。确定11、21可移动后，拔除14、24、34、44，进一步排齐整平上下牙列。

2. 第7～25个月　在上颌第一、二磨牙间颊舌侧植入种植钉，对上颌后牙持续加力压低进行垂直向控制；同时用滑动法内收上前牙，纠正前牙开𬌗。治疗过程中发现前牙内收后露龈笑明显，因此在上颌侧切牙、尖牙间植入种植钉，采用链状圈对上颌前牙持续加力压低，改善露龈笑（图44-4）。

3. 第26～30个月　精细调整，拆除固定矫治器，戴入透明保持器。

八、矫治结果

矫治后，患者咬合关系良好，上下牙列整齐，前牙覆𬌗、覆盖正常，双侧尖牙及磨牙中性关系，上下中线正。侧貌得到很大改善，上下唇突度正常，鼻唇角正常，颏唇沟正常；自然状态下闭唇正常。微笑时露龈及唇齿关系正常。全口曲面体层片显示牙根平行排列，牙根及牙槽骨未见明显异常

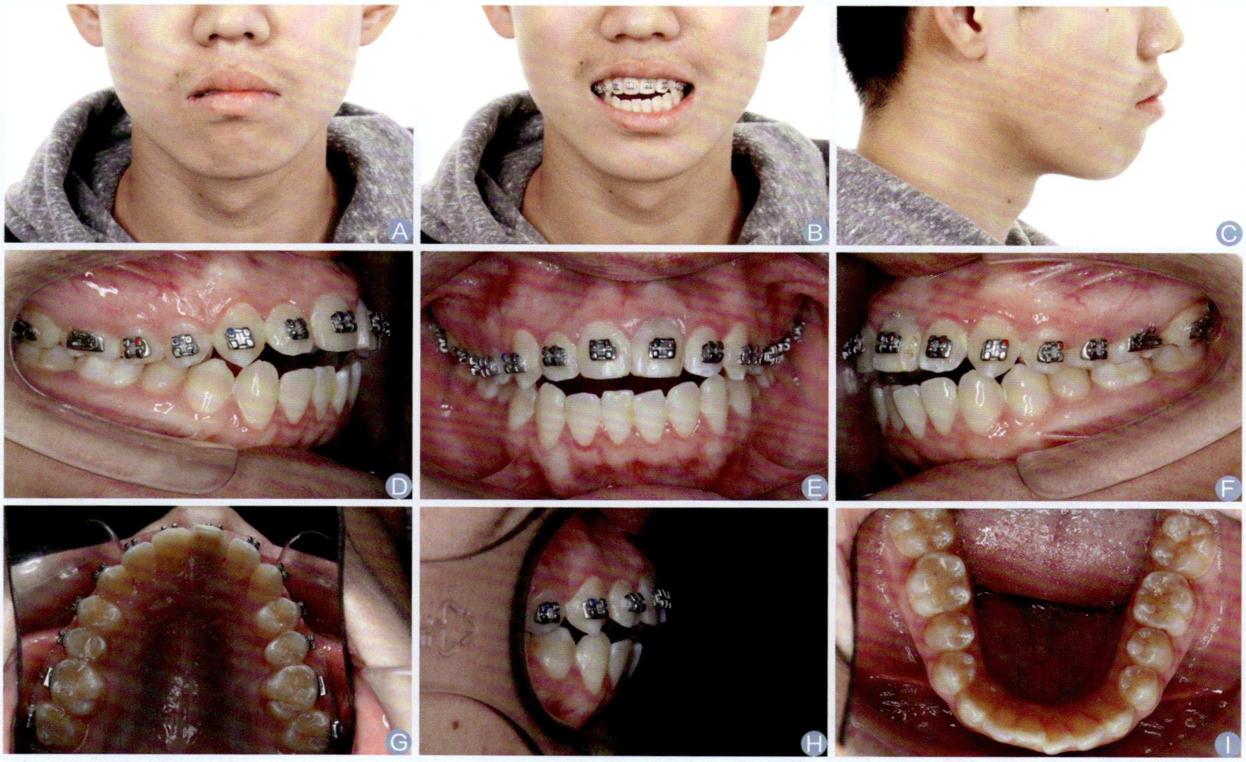

图44-3　上牙列排齐时面𬌗像

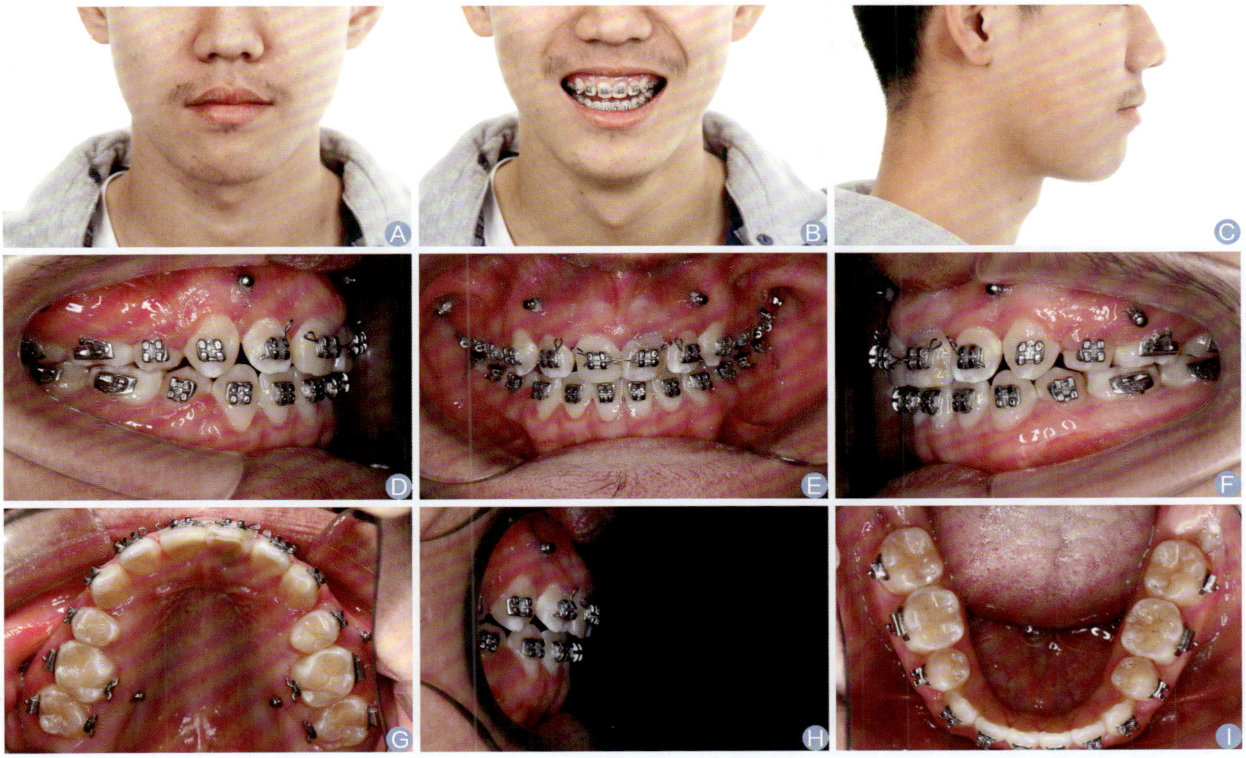

图 44-4　精细调整时面殆像

（图44-5）。上颌模型重叠显示上后牙垂直向压低，垂直向控制效果好（图44-6）。头颅侧位片测量分析结果显示：上下前牙整体内收，牙轴控制良好，ANB及下颌平面角有减小趋势（测量结果见表44-1）。治疗后1年复查，11、21修复已完成，牙齿排列整齐，咬合稳定，面型良好（图44-7）。

九、矫治体会

（一）关于治疗设计的考虑

对于骨性Ⅱ类高角开殆病例，顾名思义，主要有两个关键词——“骨性Ⅱ类高角”和“开殆”。关于“骨性Ⅱ类高角”，其形成机制是前面高较大、后面高较小，下颌平面向后下旋转，由此导致患者在垂直向上前下面高增加，在矢状向上颏部后缩，最终形成高角骨面型。对骨性Ⅱ类高角患者进行治疗的关键是垂直向控制，包括针对磨牙的后部垂直向控制以及针对上前牙的前部垂直向控制，有利于控制下颌平面或使下颌平面发生逆时针旋转。

针对前牙开殆，我们需要分辨导致开殆畸形的不同机制。口腔不良习惯等容易继发牙性开殆，而前牙牙槽骨发育不足、后牙牙槽骨发育过度则容易造成骨性开殆。针对不同的开殆形成病因和机制，需要采取不同的矫治方案。一方面，该患者为突面型，上下前牙唇倾，采取拔除4颗前磨牙的矫治方法有利于在前牙内收过程中解决开殆的问题；另一方面，针对骨性开殆，可以通过垂直向控制压低后牙，减小后面部高度，从而矫治开殆。

综合以上两部分治疗原则，针对该病例，可采用拔除4颗第一前磨牙的方案，同时采用种植支抗辅助垂直向控制。

（二）骨性Ⅱ类高角病例的治疗关键点——垂直向控制

骨性Ⅱ类错殆治疗成功的关键是支抗的控制，包括矢状向及垂直向。矢状向支抗的控制有利

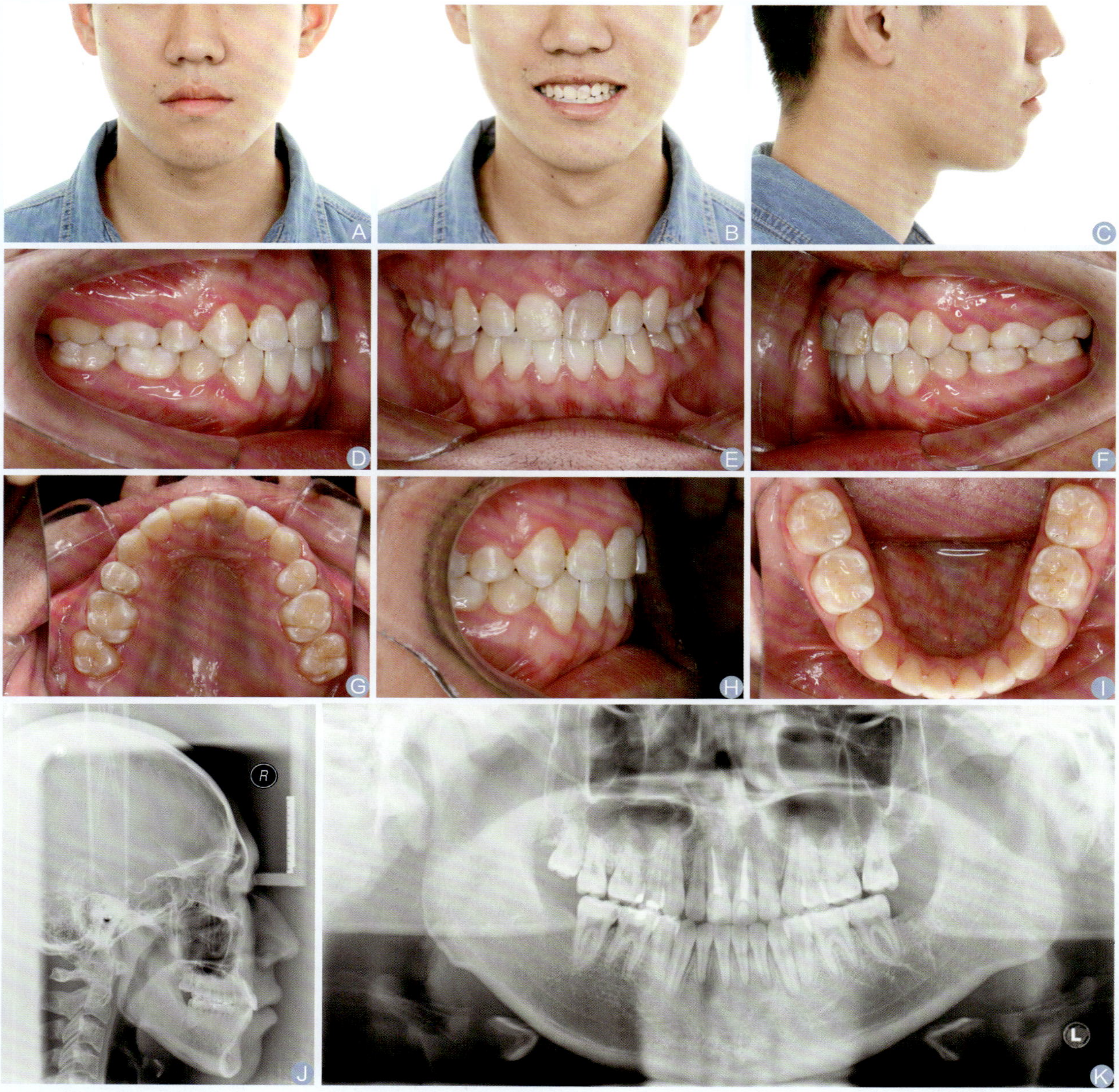

图 44-5 治疗后面骀像及 X 线片

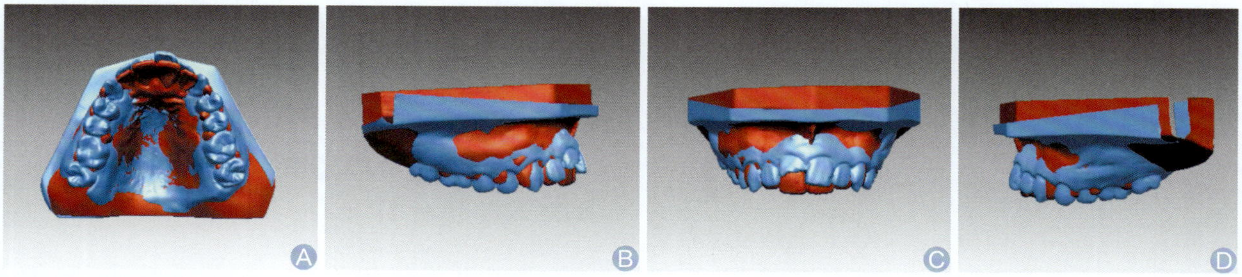

图 44-6 治疗前后上颌模型重叠（蓝色为治疗前，红色为治疗后）

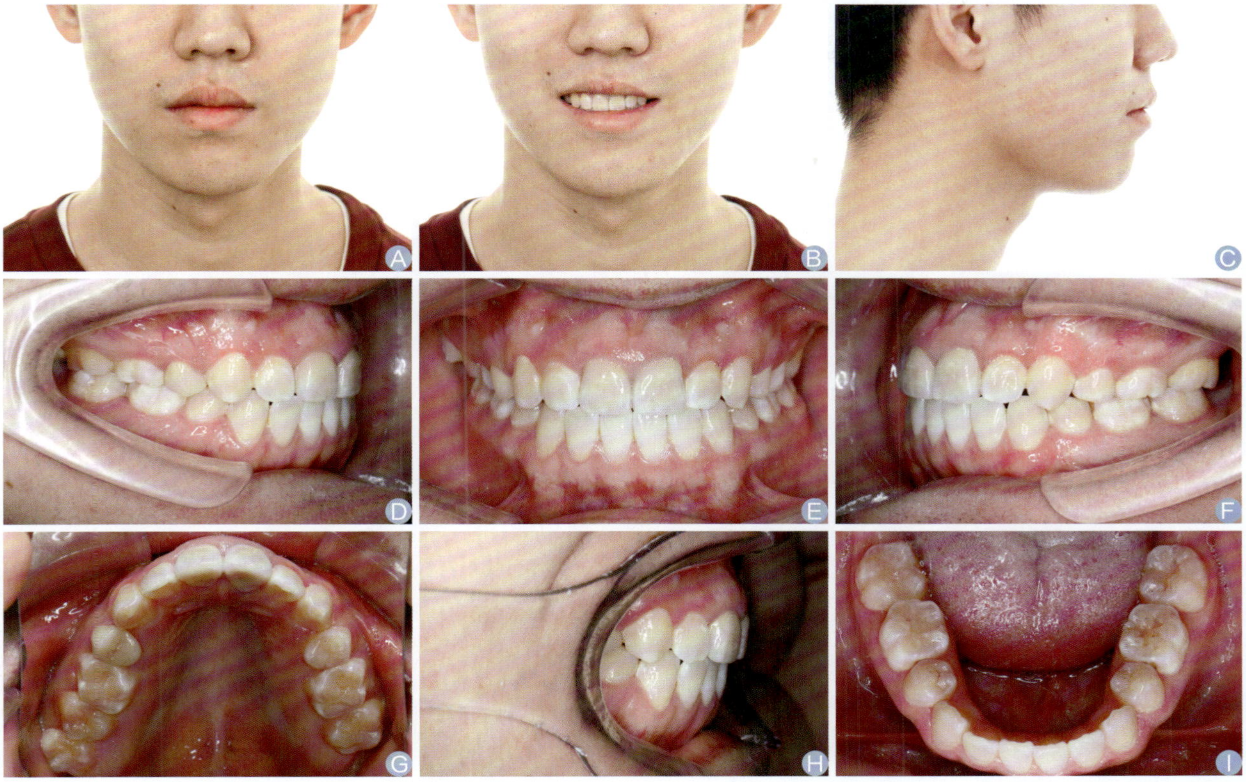

图 44-7　保持 1 年时面骀像

于前突面型的改善，但垂直向的控制对突面型及高角病例更重要。

垂直向控制包括针对磨牙的后部垂直向控制以及针对上前牙的前部垂直向控制。后部垂直向控制主要通过种植体辅助压低磨牙来控制骀平面和下颌平面，同时改善前牙开骀状况，改善侧貌。前部垂直向控制最早源于Tweed-Merrifield技术的定向力系统，控制上前牙向上向后移动，为下颌骨的前上旋转创造条件。目前多采用前牙区种植支抗辅助压低患者的上前牙，不仅可有效解决露龈笑问题，也为下颌骨的前上旋转创造空间。

本病例使用了种植支抗技术，在上颌后部第一、二磨牙间颊舌侧植入种植钉，对磨牙持续施以轻力压低，同时在上颌前部侧切牙、尖牙间植入种植钉作为垂直向支抗，对前牙持续施以轻力压低，改善露龈笑，控制覆骀及前牙转矩，实现了前部及后部全面的垂直向控制。治疗后上颌模型重叠显示了进行垂直向控制以后磨牙被压低，垂直向控制效果良好。

在垂直向控制，尤其是前牙垂直向控制的过程中，需要注意使用轻力压低牙齿，以预防牙根吸收等不良反应的发生。

（病例完成人：何丹青）

病例 45 J钩头帽配合种植钉支抗矫治骨性Ⅱ类高角开𬌗畸形

一、一般情况

患者女性，22岁，主诉牙不齐、嘴突，前牙咬不上。既往史无特殊。全身情况良好，自述从小有口呼吸及吐舌不良习惯，有过敏性鼻炎；否认关节疼痛、弹响；否认牙外伤史；家族史无特殊。

二、临床检查

1．面部检查　正面观：颏部右偏2 mm，面下1/3过长，开唇露齿。侧面观：突面型，下颌后缩，颏发育不良，唇闭合不全，颏肌紧张，无颏唇沟（图45-1）。

2．口内检查　口内可见18，48阻生。上牙弓拥挤度2.5 mm，下牙弓拥挤度4.5 mm；双侧磨牙近中尖对尖关系；前牙覆盖约5 mm，前牙开𬌗约6.5 mm。上中线居中，与面中线一致；下中线左偏1 mm（图45-1）。

3．颞下颌关节检查　开口度三指，开口型正常，双侧关节未查见弹响及触痛。

三、X线检查分析

1．头颅侧位片　测量分析结果显示骨性Ⅱ

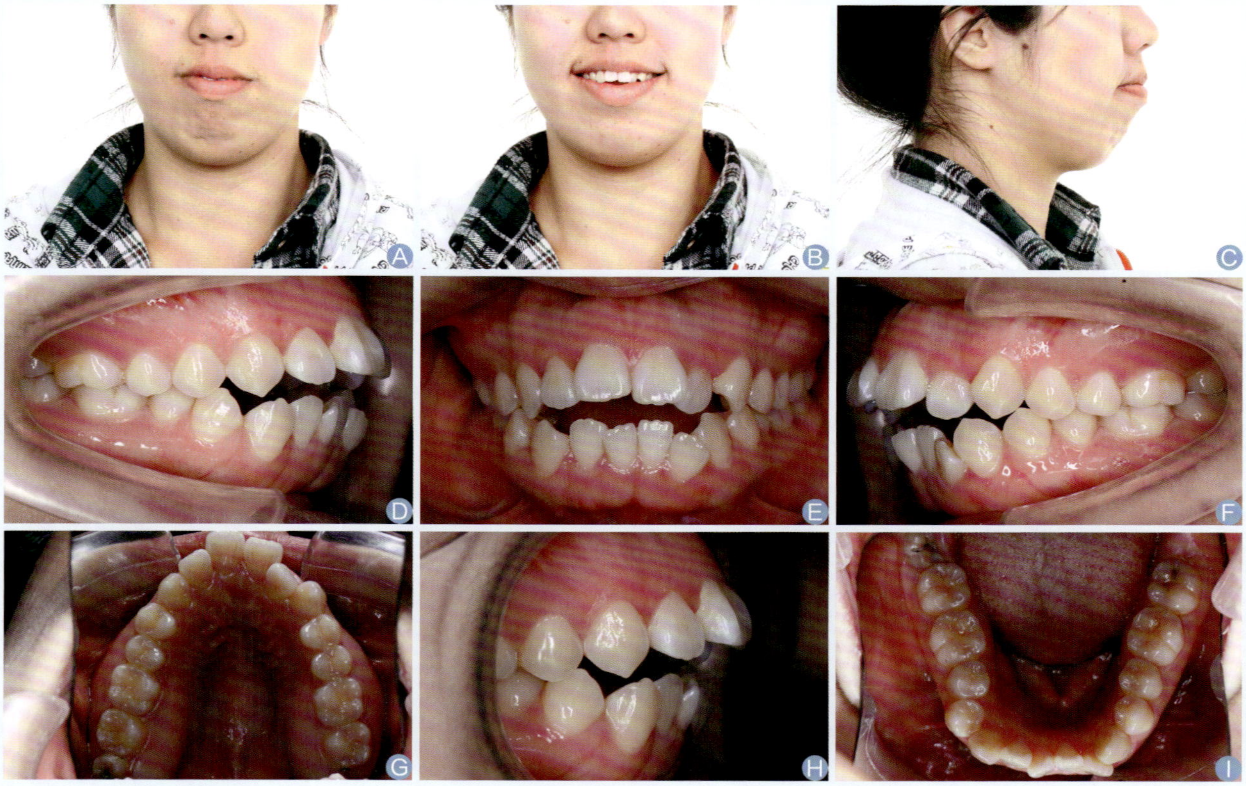

图 45-1　治疗前面𬌗像

类，下颌明显后缩，颏部发育差，高角，上切牙唇倾，下切牙唇倾，前牙开骀（图45-2和表45-1）。

2．全口曲面体层片　18、38和48存在，38、48阻生；其余牙列、牙槽骨未见明显异常。双侧髁突骨质未见明显异常（图45-2）。

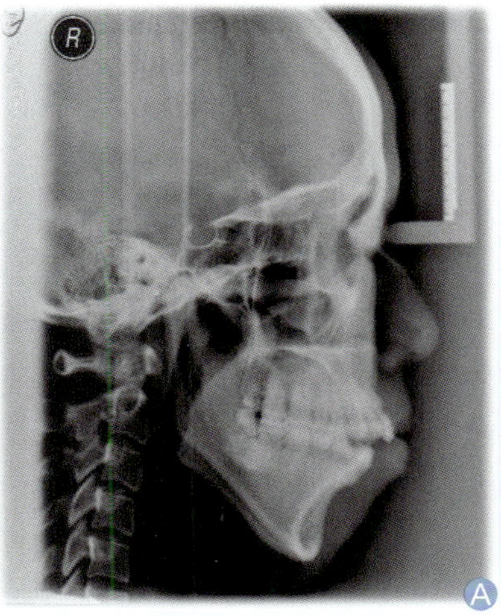

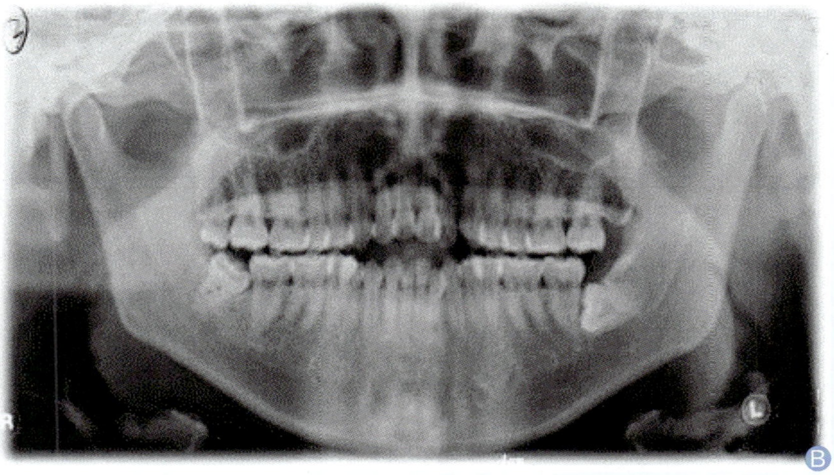

图45-2　治疗前X线片

表45-1　治疗前后头影测量结果

测量项目	正常值	测量值	
	均值±标准差	治疗前	治疗后
SNA（度）	82.8 ± 4.0	82.4	81.0
SNB（度）	80.1 ± 3.9	72.6	74.8
ANB（度）	2.7 ± 2.0	7.8	6.9
FH/NP（度）	85.4 ± 3.7	86.2	84.3
U1/NA（度）	22.8 ± 5.7	33.1	22.8
U1-NA（mm）	5.2 ± 2.4	6.1	0.9
L1/NB（度）	30.3 ± 5.8	31.8	22.0
L1-NB（度）	6.7 ± 2.1	11.4	7.4
U1/L1（度）	125.4 ± 7.9	107.3	131.4
U1/SN（度）	105.7 ± 6.3	115.6	98.0
MP/SN（度）	32.5 ± 5.2	52.7	44.9
MP/FH（度）	31.1 ± 5.6	40.4	36.3
L1/MP（度）	92.6 ± 7.0	84.5	83.0

四、诊断

安氏Ⅲ类，毛氏Ⅳ²+Ⅱ²+Ⅰ¹类，骨性Ⅱ类，高角，前牙开𬌗。

五、矫治目标

改善侧貌，改善开唇露齿；排齐整平牙列，改善前牙深覆盖、前牙开𬌗，建立良好咬合关系。

六、矫治计划

方案一　正畸-正颌联合治疗

拔除14、24、34、44及智齿18、38、48，通过微种植钉加强支抗，最大限度内收下前牙，增大前牙覆盖，协调上下牙弓形。通过正颌手术内收上颌骨、前移下颌骨、颏成形，最终改善面型。患者拒绝，强烈要求单纯正畸治疗。

方案二　单纯正畸治疗

1. 告知患者单纯正畸治疗可能效果有限，在𬌗、颌、面等方面可能不能完全满足患者的全部要求。

2. 采用标准方丝弓矫治技术，拔除14、24、34、44及智齿18、38、48，上颌用强支抗，下颌也用强支抗。

3. 排齐整平上下牙列，关闭拔牙间隙，建立前牙正常覆𬌗、覆盖以及尖牙和磨牙中性关系，促进𬌗平面逆时针旋转，协调上下颌中线，改善侧貌。

4. 治疗过程中特别注意垂直向控制。通过标准方丝弓矫治技术与微种植钉支抗相结合，加强垂直向控制，内收并压低上前牙，压低上磨牙及下磨牙，促进𬌗平面上移及前旋，促进下颌骨逆时针旋转，改善侧貌、开𬌗、开唇露齿等问题。

5. 保持。

患者选择方案二进行治疗。

七、矫治过程

1. 第1～8个月　粘接全口方丝弓矫治器，排齐上下牙列。上颌换至0.017英寸×0.022英寸不锈钢丝，下颌换至0.018英寸×0.025英寸不锈钢丝，调整上下颌弓形，使之协调。

2. 第9～22个月　在上颌第一、二磨牙间颊舌侧及上颌侧切牙、尖牙间颊侧分别植入种植钉，采用链状圈套入结扎丝方法对上颌后牙及上颌前牙持续加力压低，同时采用两步法内收前牙。头帽-J钩置于上下颌侧切牙、尖牙之间，用口外力移动尖牙向远中；上颌尖牙同时配合后部种植钉远中向牵引，直到尖牙到位，即与第二双尖牙紧密接触。弓丝上增加上切牙根舌向转矩及牙弓后段后倾。下颌在第一、二磨牙间颊侧植入种植钉，采用链状圈套入结扎丝方法对下颌后牙持续加力压低（图45-3），同时尖牙远中牵引到位。

3. 第23～32个月　上下颌均采用0.019英寸×0.025英寸不锈钢丝，利用泪滴形关闭曲关闭间隙，内收前牙（图45-4）。注意上下前牙转矩的调整控制。

4. 第33～38个月　精细调整（图45-5），拆除固定矫治器，戴入哈氏保持器。

八、矫治结果

矫治后，患者咬合关系良好，上下牙列整

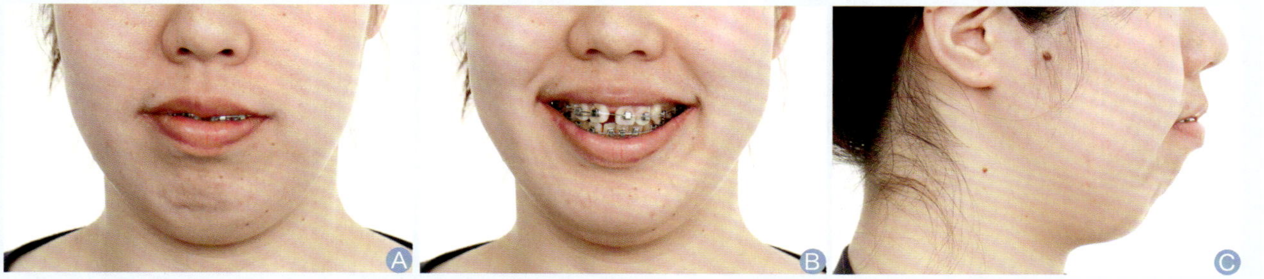

图45-3　种植钉垂直向控制及关闭间隙时面𬌗像

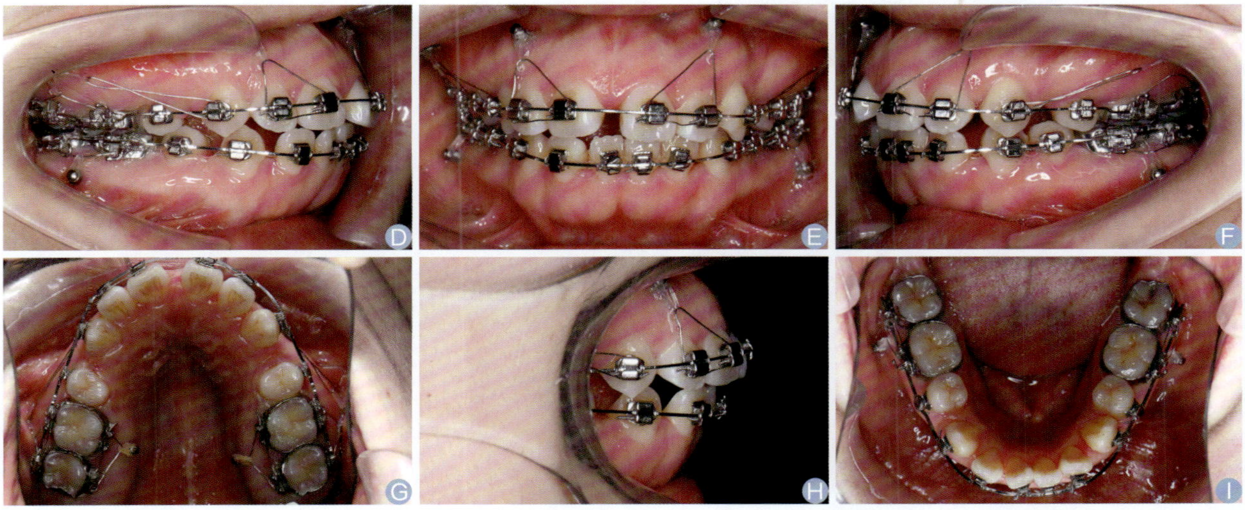

图 45-3　种植钉垂直向控制及关闭间隙时面殆像（续）

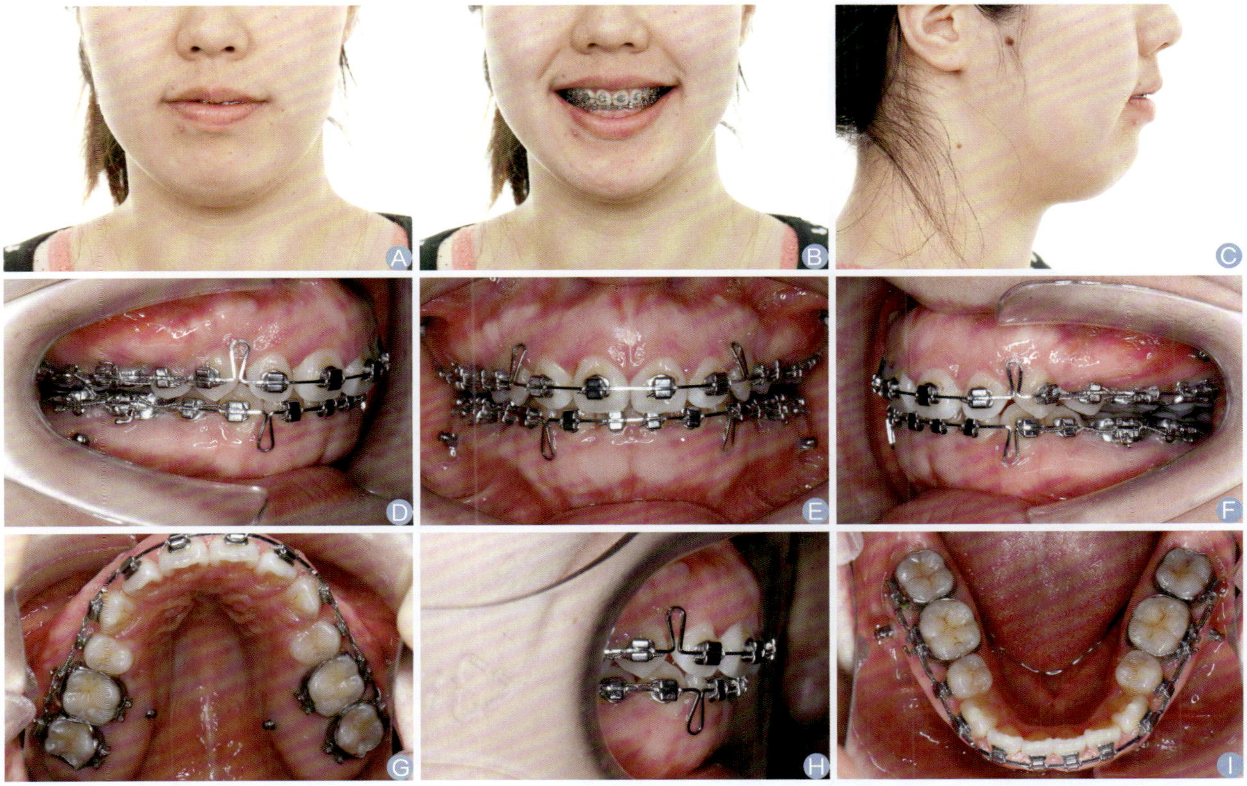

图 45-4　泪滴形关闭曲关闭间隙时面殆像

齐，前牙覆殆、覆盖正常，双侧尖牙中性关系，双侧磨牙中性关系，上下中线正。侧貌得到很大改善，上下唇突度正常，鼻唇角正常，颏唇沟正常；自然状态下闭唇正常，颏肌紧张度正常。微笑时露龈笑明显改善，唇齿关系正常。全口曲面体层片显示牙根平行排列，牙根及牙槽骨未见明

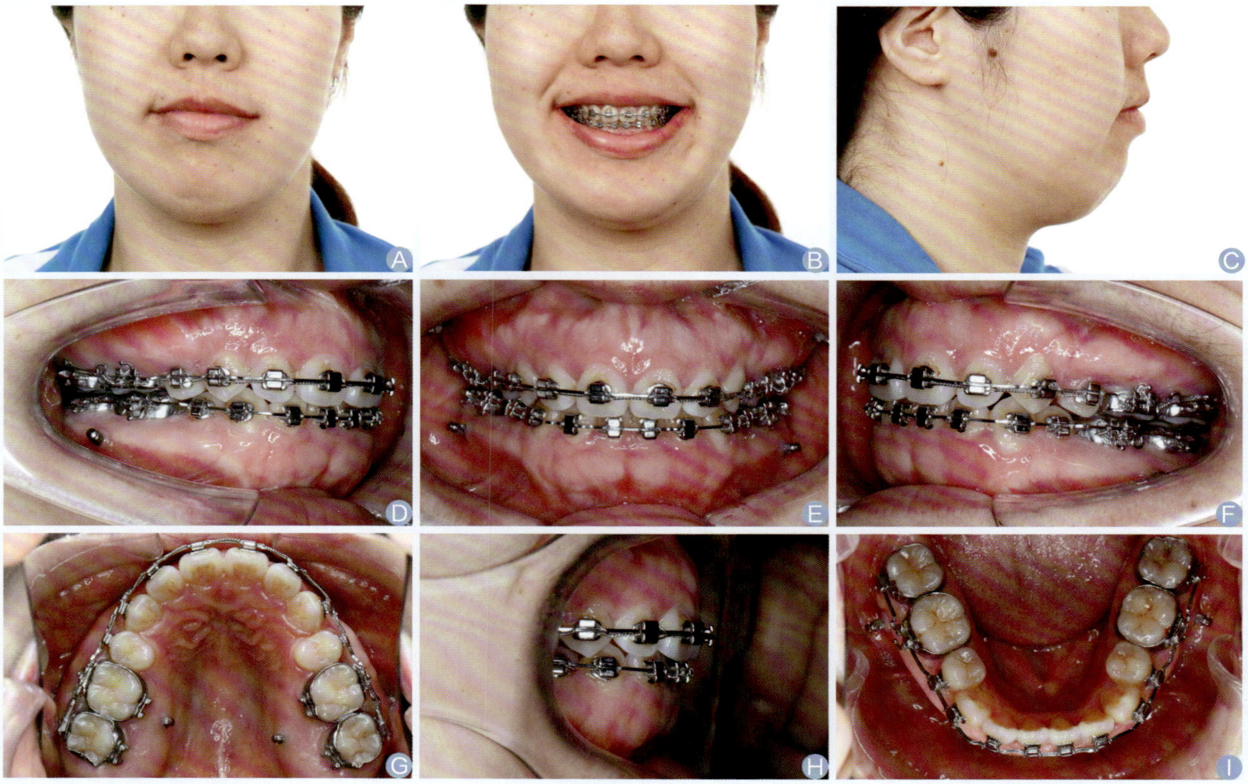

图 45-5　精细调整时面骀像

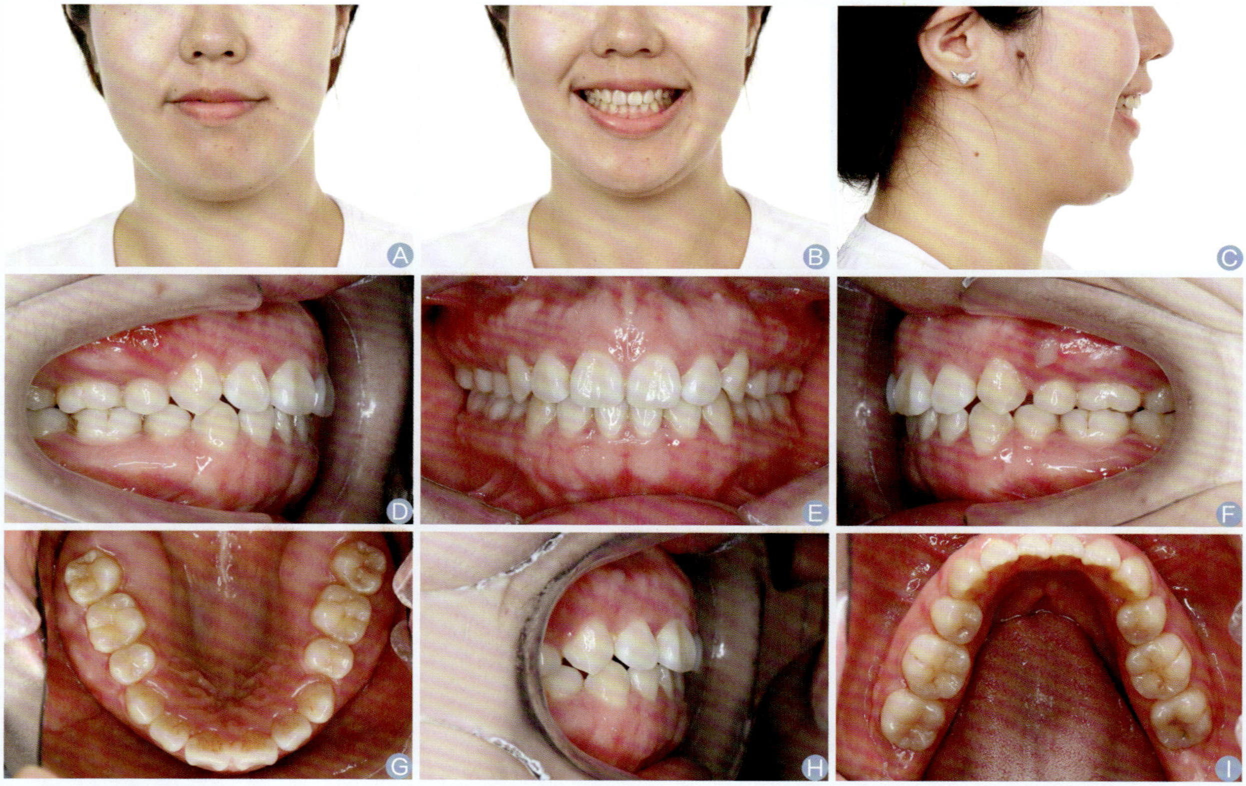

图 45-6　治疗后面骀像及 X 线片

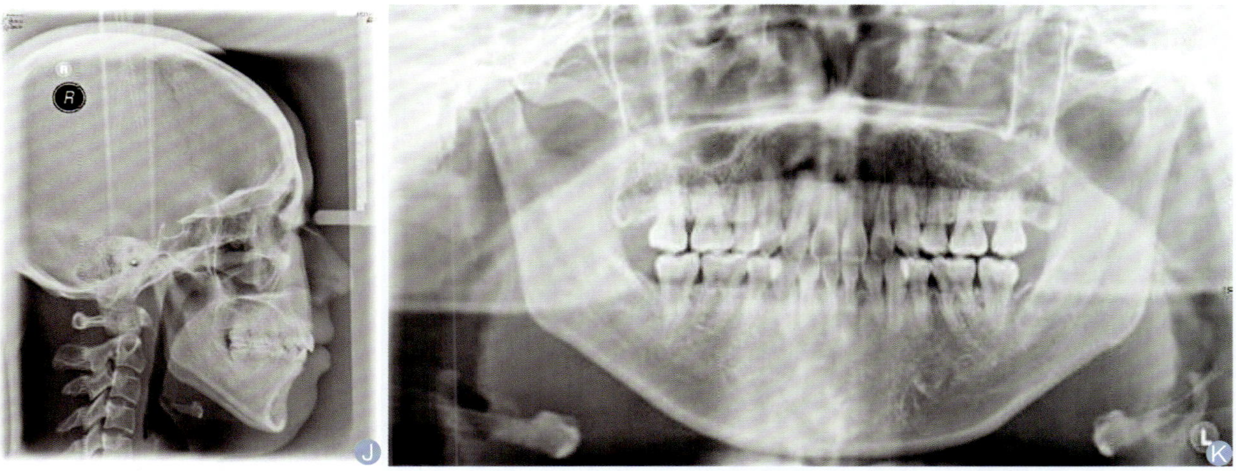

图 45-6　治疗后面骀像及 X 线片（续）

显异常（图45-6）。头颅侧位片测量分析结果显示：上下前牙整体内收，牙轴控制良好，ANB及下颌平面角有减小趋势，下颌骨显著逆时针旋转（测量结果见表45-1）。治疗后1年复查，牙齿排列整齐，咬合稳定（图45-7）。治疗后5年复查，除左下侧切牙轻度扭转，左上第二磨牙龋坏待查

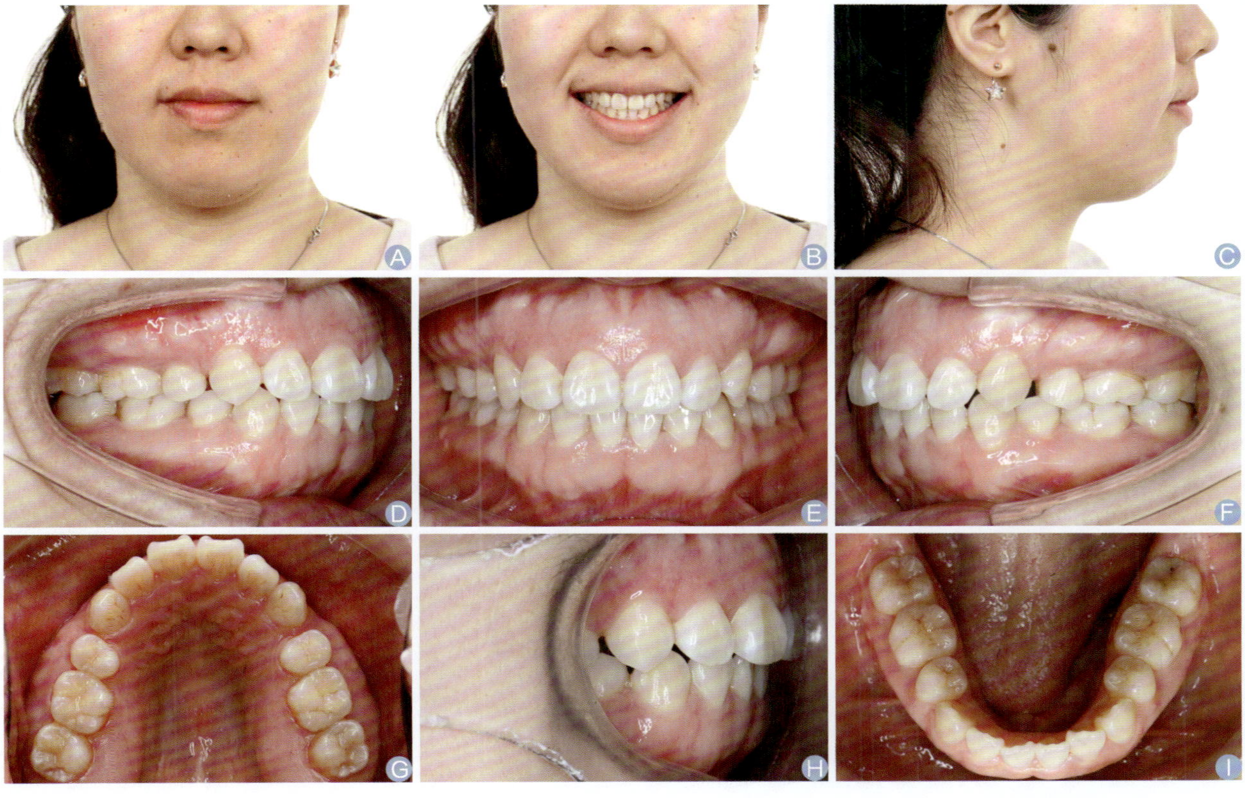

图 45-7　保持 1 年时面骀像

外，其余牙齿排列整齐、咬合稳定，颌骨关系稳定，面型得到很好维持（图45-8）。

九、矫治体会

（一）正畸治疗的难点

1．患者为严重骨性Ⅱ类高角开殆病例，ANB 7.8°，MP/SN 52.7°，下颌骨明显后缩，面下1/3明显增大，颏部后缩，这些都是明显的手术治疗指征。但患者拒绝正畸-正颌联合治疗，强烈要求采用单纯正畸治疗。

2．治疗前患者上下切牙唇倾，颏部后缩明显，上下颌骨矢状向严重不调，前牙深覆盖约5 mm。治疗中上颌后牙需要强支抗，大量内收上前牙以代偿上下颌骨矢状向不调，此为治疗中的一大难点。此外，治疗过程中上下前牙的转矩控制也是一大难点。治疗过程中需增加足够的根舌向转矩，以防止在内收前牙过程中可能出现的牙根唇向移位；同时也需要关注前牙舌腭侧骨板厚度，以避免前牙大量内收后牙根的舌腭侧穿出。

3．患者为骨性高角开殆，前牙开殆约6.5 mm，为Ⅲ度开殆。因此，治疗难点之一为治疗过程中需进行良好的垂直向控制，尽可能压低上下颌后牙，改善前牙开殆，并促进下颌骨逆时针旋转以改善侧貌。

4．患者诉自小有吐舌及口呼吸等不良习惯。在治疗过程中应纠正并监督患者去除不良习惯，这有助于加强疗效以及术后保持。此为治疗中的另一重点。

（二）正畸治疗中的控制

1．内收上下前牙过程中矢状向支抗控制是治疗的第一个关键点。治疗前患者为骨性Ⅱ类高角型，且上下前牙唇倾明显，需要设置最强支抗内收前牙。要注意尽可能做好上颌后牙支抗预备与控制，将拔牙间隙主要用于前牙内收。因此，在该患者的治疗中，除了应用标准方丝弓矫治技术中常用

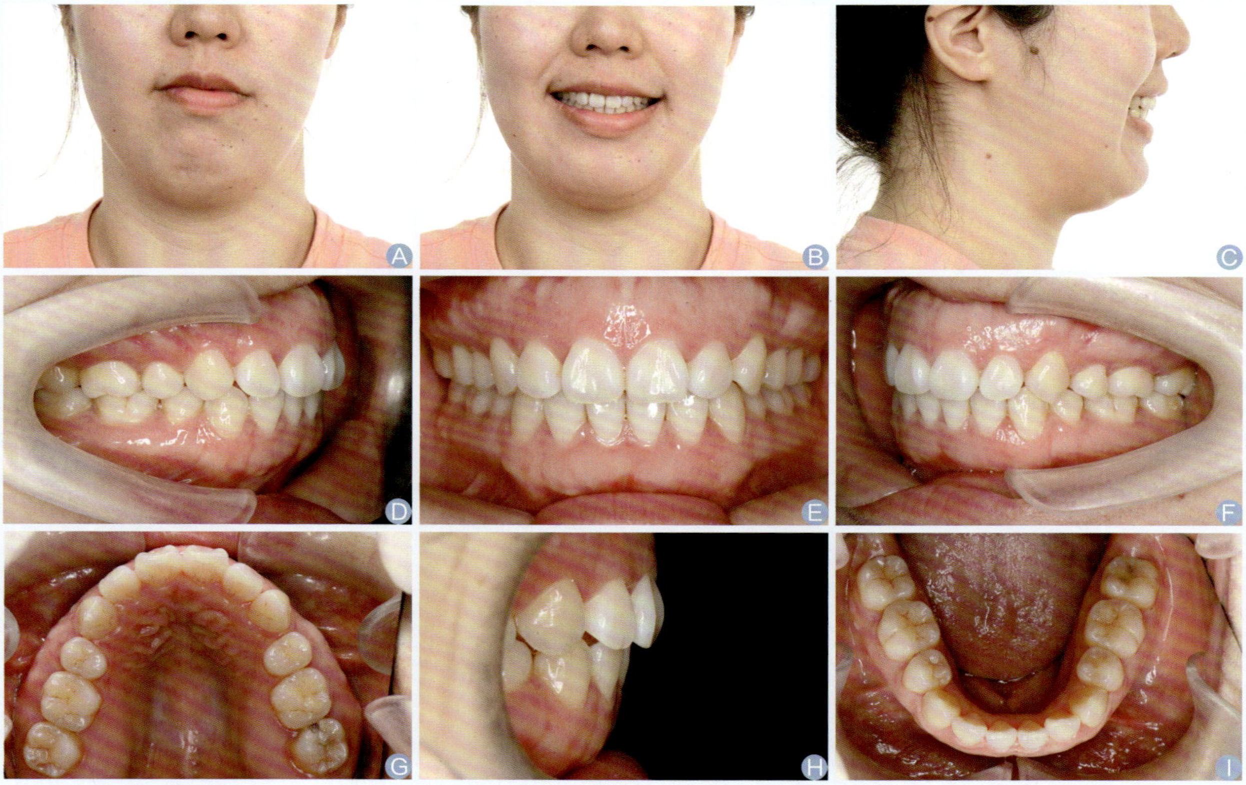

图 45-8　保持 5 年时面殆像

的J钩头帽，还配合使用了种植钉支抗。上颌J钩头帽高位牵引时，通过口外力对上颌前牙施以内收及压低力。在上下前牙内收过程中，会引起覆𬌗加深，覆𬌗加深后有𬌗平面顺时针旋转的趋势。J钩头帽可对前牙施加内收及压低力，既有利于增加支抗内收前牙，又有助于𬌗平面逆时针旋转。另外，在该患者上颌第一、二磨牙间植入种植钉，以颌骨作为支抗内收上前牙，有利于加强支抗，减少后牙近中移动。此外，种植钉植入位置为牙根间部分，利用种植钉对上前牙施加弹性牵引力也具有垂直向的压低作用。

下前牙拥挤度相较上前牙更多，所以排齐整平过程中，下颌拔牙间隙相比于上颌更多用于排齐；排齐整平后，剩余间隙用于内收并直立下前牙。由于患者治疗前深覆盖6.5 mm，下前牙的内收量需求相比上前牙要少。最终，以强支抗内收上下前牙后，形成了前牙良好的覆𬌗、覆盖关系。

2．内收上下前牙时的转矩控制是治疗的第二个关键点。虽然该患者上下前牙唇倾明显，允许在内收过程中有适量的倾斜移动，但由于上下前牙整体内收量大，需要进行良好的前牙转矩控制。在内收前牙的不锈钢丝切牙段加入适当增加的冠唇向、根舌向转矩，同时配合前牙种植支抗的轻力压低。压低上前牙时，因压低力位于上切牙阻抗中心的唇侧，对上前牙也起到了施加冠唇向转矩的作用。以上作用配合内收力时，会表达出上切牙的压低，实现牙冠舌向移动和牙根适当舌向移动的有控制的倾斜移动。这有助于防止上前牙在内收过程中可能出现的覆𬌗加深、𬌗平面变陡等不利于骨性Ⅱ类高角患者侧貌改善的变化。下前牙内收过程中同样应注意施加适当的冠唇向、根舌向转矩，以达到下前牙内收并直立的目的。

本病例还应注意对尖牙的转矩控制。该患者的治疗中设计了两步法内收前牙。在第一步内收尖牙过程中，应注意防止尖牙在内收时出现牙根过度唇倾，与骨皮质相接触，形成骨皮质支抗。形成骨皮质支抗后，尖牙的远中移动会由于牙根与骨皮质的接触而减弱甚至受阻。所以在治疗中，应在上下颌尖牙内收过程中对其施加适当的冠唇向、根舌向转矩，预防骨皮质支抗形成。

3．垂直向控制是本病例治疗的重点及难点。该患者为骨性Ⅱ类高角型，前牙Ⅲ度开𬌗，下颌严重后缩。垂直向控制压低上下后牙，既有利于改善前牙开𬌗，又有利于下颌骨的逆时针旋转。下颌骨的逆时针旋转对于改善骨性Ⅱ类患者垂直向和矢状向不调都是有利的。另外，骨性Ⅱ类患者上气道较为狭窄，易发生睡眠呼吸暂停（本病例有口呼吸习惯），下颌骨逆时针旋转在一定程度上也有助于使颌骨及其附着肌肉前移，改善气道狭窄，具有改善骨性Ⅱ类患者呼吸生理功能的作用。

标准方丝弓矫治技术本身在垂直方向上进行控制的手段是现有固定矫治技术中最丰富的，但也有瓶颈。如果需要真实的上下颌后牙压低，则需要联合应用种植支抗技术。本病例应用标准方丝弓技术联合使用了种植支抗技术，在上颌第一、二磨牙间颊舌侧分别植入种植钉，作为垂直向支抗对磨牙实施持续轻力压低，可实现磨牙较大程度的整体压低，同时防止压低过程中出现腭尖下垂问题。本病例同时还在上颌侧切牙、尖牙间颊侧植入种植钉作为垂直向支抗，对上前牙实施持续轻力压低，以改善患者的开唇露齿，减少上颌骨𬌗平面垂直高度，促进下颌骨逆时针旋转，改善颏部位置，从而改善侧貌。本病例需要较大的后牙垂直向压低，同时上前牙也需要有一定程度的压低。因此，上颌骨植入的6颗种植钉对上牙列前后部都进行了垂直向压入，有利于𬌗平面及下颌骨的逆时针旋转。此外，J钩头帽的运用也对上牙列前部施加了压低力。对本病例下颌的垂直向控制（或者说调整）是在下颌第一、二磨牙间颊侧植入种植钉，对下颌磨牙实施持续轻力压低，实现了下牙弓后部的垂直向控制。在经过妥善的垂直向调整后，本病例明显改善了前牙前突及开𬌗，治疗后唇齿关系正常、协调；从骨面型来说，患者的下颌平面角显著减小，SNB角也有了2.2°的增加。这说明在完善垂直向控制之后，患者下颌骨发生了显著的逆时针旋转。下颌骨逆时针旋转不仅有助于垂直向改善，对于矢状向改善也具有良好的作用。而这对于此类骨性Ⅱ类患者侧貌的改善而言是有利和必要的。

4．利用J钩头帽配合种植钉进行前牙内收及垂直向控制，有助于减少这两种技术的应用局限，尽最大可能保证了治疗效果。J钩头帽是一种无创的增加支抗的治疗方法，但其在治疗过程中需要患者配合每天尽可能长时间地佩戴，有赖于患者的治疗依从性。若患者依从性差，就无法充分发挥作用。种植支抗是目前使用广泛的增加支抗的技术。它的局限性在于需将种植钉植入骨内，是一种有创技术，对于疼痛较敏感的患者，可能需要克服植入以及后续施力过程中的不适感。另外，种植钉植入后若患者不重视口腔卫生的维护，会有食物残渣聚集，进而有松动脱落的风险。一旦种植钉脱落，则无法继续发挥垂直向控制的作用。针对本病例，采用J钩头帽配合种植钉的使用，可以双管齐下，从而实现了较好的垂直向控制效果。

5．吐舌习惯的破除及口呼吸的纠正对于矫治后效果的维持至关重要。治疗前患者诉有吐舌及口呼吸等不良习惯，这是导致患者前牙开殆及骨性Ⅱ类的重要病因。所以在治疗中，应对患者不良习惯的纠正予以指导和监督。患者在治疗过程中克服了不良习惯，所以矫治后保持效果较好。因此，对于具有不良习惯的患者，正畸医生应重视治疗中的纠正与监督，这对于治疗后效果的长期维持都是有利的。

6．垂直向控制是本病例获得较大程度侧貌改善的关键。推而广之，对于大多数Ⅱ类骨面型患者和大部分Ⅰ类骨面型患者来说，垂直向控制对侧貌的变化都有重要作用。其中，对Ⅱ类骨面型来说是改善，而对Ⅰ类骨面型来说则是维持。

（病例完成人：江久汇）

病例 46 严重骨性Ⅱ类高角开殆畸形的非手术治疗

一、一般情况

患者女性，13岁，主诉前牙开殆、牙列不齐。全身情况良好，否认口腔不良习惯及鼻咽部疾病；关节开口末及闭口初有弹响；否认口腔颌面部及牙外伤史；否认相关家族史。

二、临床检查

1. 面部检查 正面观：面部左右基本对称，面下1/3稍长，中度开唇露齿，闭唇困难。侧面观：突面型，上颌前突，下颌后缩，颏发育不良，颏肌紧张（图46-1）。

2. 口内检查 恒牙列，先天缺失1颗下颌中切牙。上牙弓拥挤度7 mm，下牙弓拥挤度2 mm；磨牙中性关系，上尖牙高位；前牙覆盖3 mm，开殆1～2 mm；上中线右偏2 mm（图46-1）。

3. 颞下颌关节检查 开口度三指，开口型正常，双侧关节开口末及闭口初有弹响。

三、X线检查分析

1. 头颅侧位片 测量分析结果显示骨性Ⅱ类，下颌明显后缩，颏部发育差，高角，上下切牙

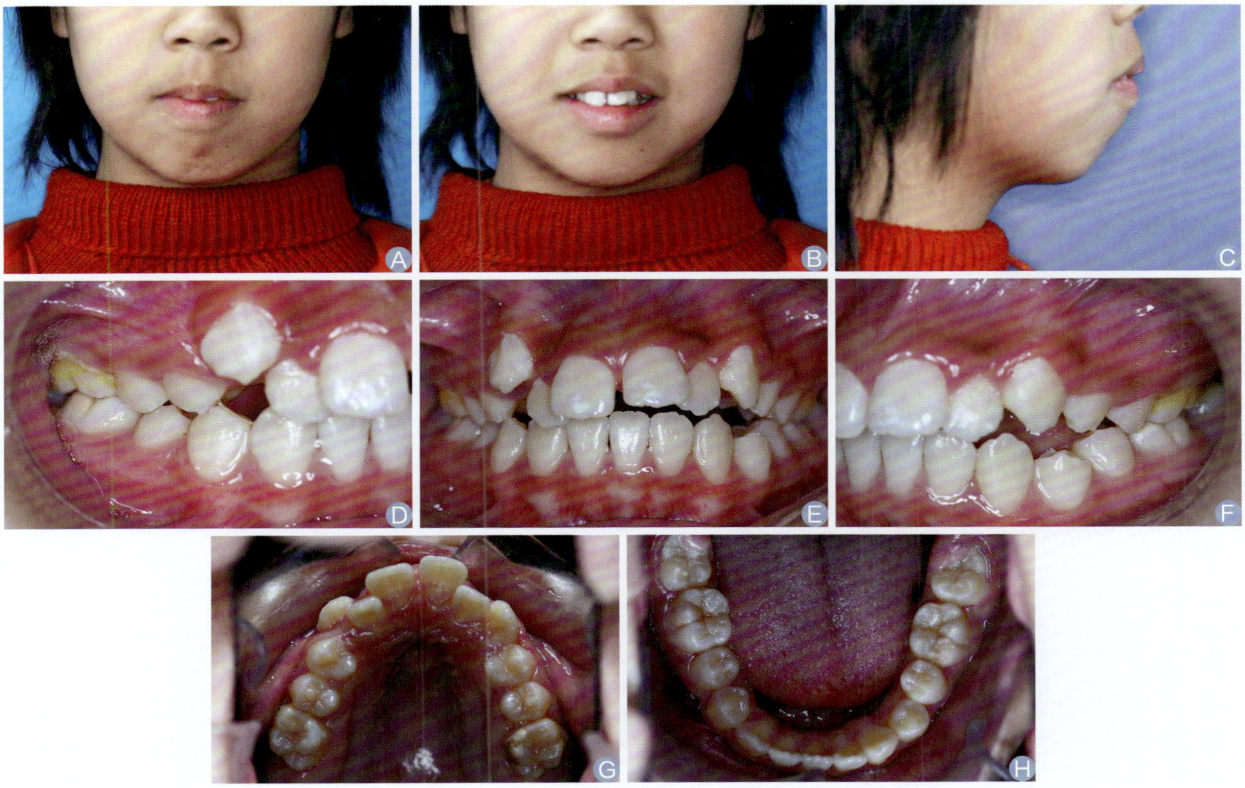

图 46-1 初诊时面殆像

唇倾，下颌高角，显示为顺时针旋转（图46-2和表46-1）。

2．全口曲面体层片　先天缺失1颗下颌中切牙，18、28、38和48牙胚可见。上下切牙牙根偏短。其余牙列、牙槽骨未见明显异常。双侧髁突骨质未见明显异常（图46-2）。

3．手腕骨片　中指远中指骨与骨骺未融合，处于生长发育高峰期（图46-2）。

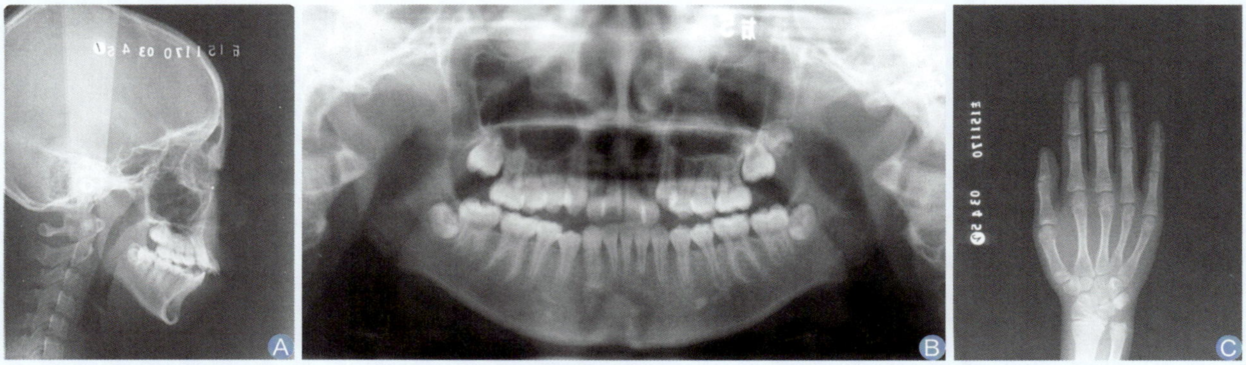

图 46-2　初诊时 X 线片

表46-1　各个阶段头影测量结果

测量项目	正常值	测量值			
	均值 ± 标准差	一期治疗前	一期治疗后	固定治疗前	固定治疗后
SNA（度）	82.8 ± 4.0	79.5	79.0	80.3	79.0
SNB（度）	80.1 ± 3.9	72.0	70.8	72.3	71.3
ANB（度）	2.7 ± 2.0	7.5	8.2	8.1	7.7
FH/NP（度）	85.4 ± 3.7	82.8	80.9	76.9	81.8
U1/NA（度）	22.8 ± 5.7	33.8	32.1	29.4	6.6
U1-NA（mm）	5.2 ± 2.4	11.2	10.9	8.1	0.1
L1/NB（度）	30.3 ± 5.8	31.3	34.5	36.0	41.1
L1-NB（mm）	6.7 ± 2.1	13.5	15.2	9.4	10.0
U1/L1（度）	125.4 ± 7.9	107.4	105.3	106.5	124.6
U1/SN（度）	105.7 ± 6.3	113.4	111.1	109.7	85.6
MP/SN（度）	32.5 ± 5.2	49.1	51.9	56.2	57.0
MP/FH（度）	31.1 ± 5.6	40.1	43.9	48.5	49.2
L1/MP（度）	92.6 ± 7.0	88.7	90.0	90.4	92.6
U6-PP（cm）	—	2.97	2.89	3.01	2.87

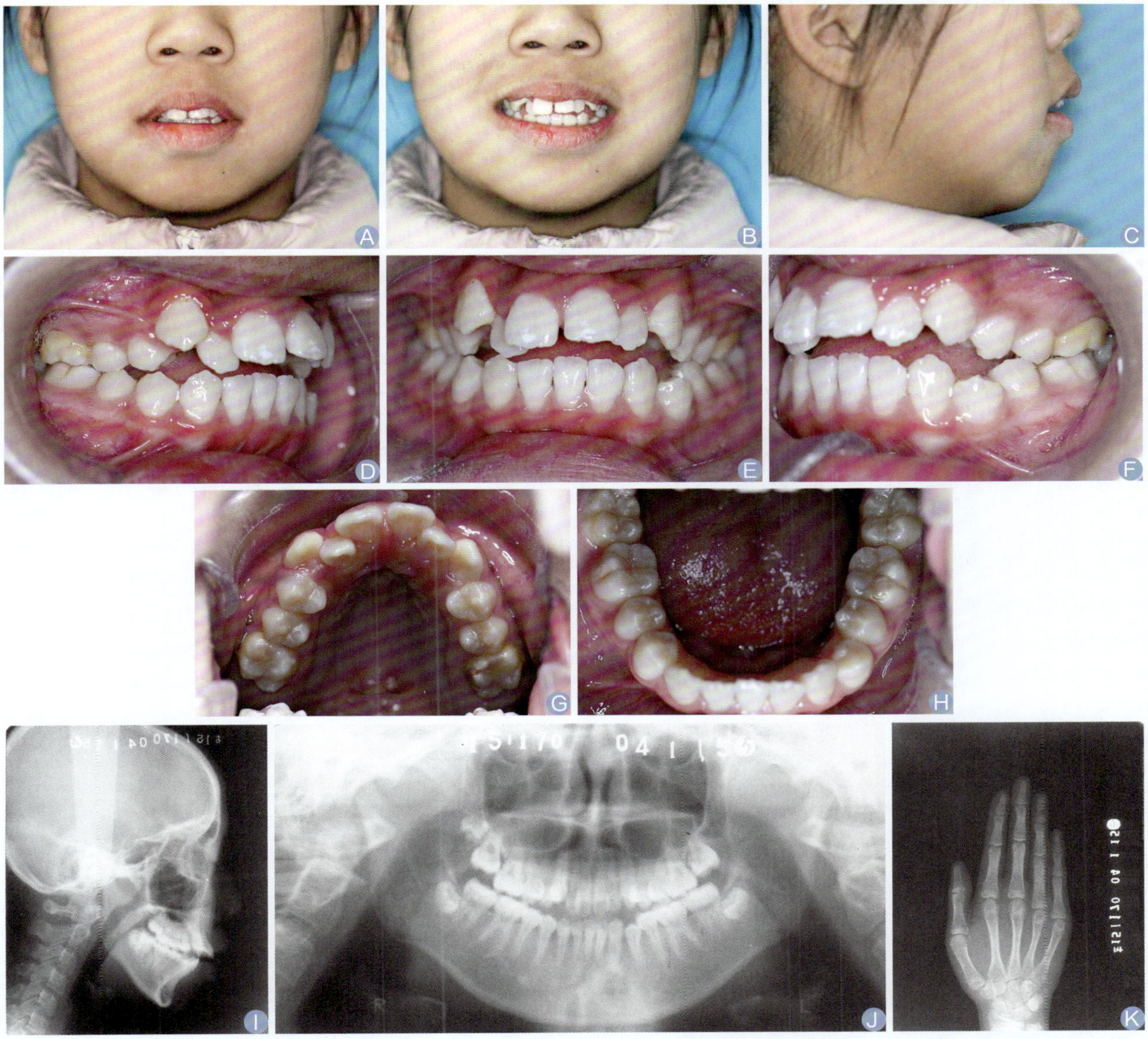

图 46-3　一期治疗前面骀像及 X 线片

四、诊断

安氏Ⅰ类，伴开骀；毛氏$\text{IV}^{2}+\text{I}^{1}$类；骨性Ⅱ类；高角。

五、矫治目标

改善侧貌；排齐整平牙列，改善咬合关系，纠正前牙开骀。

六、矫治计划

方案一　观察

先进行观察，等生长发育高峰期结束后再评估，不排除成年后行正颌手术。

在观察9个月后，患者面型明显变差，开骀加重（图46-3）。患者积极要求早期治疗。经检查，患者双侧颞下颌关节无明显弹响、开口绞锁等症状。

方案二　早期治疗

1. 后牙殆垫配合高位头帽牵引。

2. 压低后牙改善开殆，抑制上颌生长。

3. 根据矫治情况，再判断是否行二期固定矫治或者成年后正畸-正颌联合治疗。

患者选择方案二进行治疗。

七、矫治过程

1. 早期矫治14个月　后牙殆垫结合高位头帽牵引，但后牙控制疗效不明显。由于下颌骨继续向下、向后旋转，患者的下颌后缩及开殆继续加重（图46-4）。因此，建议患者成年后接受正畸-正颌联合治疗。

2. 6年后，患者已成年，显示为典型骨性高角开殆的面部及咬合特征（图46-5），建议行正畸-正颌联合治疗。患者仍然不接受正颌治疗，希望尝试单纯正畸治疗。

3. 综合评估患者情况，设计以下正畸治疗方案：

• 拔除14、24、34三个双尖牙。

• 双侧后牙区种植钉支抗辅助压低磨牙改善开殆。

• 结合横腭杆（TPA）和舌弓进行磨牙控制。

（1）第1～6个月　排齐整平阶段，在上下颌第一恒磨牙的颊侧分别植入微螺钉（共4枚）用于压低后牙，TPA及舌弓在压低磨牙过程维持第一恒磨牙的腭尖高度（图46-6）。

（2）第7～18个月　关闭间隙阶段，采用滑动法利用支抗钉回收前牙，同时继续压低磨牙（图46-7）。

（3）第19～46个月　精细调整，拆除固定矫治器，戴入透明保持器。

八、矫治结果

矫治后，患者咬合关系良好，上下牙列整齐，

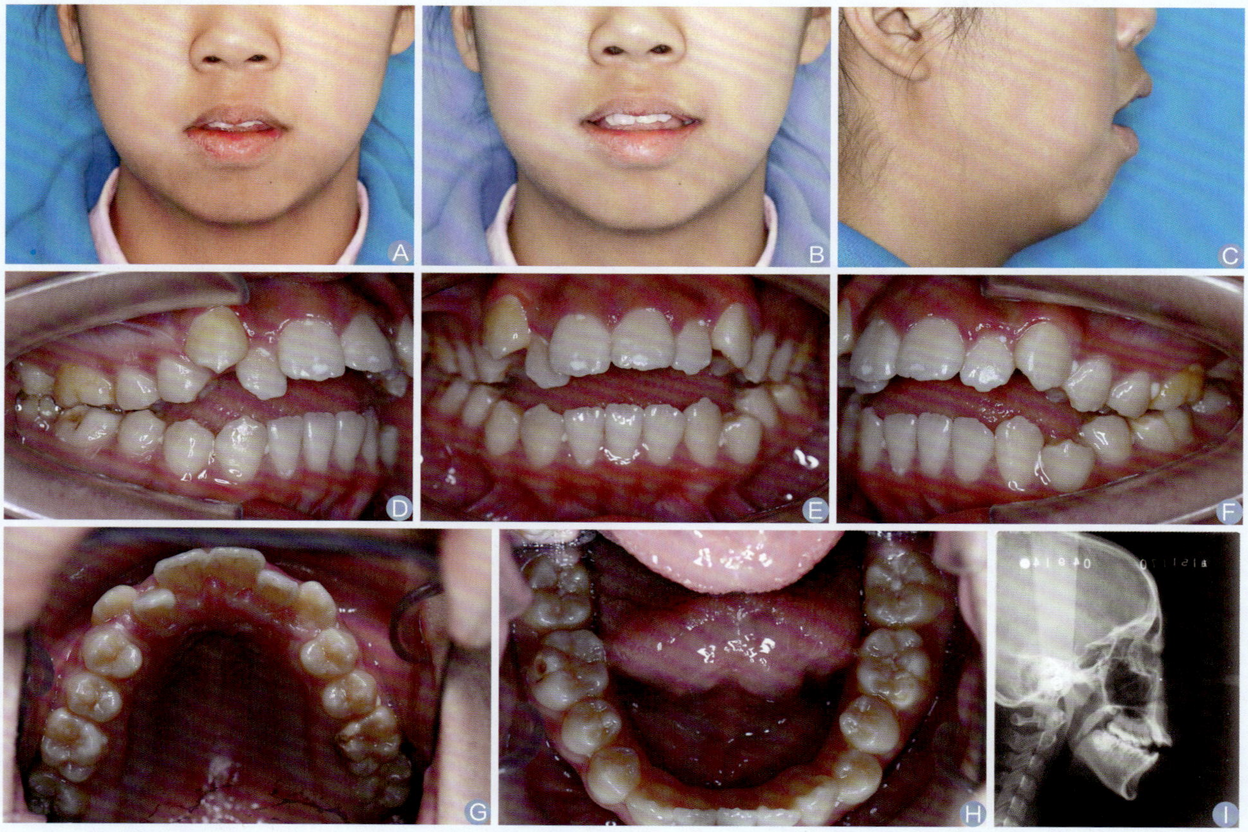

图 46-4　一期治疗后面殆像及 X 线片

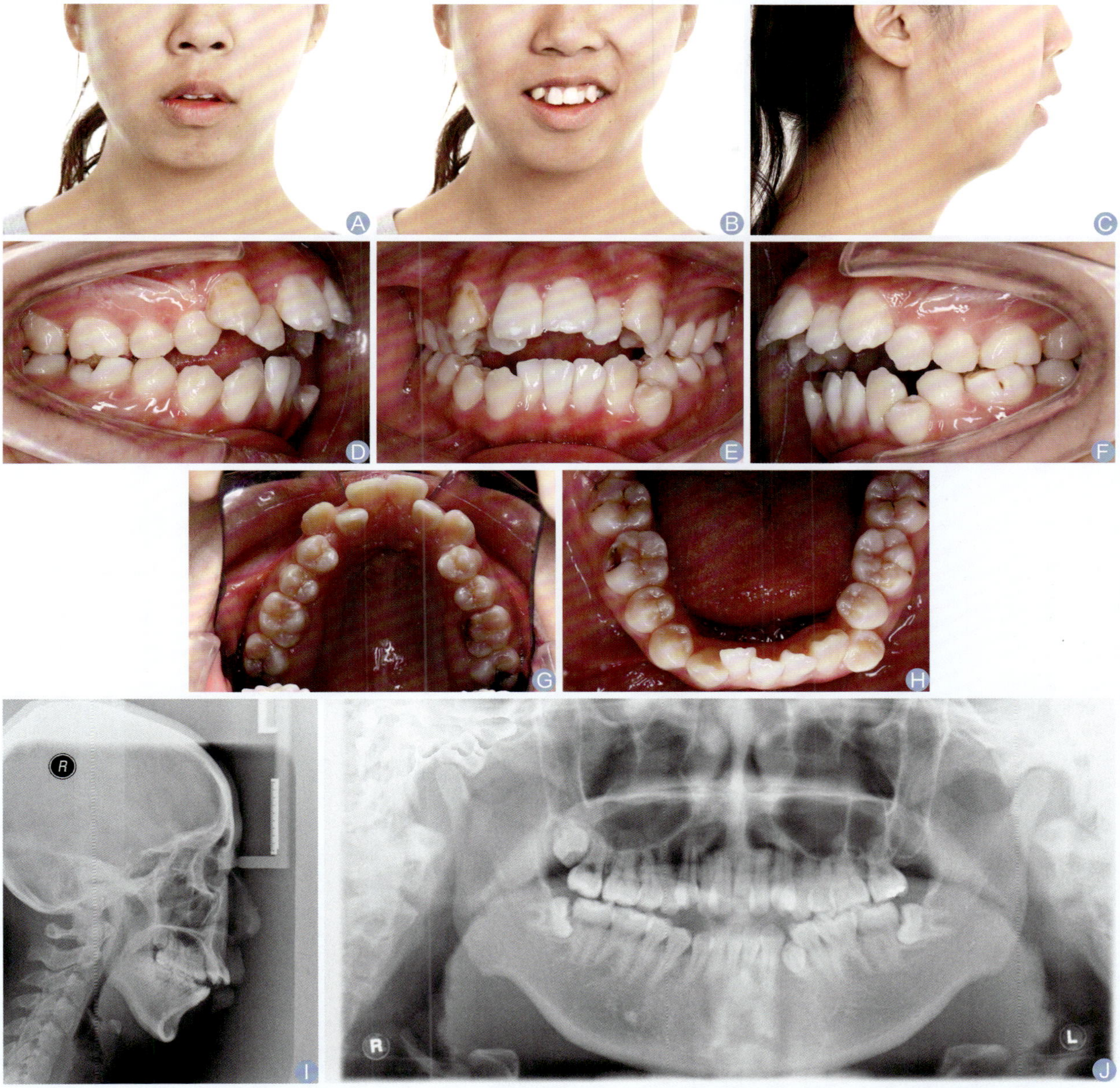

图 46-5　成年固定矫治前面骀像及 X 线片

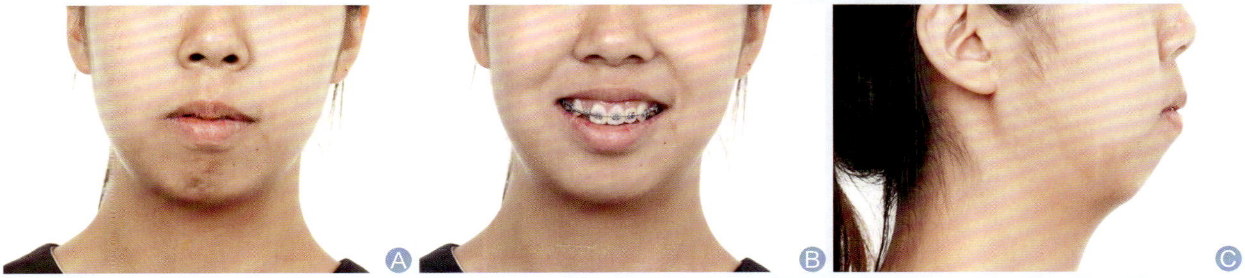

图 46-6　排齐整平时面骀像

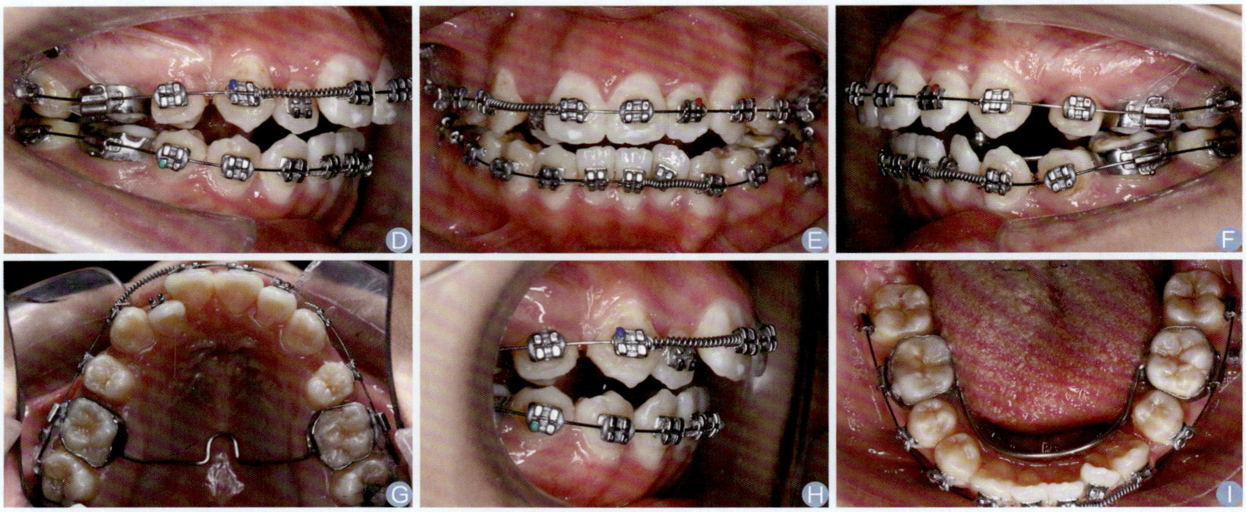

图 46-6　排齐整平时面殆像（续）

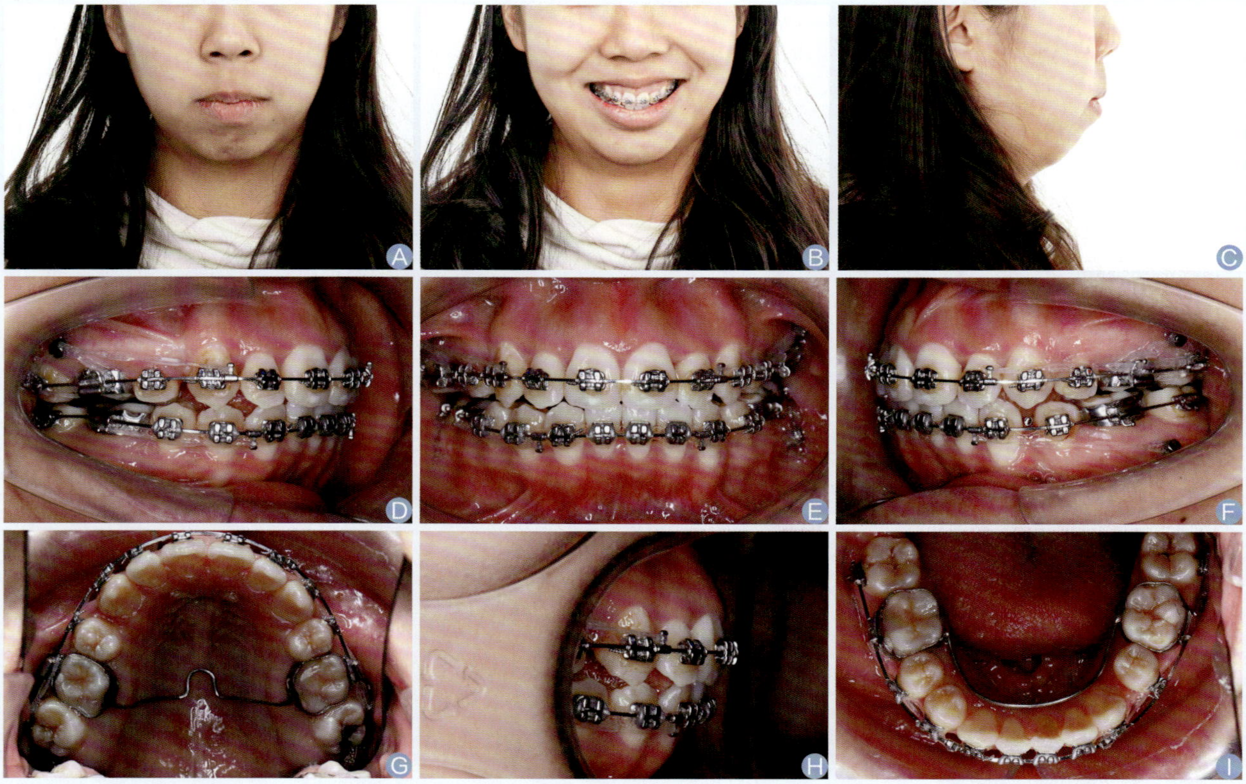

图 46-7　关闭间隙过程中面殆像

前牙覆𬌗、覆盖正常，双侧尖牙中性关系，双侧磨牙中性关系，上下中线正。侧貌得到一定程度改善，鼻唇角偏大；自然状态下闭唇正常，颏肌紧张度改善。唇齿关系正常。全口曲面体层片显示牙根平行排列，上前牙牙根少量吸收，其他牙根及牙槽骨未见明显异常（图46-8）。固定矫治前后模型重叠显示上颌磨牙实现了压低且绝对支抗的效果，上颌切牙有效内收（图46-9）。头颅侧位片测量分析结果显示：上前牙整体内收，牙轴控制良好（图46-10）。治疗后2年复查，牙齿排列整齐，咬合稳定（图46-11）。四个阶段的头影测量结果见表46-1。

九、矫治体会

（一）正畸治疗的难点

1．部分高角开𬌗患者由于不利的生长发育倾向，虽然幼年时开𬌗不明显，但持续的生长发育

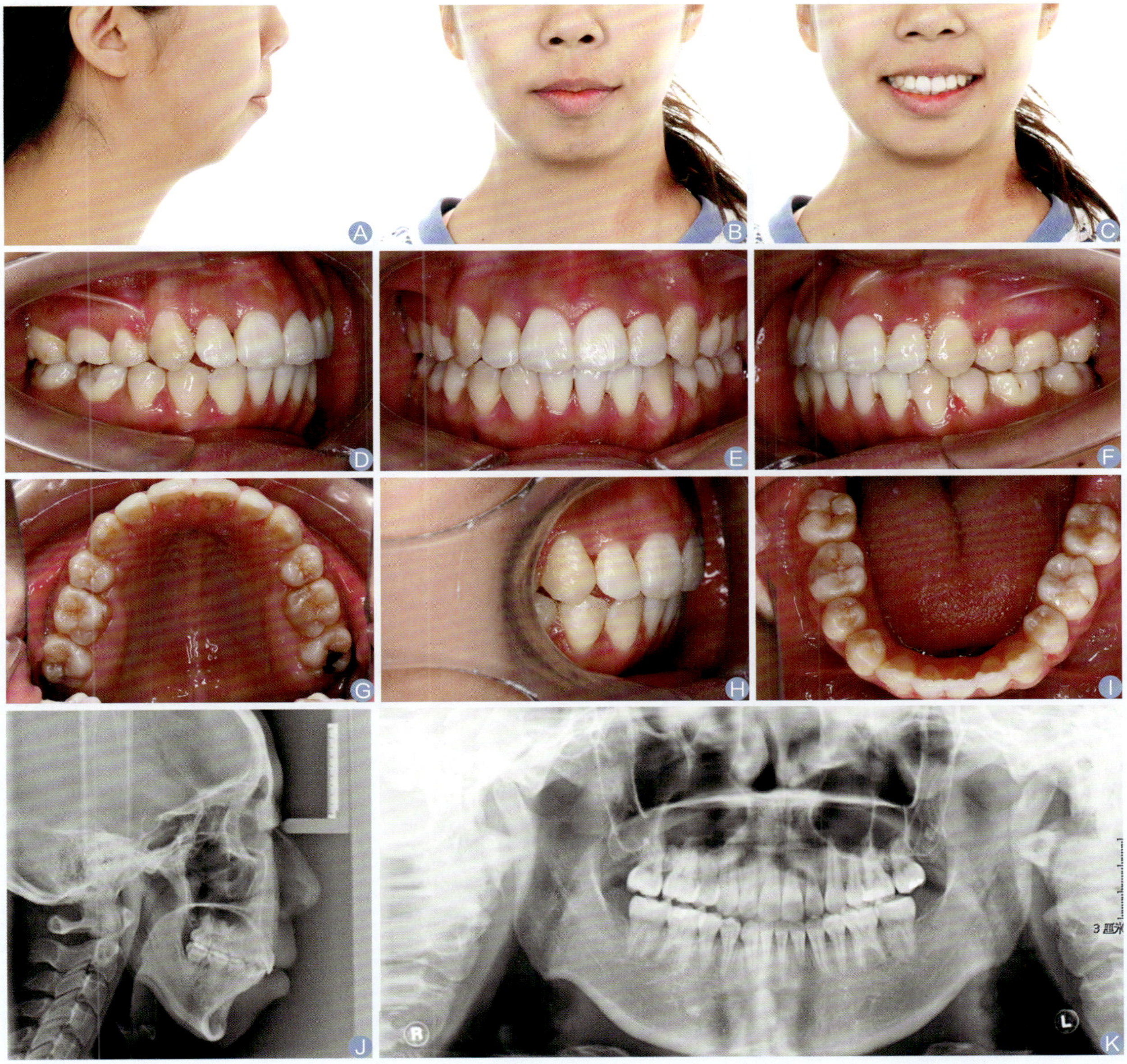

图 46-8　固定治疗后面𬌗像及 X 线片

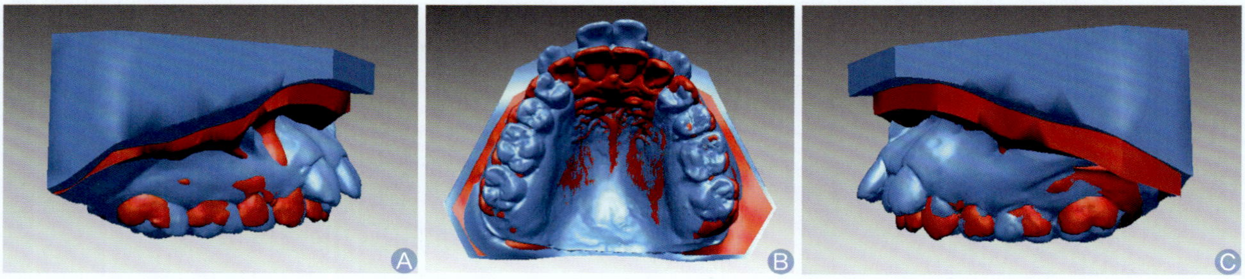

图 46-9　治疗前后模型重叠图（蓝色为治疗前，红色为治疗后）

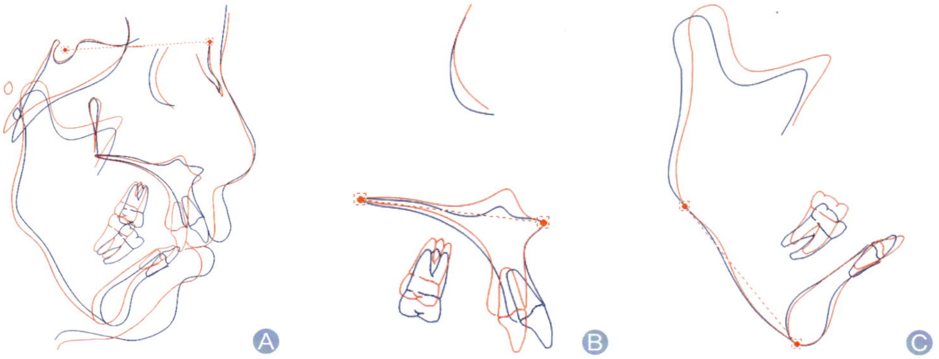

图 46-10　治疗前后头影测量重叠图（蓝色线条为治疗前，红色线条为治疗后）

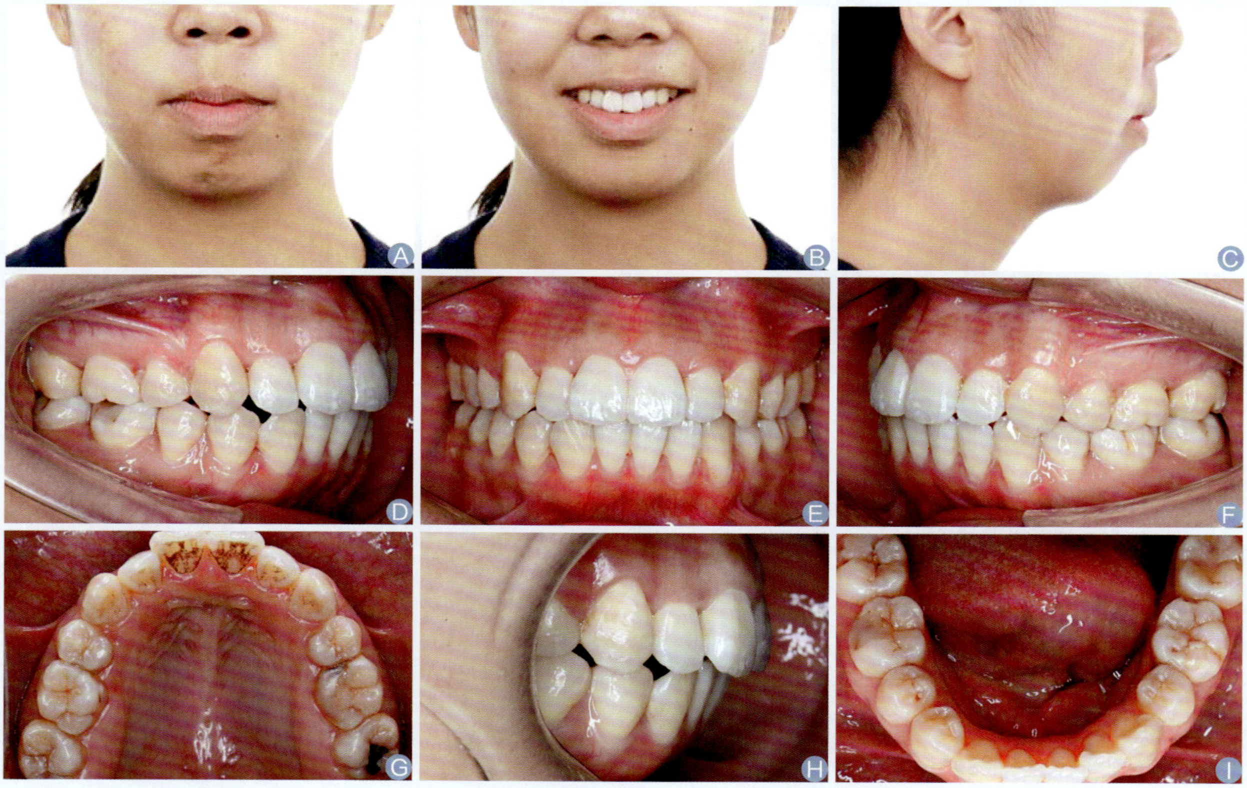

图 46-11　保持 2 年时面𬌗像

会加重患者畸形。该患者的下颌平面角在成年以前一直在增加。因此，对于高角开骀患者的治疗时机及治疗策略应高度关注。在恒牙早期，需慎重开始进行正畸综合治疗，特别是采用拔牙设计时更应谨慎，避免治疗中畸形加重与治疗后复发，导致矫治失败，并使后期的手术治疗增加难度。

2. 该患者成年后为典型的骨性Ⅱ类高角型伴开骀，下颌明显后缩，颏部后缩，下颌平面角高角。以上均为手术治疗指征，但患者拒绝正畸-正颌联合治疗。此时采用单纯正畸治疗困难较大。同时，需要患者理解并接受单纯正畸后虽然咬合关系可以明显改善，但面型难以有效改善。

3. 单纯正畸治疗严重骨性Ⅱ类高角开骀患者时，需要特别注意水平向与垂直向的支抗控制。种植支抗是良好的工具，当然也不是种植钉越多越好。如果能够合理配合传统的附件，可以减少种植钉的使用。该患者治疗中采用了TPA和舌弓，减少了腭侧种植体的使用，是可以推广和借鉴的方式。

（二）正畸中的牙齿移动控制

1. 后牙压低是治疗的第一个关键点。面部垂直向生长是面部三维发育中持续时间最长的，也是随着生长变化最大的，对面部垂直向生长进行控制也是最难的。高角开骀病例的早期治疗由于患者的生长型、关节病及其他诸多因素而具有较高的复发率，属于正畸中难度较高的类型。在该患者的早期治疗中使用了后牙骀垫结合头帽牵引，但没有获得好的疗效，分析原因是患者在生长发育后期的不良生长型及生长潜力对面部形态的影响远大于矫治效果。由于面部的垂直向发育将持续到青春期结束甚至更长时间，所以对该类患者进行观察并适当延迟治疗可能是更好的选择。

该病例的综合矫治开始于生长发育高峰期结束后，在固定治疗中使用了支抗钉进行垂直向控制。一方面治疗后模型重叠结果显示了上颌磨牙压低，另一方面测量上磨牙高度（U6-PP距离）也印证了磨牙压低的效果，这也符合正畸医师认为的采用种植体压低后牙是治疗前牙开骀的有效方法。当然有文献显示压低后牙具有较高的复发率，且多数复发将发生在治疗后的第一年，而该患者治疗后2年也没有出现开骀复发。然而，头影测量结果仍显示下颌平面角在固定治疗前后有1°左右的增加，提示下颌平面在患者治疗中仍有顺时针旋转的趋势。所以，对骨性高角开骀病例的治疗需要充分考虑下颌平面旋转的影响。

2. 前牙的垂直向与水平向控制是治疗的第二个关键点。本病例拔除了14、24、34，利用前牙内收的钟摆效应，同时配合后牙压低，有效改善开骀问题。

3. 患者面部改善是治疗的第三个关键点。本病例是严重的骨性Ⅱ类高角开骀畸形，单纯正畸改善面型的效果，尤其是矫治垂直向异常的疗效是有限的。当然，如果正畸治疗能够实现下颌的逆时针旋转，面部外观也能取得一定改善。对该患者的治疗虽然配合采用了很多控制前后牙的方法，但下颌平面角仍有少量增加，治疗后软组织面型也不能让人满意。因此，为骨性高角开骀患者进行掩饰性正畸治疗设计时，需要患者明确接受矫治后的面型。

（病例完成人：韩冰）

第九章 横向不调的矫治

颌间横向不调的矫治是错𬌗畸形治疗的重要内容。对于多数错𬌗畸形患者，横向关系不调的解决常需优先于矢状向及垂直向关系不调以及牙量－骨量不调的矫治。常见的颌间横向关系不调包括上颌宽度不足所致的单 / 双侧后牙反𬌗、偏𬌗，以及上颌宽度相对过宽所致的后牙锁𬌗等问题。

恒牙期由上颌宽度相对发育不足造成的单侧或双侧后牙反𬌗，常需要通过上颌的腭开展或牙弓开展改善，需依据患者横向不调的程度、病因机制、患者年龄或腭中缝发育的情况选择具体的上颌扩弓方法。在评价横向关系时，应放在颌间三维关系的整体中考虑，如随着矢状向关系的调整，颌间的宽度问题也会有所变化，治疗设计应避免片面。恒牙初期的患者多可以通过腭开展的方法打开腭中缝，增加上颌横向的骨量，改善上下颌间的宽度关系；对于生长发育完成的恒牙期及成年患者，腭中缝的打开则需要种植钉辅助或外科手术辅助。对于需要腭开展的患者，应注意开展带来的颊侧段牙齿的牙周损伤。而轻度的上颌宽度不足则可以通过牙弓开展解决。

对于上颌宽度较大所致的后牙锁𬌗，则需要考虑对下颌牙弓宽度进行适当扩大和对上颌牙弓进行适当缩窄。需要注意的是，下颌的过度扩弓易带来治疗结果的不稳定，下颌牙弓的扩宽一般多应用于下颌牙齿舌倾或舌向错位明显的患者。对于上颌，在治疗中可以适当设计颊段牙齿的舌向移动或增加后牙负转矩，以协调上下牙弓的横向关系。

单侧后牙反𬌗的患者常存在面部偏斜或不对称。骨性畸形不严重或者由明显的功能性因素所致的偏斜，可以通过正畸治疗调整上颌牙弓宽度而得以矫治或减轻。严重的面部偏斜或不对称则很难单纯通过正畸治疗矫治，常需要正畸－正颌联合治疗。

病例 47 双颌前突伴左侧牙弓狭窄和磨牙锁𬌗的矫治

一、一般情况

患者女性，25岁，主诉牙齿前突、后牙咬合不良。全身情况良好，否认关节疼痛、弹响。

二、临床检查

1．面部检查　正面观：面部左右基本对称。侧面观：突面型，轻度开唇露齿（图47-1）。

2．口内检查　上牙弓轻度拥挤，下牙弓拥挤度4～5 mm。磨牙及尖牙中性关系。前牙覆𬌗、覆盖正常。上下颌左侧后牙牙弓狭窄。左侧第二磨牙锁𬌗。下颌中线右偏3 mm（图47-1）。

3．颞下颌关节检查　开口度三指，开口型正常，双侧关节未查见弹响及触痛。

三、X 线检查分析

1．头颅侧位片　测量分析结果显示骨性Ⅰ类，双牙弓前突（图47-2和表47-1）。

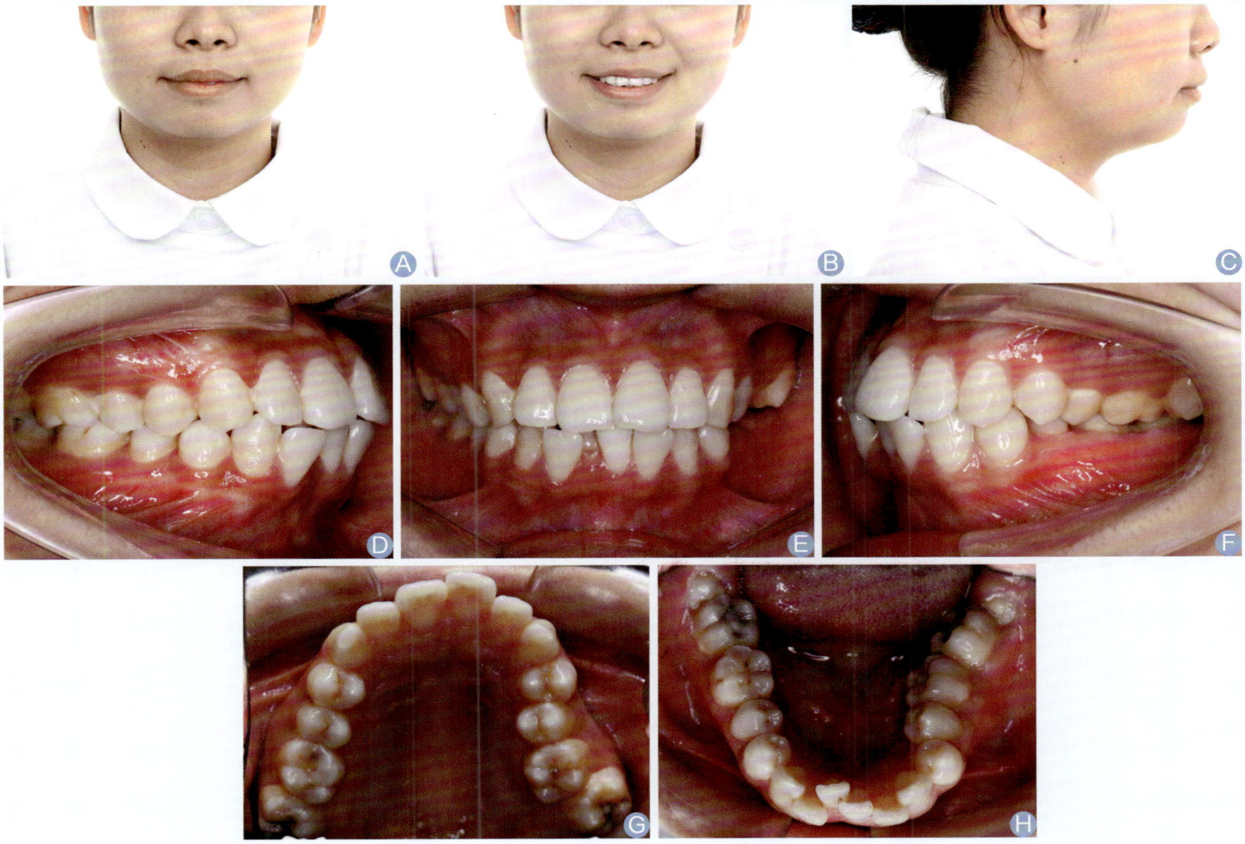

图 47-1　治疗前面𬌗像

2．全口曲面体层片 18、28、38和48阻生。双侧髁突骨质未见明显异常（图47-2）。

四、诊断

安氏Ⅰ类，毛氏Ⅱ[5]+Ⅰ[1]类，骨性Ⅰ类，均角。

五、矫治目标

改善凸面型；排齐整平牙列，调整左侧后牙咬合关系。

六、矫治计划

1．拔除4颗智齿。

2．左上片段弓颊向开展25、26，解决上颌左侧后牙区牙弓狭窄问题。

3．应用种植支抗直立和颊向开展左下后牙，解决下颌左侧后牙区牙弓狭窄问题。

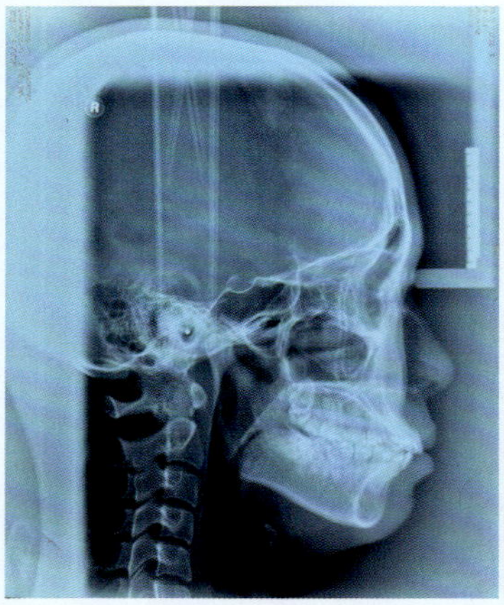

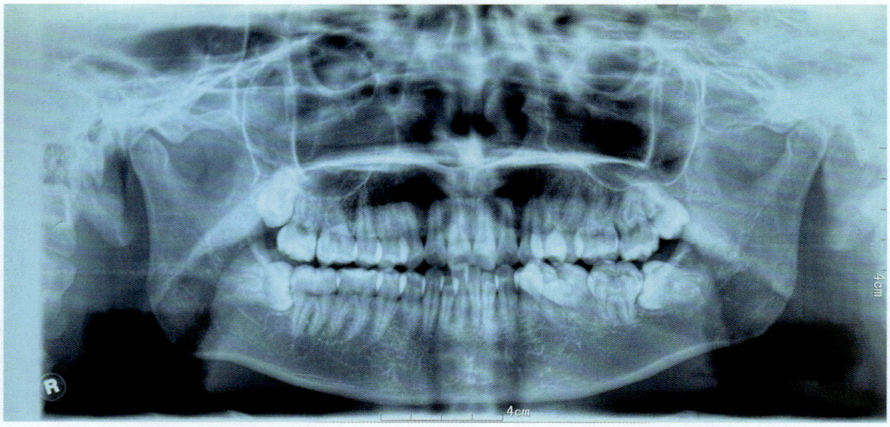

图 47-2　治疗前 X 线片

表47-1　治疗前后头影测量结果

测量项目	正常值	测量值	
	均值±标准差	治疗前	治疗后
SNA（度）	82.8±4.0	83.9	84.9
SNB（度）	80.1±3.9	81.4	82.4
ANB（度）	2.7±2.0	2.5	2.5
FH/NP（度）	85.4±3.7	88.1	88.0
U1/NA（度）	22.8±5.7	34.3	23.6
U1-NA（mm）	5.2±2.4	9.1	3.9
L1/NB（度）	30.3±5.8	39.0	31.0
L1-NB（mm）	6.7±2.1	7.1	4.4
U1/L1（度）	125.4±7.9	105.3	122.9
U1/SN（度）	105.7±6.3	117.2	108.5
MP/SN（度）	32.5±5.2	34.0	34.7
MP/FH（度）	31.1±5.6	25.9	25.5
L1/MP（度）	92.6±7.0	109.6	102.1

4. 交互牵引结合种植支抗，解决27、37锁𬌗问题。

5. 减数14、24、34、44，采用直丝弓矫治技术，排齐整平牙列，内收前牙，改善凸面型。

6. 上下颌均为中支抗。

七、矫治过程

1. 第1～3个月　左上采用片段弓矫治器，左下采用种植支抗颊向直立开展35-37。同时27、37交互牵引，矫治锁𬌗关系（图47-3和图47-4）。

2. 第4～27个月　减数14、24、34、44，粘接全口直丝弓矫治器，排齐牙列。采用0.018英寸×0.025英寸不锈钢丝内收前牙，关闭拔牙间隙。精细调整咬合关系（图47-5）。结束矫治，保持。

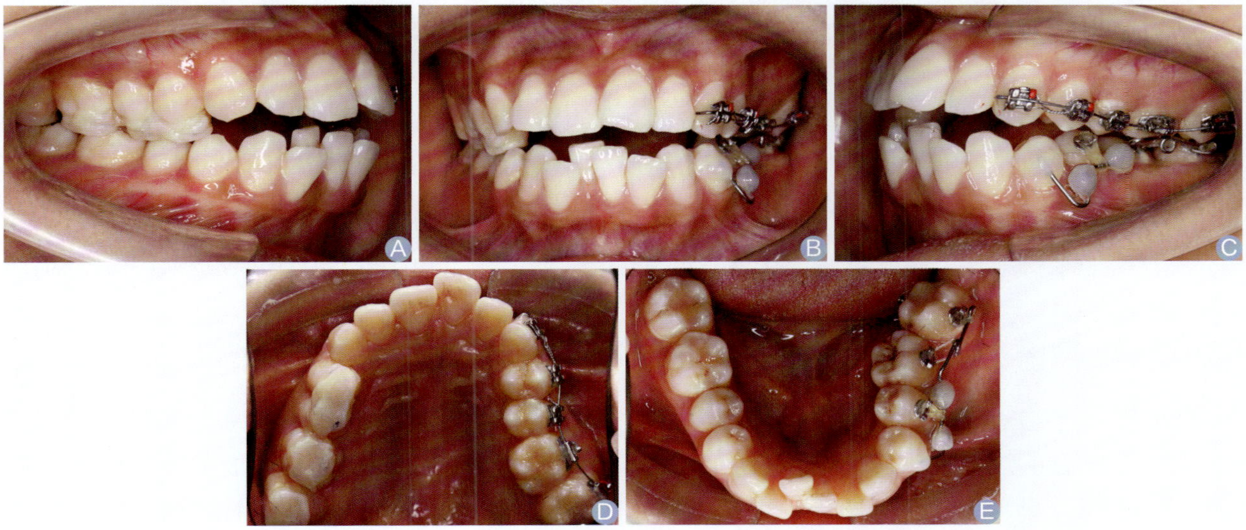

图 47-3　种植支抗结合交互牵引，颊向直立左下后牙，解除锁𬌗关系

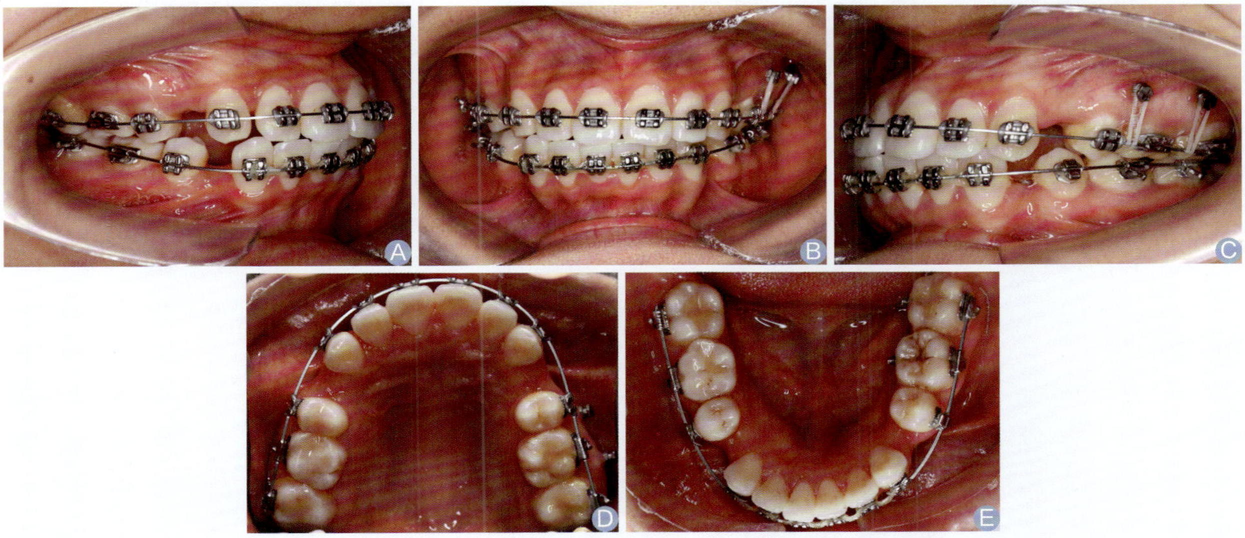

图 47-4　排齐整平牙列，种植支抗继续颊向直立左下磨牙

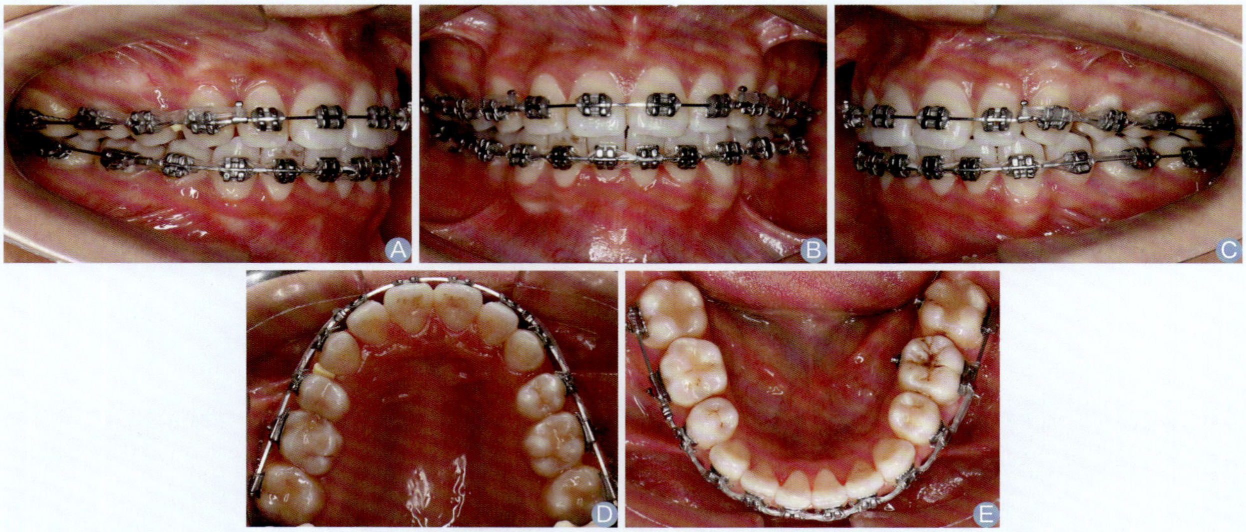
图 47-5 关闭拔牙间隙，精细调整咬合关系

八、矫治结果

矫治后，患者咬合关系良好，上下牙列整齐，前牙覆𬌗、覆盖正常，双侧尖牙和磨牙中性关系。上下中线正。凸面型得到很大改善，上下唇突度正常，鼻唇角正常，颏唇沟正常；自然状态下闭唇正常。全口曲面体层片显示牙根平行排列，前牙牙根少量吸收，其他牙根及牙槽骨未见明显异常（图47-6）。头颅侧位片测量分析结果显示：上前牙直立内收，软组织侧貌良好（测量结果见表47-1）。治疗后7年复查，牙齿排列整齐，咬合稳定（图47-7）。

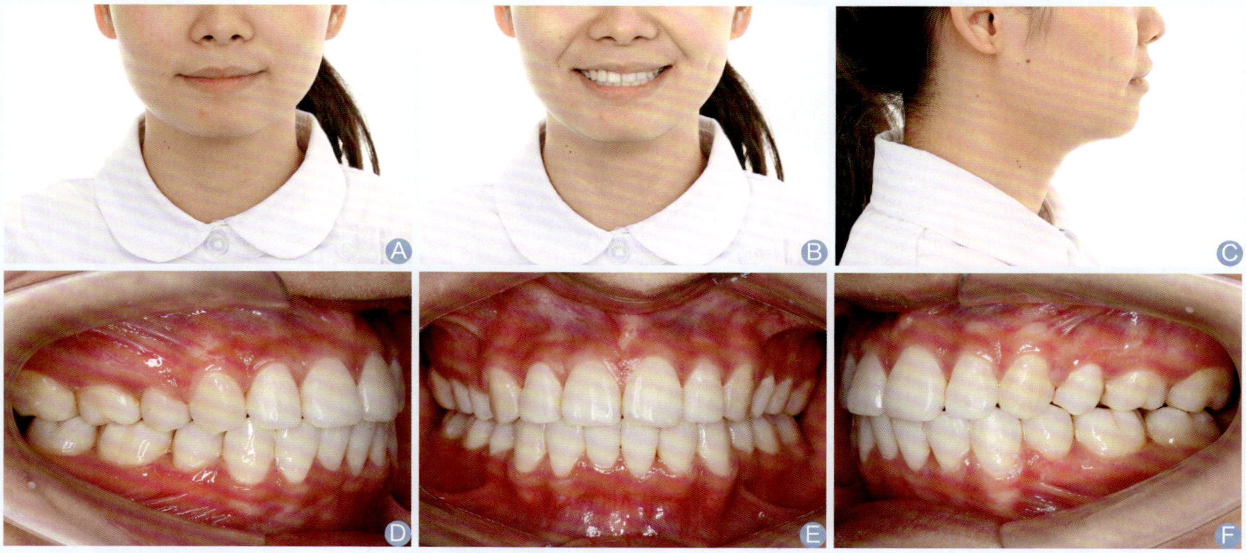
图 47-6 治疗后面𬌗像及 X 线片

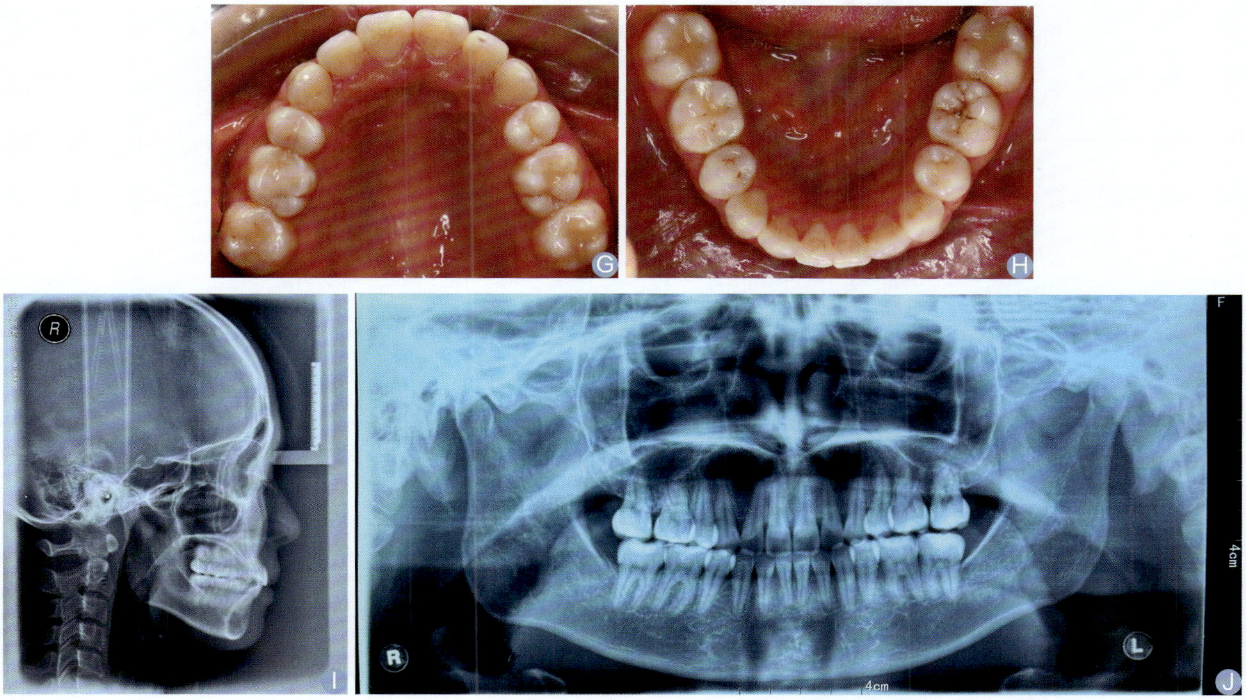

图 47-6　治疗后面骀像及 X 线片（续）

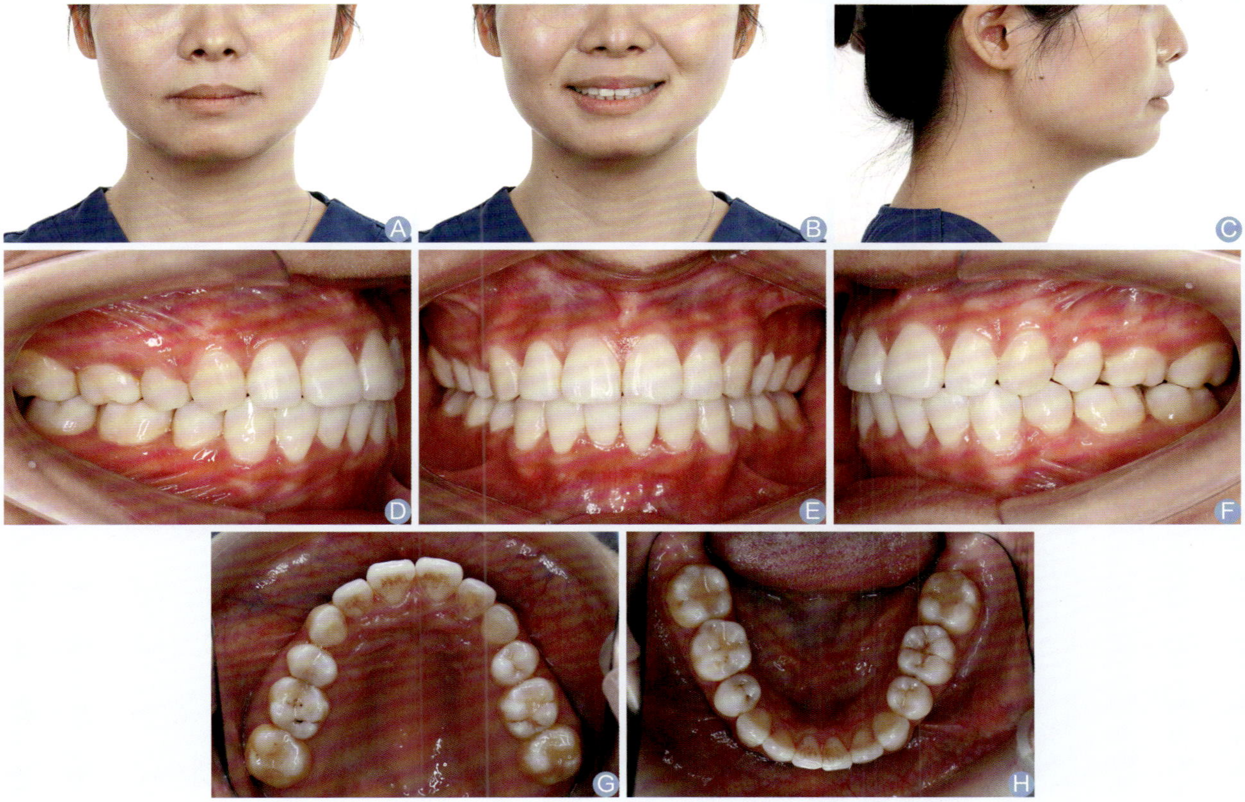

图 47-7　保持 7 年时面骀像

九、矫治体会

（一）关于治疗设计的考虑

一般来讲，从解决错𬌗畸形问题的优先等级上看，宽度问题要首先解决。本病例的核心问题在于单侧上下颌牙弓狭窄和第二磨牙锁𬌗，这个问题解决了，矢状向问题则迎刃而解，后续通过减数前磨牙解决牙弓前突问题即可。解决宽度问题的核心又在于支抗的使用，本病例使用了种植钉骨性支抗和牙齿交互支抗。

（二）正畸治疗中的控制

1．单侧后牙区牙弓狭窄的处理　患者同时存在矢状向和宽度异常的问题。矢状向的问题是双牙弓前突。宽度异常的问题是左侧上下后牙区牙弓狭窄和左侧第二磨牙锁𬌗，尤其是左下后牙严重舌倾。从治疗的优先等级上看，应首先解决患者的宽度问题。

治疗中从生物力学的角度来说，第一前磨牙的存在对于该患者左侧后牙区牙弓狭窄的矫治是有利的。因此，第一前磨牙的减数拔除要适当延至宽度问题解决后，待开始解决矢状向双牙弓前突问题时再行拔除。

在开始治疗时，上颌左侧牙弓使用片段弓矫治器，颊向开展25、26，同时腭向移动27，也有利于第二磨牙锁𬌗的矫治。左下后牙应用微螺钉种植支抗，颊向直立开展。

左侧第二磨牙锁𬌗解除后，左侧上下颌牙弓狭窄的问题得到一定程度的解决（图47-3）。这时开始减数第一前磨牙，左侧后牙区牙弓形态的进一步调整使用全牙列弓丝完成。左下磨牙的直立还结合使用了上颌颊侧的微螺钉种植支抗，行交互牵引治疗。

2．第二磨牙锁𬌗的矫治　矫治后牙锁𬌗时，原则上首先要打开牙齿的咬合锁结关系。本病例在右侧后牙使用了固定𬌗垫打开咬合。该患者左侧第二磨牙锁𬌗的矫治应用了三种治疗方法：左上使用片段弓矫治器弓丝，利用交互支抗，腭向移动左上第二磨牙；应用左下后牙区微螺钉种植支抗，颊向直立开展左下第二磨牙；同时使用左侧第二磨牙间的交互牵引。

（病例完成人：寻春雷）

病例 48 双侧后牙列锁骀的双期矫治

一、一般情况

患者男性，12岁5个月，主诉嘴突、牙不齐。既往9岁时摔倒致上前牙外伤缺损，当时牙齿无松动不适，未治疗。全身情况良好，否认鼻咽部疾病；否认关节疼痛、弹响；家族史无特殊。

二、临床检查

1．面部检查　正面观：面部左右基本对称，下部比例稍小，无开唇露齿，大笑时露龈1～2 mm。侧面观：直面型，上颌正常，下颌后缩，上下唇突度正常，颏唇沟正常（图48-1）。

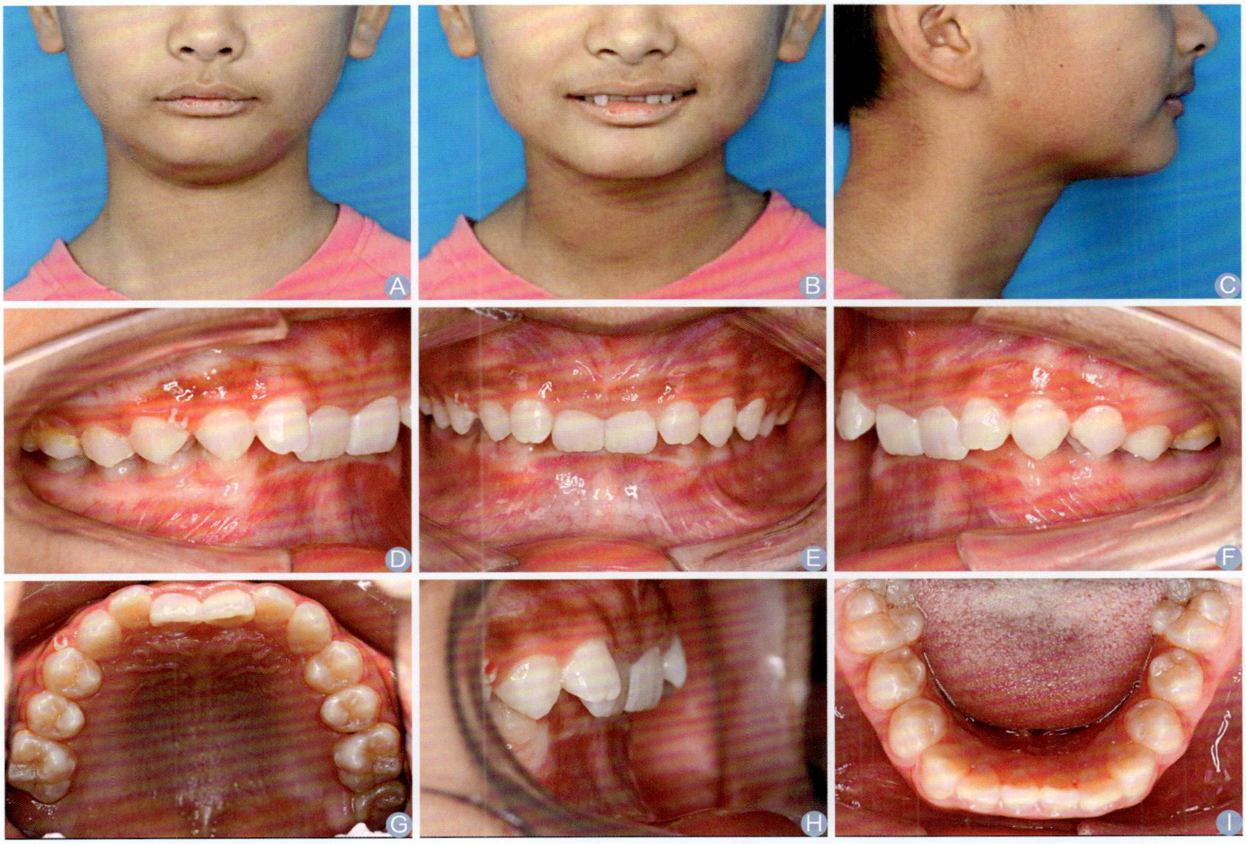

图 48-1　治疗前面骀像

2．口内检查　恒牙列。上牙弓拥挤度1.5 mm，下牙弓拥挤度0.5 mm。下3-3咬于上腭部牙龈，双侧磨牙和尖牙均为远中尖对尖关系。前牙覆𬌗Ⅲ度，双侧后牙均为正锁𬌗。上下中线均右偏0.5 mm（图48-1）。

3．颞下颌关节检查　开口度三指，开口型正常，无疼痛、弹响。

三、X线检查分析

1．头颅侧位片　测量分析结果显示骨性Ⅱ类，下颌后缩，颏部发育尚可，低角，上切牙舌倾，下切牙唇倾（图48-2和表48-1）。

2．全口曲面体层片　11、21根方可见2颗倒置多生牙，17、27、37、47萌出中，18、28、48牙胚发育中。牙列、牙槽骨未见明显异常。双侧髁突骨质未见明显异常（图48-2）。

3．CBCT　11、21之间可见2颗多生牙，倒置阻生于11、21根方腭侧，近切牙神经管（图48-2）。

四、诊断

安氏Ⅱ²类，毛氏Ⅲ¹+Ⅳ¹+Ⅰ¹类，骨性Ⅱ类，低角。

五、矫治目标

排齐整平上下牙列，纠正前牙深覆𬌗及后牙正锁𬌗，在改善侧貌的同时建立良好咬合关系。

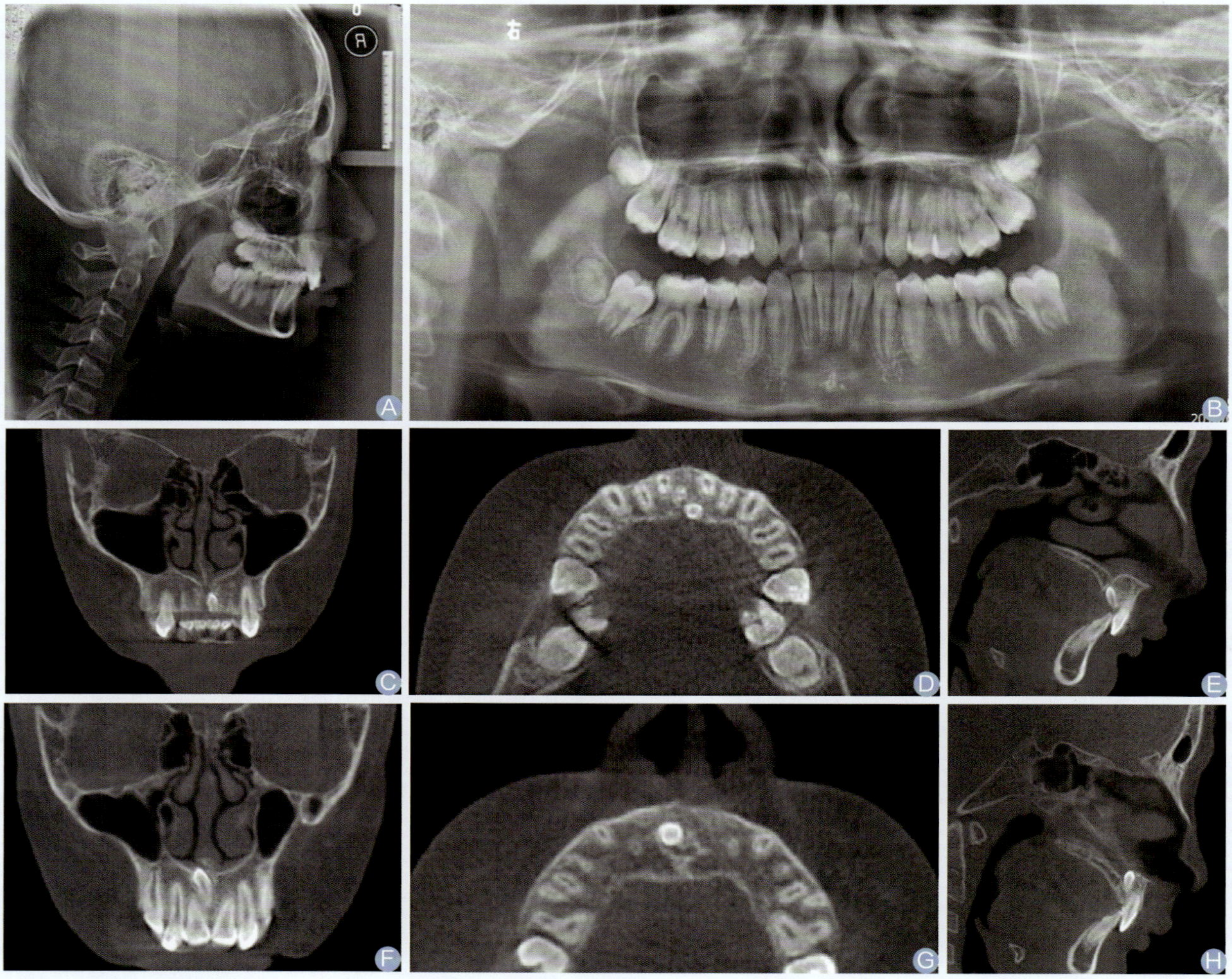

图48-2　治疗前X线片及多生牙CBCT截图

表48-1 治疗前后头影测量结果

测量项目	正常值	测量值	
	均值±标准差	治疗前	治疗后
SNA（度）	82.8 ± 4.0	80.3	79.3
SNB（度）	80.1 ± 3.9	73.9	75.4
ANB（度）	2.7 ± 2.0	6.4	3.9
FH/NP（度）	85.4 ± 3.7	93.6	85.9
U1/NA（度）	22.8 ± 5.7	17.8	27.3
U1-NA（mm）	5.2 ± 2.4	–4.9	1.0
L1/NB（度）	30.3 ± 5.8	20.8	31.5
L1-NB（mm）	6.7 ± 2.1	1.9	5.1
U1/L1（度）	125.4 ± 7.9	135.1	117.3
U1/SN（度）	105.7 ± 6.3	98.1	106.6
MP/SN（度）	32.5 ± 5.2	27.1	26.6
MP/FH（度）	31.1 ± 5.6	16.5	17.1
L1/MP（度）	92.6 ± 7.0	99.8	109.6

六、矫治计划

方案一　减数矫治，唇侧固定矫治器配合功能矫治器

1. 拔除11、21根方2颗多生牙。

2. 采用直丝弓矫治技术，减数15、25，上颌用中支抗。

3. 排齐上牙列，增加前牙深覆盖，戴用功能矫治器导下颌向前，利用患者生长发育潜力促进下颌向前、向下生长，改善侧貌。

4. 调整后牙宽度不调，缩窄上牙弓，扩宽下牙弓，配合交互牵引纠正后牙正锁䝾。

5. 进一步排齐整平牙列，关闭拔牙间隙，建立前牙正常覆䝾、覆盖关系，建立双侧尖牙中性关系和磨牙完全远中关系，协调上下牙列中线。

6. 保持。

方案二　不减数矫治，唇侧固定矫治器配合功能矫治器

1. 拔除11、21根方2颗多生牙。

2. 采用直丝弓矫治技术，不减数。

3. 排齐上牙列，增加前牙深覆盖，戴用功能矫治器导下颌向前，利用患者生长发育潜力促进下颌向前、向下生长，改善侧貌。

4. 调整后牙宽度不调，缩窄上牙弓，扩宽下牙弓，配合交互牵引纠正后牙正锁䝾。

5. 进一步排齐整平牙列，建立前牙正常覆䝾、覆盖关系，建立双侧尖牙和磨牙中性关系，协调上下牙列中线。

6. 保持。

实际采用方案一进行治疗。

七、矫治过程

1. 第1～3个月　粘接上半口矫治器，逐步更换至0.018英寸镍钛丝，上牙基本排齐。

2. 第4～13个月　戴肌激动器导下颌向前，分次调磨䝾垫，促进建䝾（图48-3）。

3. 第14～17个月　下颌前导位基本稳定，停戴肌激动器。34、35、36、44、45、46舌侧粘接舌侧扣，与上颌后牙交互牵引纠正正锁䝾（图48-4和图48-5）。

4. 第18～26个月　粘接下半口矫治器，进一步排齐整平上下牙列。上下牙列换至0.019英寸×

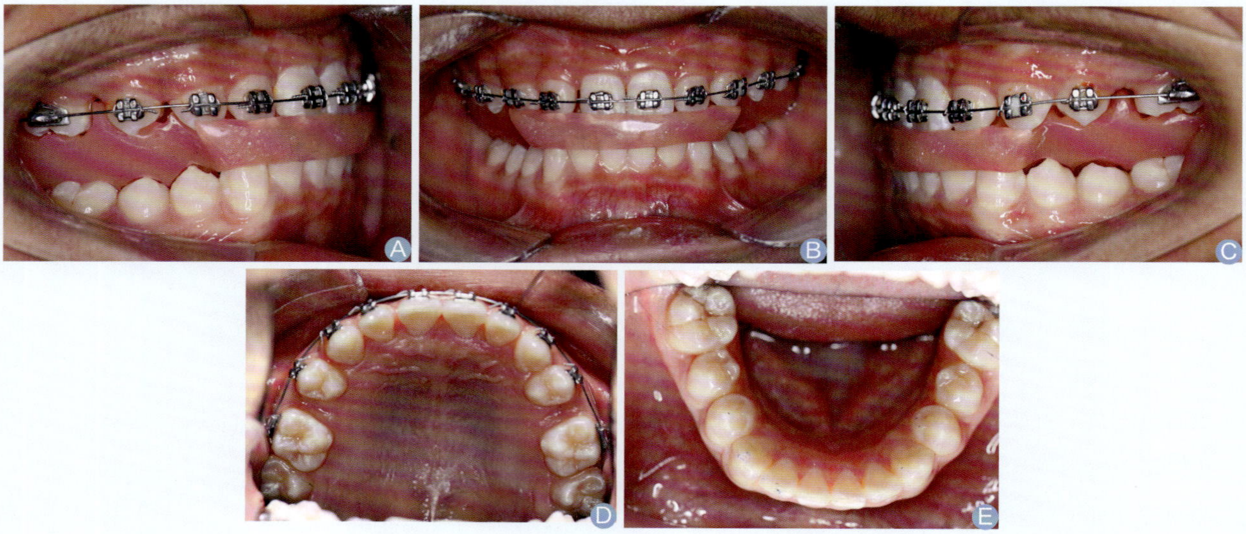

图 48-3　上牙排齐后戴 Activator 功能矫治器阶段𬌗像

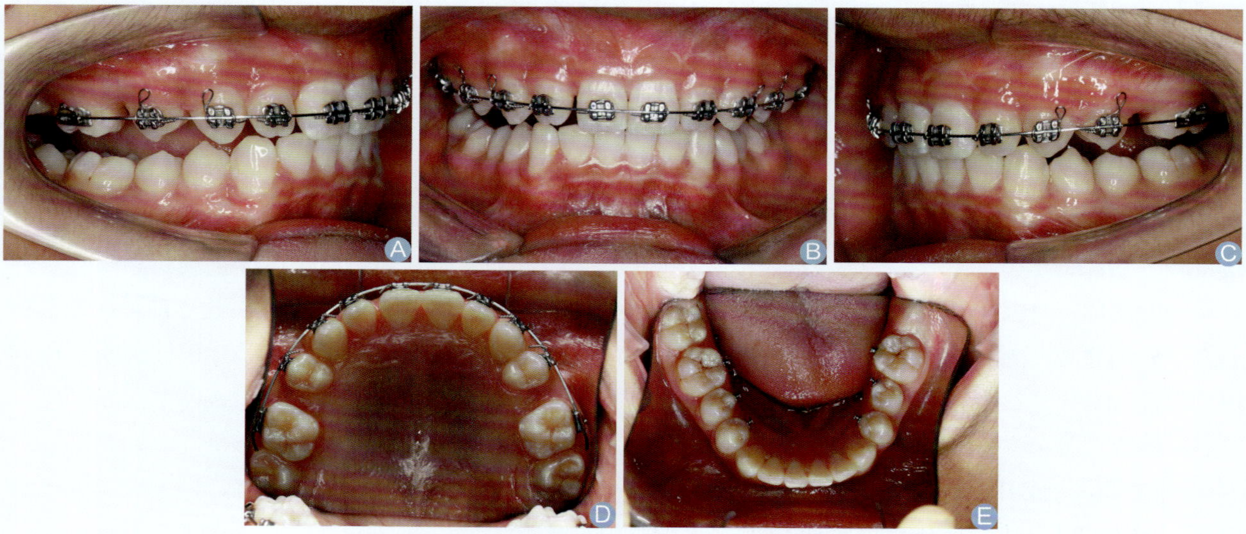

图 48-4　停戴功能矫治器，后牙交互牵引阶段𬌗像

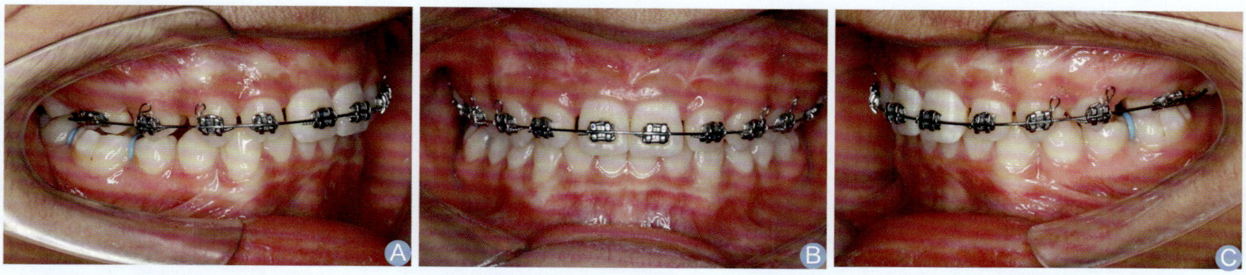

图 48-5　纠正正锁𬌗后𬌗像

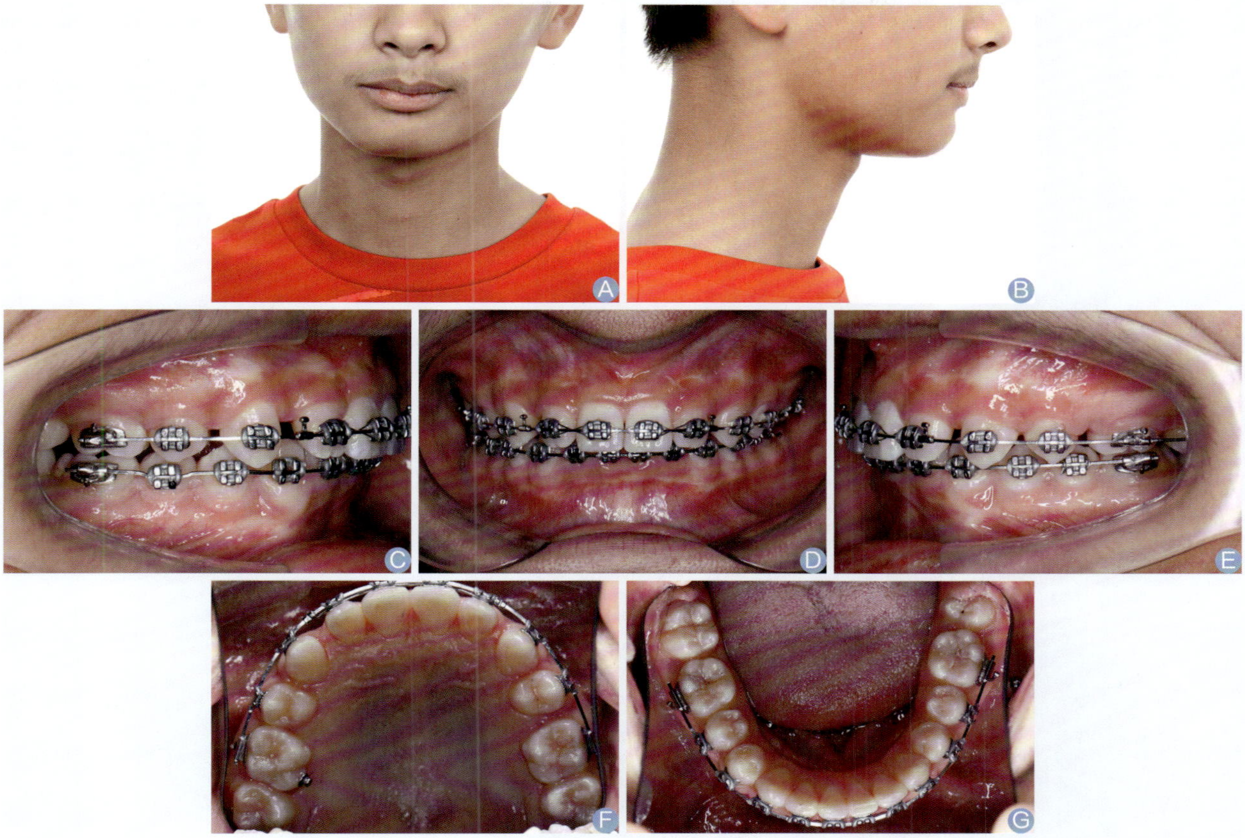

图 48-6　关闭间隙阶段面殆像

0.025英寸不锈钢方丝，采用滑动法关闭间隙，其间配合双侧Ⅱ类牵引（图48-6）。

5. 第27～30个月　精细调整咬合关系及中线关系。

6. 第31～32个月　咬合关系稳定后拆除固定矫治器，戴入透明保持器。

八、矫治结果

矫治后，患者咬合关系良好，双侧后牙正锁殆解除，上下牙列整齐，前牙覆殆、覆盖正常，双侧尖牙建立中性关系，双侧磨牙建立完全远中关系，上下中线对正。面下1/3比例正常，侧貌改善，上下唇突度正常，鼻唇角正常，颏唇沟正常；自然状态下闭唇正常，唇齿关系正常。全口曲面体层片显示牙根平行排列，牙根及牙槽骨未见明显异常（图48-7）。头颅侧位片测量分析结果显示：上前牙唇倾度恢复正常，ANB角明显减小（测量结果见表48-1）。治疗后保持3年时复查，牙齿排列整齐，咬合稳定（图48-8）。

九、矫治体会

（一）正畸治疗的难点

1. 水平方向　患者上颌基骨横向发育过度且上牙弓宽度过大，下牙弓宽度相对较小，双侧后牙均处于正锁殆状态。治疗应协调上下牙弓宽度，缩窄上牙弓，适当扩宽下牙弓，通过移动牙齿代偿上下基骨宽度不调，解除后牙正锁殆，建立后牙正常的覆盖关系。这是本病例治疗最主要的难点。

2. 矢状方向　患者为骨性Ⅱ类，下颌后缩，上前牙舌倾，双侧磨牙均为远中尖对尖关系。因患者治疗前临近生长发育高峰期，应首先纠正上前牙舌倾，建立前牙深覆盖关系，利用生长潜力前导下

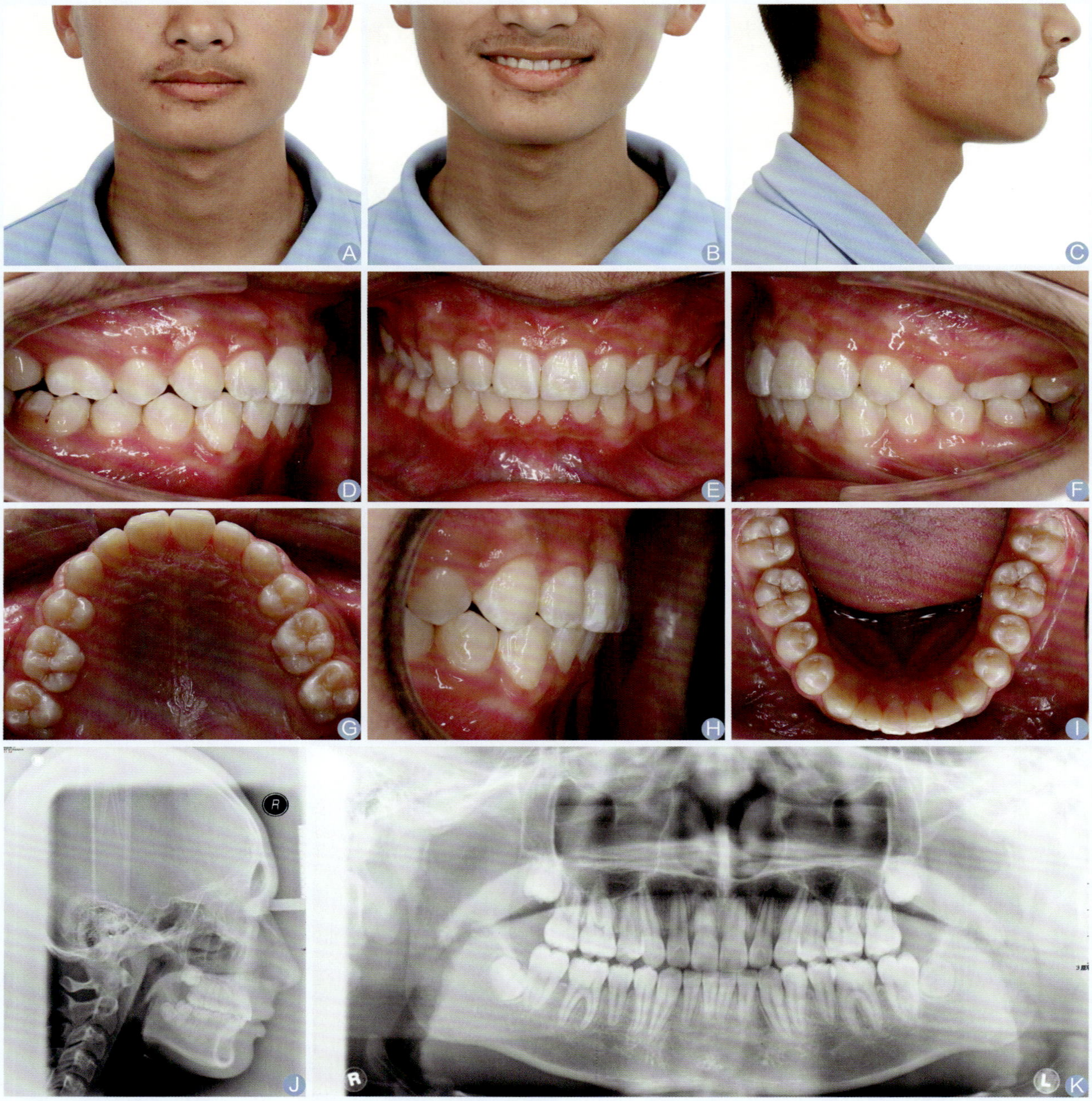

图 48-7　治疗后面殆像及 X 线片

颌，改善下颌后缩。矢状方向的治疗难点在于下颌前导过程中下切牙唇倾度的控制，以及建立后牙良好的尖窝交错咬合关系。

3. 垂直方向　患者为低角型，前牙为闭锁性深覆殆。治疗应打开前牙闭锁，升高后牙垂直向高度，改善面下1/3偏短的问题，协调面高比例。垂直方向的治疗难点在于协调颌骨的垂直向生长与治疗控制下牙齿垂直向高度的增加。

（二）正畸中的牙齿移动控制

1. 对宽度不调的诊断分析与矫治设计　数字化模型测量结果显示，上牙弓宽度较正常过宽，下牙

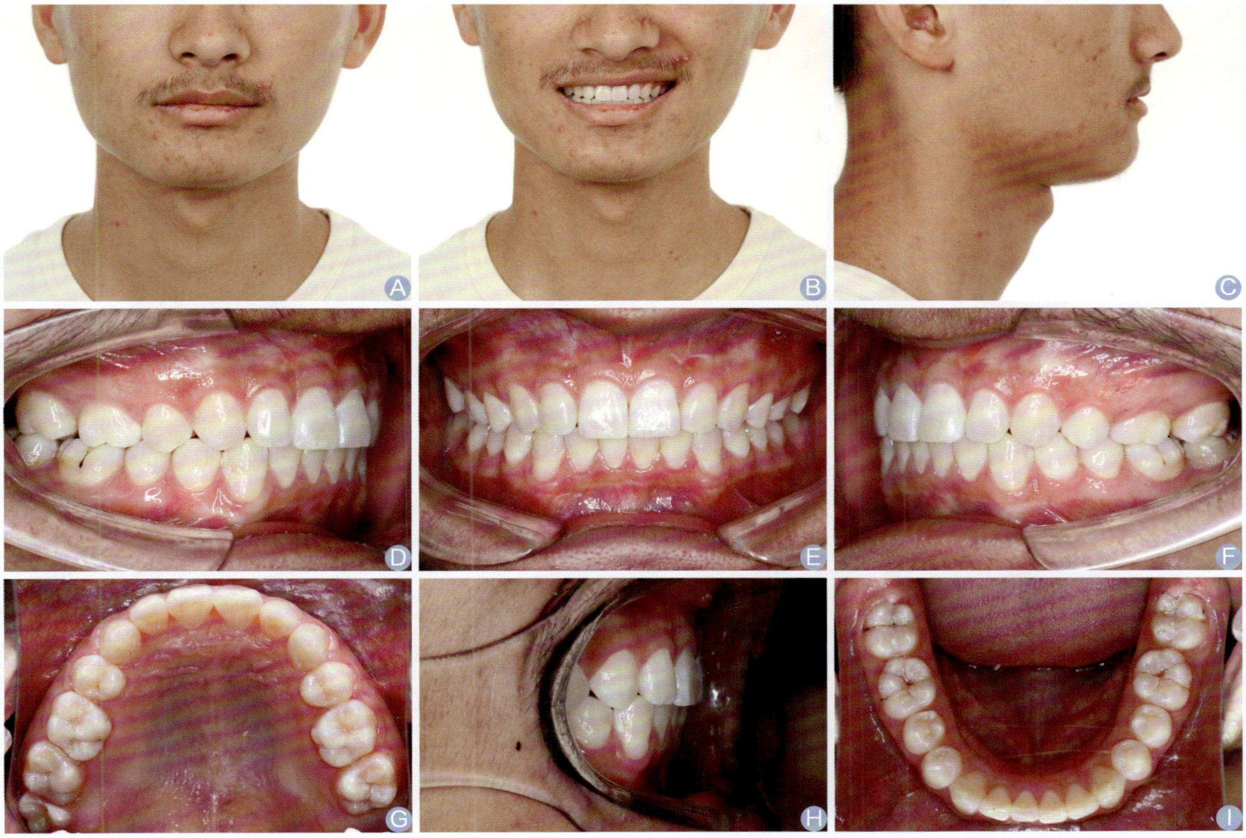

图 48-8　保持 3 年时面殆像

弓宽度较正常偏窄。CBCT测量结果显示：上颌基骨过宽，下颌基骨宽度基本正常；上颌后牙冠偏颊向倾斜，下颌后牙舌倾严重。由于基骨横向的生长一般在10岁前完成，该病例上颌基骨过宽的问题无法通过单纯正畸治疗得到有效改善，因此需要通过移动牙齿代偿上下基骨宽度不调，协调上下牙弓宽度，在调整后牙冠转矩的同时纠正后牙正锁殆。基于上述设计思路，上后牙牙冠需要进行舌向倾斜，而此时双侧上颌第二磨牙均处于即将萌出的状态，第三磨牙牙胚在发育中，上颌后部空间局促，若采用方案二行不减数治疗，缩窄上牙弓难度较大。为了实现上后牙牙冠舌向倾斜移动，同时缩窄上牙弓宽度，本病例在粘接上颌固定矫治器前，设计减数2颗上颌第二前磨牙，为上牙弓的宽度调整提供更多的空间。同时，将上颌第一磨牙向基骨宽度较小的位置（近中）移动也有利于上下牙弓的宽度匹配。

2. 矢状向、垂直向和水平向牙齿移动的关系　本病例在排齐上牙列后，戴用肌激动器导下颌向前，促进下颌骨的水平向和垂直向生长。患者为低角型，下颌后缩，双侧磨牙均为远中尖对尖关系，治疗前临近生长发育高峰期，这些均为功能矫治器导下颌向前的适应证。上前牙唇倾排齐后增加了前牙覆盖，为前导下颌提供了空间。在下颌前导的作用下，后牙正锁殆打开，配合上下后牙交互牵引对下后牙产生颊倾直立的作用，从而使得下牙弓宽度增加，进一步促进上下牙弓宽度的匹配。在本病例的治疗中，三维方向并不相互孤立。矢状方向的下颌前导作用、上下后牙转矩的调整、上颌后牙的近中移动以及前后牙垂直高度的打开均有利于上下牙弓宽度不调的纠正，体现出矢状向、垂直向和水平向三维方向之间牙齿移动的密切联系。

3. 长期稳定性　本病例在治疗后经历了3年的

随访。患者前2年为全天佩戴保持器，之后1年改为夜间佩戴保持器。3年后随访时已停戴保持器，上颌第三磨牙萌出，下颌第三磨牙萌出中，可以观察到牙齿排列、咬合关系及面型效果均稳定（图48-8）。在自然生长发育的过程中，随着上下颌骨的生长，上磨牙趋向于舌倾直立，下磨牙趋向于颊倾直立，这与本病例的磨牙移动方向一致。因此，本病例的治疗属于顺势而为，促进了颌面部结构和功能的平衡稳定。本病例的不足之处是：由于患者为水平生长型，在保持阶段下颌表现出较为明显的水平向生长，最终侧貌略显凹陷。对于此类情况，可考虑在纠正宽度不调时先尝试采用不减数方案，若的确无法实现上牙弓宽度的缩窄，再行减数治疗。

（病例完成人：宋广瀛）

病例 49 单侧后牙反殆伴面部不对称畸形的矫治

一、一般情况

患者女性，16岁，主诉脸歪和牙不齐。既往无正畸治疗史。全身情况良好，否认口腔不良习惯、鼻咽部疾病；否认关节疼痛、弹响；否认牙外伤史；家族史无特殊。

二、临床检查

1. 面部检查　正面观：面部左右不对称，左侧面颊部比右侧面颊部丰满，下颌颏部左偏5 mm。面部上中、下、比例基本协调，无开唇露齿和闭唇困难。微笑时唇齿关系正常，笑线正常。微笑时面部不对称有所改善，下颌颏部偏斜程度减轻。侧面观：基本呈直面型，上下颌突度正常（图49-1）。

2. 口内检查　恒牙列。上牙弓拥挤度7 mm，下牙弓拥挤度7 mm。磨牙中性关系，尖牙中性关系。前牙覆盖正常，Ⅰ度深覆殆。上中线右偏

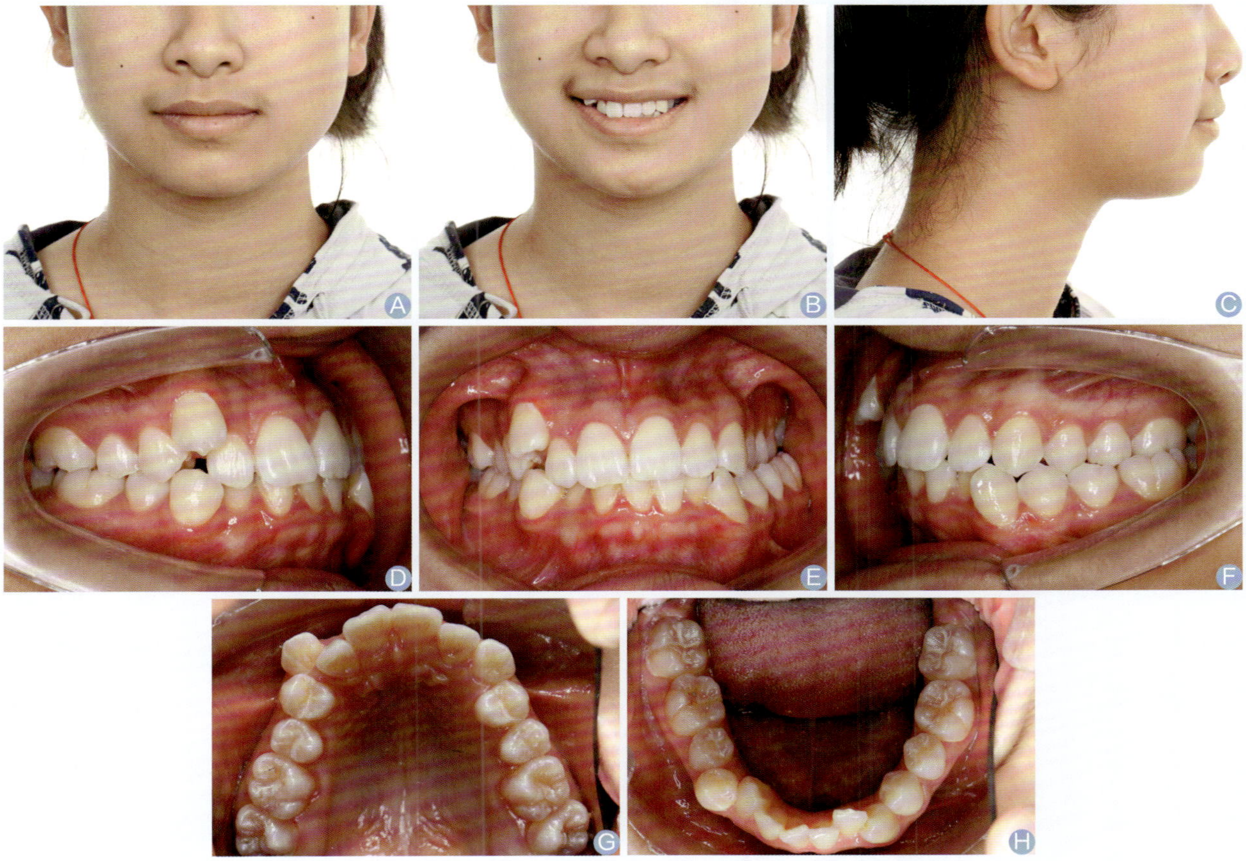

图 49-1　治疗前面殆像

2 mm，下中线左偏2 mm。左侧后牙反殆。上牙弓狭窄，呈尖圆形（图49-1）。

3．颞下颌关节检查　开口度三指，开口型正常，双侧关节张口末有弹响，无触痛。

三、X 线检查分析

1．头颅侧位片　测量分析结果显示骨性Ⅰ类，颏部发育一般，高角，上下切牙唇倾度正常（图49-2和表49-1）。

2．头颅正位片　下颌左偏，右侧下颌体较左侧长。右眼眶下缘高于左眼，右侧颧弓高于左侧。

3．全口曲面体层片　18、28、38和48牙胚存在，牙槽骨未见吸收。双侧髁突骨质未见明显异常（图49-2）。

四、诊断

安氏Ⅰ类，毛氏$Ⅲ^2+Ⅰ^1+Ⅳ^1$类，骨性Ⅰ类，高角，面部不对称。

五、矫治目标

纠正左侧后牙反殆，排齐整平牙列，建立良好咬合关系。在一定程度上改善面部不对称。

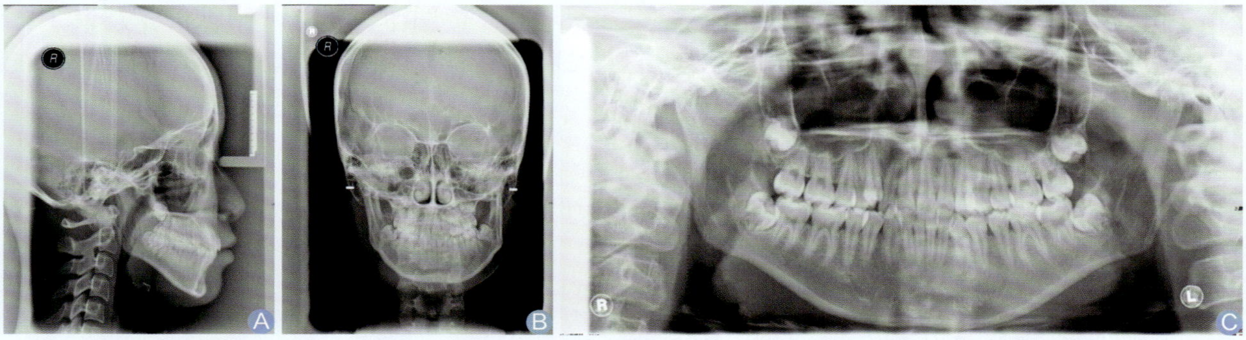

图 49-2　治疗前 X 线片

表49-1　治疗前后头影测量结果

测量项目	正常值	测量值	
	均值 ± 标准差	治疗前	治疗后
SNA（度）	82.8 ± 4.0	83.1	80.0
SNB（度）	80.1 ± 3.9	81.2	77.9
ANB（度）	2.7 ± 2.0	1.9	2.1
U1/L1（度）	125.4 ± 7.9	145.7	133.3
U1/SN（度）	105.7 ± 6.3	110.5	101.4
MP/SN（度）	32.5 ± 5.2	41.7	41.9
MP/FH（度）	31.1 ± 5.6	35.3	35.0
L1/MP（度）	92.6 ± 7.0	84.6	81.3

六、矫治计划

方案一　正畸-正颌联合治疗

通过正颌手术改善面部不对称。患者不愿意做手术，要求单纯正畸治疗。

方案二　单纯正畸治疗

通过正畸治疗解除咬合干扰，在一定程度上改善面部不对称。

1．上颌快速扩弓，扩展腭中缝，增加上牙弓宽度，解除左侧后牙反𬌗。

2．采用直丝弓矫治技术，减数上下颌第一前磨牙，上下颌均为中支抗。排齐整平牙列，关闭拔牙间隙，适度内收前牙，建立前牙正常覆𬌗、覆盖，保持尖牙和磨牙中性关系。

3．利用不对称的颌间牵引协调上下颌中线，在一定程度上改善面部不对称。

4．保持。

患者选择方案二进行治疗。

七、矫治过程

1．第1～6个月　粘接上颌扩弓器，快速扩弓2周。上牙弓宽度扩展，右侧后牙深覆盖，左侧后牙对刃，上中切牙间出现1 mm间隙（图49-3）。

2．第7～12个月　拔除下颌第一前磨牙，粘接直丝弓矫治器，用镍钛丝排齐下牙列。用上颌扩弓器保持上牙弓宽度。左侧后牙交互牵引，纠正左侧后牙对刃关系；右侧后牙交互牵引，纠正右侧后牙深覆盖（图49-4）。

3．第13～18个月　拆除上颌扩弓器，拔除上颌第一前磨牙，粘接直丝弓矫治器，用镍钛丝排齐上牙列。下颌换至0.018英寸×0.025英寸不锈钢丝，加入少量摇椅弓打开咬合。在左侧下颌尖牙处加入根舌向转矩（图49-5）。

4．第19～30个月　上颌换至0.019英寸×0.025

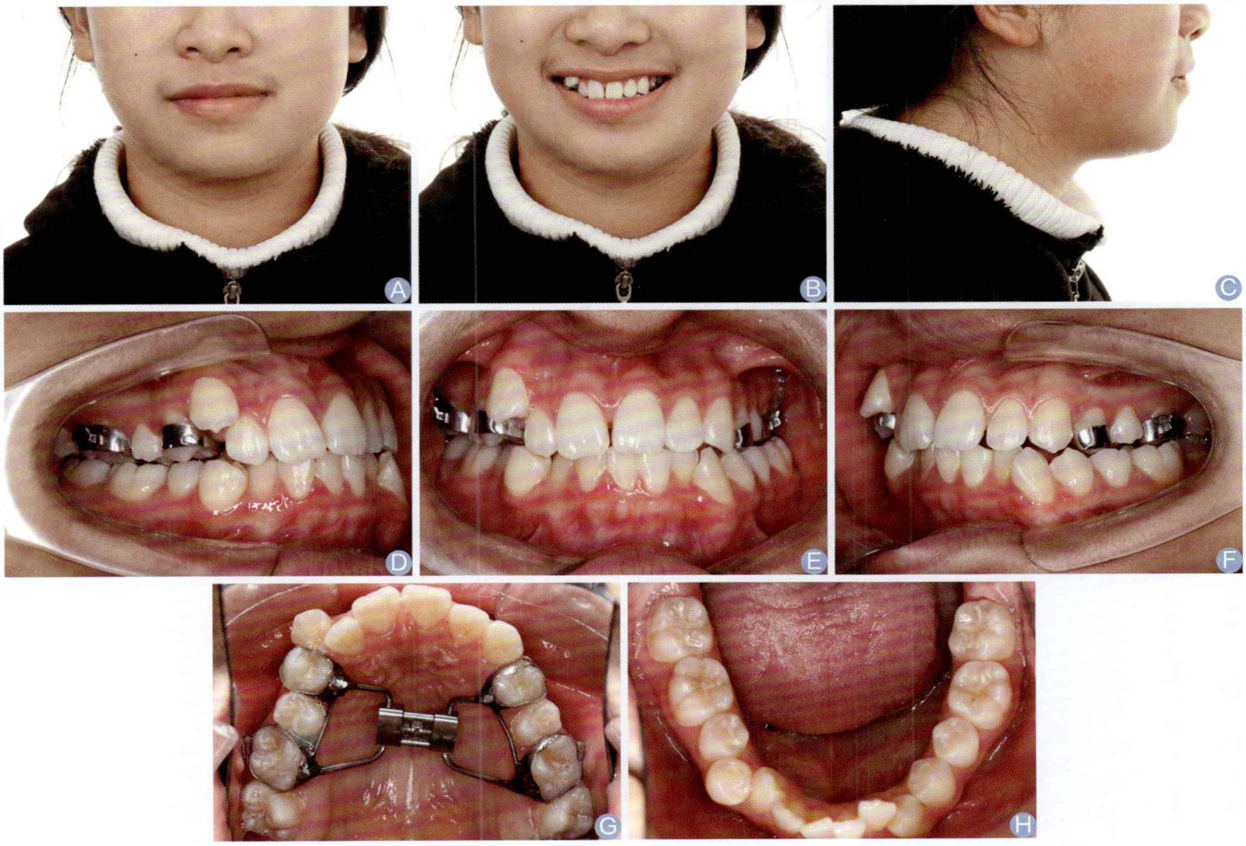

图 49-3　上颌快速扩弓后面𬌗像

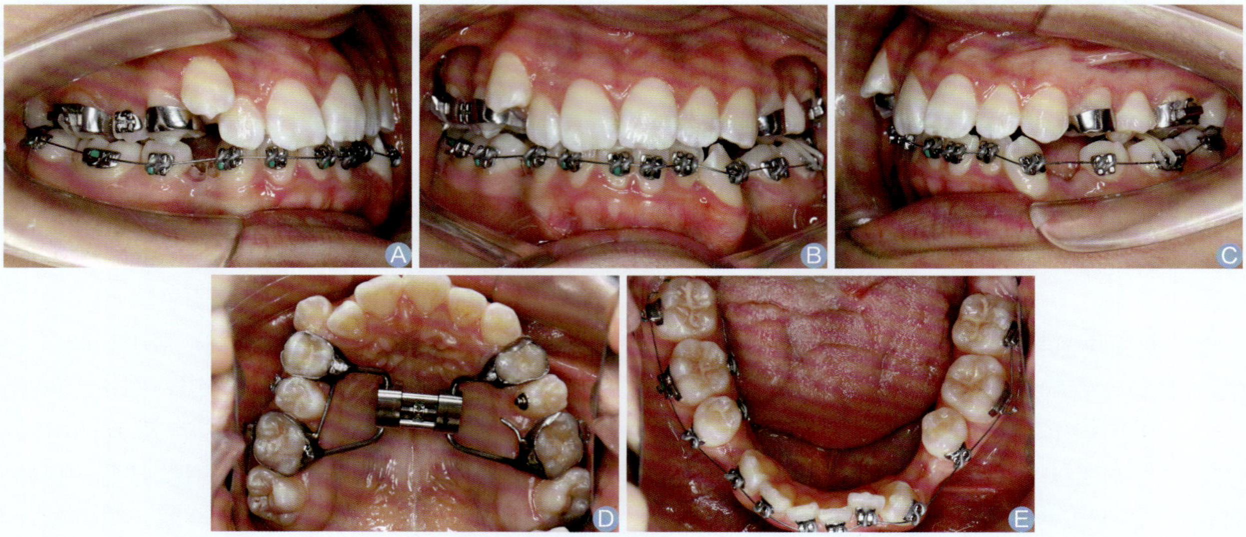

图 49-4 上颌扩弓器保持牙弓宽度，纠正左侧后牙反殆和右侧后牙深覆盖时殆像

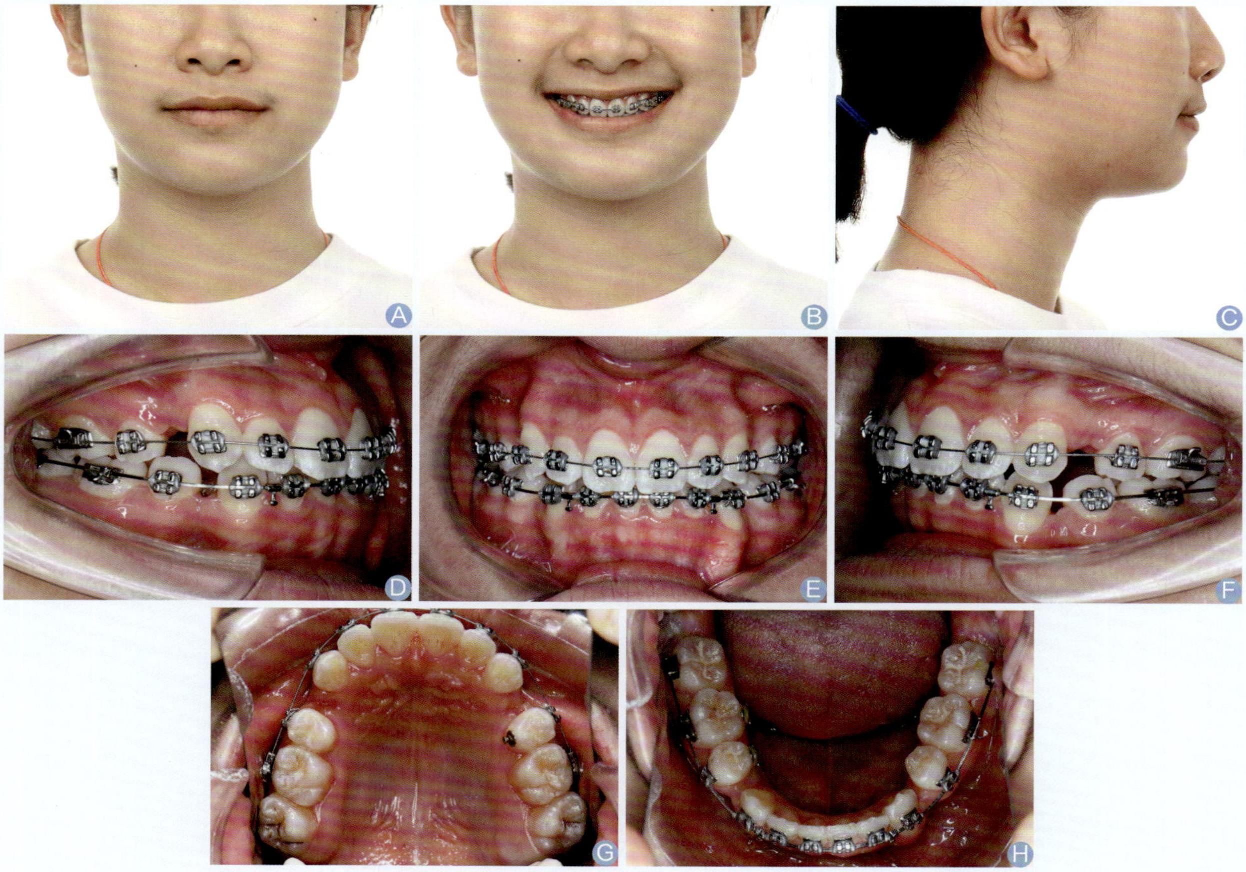

图 49-5 上颌拔除第一前磨牙，排齐上下牙列，左下尖牙加入根舌向转矩时面殆像

英寸不锈钢丝，加入少量摇椅弓；下颌使用0.018英寸×0.025英寸带有少量摇椅弓的不锈钢丝，采用滑动法关闭拔牙间隙。使用短期的中线牵引纠正上下中线不一致（图49-6）。

5. 第31～32个月　精细调整，拆除固定矫治器，戴入透明保持器。

八、矫治结果

矫治后，患者咬合关系良好，上下牙列整齐，前牙覆𬌗、覆盖正常，双侧尖牙和磨牙均为中性关系，上下中线正。侧貌维持直面型，上下唇突度正常，鼻唇角正常，颏唇沟正常。正面观面部仍不对称，左侧颊部较右侧丰满一些，但比矫治前有所改观。微笑时面部唇齿关系正常，笑线正常。全口曲面体层片显示牙根平行排列，未见明显的牙根吸收，牙槽骨未见明显吸收（图49-7）。头颅侧位片测量分析结果显示：上下切牙舌向移动，牙轴控制良好，ANB及下颌平面角没有明显改变（测量结果见表49-1）。头颅正位片显示面部不对称有所改善。治疗后3年复查，牙齿排列整齐，咬合稳定（图49-8）。

九、矫治体会

（一）矫治设计需要考虑的问题

1. 功能性下颌偏斜的临床表现为正中𬌗位时，由于咬合干扰，导致下颌向一侧偏斜。偏斜侧多出现后牙反𬌗，偏斜侧的对侧后牙覆盖正常。下颌处于息止颌位时，其位置恢复正常，下颌偏斜明显减轻或完全消失。正畸治疗消除咬合干扰后，下

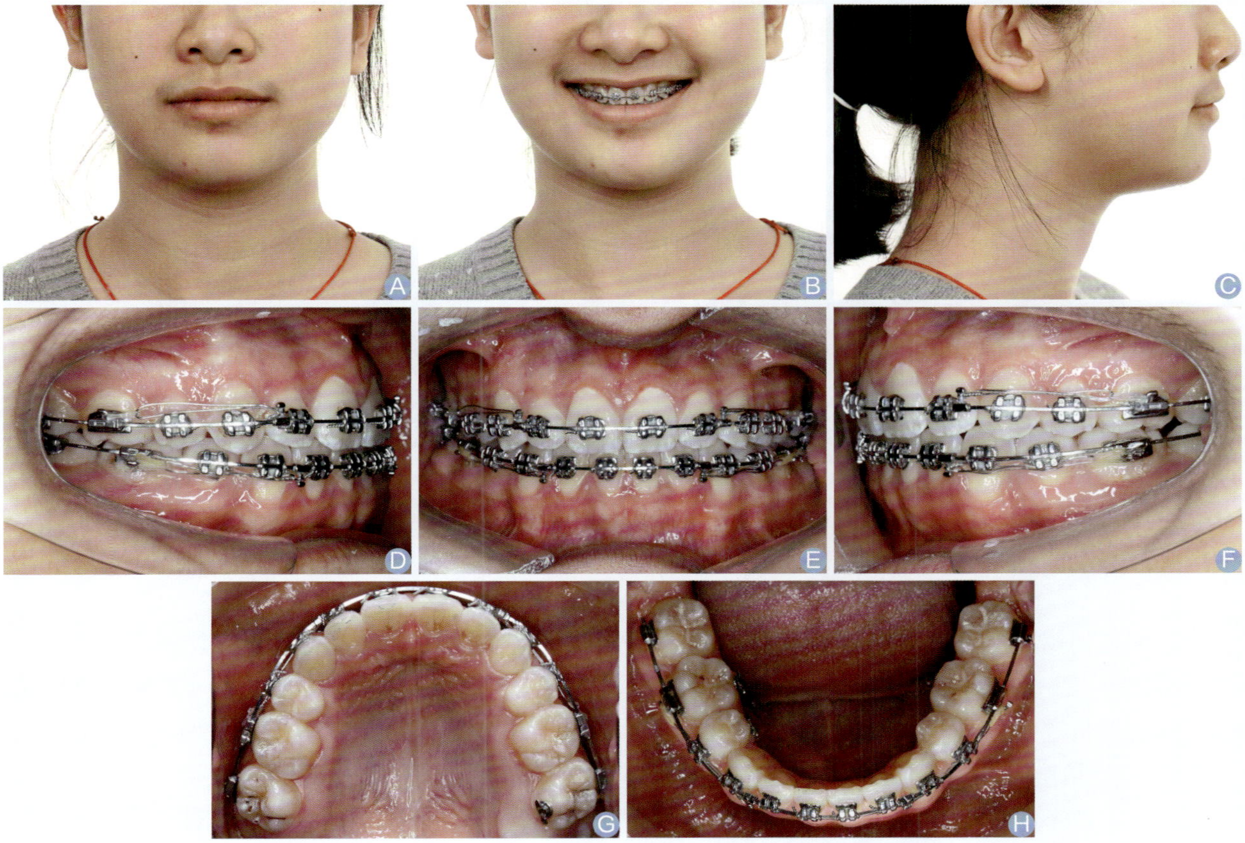

图 49-6　精细调整时面𬌗像

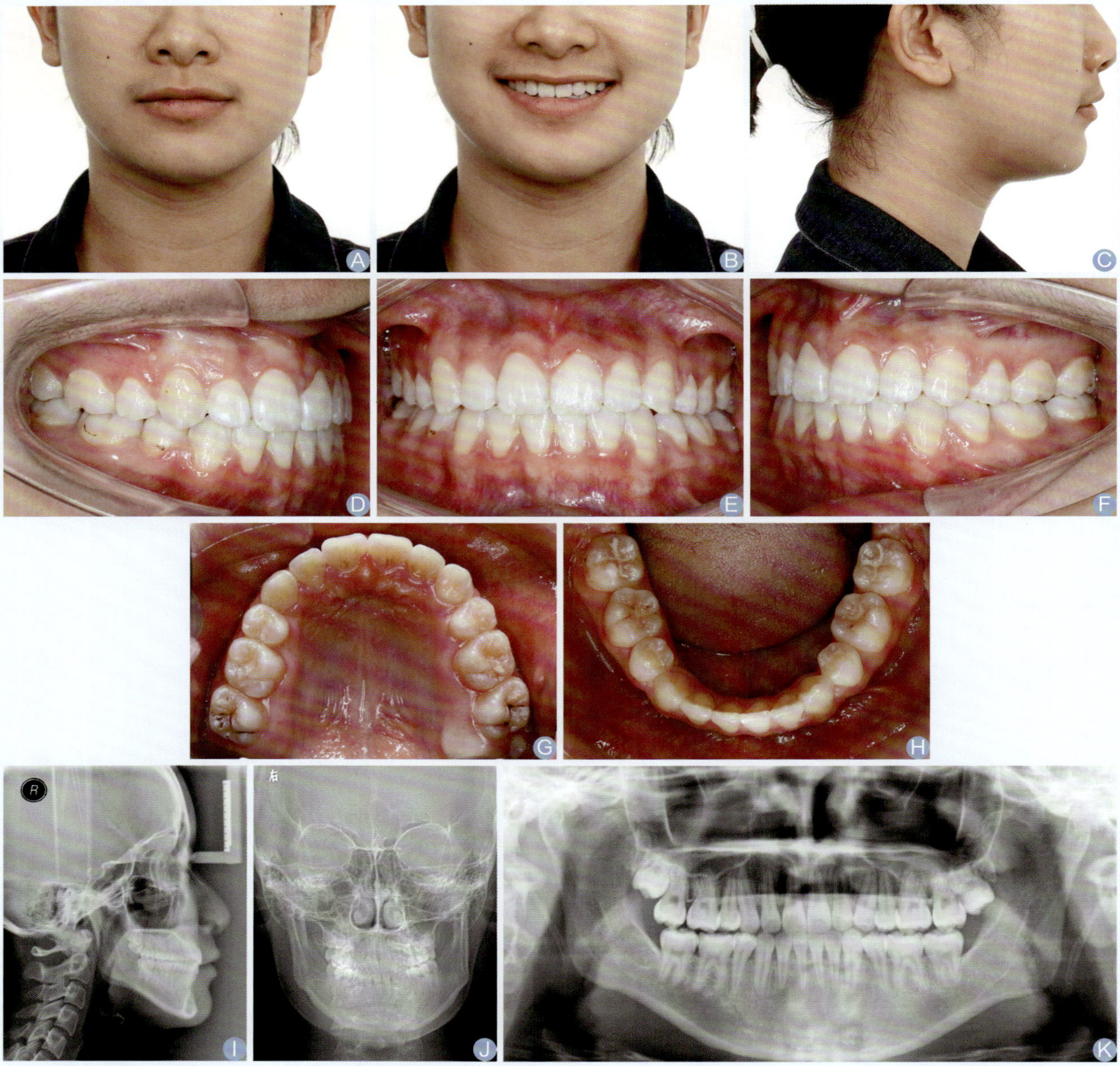

图 49-7 治疗后面𬌗像及 X 线片

颌会自行调整到基本正常的位置。这类患者常由于上颌牙弓狭窄，一侧后牙出现咬合干扰。因此，正畸治疗的初期是进行上颌扩弓治疗。上颌扩弓时，偏斜侧后牙反𬌗会变为对刃，偏斜侧的对侧后牙覆盖会增大。由于此时解除了咬合干扰，多数患者的下颌位置会回调，下颌偏斜程度有所减轻。正是由于下颌位置的改变，偏斜侧的后牙反𬌗变为正常覆盖，偏斜侧对侧的后牙深覆盖变为正常覆盖。

2．本病例为轻度骨性下颌偏斜伴有面部不对称畸形，只有正畸-正颌联合治疗才能完全矫正面部的不对称畸形。但患者不愿意做手术，希望在排齐牙齿的同时能在一定程度上改善面部不对称。由于患者面部的偏斜为轻度，掩饰性正畸治疗可以在一定程度上缓解咬合异常、牙弓中线不一致以及面部不对称，但是在谈矫治方案时一定要明确告知患者，单纯正畸治疗对面部不对称的改善非常有限，

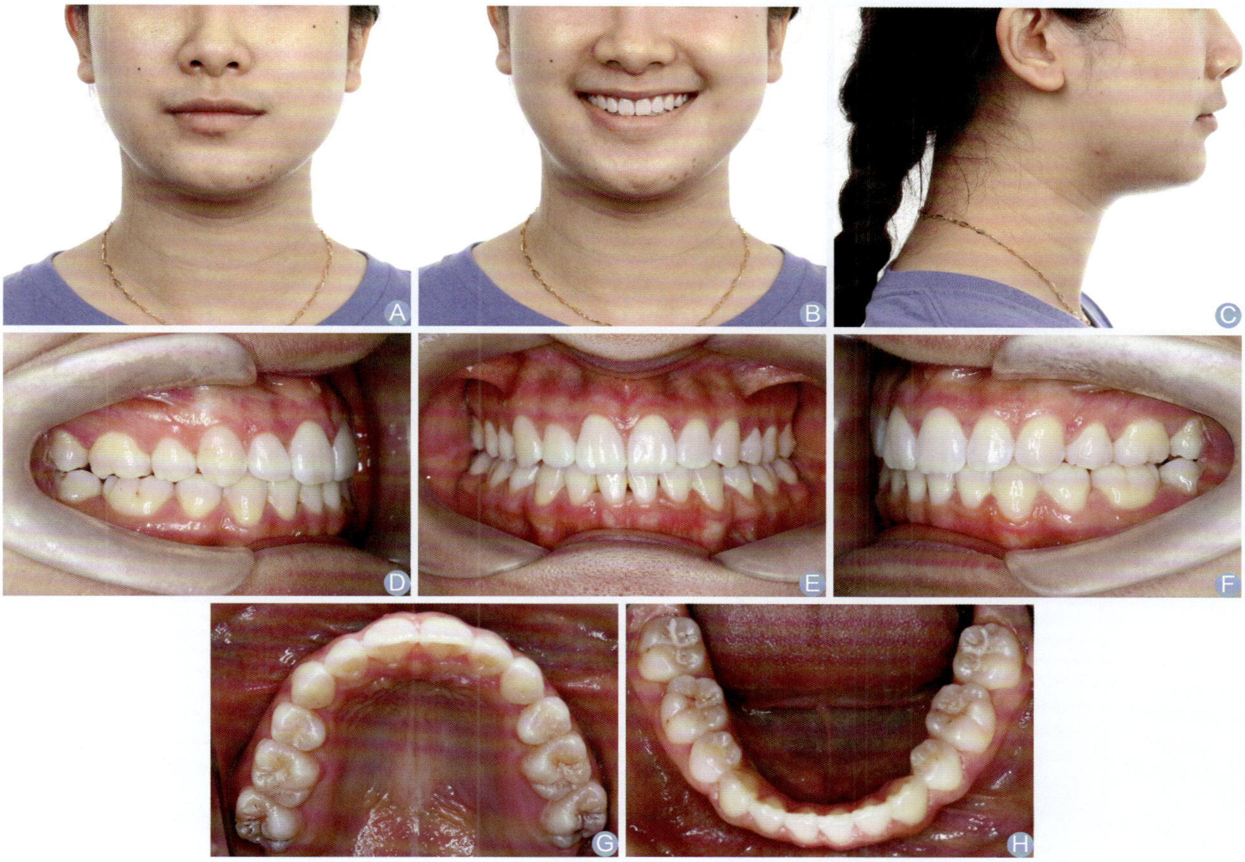

图 49-8　矫治结束后 3 年面殆像

不能期望过高，正畸治疗的主要目的是改善咬合关系及牙齿排列问题。

3．患者的面部不对称与上牙弓狭窄、左侧后牙反殆有一定关系。患者有可能在儿童时期是功能性下颌偏斜。若在生长发育高峰期前进行早期矫治，有可能纠正面部不对称畸形，避免偏斜的加重。但此时患者16岁，生长发育基本完成，下颌的偏斜已经发展为骨性下颌偏斜并伴有面部不对称畸形。当然，该患者也有可能一开始就是骨性面部不对称畸形，即使进行早期矫治，也不能避免面部不对称畸形随着颌骨的生长发育不断发展。对于女性患者，下颌偏斜及面部不对称在生长发育高峰期后继续恶化的可能性不大，此时可以开始进行掩饰性正畸治疗。

4．患者上下牙列为中度拥挤、高角并伴有上切牙稍唇倾，这些均提示需要拔牙矫治。

（二）矫治中的注意事项

1．上颌扩弓　对于下颌偏斜伴面部不对称的患者，上颌扩弓是非常重要的治疗措施。上颌扩弓的目的是扩展上牙弓宽度，协调上下颌牙弓的横向关系，纠正左侧后牙反殆。由于患者为骨性下颌偏斜，上颌扩弓后没有出现下颌位置变化，临床表现为右侧后牙覆盖增大，左侧后牙呈现对刃状态。为了获得双侧后牙的正常覆盖关系，在不拆除上颌扩弓器的同时进行了后牙的交互牵引。这样做有助于建立后牙正常的覆盖关系，对改善下颌左偏作用有限。上颌扩弓器不能过早拆除，一般要在扩弓后保持6～12个月。本病例保持了12个月，其目的是尽可能维持扩弓后效果。此外，上颌扩弓后会出现上后牙颊倾、腭尖下垂，下颌顺时针旋转，前牙覆殆变浅和下面高变长等副作用。多数情况下无须特殊处理，更不需要做垂直向后牙压低。一般在6～12个月后，伴随着后牙正常咬合的建立，咀嚼肌产生的咬合力会逐步压低上后牙腭尖，使下颌平面逆时针旋转，前牙覆𬌗恢复正常。本病例治疗前后的头影测量结果也表明，矫治后下颌平面角没有明显变化，说明患者的口颌系统起到了稳定下颌平面的作用。

2. 下颌尖牙的转矩控制　矫治前左侧尖牙牙冠前倾和舌倾，牙根与唇侧骨板紧贴。拔除下颌第一前磨牙后，拔牙区域颊侧牙槽骨会有所萎缩。此时若不将下颌尖牙的牙根向舌侧调整，就不能关闭下颌的拔牙间隙。在下颌换至不锈钢方丝后，即在左下尖牙区域的方丝上加入了根舌向、冠唇向的转矩，很好地解决了左侧尖牙牙根靠近唇侧骨板的问题。

（病例完成人：胡炜）

病例 50 种植支抗辅助磨牙前移并纠正下颌偏斜

一、一般情况

患者女性，22岁，主诉下颌偏斜、后牙缺失。既往有拔牙史，右下后牙缺失7年。全身情况良好，否认口腔不良习惯、鼻咽部疾病；否认关节疼痛，偶有弹响；否认牙外伤史；家族史无特殊。

二、临床检查

1. 面部检查　正面观：面部不对称，颏左偏约2 mm；面部上、中、下比例基本协调；无开唇露齿，无露龈笑。侧面观：突面型，上颌略前突，下颌略后缩（图50-1）。

2. 口内检查　恒牙列，46早失，16过长，24-27与34-37反𬌗。上牙弓拥挤度3 mm，下牙弓无拥挤。左侧磨牙完全远中关系，尖牙完全远中关系；右侧磨牙远中尖对尖关系，尖牙远中尖对尖关系。前牙深覆盖5 mm，Ⅰ度深覆𬌗。上中线右偏0.5 mm，下中线左偏5 mm（图50-1）。治疗前口

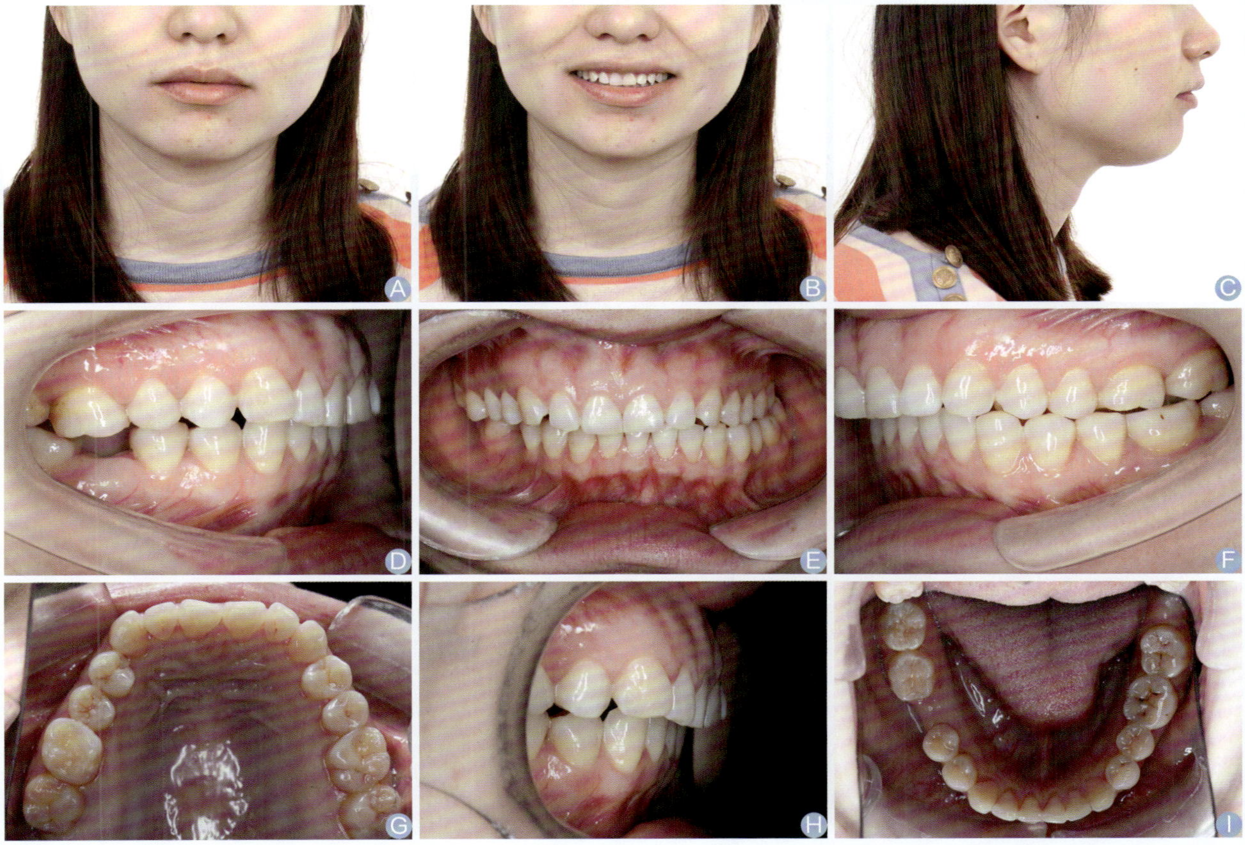

图 50-1　治疗前面𬌗像

内咬合分析可见，因47、48近中倾斜，右侧仅在17、47、48处存在咬合干扰点，左侧咬合明显偏斜，在正中𬌗位时非功能尖存在明显咬合接触点（图50-2）。

3．颞下颌关节检查　开口度三指，开口型右偏，双侧关节未查见弹响及触痛。

三、X线检查分析

1．头颅侧位片　测量分析结果显示骨性Ⅱ类，下颌明显后缩，颏部发育差，均角，上切牙直立，下切牙唇倾（图50-3和表50-1）。

2．头颅正位片　两侧下颌骨轻度不对称（图50-3）。

3．全口曲面体层片　46缺失，47、48近中倾斜。其余牙列、牙槽骨未见明显异常。双侧髁突骨质未见明显异常（图50-3）。

四、诊断

安氏Ⅱ类，毛氏Ⅱ^{2}+Ⅳ^{1}+Ⅰ^{1}类，骨性Ⅱ类，均角；46早失。

五、矫治目标

排齐整平牙列，解除后牙偏颌咬合，前移47、48关闭间隙，调整后牙咬合关系，调整前牙中线。

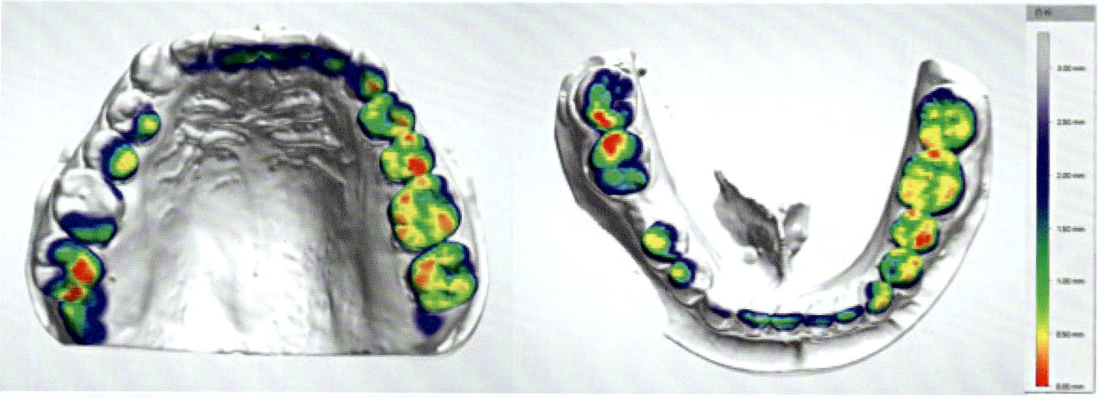

图50-2　治疗前口内咬合分析

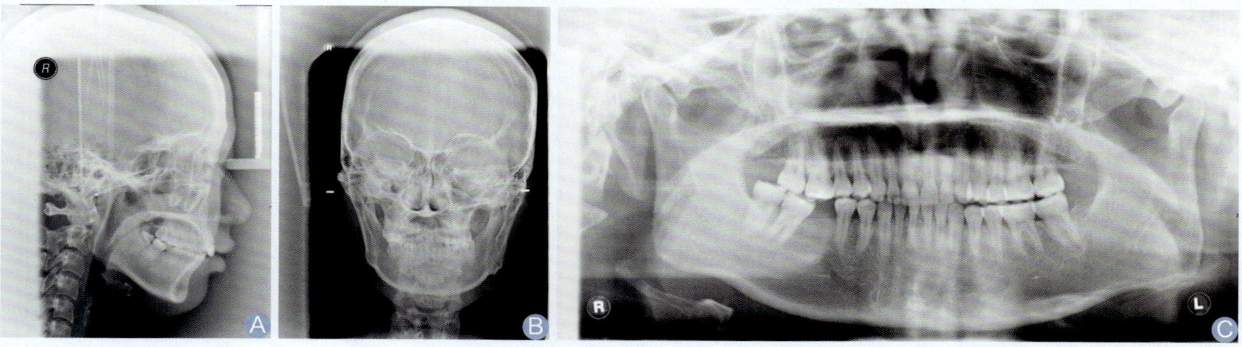

图50-3　治疗前X线片

表50-1　治疗前后头影测量结果

测量项目	正常值	测量值	
	均值±标准差	治疗前	治疗后
SNA（度）	82.8 ± 4.0	81.5	80.5
SNB（度）	80.1 ± 3.9	75.0	77.5
ANB（度）	2.7 ± 2.0	6.5	3.0
FH/NP（度）	85.4 ± 3.7	85.0	88.0
U1/NA（度）	22.8 ± 5.7	22.7	25.5
U1-NA（mm）	5.2 ± 2.4	2.6	5.0
L1/NB（度）	30.3 ± 5.8	26.4	31.6
L1-NB（mm）	6.7 ± 2.1	7.0	6.0
U1/L1（度）	125.4 ± 7.9	131.5	116.5
U1/SN（度）	105.7 ± 6.3	97.5	106.3
MP/SN（度）	32.5 ± 5.2	35.0	32.9
MP/FH（度）	31.1 ± 5.6	28.9	26.8
L1/MP（度）	92.6 ± 7.0	95.3	98.0

六、矫治计划

方案一　正畸-正颌联合治疗

通过正颌手术改善后牙偏颌咬合及面部不对称。患者拒绝，要求单纯正畸治疗。

方案二　单纯正畸治疗

1. 采用直丝弓矫治技术，行不拔牙矫治。

2. 上颌推磨牙远中移动。直立及前移下颌47、48，尽量关闭46缺牙间隙。纠正中线偏斜及左侧后牙反𬌗，建立前后牙正常覆𬌗、覆盖及尖牙中性关系。

3. 保持。

患者选择方案二进行治疗。

七、矫治过程

1. 第1～6个月　粘接全口直丝弓矫治器，排齐上下牙列，双侧上下后牙交互牵引。

2. 第7～33个月　在上颌第二前磨牙与第一磨牙间颊侧植入微螺钉种植体，使用0.016英寸×0.022英寸不锈钢弓丝。采用将上颌尖牙被动结扎至种植体上，上颌第一、二磨牙间推簧加力的方法推上颌磨牙向远中移动，纠正双侧后牙远中关系，同时压低过长的16。待上颌磨牙移动到位，上颌第一、二磨牙间间隙约4 mm时，取出上颌种植钉，改为植入到上颌第二磨牙近中；更换0.019英寸×0.025英寸不锈钢弓丝，借助种植钉，采用滑动法整体内收上牙列。下颌使用0.019英寸×0.025英寸不锈钢弓丝，直立近中倾斜的47、48，并在下颌第一、二前磨牙间植入微螺钉种植体，借助种植钉，采用滑动法前移47、48关闭缺牙间隙，同时调整下颌中线（图50-4）。

3. 第34～39个月　精细调整，拆除固定矫治器，戴入透明保持器（图50-5）。

八、矫治结果

矫治后，患者咬合关系良好，上下牙列整齐，前牙覆𬌗、覆盖正常，双侧尖牙及磨牙中性关系，上下中线正。侧貌治疗后改善，上下唇突度基

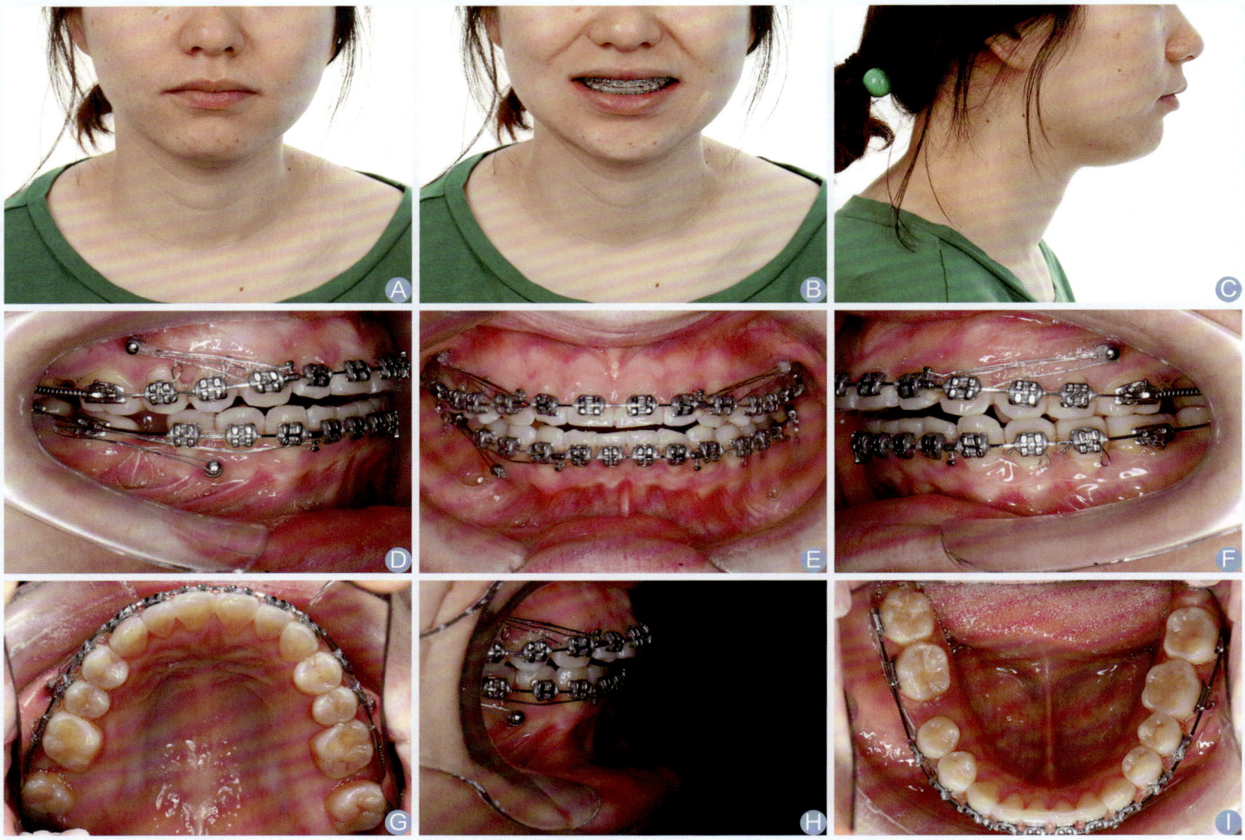

图 50-4 治疗中面𬌗像

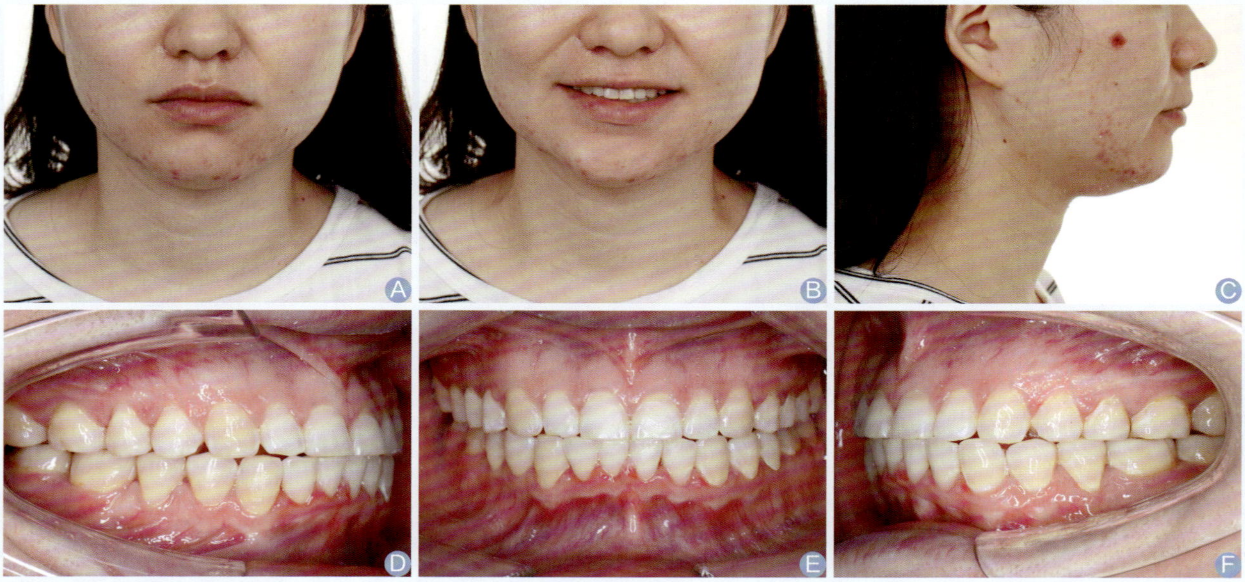

图 50-5 治疗后面𬌗像及 X 线片

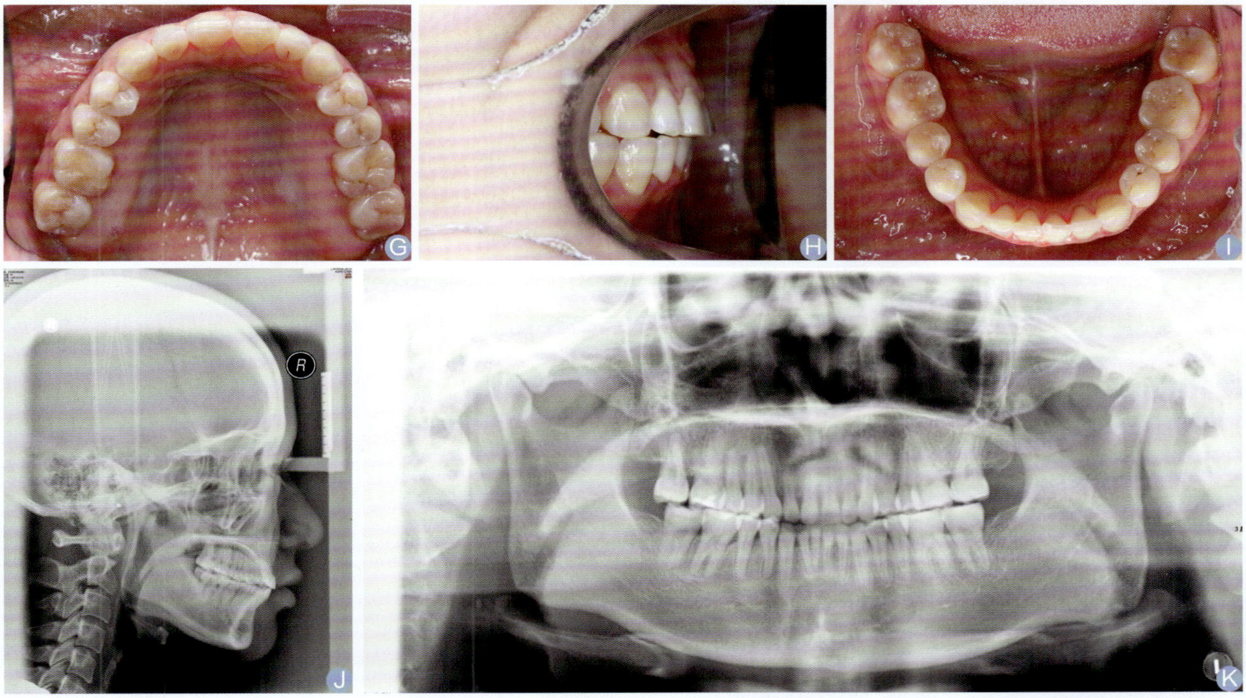

图 50-5　治疗后面𬌗像及 X 线片（续）

本正常，颏部后缩状态明显改善。全口曲面体层片显示牙根平行好，牙根及牙槽骨未见明显异常（图50-5）。头颅侧位片测量分析结果显示：上下前牙角度正常，牙轴控制良好，ANB及下颌平面角有所减小（测量结果见表50-1）。

九、矫治体会

（一）关于治疗设计的考虑

该病例的特点为：骨性Ⅱ类，单侧磨牙缺失伴下颌偏斜，下中线明显左偏。该患者存在单侧磨牙缺失，16过长，47、48近中倾斜。从咬合分布图上可以看出，患者右侧仅在17、47、48处存在咬合干扰点，左侧咬合明显偏斜。因此，其下颌及下中线明显左偏、双侧后牙远中关系以及下颌后缩的状况很可能与其长期单侧磨牙缺失，造成右侧后牙局部咬合干扰，下颌𬌗位变化有关。

针对骨性Ⅱ类面部不对称，首选的矫治方法是正畸-正颌联合治疗。正畸-正颌联合治疗可直接矫治上下颌骨位置不调和形态异常导致的面部不对称。然而，因存在手术风险及费用问题等，大多数患者难以接受手术治疗，同时正颌手术难以关闭缺牙间隙。因此，本病例患者采用单纯正畸治疗。

针对下颌磨牙缺失的情况，可采用种植修复治疗。然而，单纯采用种植修复治疗难以解决患者下颌偏斜及后缩的问题。

综上所述，正畸治疗对本病例来说是更好的治疗选择。一方面，关闭磨牙间隙有利于纠正中线偏斜、牙弓不对称；另一方面，针对病因去除后牙𬌗干扰有利于下颌𬌗位关系的纠正，从而改善下颌偏斜及后缩的状况。

（二）正畸治疗中的控制

1. 对于下颌偏斜患者，需关注是否存在下颌𬌗位的变化。本病例因长期单侧后牙缺失，导致下颌存在功能性的偏斜及后缩。因此，在治疗过程中需注意压低右上过长的后牙，直立并近中移动47、

48，消除右侧后牙局部咬合干扰。这有助于下颌殆位的调整，从而纠正下颌偏斜。对于存在不对称或单侧后牙反殆的患者，如果伴有上颌宽度不足，可首先进行上颌扩弓治疗，以协调上下颌间的宽度关系。增加上颌宽度有助于解除后牙反殆及调整下颌殆位。本病例中，磨牙远中关系的改善一方面由于采用了上颌推磨牙远中移动，另一方面由于去除后牙殆干扰后下颌殆位关系发生了改变。

2．关闭磨牙缺失间隙可同时纠正中线偏斜及牙弓不对称。因此，本病例除了利用种植支抗前移右下后牙之外，也利用颌内牵引调整下颌中线。在关闭间隙时为了防止下颌第二磨牙的近中倾斜移动，要采用较粗的不锈钢方丝完成；也可加入少量反Spee曲，更有利于间隙关闭后保持牙根平行。

3．后牙直立及前移过程可消除后牙区的咬合干扰，使支点前移，有利于下颌平面角的减小，使患者获得更协调的面型和颏部形态。

（病例完成人：何丹青）

第十章 失败病例的二次矫治

在正畸临床工作中常常见到需要二次矫治的错䯒畸形患者，这类患者的治疗通常较为复杂。需要进行二次正畸治疗的可能原因有：①第一次正畸治疗的设计因多种原因而存在折中，如该采用拔牙治疗的未进行拔牙或存在严重的骨性畸形而拒绝正颌手术；②正畸治疗后患者未进行恰当的保持；③首次正畸治疗中对牙齿的移动控制不当。许多需要二次正畸治疗的患者在第一次正畸治疗中已经进行过减数拔牙，这使得二次治疗面临无法通过拔牙获得矫治所需间隙的困境。也有一些患者本不该采用减数治疗却进行了拔牙，也令二次正畸治疗的调整更加困难。

对于多数二次矫治的患者，常需要通过非拔牙的方法获得间隙以实现牙列的排齐、覆盖的矫治及磨牙关系的调整。推磨牙或牙弓的远中移动是二次矫治常用的获得间隙的方法。对于二次矫治的患者，正畸医生应该更加深入地了解患者的主诉、正畸治疗史（首次治疗的时间和方法），分析首次治疗可能存在的问题，充分评估目前正畸治疗的难度及风险。特别是对于患者目前的牙根、牙槽骨、牙周以及颞下颌关节的健康状况等，要进行仔细的检查和评估，并与患者充分沟通二次治疗方案，同时告知治疗可能存在的问题和风险。

本书设置这一章的目的主要有以下三点。第一是提醒正畸医生需对各类错䯒畸形治疗的时机、适应证和治疗设计进行全面考虑；第二是强调只有掌握矫治器的性能与生物力学原理，才能更好地对牙齿移动进行控制，以达到治疗设计的目标；第三是需要让患者充分认识到治疗后戴用保持器的重要性，以减少二次正畸治疗的可能。

病例 51 成年患者隐形矫治器二次矫治

一、一般情况

患者女性，26岁，主诉牙列不齐、咬合不好。全身健康，10年前曾在外院行正畸治疗，已经拔除4颗前磨牙。治疗后保持器戴用不佳，几年前出现牙齿不齐并逐渐加重。否认不良口腔习惯及耳鼻喉疾患，否认颞下颌关节症状和颌面外伤史。

二、临床检查

1. 面部检查　正面观：面部左右基本对称，面部垂直比例基本正常。下唇外翻，中位笑线。侧面观：面部突度基本正常，唇略突，下唇外翻，鼻唇角较锐，颏唇沟深（图51-1）。

2. 口内检查　恒牙列，14、24、35、45缺失。上下牙列中度拥挤（5～6 mm）。磨牙及尖牙为远中关系；前牙Ⅰ度深覆𬌗，覆盖4 mm。上牙弓中线右偏2.5 mm，下牙弓中线居中（图51-1）。

3. 颞下颌关节检查　开口度三指，开口型正常，双侧关节区开口末有弹响，未触及压痛。

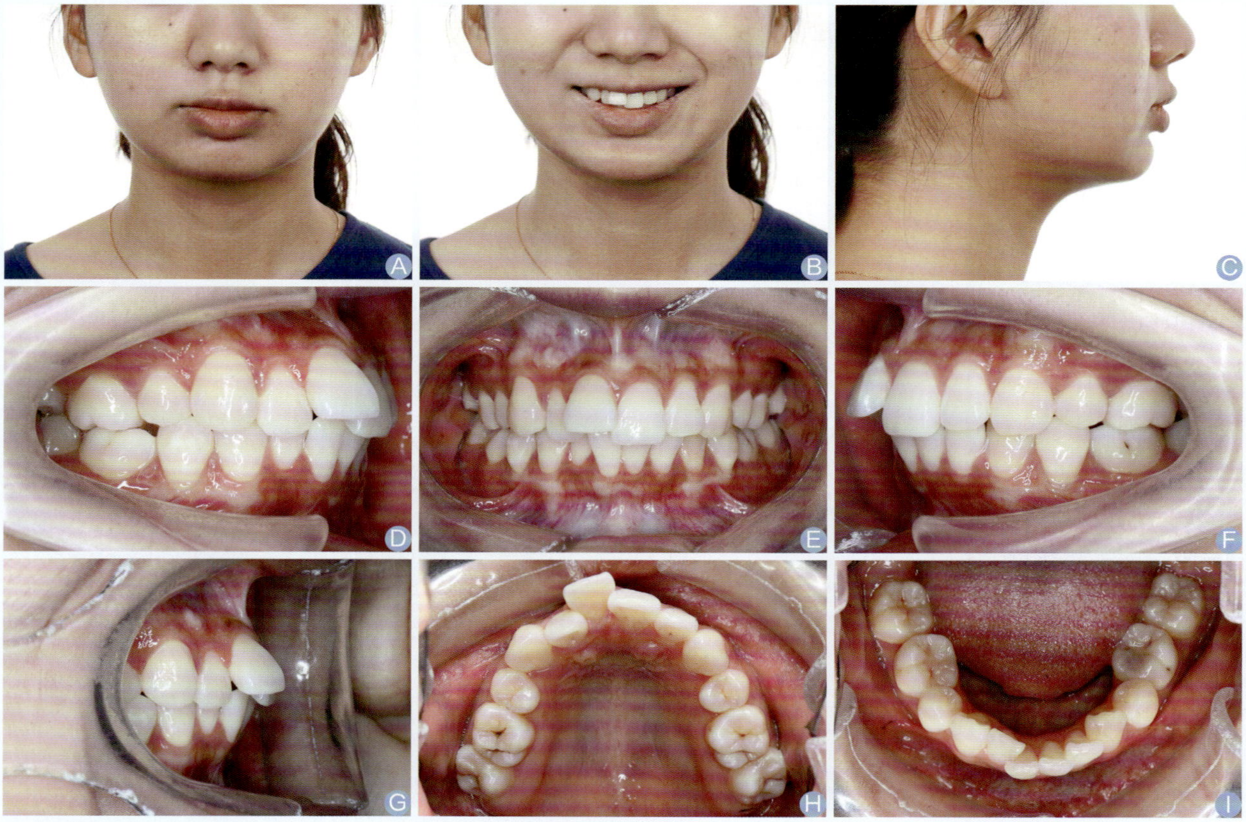

图 51-1　正畸治疗前面𬌗像

三、X 线检查

1．头颅侧位片　显示为骨性Ⅰ类错𬌗，下颌发育略不足，下颌平面偏低角，上下前牙略唇倾（图51-2）。头影测量结果见表51-1。

2．全口曲面体层片　未见14、18、24、28及35、45牙胚，38、48水平阻生。11、21牙根极短，根/冠<1，根尖圆钝。牙槽骨高度轻度降低，右侧髁突略细，未见明显骨质异常（图51-2）。

3．CBCT　全口牙齿区域的牙槽骨菲薄；11根长4 mm，根尖圆钝；21根长8 mm，根尖圆钝；17、27远中牙槽骨欠丰满，37、47远中与下颌支前缘之间尚存在一定空间（图51-2）。

四、诊断

安氏Ⅱ类1分类，毛氏 $\text{I}^{1}+\text{II}^{2}+\text{IV}^{1}$ 类，骨性Ⅰ类，低角。

五、矫治目标

排齐牙列，减小前牙覆盖及覆𬌗，矫治Ⅱ类咬合关系。

六、矫治计划

1．采用不拔牙无托槽隐形矫治。

2．在种植钉辅助下，分步远中移动上下颌磨牙及上牙列。

3．上颌轻度扩弓，避免前牙唇倾。

4．整平Spee曲线。

5．必要时，局部使用固定矫治器调整咬合。

七、矫治过程

戴入隐形矫治器2个月后，在上颌磨牙根尖区植入两枚种植钉，分步推磨牙远中移动；上颌配合应用颌内牵引。为减轻下颌磨牙远中移动时下前牙的

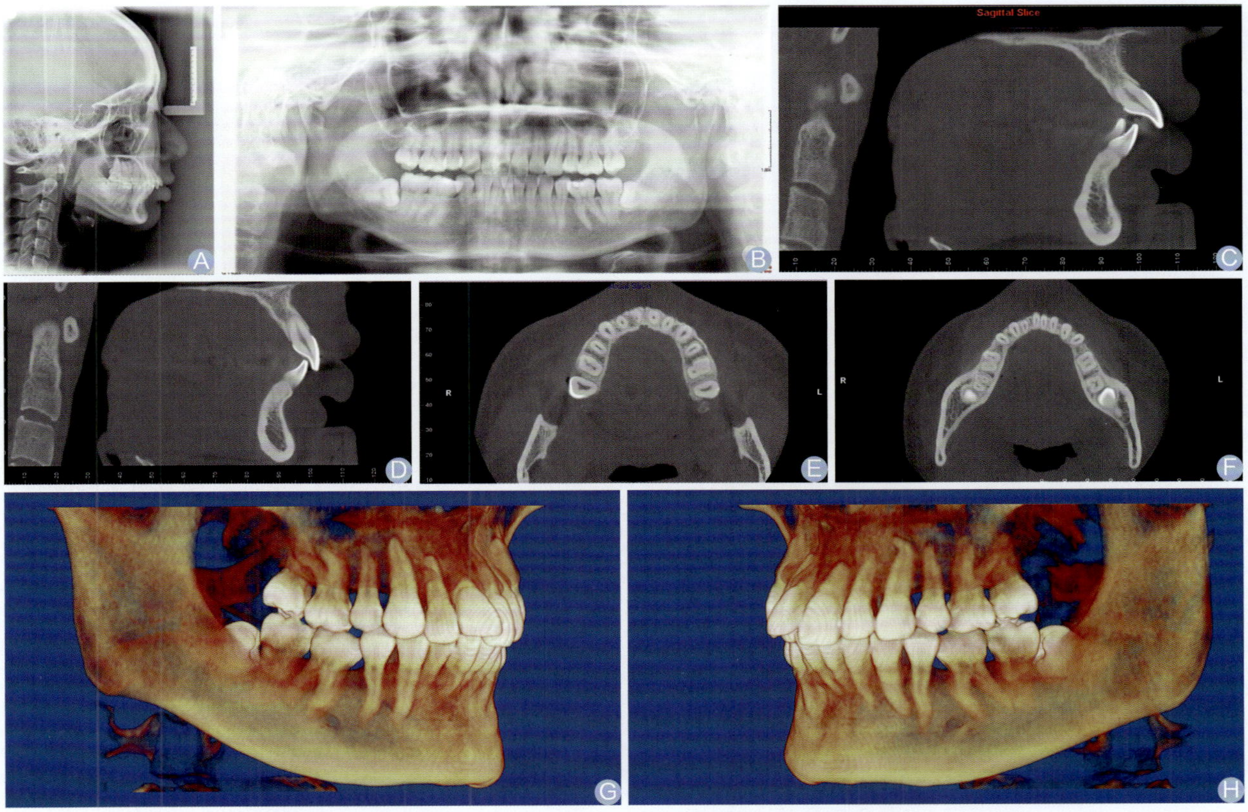

图 51-2　正畸治疗前 X 线片及 CBCT

表51-1 治疗前后头影测量结果对比

测量项目	正常值	测量值	
	均值±标准差	治疗前	治疗后
SNA（度）	82.8 ± 4.0	75.8	75.0
SNB（度）	80.1 ± 3.9	73.1	72.6
ANB（度）	2.7 ± 2.0	2.6	2.5
FH/NP（度）	88.6 ± 3.0	80.3	79.9
NA/PA（度）	4.9 ± 3.0	1.0	1.7
U1/NA（度）	22.8 ± 5.7	35.2	23.7
U1-NA（mm）	3.5 ± 6.5	8.3	4.1
L1/NB（度）	30.5 ± 5.8	27.1	29.6
L1-NB（mm）	6.7 ± 2.1	5.6	4.5
U1/L1（度）	124.2 ± 8.2	115.1	123.2
U1/SN（度）	105.7 ± 6.3	110.9	98.7
MP/SN（度）	32.5 ± 5.2	34.0	34.5
MP/FH（度）	31.1 ± 5.6	29.0	28.9
L1/MP（度）	93.9 ± 6.2	100.0	102.5
Y轴角（度）	60.3 ± 3.4	74.0	74.9
Pg-NB（mm）	1.0 ± 1.50	3.8	3.1

唇倾，可以通过挂在上颌种植钉上的Ⅲ类牵引增加下前牙区支抗。远移过程9个月（图51-3至图51-6）。

当间隙移至前牙区时，开始排齐上牙列。排齐过程约5个月。

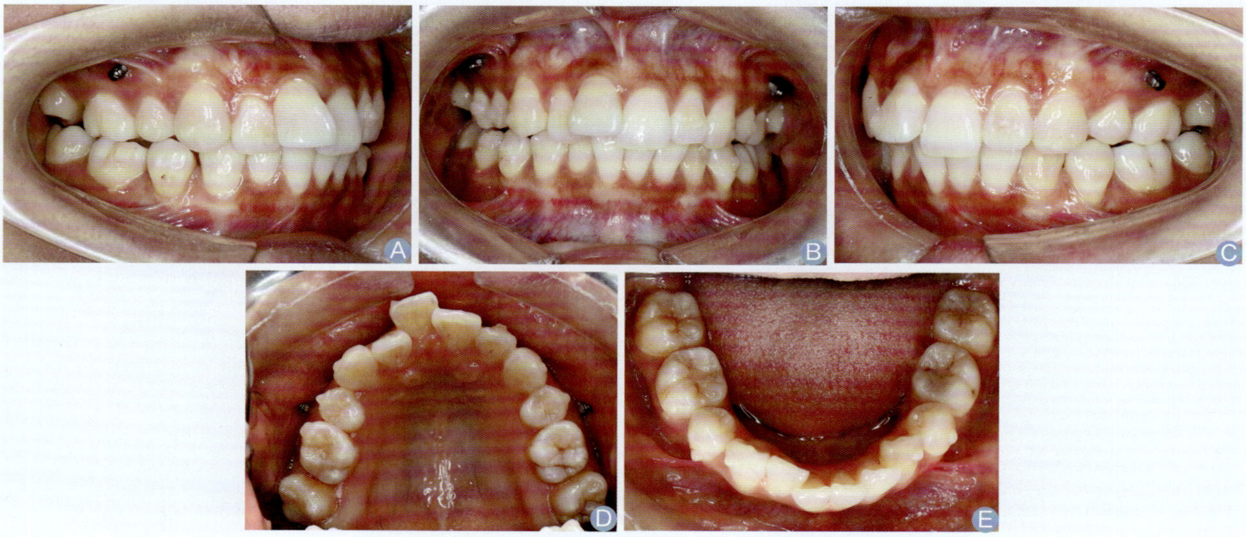

图 51-3 开始远中移动磨牙时殆像

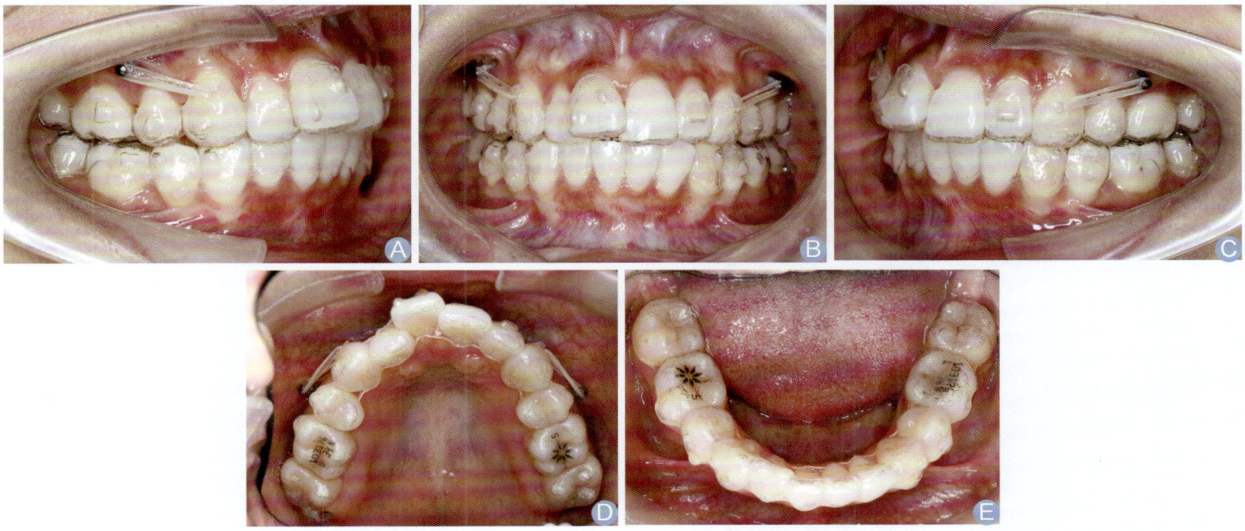

图 51-4　在种植体辅助下分步远中移动磨牙时𬌗像（戴用隐形矫治器）

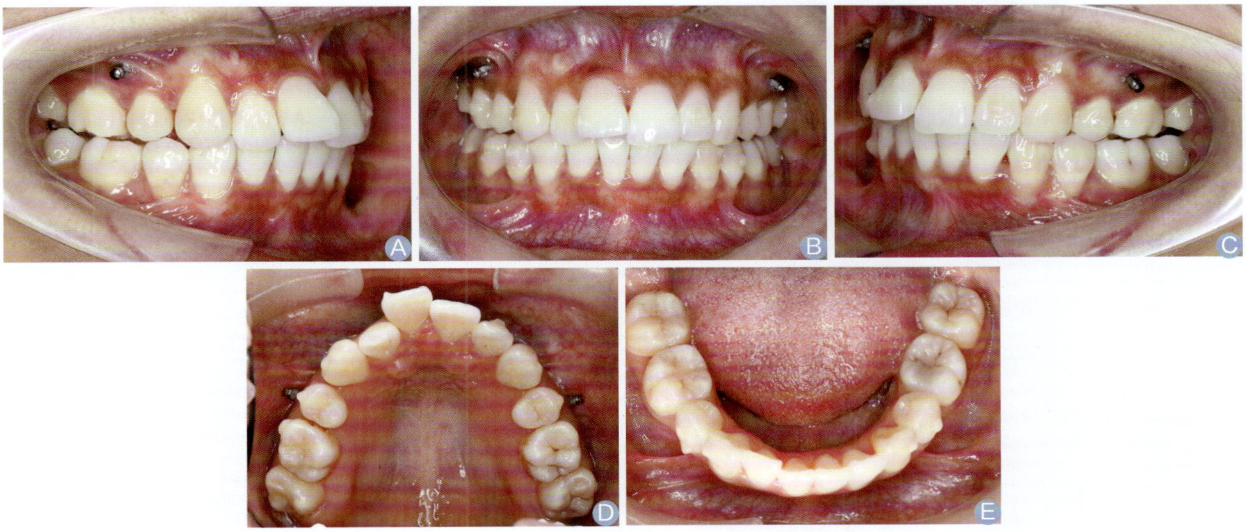

图 51-5　分步远移磨牙时𬌗像

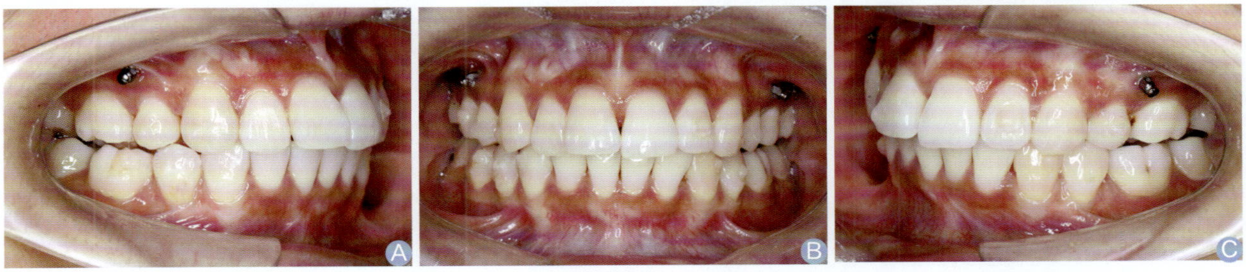

图 51-6　牙列排齐过程中𬌗像

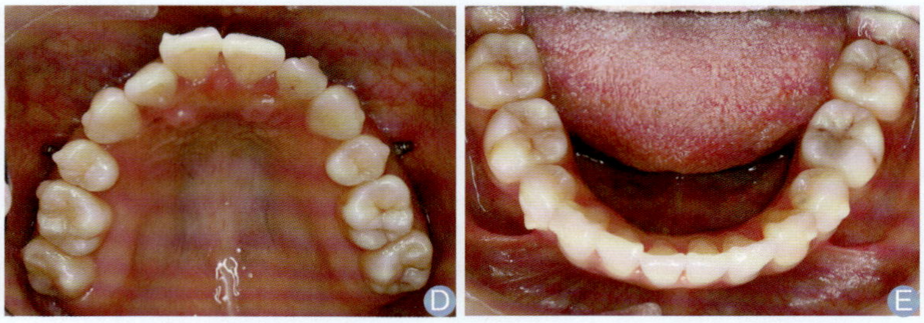

图 51-6　牙列排齐过程中𬌗像（续）

由于左侧尖牙关系偏远中，后牙咬合欠紧密（图51-7和图51-8），启动精细调整，再次进行上颌磨牙远中移动，同时调整后牙咬合。治疗过程13个月（图51-9和图51-10）。

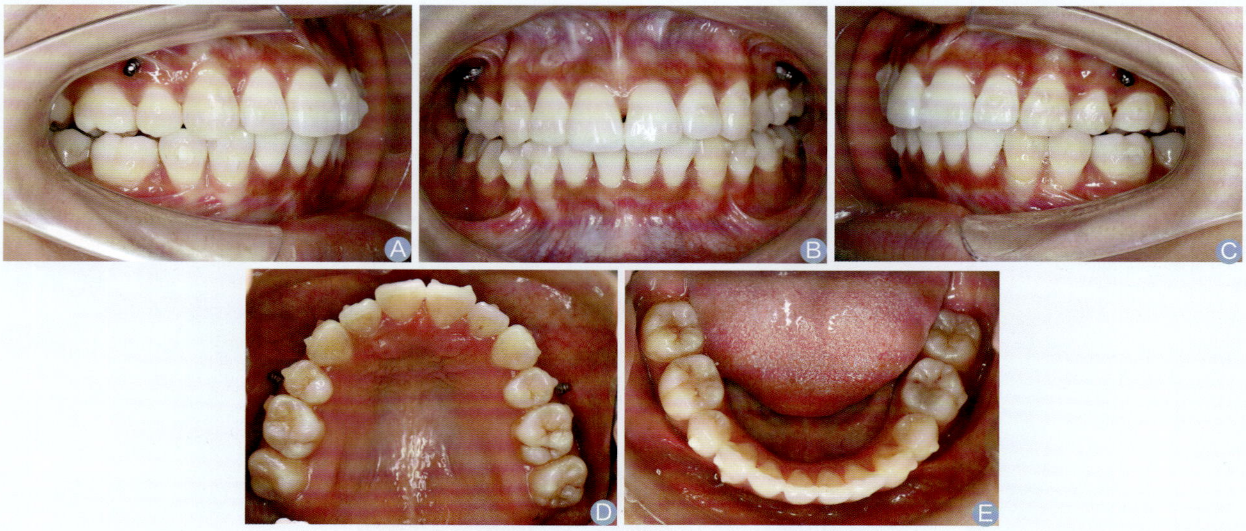

图 51-7　牙列基本排齐

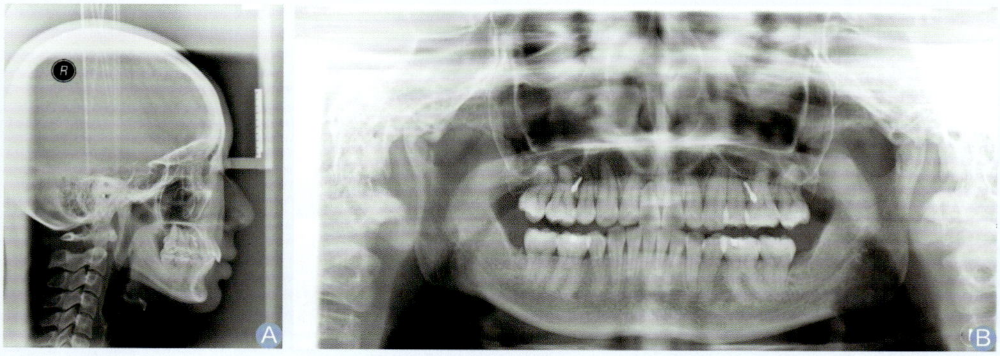

图 51-8　精细调整前 X 线片

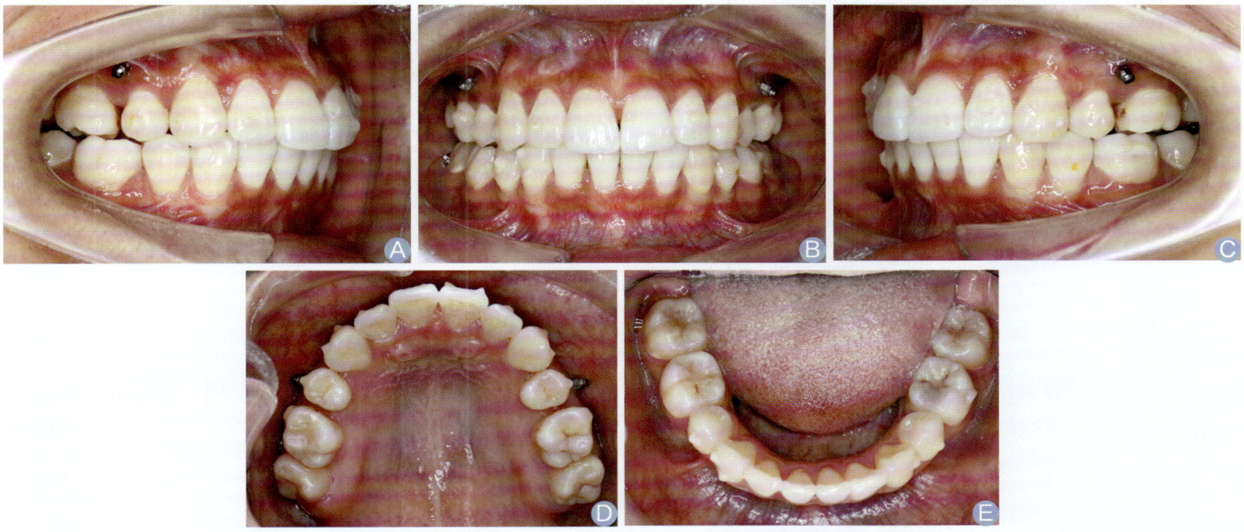

图 51-9　第二次远中移动磨牙时𬌗像

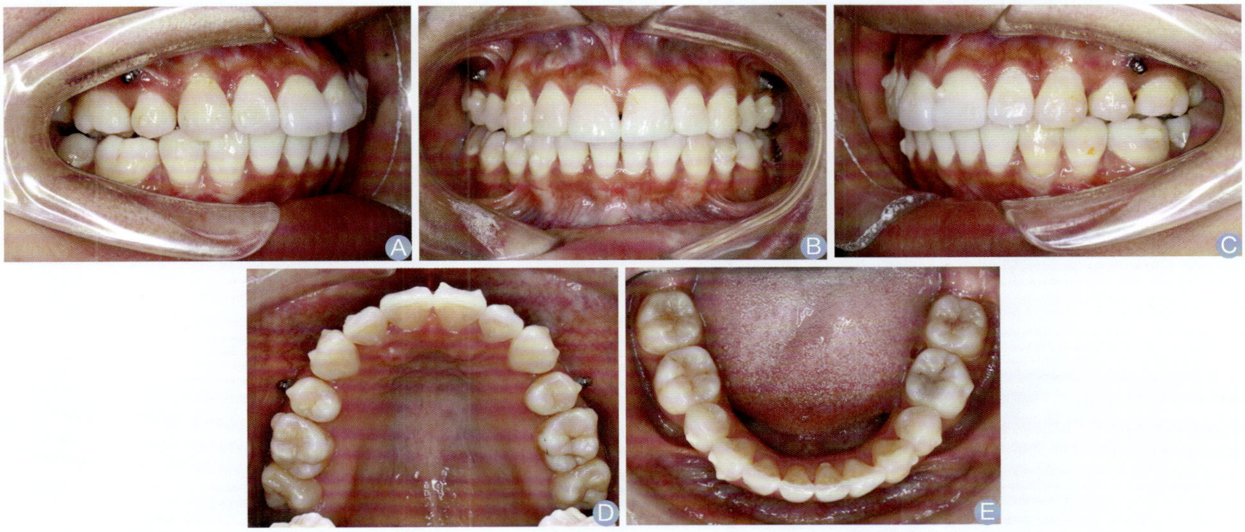

图 51-10　牙列排齐及咬合调整时𬌗像

结束矫治后用透明保持器进行保持。全天戴用1年后，改为夜间戴用。治疗后3年复诊，矫治结果基本稳定。

八、矫治结果

正畸治疗后，患者面型略有改善。唇间关系基本协调，鼻唇角基本正常，下唇外翻减轻，鼻-唇-颏关系协调，唇齿关系良好。中位笑线，笑弧与下唇协调，并且颊廊大小适中。牙齿排列整齐，前牙覆𬌗、覆盖关系正常，双侧尖牙及磨牙中性关系，后牙咬合关系良好（图51-11）。

头颅侧位片显示治疗后颌间为Ⅰ类骨型，前牙唇倾度基本正常，前牙关系正常（图51-12）。曲面体层片显示牙根基本平行。治疗前后头影测量重叠图显示磨牙远中移动，前牙内收（图51-13）。治疗后13个月复查，矫治结果稳定（图51-14）。

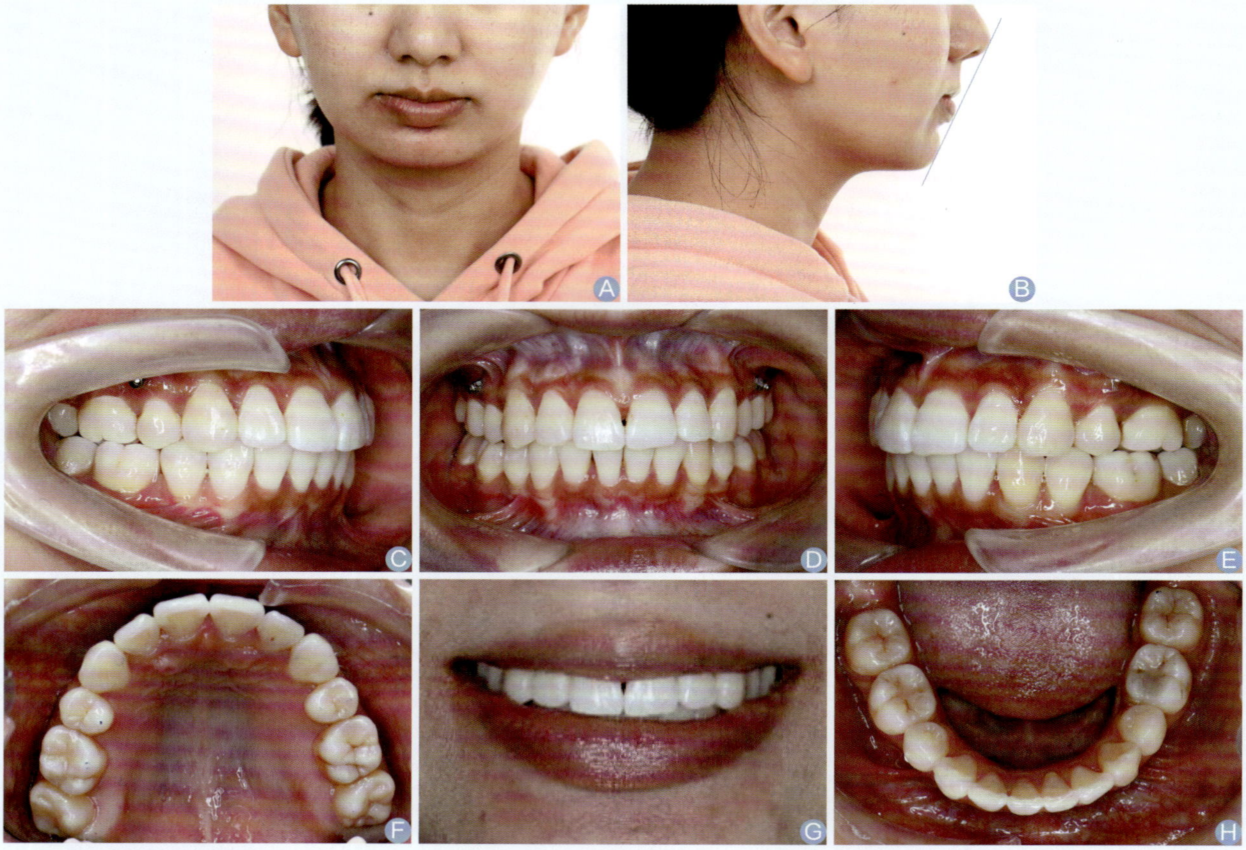

图 51-11　正畸治疗后面殆像

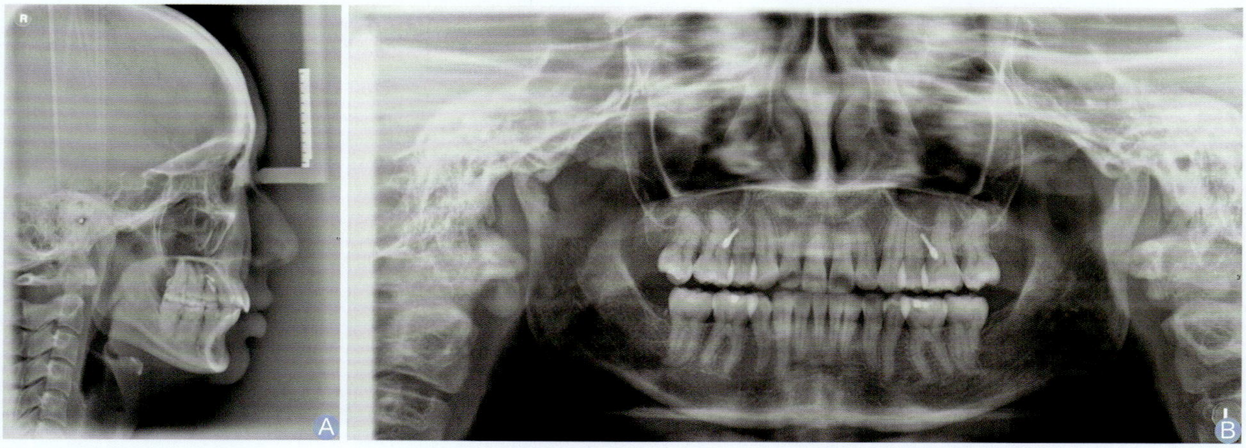

图 51-12　正畸治疗后 X 线片

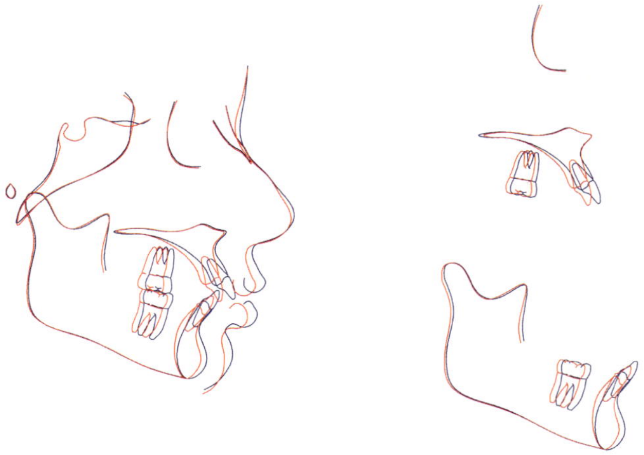

图 51-13　正畸治疗前后头影测量重叠图（蓝色线条为治疗前，红色线条为治疗后）

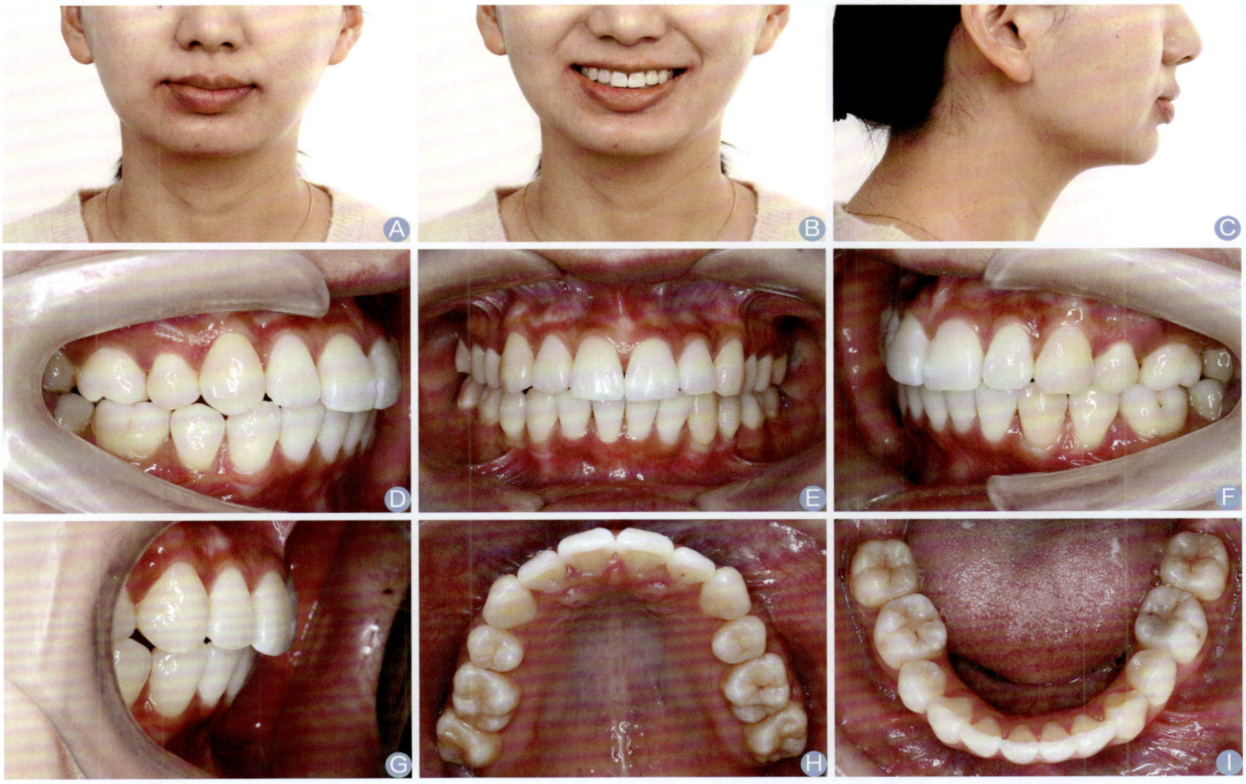

图 51-14　正畸治疗后 13 个月时面𬌗像

九、矫治体会

（一）关于矫治设计的考虑

正畸治疗中常遇到二次矫治的患者。一类是第一次正畸治疗应采取拔牙治疗而患者未能接受，导致治疗结果折中。患者常伴面型前突、牙齿唇倾及治疗后牙列拥挤等。另一类是首次治疗的设计不存在问题，但是治疗的控制可能不到位，常为后牙支抗不足。还有一类是首次矫治效果良好，但患者未认真戴用保持器，导致一定程度的错𬌗畸形复发。

1. 该患者为拔牙正畸治疗后的二次矫治病

例。患者8年前曾经进行正畸治疗，拔除了4颗前磨牙，采用固定矫治器进行治疗。患者自述治疗后未按要求戴用保持器。目前存在的主要问题是牙列拥挤和上前牙唇倾。对于在第一次矫治中已经拔牙的患者，二次矫治解决拥挤及前突的问题多只能通过磨牙或牙列的远中移动或者牙弓的开展来实现。对于上下颌牙弓宽度协调的患者，扩弓治疗通常应慎重，牙弓过度开展尤其是下牙弓的扩弓常带来稳定性方面的风险。

2. 该患者在治疗中需要给予关注的还有11、21牙根极短。对于短根牙，正畸治疗引发的组织学反应可能导致牙根继续变短，甚至有出现牙齿动度增加的风险。一方面，在正畸治疗中，需要注意控制牙齿移动的步距和施力大小。应避免在前牙区应用重力及复杂的力学系统，前牙转矩及压低应尽量减少。另一方面，正畸治疗开始前，患者需要了解并能接受治疗中存在的风险。

3. 由于上下牙弓均需要磨牙的远中移动，同时考虑到患者前牙根短的情况，治疗首选了无托槽隐形矫治，利用间歇力及矫治器较软的特点减轻对上切牙牙根的压力。下颌需要拔除38、48，以便缓解下颌磨牙远中移动的阻力，释放牙弓后部的空间。为了避免治疗中牙齿的往复移动，矫治以磨牙的分步远中移动开始，待间隙移至切牙区时再行牙列的排齐，同时也减少了上前牙受到复杂力学影响的可能。再者，为了避免种植钉在磨牙分步远中移动时的再次植入，选择在上颌的第二双尖牙及第一磨牙的根尖区植入，种植钉可以在整个治疗过程中使用。为了减少种植钉植入的创伤及预防风险，下颌未植入种植钉，必要时可以应用上颌种植钉行颌间牵引。

4. 由于治疗前患者的前牙较唇倾，在磨牙远中移动后，前牙可以适当地内收以减小唇倾度。前牙内收过程中，无须过度设计上前牙的正转矩控制。另外，患者前牙为Ⅰ度深覆𬌗，同时治疗前笑线高度为中位笑线，所以在正畸治疗中并不需要过多设计上前牙的压低。对于该患者，压低上前牙会造成牙齿暴露过少，反而影响美观。设计时可以在下颌牙列适当设计前牙的分步压低，以改善前牙深覆𬌗。另外，该患者下颌平面角较低，磨牙的远中移动对改善前牙的深覆𬌗也有一定帮助。

（二）治疗中需注意的问题

1. 种植钉的植入　在推磨牙向后的病例中，无论应用固定矫治器还是隐形矫治器，为了减轻对其他牙齿的副作用（如前牙唇倾等），常选择配合应用种植体支抗。颧牙槽嵴植入的种植钉远离磨牙牙根，此处是在推磨牙向后或远中移动牙列时较常选择的植入部位。但是，由于植入位置较靠近前庭沟，易造成软组织激惹及炎症，有时在治疗中不得不重新植入种植钉或需要进行软组织切开等。所以，治疗中并未选择在颧牙槽嵴部位植入种植钉，而是在磨牙区根间的牙槽骨区域植入。在推磨牙远中移动的病例中，磨牙远中移动后位置的维持非常重要。从避免磨牙远中移动后复发的角度看，种植钉位于磨牙远中更有利于对磨牙再次近中移动的控制。在磨牙远中移动后，将种植钉后移至第一磨牙远中或配合使用其他辅助装置更佳。以往的研究表明，在使用隐形矫治器推磨牙向后的治疗中，磨牙远中移动的效率会在前牙区排齐或内收时降低。这是因为隐形矫治器应用的是以推力为主的矫治力，在前牙区间隙关闭时，后牙支抗易丢失。磨牙远中移动到位或完成一定的过矫治后，保持住磨牙位置十分重要。由于患者对种植体的再次植入存在抵触，磨牙远中移动后并未将种植钉后移重新植入，故在尖牙远中移动过程中磨牙有一定程度的前移复发，这也是第一轮磨牙远中移动未完全实现的缘故。所以这个病例在精细调整阶段，又设计了上颌磨牙1.5 mm的远中移动。由于治疗中受到不能将种植钉后移并再次植入的限制，应将种植钉植入在尽量靠近第一磨牙近中的根尖方，以便于牙列的远中移动。

2. 关于后牙的咬合接触　由于使用隐形矫治器时，在牙齿𬌗面上有矫治器膜片的覆盖，易造成治疗后后牙咬合接触不紧密。所以，在矫治设计中，尤其是精细调整阶段，可以根据患者的具体情况设计后牙的重咬合接触，适当增加后牙的附件。由于后牙的伸长在隐形矫治器治疗中有一定的难度，有时为了提高矫治效率，也可以在后牙区配合使用局部固定矫治器，通过片段弓调整改善患者的咬合接触关系。

（病例完成人：李巍然）

病例 52 磨牙和尖牙完全远中关系伴牙列拥挤的二次矫治

一、一般情况

患者女性，30岁，主诉牙不齐。既往曾进行拔牙正畸治疗，拔牙部位不详。全身情况良好，无口腔不良习惯，否认鼻咽部疾病；否认关节疼痛、弹响；否认牙外伤史；家族史无特殊。

二、临床检查

1．面部检查　正面观：颏部不对称，面下1/3高度正常，无开唇露齿，无露龈笑。侧面观：突面型，上颌稍前突，下颌稍后缩，上下唇突度基本正常（图52-1）。

2．口内检查　恒牙列，14、24、28、34、38和48缺失，上下牙列中无间隙，上后牙前倾。上牙弓拥挤度6～7 mm，下牙弓拥挤度5 mm。双侧磨牙和尖牙均为完全远中关系。前牙深覆盖4 mm，Ⅰ度深覆𬌗。双侧第二磨牙正锁𬌗。上中线右偏1 mm，下中线左偏4 mm（图52-1）。

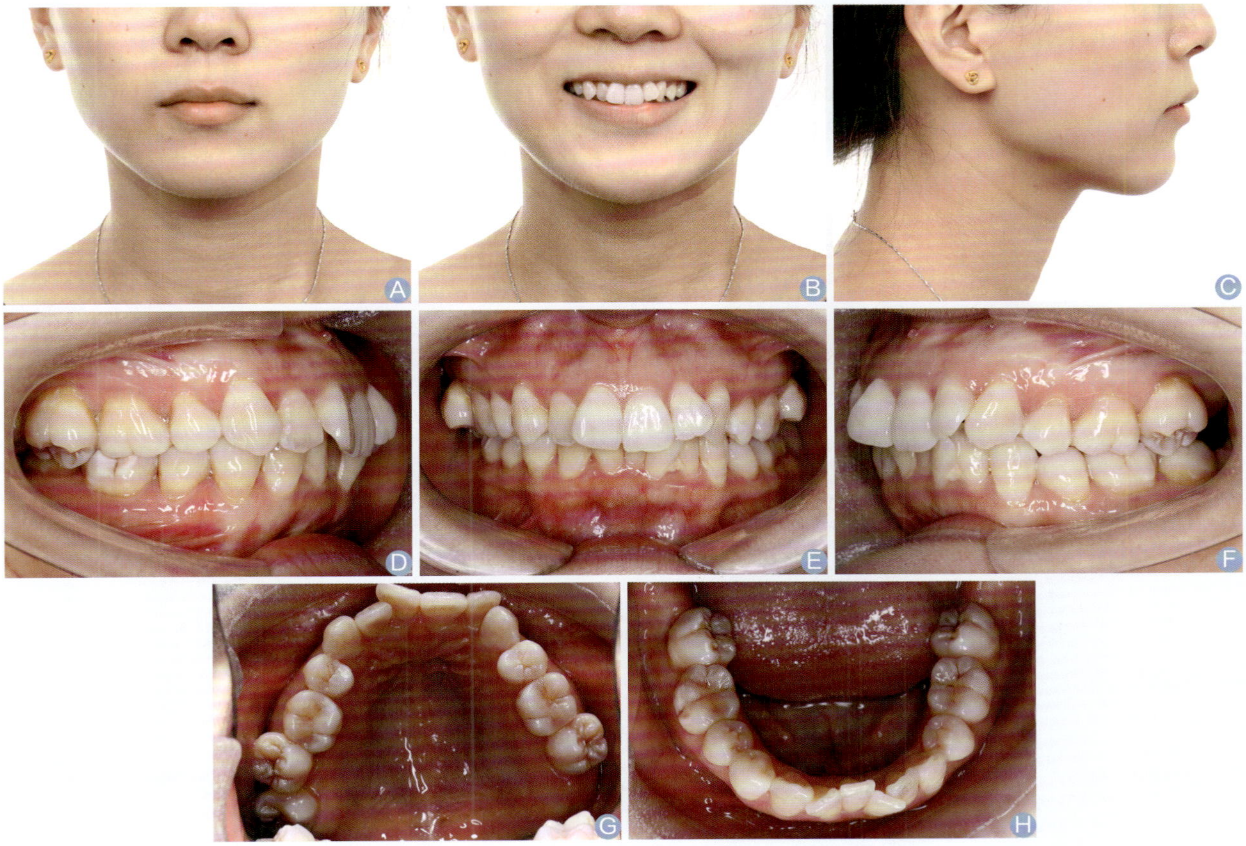

图 52-1　治疗前面𬌗像

3. 颞下颌关节检查　开口度三指，开口型正常，双侧关节可触及弹响，无压痛。

三、X 线检查分析

1. 头颅侧位片　测量分析结果显示骨性Ⅰ类，高角，上下切牙唇倾度正常（图52-2和表52-1）。

2. 全口曲面体层片　14、24、28、34、38和48缺失，牙槽骨未见明显异常。双侧髁突骨质未见明显异常（图52-2）。

四、诊断

安氏Ⅰ类，毛氏$Ⅱ^{2}$+$Ⅳ^{1}$+$Ⅰ^{1}$类，骨性Ⅰ类，高角。

五、矫治目标

纠正后牙锁𬌗，排齐整平上下牙列，建立良好咬合关系，纠正上下中线不调，维持目前的侧貌面型。

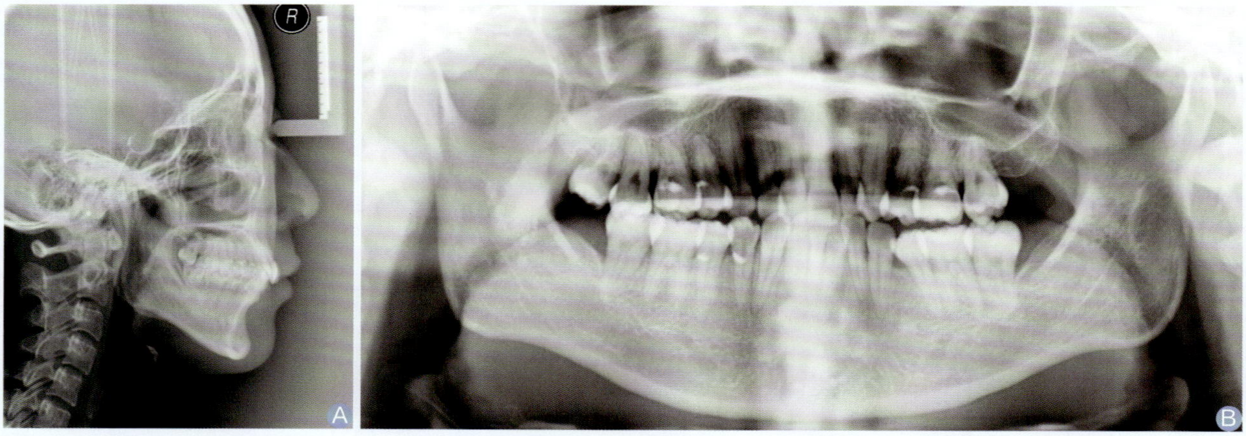

图 52-2　治疗前 X 线片

表52-1　治疗前后头影测量结果

测量项目	正常值	测量值	
	均值 ± 标准差	治疗前	治疗后
SNA（度）	82.8 ± 4.0	75.6	75.5
SNB（度）	80.1 ± 3.9	72.6	72.3
ANB（度）	2.7 ± 2.0	3.0	3.3
U1/L1（度）	125.4 ± 7.9	122.2	118.6
U1/SN（度）	105.7 ± 6.3	98.5	96.2
MP/SN（度）	32.5 ± 5.2	42.4	41.7
MP/FH（度）	31.1 ± 5.6	29.3	28.0
L1/MP（度）	92.6 ± 7.0	93.5	102.2

六、矫治计划

1. 采用直丝弓矫治技术，拔除18。

2. 纠正双侧第二磨牙锁殆，配合使用后牙殆垫解除咬合干扰。

3. 采用种植钉支抗协助远移上后牙，为排齐上前牙提供间隙。

4. 拔除44。

5. 排齐整平牙列。上牙列整体远中移动，下牙列改变拔牙间隙，建立前牙正常覆殆、覆盖及磨牙和尖牙中性关系，协调上下颌中线。

6. 保持。

七、矫治过程

1. 第1～6个月　戴入上后牙殆垫，17、47和27、37交互牵引纠正锁殆。第二磨牙建立初步咬合后，适度调磨上磨牙腭侧尖和下磨牙颊侧尖。同时逐步调磨上后牙殆垫的高度，直至后牙重新建殆（图52-3和图52-4）。

2. 第7～12个月　上下牙列粘接固定矫治器，上颌颧牙槽嵴部位植入种植钉，远中移动双侧上后牙（图52-5）。

3. 第13～24个月　排齐上牙列，上下颌采用0.019英寸×0.025英寸不锈钢丝，关闭下颌拔牙间

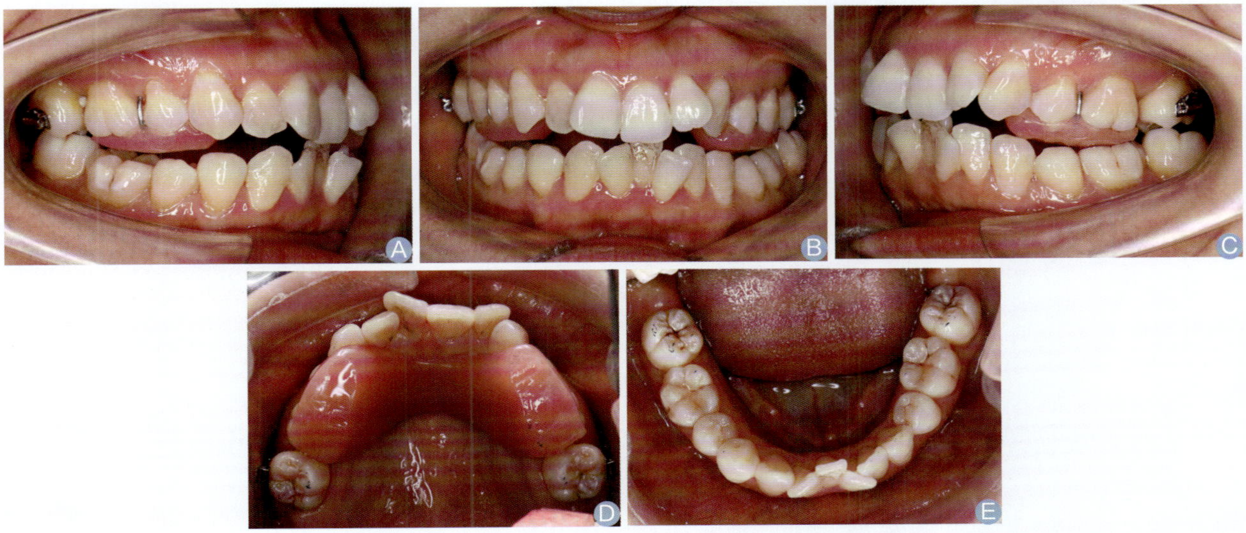

图 52-3　上颌戴入后牙殆垫，第二磨牙间交互牵引，初步建立咬合时的殆像

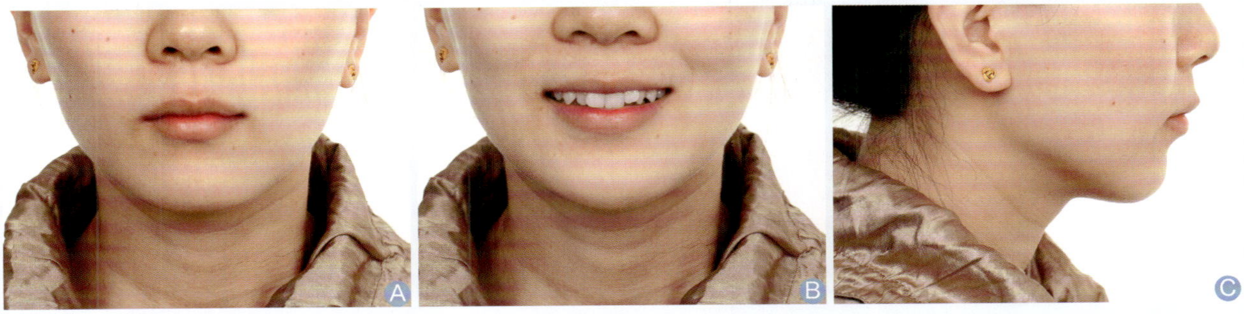

图 52-4　6 个月后第二磨牙锁殆得到纠正，后牙重新建立咬合关系时的面殆像

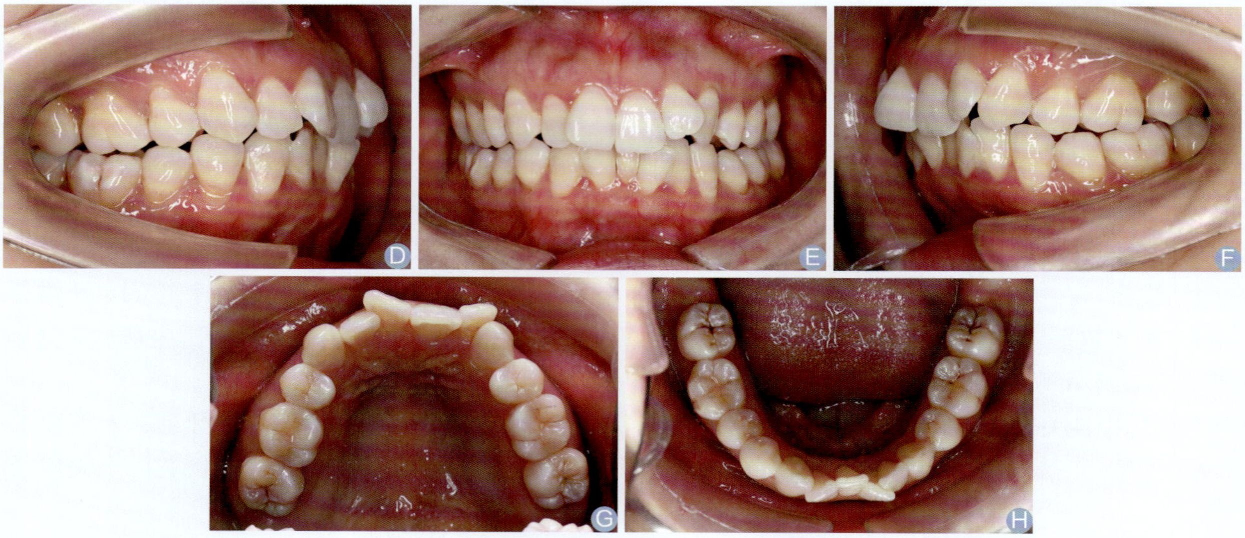

图 52-4　6 个月后第二磨牙锁𬌗得到纠正，后牙重新建立咬合关系时的面𬌗像（续）

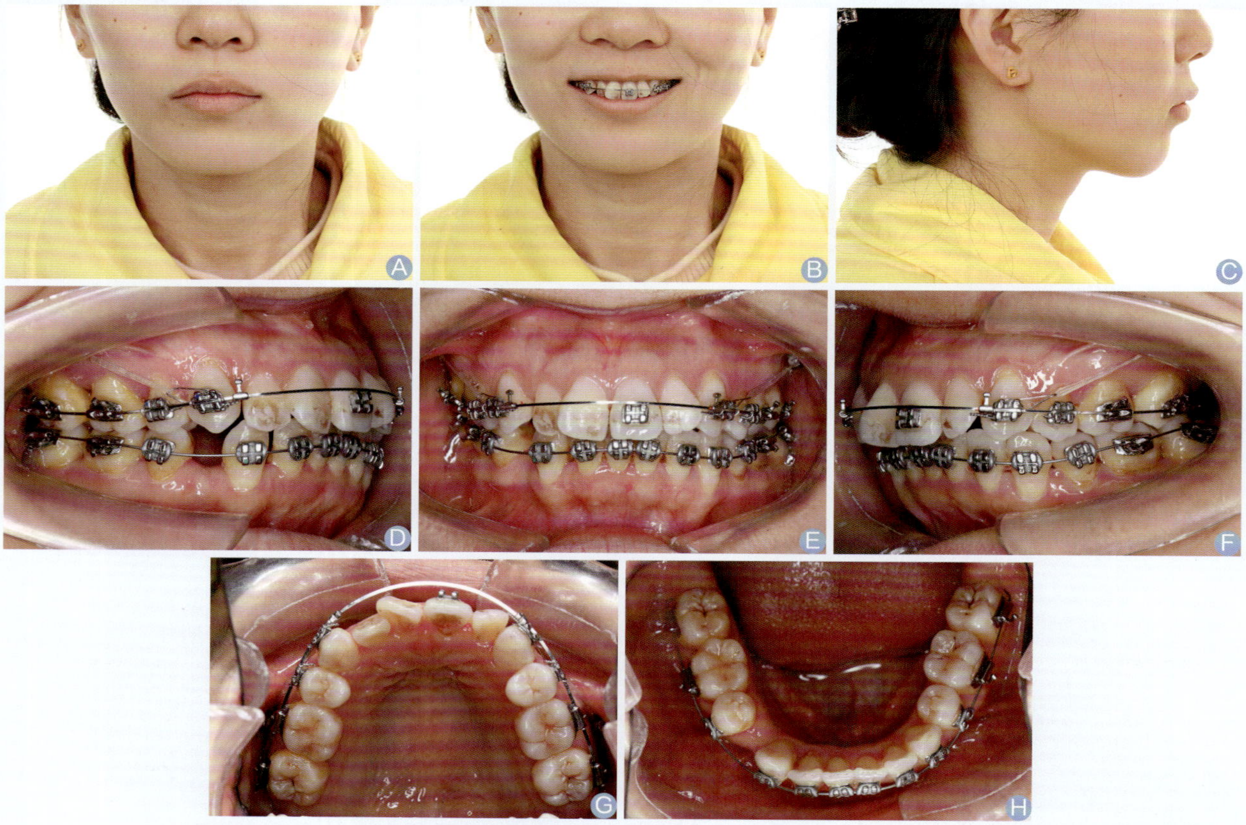

图 52-5　上颌颧牙槽嵴部位植入种植钉，远中移动双侧上后牙时的面𬌗像

隙，调整下中线。上牙列整体远移至磨牙呈远中尖对尖关系（图52-6）。

4．第25～36个月　继续远中移动上牙列，其间左上种植钉松动，更换部位重新植入。远中移动双侧上颌尖牙，前磨牙和磨牙呈中性关系。上尖牙与侧切牙间出现2 mm间隙，下牙列间隙关闭（图52-7）。

5．第37～48个月　关闭上前牙间隙，精细调整，获得磨牙和尖牙中性关系，获得前牙正常覆𬌗和覆盖关系，侧貌面型基本得到维持。

6．第49个月　拆除固定矫治器，戴入透明保持器。

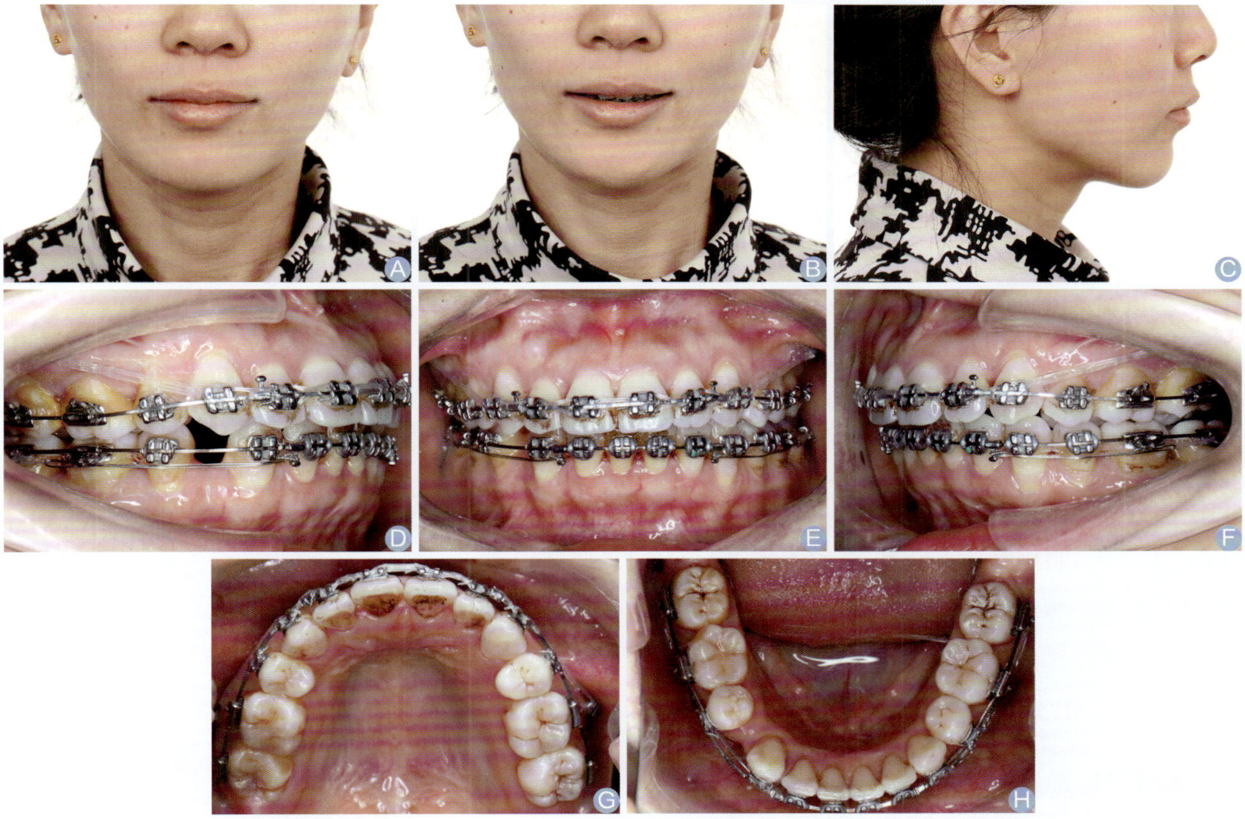

图 52-6　上牙列整体远移和下牙列关闭间隙时的面𬌗像

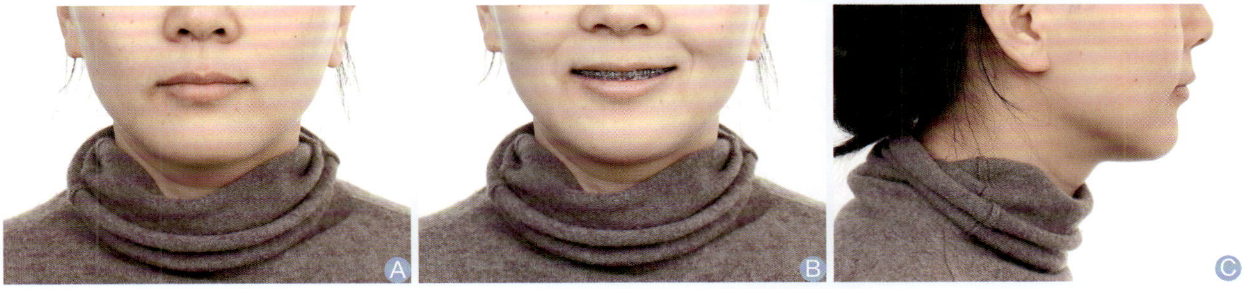

图 52-7　重新植入左侧上颌种植钉后的面𬌗像

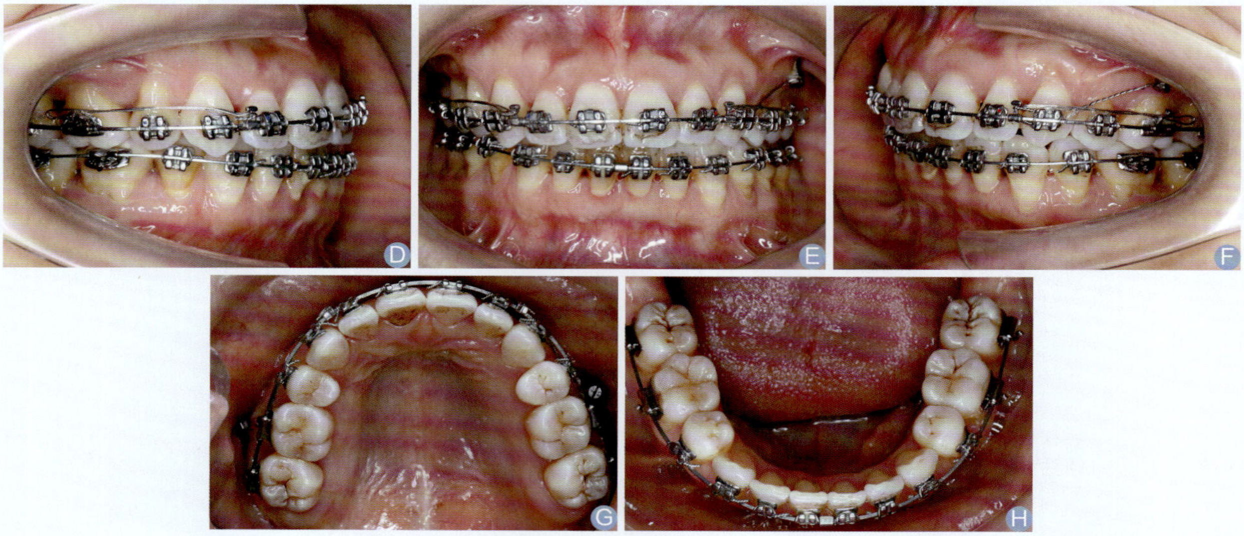

图 52-7　重新植入左侧上颌种植钉后的面𬌗像（续）

八、矫治结果

矫治后，患者咬合关系良好，上下牙列整齐，前牙覆𬌗、覆盖正常，双侧尖牙和磨牙中性关系，上下中线正。上唇稍回收，侧貌基本保持。上下唇突度正常，鼻唇角正常，颏唇沟正常；自然状态下闭唇正常，颏肌紧张度正常，唇齿关系正常。全口曲面体层片显示牙根平行排列，牙槽骨和双侧髁突未见明显异常（图52-8）。头颅侧位片测量分析结果显示：上前牙整体内收，唇倾度正常，下切牙稍唇倾，ANB角变化不明显，直面型（测量结果见表52-1）。治疗1年后复查时牙列整齐，咬合稳定，直面型（图52-9）。

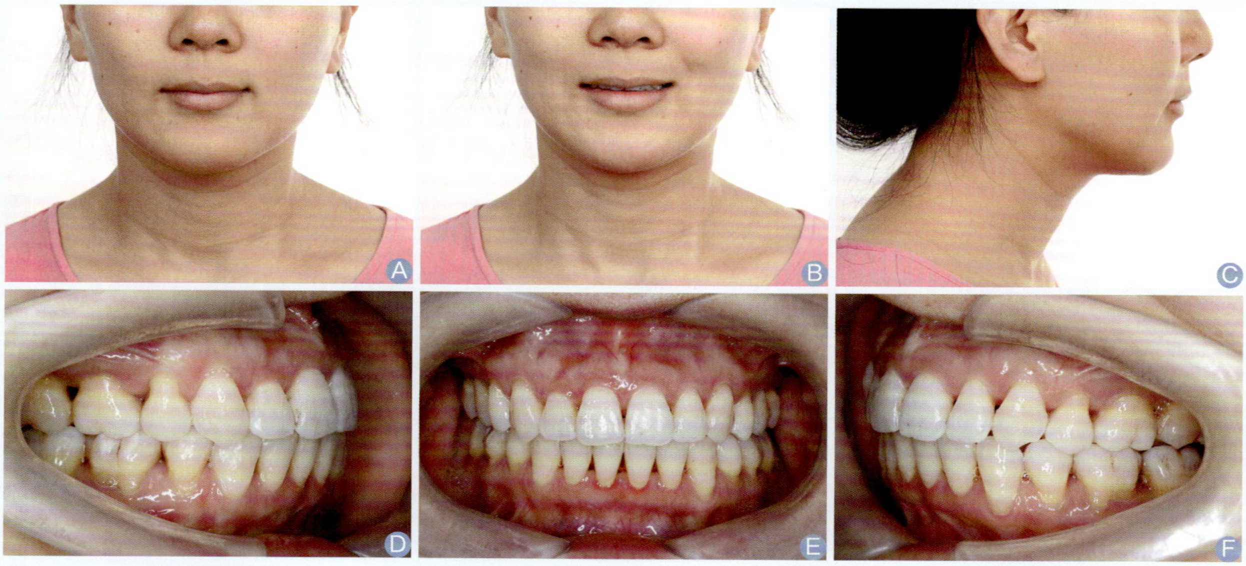

图 52-8　治疗后面𬌗像及X线片

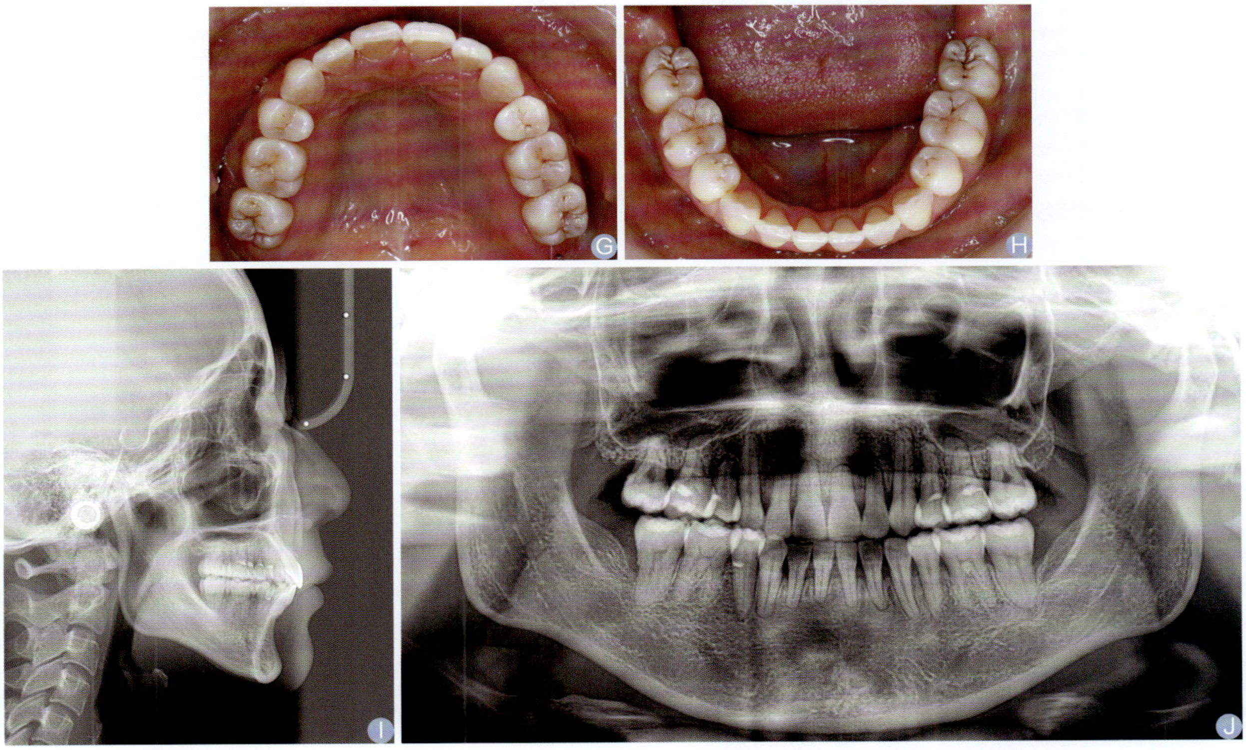

图 52-8　治疗后面殆像及 X 线片（续）

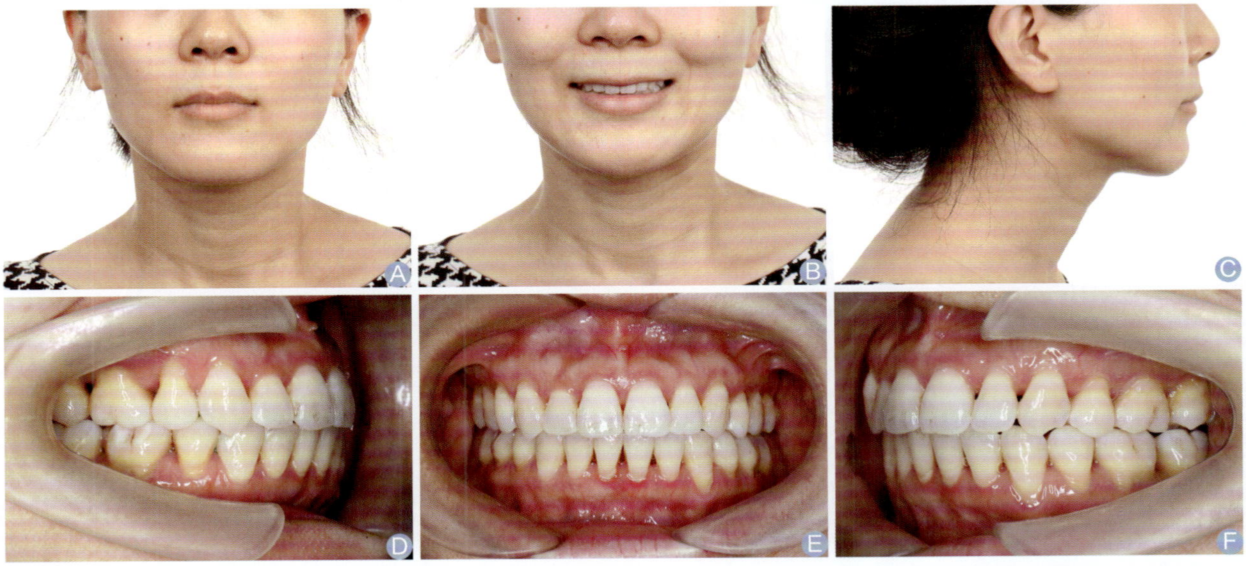

图 52-9　正畸结束 1 年后的面殆像

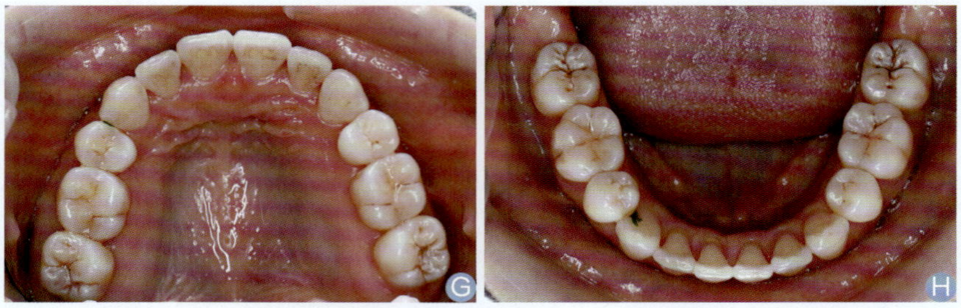

图 52-9　正畸结束 1 年后的面殆像（续）

九、矫治体会

（一）正畸治疗存在的难点

1. 成人病例二次治疗的难度和风险　①患者在青少年时期进行过一次不对称拔牙的正畸治疗，从咬合关系看疗效很差。上颌磨牙、前磨牙和尖牙均明显地近中倾斜，后牙和尖牙关系均为完全远中。这些都说明前一次正畸治疗中上后牙明显前移，出现了大量的支抗丢失。二次治疗需要解决第一次治疗遗留的问题，恢复患者正常的咬合关系。②二次治疗的难度大、疗程长、风险高，这些需要和患者进行充分的沟通。其中的风险包括：牙根吸收变短，牙齿松动；牙槽骨吸收退缩，牙根暴露和出现三角间隙；颞下颌关节在矫治中症状加重或出现髁突骨质吸收等。

2. 在上牙列没有间隙的情况下排齐牙列，同时纠正磨牙和尖牙的完全远中关系。这是不可逆的支抗丢失，如果上颌结节区域仍有充分的间隙，可以进行上后牙和尖牙的远中移动，为拥挤的前牙提供排齐的间隙，同时纠正磨牙和尖牙的矢状向关系。本病例上牙列远移量很大，达到了一个前磨牙前后向宽度的距离，建议采用固定矫治并配合种植支抗。利用种植钉的稳定固位，协助牙列分步或整体远移。充分利用固定矫治器的传导效应，将施加在牙列前部的远中向力逐个传导到后牙，在不特别需要患者配合的情况下达到上牙列整体远移的目的，且疗程相对较短，这一点只能采用固定矫治器做到。虽然无托槽隐形矫治器也可以远移上牙列，但无法做到整体远移，只能分步远移，延长了疗程。同时不少病例磨牙远移后，因患者配合不佳，支抗控制不好，在远移前磨牙和前牙时又出现磨牙的近中移动，导致牙列远移效果欠佳，进一步延长了疗程。

（二）正畸中的注意事项

1. 在纠正矢状向和垂直向不调前，先进行牙弓宽度不调的矫治。患者双侧第二磨牙锁殆，需要首先矫正。本病例采用后牙交互牵引+殆垫的方式完成治疗。殆垫的戴用是为了消除纠正锁殆过程中的后牙咬合干扰，需要患者在进食和睡觉时配合戴用。因多颗后牙均与殆垫接触，所以后牙咬合力可以合理分散，不需要全天戴用；唯一不足的是需要患者配合。后牙锁殆纠正后，需要逐步调磨殆垫的高度，让后牙重新建殆。临床中也可以在第一磨牙殆面用树脂垫高，但患者咬合时多数咬合力由4颗第一磨牙承受，力量较大，长期垫高会导致第一磨牙压低。然而，这种方式不需要患者配合，如果同时配合上颌后牙腭侧种植钉和下后牙颊侧种植钉纠正锁殆，可以在较短的时间内完成治疗。

2. 种植钉的使用　临床实践表明，大范围的牙列远移必须要使用种植钉协助。因为只有种植钉才能做到有效的支抗控制，并且不太依赖患者的配合。应用Ⅱ类颌间牵引和口外力需要患者密切配合，同时两种力都是间断式加力，对支抗控制作用有限，牙列远移效果不佳。

3. 种植钉的植入部位　本病例上牙列的远移

量较大，如果种植钉植入在上后牙牙根之间，由于牙根间的空间有限，不能植入一次即完成全部的远移量，所以临床中多在上颌颧牙槽嵴处垂直向植入种植钉。多数患者此处的角化龈高度不足，植入部位是牙槽黏膜，容易在种植钉周围出现黏膜红肿，严重者会包裹住种植钉的头部。此处应使用足够长的种植钉，种植钉光滑的颈部也应较长，这样可以减少对黏膜的刺激。同时叮嘱患者每天使用冲牙器冲洗种植钉头部与黏膜的交界面，清除食物残渣。上颌颧牙槽嵴处骨皮质厚度和致密度远小于下颌外斜线处的骨质，临床上可能会出现种植钉松动脱落的情况。一旦发生，需要在至少间隔1个月的基础上，寻找其他合适的部位重新植入，减轻远中牵引的力量，延长矫治疗程。

4．上颌前牙排齐前的准备　本病例上牙列没有间隙，但上前牙存在中度拥挤。在没有获得足够间隙的情况下排齐上前牙只会导致上切牙唇倾，这样做就是让牙齿往复移动。所以，在排齐上前牙前，需要获得足够的间隙。这就需要使用种植钉先远中移动上颌磨牙和前磨牙，再远移上尖牙，最后获得间隙排齐切牙，即保证在尽可能不唇倾切牙的情况下排齐牙列。这些都会延长疗程，但有利于牙齿的健康。

5．上牙列远移时做到牙冠和牙根整体平移　正畸力多施加在牙冠上，但牙齿的远中整体移动（即远中平移）不仅仅是牙冠向远中倾斜，还需要牙根的远中移动。对于本病例这样大范围地远移后牙，固定矫治的效率要远优于无托槽隐形矫治，因为固定矫治的控根能力优于后者。为了更好地做到磨牙牙根的远移，可以在方丝后牙段加入少量前倾弯，减小磨牙在受到远移力后牙冠远中倾斜而牙根近中倾斜的趋势。磨牙远移完成后，需要及时在方丝上去除前倾弯。

6．精细调整和保持　本病例在完成上牙列远移、获得磨牙和尖牙中性关系后，仍使用上颌种植钉将上牙列位置维持了很长一段时间，其目的是保持上牙列远移后的稳定，这一点至关重要。从矫治后1年的照片可以看出，矫治后的稳定性很好，没有出现上牙列矢状向位置的复发。

（病例完成人：胡炜）

病例 53 正畸-正颌-牙周联合二次治疗骨性Ⅲ类畸形

一、一般情况

患者女性，21岁，主诉咬合不上，希望改善面型。13～15岁在当地行拔除两颗下牙的固定矫治，治疗结束时前牙尚可咬合，后畸形复发，面型越发不能接受。全身情况良好，否认口腔不良习惯、鼻咽部疾病；否认关节疼痛、弹响；否认牙外伤史；述无家族史。

二、临床检查

1．面部检查　正面观：面部不对称，颏部右偏，面部下1/3过长。两侧口角高度不一致，右侧口角高，微笑时更为显著。侧面观：凹面型，上颌后缩，下颌前突，闭唇时颏肌紧张（图53-1）。

2．口内检查　恒牙列，34、44缺失。上牙弓拥挤度2 mm，下牙弓拥挤度2 mm；磨牙超完全近中关系，尖牙近中关系；前牙反覆盖2 mm，Ⅰ度开䚡；上中线正，下中线右偏3 mm（图53-1）。上下前牙区存在牙龈退缩及黑三角。

3．颞下颌关检查　开口度三指，开口型正常，双侧关节未查见弹响及触痛。

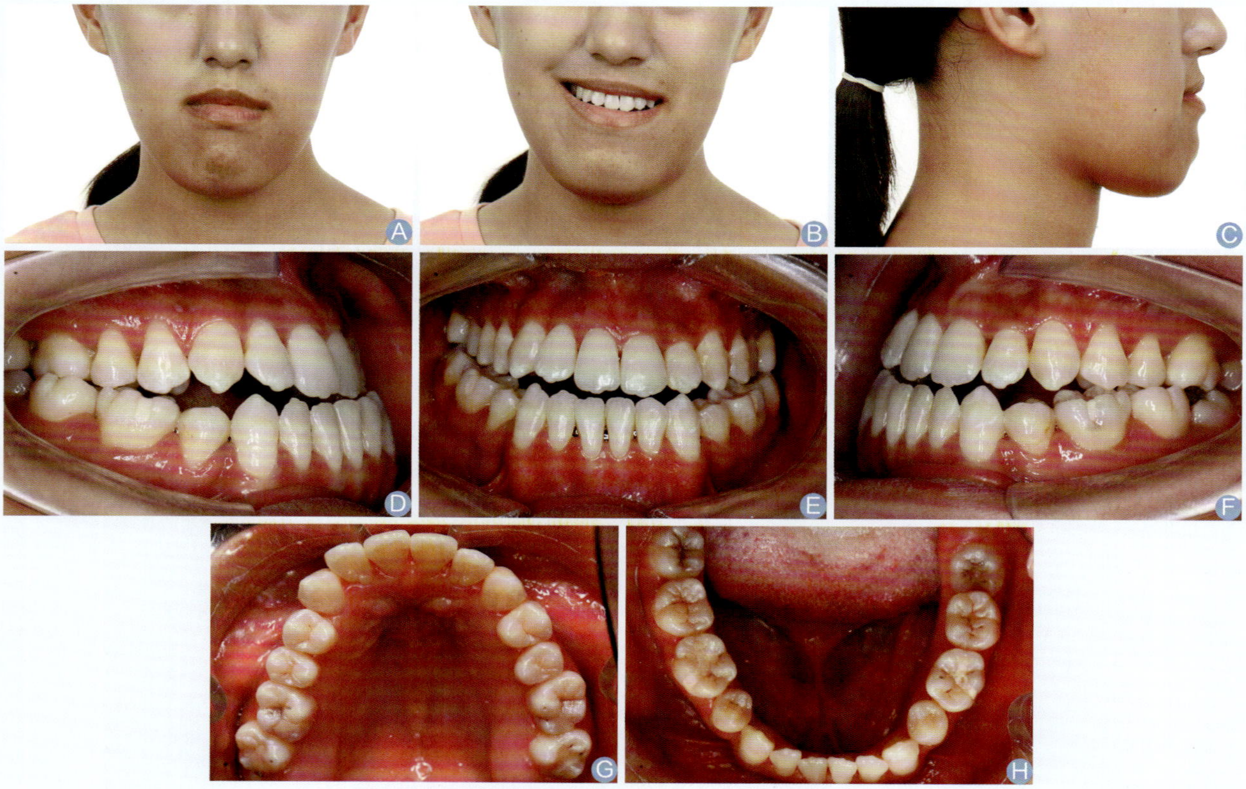

图 53-1　治疗前面䚡像

三、X 线检查分析

1．头颅侧位片　测量分析结果显示骨性Ⅲ类，下颌前突，高角，上颌后缩，上切牙唇倾，下切牙舌倾（图53-2和表53-1）。

2．全口曲面体层片　18、28过小牙，38近中阻生，48正位。13牙根形态异常，根1/3向远中偏曲明显，与上颌窦骨板接触。全口牙齿的牙槽骨高

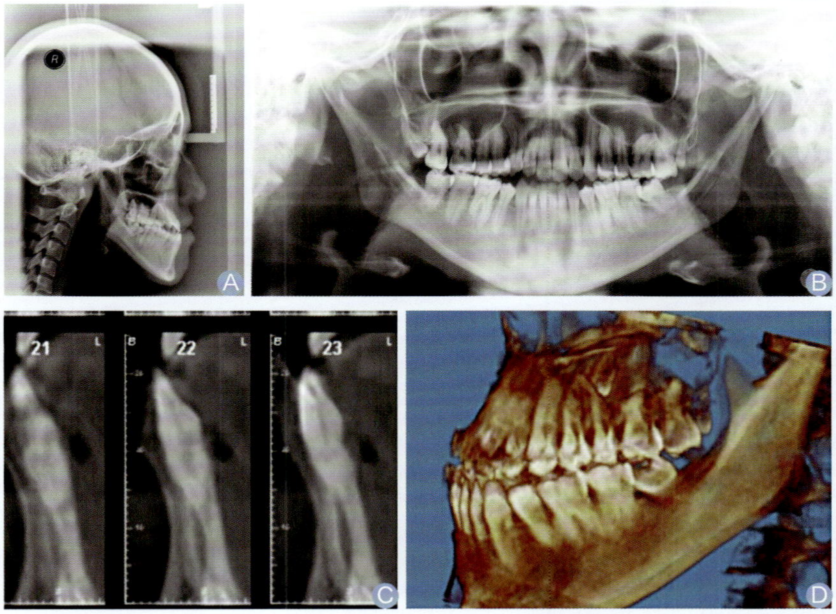

图 53-2　治疗前 X 线片及 CT

表53-1　治疗前后头影测量结果

测量项目	正常值	测量值	
	均值 ± 标准差	治疗前	治疗后
SNA（度）	82.8 ± 4.0	79.7	82.6
SNB（度）	80.1 ± 3.9	83.3	81.6
ANB（度）	2.7 ± 2.0	–3.7	1.0
FH/NP（度）	85.4 ± 3.7	89.8	89.1
U1/NA（度）	22.8 ± 5.7	33.8	21.0
U1-NA（mm）	5.2 ± 2.4	7.8	4.1
L1/NB（度）	30.3 ± 5.8	13.8	19.7
L1-NB（mm）	6.7 ± 2.1	3.7	5.1
U1/L1（度）	125.4 ± 7.9	138	124.4
U1/SN（度）	105.7 ± 6.3	113.5	103.6
MP/SN（度）	32.5 ± 5.2	42.5	40.2
MP/FH（度）	31.1 ± 5.6	34.8	31.8
L1/MP（度）	92.6 ± 7.0	87.2	97.4

度降低。下前牙唇侧骨板菲薄，部分缺如。双侧髁突骨质未见明显异常（图53-2）。

3．牙列CT　下前牙唇侧骨板菲薄、开窗（图53-2）。

四、诊断

安氏Ⅲ类，毛氏Ⅱ¹+Ⅳ²+Ⅰ¹类，骨性Ⅲ类，高角。

五、矫治目标

改善面型；解除反𬌗及开𬌗，建立良好咬合关系。

六、矫治计划

采用正畸-正颌-牙周联合治疗。通过正颌手术改善下颌前突、偏斜以及上颌后缩。通过正畸使下前牙去代偿前，行牙周辅助加速成骨正畸治疗（PAOO）。患者及家属同意治疗方案。

1．行牙周基础治疗，下前牙行PAOO。

2．PAOO术后1周牙周复查，局部愈合可。正畸粘接下牙列直丝弓矫治器，开始排齐下牙列并去代偿。

3．减数13、24、18、28、38、48，排齐整平牙列，关闭拔牙间隙，内收上前牙，完成正颌术前去代偿（双颌手术要求术前达到7～9 mm反覆盖）。

4．正颌外科行双颌手术，纠正颌骨关系，改善面型。

5．术后精细调整，建立前牙正常覆𬌗、覆盖及尖牙和磨牙中性关系，调正上下颌中线。

6．保持。进行唇姿势及微笑训练。

七、矫治过程

1．第1～6个月　下前牙PAOO术后1周粘接下牙列直丝弓矫治器（图53-3），逐步排齐下牙列，

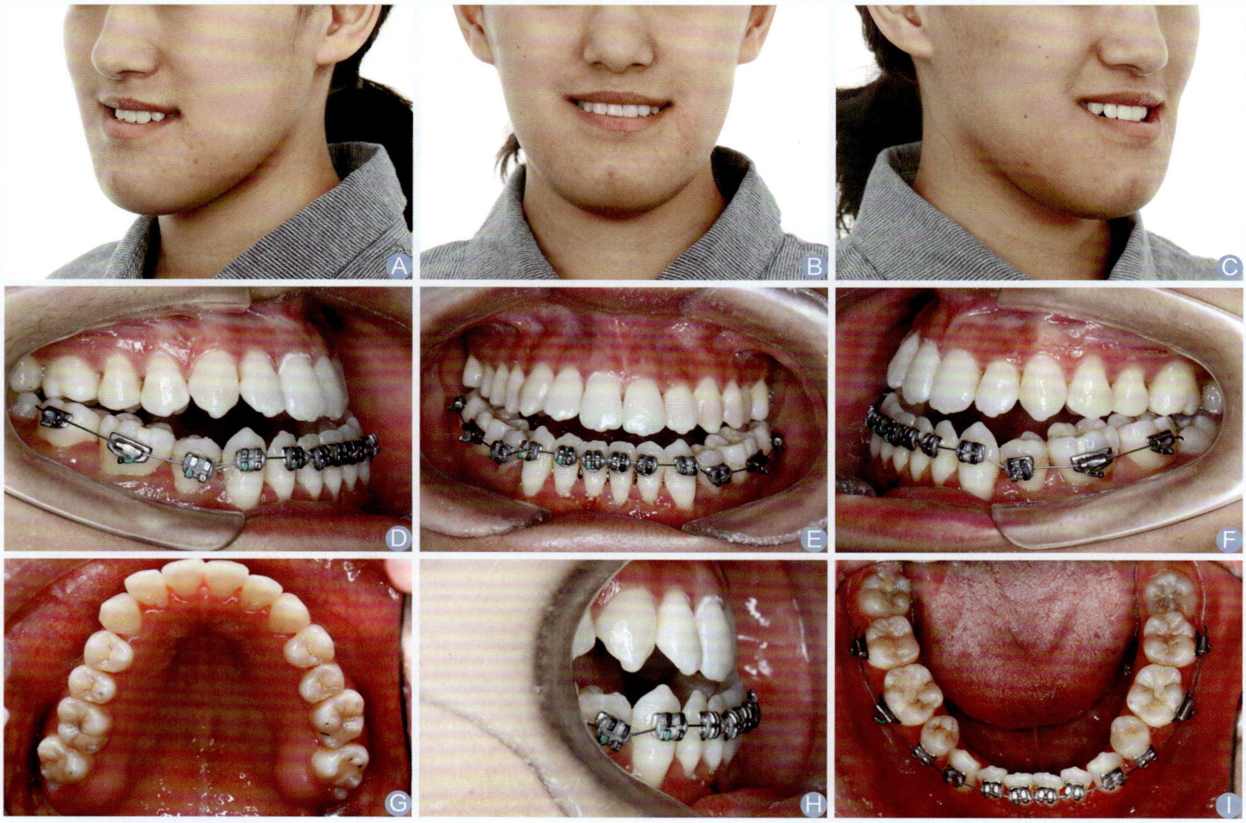

图53-3　PAOO术后1周粘接下牙列矫治器面𬌗像

去代偿。

2．第7～24个月　拔除左侧上颌第一双尖牙、右侧上颌尖牙及4颗第三磨牙，采用滑动法内收上前牙（图53-4）。

3．第25～27个月　正颌外科完成双颌手术（图53-5）。

4．第28～38个月　精细调整（图53-6），拆除固定矫治器，戴入透明保持器。

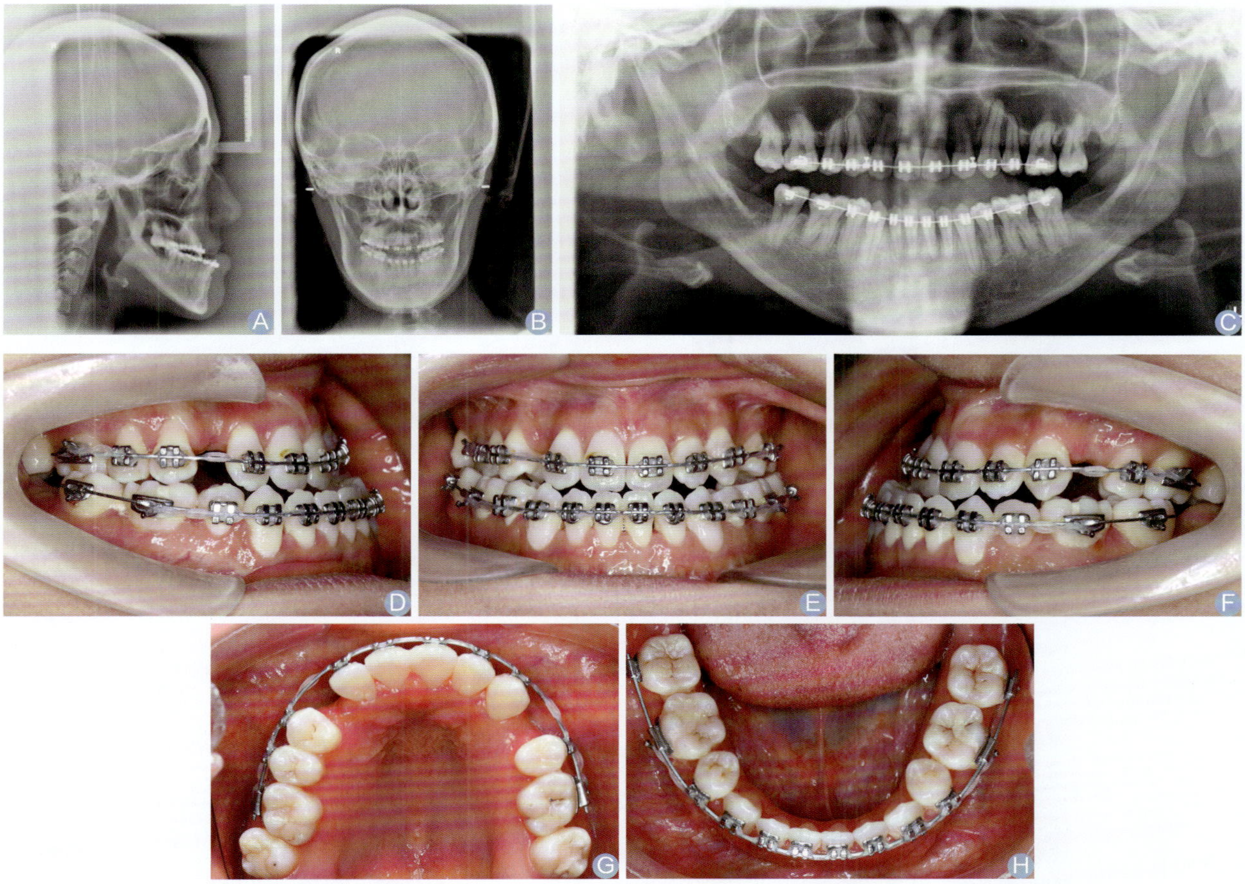

图 53-4　减数 13、24 及智齿，开始术前去代偿时的殆像，以及术前放射影像

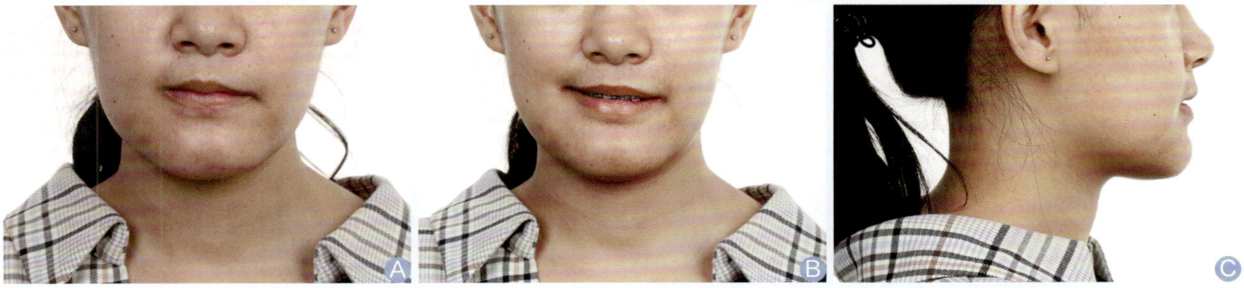

图 53-5　术后 4 周复查时面殆像及放射影像

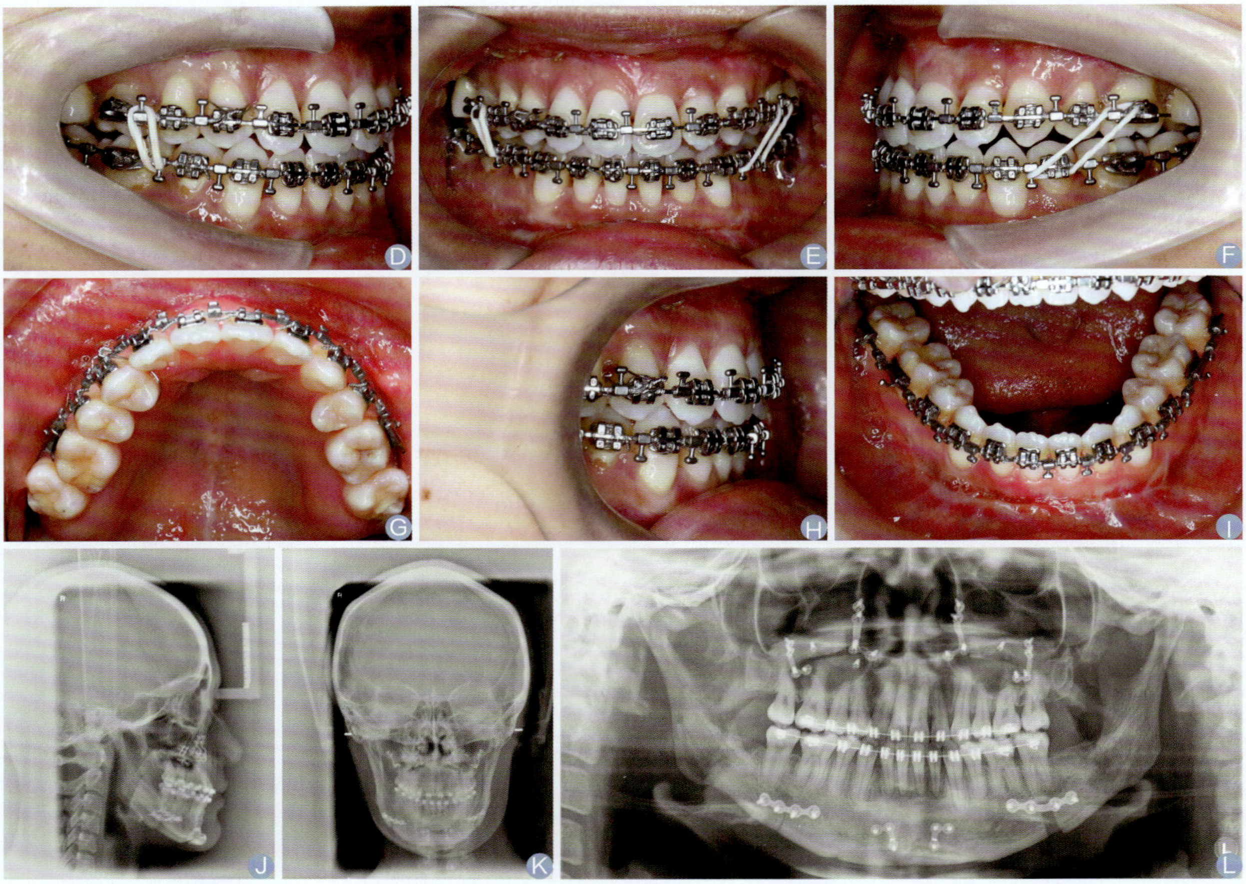

图 53-5 术后 4 周复查时面𬌗像及放射影像（续）

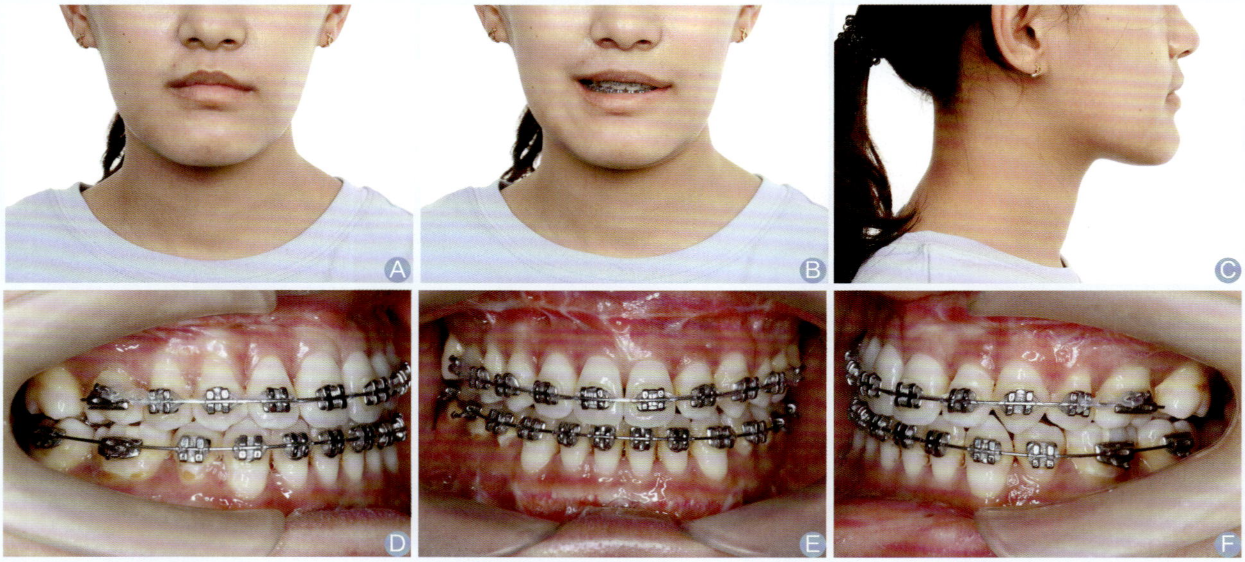

图 53-6 精细调整时面𬌗像

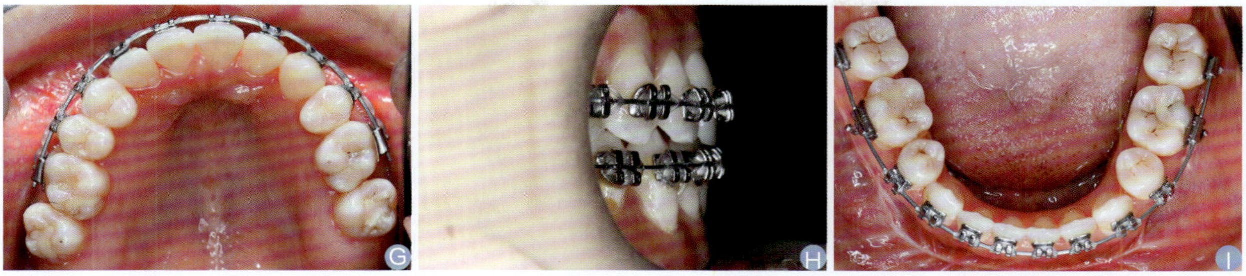

图 53-6　精细调整时面骀像（续）

八、矫治结果

矫治后，患者咬合关系良好，上下牙列整齐，前牙覆骀、覆盖正常，双侧尖牙中性关系，双侧磨牙中性关系，上下中线正。侧貌及咬合得到很大改善，上下唇突度正常，鼻唇角正常，颏唇沟正常；自然状态下闭唇正常。微笑时右侧口角仍稍高于左侧。全口曲面体层片显示牙根平行排列，牙根及牙槽骨未见明显异常。下前牙牙周组织改建良好（图53-7）。头颅侧位片测量分析结果显示：上下颌骨关系正常，术后愈合良好（测量结果见表53-1）。治疗结束1年后复查，牙齿排列整齐，咬合稳定（图53-8）。

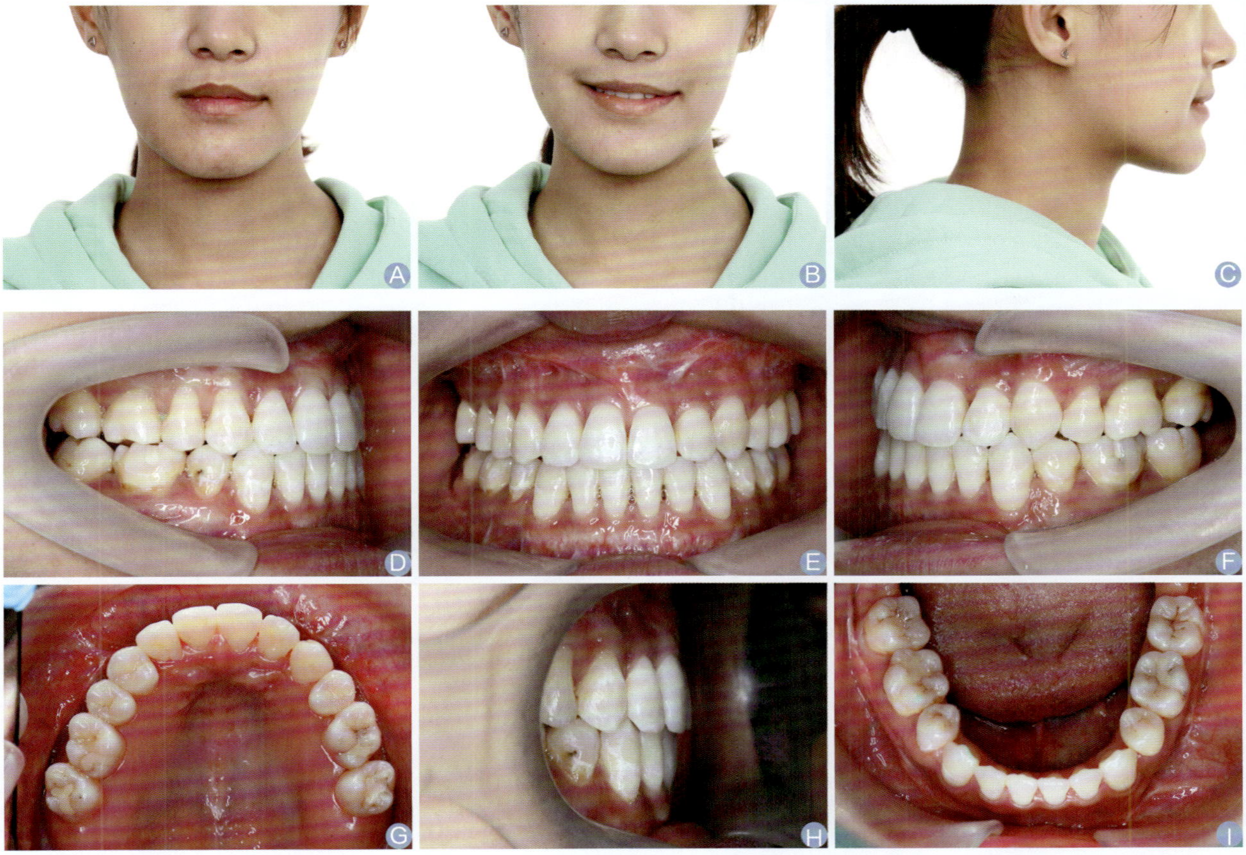

图 53-7　治疗后面骀像、X 线片及下前牙牙周组织改建情况

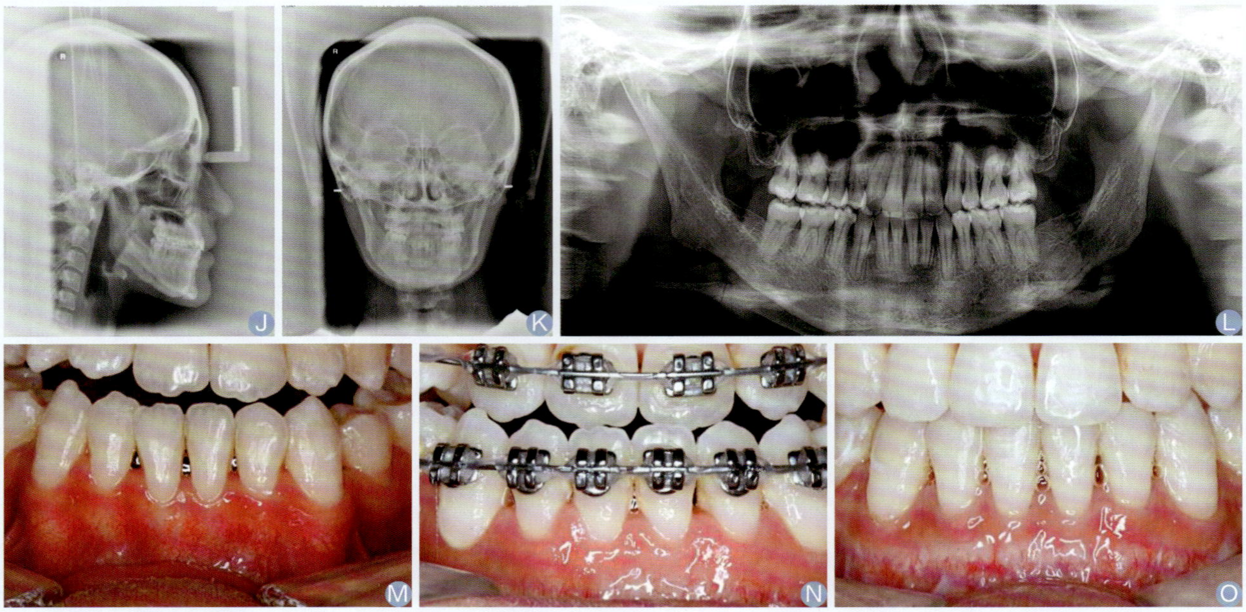

图 53-7　治疗后面殆像、X 线片及下前牙牙周组织改建情况（续）

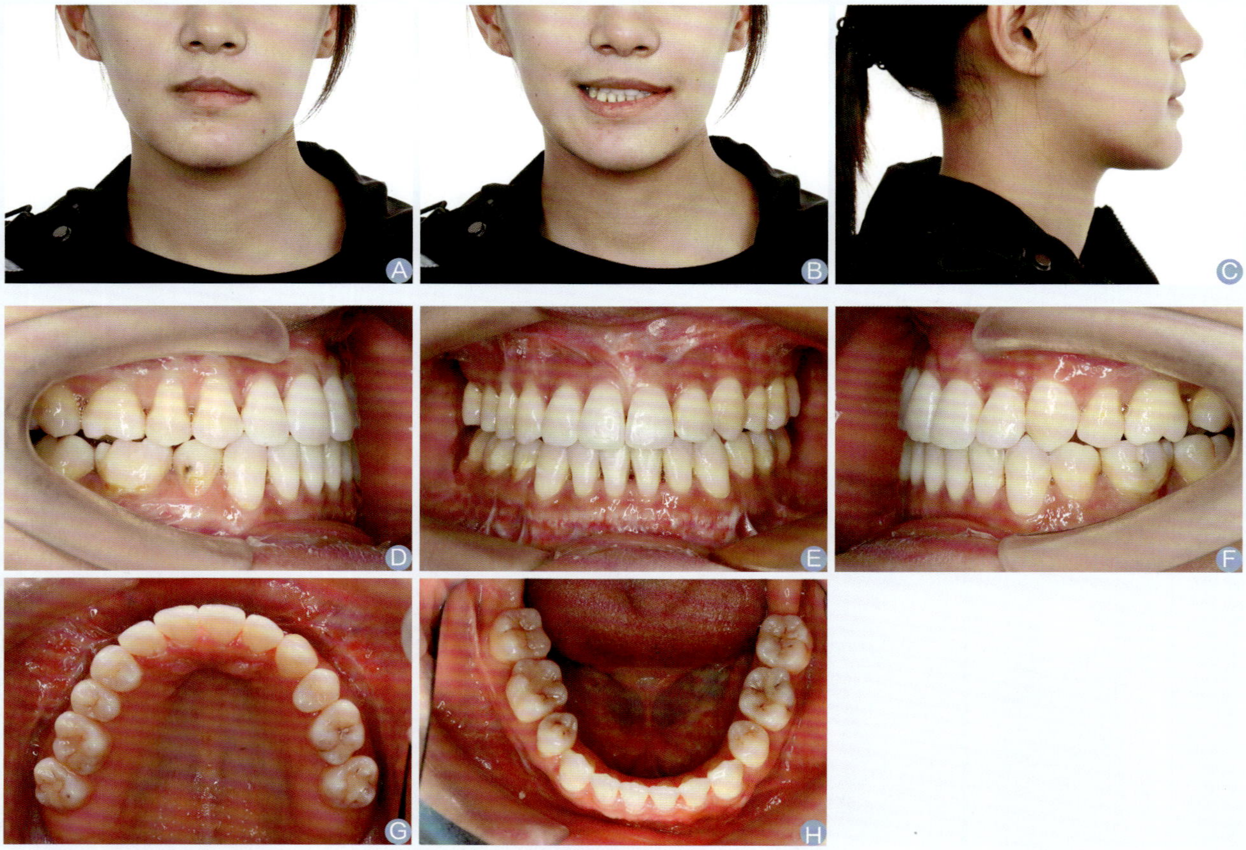

图 53-8　保持 1 年时面殆像

九、矫治体会

（一）关于治疗设计的考虑

严重的骨性畸形需要进行正畸-正颌联合治疗，而较轻的骨性畸形可以选择掩饰性正畸治疗。掩饰性正畸治疗需要合理选择适应证，严格把控矫治开始时间，并明确治疗的风险控制。

明显的骨性畸形若选择单纯正畸治疗，往往无法实现咬合关系和面部外观的有效改善。对于轻度骨性畸形，选择掩饰性矫治尤其是需要拔牙的治疗需要等待发育高峰过去，在生长基本完成后再考虑如何进行代偿。过早进行掩饰性正畸治疗不仅有可能在生长发育高峰期后出现明显复发，而且增加了后续治疗的困难，包括增加正畸治疗及手术治疗的难度，影响总体治疗效果。骨性畸形的代偿性正畸治疗多会选择减数治疗的方式，且常与骨性畸形正颌手术选择的减数方式不一致。所以如果在代偿性正畸失败后再选择进行正颌手术治疗，常会影响治疗的效果，对术前正畸也是较大的挑战。

该患者儿时已行减数下颌双尖牙正畸代偿治疗，试图通过单纯正畸治疗代偿颌骨畸形。成年后患者自觉面型无法接受，心理压力较大，希望通过正畸-正颌联合治疗改善面型，同时改善咬合关系。经与正颌外科医生讨论，拟采取双颌术式，要求术前正畸形成7～9 mm的反覆盖以达到手术要求。术前正畸选择减数上颌双尖牙、内收上前牙，以减小上前牙的唇倾度；同时下牙去代偿，通过直立下前牙增大前牙的反覆盖，为正颌手术矫正Ⅲ类骨面型创造条件。

（二）正畸治疗中的控制

1．下前牙去代偿　该患者治疗前即存在下前牙唇侧骨板菲薄，有多处骨开窗、开裂。正畸唇向移动下前牙可能会造成进一步的牙周损害，包括附着丧失和牙龈退缩。因此，设计在去代偿前行牙周PAOO，增厚下前牙唇侧牙槽骨，为唇倾去代偿提供良好条件。手术后1周复查，炎症控制良好，即开始下牙列矫治。正畸去代偿过程中定期进行牙周复查和维护。

2．减数牙位的选择　右侧上颌尖牙牙根形态异常，根1/3明显向远中偏曲，在正畸移动阻力方向上。若术前尖牙远中移动困难或移动速度慢，可能造成疗程延长以及后牙支抗丢失，甚至无法达到正颌术前的要求。所以在设计时考虑以上因素，选择减数13和24，避免因13牙根形态异常，影响术前正畸的有效实施。

3．正颌双颌手术需纠正上下颌骨三维方向上的不调，术中硬组织关系异常的纠正和对过矫治的处理归功于正颌外科医生和正畸医师的良好配合。术前应严格按照手术要求进行正畸调整，如上下前牙牙轴的控制、牙槽骨的保护及反覆盖的充分建立。

4．对于软组织静态和动态的不对称，纠正难度和不确定性大。患者术前静态及微笑时两侧口角高度明显不一致，即使正畸-正颌联合治疗纠正了牙齿位置及咬合关系，并使𬌗平面与瞳孔连线平行，也很难将软组织的问题完全纠正。只有通过医生耐心细致的宣教辅导以及患者的不断练习，软组织问题才可能不断改善。从正颌术后、正畸结束后以及回访资料中可以看到，软组织不对称的问题在逐步改善。

（病例完成人：施捷　梁成　钟金晟）

病例 54 二次正畸拔除下切牙矫治牙周附着丧失错殆

一、一般情况

患者女性，30岁，主诉牙不齐，上颌有散在间隙。既往有恒牙初期正畸史，因上前牙前突，拔除上颌2颗第一前磨牙；有慢性牙周炎病史。全身情况良好，否认口腔不良习惯、鼻咽部疾病；否认关节疼痛、弹响；否认牙外伤史；家族史无特殊。

二、临床检查

1. 面部检查　正面观：面部左右基本对称，面部上、中、下比例基本协调，轻度开唇露齿。侧面观：突面型，下颌后缩，颏发育不足（图54-1）。

2. 口内检查　恒牙列，全口牙齿牙龈红肿，探诊出血，牙龈有退缩，有三角间隙。

双侧磨牙完全远中关系，上颌两侧各缺失一个前磨牙，尖牙中性偏远中关系。上牙弓前牙散在间隙4 mm，下牙弓拥挤度3 mm。前牙Ⅲ度深覆殆，上前牙稍下垂；前牙深覆盖5 mm。上中线右偏2 mm（图54-1）。

3. 颞下颌关节检查　开口度三指，开口型正常，双侧关节未查见弹响及触痛。

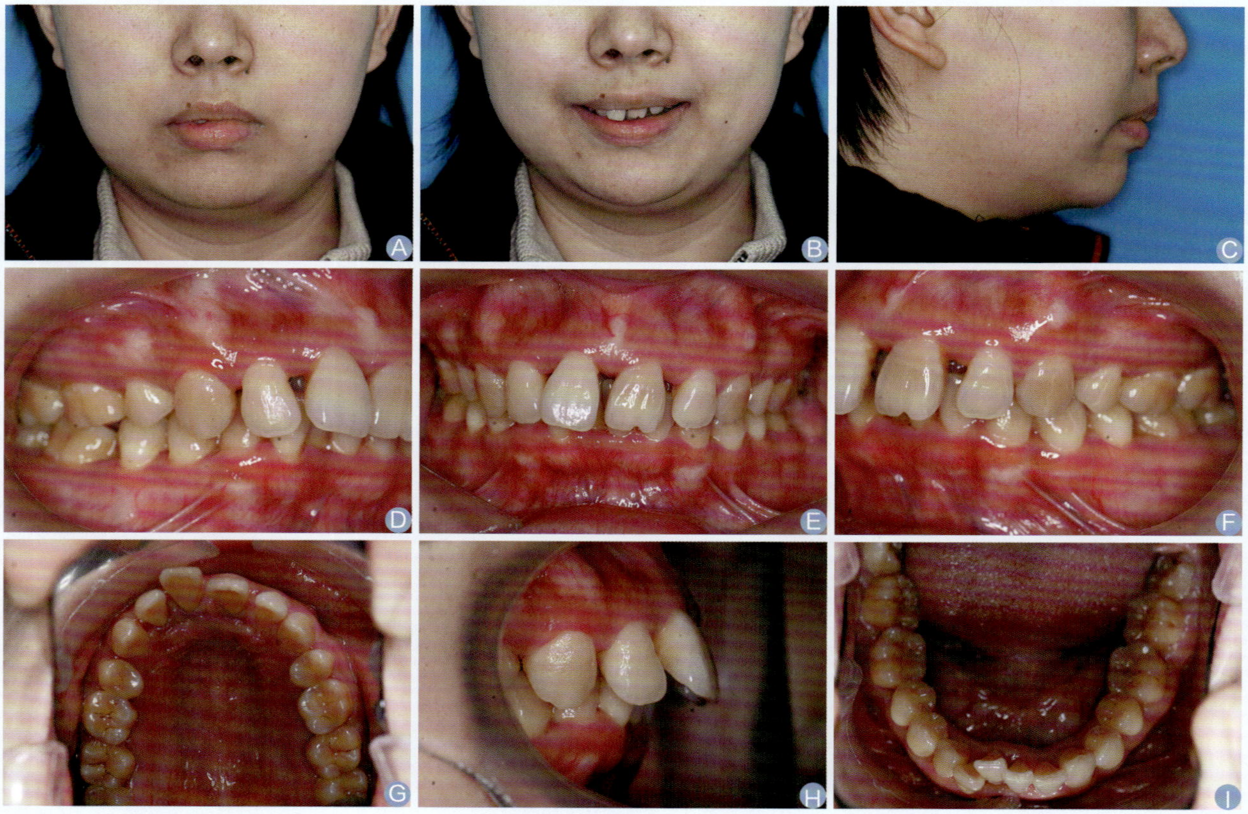

图 54-1　患者治疗前面殆像

三、X线检查分析

1. 头颅侧位片 测量分析结果显示骨性Ⅱ类，下颌后缩，高角，上切牙直立，下切牙偏唇倾（图54-2和表54-1）。

2. 全口曲面体层片及全口牙片 18、28、38和48正位萌出。牙槽骨高度有较明显降低，尤其是上前牙和下颌后牙区。双侧髁突骨质未见明显异常（图54-2）。

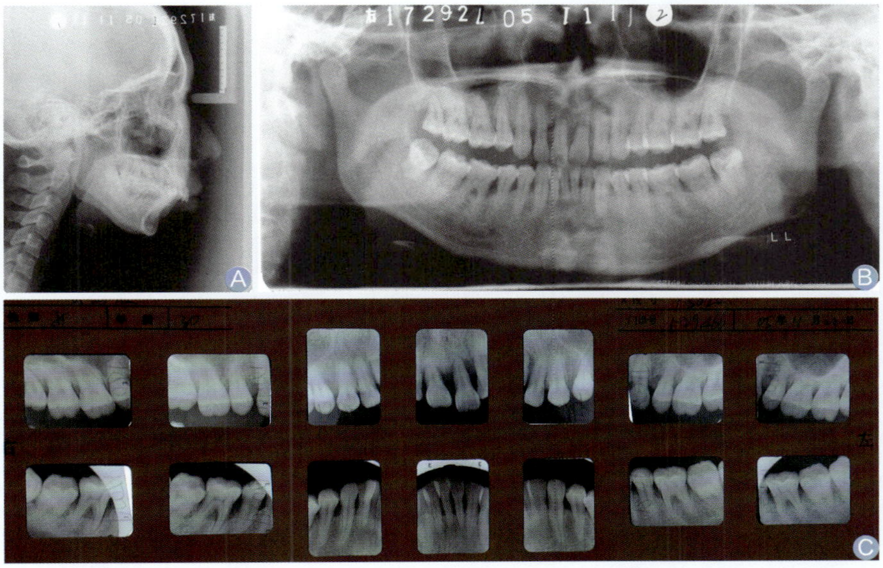

图 54-2 患者治疗前 X 线片

表54-1 患者治疗前后头影测量分析

测量项目	正常值	测量值	
	均值 ± 标准差	治疗前	治疗后
SNA（度）	82.8 ± 4.0	80.6	79.2
SNB（度）	80.1 ± 3.9	70.5	70.1
ANB（度）	2.7 ± 2.0	10.1	9.2
FH/NP（度）	85.4 ± 3.7	81.7	77.0
U1/NA（度）	22.8 ± 5.7	15.2	6.1
U1-NA（mm）	5.2 ± 2.4	2.0	0.9
L1/NB（度）	30.3 ± 5.8	33.2	39.0
L1-NB（mm）	6.7 ± 2.1	9.0	9.0
U1/L1（度）	125.4 ± 7.9	121.5	125.8
U1/SN（度）	105.7 ± 6.3	95.8	85.3
MP/SN（度）	32.5 ± 5.2	42.8	42.5
MP/FH（度）	31.1 ± 5.6	37.9	38.7
L1/MP（度）	92.6 ± 7.0	99.9	106.4

四、诊断

安氏Ⅱ¹类，毛氏Ⅱ²+Ⅳ¹+Ⅰ²/Ⅰ¹类，骨性Ⅱ类，下颌后缩，高角；慢性牙周炎。

五、矫治目标

打开前牙咬合，排齐整平牙列，内收上前牙，关闭上前牙间隙，纠正前牙深覆盖，维持磨牙完全远中关系。

六、矫治计划

1. 完善牙周系统治疗，将牙周状况控制在稳定期，正畸治疗中定期进行牙周维护。

2. 采用直丝弓矫治技术，减数41及18、28、38、48。

3. 以上下后牙段作为支抗，排齐整平上下前牙；压低上下前牙，打开咬合。

4. 以后牙为支抗，内收上前牙，关闭散在间隙；下颌利用拔牙间隙排齐牙列，磨牙维持完全远中关系。

5. 保持，首选舌侧保持丝。

七、矫治过程

1. 第1～6个月　完善牙周系统治疗，牙周评估处于稳定期，开始正畸治疗。拔除18、28、38、48。

2. 第7～18个月　排齐上下前牙段。以上颌双侧的第二前磨牙、第一磨牙和第二磨牙作为支抗，用0.018澳丝连接成整体，将超弹镍钛丝与双侧第一磨牙、切牙和尖牙结扎，排齐整平上前牙。下颌使用超弹镍钛片段弓丝，暂时未拔除41，排齐除41以外的下颌尖牙和切牙（图54-3）。

3. 第19～36个月　上颌前牙压低、内收，关闭上颌散在间隙；下颌拔除41，前牙压低，打开咬合。上颌仍以双侧后牙作为支抗，用0.018澳丝作为主弓丝，上前牙倾斜回收并压低；为改善三角间隙，在关闭间隙后期切牙做少量邻面去釉。下颌用0.018澳丝做多曲唇弓，利用拔牙间隙压低下前牙，整平下颌Spee曲线（图54-4）。同时定期检查牙周情况，进行牙周维护。11、21牙根与牙槽骨的关系相较于治疗前有明显改善，后牙牙槽骨高度得以维持（图54-4）。

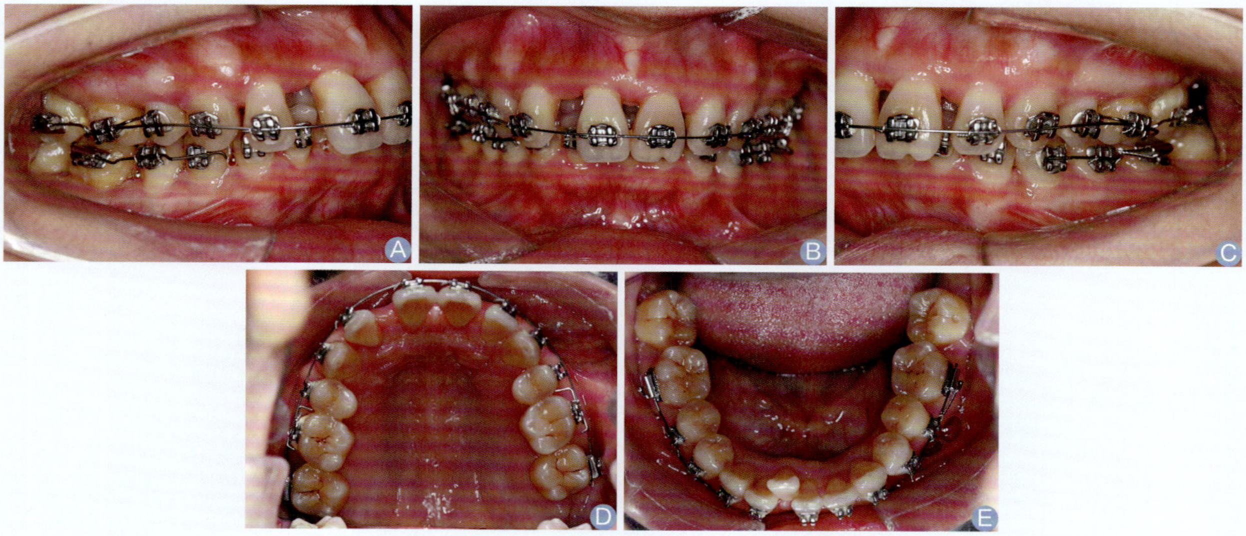

图 54-3　患者上下颌前牙排齐时殆像

4. 第37～40个月 精细调整。维持前牙矫治效果，后牙咬合微调。在拆除唇侧矫治器前，先戴入舌侧保持丝。

5. 保持 拆除唇侧固定矫治器，先以舌侧保持丝为主要保持器（图54-5），2年后更换为透明保持器。

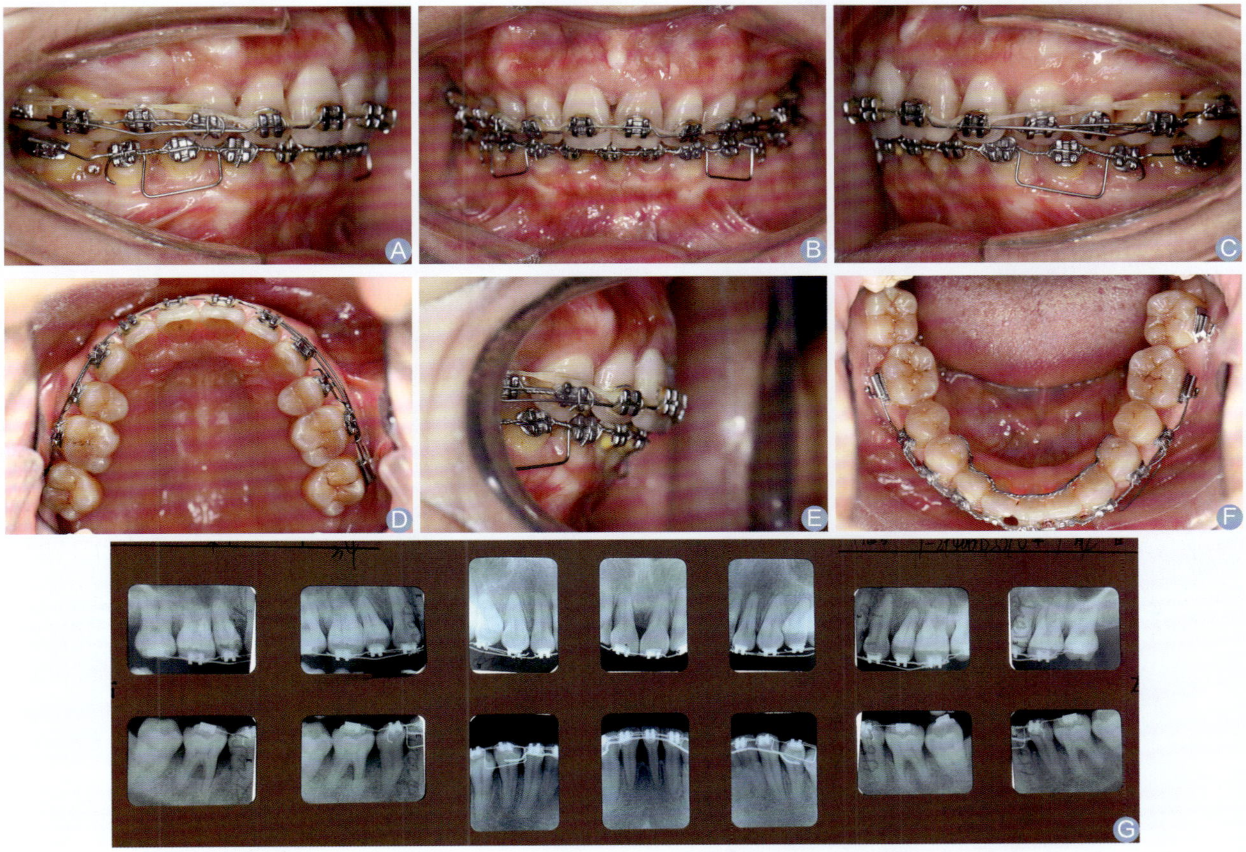

图 54-4 患者精细调整时𬌗像及全口根尖片

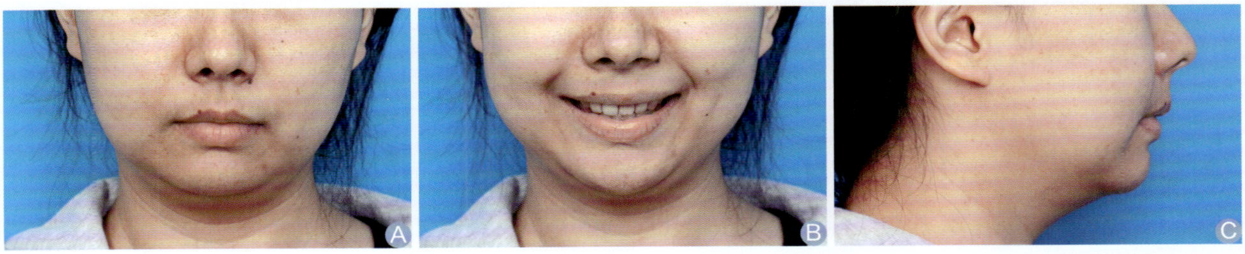

图 54-5 患者治疗后面𬌗像及 X 线片

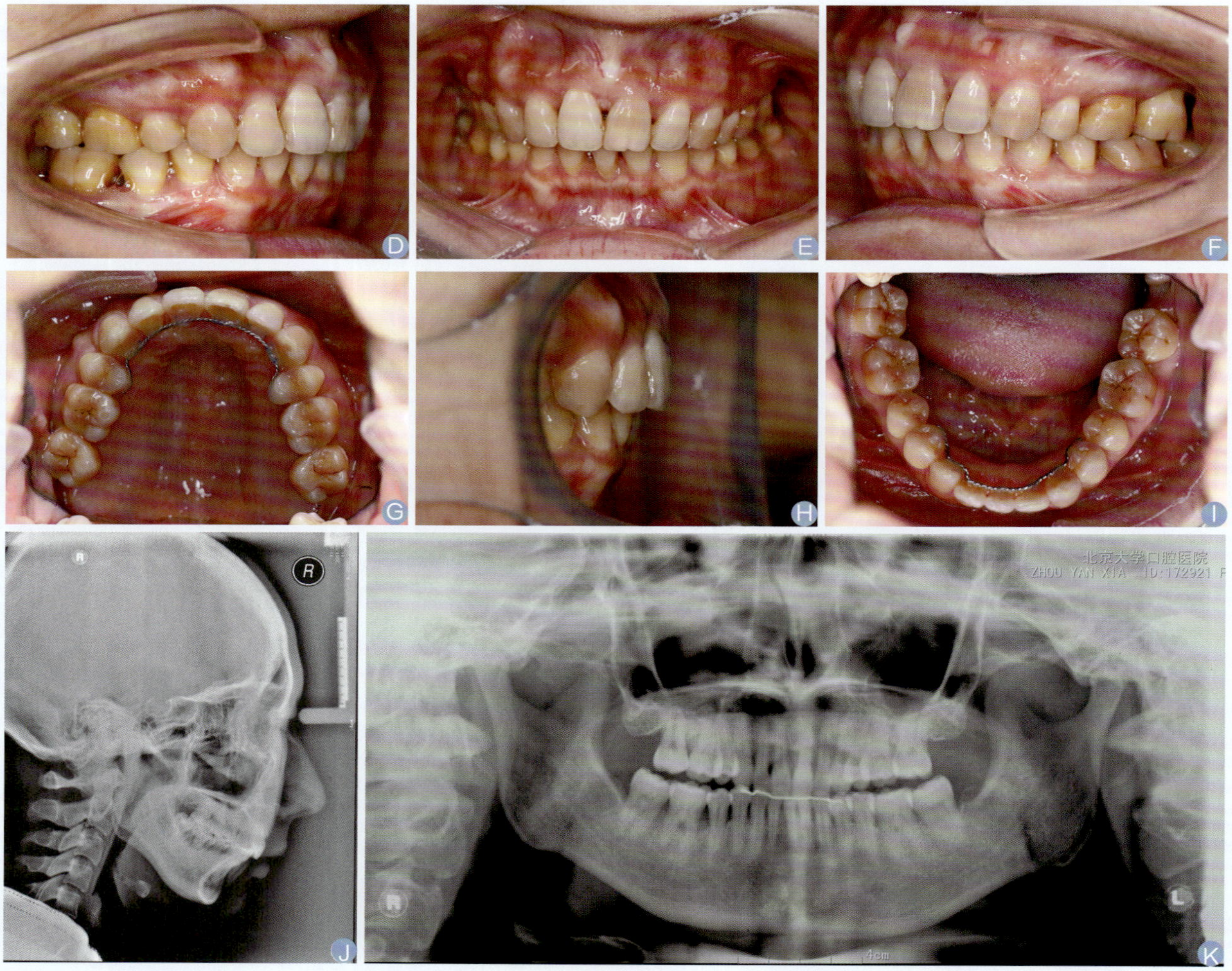

图 54-5　患者治疗后面殆像及 X 线片（续）

八、矫治结果

矫治后，患者牙龈状态良好，牙周能维持健康的状态；其中上中切牙牙槽骨与牙根的关系较矫治前有较明显改善，其他牙齿的牙槽骨高度都得到了良好保持。后牙咬合关系少量调整，更稳定，双侧磨牙维持完全远中关系。上下牙列整齐，前牙咬合打开，上下前牙均有一定压低，上前牙散在间隙和下颌拔牙间隙关闭，前牙覆殆、覆盖正常，双侧尖牙中性关系。因前牙内收，上唇突度改善；自然状态下闭唇正常，微笑时唇齿关系正常。全口曲面体层片显示牙根平行排列（图54-5）。头颅侧位片测量分析结果显示：上下前牙压低，上前牙控根内收，牙冠回收更明显，牙轴进一步直立，下前牙唇倾，均为代偿Ⅱ类骨型的前牙表现；下颌平面角得以基本维持（测量结果见表54-1，治疗前后头影测量重叠图见图54-6）。治疗后3年复查，牙齿排列整齐，咬合稳定；牙周检查显示口腔卫生状况良好，牙龈色粉、质地坚韧，菌斑少量（图54-7），出血指数（BI）为1～2，11、15、21、26、36、37、46有个别探诊指数（PD）为4～5 mm的位点，余牙PD普遍为2～3 mm。

九、矫治体会

（一）矫治设计的考虑

1. 该病例是慢性牙周病患者，有明显且较严重的牙槽骨高度降低，矫治前存在牙龈炎症。因此，矫治前需要控制牙周炎症。经过牙周系统治疗后，一般应在3个月后行牙周复诊检查。只有牙龈的色、形、质正常，探诊无出血，牙周探诊深度小于4 mm，才能开始正畸治疗。对患者要进行口腔

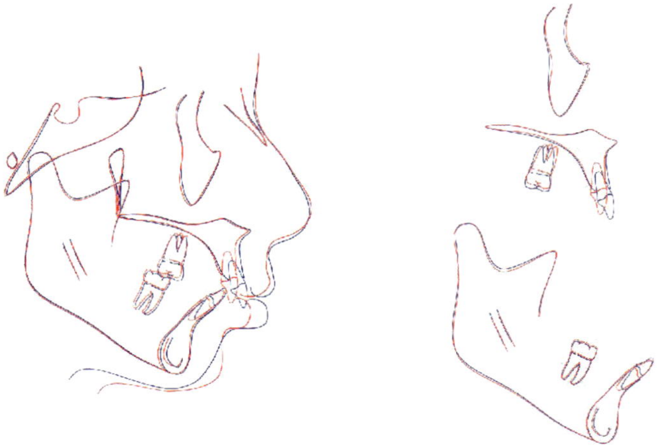

图 54-6　患者正畸治疗前后头影测量重叠图（蓝色线条为治疗前，红色线条为治疗后）

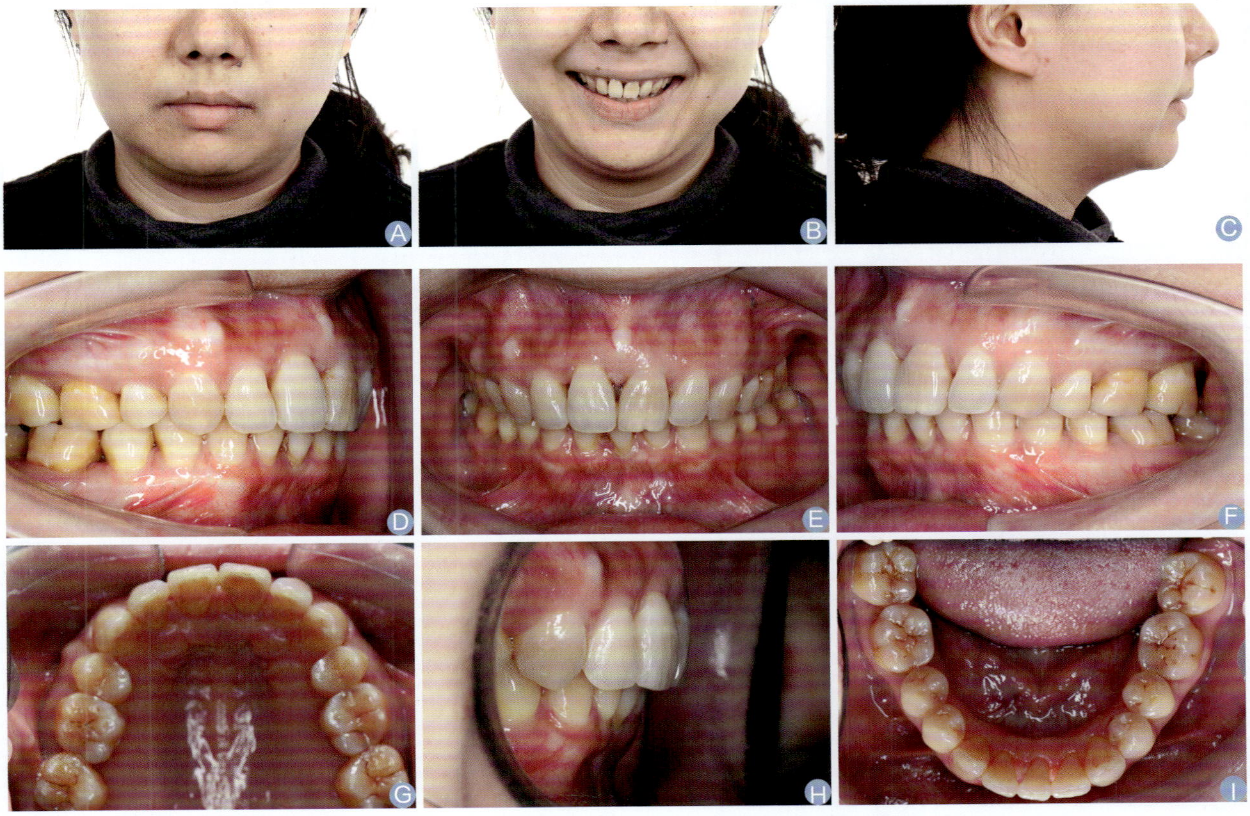

图 54-7　患者矫治结束后保持 3 年时面殆像

卫生宣教，使其养成良好的卫生习惯，能配合正畸治疗中牙周的健康维护，同时定期进行牙周科复诊、检查和治疗。牙周治疗和维护是正畸治疗顺利进行的保证。同时，从患者治疗后牙周情况改善，尤其是上颌前牙牙槽骨与牙根关系的改善可以看出，适宜的正畸治疗也有利于改善牙周健康。

2. 该病例是骨性Ⅱ类高角型，下颌明显后缩，颏部发育不足。患者不考虑接受正颌手术治疗改善面型，选择进行掩饰性正畸治疗，以解决牙列拥挤、散在间隙及深覆𬌗为主。因而正畸治疗进一步内收、直立上前牙，唇倾下前牙等，这些都是代偿治疗所需要的牙齿移动。同时，患者下颌平面为高角，前牙深覆𬌗，在打开咬合时应以前牙压低为主，后牙高度尽可能维持。

3. 牙周病患者的牙槽骨高度降低，承受正畸矫治力的能力下降。因此，在治疗设计上，以前牙移动为主，后牙稳定，不做大范围移动。因而，不追求将远中磨牙关系调整成中性。设计中选择拔除一个下切牙，为排齐和压低下前牙提供间隙。

（二）正畸中的牙齿移动控制

1. 患者牙周附着丧失，承受矫治力的能力降低，施加矫治力要采用轻柔、间断的加力方式。根据牙槽骨高度降低的程度，矫治力大小只能是健康牙周组织矫治力的1/4～1/2。要实现矫治力轻柔，初始弓丝应选用更细的超弹镍钛丝。此外，结扎时采用悬吊或者斜结扎等方法都是尽量让弓丝力量更轻柔地作用于牙齿。同时，尽量按照由细到粗的顺序逐级更换弓丝，避免跳越更换弓丝，让每次更换弓丝施加的力量更轻柔。由于牙齿控根或整体移动时承受的力明显大于倾斜移动，因而在该患者的治疗中，内收前牙、关闭前牙间隙时使用了0.018英寸的澳丝（圆丝），使前牙以倾斜移动为主，避免对牙周组织造成更大损伤。使用链状皮圈施加滑动关闭间隙的矫治力，在控制加力大小的前提下，因其力值衰减的特性，更符合间断加力方式。同时，该患者复诊周期相对拉长，一般为6～8周，有利于矫治牙牙周组织修复。

2. 该患者的后牙（包括磨牙和双尖牙）均设计为支抗牙，治疗中尽量保持不移动。但因其也存在牙槽骨高度的降低，支抗值明显减小，削弱了其作为支抗牙的能力，在治疗中要考虑增加后牙支抗的措施。首先增加了参与支抗的牙齿数目，比如上颌的第二前磨牙、第一磨牙和第二磨牙，以及下颌的第一、第二前磨牙和第一磨牙，整体成为支抗结构，而不是单纯使用双侧的第一磨牙作为支抗，来抵抗前牙矫治的反作用力，从而更稳定地保持了后牙位置。另外，在上颌前牙内收时应用不锈钢圆丝，并在后牙段加15°～20°的后倾曲，此时后牙向前移动需要完成整体移动，从而保证了支抗牙更稳定。

3. 患者为高角型深覆𬌗，设计时打开咬合应以前牙压低为主，尽量避免后牙升高。因而在治疗中将上颌后牙作为支抗结构，内收弓丝在支抗牙处弯制后倾曲，对前牙有一定的压低作用；而在下颌使第一、第二前磨牙和第一磨牙整体成为支抗结构，应用多用途弓压低前牙，在压低前牙的同时能更好地控制后牙高度。在精细调整阶段，并没有强求完全整平第二磨牙，尽量避免后牙高度的改变。

4. 适当的邻面去釉有利于改善牙周病患者牙齿的邻接关系。因而在该患者的上颌散在间隙基本关闭时，视前牙三角间隙情况，在4个切牙的近远中邻间隙各做了0.5 mm的邻面去釉，并继续控制内收。最终牙齿的邻接关系良好，不仅改善美观，而且有利于牙齿的自洁和牙周健康。

（病例完成人：李小彤）

第三篇

多学科联合治疗

随着口腔医学及口腔正畸学的发展，对错䶮畸形的矫治早已超出了经典的正畸学牙齿矫正范畴，已涵盖对䶮、颌、面畸形的全方位矫治。国内著名的正畸学者林久祥教授近期提出了将口腔正畸学改名为颌面正畸学的建议，后者更能反映口腔正畸学科的特点。正畸医生常要面对较严重的错䶮畸形，尤其是严重的骨性畸形、先天畸形（如唇腭裂）、伴牙周病的错䶮畸形、伴关节病的错䶮畸形、有多个缺牙需要修复治疗的病例以及伴有埋伏牙的错䶮畸形，常需要和其他口腔专业的医生密切合作，制订治疗计划并完成矫治。因此，正畸医生应有全局观念、大局意识，有多学科治疗的概念，并能积极了解相关学科的进展，从而更好地为患者提供更恰当的治疗。

第十一章 正畸－正颌联合治疗矫治严重骨性牙颌畸形

中重度的骨性错殆畸形患者常有改善面型及面部美观的诉求，但单纯的正畸治疗很难彻底改善骨性的畸形，需要通过正畸－正颌联合治疗达到矫治的目标。正畸－正颌联合治疗需要正畸医生和颌面外科医生密切合作，共同完成设计并实现治疗的计划。无论是经典的正畸－正颌联合治疗，还是近年逐渐开展的手术优先治疗，都非常考验正畸与正颌外科医生的合作性。因此，对治疗方案共同进行设计是必需的。因为正畸医生更关注牙齿及咬合关系，而且牙齿的移动和通过牙齿移动实现错殆矫治的难度可能更大，所以精细的正颌外科术前设计是必要的，且正畸医生参与其中必不可少。

正畸－正颌联合治疗以矫治骨性Ⅱ类错殆畸形、骨性Ⅲ类错殆畸形、高角开殆、面部不对称偏颌畸形为主，不同的错殆畸形手术设计及正畸设计各有特点。对于经典的三段式正畸－正颌联合治疗，病例一般要经过以下三个阶段：①充分的术前正畸，去除牙齿代偿，解除牙列拥挤，协调牙弓形态及关系，整平殆曲线；②精确的正颌外科截骨及骨块移动；③正颌外科术后，正畸调整咬合关系，关闭小的拔牙间隙等。经典的正畸－正颌联合治疗强调充分的术前正畸，以保障手术的顺利进行及术后的稳定性。

手术优先模式的正畸－正颌联合治疗由于手术先行，对于需要较大量去代偿、牙齿移动较多或存在术后早接触点等问题的病例，可能会影响最终的治疗结果及术后正畸的难度。所以，手术优先的正畸－正颌联合治疗的适应证还在不断探索中。近期也有学者探索了早期手术（surgery early）模式，在术前行短期的正畸治疗以去除术后的殆干扰，增加手术的稳定性。手术优先模式对正畸医生提出了更高的要求，同时也更需要正畸医生与正颌外科医生密切合作。目前的研究结果表明，手术优先模式主要在骨性Ⅲ类患者中应用，术后的稳定性与经典的正畸－正颌联合治疗基本相同，但是手术优先患者出现明显复发（复发＞2 mm）的比率高于经典正畸－正颌联合治疗患者。所以，对于手术优先模式的适应证以及手术改进，仍需不断探索。

病例 55　骨性Ⅲ类畸形的正畸－正颌联合治疗（一）

一、一般情况

患者女性，29岁，主诉要求改善地包天咬合。既往有磨牙牙体治疗史。全身情况良好，有慢性鼻炎病史，有口呼吸习惯；否认关节疼痛、弹响；否认牙外伤史；舅舅有相似面型。

二、临床检查

1．面部检查　正面观：面部左右基本对称，面部下1/3过长。侧面观：凹面型，上颌后缩，下颌前突，颏肌紧张，颏唇沟无（图55-1）。

2．口内检查　恒牙列，36曾行牙体治疗。上颌卵圆形牙弓，下颌牙弓过宽。上牙弓拥挤度5 mm，下牙弓拥挤度9 mm。双侧磨牙完全近中关系，尖牙近中关系。前牙反𬌗，下颌不可后退；左侧前磨牙反𬌗。上颌中线左偏1 mm，下颌中线正（图55-1）。

3．颞下颌关节检查　开口度三指，开口型正常，双侧关节未查见弹响及触痛。

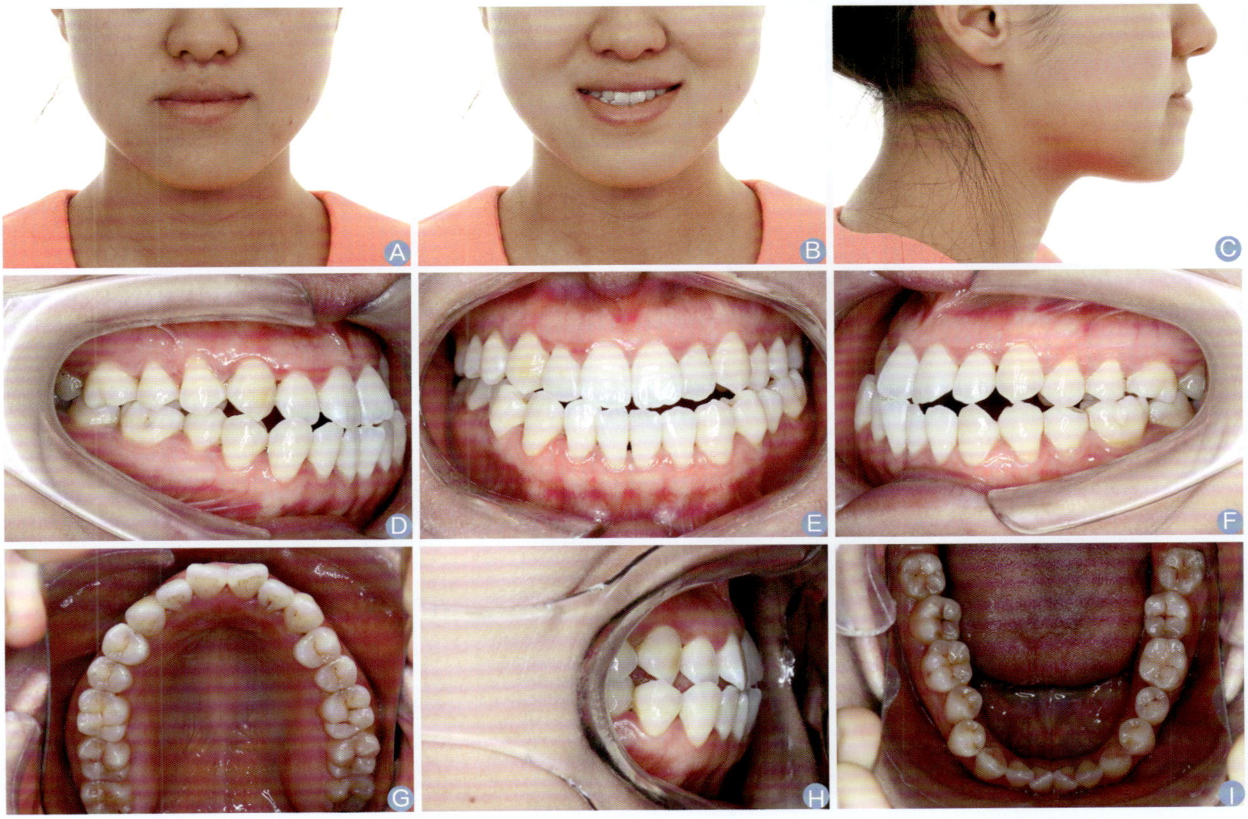

图 55-1　治疗前面𬌗像

三、X线检查分析

1．头颅侧位片　测量分析结果显示骨性Ⅲ类，上颌后缩，下颌前突，高角。上切牙唇倾，下切牙直立（图55-2和表55-1）。

2．大视野CBCT　牙列、牙槽骨未见明显异常。双侧髁突骨质未见明显异常（图55-2）。

四、诊断

安氏Ⅲ类，毛氏Ⅱ[1]+Ⅲ[2]+Ⅰ[1]类，骨性Ⅲ类，高角。

五、矫治目标

改善颌骨畸形，改善咬合及侧貌形态。

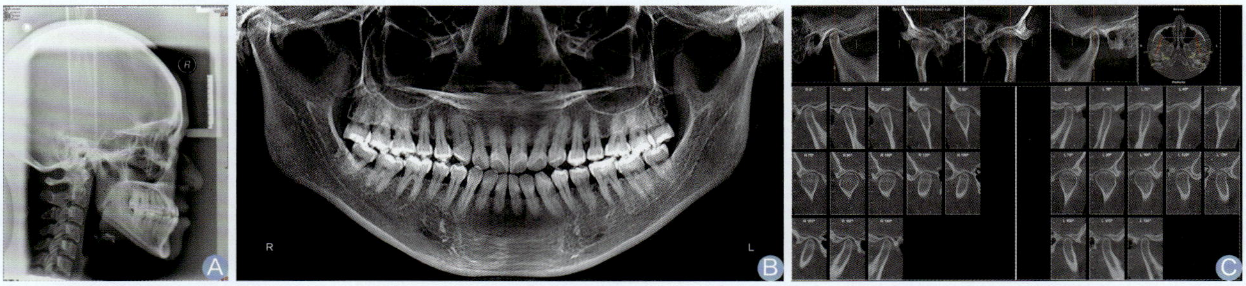

图 55-2　治疗前X线片及CBCT

表55-1　治疗前后头影测量结果

测量项目	正常值	测量值	
	均值±标准差	治疗前	治疗后
SNA（度）	82.8 ± 4.0	81.5	84.2
SNB（度）	80.1 ± 3.9	84.6	81.3
ANB（度）	2.7 ± 2.0	–3.1	2.9
FH/NP（度）	85.4 ± 3.7	95.6	93.0
U1/NA（度）	22.8 ± 5.7	27.9	19.7
U1-NA（mm）	5.2 ± 2.4	4.3	3.7
L1/NB（度）	30.3 ± 5.8	21.0	17.8
L1-NB（mm）	6.7 ± 2.1	5.9	3.1
U1/L1（度）	125.4 ± 7.9	131.1	139.7
U1/SN（度）	105.7 ± 6.3	112.4	103.9
MP/SN（度）	32.5 ± 5.2	37.1	37.6
MP/FH（度）	31.1 ± 5.6	29.2	29.7
L1/MP（度）	92.6 ± 7.0	82.5	83.5
UL-E（mm）	–1.4 ± 1.9	–5.5	–5.2
LL-E（mm）	0.6 ± 1.9	0.1	–2.4

六、矫治计划

采用正畸-正颌联合治疗。

（一）术前正畸去代偿治疗

1．拔除上颌2颗第一前磨牙，上下颌4颗第三磨牙。

2．排齐牙列，调整弓形，关闭拔牙间隙，去代偿。

3．上颌采用种植支抗，强支抗；下颌为弱支抗。

（二）正颌手术

上颌LeFort Ⅰ型截骨术+双侧下颌升支矢状劈开截骨术（BSSRO）+颏成形术。

（三）术后正畸

1．术后骨骼愈合稳定。

2．精细调整咬合定位。

七、矫治过程

1．第1～9个月　粘接上颌Andrews直丝弓矫治器，排齐上牙列，逐步更换弓丝至0.018英寸×0.025英寸不锈钢方丝。6个月后开始序列粘接下颌矫治器，逐步排齐（图55-3和图55-4）。

2．第10～22个月　上颌在磨牙区域采用种植支抗辅助关闭上颌间隙，调整切牙牙轴。下颌排齐

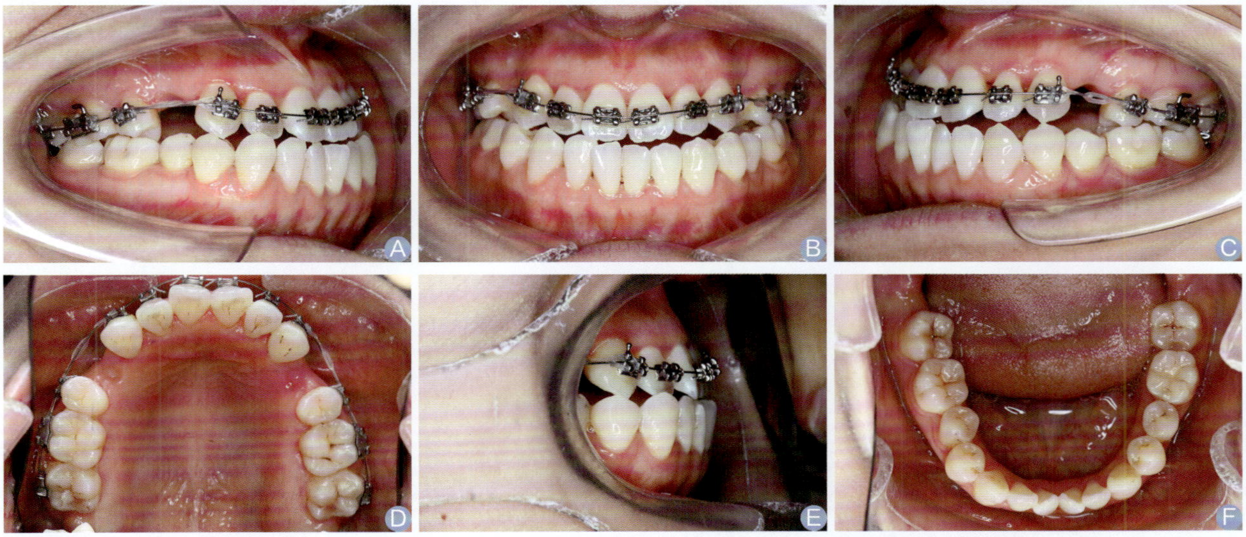

图 55-3　关闭上颌拔牙间隙时殆像

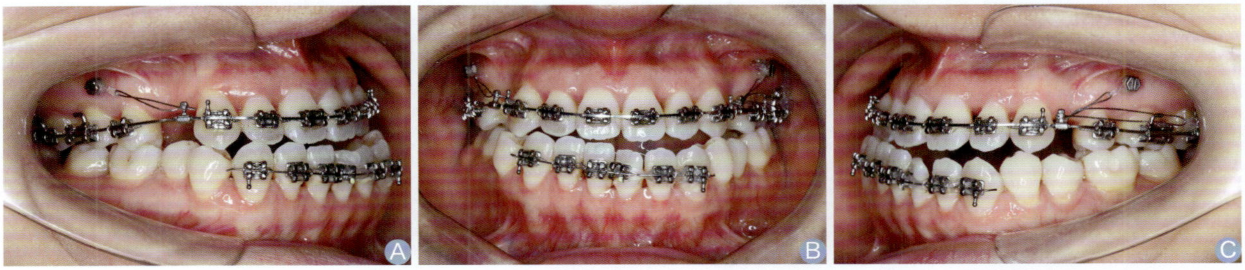

图 55-4　序列粘接下颌矫治器时殆像

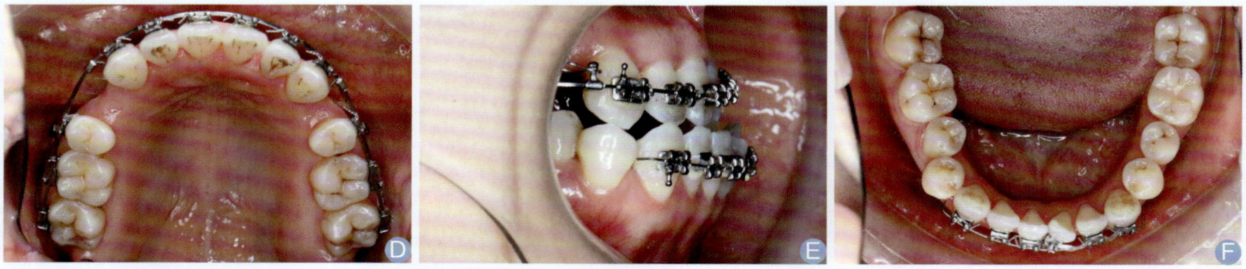

图 55-4　序列粘接下颌矫治器时𬌗像（续）

牙列，去代偿。协调上下颌牙弓弓形，匹配上下颌后牙宽度（图55-5和图55-6）。

3．第23～24个月　行正颌外科手术（图55-7、图55-8和图55-9）。

4．第24～36个月　术后骨骼稳定，精细调整定位。拆除固定矫治器，上颌采用透明保持器，下颌采用舌侧丝保持（图55-10）。

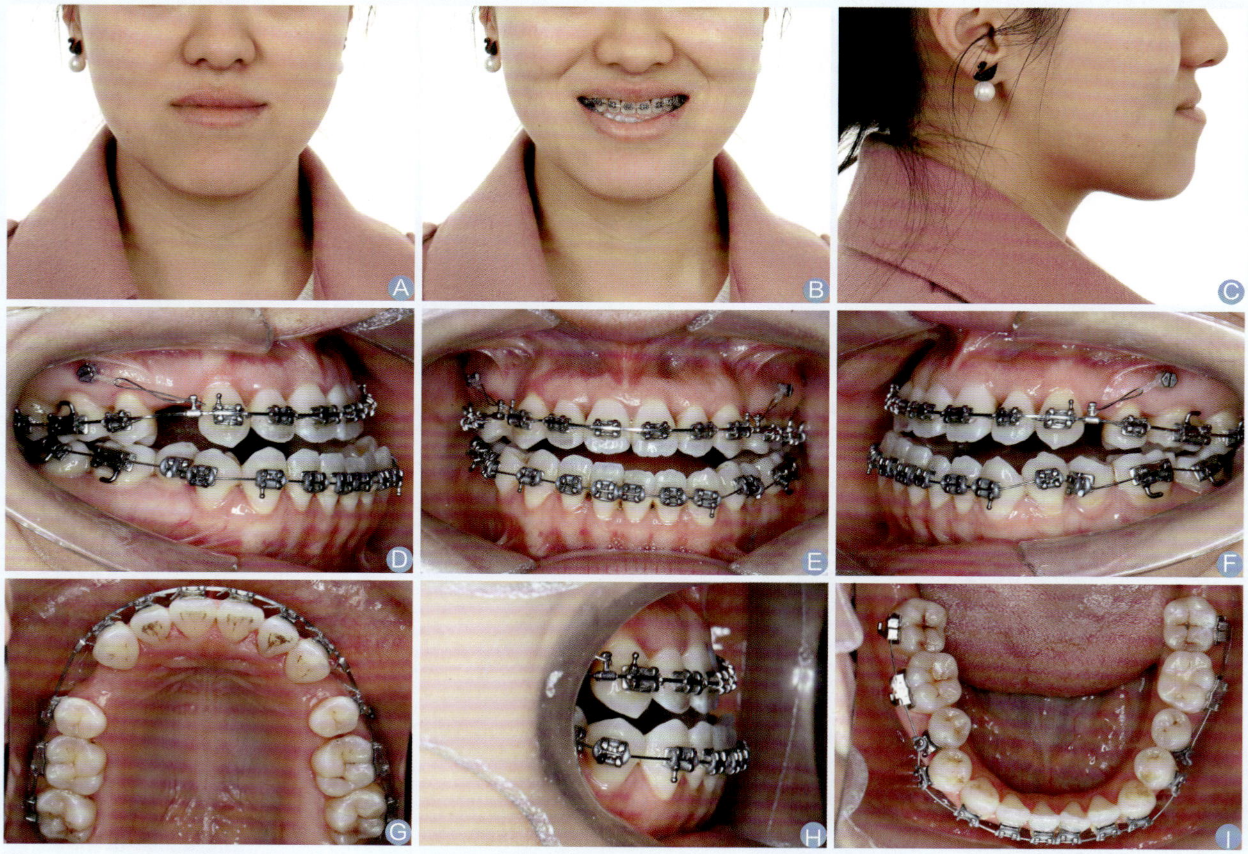

图 55-5　采用种植支抗关闭拔牙间隙时面𬌗像

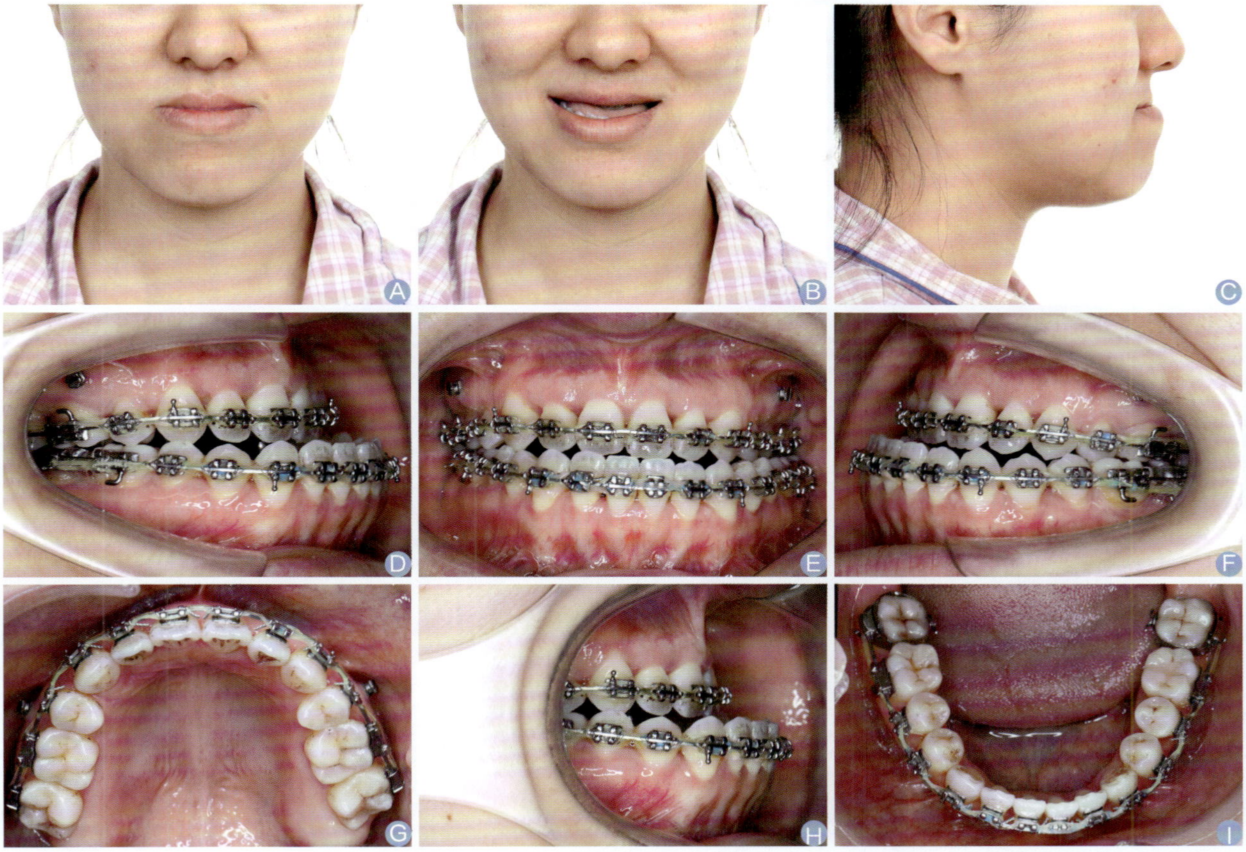

图 55-6　匹配上下颌弓形时面殆像

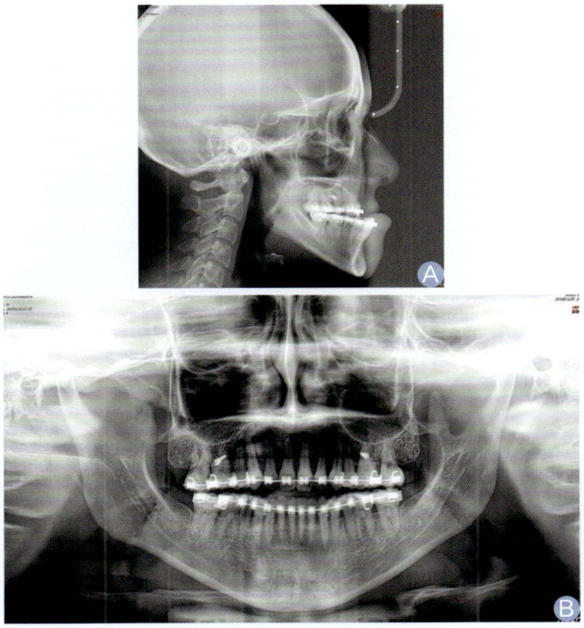

图 55-7　正颌手术前 X 线片

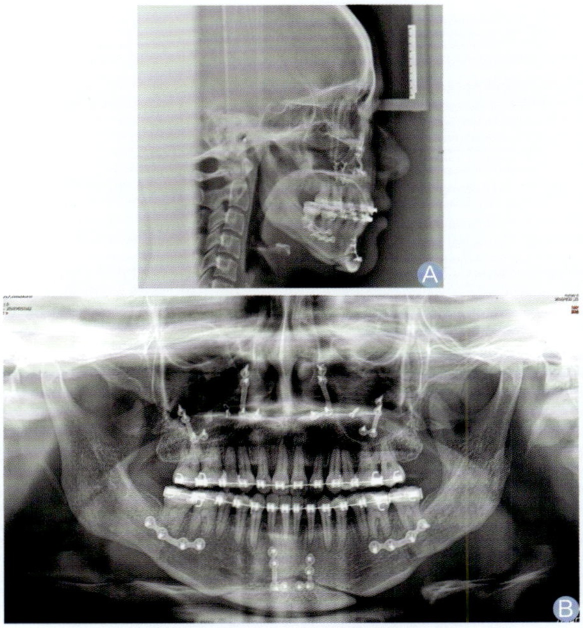

图 55-8　正颌手术后 X 线片

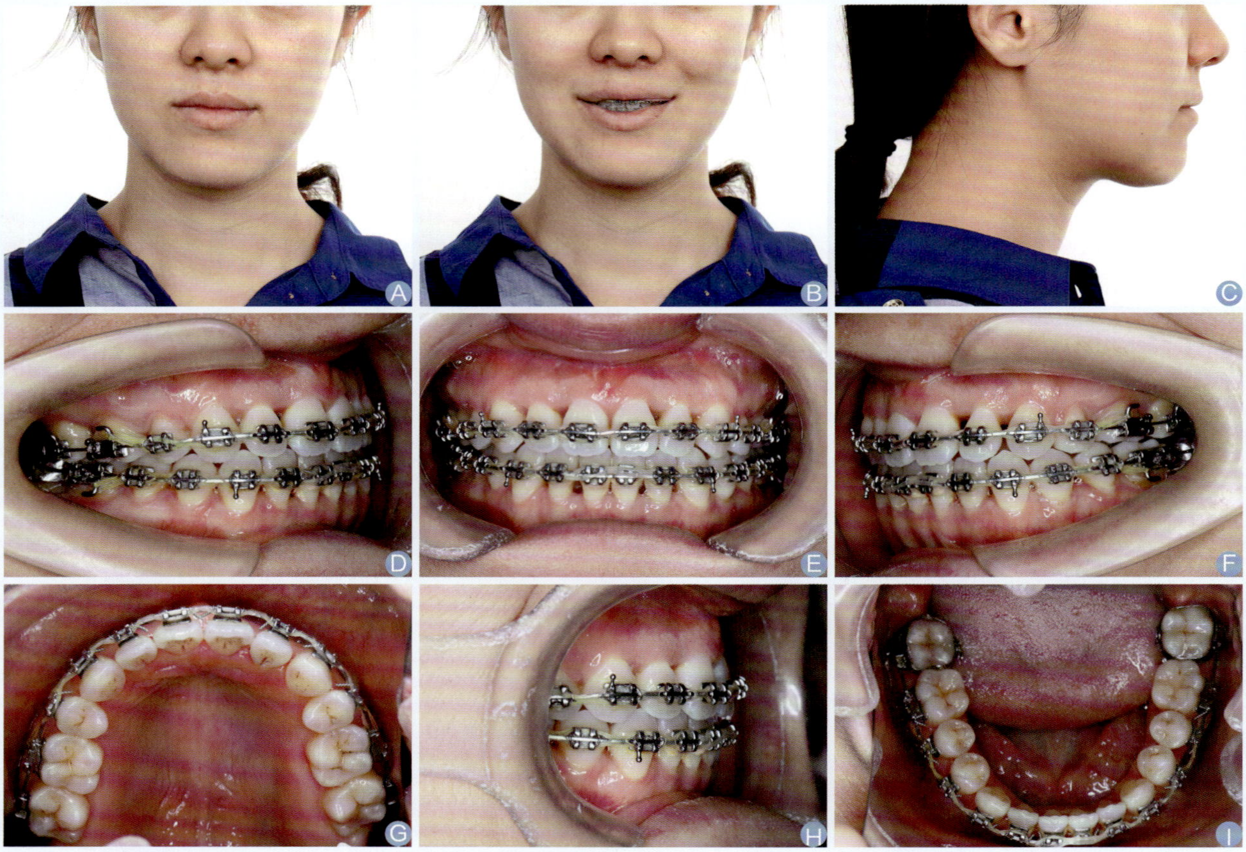

图55-9 正颌术后面殆相

八、矫治结果

矫治后，患者上下颌骨中性关系，颏部形态良好。口内咬合关系良好，上下牙列整齐，上下颌牙弓形态匹配，前牙覆殆、覆盖正常，双侧尖牙中性关系，双侧磨牙完全远中关系，上下中线正。侧貌得到很大改善，上下唇突度正常，鼻唇角正常，颏唇沟正常；自然状态下闭唇正常，颏肌紧张度正常。微笑时唇齿关系正常（图55-10）。全口曲面体层片显示牙根平行排列，牙根及牙槽骨未见明显异常（图55-11）。头颅侧位片测量分析结果显示：颌骨术后改善为Ⅰ类骨型，上前牙整体内收，牙轴控制良好，下切牙适度唇倾，牙轴与牙槽基骨一致（测量结果见表55-1）。治疗结束1年后复查，牙齿排列整齐，咬合稳定（图55-12）。

九、矫治体会

（一）关于治疗设计的考虑

患者为骨性Ⅲ类畸形，上颌后缩，下颌前突，属于正畸-正颌联合治疗适应证。术前正畸的主要目的是去除牙齿代偿。通过术前正畸去除牙齿是因为上下颌骨不调，这种不调是为行使功能运动而产生的适应性变化。术前正畸打破治疗前牙齿的咬合关系，将上牙列相对上颌和下牙列相对下颌调整至正常位置关系，同时要匹配术后的三维咬合关系。因此，术前正畸的矫治设计与非手术代偿性正畸是不同的，上颌需要回收前牙至标准位置及角度，下颌需要适度唇倾前牙，采用上颌拔牙而下颌不拔牙的方案。由于患者上颌存在拥挤，需要强支抗控制，采用种植支抗增强上颌后牙支抗，避免磨牙近

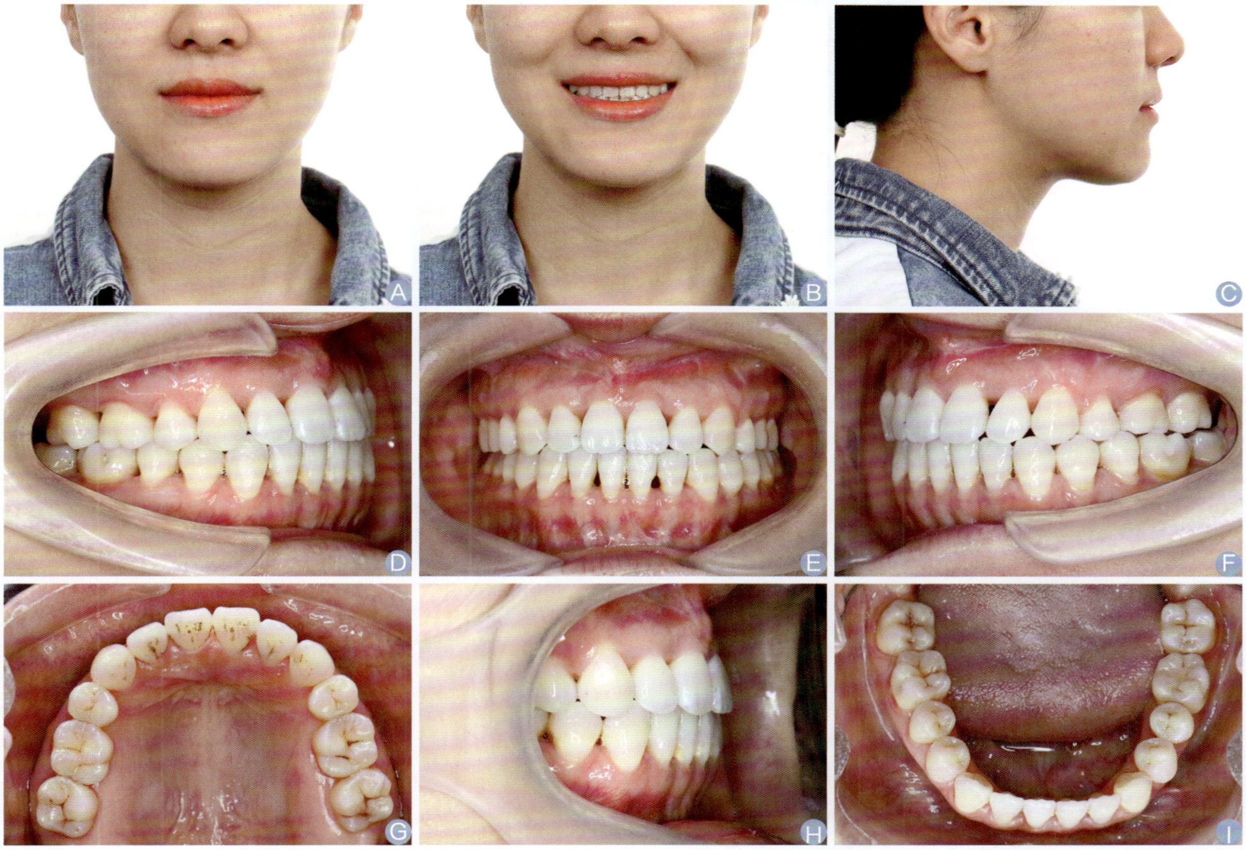

图 55-10　治疗后面𬌗像

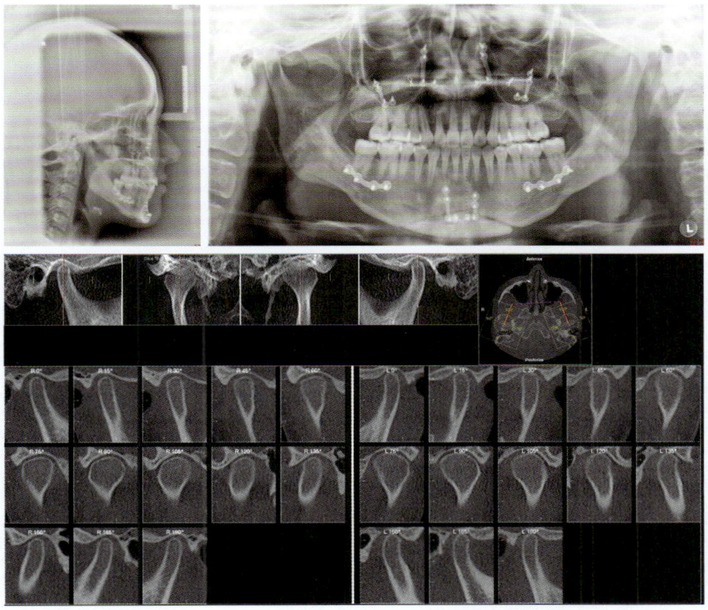
图 55-11　治疗后 X 线片及 CBCT

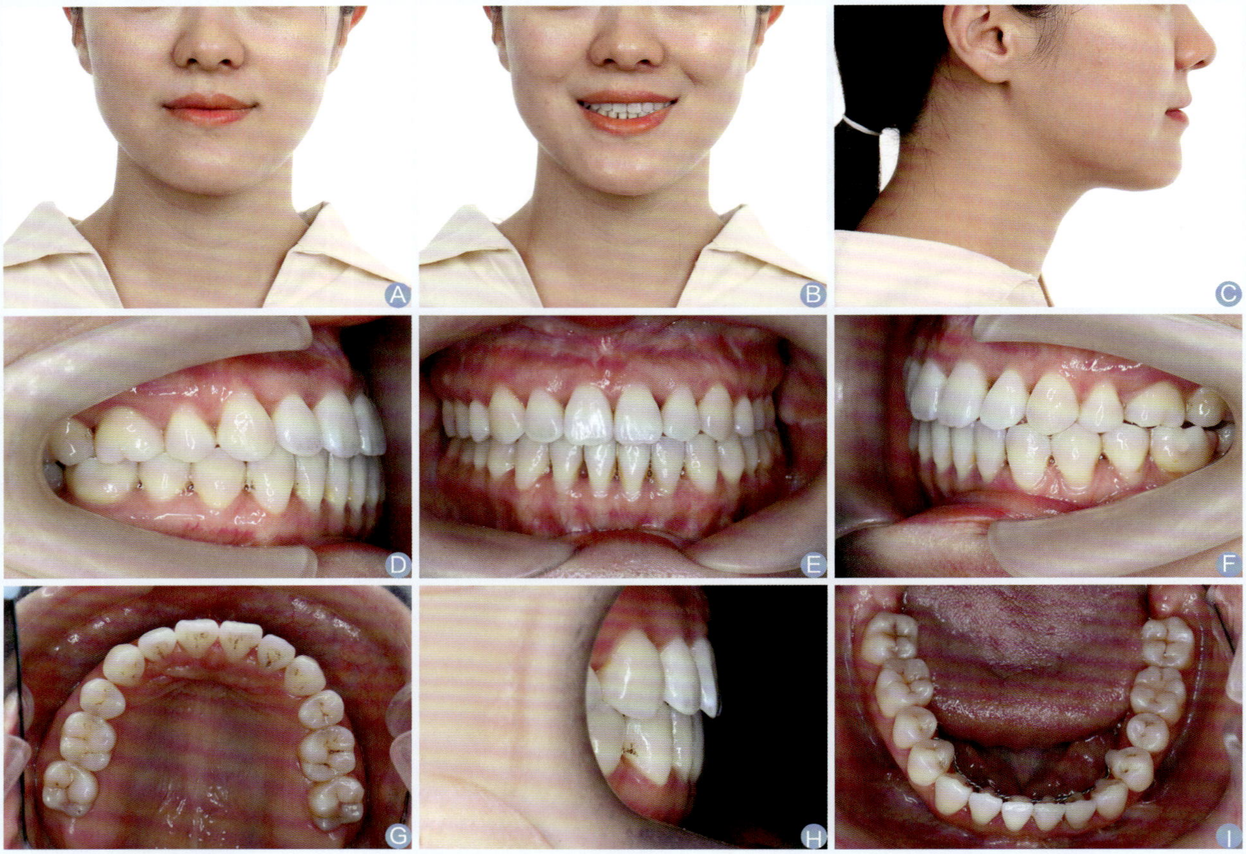

图 55-12　保持 1 年时面殆像

中移动消耗拔牙间隙。术前正畸还需要与正颌外科医生会诊手术方案，明确术前三维空间上的牙齿矫治目标，为后期正颌手术做准备。术后良好而稳定的咬合关系是手术成功的关键，可以减小手术的复杂程度，利于术后颌骨的愈合及尽早恢复功能运动。治疗前患者的X线片显示下颌切牙部位牙槽基骨非常薄，所有唇倾去代偿的过程都要轻力矫治，以避免过度唇倾切牙造成骨开窗、骨开裂等问题。本病例的正畸治疗采用了Andrews直丝弓矫治器。由于患者为安氏Ⅲ类正颌手术病例，所以选择了Andrews 2标准托槽，以便充分表达牙齿相对于上下颌骨的正确位置与角度。手术前去代偿阶段会恶化患者的咬合及面型，需要提前与患者充分沟通。手术后颌骨愈合期稳定的咬合是避免复发的关键，采用一些短时的Ⅲ类颌间牵引是必要的。

（二）正畸治疗存在的难点

1. 患者属于骨性畸形，上颌后缩，下颌前突，需要正畸-正颌联合治疗。正畸医生要与正颌外科医生一起制定多学科治疗方案，确定术前正畸及最终矫治目标，确认切牙位置及唇齿关系。同时，应避免或减少正畸及手术并发症的发生，例如术后一定程度的复发趋势，以及牙龈退缩等牙周问题。

2. 患者上颌牙弓为卵圆形，下颌牙弓为U形，且后牙区域宽度不调，上颌过窄，下颌过宽，上颌补偿曲线，下颌Spee曲线反向。也就是说，患者存在三维空间的牙列不调。

3. 患者下切牙牙槽嵴骨板非常薄，在唇倾去代偿的过程中非常容易出现骨开窗、骨开裂、牙根舌侧暴露等并发症，需要特别关注。也需向患者交代治疗后牙龈退缩的风险或需进行治疗前的骨增量手术。

（三）正畸中的牙齿移动控制

1. 去代偿是正畸-正颌联合治疗的核心。由于畸形的限制，往往出现去代偿不足，影响手术中颌骨移动的距离，导致最终效果不佳。整体方案设计至关重要，需要与正颌外科医生联合设计，在治疗前就明确手术术式及最佳目标。本病例上颌采用种植体获得最强支抗，将拔牙间隙充分留给前牙回收及调整牙轴，使前牙与上颌骨比例关系协调，为正颌手术中上颌骨前移创造理想空间。

2. 患者由于是骨性畸形，上下颌后部牙槽基骨宽度不调，而且具有反向Spee曲线。因此，从第一根镍钛圆丝开始就要对弓形进行调整，通过逐步变粗、变硬的不锈钢方丝来产生使牙槽基骨形变的效应。在正颌手术前使上下颌弓形完全匹配并获得良好的稳定性，既能降低手术的难度，达到良好的手术效果，也有利于术后颌骨截骨区域的稳定和良好愈合，简化术后正畸的矫治难度。

3. 对于骨性Ⅲ类患者，下切牙区域牙槽基骨通常比较薄，在直丝弓排齐牙列并唇倾去代偿的过程中，下切牙往往受到唇向力，如果力量过大，往往产生下切牙牙根外露或者骨开窗、骨开裂等情况。因此，需要采用轻力矫治，包括序列粘接托槽以及用细丝轻力的矫治方法，产生一定的牙槽基骨改建效果，这也是本病例使用下颌序列粘接及细丝轻力的目的。患者下颌中切牙矫治前扭转严重，存在矫治后复发的可能，考虑矫治后使用舌侧丝固定保持，获得更好的长期稳定性。

（病例完成人：孙燕楠）

病例 56 骨性Ⅲ类畸形的正畸－正颌联合治疗（二）

一、一般情况

患者女性，20岁，主诉地包天，由于留学需要，希望尽快完成治疗。既往无特殊。全身情况良好，否认不良习惯；否认关节疼痛、弹响；否认牙外伤史；父母有类似错𬌗。

二、临床检查

1．面部检查　正面观：颏部左偏3 mm，面下1/3过长。侧面观：凹面型，下颌前突（图56-1）。

2．口内检查　前牙反覆盖约2 mm，覆𬌗对刃。右侧磨牙完全近中关系，左侧磨牙近中尖对尖关系；双侧尖牙近中关系。12-27与37-43反𬌗。上牙列无拥挤，下牙列拥挤度约3 mm。上中线右偏5 mm，下中线右偏3 mm（图56-1）。

3．颞下颌关节检查　开口度三指，开口型正常，双侧关节未查见弹响及触痛。

4．功能检查　未见明显异常。

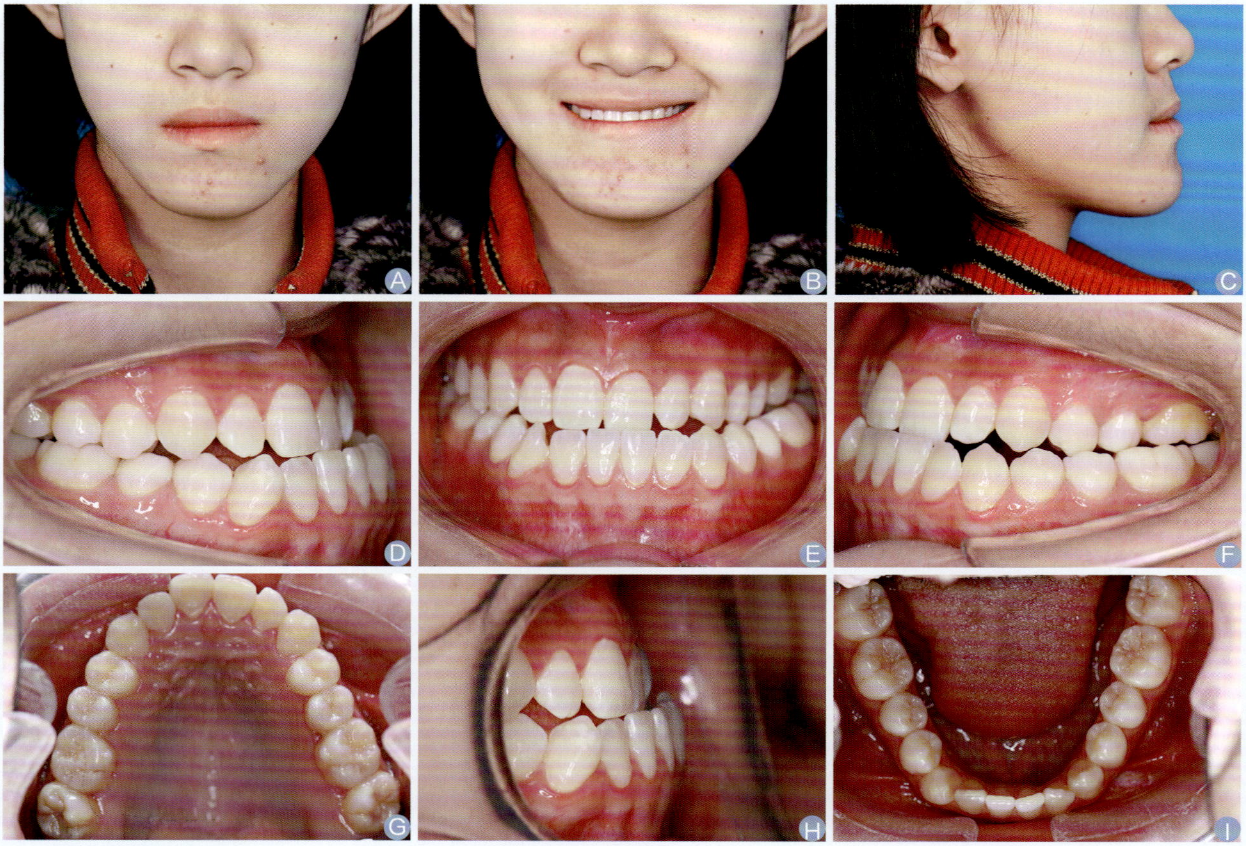

图 56-1　治疗前面𬌗像

三、X 线检查分析

1. 头颅侧位片　矢状方向：骨性Ⅲ类，上颌后缩，下颌前突，上切牙唇倾，下切牙舌倾。垂直方向：高角（图56-2和表56-1）。

2. 全口曲面体层片　48阻生，其余牙列、牙槽骨未见明显异常。双侧髁突骨质未见明显异常（图56-2）。

四、诊断

安氏Ⅲ类，毛氏Ⅱ¹+Ⅰ¹类，骨性Ⅲ类，高角。

五、矫治目标

改善侧貌，促进面部美观；排齐牙列，建立良好的前牙覆𬌗、覆盖关系及后牙尖窝交错的咬合关系，磨牙建立远中关系。

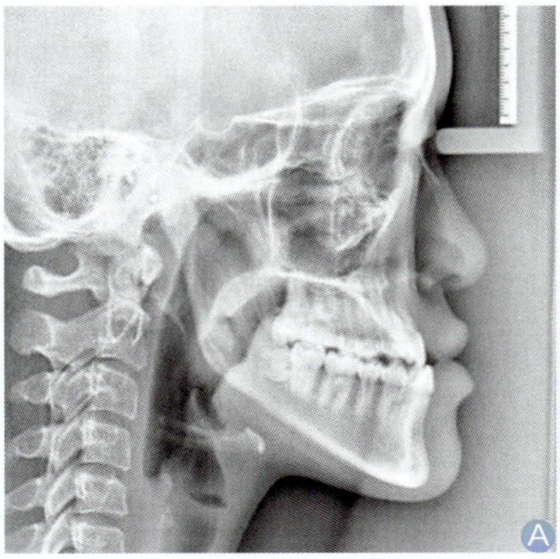

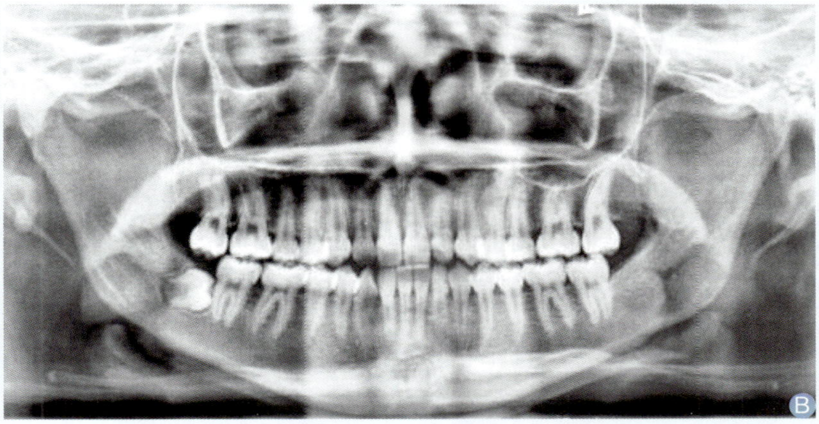

图 56-2　治疗前 X 线片

表56-1　治疗前后头影测量结果

测量项目	正常值	测量值	
	均值±标准差	治疗前	治疗后
SNA（度）	82.8 ± 4.0	80.6	81.6
SNB（度）	80.1 ± 3.9	86.1	80.1
ANB（度）	2.7 ± 2.0	−5.5	1.5
FH/NP（度）	85.4 ± 3.7	94.3	90.9
U1/NA（度）	22.8 ± 5.7	38.7	29.8
U1-NA（mm）	5.2 ± 2.4	7.5	5.4
L1/NB（度）	30.3 ± 5.8	11.9	22.7
L1-NB（mm）	6.7 ± 2.1	1.3	4.1
U1/L1（度）	125.4 ± 7.9	134.9	126.0
U1/SN（度）	105.7 ± 6.3	119.2	116.3
MP/SN（度）	32.5 ± 5.2	32.9	39.0
MP/FH（度）	31.1 ± 5.6	27.3	30.8
L1/MP（度）	92.6 ± 7.0	71.2	83.6

六、矫治计划

采用正畸-正颌联合治疗。

（一）术前正畸

1．拔除14、24及阻生智齿48。

2．上下颌牙列采用直丝弓矫治器。上牙列排齐后，采用PAOO辅助加速内收上前牙，关闭上颌牙列间隙，PAOO牙周手术范围在15到25之间；下牙列排齐整平，去除下前牙代偿；匹配上下颌牙弓弓形。

（二）正颌手术

上颌LeFort Ⅰ型截骨术+双侧上颌前部植骨术+BSSRO+颏成形术+双侧下颌下缘修整术。

（三）术后正畸

精细调整咬合关系。

七、矫治过程

1．第1～8个月　粘接全口直丝弓矫治器，排齐上下牙列，逐步换至0.019英寸×0.025英寸不锈钢方丝（图56-3）。

2．第9个月　请牙周专家于上颌牙列15到25唇侧行PAOO（图56-4）。

3．第10～20个月　在上颌弓丝焊接牵引钩，高位头帽J钩辅助下采用一步法内收上颌前牙，3个月完成上牙列间隙关闭（图56-5）。后8个月整平下颌牙列并精细调整上下颌牙列，结束术前正畸（图56-6）。

4．第21～23个月　正颌手术及术后恢复。

5．第24～27个月　术后精细调整，拆除固定矫治器，戴入哈雷保持器。

八、矫治结果

矫治后，患者咬合关系良好，上下牙列整齐，前牙覆殆、覆盖正常，双侧尖牙中性关系，双侧磨牙完全远中关系，上下中线正。侧貌得到很大改

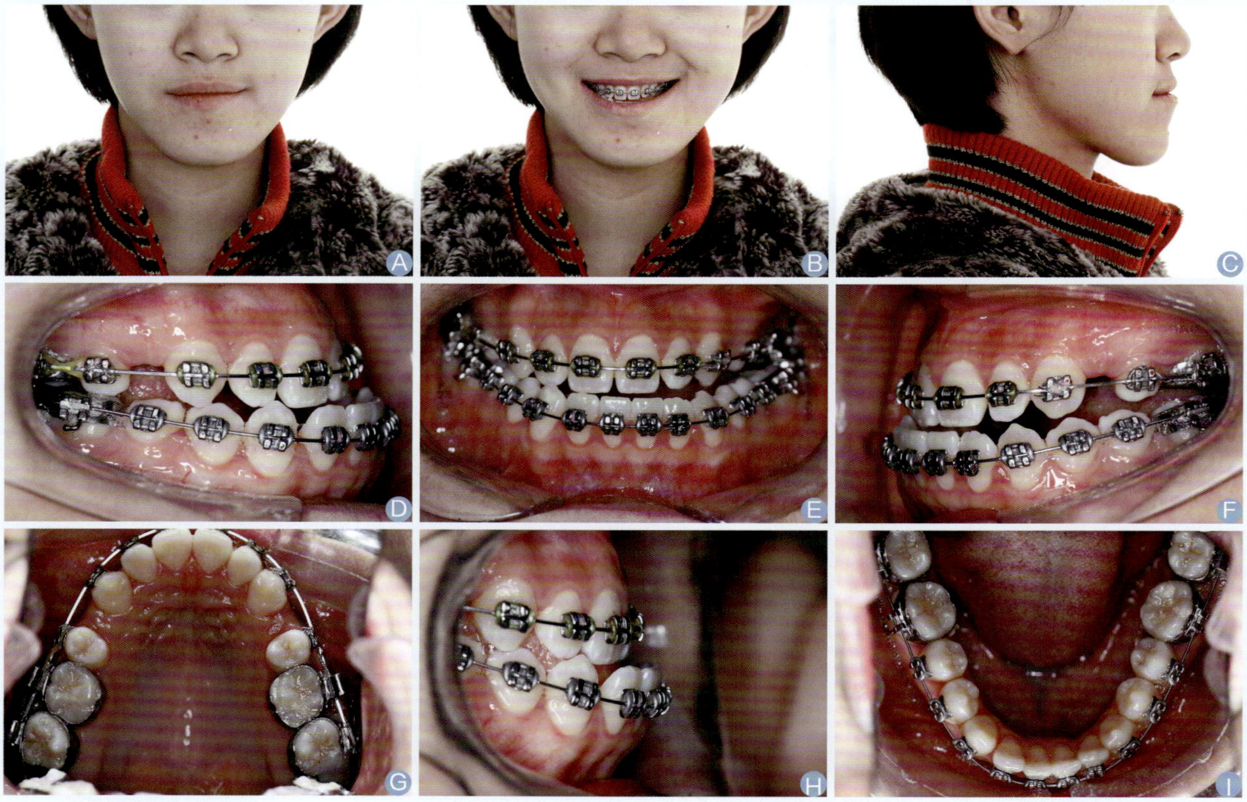

图 56-3　上下牙列排齐时面殆像

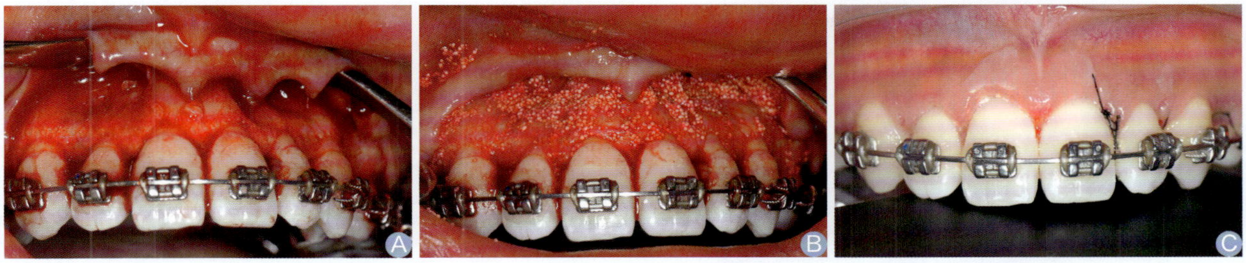

图 56-4　15 至 25 区域行 PAOO 手术

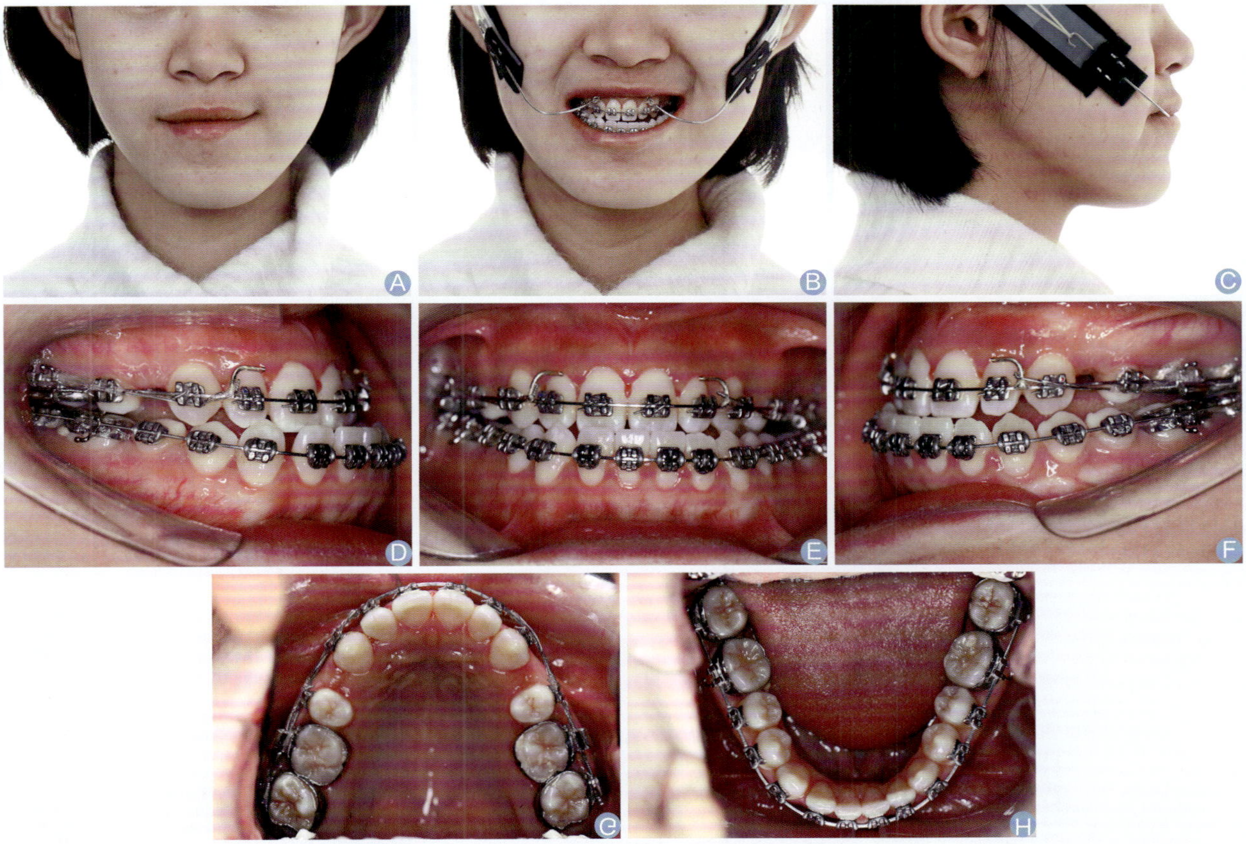

图 56-5　高位头帽 J 钩辅助下内收上颌前牙时面殆像

善，下颌前突改善，唇齿关系正常。全口曲面体层片显示牙根平行排列，牙根及牙槽骨未见明显异常（图56-7）。头颅侧位片测量分析结果显示：SNB角恢复正常，上下前牙直立于牙槽骨中央（测量结果见表56-1）。治疗后2年复查，牙齿排列整齐，咬合稳定（图56-8）。

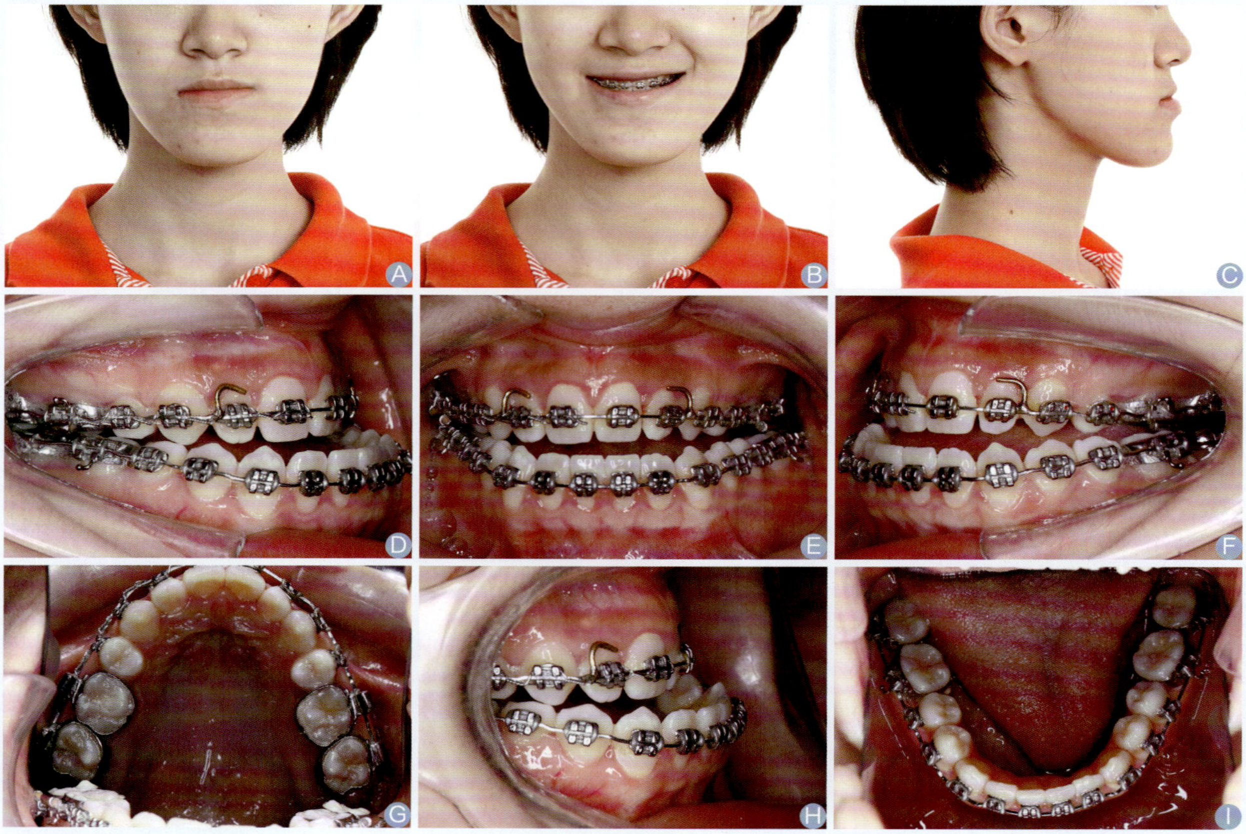

图 56-6 术前正畸结束时面（牙合）像

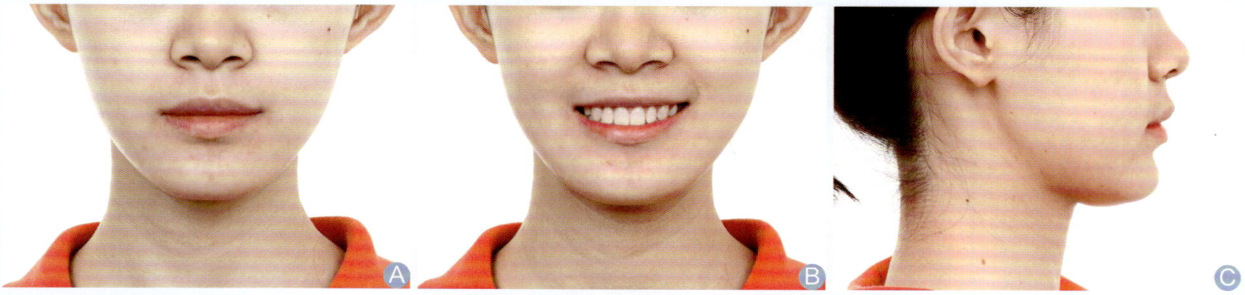

图 56-7 治疗结束时面（牙合）像及 X 线片

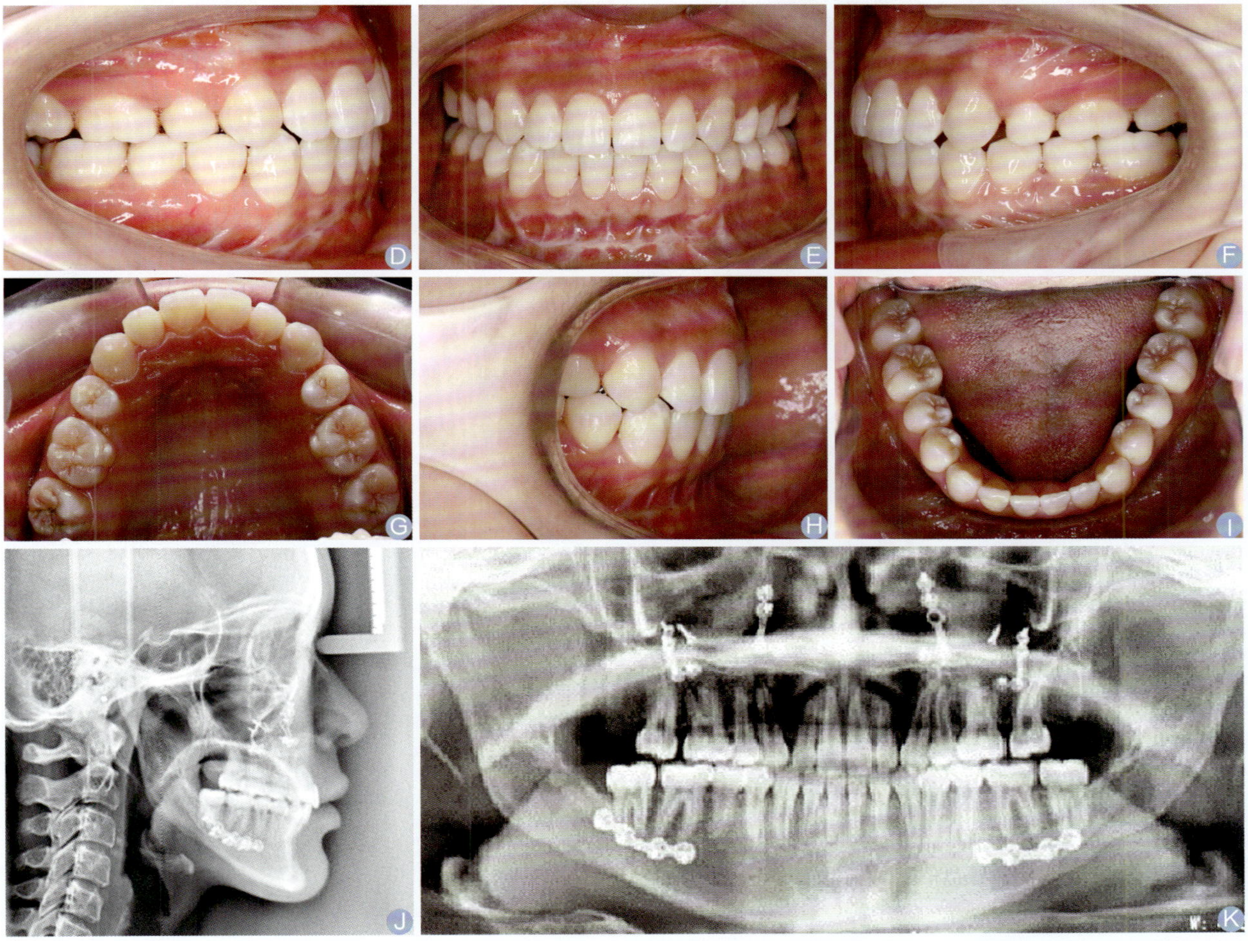

图 56-7　治疗结束时面䳺像及 X 线片（续）

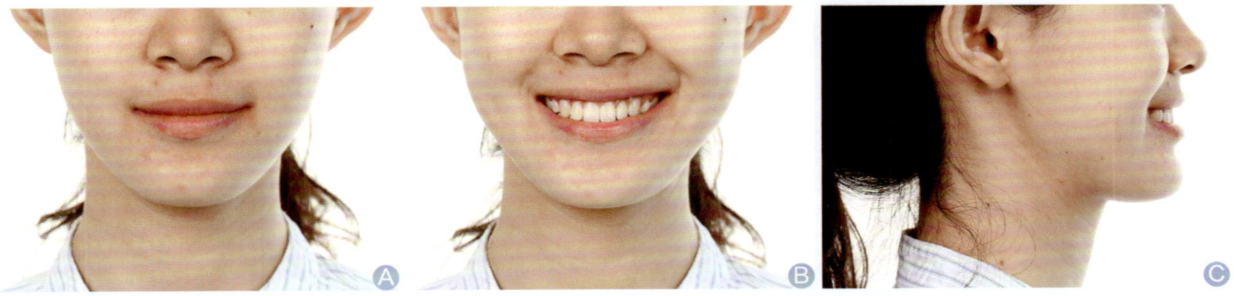

图 56-8　治疗结束保持 2 年后面䳺像及 X 线片

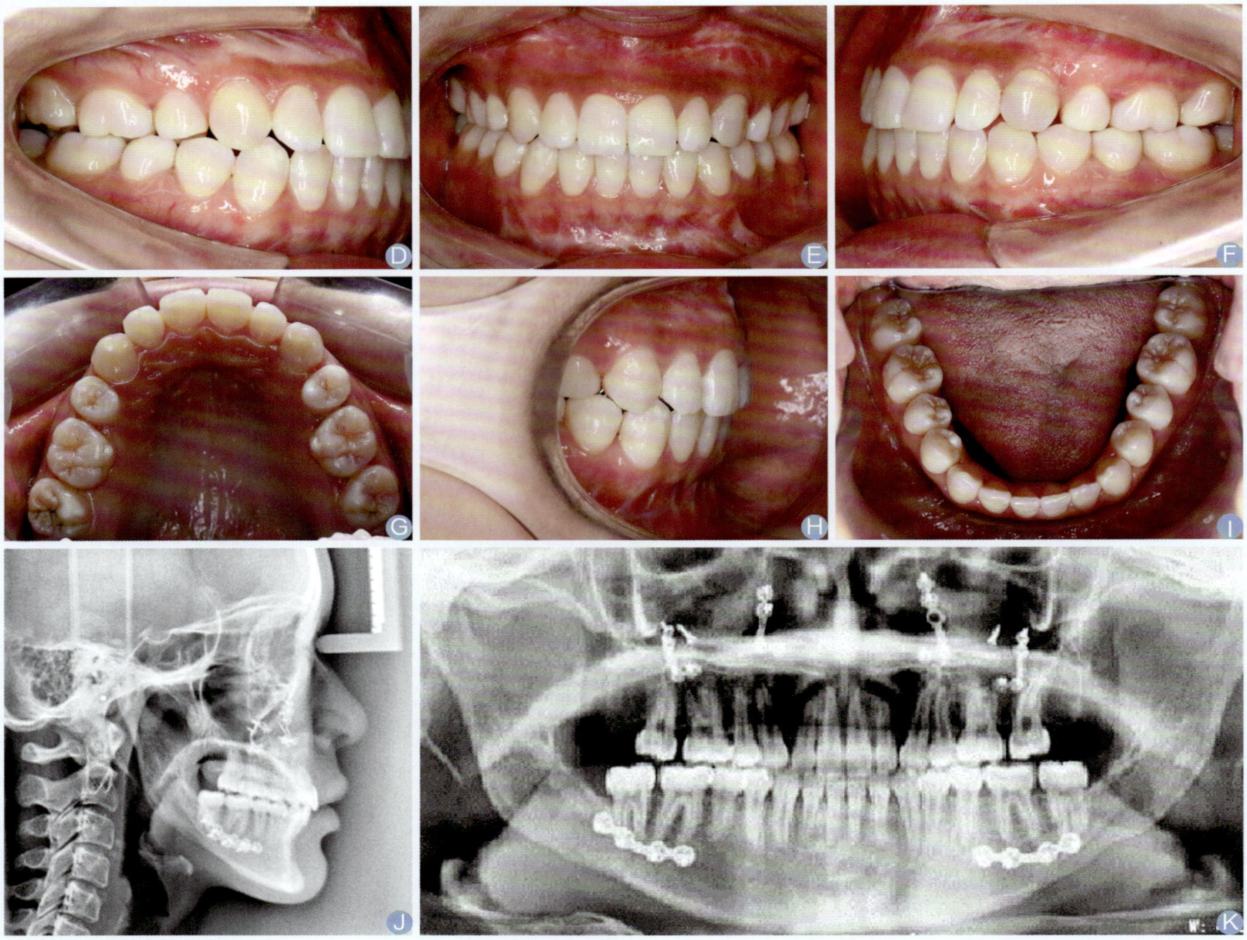

图 56-8 治疗结束保持 2 年后面殆像及 X 线片（续）

九、矫治体会

（一）关于治疗设计的考虑

1．患者是一个正畸-正颌联合治疗的病例。术前正畸设计了拔除上颌两侧第一双尖牙，利用拔牙间隙尽可能内收上前牙，增大前牙反覆盖，匹配上下牙弓之后进行正颌手术。正颌手术中采用了上颌LeFort Ⅰ型截骨术+双侧上颌前部植骨术+BSSRO+颏成形术+双侧下颌下缘修整术，术后继续进行精细调整。患者殆、颌、面形态有较大改善。2年后复诊显示，治疗效果稳定，预后良好，患者本人非常满意。

2．本病例治疗的特殊之处在于术前正畸过程中应用了改良PAOO技术（骨皮质切开加速正畸辅助矫治技术）。患者由于需要在两年后出国留学，希望尽可能快地完成整个治疗过程。经过沟通后，在术前矫治过程中应用了改良PAOO技术。本病例实施PAOO的时间是2010年，属于国内比较早采用此项技术的病例。骨皮质切开术由牙周科专家实施。牙周手术中，在上颌左侧第二前磨牙区到右侧第二前磨牙区颊侧翻开黏骨膜瓣到根尖下2 ~ 3 mm，手术不涉及腭侧；同时，采用超声骨刀而不是球钻切开此区域牙根之间骨皮质，并深达骨松质层，深度为2 ~ 3 mm，并在术区整个骨皮质表面做圆形穿孔，直径2 ~ 3 mm，间隔2 ~ 3 mm。有研究表明，超声骨刀能够有效减少术后局部肿胀、出血和疼痛。本病例在翻开黏骨膜瓣后直视情况下发现，右上2根尖处有直径约3 mm的骨开窗，可见牙根根尖露出，进一步证实了CBCT诊断时发现的骨开窗。术中通过植骨完成局部牙槽骨增量，治疗了骨开窗，增加了局部唇侧牙槽骨厚度。

（二）治疗中的处置

该病例的整个疗程共计2年零3个月，较常规正畸-正颌联合治疗的3～4年时间明显缩短。拆除矫治器2年后复查，显示出了良好的稳定性，并没有因为疗程较短而出现殆、颌、面型的不稳定。

PAOO 矫治技术，或者称之为“牙周辅助加速正畸矫治技术”，于2001年在美国被发明并注册了商标。我院正畸科和牙周科在2006年开始引进应用，而后逐渐成熟并探索出属于自己的治疗规范、模式和方法，形成改良PAOO 矫治技术，并同时进行了一系列临床及基础研究工作，对此项技术的生物学机制和临床适用方向都有了更深入的了解。由于其牙周手术部分主要包括两个步骤——骨皮质切开术和骨增量术，相应地，在目前的临床应用中也主要有两个方向：如果以加速正畸牙齿移动、缩短疗程为主要目的，PAOO常用于那些对缩短疗程要求较高而又能接受一定程度的牙周手术的患者，多见于需要正畸-正颌联合治疗的年轻成人患者在术前正畸过程中应用；而如果以增加牙槽骨骨量，降低牙根移动风险，扩大正畸牙齿移动范围为主要目的，则PAOO对大多数需要增加牙槽骨厚度的正畸患者均可使用。

（病例完成人：江久汇）

病例 57 正畸－正颌联合治疗矫治安氏Ⅱ类严重下颌后缩畸形

一、一般情况

患者女性，22岁，主诉牙不齐、嘴突。5岁时下颌外伤，未行任何治疗。26、36、46残根，27、47殆面龋坏，牙龈红肿。其他情况良好，否认口腔不良习惯、鼻咽部疾病；否认关节疼痛、弹响；家族史无特殊。

二、临床检查

1．面部检查　正面观：面部左右不对称，右侧颊部稍偏大，面中1/3前突，面下1/3过短，开唇露齿。侧面观：突面型，上颌前突，下颌后缩，颏显著发育不良，闭唇困难，颏肌紧张（图57-1）。

2．口内检查　恒牙列，26、36、46残根，27、47殆面窝沟龋。上牙弓拥挤度8 mm，下牙弓拥挤度4 mm。双侧磨牙超完全远中关系，双侧尖牙超完全远中关系，17、27与下颌残根为对殆关系。前牙覆盖14 mm，Ⅱ度深覆殆。上中线左偏2 mm，下中线右偏1 mm（图57-1）。采用牙槽嵴中心法分析上下牙弓宽度，上牙弓相对宽度不足

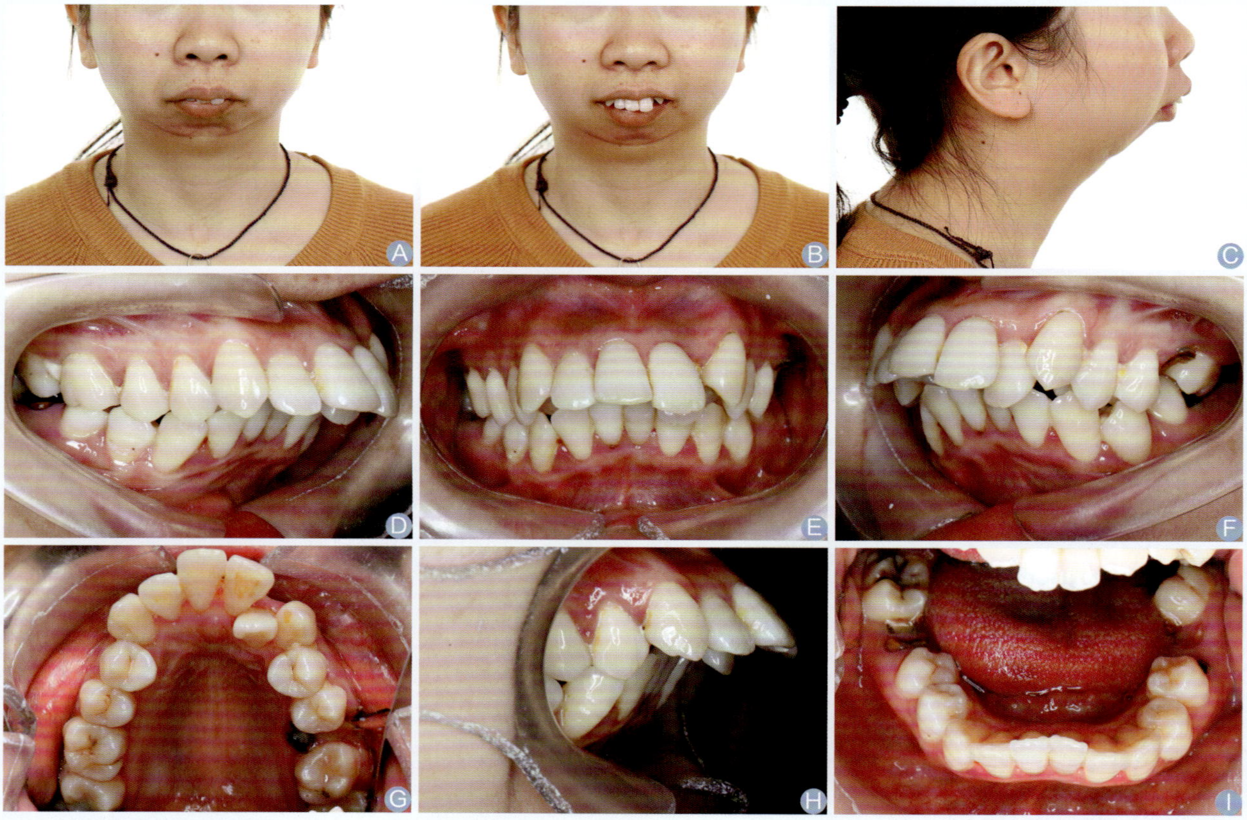

图 57-1　治疗前面殆像

约为6 mm。

3．颞下颌关节检查　开口度二指，开口型正常，双侧关节未查见弹响及触痛，未触及关节髁突。

三、X 线检查分析

1．头颅侧位片　测量分析结果显示骨性Ⅱ类，髁突缺失，下颌后缩，颏部发育差，高角。上切牙唇倾，下切牙唇倾（图57-2和表57-1）。

2．全口曲面体层片　38和48近中埋伏阻生，26、36、46残根，其余根周和根尖骨质未见明显异常。双侧髁突未见（图57-2）。

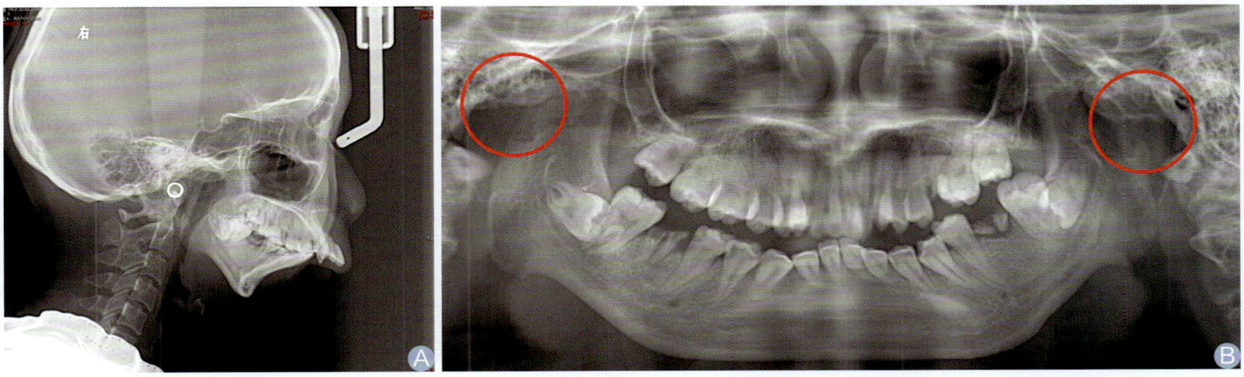

图 57-2　治疗前 X 线片

表57-1　治疗前后头影测量结果

测量项目	正常值	测量值		
	均值 ± 标准差	治疗前	治疗中	治疗后
SNA（度）	82.8 ± 4.0	86.7	85.5	85.9
SNB（度）	80.1 ± 3.9	68.4	76.1	76.4
ANB（度）	2.7 ± 2.0	18.3	9.3	9.5
FH/NP（度）	85.4 ± 3.7	70.4	77.6	81.8
U1/NA（度）	22.8 ± 5.7	36.2	37.2	8.3
U1-NA（mm）	5.2 ± 2.4	8.5	6.1	2.8
L1/NB（度）	30.3 ± 5.8	46.6	36.4	28.9
L1-NB（mm）	6.7 ± 2.1	14.7	10.8	7.7
U1/L1（度）	125.4 ± 7.9	78.9	97.1	133.4
U1/SN（度）	105.7 ± 6.3	126.9	128.9	105.0
MP/SN（度）	32.5 ± 5.2	49.1	49.1	48.1
MP/FH（度）	31.1 ± 5.6	52.0	51.8	51.6
L1/MP（度）	92.6 ± 7.0	105.1	84.9	73.5

四、诊断

安氏Ⅱ[1]类，毛氏Ⅱ[2]+Ⅳ[1]+Ⅲ[2]+Ⅰ[1]类，骨性Ⅱ类，高角；下颌严重发育不足。

五、矫治目标

改善侧貌；排齐整平牙列，建立良好咬合关系。

六、矫治计划

采用正畸-正颌联合治疗。

1．上颌手术辅助快速扩弓，采用直丝弓矫治技术初步排齐上颌牙列。同时，外科牵张成骨牵引下颌升支，增加下颌升支长度。牵张成骨至前牙对刃位，配合颏成形术改善面型。

2．牵张成骨稳定后，采用直丝弓矫治技术，减数14、24及36和46残根。双颌采用种植钉强支抗。

3．排齐整平牙列，关闭拔牙间隙，内收前牙，建立前牙正常覆殆、覆盖及尖牙中性关系，建立双侧磨牙完全远中关系，协调上下颌中线。

4．择期拔除38、48。

5．保持。

七、矫治过程

1．第1～8个月　上颌手术辅助扩弓，下颌行牵张成骨。同期上颌后牙及个别前牙粘接Z2直丝弓矫治器，初步排齐牙列，上颌顺序更换弓丝至0.016英寸圆澳丝（图57-3）。牵张成骨至前牙对刃位并稳定后，下颌尖牙至第二磨牙粘接矫治器进行排齐，下尖牙向后结扎提供间隙，顺序更换弓丝（图57-4）。

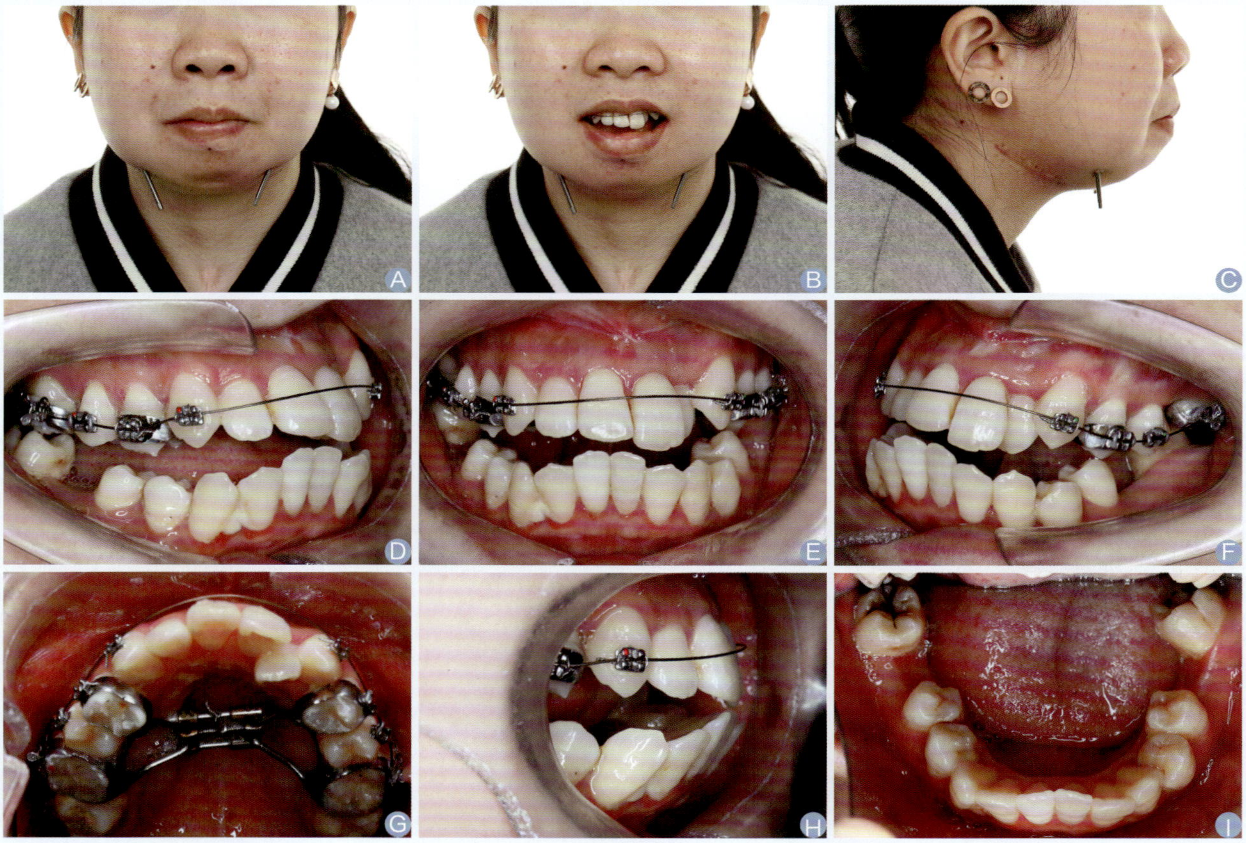

图 57-3　下颌牵张成骨后面殆像及 X 线片

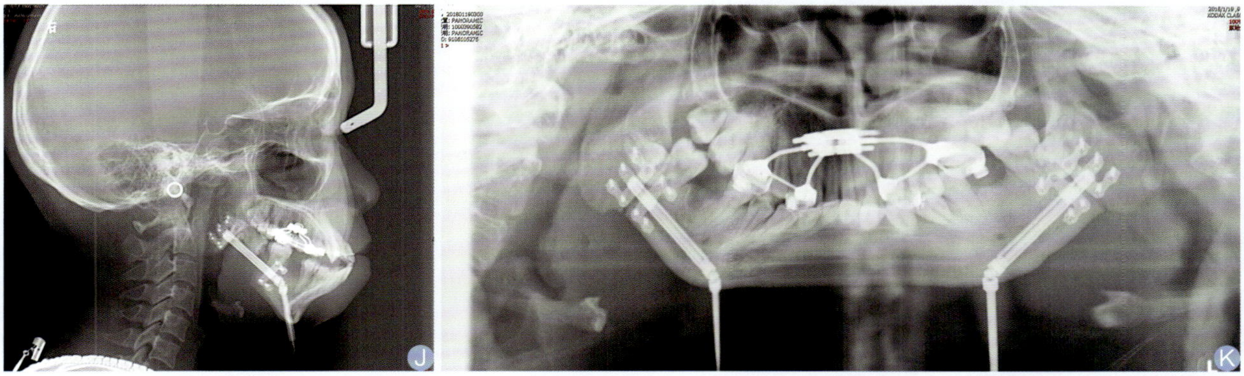

图 57-3　下颌牵张成骨后面𬌗像及 X 线片（续）

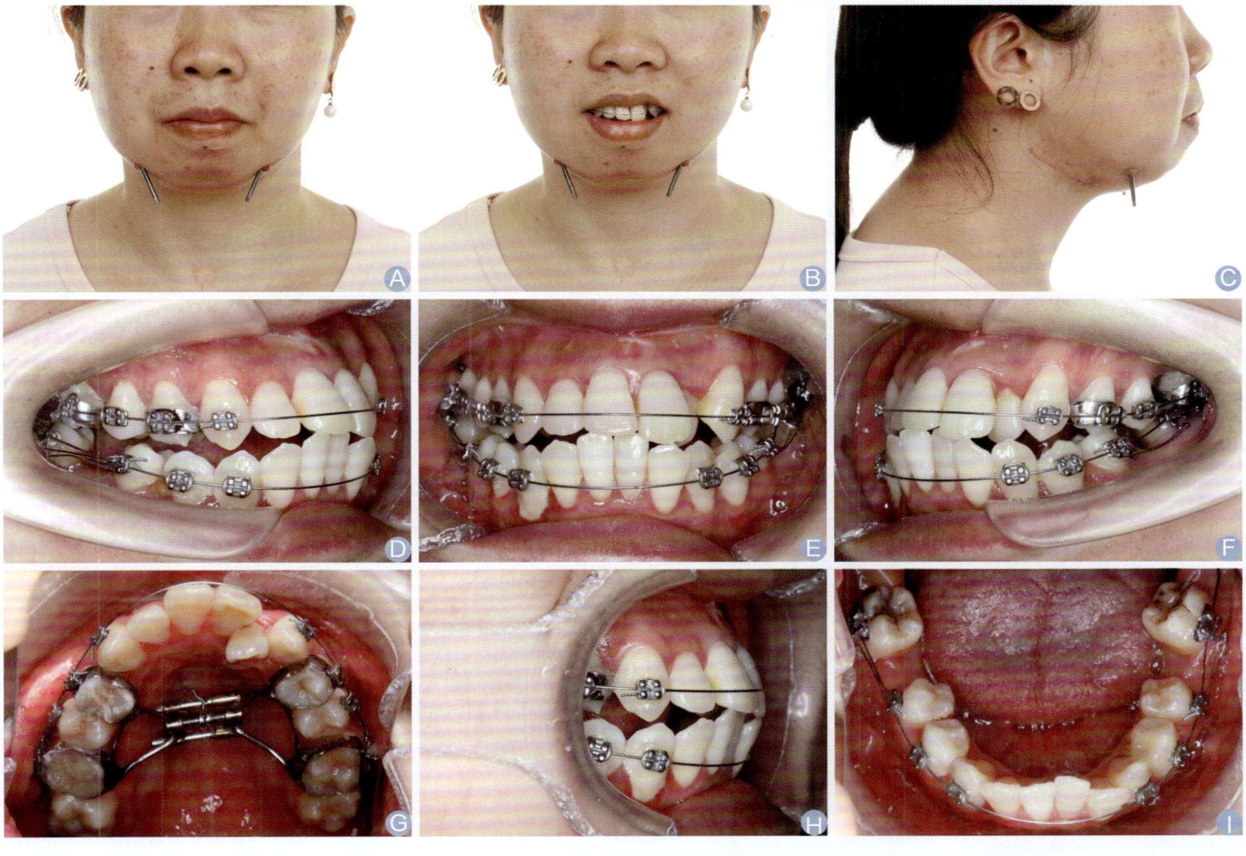

图 57-4　排齐整平时面𬌗像

2．第9～36个月　取阶段资料行二次设计。减数14、24，在上颌第一、二磨牙间颊侧，上颌侧切牙、尖牙间及下颌第二、三磨牙间颊侧植入种植钉。借助上颌种植钉轻力牵引尖牙向远中以提供间隙，粘接前牙托槽排齐整平牙列；粘接下前牙托槽，顺序更换弓丝排齐整平牙列。采用链状圈轻力压低前牙，同时借助上下颌后部种植钉，采用滑动法内收上下前牙，关闭间隙。终弓丝为0.019英寸×0.025英寸不锈钢丝，上颌加正转矩，下颌结合摇椅弓控制覆𬌗及前牙转矩（图57-5）。

3．第37～45个月　精细调整，拆除固定矫治器，戴入透明保持器。

八、矫治结果

矫治后，患者咬合关系良好，上下牙列整齐，前牙覆𬌗、覆盖正常，双侧尖牙中性关系，双侧磨牙完全远中关系，上下中线正。侧貌得到极大改善，上下唇突度正常，鼻唇角正常，颏唇沟正常；自然状态下闭唇正常，颏肌紧张度正常。微笑时唇齿关系正常。全口曲面体层片显示牙根平行排列，上前牙牙根少量吸收，其他牙根及牙槽骨未见明显异常（图57-6）。头颅侧位片测量分析结果显示：上前牙整体内收，转矩控制良好（测量结果见表57-1）。治疗后1年复查，牙齿排列整齐，咬合稳定（图57-7）。

九、矫治体会

（一）矫治设计的考虑

患者为幼年外伤导致的下颌骨严重发育不良病例，表现为严重的骨性Ⅱ类高角型，髁突缺失，下颌严重后缩，无颏部轮廓，因此实施正畸-正颌联

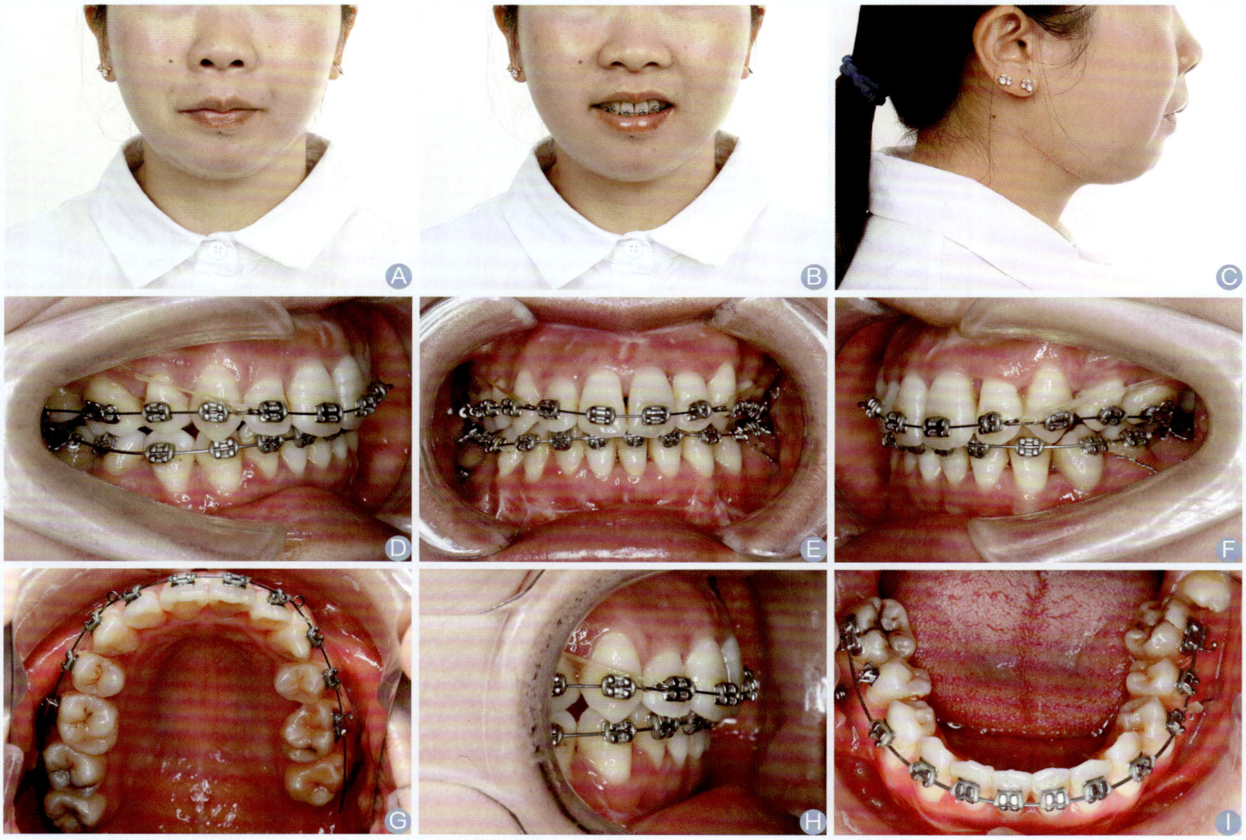

图 57-5　关闭间隙时面𬌗像

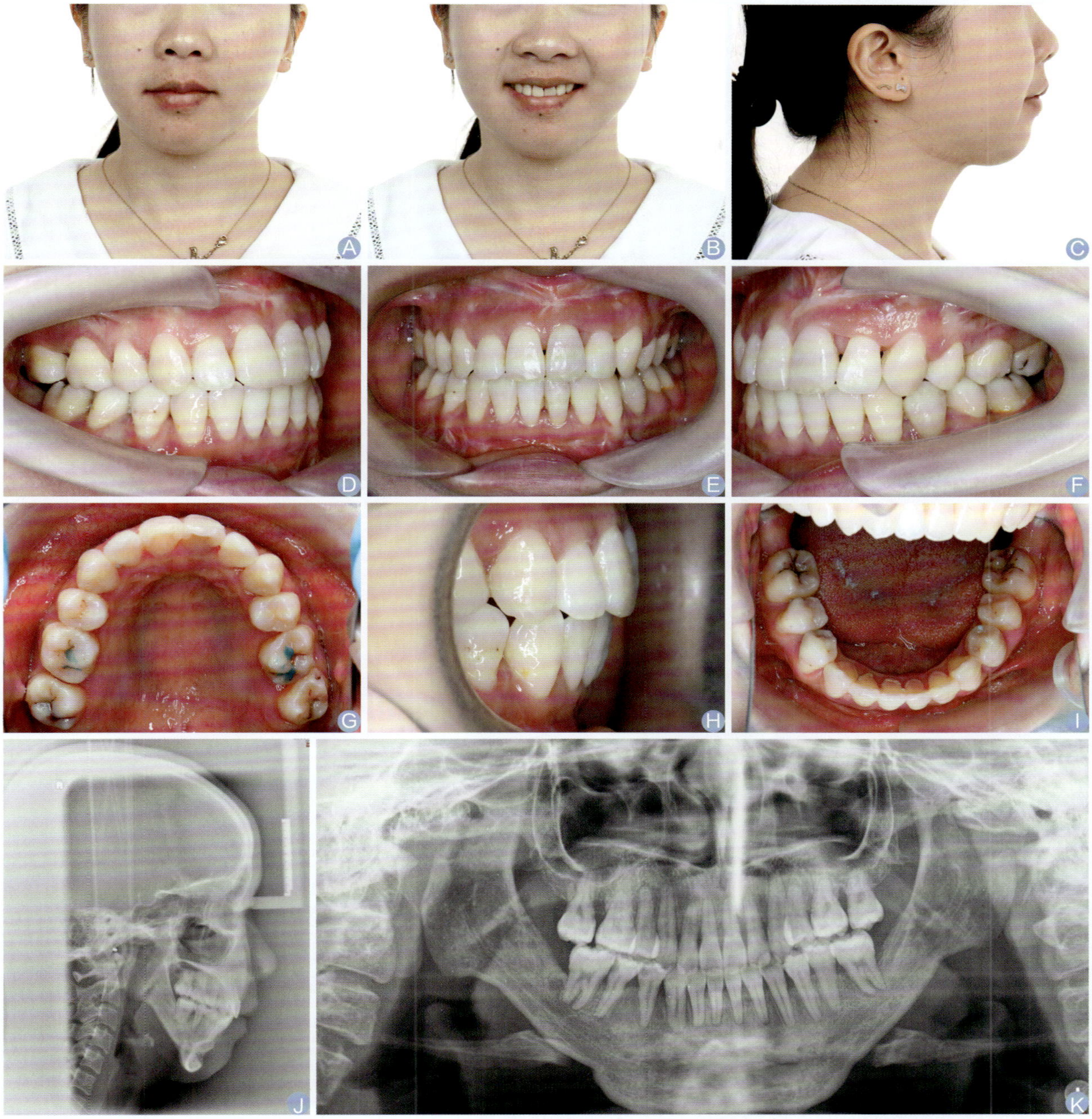

图 57-6　治疗后面𬌗像及 X 线片

合治疗。由于下颌升支骨量绝对不足，无法采用下颌升支矢状劈开术矫治下颌骨过小畸形，所以采用了下颌骨牵张成骨设计。

患者上颌牙弓呈V字形，下颌牙弓相对呈方圆形。通过牙槽嵴中心法分析，上颌牙弓相对下颌牙弓需扩大约6 mm，对于成年患者则需进行手术辅助的骨性上颌扩弓。

患者由于外伤导致髁突吸收，已在颞下颌关节处形成假关节，目前具有一定的功能。考虑到进一步手术的风险和难度，继续维持目前假关节。

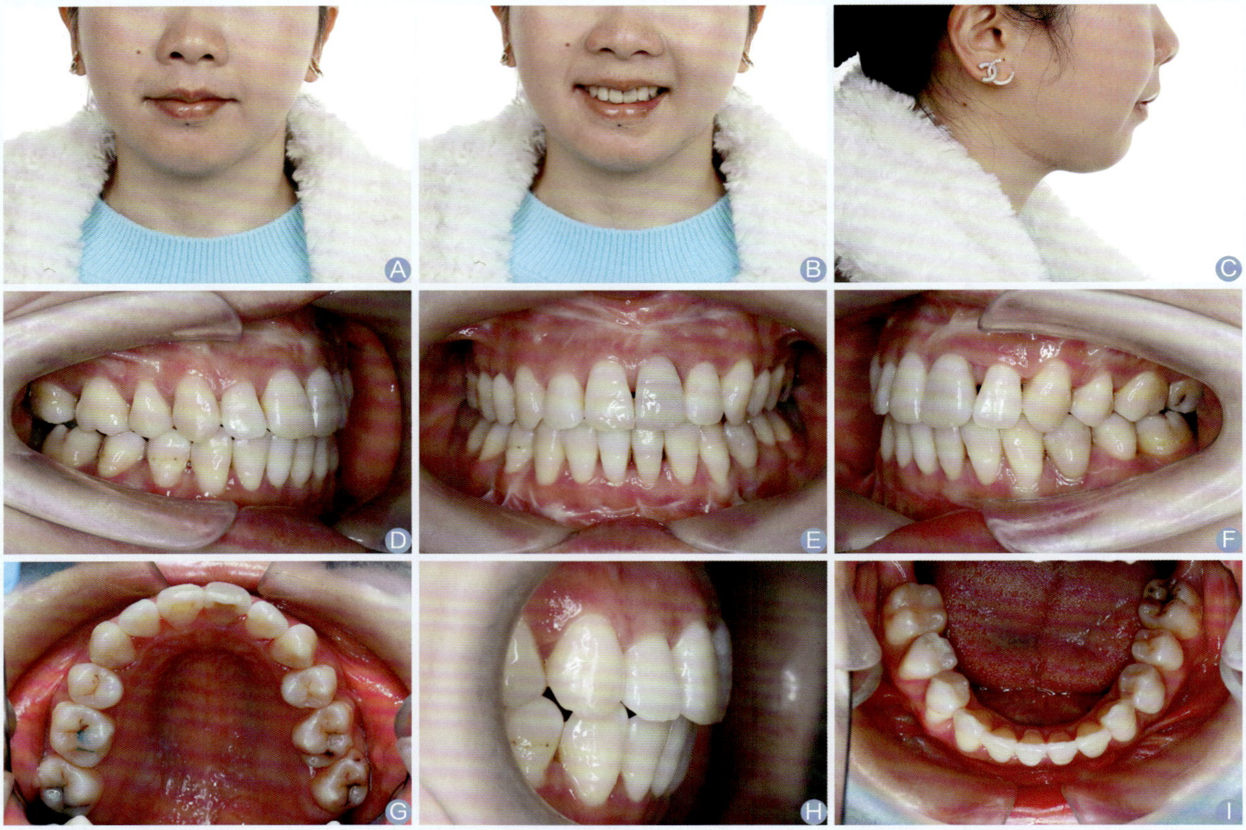

图 57-7　保持 1 年时面殆像

（二）正畸治疗存在的难点

1. 患者上颌牙弓狭窄，同时成人腭中缝闭合，因此实施手术辅助上颌快速扩弓，开展上颌牙弓，协调上下颌牙弓宽度。患者下颌骨严重发育不良，采用牵张成骨手术增加下颌升支长度，至切牙对刃位，提供最大骨增量。同时，结合颏成形术进一步改善患者侧貌。

2. 牵张成骨术可解决患者下颌升支过短的问题。通过牵张成骨，可以使下颌颏部前移，改善下颌严重后缩的面型。但需要向患者交代，彻底改善侧貌仍有可能需要在牵张成骨术后再次进行二期正颌手术。因同期进行了手术辅助的上颌扩弓，使下颌牵张成骨方向更有利于面型改善，因此牵张成骨目标位置为前牙对刃。手术后拟通过术后正畸治疗内收上下前牙，继续改善侧貌。为进一步改善侧貌并且避免较大的颌骨手术，患者在取出下颌牵张成骨器的同时进行了颏成形术。如果正畸内收前牙效果好，则可避免患者再次进行正颌手术。

3. 下颌牵张成骨术后，患者表现为突面型。因此，需要进行正畸拔牙矫治以减小面部突度。上颌设计拔除14、24；下颌由于36、46为残根，设计拔除后需关闭第一磨牙间隙，相较于关闭前磨牙间隙更为困难。

（三）正畸中的牙齿移动控制

1. 上颌手术辅助快速扩弓是治疗的第一个关键点。治疗前患者上颌牙弓狭窄，但患者为成人，腭中缝骨融合。为协调上下颌牙弓宽度，采用手术辅助上颌快速扩弓。快速扩弓后，上颌用Hyrax扩弓器锁紧，保持6个月，以防止复发。扩弓器上焊接托槽及颊管，在保持扩弓的同时进行牙列初步排齐。

2．下颌骨牵张成骨术及术后正畸治疗设计是治疗的第二个关键点。本病例通过外科手术于下颌升支处植入牵张成骨装置，增加下颌升支长度，改善下颌后缩。牵引至前牙对刃位，提供最大颌骨骨增量。此时上下牙弓前突，通过减数14、24，同时利用下颌36、46拔牙间隙排齐整平牙列，内收前牙。手术后，患者侧貌突度较大，在双颌磨牙区借助种植支抗采用滑动法内收前牙，改善侧貌。

治疗过程中，通过上颌前牙区种植支抗，配合上颌弓丝弯制摇椅弓轻力压低上前牙，改善露龈笑，同时控制上前牙转矩。为了让上前牙牙根和牙槽骨有充分的修复和改建，对前牙的内收和压低均施以轻力，同时复诊间隔有所延长，因此整体关闭间隙疗程较长。

3．拔除磨牙后关闭间隙和控制第二磨牙位置是治疗的第三个关键点。本病例左右两侧下颌第一磨牙为残根，故拔除。关闭间隙过程中要防止下颌第二磨牙过度近中倾斜。应使用轻力近中移动磨牙，配合下颌弓丝末端摇椅弓、后倾弯，可以有效控制磨牙位置，最终调整为咬合关系良好的完全远中关系。在功能殆方面，前伸和侧方运动没有殆干扰，实现了良好的矫治效果。

〔病例完成人：柳大为（正畸治疗），
张益、贺洋（正颌治疗）〕

病例 58 骨性Ⅱ类畸形的正畸 - 正颌联合治疗（一）

一、一般情况

患者女性，28岁，主诉牙突、嘴突、下巴短，要求矫治。既往曾因龋齿严重拔除上下颌磨牙，未进行修复。全身情况良好，无口腔不良习惯，否认鼻咽部疾病；数年来有双侧颞下颌关节弹响；否认牙外伤史；家族史无特殊。

二、临床检查

1. 面部检查　正面观：颊部不对称，面下1/3稍短，开唇露齿，闭唇困难，露龈笑明显。侧面观：突面型，上颌前突，下颌后缩，闭唇困难，颏肌紧张（图58-1）。

2. 口内检查　恒牙列，16、26、36和46缺失。16和26间隙丧失，17和27下垂前倾；36和46间隙尚存，牙槽嵴高度和宽度不足；37和47前倾且过长。上牙弓拥挤度4 mm；下牙弓前部拥挤度2 mm，后部左侧间隙8 mm，后部右侧间隙11 mm。双侧磨牙和尖牙均为完全远中关系。前牙深覆盖10 mm，Ⅲ度深覆殆。上下牙弓均狭窄，呈

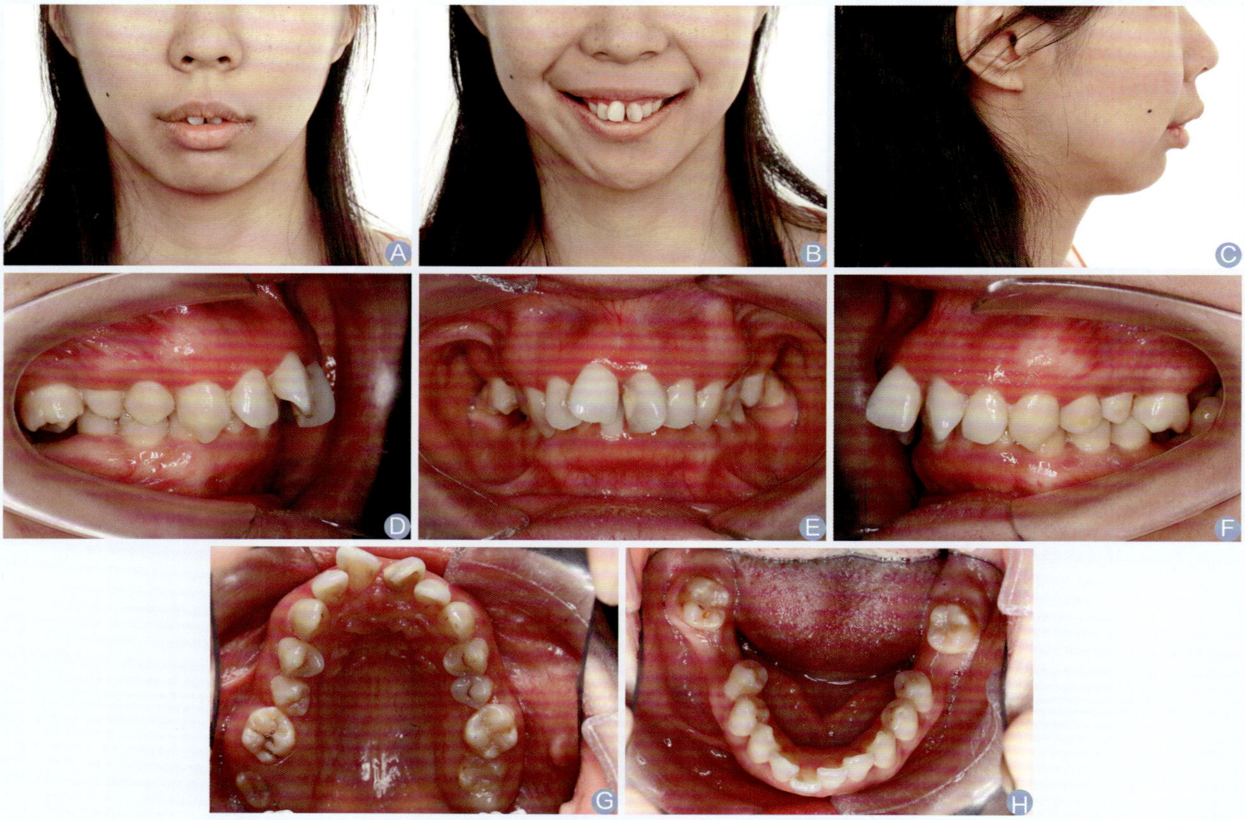

图 58-1　治疗前面殆像

现尖圆形。上下颌尖牙和前磨牙均舌倾。11和21外翻扭转45°左右。21有充填体，牙冠已变色，近远中径明显小于11。上中线正，下中线左偏2 mm（图58-1）。

3．颞下颌关节检查　开口度三指，开口型正常，双侧关节张口末弹响，无触痛。

三、X线检查分析

1．头颅侧位片　测量分析结果显示骨性Ⅱ类，下颌明显后缩，高角；上切牙直立，下切牙唇倾（图58-2和表58-1）。

2．全口曲面体层片　18和28低位；16、26、36和46缺失；17、27、37和47前倾；双侧上颌窦窦底低平，多数上后牙牙根位于上颌窦内。46牙槽骨低密度影像，其余牙槽骨未见明显异常。双侧髁突骨质未见明显异常（图58-2）。

四、诊断

安氏Ⅱ^{1}类，毛氏Ⅱ^{2}+Ⅳ^{1}+Ⅰ^{1}类，骨性Ⅱ类，高角。

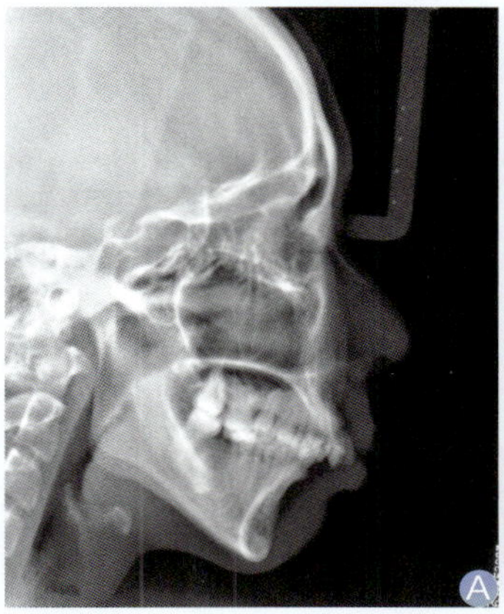

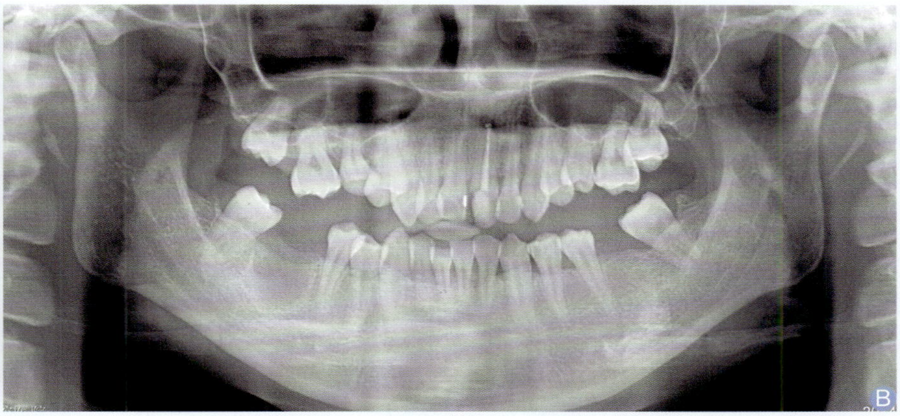

图58-2　治疗前X线片

表58-1　治疗前后头影测量结果

测量项目	正常值	测量值		
	均值±标准差	治疗前	手术前	治疗后
SNA（度）	82.8 ± 4.0	83.1	82.8	80.8
SNB（度）	80.1 ± 3.9	73.9	72.9	77.9
ANB（度）	2.7 ± 2.0	9.2	9.9	0.9
U1/L1（度）	125.4 ± 7.9	115.7	124.6	123.0
U1/SN（度）	105.7 ± 6.3	98.4	95.2	99.6
MP/SN（度）	32.5 ± 5.2	43.2	43.6	46.1
MP/FH（度）	31.1 ± 5.6	34.7	35.0	38.6
L1/MP（度）	92.6 ± 7.0	100.7	95.2	89.7

五、矫治目标

改善侧貌，减小上牙弓突度；下颌骨位置前移，下颌颏部前移。纠正前牙深覆盖和深覆𬌗。排齐整平牙列，纠正过长和下垂的第二磨牙，关闭缺牙间隙，建立良好咬合关系。

六、矫治计划

采用正畸-正颌联合治疗。

（一）术前正畸

1．排齐牙列，扩展上下牙弓宽度，颊向移动上下后牙。

2．纠正前牙深覆𬌗，压低过长的上后牙。

3．解除咬合干扰，关闭缺牙间隙，上下切牙去代偿。

（二）正颌手术

1．行正颌手术矫正上颌前突和下颌后缩畸形，纠正下颌颏部后缩。

2．术后1个月内用𬌗板维持咬合关系。

（三）术后正畸

1．精细调整前后牙的咬合关系，维持术后的颌骨位置。

2．建立正常的前牙覆𬌗、覆盖关系，建立中性的尖牙和磨牙关系。

3．保持。

七、矫治过程

1．第1～6个月　上颌平面导板辅助下打开前牙深覆𬌗，排齐整平上下牙列。在腭中缝和17、27颊侧远中植入种植支抗钉，压低上颌第二磨牙。支抗钉植入3个月后，右上颊侧支抗钉松动脱落（图58-3）。

2．第7～12个月　前牙覆𬌗正常，上下牙列已排齐。换用0.019英寸×0.025英寸不锈钢丝关闭下

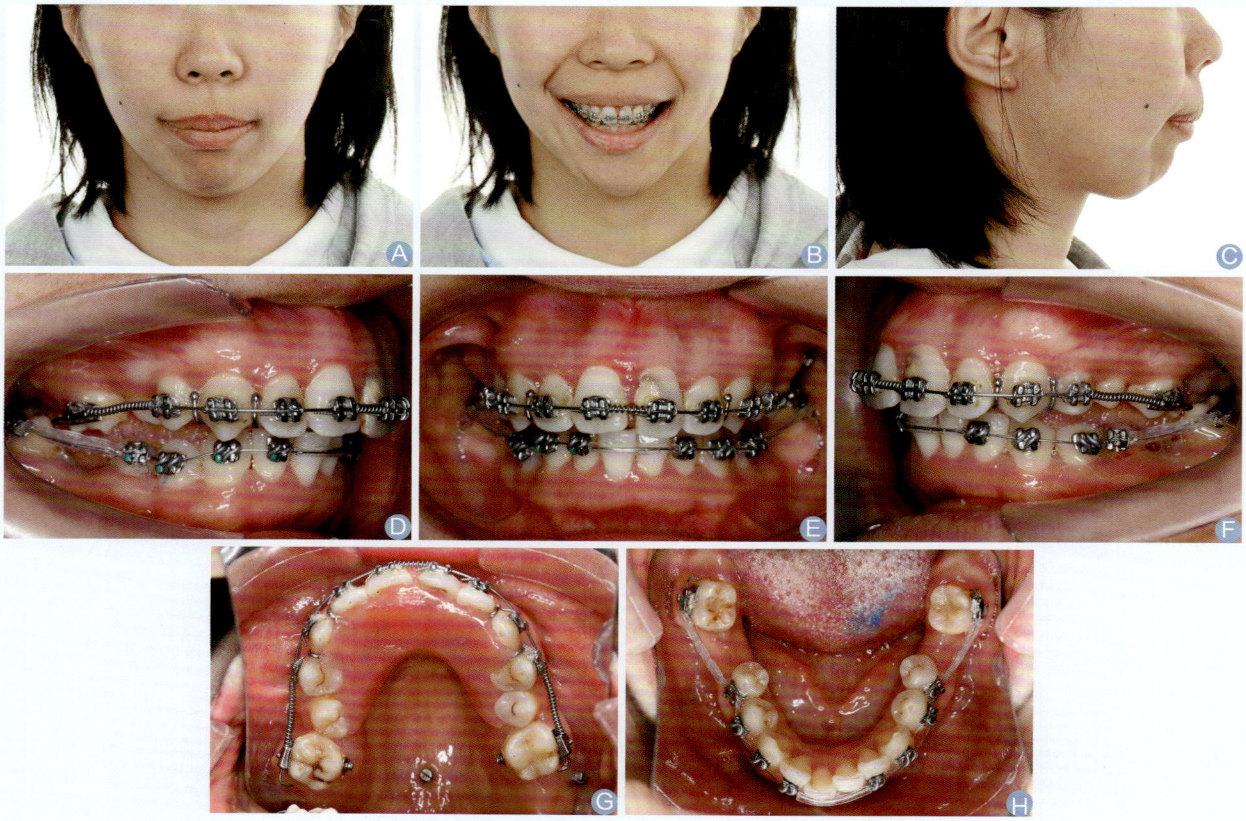

图 58-3　上颌平面导板协助下排齐整平上下牙列时面𬌗像

颌缺牙间隙，内收下前牙。37和47在向近中移动过程中与17和27出现咬合干扰（图58-4）。

3．第13～24个月　上后牙戴入可摘式殆垫解除后牙的咬合干扰，要求患者在进食和睡觉时一定戴用。继续关闭下牙列间隙，内收下前牙；同时关闭上牙列前部的散间隙（图58-5）。因36和46长期缺失，牙槽骨宽度不足，间隙关闭较为缓慢。

4．第25～30个月　完成术前正畸。前牙覆殆正常，下前牙舌向移动，前牙覆盖明显增大。上切牙唇倾度正常，磨牙和尖牙均为完全远中关系。下颌后缩畸形更加明显，颏唇沟加深，下颌平面角没有明显改变（图58-6和表58-1）。

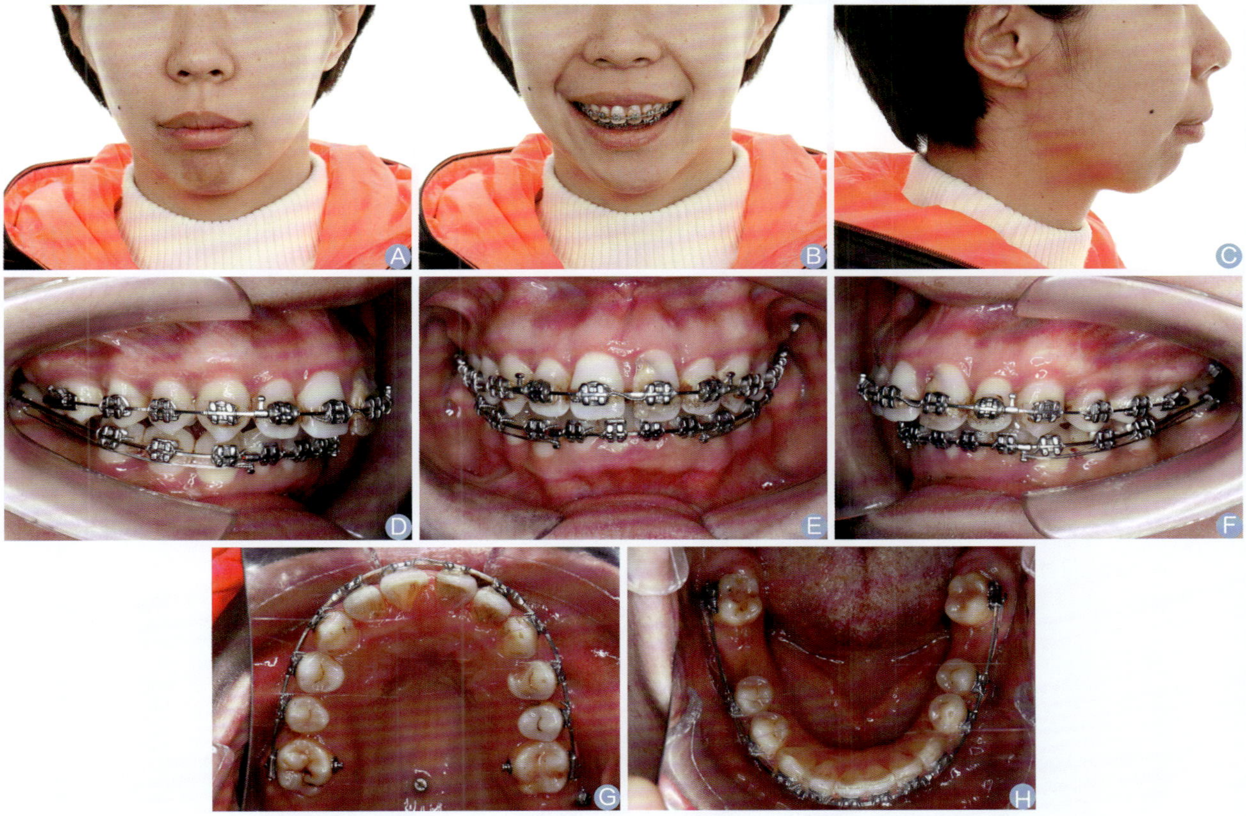

图 58-4　开始关闭下颌间隙、内收下前牙时面殆像

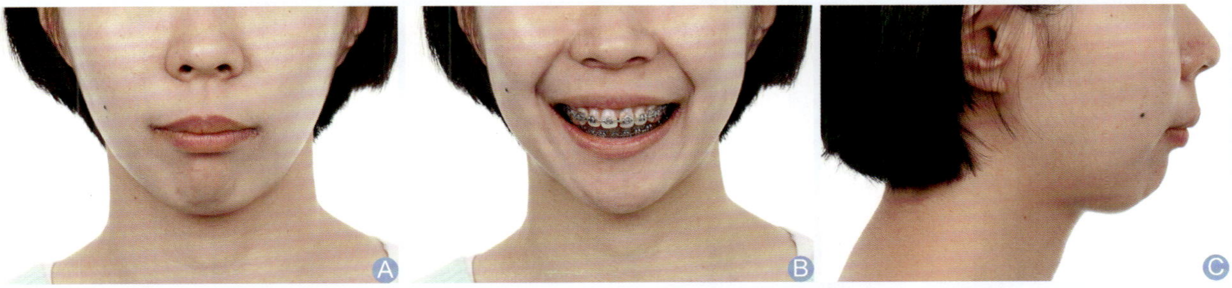

图 58-5　关闭下颌间隙同时戴用后牙殆垫消除咬合干扰时面殆像

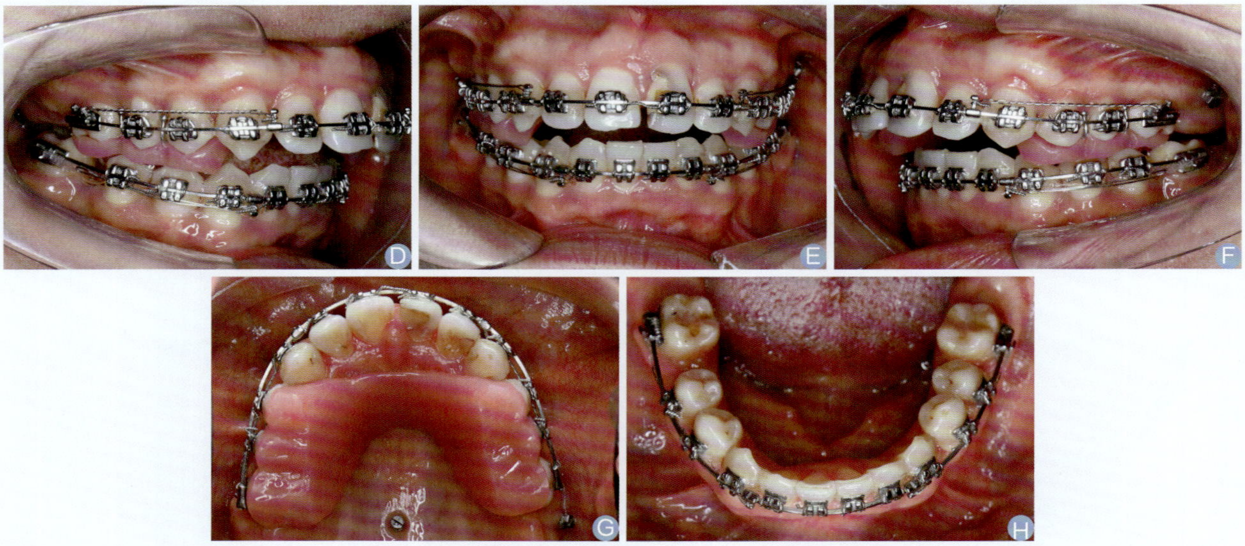

图 58-5 关闭下颌间隙同时戴用后牙殆垫消除咬合干扰时面殆像（续）

5. 第31个月 行正颌手术解决上颌前突和露龈笑问题，同时解决下颌后缩、颏部后缩和下面高偏短的问题。手术后1个月开始术后正畸治疗。

6. 第32～37个月 术后上下颌骨相对位置正常，磨牙和尖牙中性关系，前牙覆𬌗、覆盖正常，上下牙列中线与面部中线一致，上下颌牙弓宽度基本协调。术后进行精细调整，使上下牙列咬合更加稳定（图58-7）。

7. 第38个月 拆除固定矫治器，戴入透明保持器。

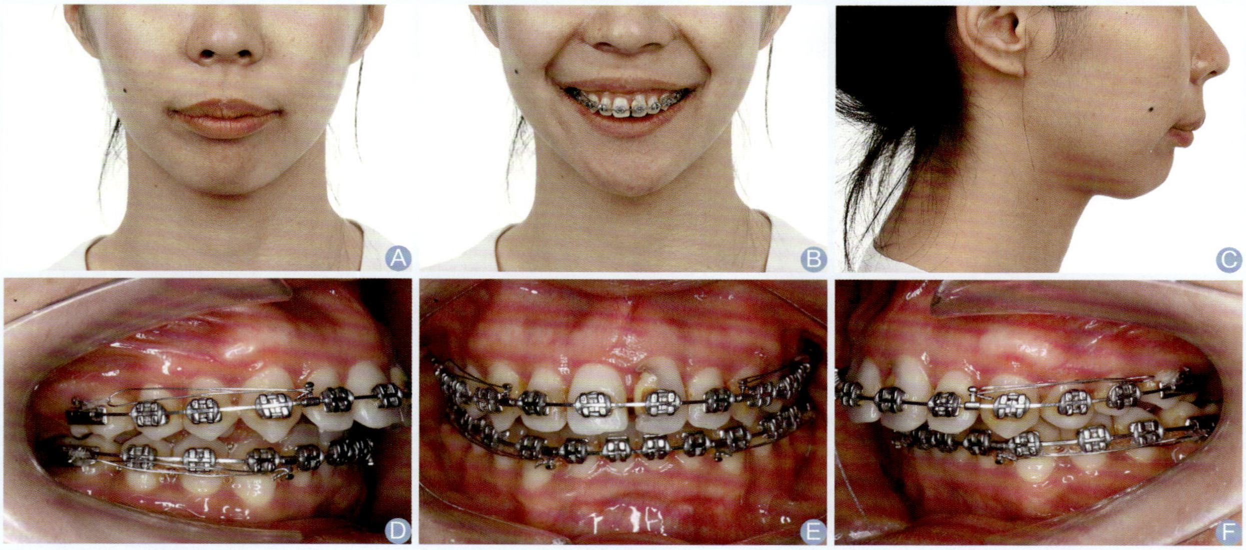

图 58-6 术前正畸完成时面殆像和 X 线片

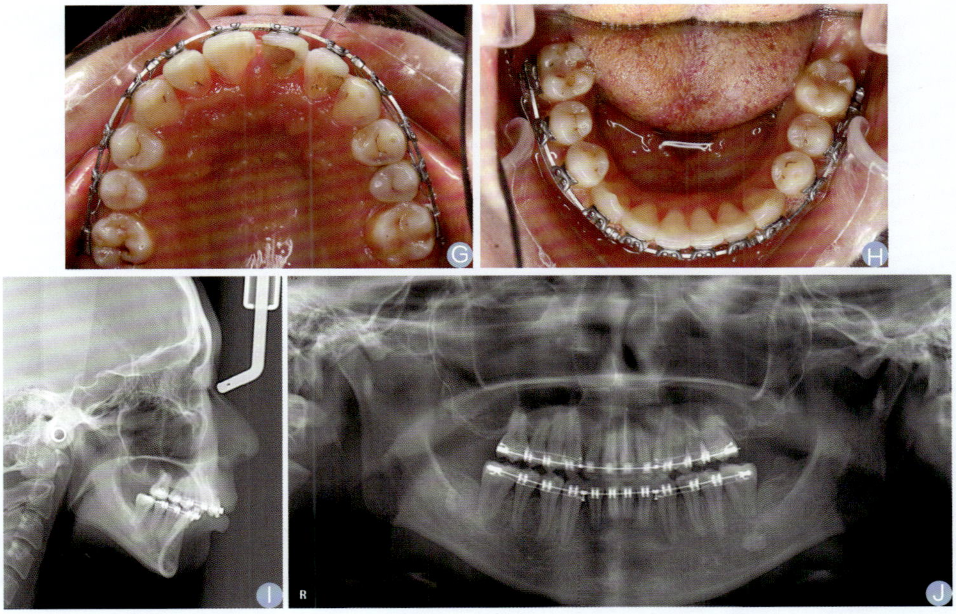

图 58-6　术前正畸完成时面聆像和 X 线片（续）

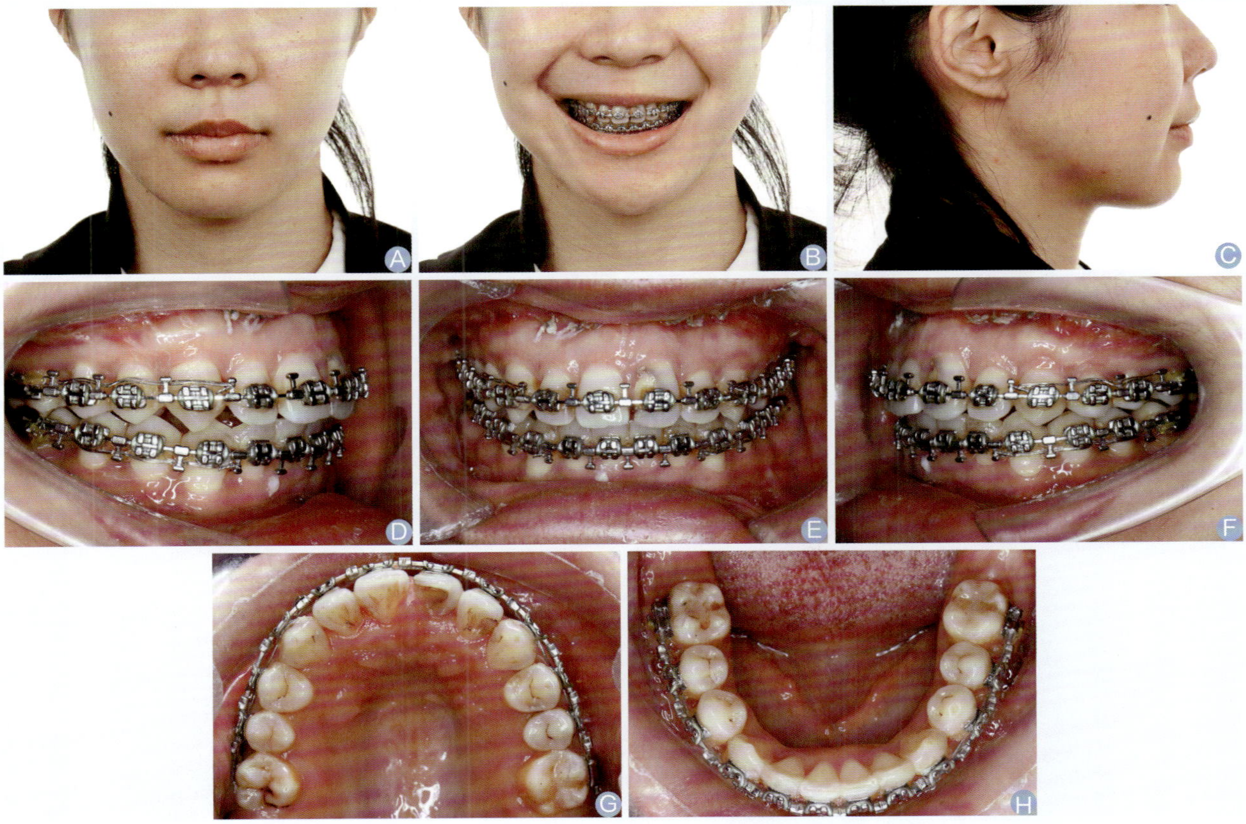

图 58-7　术后正畸时面聆像

八、矫治结果

正畸-正颌联合治疗后，患者咬合关系良好，上下牙列整齐，前牙覆殆、覆盖正常，双侧尖牙和磨牙中性关系，上下中线正。上下颌位置正常，面部基本对称，面下1/3高度正常，唇齿关系正常。侧貌得到极大的改善，下颌颏部突度正常，上下唇突度正常，鼻唇角正常，颏唇沟正常；自然状态下闭唇正常，颏肌紧张度正常。全口曲面体层片显示牙根平行排列，牙槽骨及双侧髁突未见明显异常（图58-8）。头颅侧位片测量分析结果显示：上下切牙唇倾度正常，ANB角正常，下颌平面角略增大，直面型（测量结果见表58-1）。治疗后3年复查，左上中切牙已做全冠修复，前后牙咬合稳定，直面型（图58-9）。

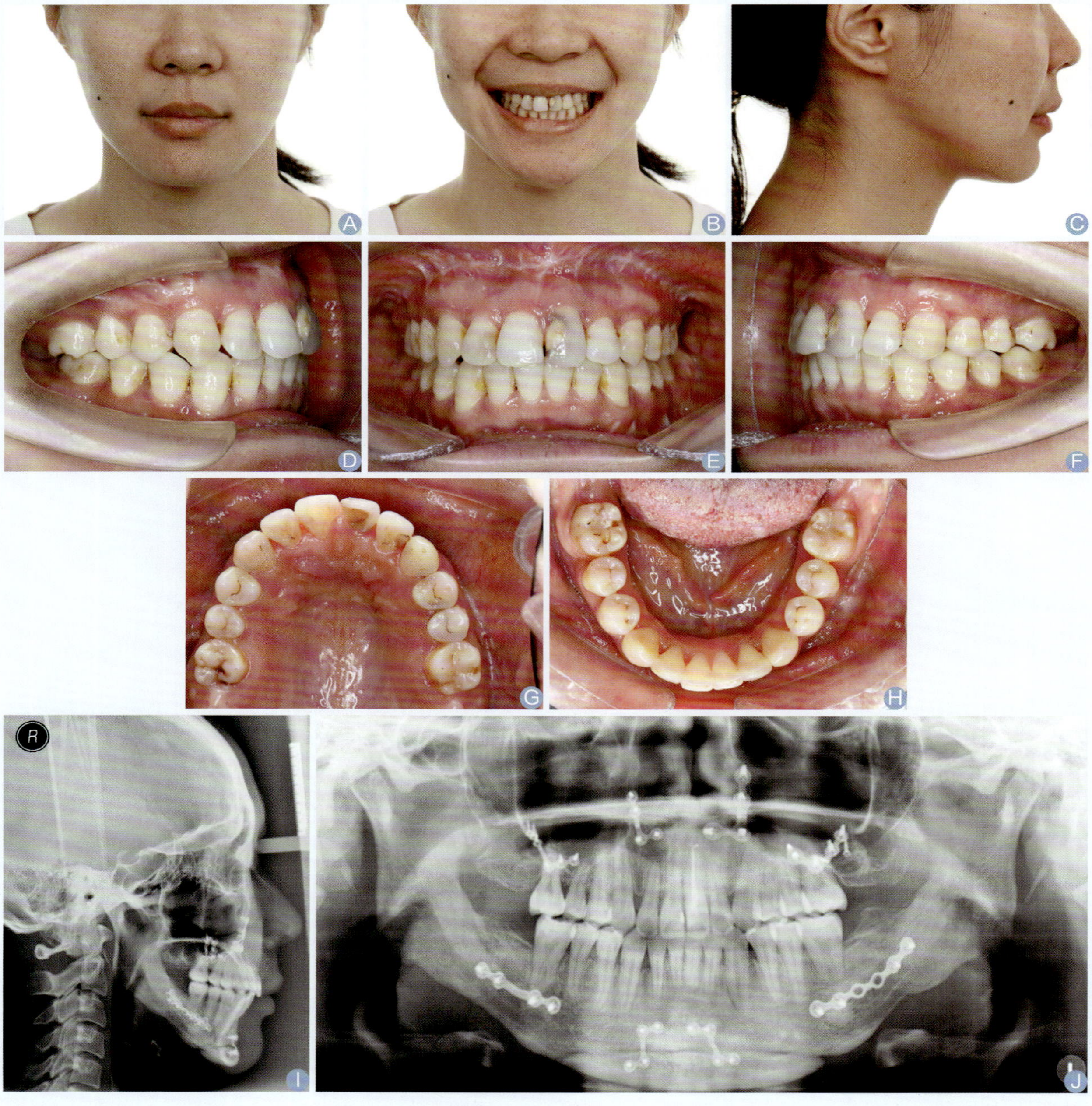

图 58-8　治疗后面殆像及 X 线片

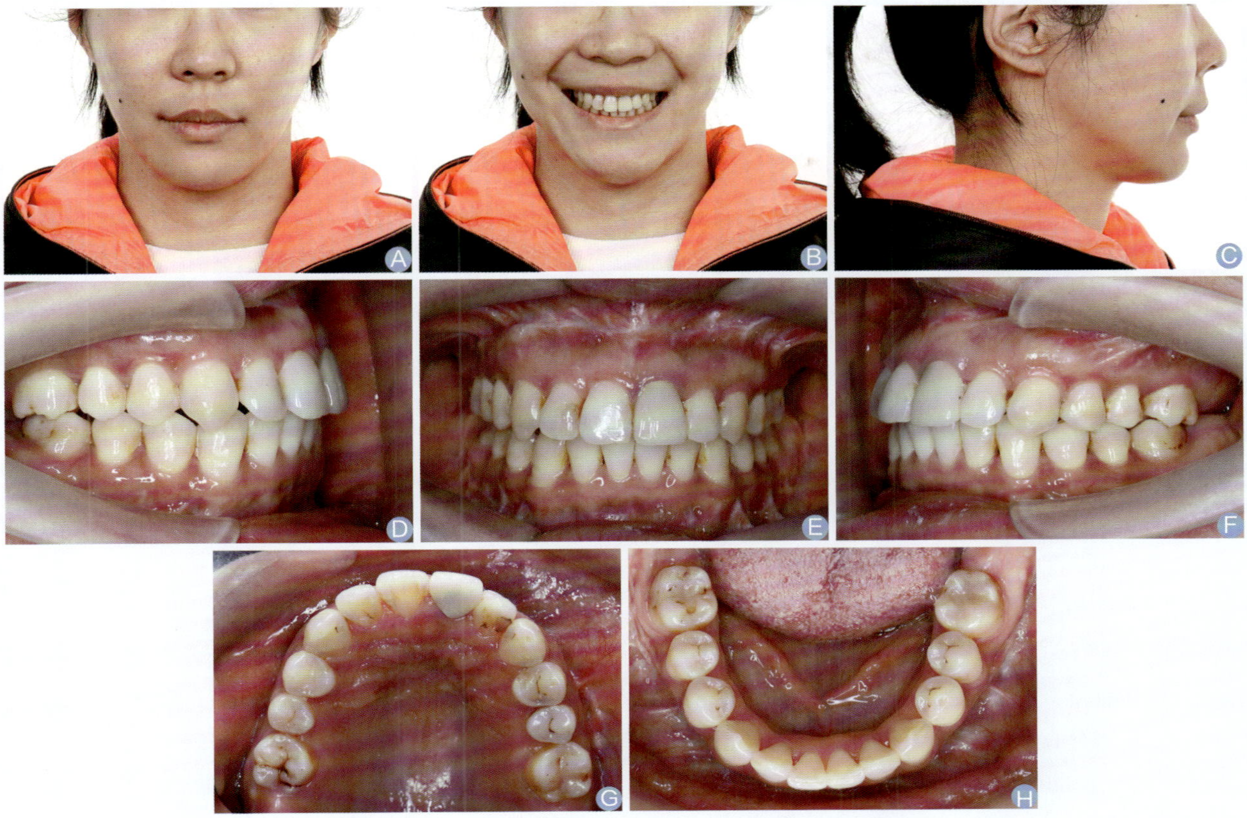

图 58-9　正畸结束 3 年后面殆像

九、矫治体会

（一）正畸治疗存在的难点

1. 能否进行手术优先的治疗？回答这一问题，关键要从以下几个问题去考虑：上下牙在颌骨正常位置时咬合是否有明显的干扰？这种干扰通过颌骨分块是否可以消除？颌骨需要分几块？不进行去代偿治疗是否会减小颌骨的移动量进而不利于术后面型的美观？

首先，如果模型外科检查时上下牙咬合干扰数量较多，即使分块也无法解除明显的咬合干扰，或者需要分块的数量过多而不利于颌骨的健康和术后稳定，就不应该手术优先。其次，如果术前不进行去代偿治疗，尤其是后牙的去代偿治疗，很可能会影响手术中颌骨的正确拼对，进而影响术后面型的美观，这时也不宜手术优先。所以，是否进行手术优先的治疗有严格的适应证，临床中应慎重决策，不能以患者的健康为代价去追求手术优先。

本病例在矫治设计时进行了治疗前上下颌模型的拼对，发现诸多咬合干扰会影响手术中颌骨的移动以及术后咬合的稳定。如果进行手术优先的治疗，就需要在上下颌骨过度分块，这对患者牙颌面的健康和稳定都不利。同时，患者下切牙明显唇倾，需要去代偿治疗，在手术前进行舌向移动，增大前牙覆盖。如果进行手术优先的治疗，也需要在下颌骨前部分块，直立下切牙牙轴，但下颌前部一般只能在尖牙间分一个骨块，这无法进行下切牙的直立。综合上述原因，本病例不应选择手术优先，而应选择常规的术前正畸+正颌手术+术后正畸的三段式治疗。

2. 术前哪些部位存在咬合干扰？本病例术前正畸的主要目标就是去除上下颌牙齿的咬合干扰。术前检查时发现如下咬合干扰：①上下颌磨牙因缺乏对颌牙而出现下垂和过长，进而造成模型拼对时磨牙区的咬合高点，同时下垂和过长的磨牙在关闭下后牙间隙时也会导致干扰，影响间隙关闭；②上下颌前磨牙均舌向倾斜，导致咬合拼对时前磨牙区无法正常咬合；③上下颌第一磨牙缺失，下颌第一磨牙间隙剩余较多，上颌第一磨牙几乎已自行关闭，导致模型拼对时上下颌第二磨牙仅有不到1/4可以有咬合接触；④上切牙扭转导致上下前牙存在明显的咬合干扰，无法建立基本正常的前牙咬合关系；⑤上中切牙过小导致前牙的牙量不调，进而影响前牙的正常覆盖关系。

3．如何进行去代偿治疗？患者为典型的骨性Ⅱ类切牙代偿病例，上切牙直立，下切牙唇倾。术前正畸需要内收直立下切牙，增大前牙覆盖。常规设计是在下颌拔除第一前磨牙，内收下切牙。但本病例双侧下颌第一磨牙缺失并遗留有较大的缺牙间隙，因而术前正畸选择关闭长期缺失牙遗留的间隙，内收下切牙。同时，打开前牙深覆𬌗，整平下颌过深的Spee曲线。经过术前正畸，下切牙明显回收直立在基骨中，前牙覆盖增大、覆𬌗减小，下颌平面角变化不大。

（二）正畸中的注意事项

1．缺失牙遗留间隙的关闭　成人缺牙间隙的关闭需要考虑以下几个问题：①是正畸关闭间隙还是保留间隙后行修复治疗？如果前牙存在拥挤、前突，需要整平过深的Spee曲线或需要纠正牙列中线偏斜，则可以利用缺失牙遗留的间隙完成牙列排齐整平、前牙内收直立或矫正中线。如果不存在上述问题，切牙位置基本正常，则不建议关闭间隙，而应保留间隙、扩展间隙或直立前倾的后牙，然后进行相应的修复治疗。②缺牙间隙处的牙槽骨情况如何？在决定是否关闭间隙前，要对缺失牙处的牙槽骨三维结构进行评价。主要看牙槽骨的宽度和高度。如果缺失时间不长，牙槽骨宽度和高度尚可，多能关闭缺失牙的间隙。如果是长期缺失，牙槽骨宽度狭窄，高度也不足，关闭间隙会有较大困难。有时虽勉强关闭，也会出现缺失牙两侧邻牙的牙根暴露、松动或关闭的间隙重新分开等情况。如果一定要关闭间隙，可以选择骨皮质切开配合缺失牙区域植骨的方式加宽和增加牙槽骨骨量。③缺失牙的对颌牙是否伸长？缺牙时间较长后，对颌牙多会出现过长。在关闭间隙的过程中，过长的对颌牙会形成咬合创伤，影响缺失牙邻近牙齿的移动。此时，需要先压低过长的对颌牙，也可采用后牙垫高或戴用𬌗垫等方式，消除牙齿移动过程中的咬合干扰。

2．术前正畸中去除咬合干扰　去除咬合干扰是术前正畸的主要目标。针对本病例存在的咬合干扰，采取各种措施一一消除。①针对上下第二磨牙过长导致的咬合干扰，先采用平面导板+上颌后牙种植钉压低磨牙。在矫治中，一侧的种植钉发生松动脱落，无法继续压低上后牙。后期采用𬌗垫，避开了关闭下颌缺牙间隙时的咬合干扰。②针对上下牙弓狭窄和前磨牙舌倾，采用正畸扩弓的方式解决。在早期通过前牙平面导板消除了前磨牙区域的咬合干扰，为正畸扩弓创造良好的条件。当正畸唇弓从镍钛圆丝换为镍钛方丝再到不锈钢丝后，上下牙弓形态逐步恢复正常，上下牙弓宽度获得良好的匹配。③针对磨牙区的咬合干扰，通过关闭缺牙间隙进而消除。④前牙拥挤导致的咬合干扰经过正畸牙列排齐就能顺利解决。⑤上切牙牙量过小导致前牙牙量不调，术前正畸中适度扩展了上中切牙间隙，获得了协调的牙量关系。

3．前牙平面导板和后牙𬌗垫的使用与下颌平面角的改变　前牙平面导板与后牙𬌗垫是否会改变下颌平面角？对这个问题一直存在争议。从本病例看，戴用前牙平面导板或后牙𬌗垫后，的确使下颌向下向后旋转，下颌平面角增加。虽然患者是高角病例，但其咀嚼肌肌力并不弱，最终又逆旋了下颌骨，使术前正畸结束时下颌平面角变化不大。患者在治疗前表现为深覆𬌗，这也印证了其咀嚼肌有较大的肌力。所以，在临床上，对于高角、深覆𬌗的患者，可以使用平面导板来打开咬合。

（病例完成人：胡炜）

病例 59　骨性Ⅱ类畸形的正畸－正颌联合治疗（二）

一、一般情况

患者女性，33岁，主诉牙不齐、嘴突，希望明显改变面型。10多年前右下后牙有牙体治疗史，半个月前开始牙周系统治疗。全身情况良好，否认口腔不良习惯、鼻咽部疾病；有颞下颌关节弹响史；父亲有类似畸形。

二、临床检查

1．面部检查　正面观：面部左右基本对称，轻度开唇露齿。侧面观：侧貌突面型，鼻唇角小，下颌后缩，颏部严重发育不足，颏肌紧张，面下1/3长（图59-1）。

2．口内检查　恒牙列，36大面积银汞充填体，边缘有回缩以及缝隙，叩诊（±），松动度Ⅰ度。全口多个牙位轻度牙龈退缩，有小的黑三角间隙，后牙区多个牙位探诊深度大于5 mm。上牙弓前牙区拥挤度2～3 mm，左上后牙区拥挤度约5 mm；下牙弓拥挤度5～6 mm。右侧磨牙中性偏远中关系，左侧磨牙远中尖对尖关系；双侧尖牙远中关系。前

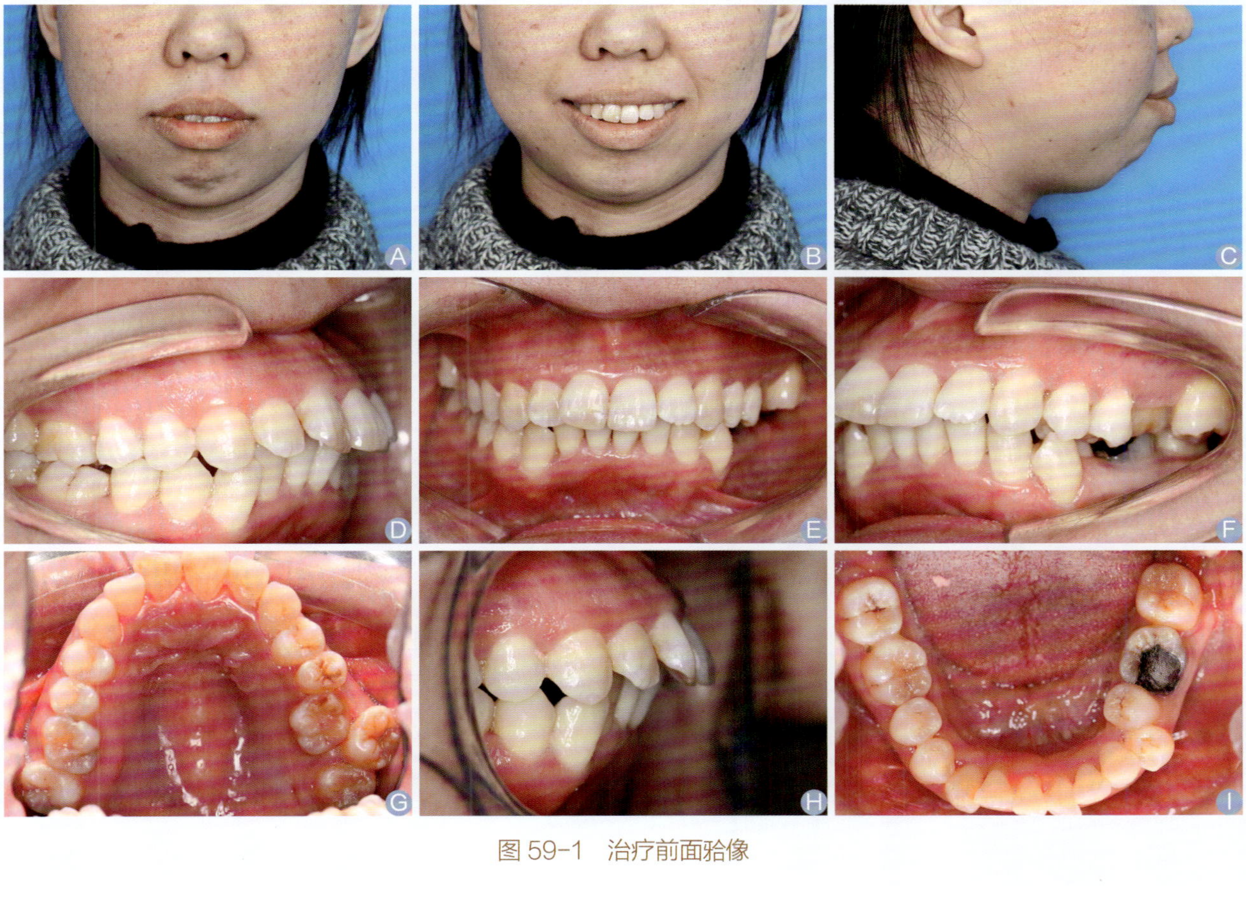

图 59-1　治疗前面殆像

牙覆盖6～8 mm，Ⅱ度深覆𬌗。上中线右偏1 mm，下中线左偏0.5 mm。左侧第二前磨牙、第二磨牙正锁𬌗，左上第二磨牙明显颊向错位（图59-1）。

3．颞下颌关节检查　开口度三指，开口型稍偏右，开口末、闭口初右侧关节弹响，无触痛。

三、X线检查分析

1．头颅侧位片　测量分析结果显示骨性Ⅱ类，高角，下颌明显后缩，升支短，下颌平面高陡，颏部发育差；上切牙唇倾度基本正常，下切牙唇倾明显（图59-2和表59-1）。

2．全口曲面体层片　28存在；36大面积充填体，入髓室，根管内无高密度影像。上下切牙牙根圆钝，全口牙槽骨轻度吸收，个别牙位中度吸收。双侧髁突骨质未见明显异常（图59-2）。

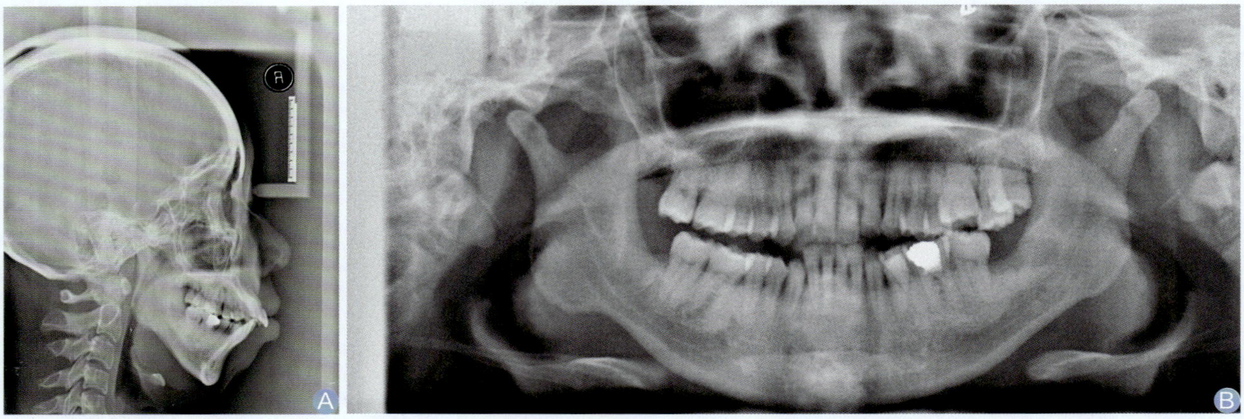

图59-2　治疗前X线片

表59-1　治疗前后头影测量结果

测量项目	正常值	测量值	
	均值±标准差	治疗前	治疗后
SNA（度）	82.8±4.0	76.2	75.2
SNB（度）	80.1±3.9	68.2	71.1
ANB（度）	2.7±2.0	8.0	4.1
FH/NP（度）	85.4±3.7	87.2	85.0
U1/NA（度）	22.8±5.7	26.0	24.3
U1-NA（mm）	5.2±2.4	6.5	6.7
L1/NB（度）	30.3±5.8	38.4	32.8
L1-NB（mm）	6.7±2.1	13.2	9.4
U1/L1（度）	125.4±7.9	106.1	119.2
U1/SN（度）	105.7±6.3	104.7	100.0
MP/SN（度）	32.5±5.2	61.2	56.8
MP/FH（度）	31.1±5.6	42.3	38.1
L1/MP（度）	92.6±7.0	91.9	86.9

四、诊断

安氏Ⅱ¹类，毛氏Ⅱ²+Ⅳ¹+Ⅰ¹类，骨性Ⅱ类，高角；慢性牙周炎；36不完善牙体治疗。

五、矫治目标

明显改善侧貌，消除开唇露齿；排齐整平牙列，建立良好咬合关系。

六、矫治计划

1．继续牙周系统治疗，正畸治疗中及治疗后定期进行牙周复查和治疗；36完善根管治疗后，建议暂时行冠修复。

2．正畸-正颌联合治疗，采用直丝弓矫治器。

3．术前去代偿。拔除34、44、27，排齐整平上下牙列，关闭间隙，协调上下牙弓宽度。

4．行正颌手术，术中拔除14、24。

5．术后精细调整。

6．保持。

七、矫治过程

首先继续牙周系统治疗直至炎症控制。36完善根管治疗，牙体牙髓科医生建议行桩冠修复，但患者未接受，表示愿意承担相关风险，正畸后再行冠修复。3个月后开始正畸-正颌联合治疗，具体如下。

1．第1～11个月　粘接全口直丝弓矫治器，36粘接带环，排齐整平上下牙列，换至0.019英寸×0.025英寸不锈钢丝。下颌结合摇椅弓打开咬合，纠正25、35正锁𬌗，28逐步排入牙列（图59-3）。

2．第12～27个月　28前移到位，内收下切牙，关闭间隙，协调后牙宽度（图59-4），准备手术。

3．第28～29个月　行正颌手术。上颌行LeFort Ⅰ型分块截骨，术中拔除14、24；下颌行矢状劈开前徙术+颏成形术。术后2个月开始正畸。

4．第30～41个月　术后精细调整（图59-5）。

5．第42个月　拆除固定矫治器，戴入透明保持器。36牙冠充填体继发龋，重新行充填治疗，建议择期行桩冠修复，但患者拒绝，暂维持。

八、矫治结果

矫治后，患者咬合关系良好，上下牙列整齐，前牙覆𬌗、覆盖正常，双侧尖牙和磨牙中性关系，上下中线正。侧貌得到明显改善，上下唇突度正常，鼻唇角正常，颏唇沟正常；自然状态下闭唇正常，颏肌紧张度正常。微笑时唇齿关系正常。全口曲面体层片显示牙根平行排列，未见明显吸收，

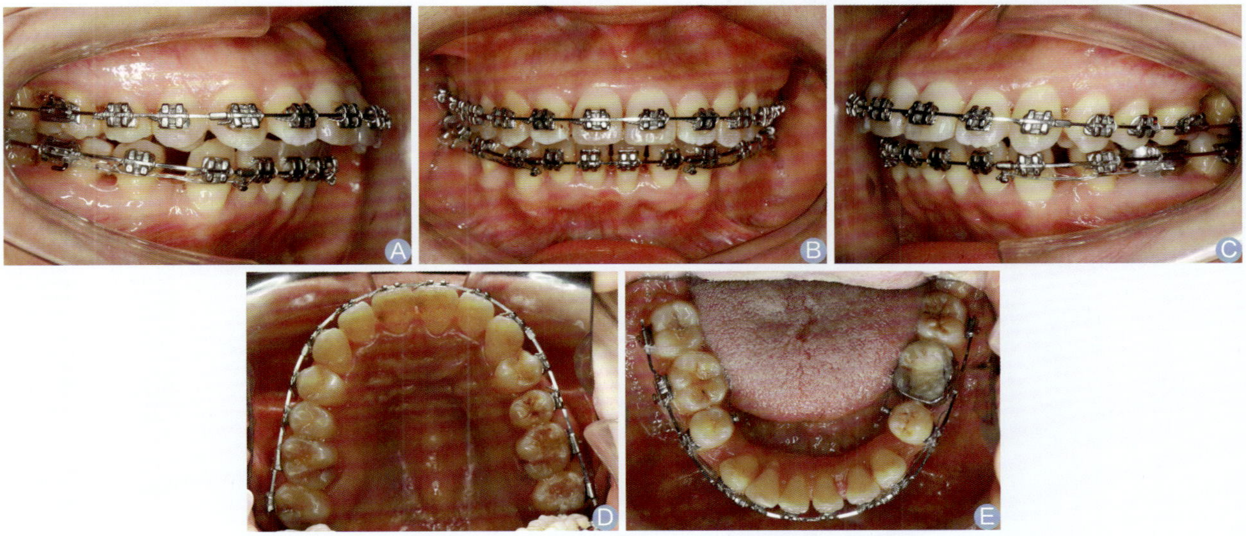

图59-3　开始关闭下牙列间隙时𬌗像

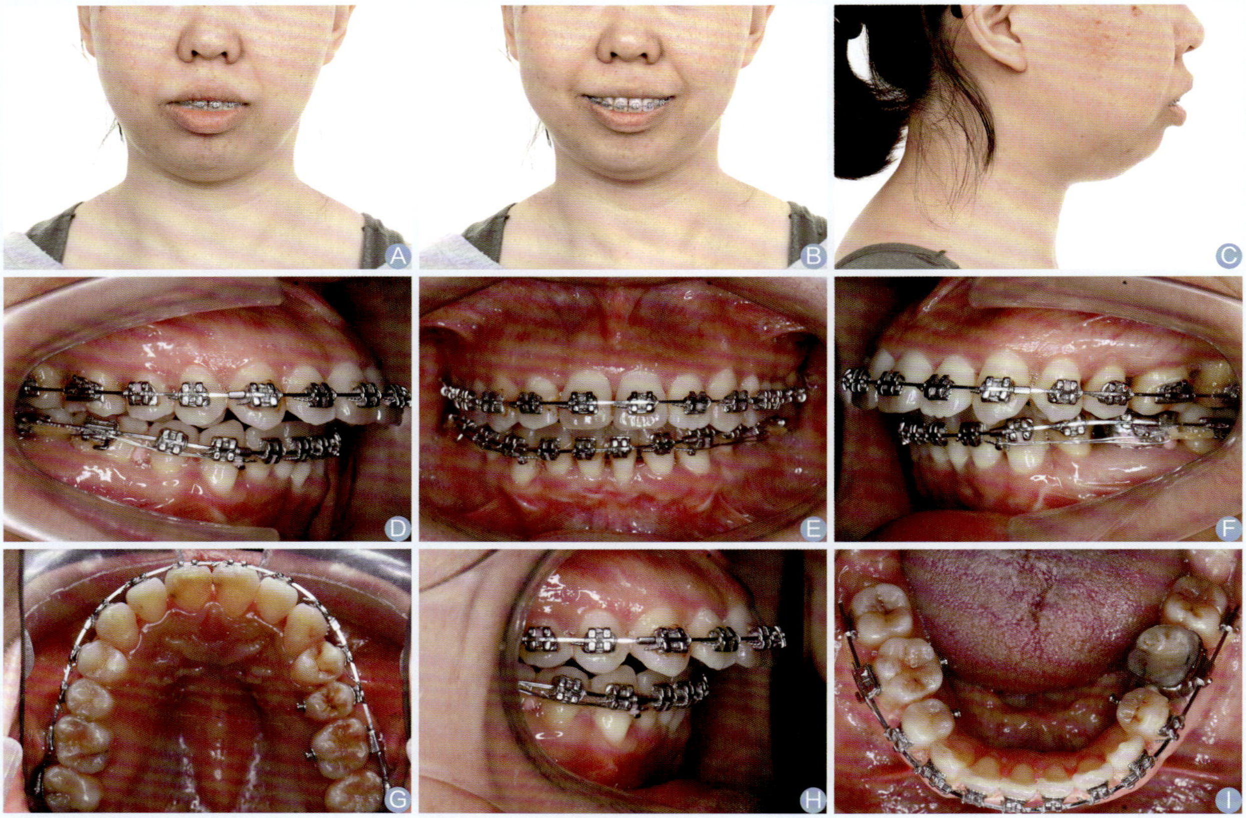

图 59-4 正颌手术前面𬌗像

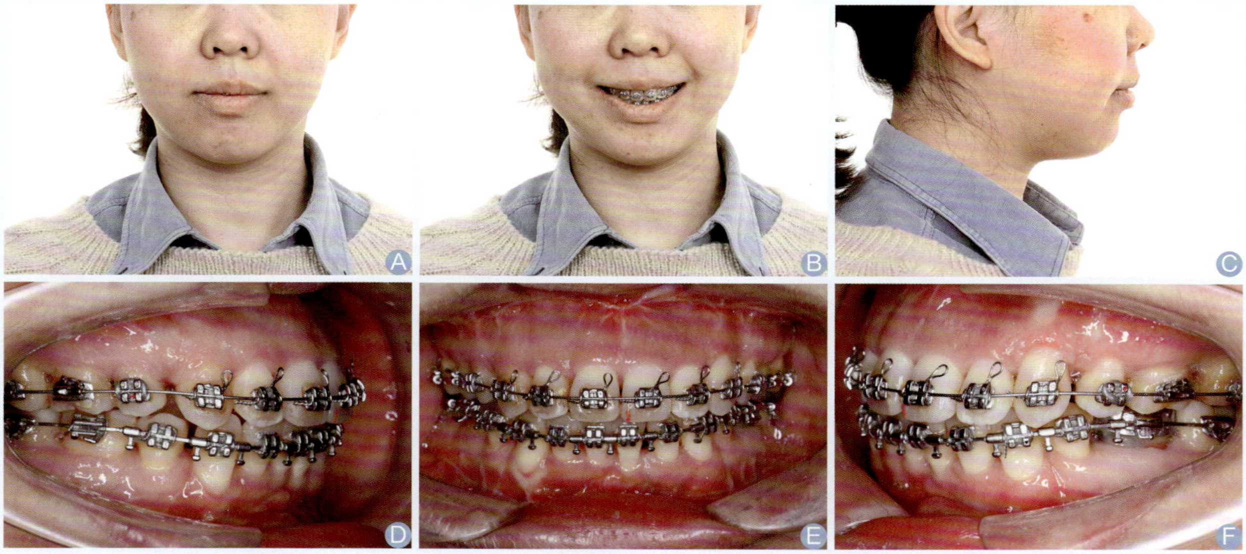

图 59-5 术后精细调整时面𬌗像

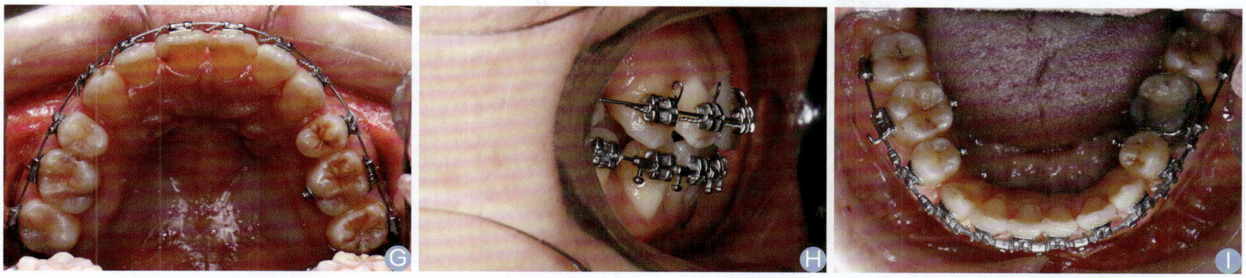

图 59-5　术后精细调整时面䢓像（续）

牙槽骨高度无明显降低（图59-6）。头颅侧位片测量分析结果显示：正畸-正颌联合治疗后，上颌后退，下颌前移，ANB角变正常，上下切牙唇倾度基本正常。下颌平面角虽然仍为高角，但由于配合颏成形术，颏部前移，软组织侧貌改善为直面型，面中1/3和面下1/3高度比例大致协调（测量结果见表59-1）。治疗结束1年后复查，牙齿排列整齐，咬合稳定，36仍未做冠修复（图59-7）。

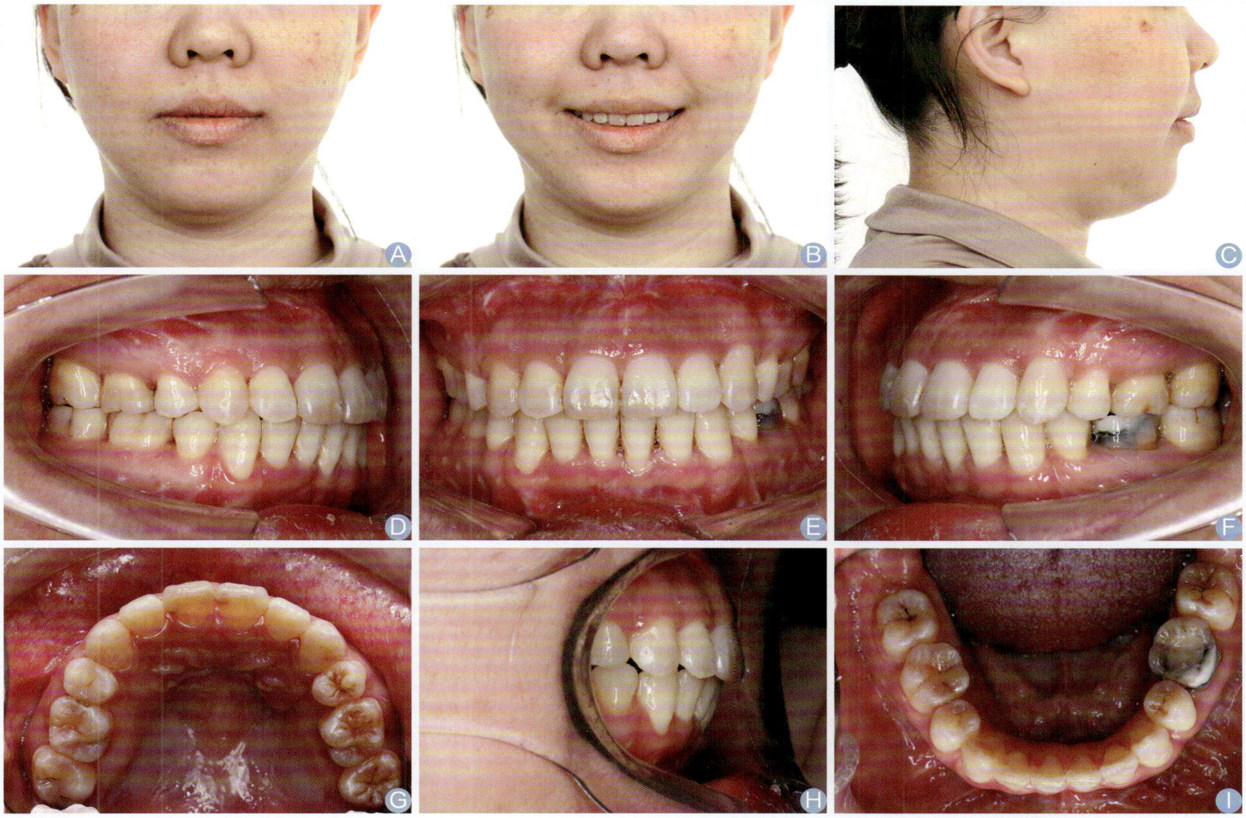

图 59-6　治疗后面䢓像及 X 线片

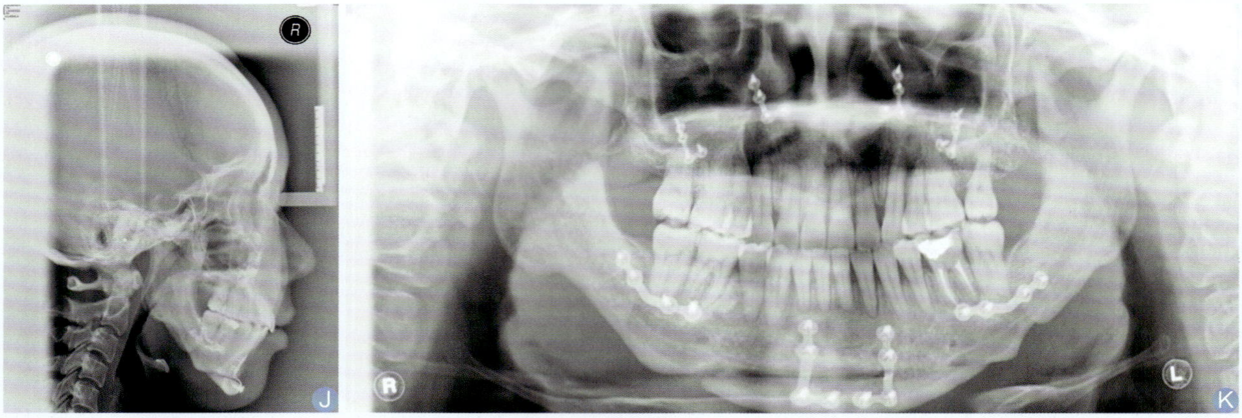

图 59-6　治疗后面殆像及 X 线片（续）

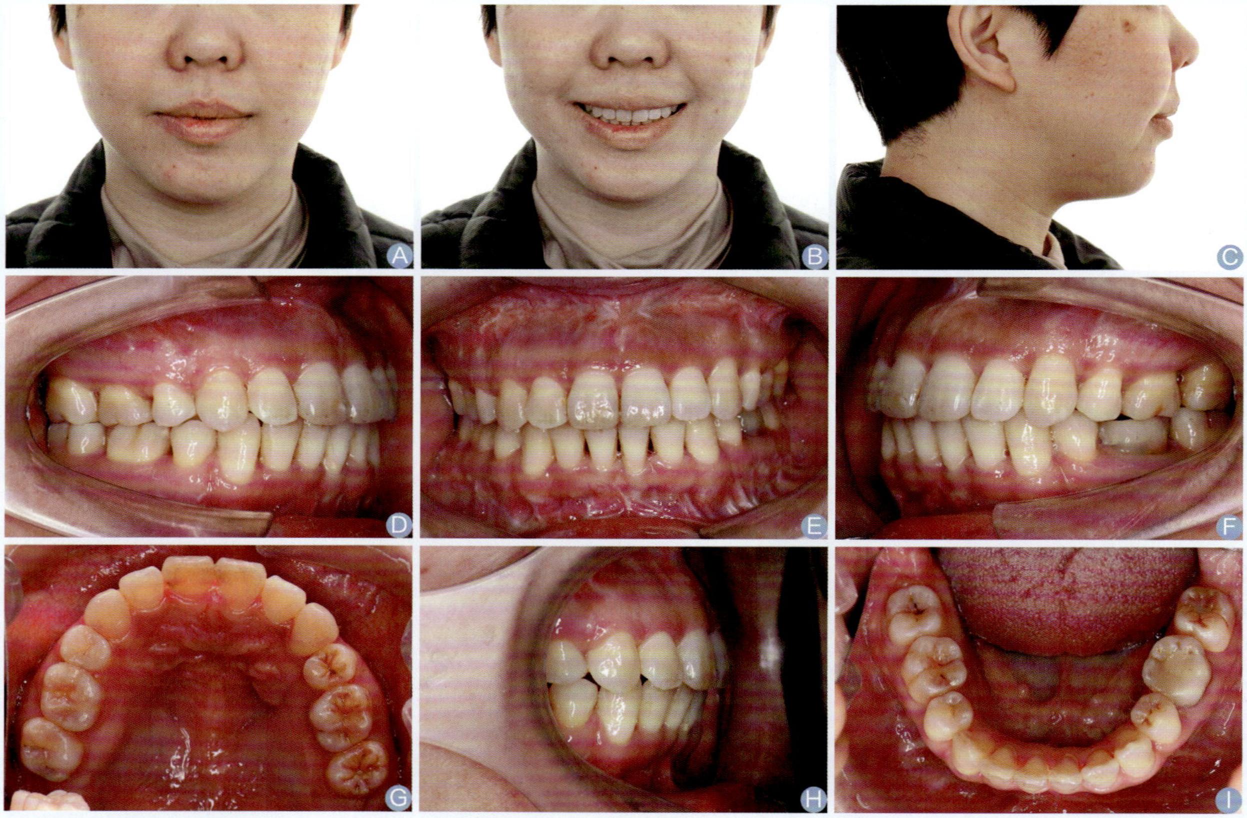

图 59-7　保持 1 年时面殆像

九、矫治体会

（一）治疗设计的考虑

患者主诉明确（牙不齐、嘴突），希望明显改善面型。其上颌前突（患者N点偏上使得SNA角测量值不大），下颌及颏部后缩严重，为骨性Ⅱ类高角型，且有遗传因素，故正畸-正颌联合治疗是最适合患者的方案。患者下切牙代偿性唇倾，且下牙弓有中度拥挤（拥挤度5～6 mm）。术前拔除34、44，排齐整平下牙列并回收切牙，去除代偿；下颌需适当控制后牙支抗。患者上切牙唇倾度正常，前牙区轻度拥挤（拥挤度2～3 mm）。因此，术前上颌不拔牙，排齐后切牙唇倾度预计仍在正常范围内，采用术中拔除14、24及上颌分块截骨以减小上颌突度。患者上颌前突，下颌后缩，治疗前前牙覆盖即有6～8 mm，经过术前下牙列去代偿回收后，覆盖进一步增加，为正颌手术前移下颌及后移上颌前段创造条件。手术设计通过上颌分块截骨及下颌前徙共同作用使患者矢状向骨型恢复正常、前牙覆盖正常，术前正畸去代偿治疗也可使上下切牙唇倾度正常。拔除颊向错位的27能最快解除左侧后牙段的拥挤，以及27、37的正锁𬌗；剩余间隙不大，近中移动28，使其与26靠拢。

（二）正畸中的牙齿移动控制

1．术前正畸的控制　由于下切牙代偿性唇倾明显，在排齐整平牙列逐步换到0.019英寸×0.025英寸不锈钢弓丝回收切牙时，后牙连续结扎增强支抗，以利于下切牙回收减小唇倾度、去除代偿。术前去代偿正畸不仅是前牙去代偿，恢复正常唇倾度，也包括后牙区正常颊倾度的恢复，以及后牙区牙弓宽度的协调。需要正颌手术治疗的骨性Ⅱ类患者，上后牙区相对下后牙区倾向于牙弓宽度不足。患者治疗前27颊向错位，但是26、28明显相对偏舌向。排齐过程中，上下标准牙弓形态镍钛弓丝的使用使其有一定改善，换方丝后在标准弓形基础上，上后牙区稍扩宽，使其进一步改善。待下颌拔牙间隙关闭后取研究模型，模拟正颌外科手术，发现25、26与35、36覆盖仍浅，故在25、26腭侧粘接舌侧扣（见图59-5中的上颌𬌗面像），与对颌牙交互牵引直至建立正常覆𬌗、覆盖，使后牙牙弓宽度基本协调。另外，36完善根管治疗后，患者暂时拒绝桩冠修复。向患者交代劈裂等相关风险，患者知情理解，而后粘接带环开始正畸治疗。这样做在一定程度上可以减小36牙冠劈裂的风险，但增加此处牙周组织的刺激以及维护口腔卫生的难度。治疗结束时发现充填材料发黑，对牙冠重新充填治疗。建议患者进行暂时冠修复，防止牙冠劈裂，避免带环对牙周组织造成刺激。

2．术后精细调整　上颌手术中拔除14、24，LeFort Ⅰ型截骨加上颌分块手术后上颌余留少量拔牙间隙。术后复诊时直接更换连续镍钛方丝排齐后，换至不锈钢方丝关闭剩余间隙。间隙关闭后精细调整后牙的尖窝咬合关系。为增加治疗的稳定性，防止复发，在完成间隙关闭后，固定矫治器继续戴用了约5个月才拆除，并开始采用活动矫治器保持。对于正畸-正颌联合治疗的病例，治疗中非常重要的部分之一是治疗前和治疗中与正颌外科医生进行充分沟通，以确定手术方案及手术时机。本病例中，术前正畸已充分去代偿，后牙牙弓宽度及形态已协调，术后正畸相对简单、顺利。

（病例完成人：聂琼）

病例 60 骨性Ⅱ类畸形的正畸－正颌联合治疗（三）

一、一般情况

患者女性，33岁，主诉咬合不好、侧貌不佳。全身情况良好，否认口腔不良习惯、鼻咽部疾病；否认关节疼痛、弹响；否认牙外伤史；家族史无特殊。

二、临床检查

1. 面部检查　正面观：面部不对称，上牙弓及颏部右偏；𬌗平面偏斜，左侧抬高；开唇露齿，闭唇困难。侧面观：突面型，上颌前突，下颌严重后缩，颏发育不良，颏唇沟浅，闭唇困难，颏肌紧张（图60-1）。

2. 口内检查　恒牙列。上牙弓拥挤度3 mm，下牙弓拥挤度6 mm。上牙弓狭窄。尖牙及磨牙完全远中关系。前牙区开𬌗，深覆盖约13 mm。上中线右偏4 mm（图60-1）。16、36、37𬌗面见充填物。

3. 颞下颌关节检查　开口度三指，开口型正常，双侧关节未查见弹响及触痛。

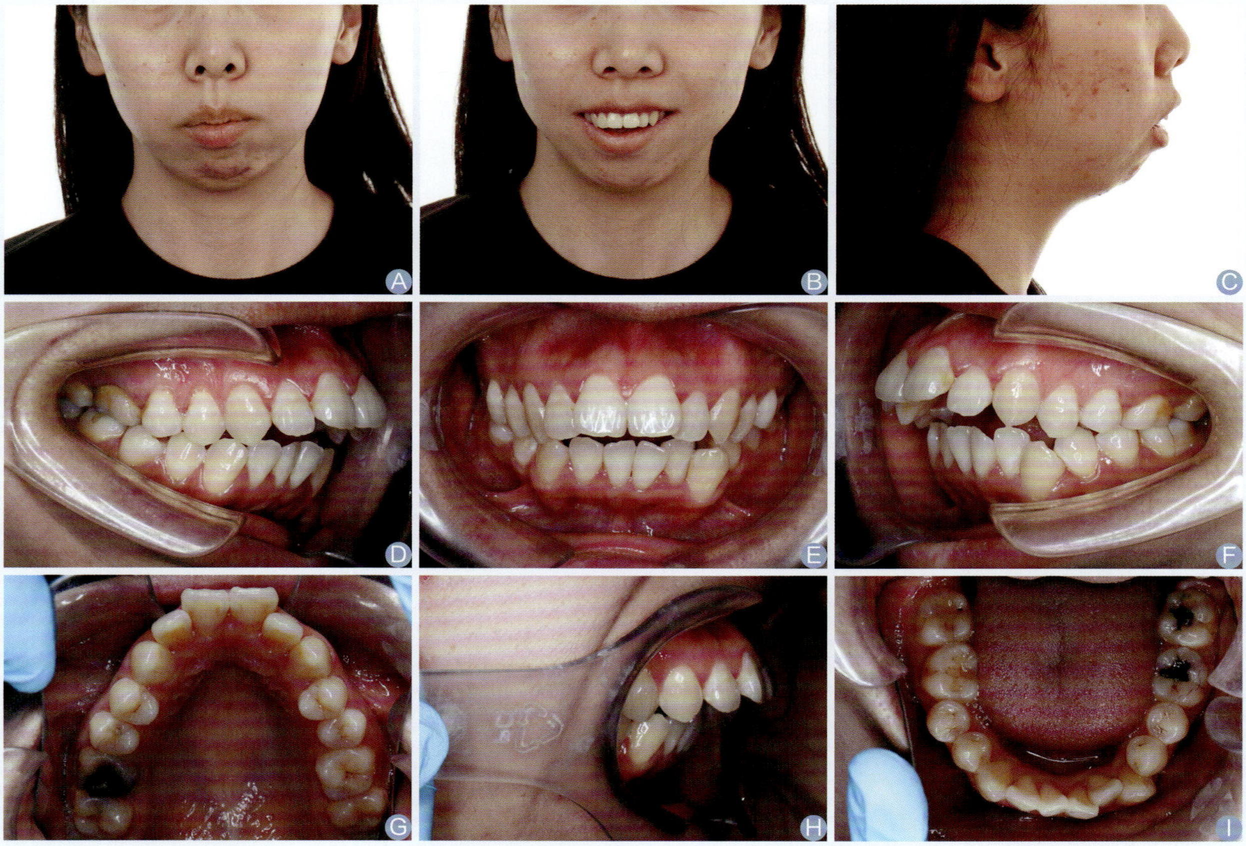

图 60-1　治疗前面𬌗像

三、X线检查分析

1. 头颅侧位片　测量分析结果显示骨性Ⅱ类，高角，下颌骨严重发育不足，上下切牙唇倾（图60-2和表60-1）。

2. 全口曲面体层片　38、48近中水平阻生；16根管内高密度影像，根尖未见明显异常。双侧髁突关节头细小（图60-2）。

四、诊断

安氏Ⅱ类，毛氏Ⅳ^{2}+Ⅰ^{1}+Ⅱ^{2}类，骨性Ⅱ类，高角。

五、矫治目标

建立良好咬合关系，改善侧貌。

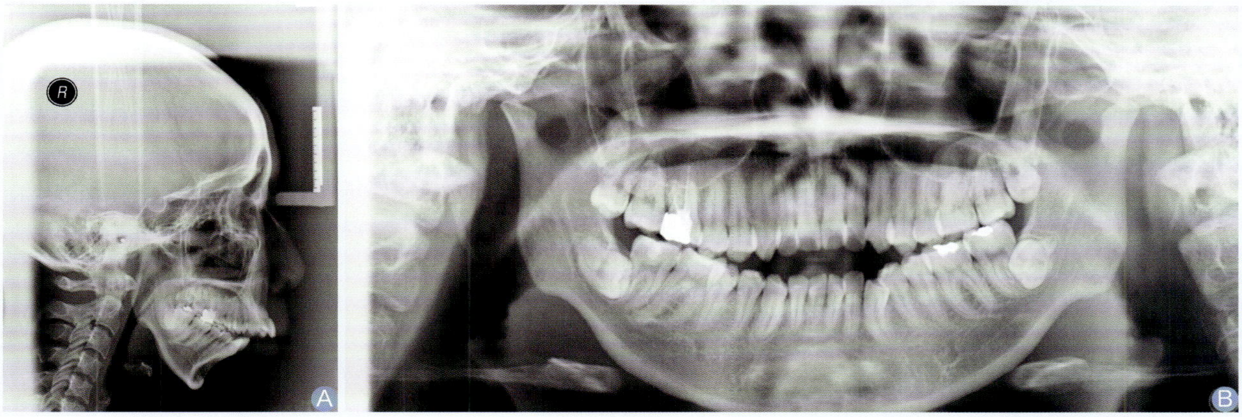

图60-2　治疗前X线片

表60-1　治疗前后头影测量结果

测量项目	正常值	测量值	
	均值±标准差	治疗前	治疗后
SNA（度）	82.8±4.0	77.1	75.6
SNB（度）	80.1±3.9	62.7	70.8
ANB（度）	2.7±2.0	14.4	4.8
FH/NP（度）	85.4±3.7	75.5	81.2
U1/NA（度）	22.8±5.7	26.6	18.6
U1-NA（mm）	5.2±2.4	6.1	4.9
L1/NB（度）	30.3±5.8	37.5	41.3
L1-NB（mm）	6.7±2.1	14.3	10.5
U1/L1（度）	125.4±7.9	101.5	115.4
U1/SN（度）	105.7±6.3	103.7	94.2
MP/SN（度）	32.5±5.2	64.1	56.6
MP/FH（度）	31.1±5.6	51.5	46.5
L1/MP（度）	92.6±7.0	90.7	93.0

六、矫治计划

采用正畸-正颌联合治疗。

（一）术前正畸

1. 拔除34、44、38、48，排齐整平牙列，内收下切牙，进一步加大覆盖，去除代偿。

2. 匹配上下颌弓形。

（二）正颌手术

上颌LeFort Ⅰ型分块截骨术+BSSRO+颏成形术+双侧上颌骨前部植骨术+术中拔除14、24。

（三）术后正畸

精细调整咬合。

正畸结束后建议16行桩冠修复。

七、矫治过程

1. 第1～7个月　粘接全口直丝弓矫治器，排齐上下牙列，上下颌换至0.019英寸×0.025英寸不锈钢丝。

2. 第8～27个月　采用滑动法内收下前牙。进一步调整上下颌弓形进行匹配。在上颌第一、第二前磨牙间弯制弓丝，使上颌牙列前部和后部分别与下颌牙列前后段形成稳定咬合（图60-3）。

3. 第28～38个月　行正颌手术。

4. 第39～43个月　术后精细调整（图60-4）。

八、矫治结果

矫治后，患者咬合关系良好，上下牙列整齐，前牙覆𬌗、覆盖正常，双侧尖牙中性关系，双侧磨牙中性关系，上下中线右偏1.5 mm。侧貌得到极大改善，自然状态下闭唇正常，颏肌紧张度正常。微笑时唇齿关系正常（图60-5）。治疗后1.5年复查，牙齿排列整齐，咬合稳定（图60-6）。

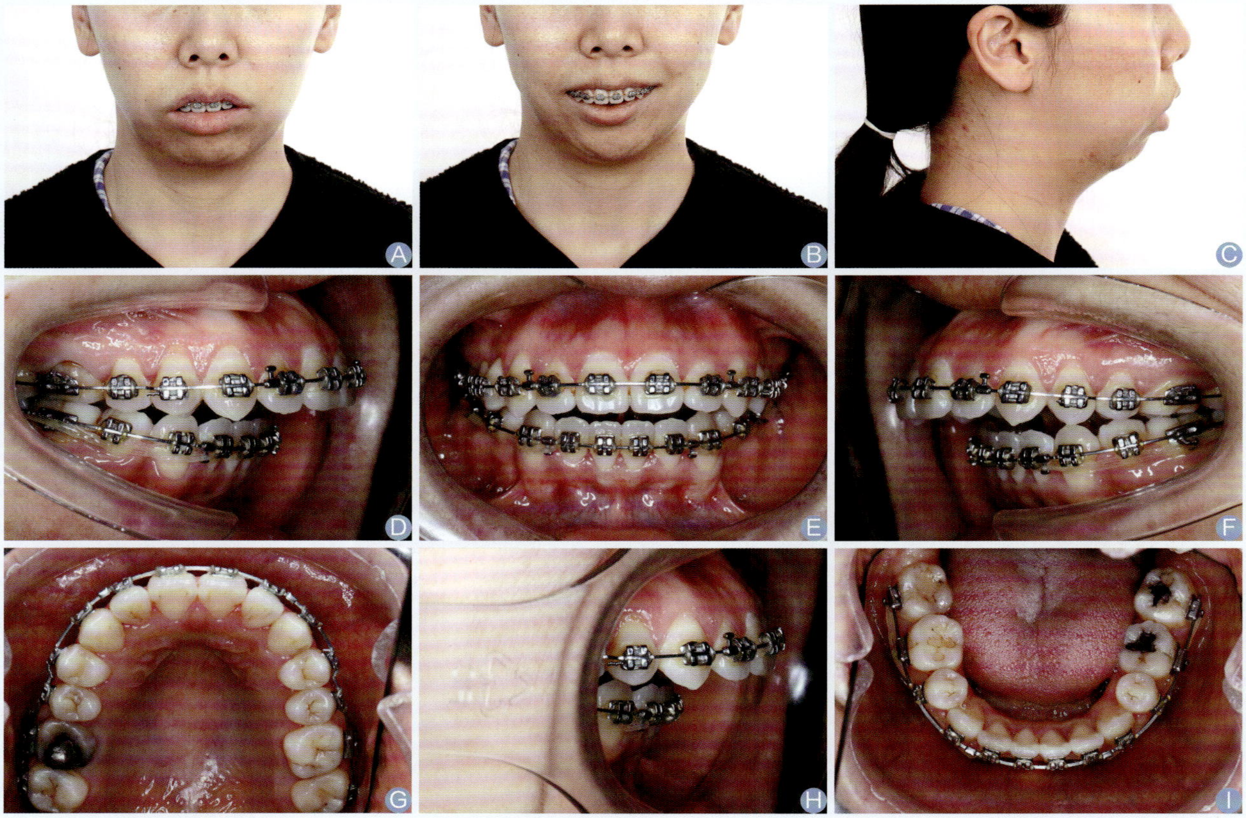

图 60-3　术前正畸面𬌗像

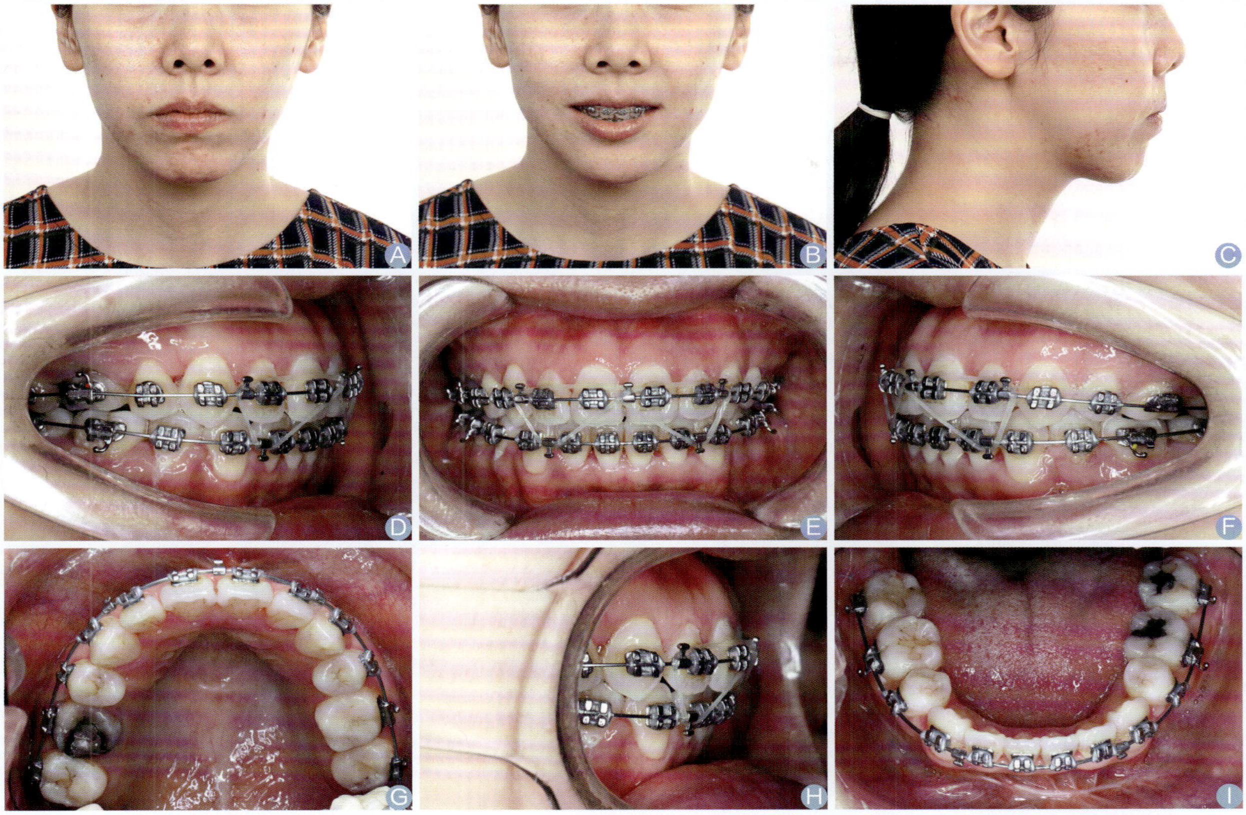

图 60-4　正颌术后面𬌗像

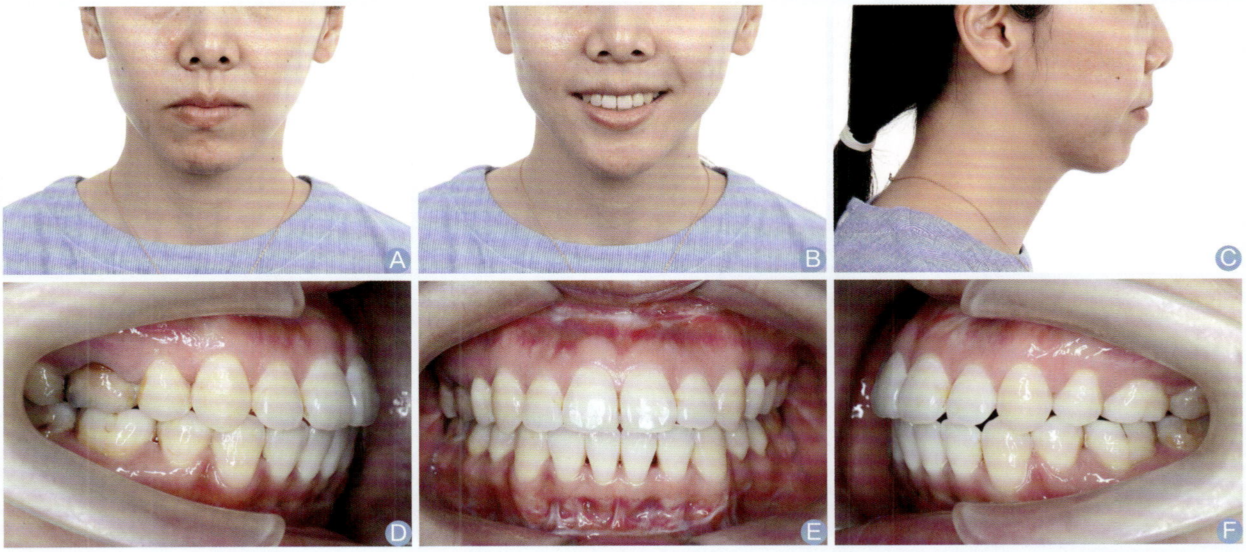

图 60-5　治疗后面𬌗像及 X 线片

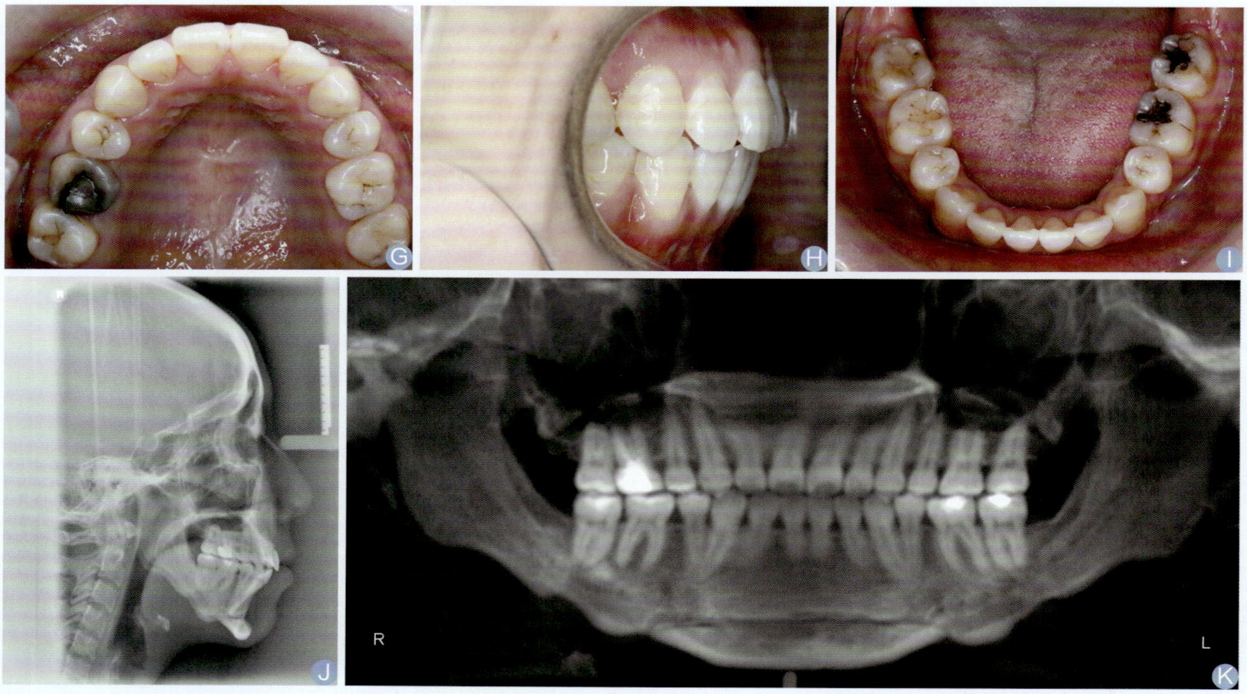

图 60-5　治疗后面殆像及 X 线片（续）

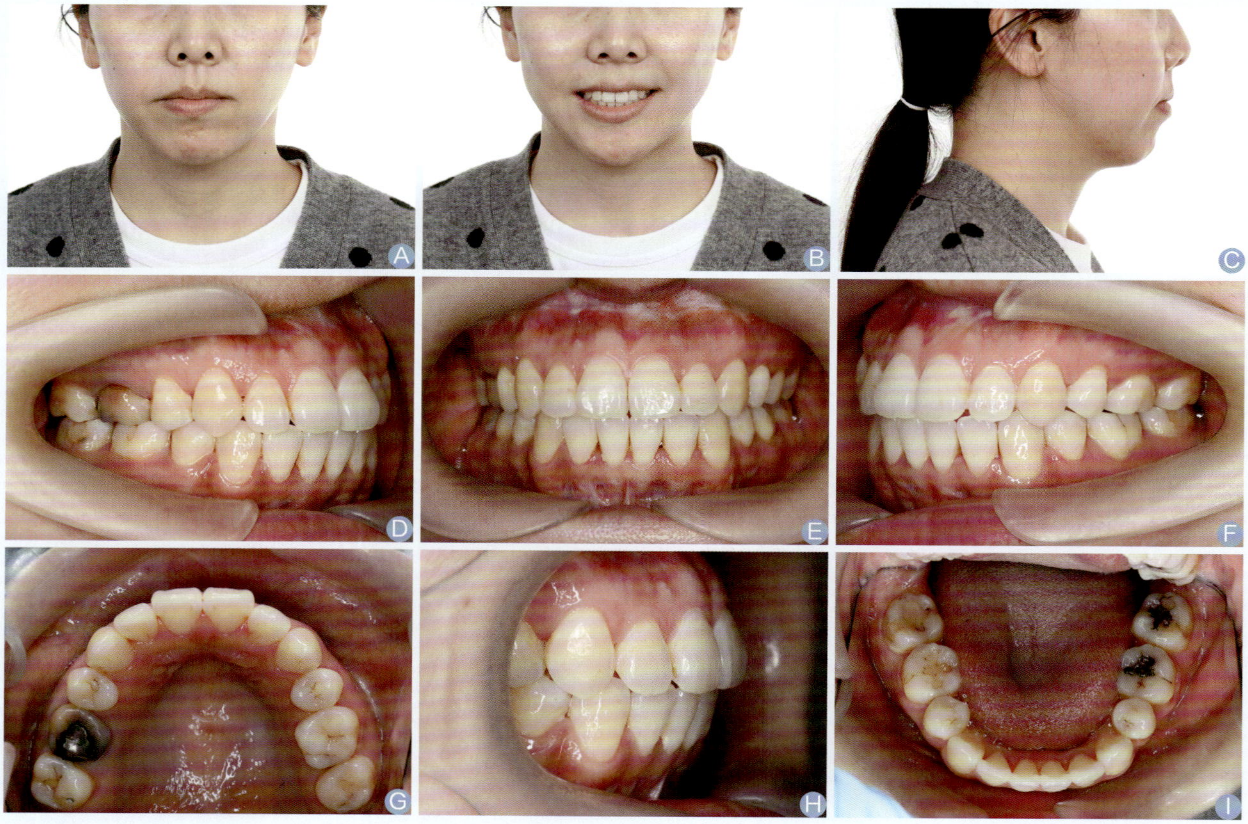

图 60-6　保持 1 年后面殆像

九、矫治体会

（一）关于矫治设计

1．正畸-正颌联合治疗需要正畸和正颌医生共同参与。从方案的制定到治疗中手术时机的评估，再到治疗后的精细调整，正畸和正颌医生双方均应通力配合。术前正畸去代偿，顾名思义就是去除牙齿对畸形的上下颌骨或上下颌骨间相互位置的代偿性错位，使其回到与上下颌关系正常的位置，同时为正颌手术提供条件。术后正畸则是在正颌手术调整完颌骨位置后，进一步恢复患者的咬合接触。

2．此病例计划采取的正颌手术是上颌LeFort Ⅰ型分块截骨术+BSSRO+颏成形术+双侧上颌骨前部植骨术+术中拔除14、24。由于设计为双颌手术且计划在正颌术中拔除14、24，所以上颌的术前正畸目标是在排齐整平牙列的同时调整上颌切牙唇舌向倾斜度及上颌弓形。上颌原始弓形为尖圆形，调整为卵圆形后会为切牙直立提供一定的空间。下颌拥挤度较大，且Spee曲线较深，因此设计拔除34、44。预计最终的咬合关系为磨牙中性关系。为了更好地矫治颌间的Ⅱ类骨性关系，术前正畸去代偿应使患者的前牙覆盖加大，同时也伴随着开𬌗增加，即逐步体现出其真正的颌骨畸形程度。因此，患者会难以避免地出现外貌及咬合的恶化，正畸前需要注意与患者的沟通。

3．该患者为严重的骨性Ⅱ类病例。此类患者常伴有发育较差的髁突，正畸治疗前应与正颌外科医生一起对患者的颞下颌关节状况进行评估，必要时需要参考颞下颌关节专业医生的建议。需要注意的是，骨性Ⅱ类手术患者由于术后颌面部软组织的牵拉作用及可能的颞下颌关节变化，有一定的复发风险。

（二）正畸治疗中的控制

正畸医生在术前正畸中的主要任务是去除牙齿代偿及咬合干扰，尽量匹配上下牙弓形态及宽度，为正颌手术创造条件。对于术前正畸来说，应根据上下切牙的原始角度选择合适尺寸的弓丝，而不应该盲目地按顺序逐步增加弓丝尺寸。对于大多数骨性Ⅱ类正畸-正颌联合治疗患者的术前矢状向去代偿来说，主要以下切牙的内收为主。在本病例中，正畸治疗前患者的下切牙并无明显唇倾，但是下颌Spee曲线有一定深度，内收下切牙的弓丝选择0.019英寸×0.025英寸不锈钢丝。而对于那些正畸治疗前下颌切牙明显唇倾的患者，需要适当减小弓丝尺寸。本病例上颌由于需要控制切牙的角度、扩弓及适当整平纵𬌗曲线，采用的是0.019英寸×0.025英寸不锈钢方丝。

去除代偿时除了需要注意切牙角度及位置，还应注意磨牙的颊舌向倾斜角度。本病例正畸前上颌磨牙存在明显的舌倾，这会使手术调整矢状向颌间关系后的牙弓宽度不协调。术前正畸结束时磨牙直立，进一步协调了上下颌间的宽度关系。对于某些病例，正畸治疗的过程中可能需要施加额外的转矩，对牙齿的颊舌（腭）向倾斜角度进行调整。

本病例计划采取的正颌手术方案包括了上颌分块截骨术及术中拔除14、24。因此，正颌术后形成的上颌弓形是由术前的弓形在去除14、24之后拼接而成的。在术前正畸的过程中，我们在14、24远中进行了弓丝弯制，使上颌牙弓在拔除14、24以后，能够拼接成一个平滑的牙弓曲线。这样不仅有利于正颌手术后即刻建立稳定的牙尖交错关系，同时也减少了术后正畸的工作量，避免了牙齿的往复移动。

（病例完成人：王硕）

病例 61 正畸－正颌联合治疗矫治颜面偏斜

一、一般情况

患者男性，34岁，主诉面部不对称、下颌偏斜。全身情况良好，否认口腔不良习惯、鼻咽部疾病；否认关节疼痛、弹响；否认牙外伤史；家族史无特殊。

二、临床检查

1．面部检查　正面观：面部左右不对称，双侧口角高度不一致，下唇两侧形态不一致。双侧下颌角部形态不一致，颏部左偏。面部上、中、下比例基本协调，无明显开唇露齿和露龈笑。侧面观：Ⅰ类骨面型，颏后缩，无明显颏唇沟（图61-1）。

2．口内检查　恒牙列完整。上、下牙弓形状左右不对称，上颌右侧及下颌左侧牙齿舌倾明显。上牙弓拥挤度3 mm，下牙弓拥挤度4 mm，12、22宽度小。左侧磨牙远中尖对尖关系，右侧磨牙近中尖对尖关系；左侧尖牙远中关系，右侧尖牙近中关系。前牙覆盖2.5 mm，Ⅱ度深覆殆。殆平面偏斜，左高右低。上牙弓中线居中，但向左侧倾斜，

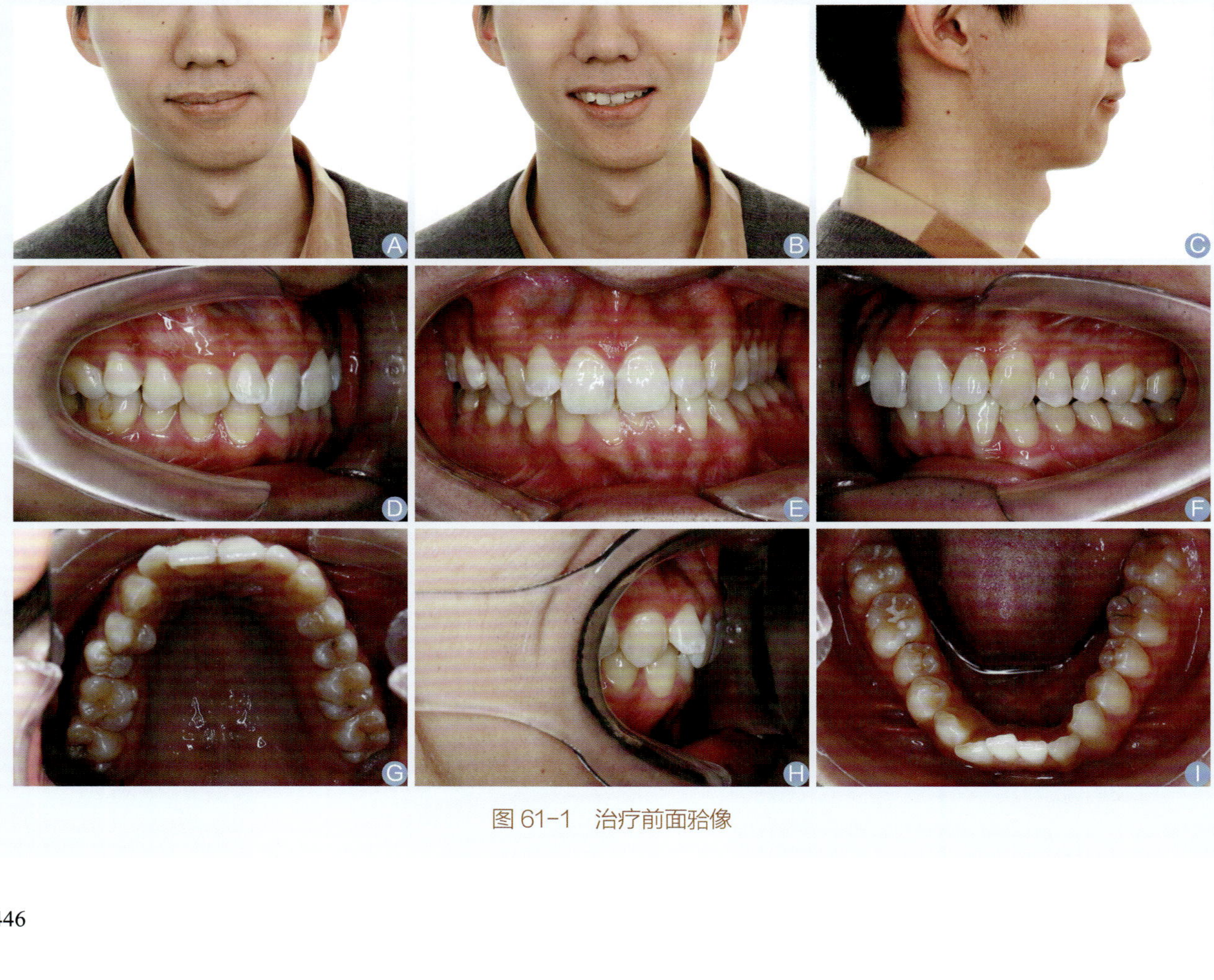

图 61-1　治疗前面殆像

下牙弓中线左偏6 mm（图61-1）。

3．颞下颌关节检查　开口度三指，开口型正常，双侧关节未发现弹响及触痛。

三、X线检查分析

1．头颅侧位片　测量分析结果显示骨性Ⅰ类，均角，上、下切牙直立（图61-2和表61-1）。

2．全口曲面体层片　下颌骨形态双侧不对称，左侧下颌体长度与升支高度均小于右侧，左侧下颌角较右侧下颌角锐，双侧髁突形态不一致。18、28、48未见，38水平阻生。牙槽骨未见明显异常（图61-2）。

3．头颅正位片　上颌骨与下颌骨双侧不对称，颏部左偏（图61-2）。

四、诊断

左侧安氏Ⅱ类，右侧安氏Ⅲ类；毛氏Ⅰ^{1}+Ⅱ^{1}+Ⅱ^{2}+Ⅳ^{1}类；骨性Ⅰ类，均角。

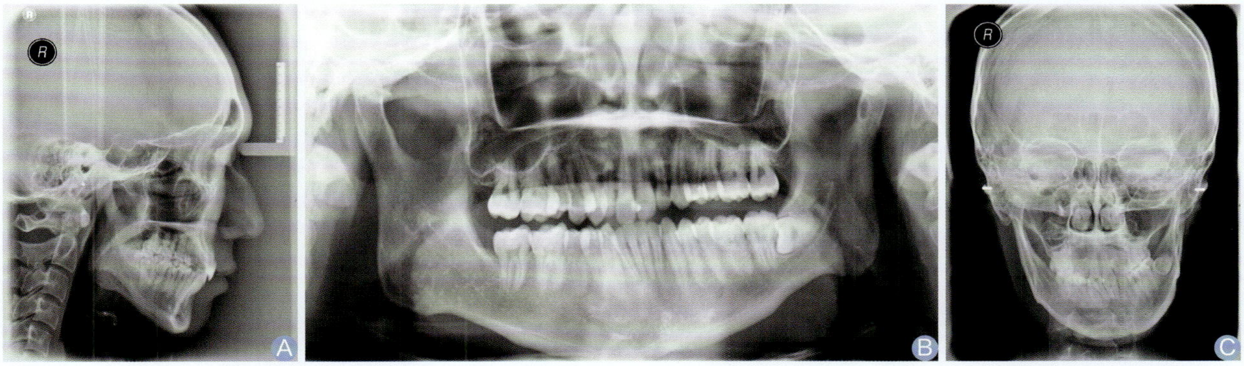

图61-2　治疗前X线片

表61-1　治疗前后头影测量结果

测量项目	正常值 均值±标准差	测量值 治疗前	测量值 治疗后
SNA（度）	82.8 ± 4.0	83.4	81.5
SNB（度）	80.1 ± 3.9	80.1	79.1
ANB（度）	2.7 ± 2.0	3.3	2.4
U1/NA（度）	22.8 ± 5.7	10.5	31.9
U1-NA（mm）	5.2 ± 2.4	1.2	6.5
L1/NB（度）	30.3 ± 5.8	20.5	25.5
L1-NB（mm）	6.7 ± 2.1	3.5	5.9
U1/L1（度）	125.4 ± 7.9	145.7	120.1
MP/SN（度）	32.5 ± 5.2	43.2	42.3
MP/FH（度）	31.1 ± 5.6	28.6	30.5
L1/MP（度）	92.6 ± 7.0	25.1	25.2

五、矫治目标

改善面部不对称，纠正颏部偏斜。排齐整平牙列，改善𬌗平面偏斜，纠正牙弓中线偏斜。建立中性尖牙关系和尖窝交错的咬合关系，前牙建立正常的覆𬌗和覆盖关系。

六、矫治计划

采用正畸-正颌联合治疗。

1．术前正畸　排齐牙列，去除代偿，协调上下牙弓之间的宽度，去除𬌗干扰。12、22近远中预留间隙，正畸治疗结束后，通过修复治疗恢复正常牙齿外形与大小

2．正颌手术　纠正颌骨畸形。

3．术后正畸　精细调整。

七、矫治过程

1．第1～4个月　粘接全口直丝弓矫治器，依次换用0.012～0.016英寸镍钛圆丝进行初步排齐（图61-3）。

2．第5～20个月　依次使用不同尺寸的镍钛方丝进一步排齐牙列，并进行牙弓初步整平，打开咬合。最终换用0.018英寸×0.025英寸不锈钢方丝进一步整平牙弓，去除后牙代偿。为提高后牙去代偿效果，下颌弓丝左侧后牙段及上颌弓丝右侧后牙段加入了冠颊向转矩。术前正畸结束时，形成左侧后牙对刃关系，右侧后牙深覆盖（图61-4）。患者拒绝了本应该在这个阶段进行的下前牙邻面去釉。

3．第21～26个月　等待入院进行正颌手术。

4．第27～28个月　入院进行正颌手术，纠正颌骨畸形。行上颌LeFort Ⅰ型截骨术+下颌BSSRO截骨术+颏成形术。

5．第29～36个月　术后正畸，精细调整咬合关系（图61-5）。

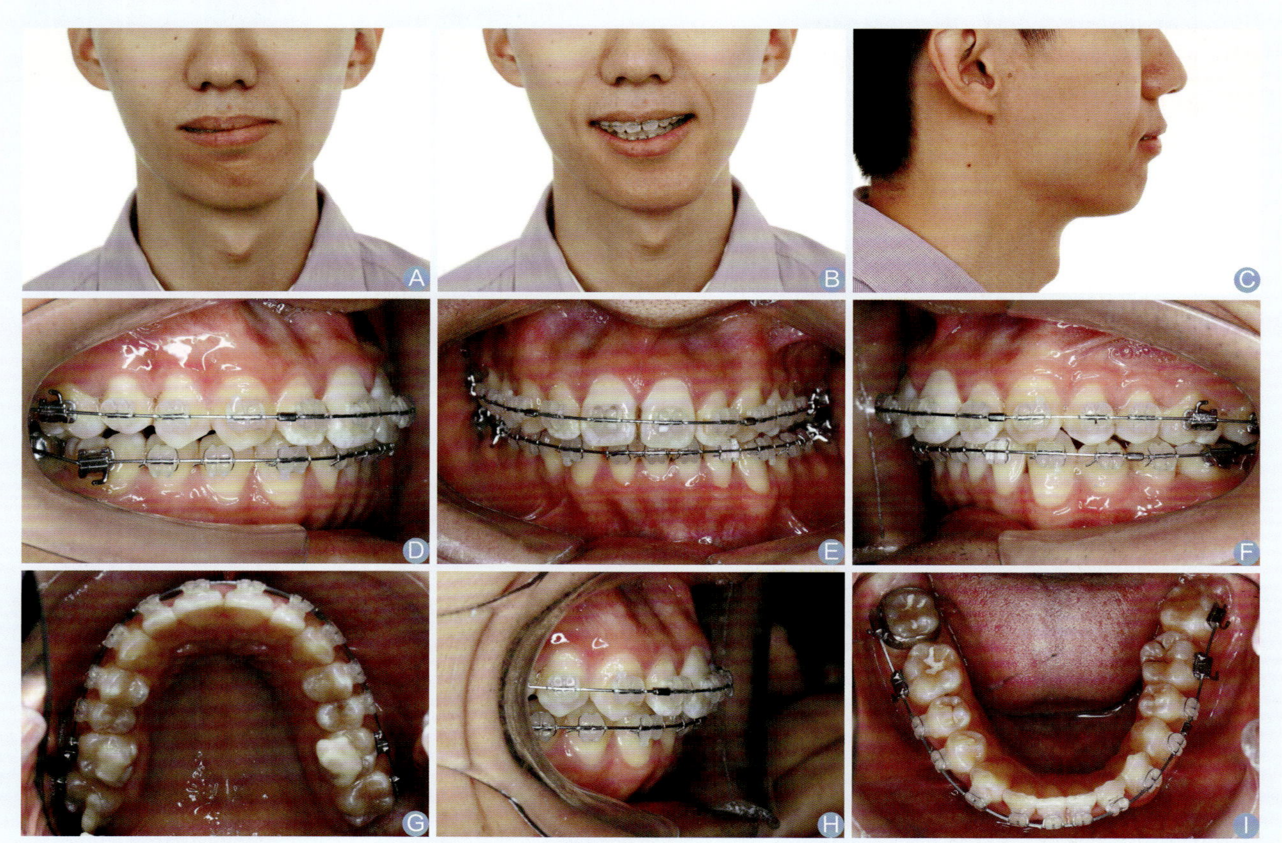

图61-3　排齐整平时面𬌗像

八、矫治结果

矫治后，患者面部对称性明显改善，面部左右侧形态基本一致，颏部居中，双侧口角高度一致，唇齿关系正常。侧貌颏部突度增加，颏唇沟明显，面下1/3软组织侧貌更加协调。上下牙列整齐，前牙覆𬌗、覆盖正常，双侧尖牙中性关系，双侧磨牙中性偏近中关系，双尖牙尖窝交错，上下牙弓中线居中（图61-6）。

全口曲面体层片显示全部牙齿的牙根平行排列，牙根及牙槽骨未见明显异常（图61-6）。

头颅侧位片测量分析结果显示：SNA和SNB都有

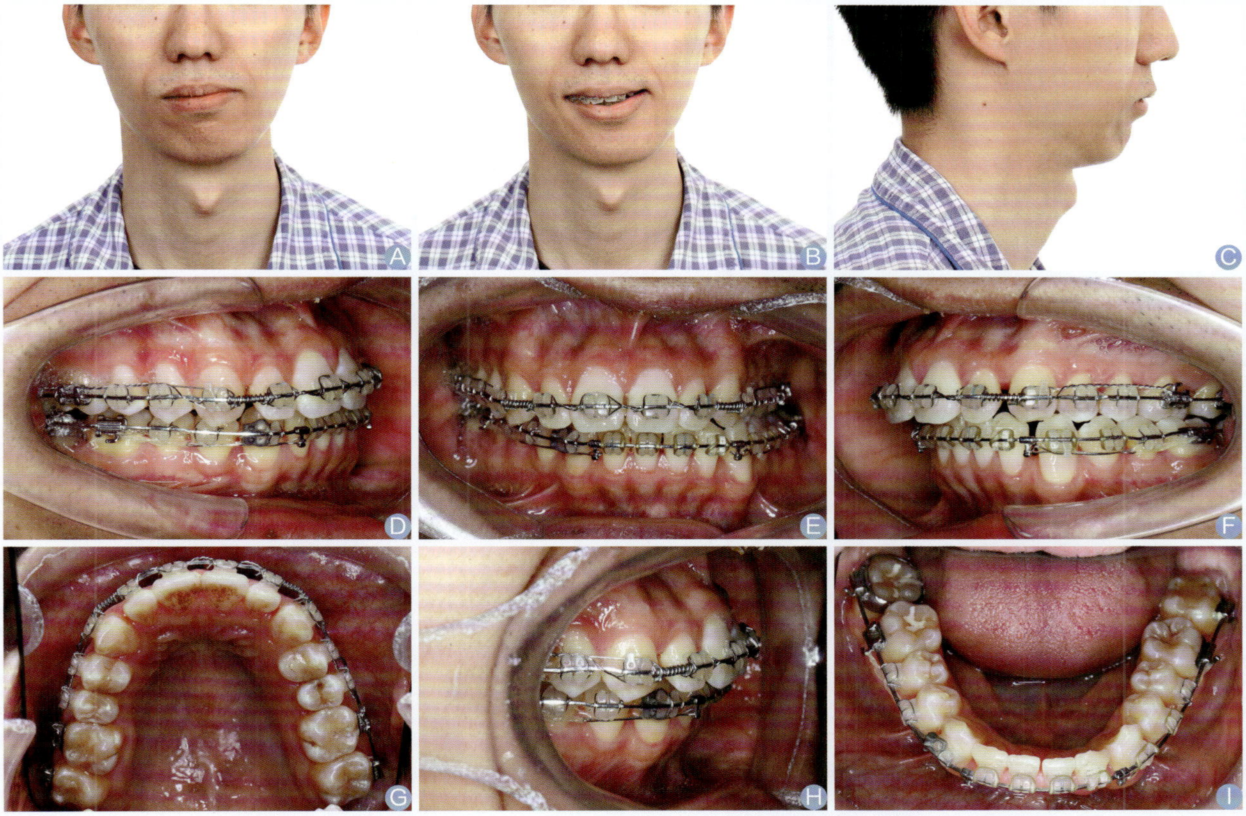

图 61-4　术前正畸结束时面𬌗像

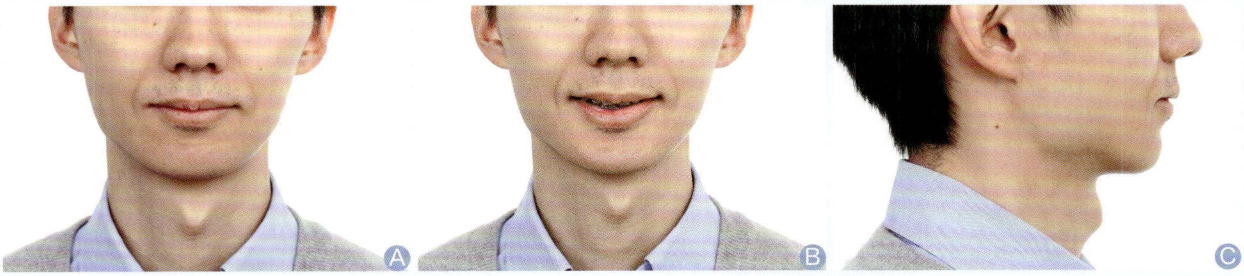

图 61-5　术后正畸开始时面𬌗像

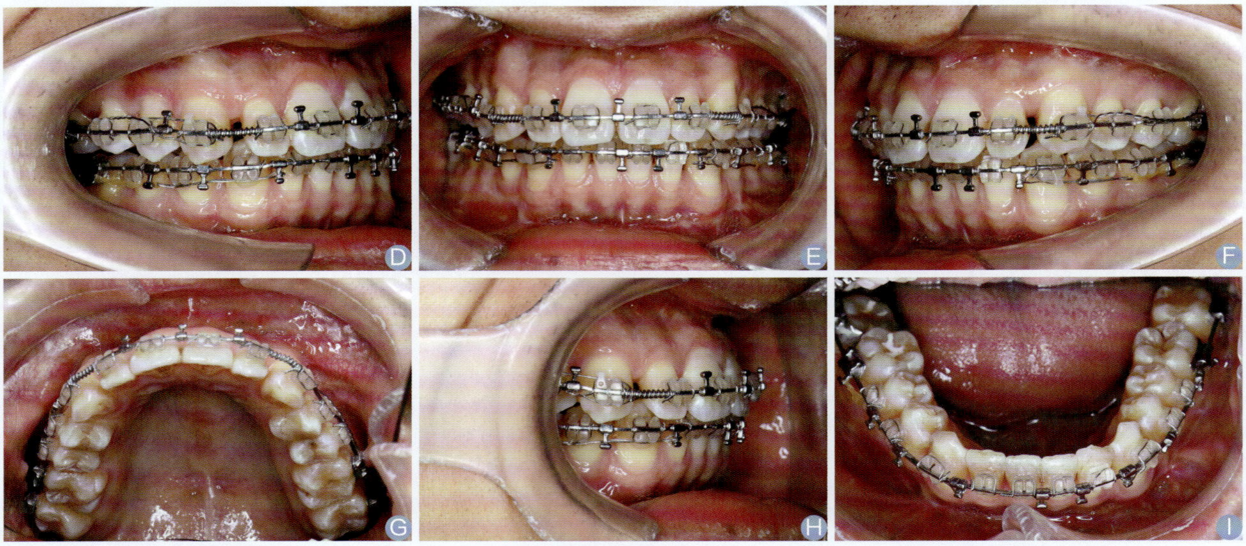

图 61-5 术后正畸开始时面𬌗像（续）

所减小，ANB更接近正常均值，下颌平面有少量变化，上下切牙的直立有所改善（测量结果见表61-1）。

头颅正位片显示上颌骨与下颌骨的不对称有所改善，颏部基本居中（图61-6）。

治疗结束半年后复查，牙齿排列整齐，咬合关系稳定（图61-7）。

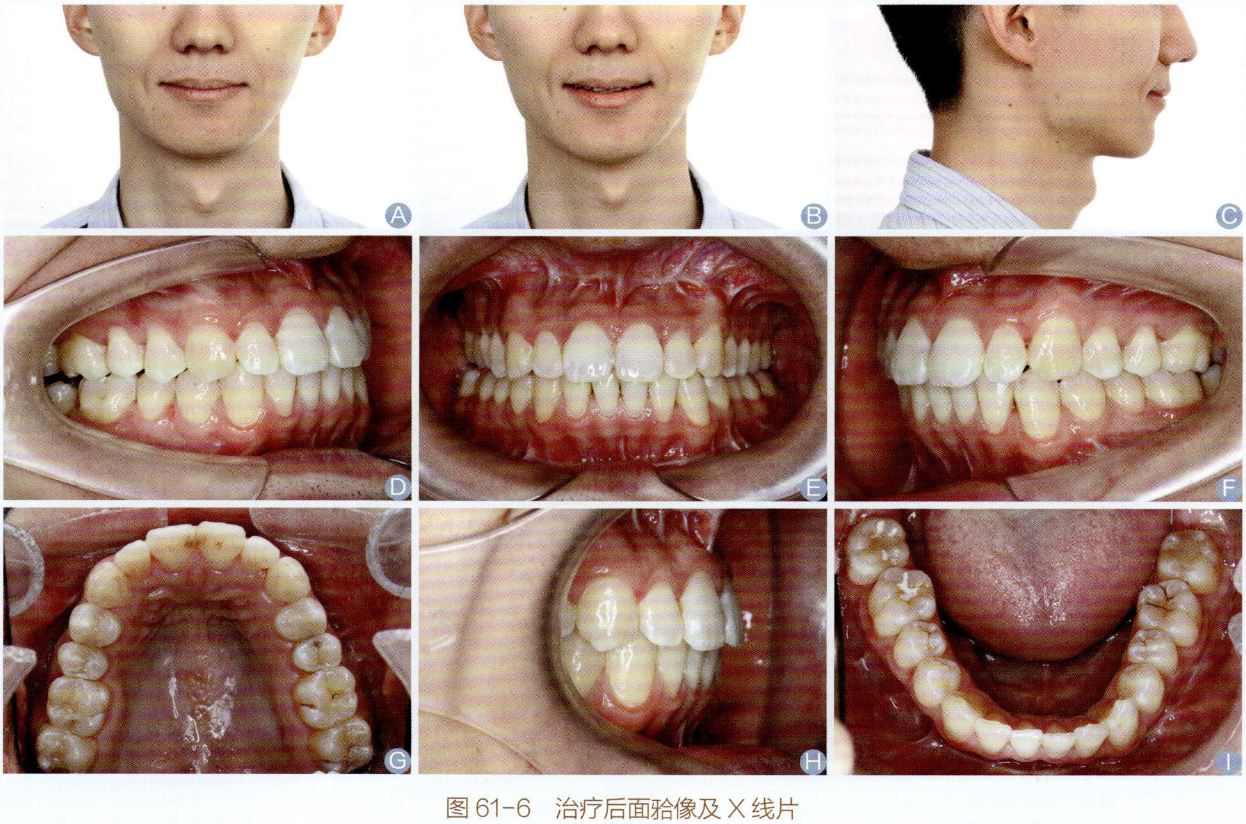

图 61-6 治疗后面𬌗像及 X 线片

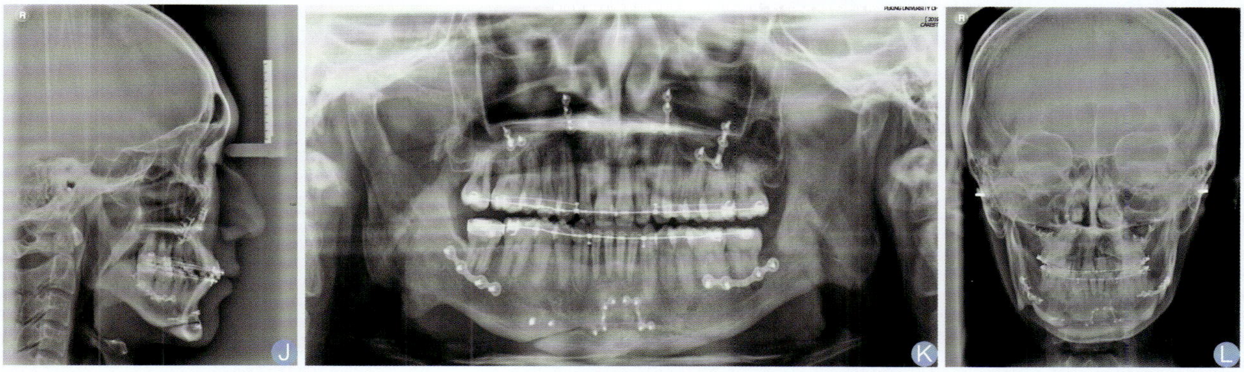

图 61-6　治疗后面聆像及 X 线片（续）

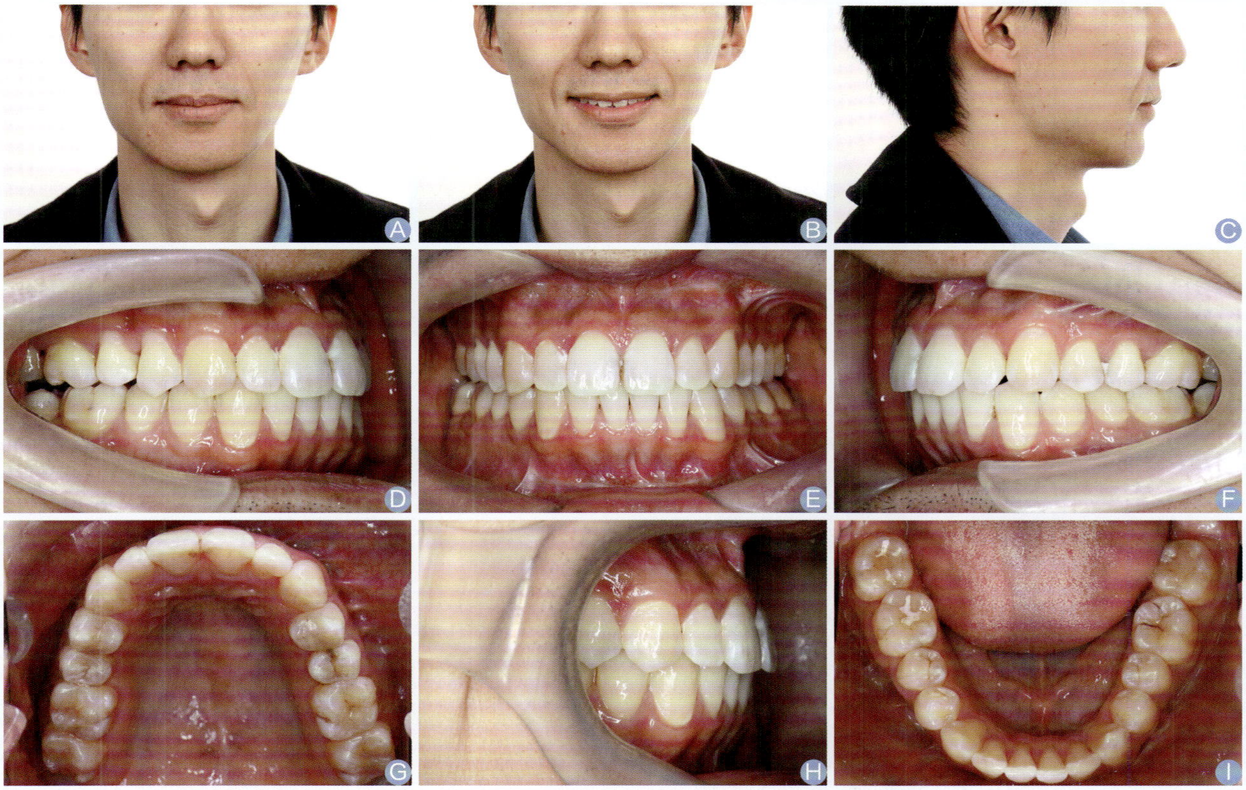

图 61-7　保持半年时面聆像

九、矫治体会

（一）治疗设计的考虑

下颌偏斜是骨性畸形中治疗难度较大的一类。此类患者除了下颌骨颏部不居中，还存在诸多的双侧不对称。例如，该患者的双侧口角高度不一致，呈现出左高右低的特点；双侧下颌角区的丰满度、双侧下颌升支高度、双侧下颌体长度及双侧下颌角的角度不一致；聆平面倾斜，左高右低。所以，制订治疗方案的时候，仅仅纠正下颌颏部偏斜是不够的，还需要有更加丰富的内涵，尽量纠正所有这些不对称，恢复面部对称性。这些不对称都是骨性来源，所以正畸-正颌联合治疗是该病例的首选治疗方案，与患者主诉相契合。对于偏斜的患者，就手术截骨和骨块移动的效率来说，完全纠正偏斜的颏部容易实现，但是要达到面部诸多结构的完全对称则很难。

该病例面部不对称的改善及正颌手术效果显著与否，很大程度取决于术前正畸的完成质量，如排齐整平牙列，去除牙齿代偿，协调上下牙弓宽度，消除𬌗干扰等。该患者由于骨性偏斜的存在，牙齿有明显的代偿，主要表现为上颌左侧后牙与下颌右侧后牙颊倾，以及上颌右侧后牙与下颌左侧后牙舌倾。牙齿代偿去除的程度直接决定了骨性畸形能够纠正的程度，也直接决定了最终的治疗效果。所以，牙齿去代偿的实现主要通过上颌左侧后牙与下颌右侧后牙的牙冠舌向移动，以及上颌右侧后牙与下颌左侧后牙的牙冠颊向移动来实现。

治疗前，患者下前牙的突度和唇倾度基本正常，而上前牙的唇倾度和突度稍有不足。该患者拥挤度不大，牙列排齐整平后，不会引起下前牙突度和唇倾度的明显变化。此外，患者的骨性不调主要涉及水平方向，矢状方向的颌骨关系基本正常。正颌手术主要是在水平方向和垂直方向移动颌骨，不会增加下前牙的突度，而术中颌骨的旋转能够增加上前牙突度和唇倾度。因此，综合分析患者治疗前的情况和正颌手术方案，该患者的正畸治疗不需要减数拔牙。

（二）正畸治疗中的控制

1. 面部偏斜患者的正畸-正颌外科治疗中，牙齿的去代偿非常重要，尤其是牙弓的后段。随着矫治弓丝的顺序应用，特别是镍钛方丝与不锈钢方丝的使用，托槽底板内置的正常转矩数据逐渐表达。但是后牙的紧密咬合及牙尖锁结关系常阻碍了后牙代偿的去除和托槽底板数据的充分表达，妨碍了纠正上颌右侧后牙与下颌左侧后牙的舌倾，以及上颌左侧后牙与下颌右侧后牙的颊倾。

当更换至0.018英寸×0.025英寸不锈钢方丝的时候，上颌弓丝的右侧后牙段与下颌弓丝的左侧后牙段添加冠颊向转矩，上颌弓丝的左侧后牙段与下颌弓丝的右侧后牙段添加冠舌向转矩，也可以配合上下颌后牙之间的颌间牵引，进一步去除牙齿代偿。术前正畸结束时，经过了充分的牙齿去代偿，左侧后牙形成了对刃关系，右侧后牙建立了深覆盖关系，双侧后牙转矩基本一致，达到正常的后牙转矩标准。牙根位于牙槽骨中央。上下牙弓的尖牙间宽度匹配，磨牙间宽度匹配。

2. 由于面部不对称畸形并不仅仅是下颌骨颏部不居中，还常合并有上颌骨、下颌骨，甚至颧骨、眶部等部位的形态不对称，正颌外科常规的LeFort Ⅰ型截骨术和下颌的BSSRO截骨术很难实现上、下颌骨双侧的完全对称。另外，由于生活中人们有更多机会面对自己的正面而不是侧面，所以相对于骨性Ⅱ类和骨性Ⅲ类畸形患者，偏斜患者对畸形更加敏感，这种敏感不仅表现为治疗前容易发现自身的面部不对称，也表现为更容易出现对正颌手术后面部对称性改善的效果不满意。所以，治疗前在与患者讨论治疗方案的时候，要充分告知不对称畸形的复杂性以及治疗效果的局限性，避免产生纠纷。

3. 面部不对称畸形患者可能同时存在上下颌骨宽度不调的问题。治疗前，由于牙齿代偿仍存在，宽度不调的问题容易被忽视。而经过了充分的术前正畸，去除牙齿代偿后，牙齿特别是后牙以正常的转矩竖立于基骨之上，上下颌骨宽度不调的问题可能会显现出来，表现为上下牙弓之间的宽度不调。对于这个问题，一般有两种处理方案：一种处理方案是通过适当改变上下颌后牙的转矩，使上下牙弓宽度协调，掩饰颌骨宽度不调的问题；另一种处理方案是维持正确的上下后牙转矩，将上下颌骨宽度不调的问题交由正颌外科医生来处理，在实施纠正面部不对称畸形的手术时，通过截骨术来实现上下颌骨宽度的协调。至于具体选择哪一种方案，主要看颌骨宽度不调的程度。如果宽度不调程度轻微，则更多选择第一种方案；如果宽度不调程度严重，则尽量选择第二种方案。

（病例完成人：贾培增）

病例 62 手术优先上颌减数纠正骨性Ⅲ类偏斜

一、一般情况

患者女性，18岁，主诉面部偏斜、面中部凹陷，正颌外科转诊。全身情况良好，否认偏侧咀嚼，否认鼻咽部疾病；否认颌面部外伤史；家族史无殊。

二、临床检查

1. 面部检查　正面观：鼻背向右侧偏斜，口角右高左低，颏部右偏约4 mm，左侧下颌下缘较右侧长，鼻旁区凹陷。微笑时法令纹明显，上牙暴露较多。面下1/3高度正常。侧面观：凹面型，上颌后缩，下颌前突，颏唇沟可见（图62-1）。

2. 口内检查　恒牙列。双侧磨牙近中尖对尖关系，前牙覆𬌗、覆盖正常。上颌中线向右侧偏斜，其龈端对齐鼻小柱点；下颌中线亦向右侧偏斜，切端较上中线右偏1 mm，龈端较面部中线右偏3 mm。𬌗平面右高左低。上下颌弓形呈不对称尖圆形，上下牙列轻度拥挤。口腔卫生良好（图62-1）。

3. 颞下颌关节检查　否认关节自发痛及张口受限史，关节未查见压痛、弹响，张口型右偏，张口度四指。

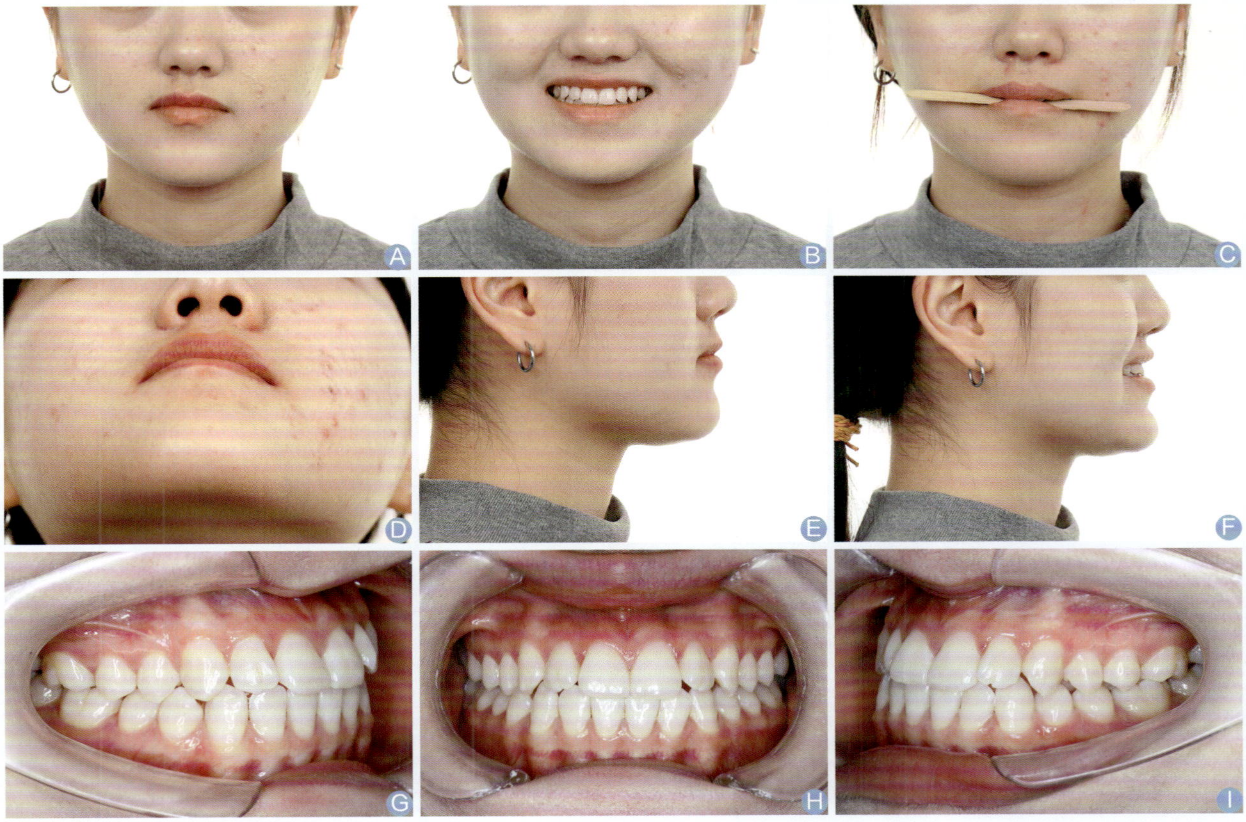

图 62-1　治疗前面𬌗像

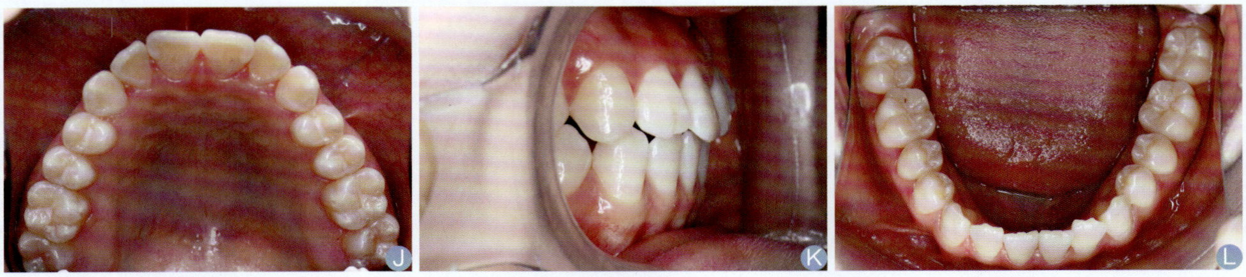

图 62-1　治疗前面𬌗像（续）

三、X 线检查分析

1. 头颅侧位片　测量分析结果显示骨性Ⅲ类，均角；上切牙唇倾，下切牙直立（图62-2及表62-1）。

2. 全口曲面体层片　28、38和48发育中，其余牙列、牙槽骨未见明显异常。左侧髁突形态较右侧小（图62-2）。

四、诊断

安氏Ⅲ类，毛氏Ⅰ^{1}类，骨性Ⅲ类，均角。

五、矫治目标

纠正骨性畸形；排齐牙列，建立良好咬合关系。

六、矫治计划

方案一　传统模式的正畸-正颌联合治疗

术前正畸减数上颌双尖牙，内收上前牙至足够反覆盖，前后牙均去代偿，调整弓形；行正颌手术；术后正畸精细调整。患者拒绝传统手术模式，要求采用手术优先方案。

方案二　手术优先的正畸-正颌联合治疗

1. 完成虚拟手术设计。
2. 粘接全口固定矫治器。
3. 行正颌手术纠正骨性畸形，术中减数14、24以及28、38和48。
4. 术后正畸排齐牙列，关闭间隙，适量内收上前牙，牙齿去代偿，调整弓形、中线及咬合，建立完全远中磨牙关系。
5. 保持。

患者选择方案二进行治疗。

七、矫治过程（总疗程 16 个月）

1. 正颌外科完成手术设计，制作𬌗板。正畸科粘接全口直丝弓托槽。手术日进入手术室前在上

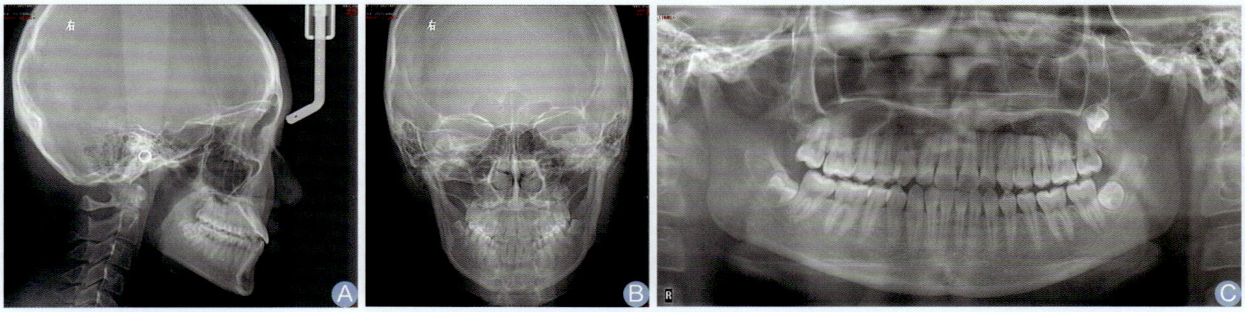

图 62-2　治疗前 X 线片

表62-1 治疗前后头影测量结果

测量项目	正常值	测量值	
	均值±标准差	治疗前	治疗后
SNA（度）	82.8 ± 4.0	79.8	85.2
SNB（度）	80.1 ± 3.9	82.7	82.1
ANB（度）	2.7 ± 2.0	–2.9	3.1
U1/NA（度）	22.8 ± 5.7	35.4	22.8
U1-NA（mm）	5.2 ± 2.4	9.2	3.4
L1/NB（度）	30.3 ± 5.8	17.6	21.0
L1-NB（mm）	6.7 ± 2.1	2.4	4.0
U1/L1（度）	125.4 ± 7.9	128.3	132.2
U1/SN（度）	105.7 ± 6.3	115.2	107.9
U1/PP（度）	115.8 ± 5.7	127.2	118.1
U1-PP（mm）	30.5 ± 2.1	24.9	29.9
MP/SN（度）	32.5 ± 5.2	31.8	29.5
L1/MP（度）	92.6 ± 7.0	83.2	89.4
Pg-NB（mm）	1.0 ± 1.5	2.6	2.4

下颌放置0.012英寸镍钛丝。

2．口外行正颌手术，上颌前徙及前部植骨加下颌后退及下颌下缘修整，术中减数14、24以及28、38和48。术后1周开始每2～3周正畸复诊一次。此时14、24拔牙窝愈合中，开口度近三指，磨牙远中尖对尖关系，后牙覆盖大，上后牙以颊倾为主，左侧后牙接近正锁𬌗；前牙深覆盖，开𬌗。行后牙段垂直牵引，上下颌原镍钛圆丝继续排齐（图62-3）。

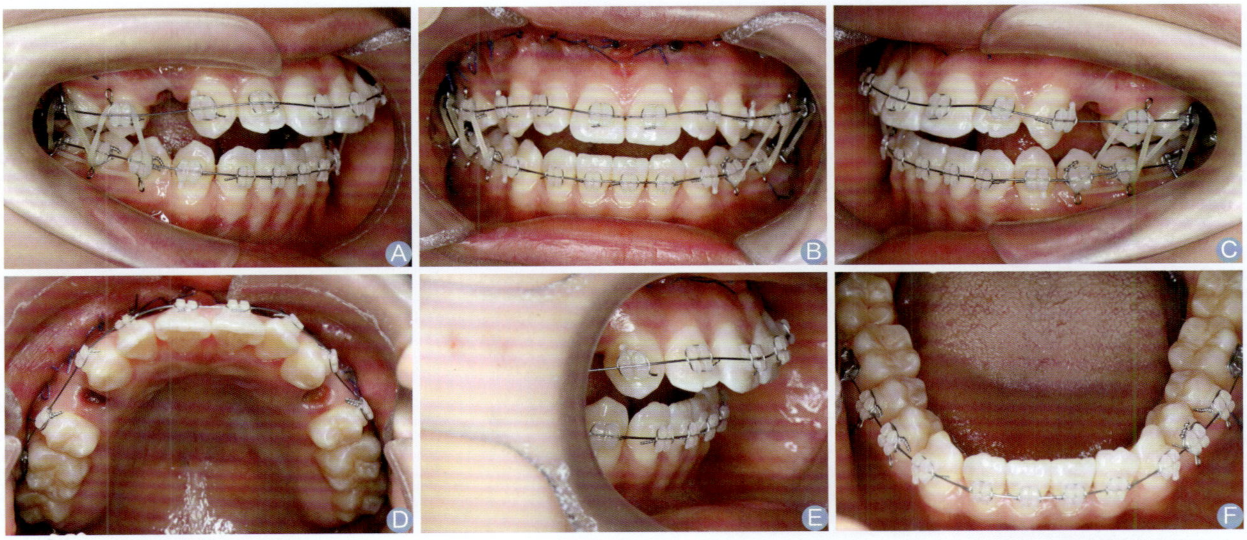

图62-3 术后1周，磨牙远中尖对尖关系，前牙深覆盖及开𬌗；左侧后牙覆盖大，接近正锁𬌗。后牙段行垂直牵引，上下颌采用0.012英寸镍钛丝

3．术后1个月　右侧后牙咬合好，左侧后牙覆盖仍稍大，左下后牙舌倾未纠正。改为右侧后牙垂直牵引，左侧后牙交互牵引。

4．术后1.5个月　面部基本对称，软组织肿胀改善；牙列基本排齐，下颌前牙区出现去代偿后间隙。上下颌放置0.018英寸镍钛丝，后牙咬合基本正常（图62-4）。

5．术后3个月　上前牙部分内收，拔牙间隙减小约1/3，前牙覆盖显著减小，唇部仍稍前突，鼻唇角锐。上颌𬌗平面左侧稍高，下颌𬌗平面左侧偏低。上颌更换为0.018英寸×0.025英寸镍钛方丝，下颌用0.018英寸镍钛丝，左侧双尖牙区开𬌗采用局部垂直牵引矫治。

6．术后4个月　𬌗平面未调整到位，但左侧局部开𬌗改善。继续行局部垂直牵引，下颌更换为0.018英寸×0.025英寸镍钛方丝。

7．术后4.5个月　𬌗平面正；排齐整平牙列，拔牙间隙减小约1/2；前牙覆𬌗正常，覆盖稍大；磨牙远中关系。上下颌放置0.018英寸×0.025英寸不锈钢丝，行左侧垂直牵引（图62-5）。

8．术后5.5～16个月　开始采用圈丝关闭间隙（图62-6），前牙继续内收到覆盖正常，上后牙近中移动到磨牙完全远中关系，后牙调整转矩，个别牙咬合精细调整。术后半年起约每4周复诊一次，因后期患者已出国，有时复诊间隔延长为8～10周。矫治效果满意后拆除固定矫治器，戴入透明保持器（图62-7）。

9．全天保持，1年后改为夜间保持。保持2年后复查，面型及咬合均稳定（图62-8）。

八、矫治结果

矫治后，患者上下牙列整齐，上下颌弓形对称、匹配，前牙覆𬌗、覆盖正常，双侧尖牙中性关系，磨牙完全远中关系，上下中线正，𬌗平面

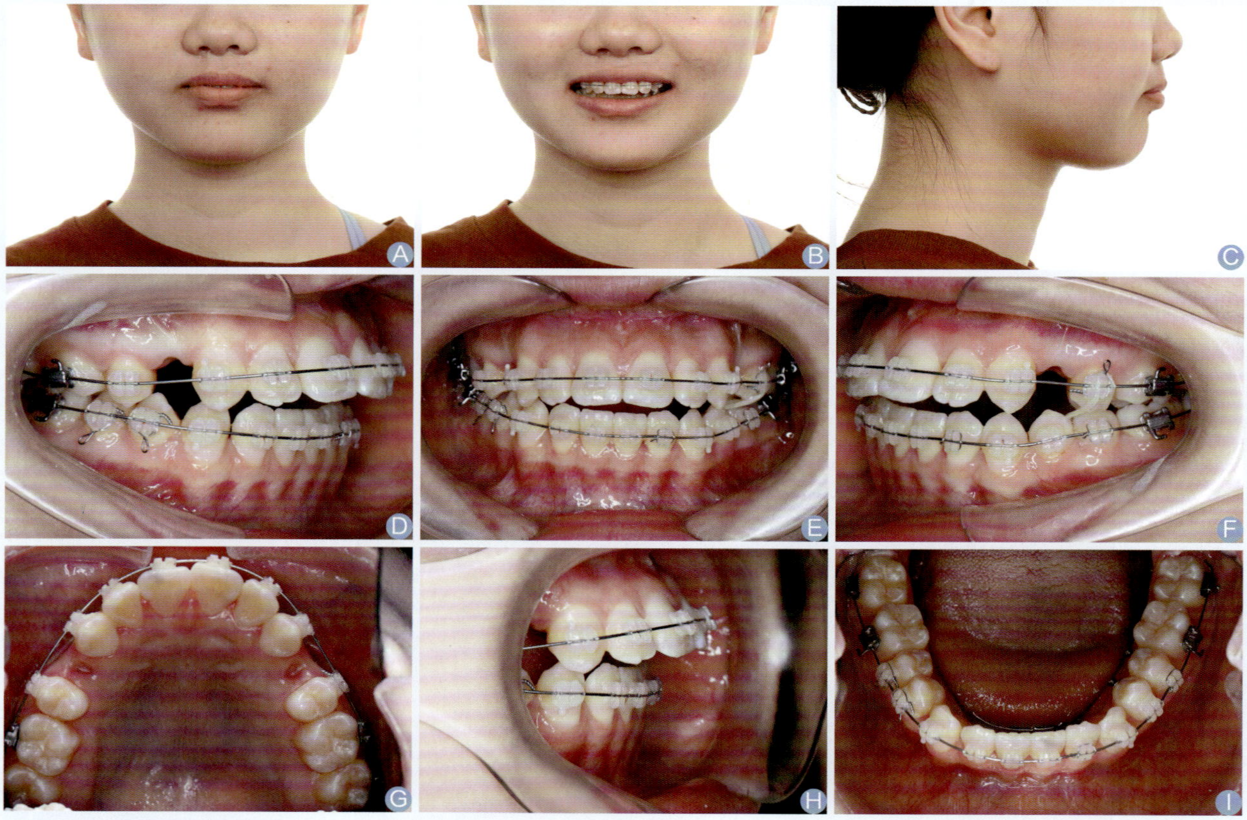

图62-4　术后1.5个月，颏部居中，软组织肿胀明显减轻；牙列基本排齐，上下颌采用0.018英寸镍钛丝，后牙咬合基本正常

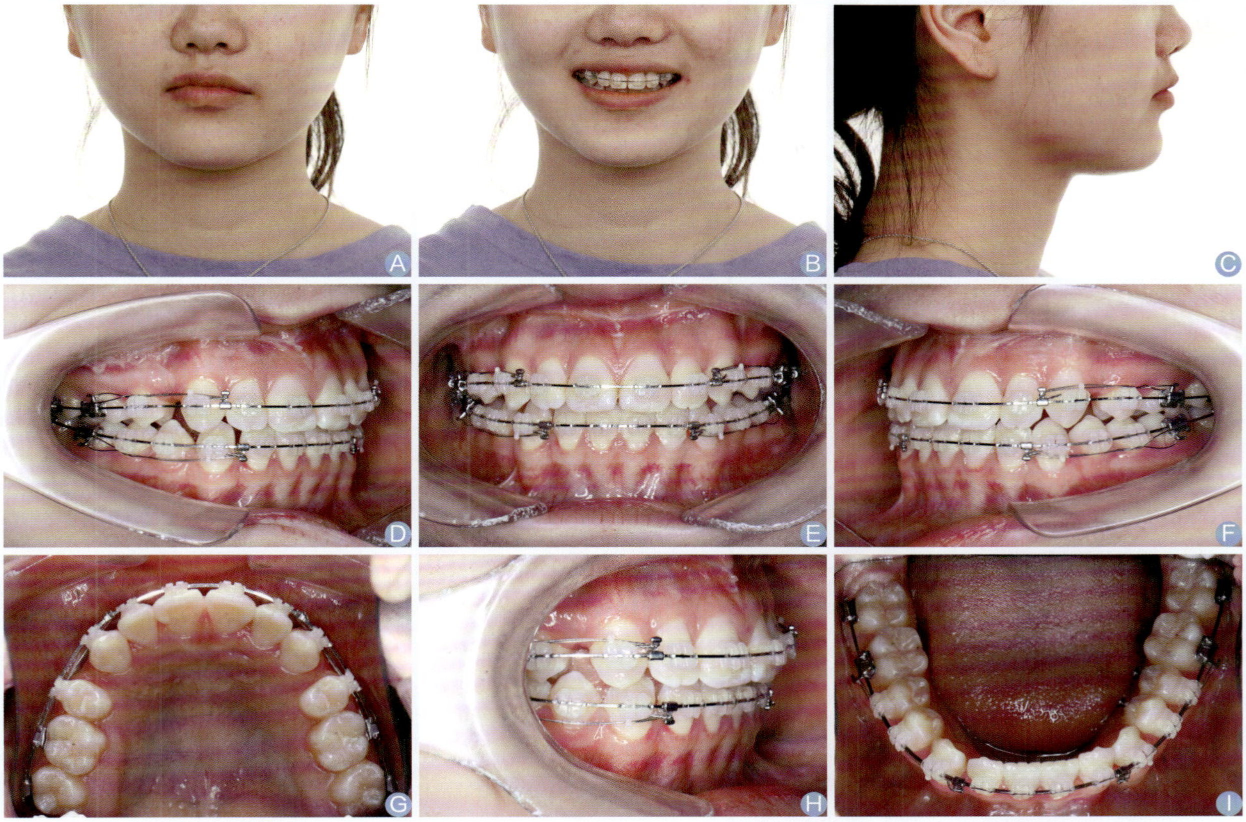

图 62-5 术后 4.5 个月，排齐整平牙列，前牙覆殆、覆盖正常，拔牙间隙显著减小，磨牙远中关系。上下颌放置 0.018 英寸 ×0.025 英寸不锈钢丝

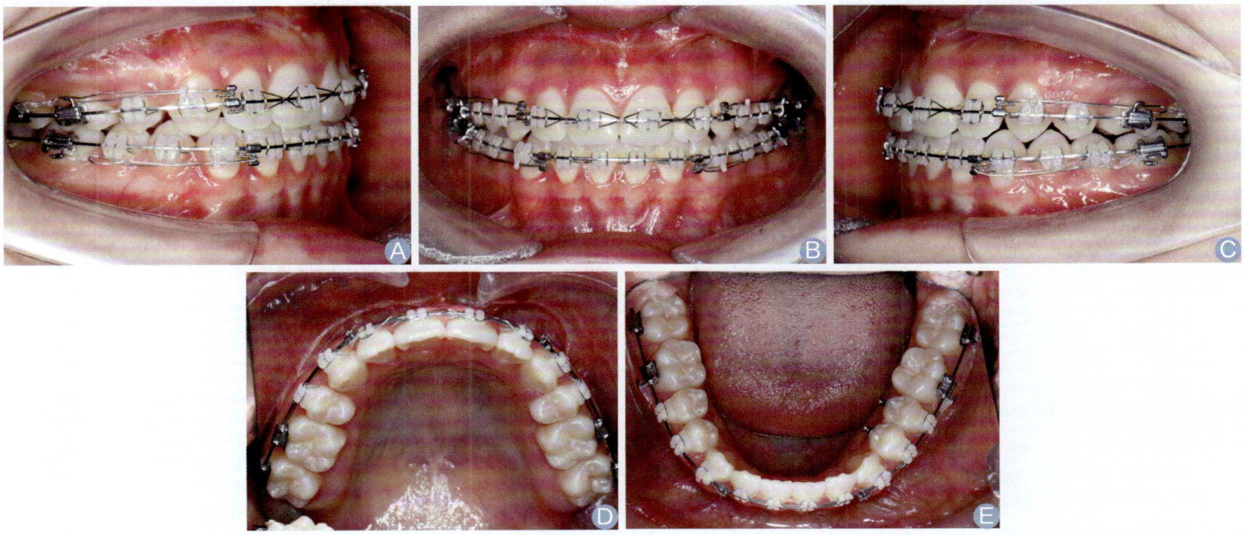

图 62-6 术后 8 个月，间隙关闭，磨牙完全远中关系，尖牙中性关系，中线一致，前牙覆殆、覆盖正常，开始精细调整

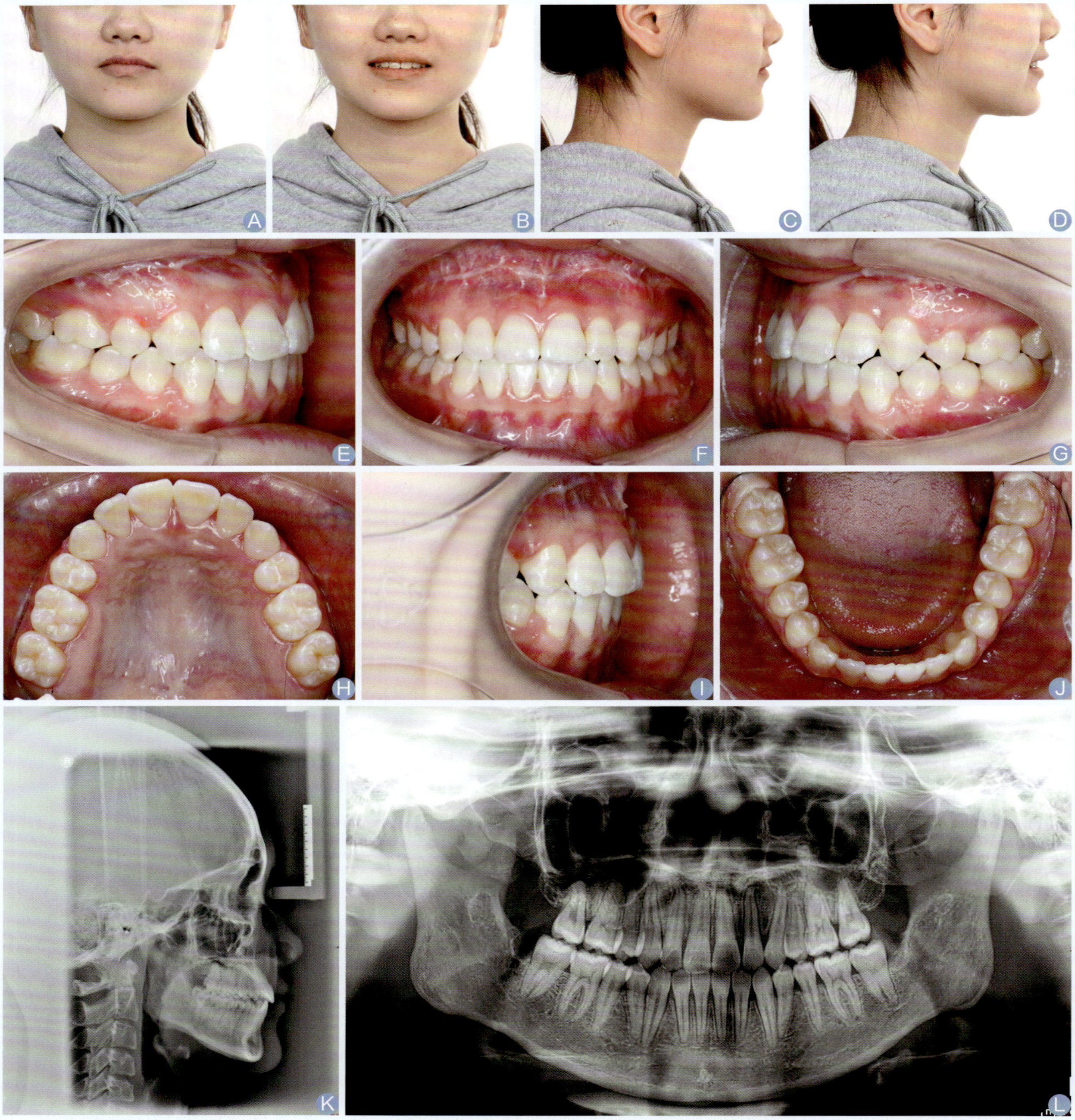

图62-7 治疗后面𬌗像及X线片

基本平行于眶平面。面部颏点居中，左侧面颊部丰满度较右侧稍大，面中部不凹；微笑时唇齿关系正常，未见法令纹。侧貌观直面型，上下唇在审美线上，鼻唇角正常。保持2年后复查，牙齿排列基本整齐，咬合稳定，面型稳定；面下1/3软组织的微小改变为外院医学美容充填的效果（图62-8）。

全口曲面体层片显示牙根、牙槽骨及髁突未明显异常（图62-7）。头颅侧位片测量结果显示：患者为Ⅰ类均角骨面型；除下切牙NB距及NB角稍偏小外，其余测量指标均在正常范围内（测量结果见表62-1）。

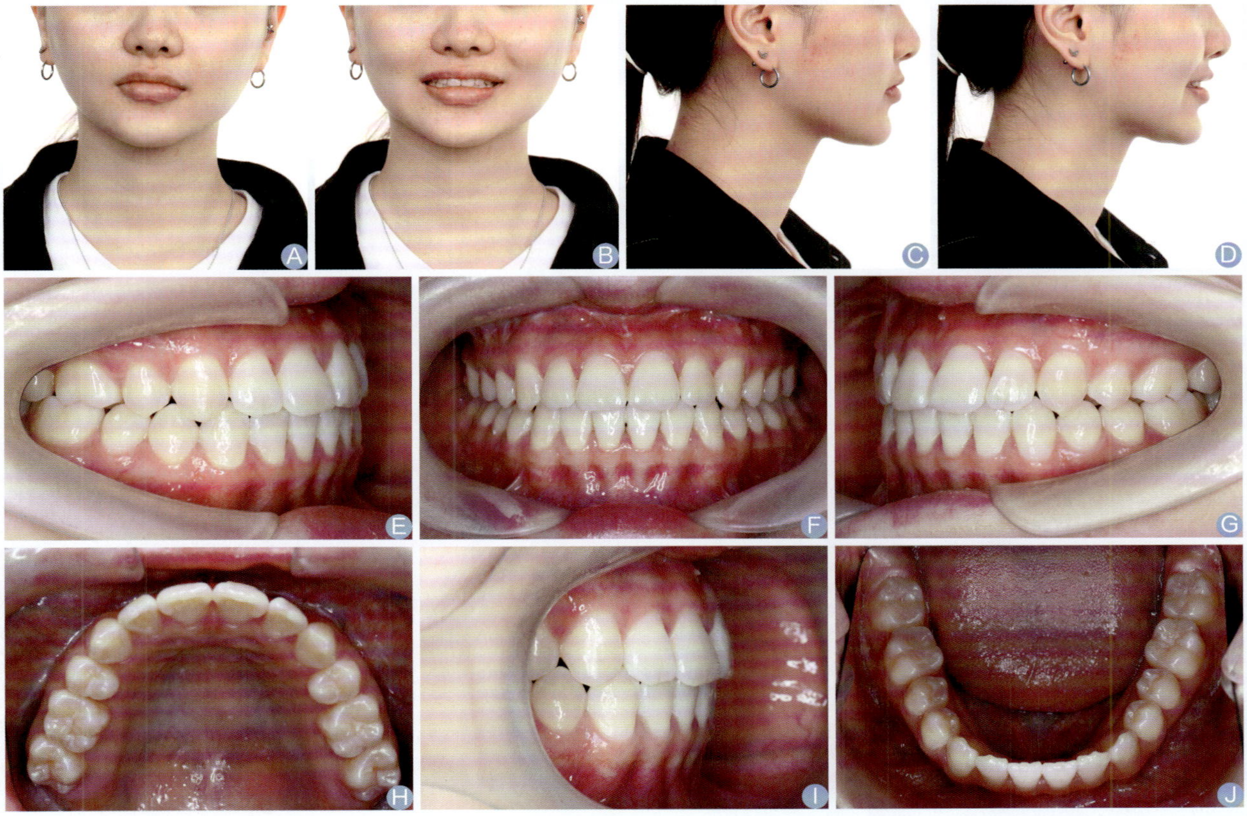

图 62-8　保持 2 年后面殆像

九、矫治体会

（一）手术优先模式的选择

1. 手术优先模式的优点　传统模式的正畸-正颌联合治疗矫治骨性Ⅲ类错殆时，一般先拔除上颌两侧双尖牙，通过术前正畸内收上前牙和唇展下前牙去除牙齿的代偿，待创造出足够大的前牙反覆盖后再行手术，以利于术中充分前徙上颌、后退下颌。这种治疗方法一方面需要等待2年左右的术前正畸，然后才能手术，而且随着去代偿过程中前牙反覆盖的逐渐加大，患者的凹面畸形或偏斜也越来越明显，这使得许多手术患者在临近手术前的一段时间倍感煎熬。手术优先模式是指不经过术前正畸，先实施手术纠正骨性畸形，再通过术后正畸解决牙齿排列及咬合问题。由于手术带来的牙齿移动的“区域加速效应”，正颌术后的牙齿移动较快，术后正畸多可在2年左右甚至更短时间内完成，也避免了传统模式下术前正畸使面型恶化的情况，因此对患者具有较大吸引力。

2. 手术优先的适应证考虑　本病例中的患者计划不久后去国外留学，迫切希望尽快完成正畸-正颌联合治疗，又因骨性畸形程度较轻，且不愿接受术前正畸导致更为凹陷的面型，因此主动要求进行手术优先的正颌外科治疗。患者的愿望可以理解，但是否适合采取手术优先模式，还需要正畸与正颌医生分析判断。从正畸的角度看，该患者有以下特点：①牙齿错位不严重，治疗前通过石膏模型拼对发现手术后咬合位置不存在明显咬合干扰点，尤其是后牙咬合较稳定；②上下颌牙槽突宽度、牙弓宽度基本协调，不需要为优先手术而增加手术类型及风险；③前牙覆盖正常，仅存轻度拥挤，如行传统术前正畸，需要垫高咬合面，避开下前牙干扰，才能内收上前牙达成前牙反咬合，有一定的正畸难度且较为耗时。综上，该患者较适合进行手术优先的正畸-正颌联合治疗。

当然，目前口腔界对手术优先的适应证并没有形成共识，不同的医疗机构对尺度的把握也有所不同。能否成功地采用手术优先模式，取决于正畸与正颌医生的团结协作——正颌医生的精准手术以及正畸医生的经验和临床把控能力，也有赖于患者的良好配合。若在条件不具备时强行实施手术优先模式，则骨性畸形复发或咬合无法调整到较为理想状态的风险可能较传统手术模式更高。本文讨论的适应证仅限于笔者所在医疗机构的情况及该特定患者。

（二）面部偏斜的纠正

1. 手术优先治疗中对面部偏斜病例的考虑　伴面部偏斜的骨性Ⅲ类畸形比不伴偏斜的病例矫正难度更大，因为其畸形的形成机制更复杂，需要调整的部位更多。因此，存在特别复杂的上下颌不对称畸形时，不建议采用手术优先模式。一般在术前上颌的虚拟设计中，通过将左右两侧关键牙尖点的高度由不对称调整为基本对称，来纠正上颌骨及𬌗平面的偏斜。本病例中术前牙齿错位不明显，尤其不存在明显的垂直向错位，所以即便没有经过术前正畸，患者的术前牙尖点也基本可以代表术后𬌗平面的构成点，这也是该偏斜患者较适合选择手术优先模式的原因之一。如果患者的骨性偏斜与𬌗平面偏斜明显不一致或牙齿垂直向错位参差不齐，则需要更精细的手术前规划，先进行较为可靠的虚拟术前正畸，再行虚拟手术。当判断对牙齿真实的移动方向难以把握时，或上下颌本身的弓形有严重不对称，弓形明显不规则，就建议采用传统模式先完成真实的术前正畸，然后再行手术。

2. 治疗中的控制　对于经医生评估后认为可以采用手术优先模式的偏斜患者，规划手术咬合时要注意始终以纠正骨性偏斜为首要原则，不应为了迁就咬合而在骨性问题的纠正上有所妥协。此时也不应追求术后初始咬合接触面积的最大化，只要具备足够的稳定性即可。因此，很可能会出现一侧后牙覆盖较大，另一侧后牙接近对刃甚至反𬌗的情况。关键是要预判术后牙齿的去代偿方向及程度。纳入手术优先的病例，都被认为是术后骨性问题基本纠正后，牙性错𬌗属于可以被治疗好的范围。本病例术后左侧后牙接近正锁𬌗，这是由上后牙过于颊倾造成的，下后牙没有严重的舌倾。因此，我们通过一段时间后牙颊侧的垂直牵引就很好地纠正了后牙深覆盖问题。也有许多病例上后牙颊倾、下后牙明显舌倾，则可进行交互牵引，或者配合种植钉辅助去代偿。

骨性偏斜患者往往伴随软组织的不对称，术后虽然骨性结构基本对称，但是一般还可以看出软组织对称性的部分偏差，因此术前的充分告知非常重要。对差异明显者，可在拆板时进行二次修整，或通过其他手段弥补，如明显凹陷侧的脂肪移植或在饱满侧注射肉毒素等。本病例术中已进行了双侧下颌下缘的修整术，术后软组织不对称极轻微，患者满意，未进行其他治疗。

〔病例完成人：姜若萍（正畸治疗），
刘筱菁（正颌治疗）〕

病例 63　长面综合征的正畸－正颌联合治疗

一、一般情况

患者女性，30岁，自述有鼻炎史，扁桃体经常发炎，有口呼吸史。小学低年级时右侧髁突外伤，有张口受限、关节疼痛史，未予治疗。全身健康，无既往口腔正畸治疗史。

二、临床检查

1．面部检查　正面观：面部不对称，颏右偏4 mm；面部比例不协调，面中1/3正常，面下1/3过长。侧面观：突面型，闭口困难，闭唇时颏肌紧张，颏窝明显，有开唇露齿（图63-1）。

2．口内检查　恒牙列。双侧磨牙完全近中关系；前牙开𬌗7 mm，前牙覆盖7.5 mm。上牙列拥挤度5 mm，下牙列拥挤度10 mm。上牙弓狭窄，双尖牙及第一磨牙区尤甚，腭盖高拱。双侧前磨牙及磨牙区反𬌗，开𬌗范围是双侧第一前磨牙之间。上牙弓中线居中，下牙弓中线右偏1 mm。口腔卫生一般，薄龈生物型（图63-1）。

3．颞下颌关节检查　开口型及开口度正常，

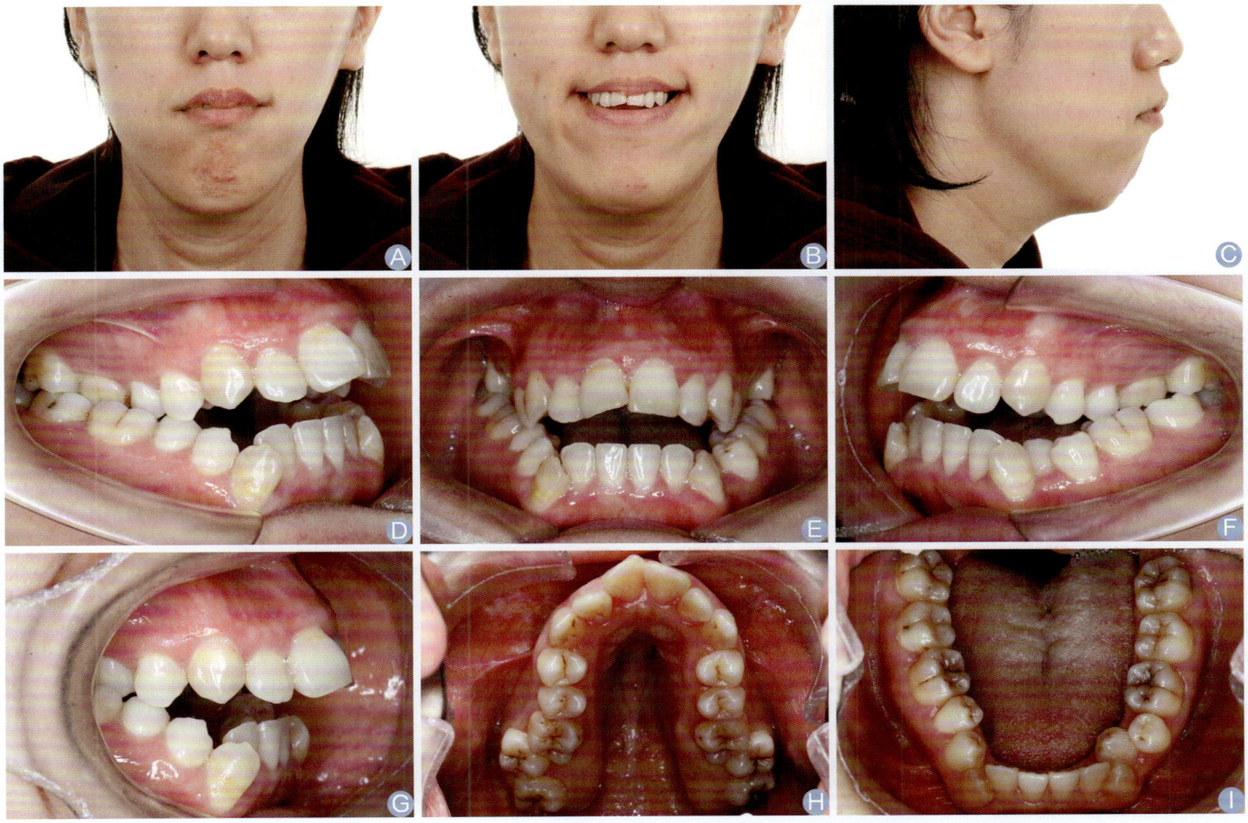

图 63-1　治疗前面𬌗像

未查见颞下颌关节区域弹响、压痛等。

三、X 线检查分析

1．头颅侧位片　显示上颌前突，下颌后缩，骨性Ⅱ类，高角；上前牙唇倾，下前牙直立（图63-2和表63-1）。上下颌前牙区骨板菲薄（图63-2）。

2．全口曲面体层片　显示全部牙齿均已萌出，牙槽骨高度略有下降。双侧髁突较小，形态大致对称，未见明显骨质异常（图63-2）。

3．CBCT　显示患者前牙区唇舌侧牙槽骨骨板均极薄。下切牙及双侧尖牙牙根唇侧骨开裂（图63-2）。

四、诊断

安氏Ⅲ类，毛氏Ⅳ^1+Ⅰ^1+Ⅲ^{2}类，骨性Ⅱ类，高角。

五、矫治目标

排齐牙列，建立前牙正常覆𬌗、覆盖关系，改善高角前突面型。

六、矫治方案

基础牙周治疗后，行正畸-正颌联合治疗；正畸治疗中对牙周进行定期维护。

方案一

1．拔除18、28后外科辅助扩弓，开展上颌宽度，协调颌间横向关系。

2．拔除14、24、35、45，术前正畸排齐牙列，略内收下颌前牙，关闭间隙，去除下后牙舌倾代偿。

3．术前应用拔牙间隙调整上前牙唇倾度后，

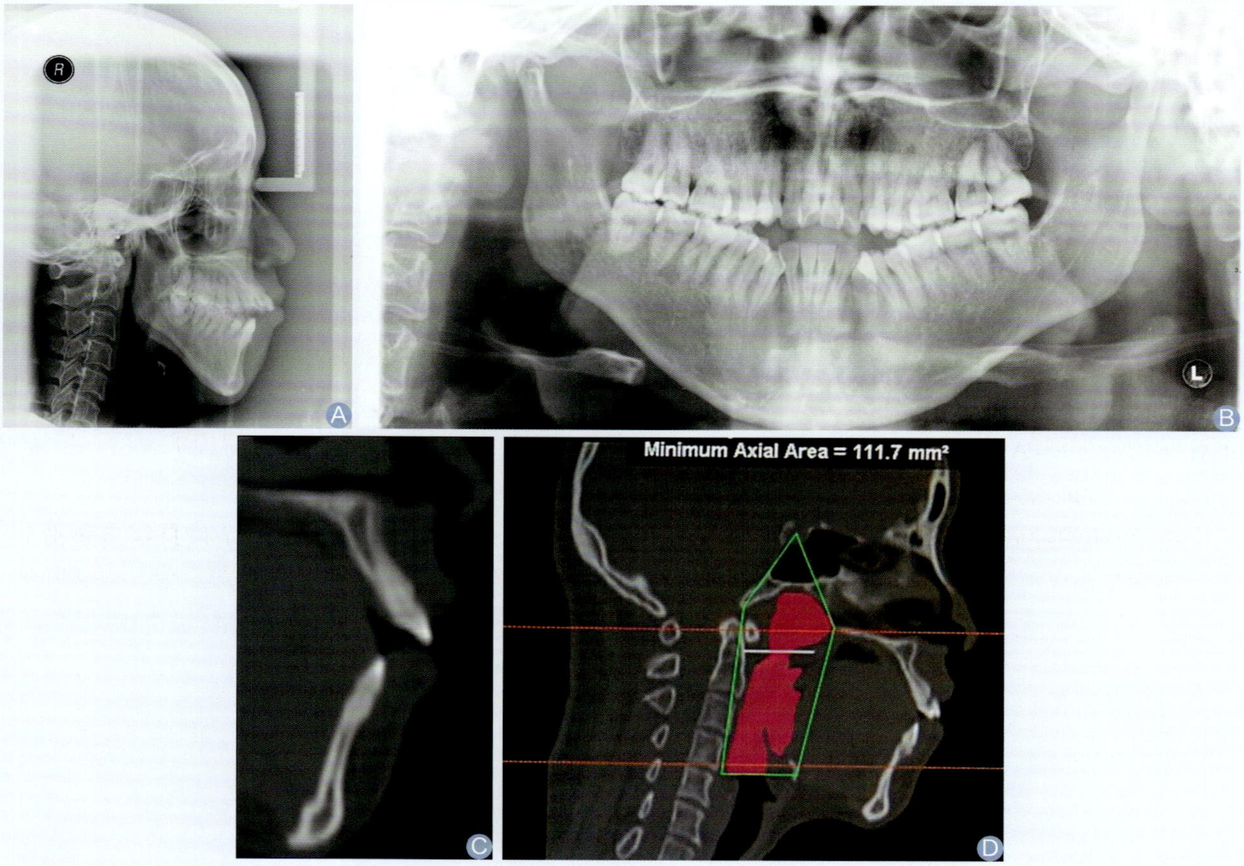

图63-2　正畸治疗前X线片及CBCT

表63-1　正畸治疗前后头影测量比较

测量项目	正常值	测量值	
	均值±标准差	治疗前	治疗后
SNA（度）	82.8±4.0	82.7	80.6
SNB（度）	80.1±3.9	77.6	79.2
ANB（度）	2.7±2.0	5.1	1.4
FH/NP（度）	85.4±3.7	87.6	86.0
NA/AP（度）	6.0±4.4	12.0	2.0
U1/NA（度）	22.8±5.7	37.2	18.4
U1-NA（mm）	5.2±2.4	9.7	5.8
L1/NB（度）	30.3±5.8	18.9	17.7
L1-NB（mm）	6.7±2.1	7.0	4.8
U1/L1（度）	125.4±7.9	121.7	138.0
U1/SN（度）	105.7±6.3	117.1	100.1
MP/SN（度）	32.5±5.2	51.9	45.1
FH/MP（度）	27.3±6.1	44.5	37.3
L1/MP（度）	92.6±7.0	71.3	80.2
Y 轴角（度）	66.3±7.1	64.0	61.5
Pg-NB（mm）	1.0±1.5	1.7	2.8

不完全关闭拔牙间隙。术中上颌分块后退前颌骨，解决前突问题。

4．因下前牙区牙槽骨骨板极薄，为避免下前牙排齐及去代偿中骨开裂加重，下尖牙移动前在下前牙唇侧行牙周PAOO手术。

5．术后正畸调整咬合关系。

6．正畸治疗后保持。

方案二

1．拔除18、28后外科辅助扩弓，开展上颌宽度，协调颌间横向关系。

2．拔除14、24、35、45，术前正畸排齐牙列，调整前牙牙轴。

3．上颌LeFort Ⅰ型截骨术+上颌分块/BSSRO+下颌根尖下截骨，调整颌间关系异常，关闭拔牙间隙（减小牙齿移动过程中骨开裂加重的风险）。

综合考虑治疗效果及手术难度、风险，选择方案一。

七、矫治过程

1．戴入上颌Hyrax矫治器，外科手术辅助扩弓，加力2周后，采用固定螺旋扩大器，保持5个月（图63-3）。

2．拔除35、45，上颌粘接直丝弓矫治器，双侧下颌第一前磨牙及第一、第二磨牙粘接托槽。自0.014英寸镍钛弓丝开始行34、44向后结扎，顺次更换矫治弓丝至0.018英寸×0.022英寸不锈钢丝，远中牵引下颌第一前磨牙。上颌顺次更换不锈钢丝排齐牙列（图63-4）。

3．术后8个月拆除上颌扩弓器，拔除14、24，继续调整上前牙牙轴，减小唇倾度（图63-5）。

4．下颌前磨牙远中移动至用于前牙排齐的间隙足够后，粘接下颌尖牙及切牙托槽，更换为0.012

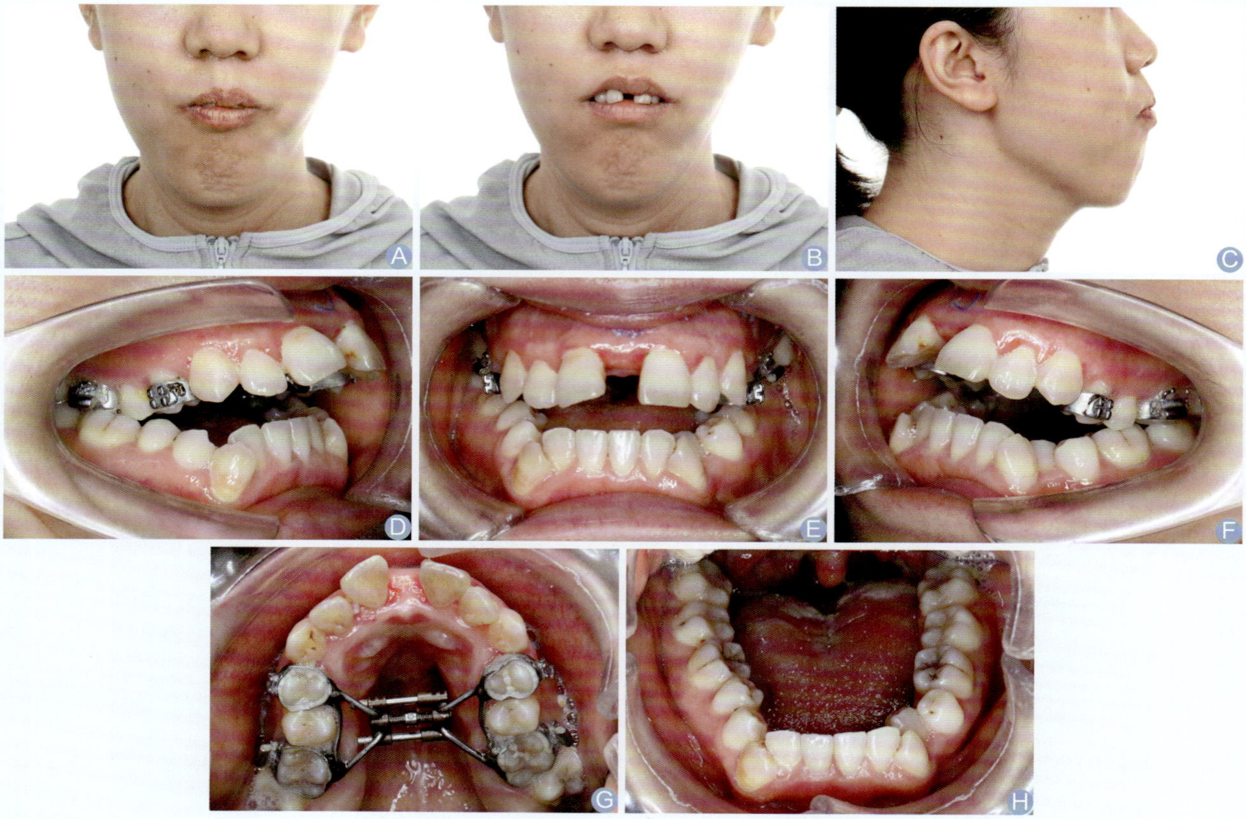

图 63-3　手术辅助的腭开展，上颌宽度扩展完成后面殆像

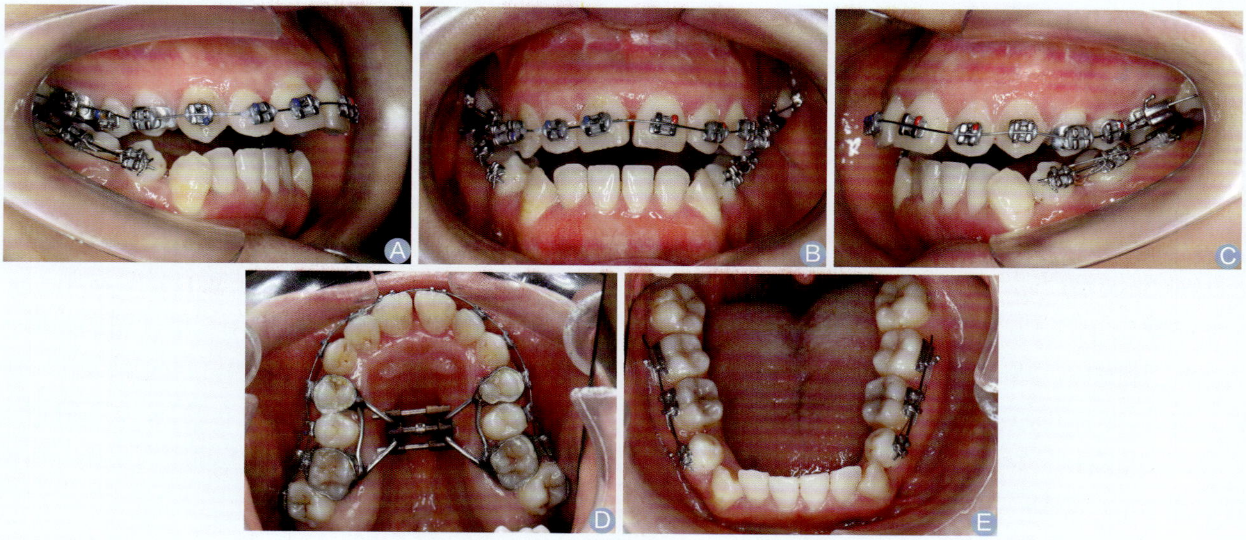

图 63-4　上颌宽度维持同时，开始排齐牙列

英寸镍钛丝排齐牙列，进行下前牙区的牙周PAOO手术（图63-6）。

5．下颌顺次更换弓丝至方丝，调整下后牙舌倾状况，整平牙弓，关闭下颌拔牙间隙。磨牙前移，分步移动牙齿（图63-7）。

6．下颌间隙关闭后，行正颌外科手术（双颌手术+上颌分块术）。

7．术后正畸关闭剩余上颌小间隙，上颌方丝继续扩大牙弓，调整咬合（图63-8）。

8．结束正畸治疗，开始保持。

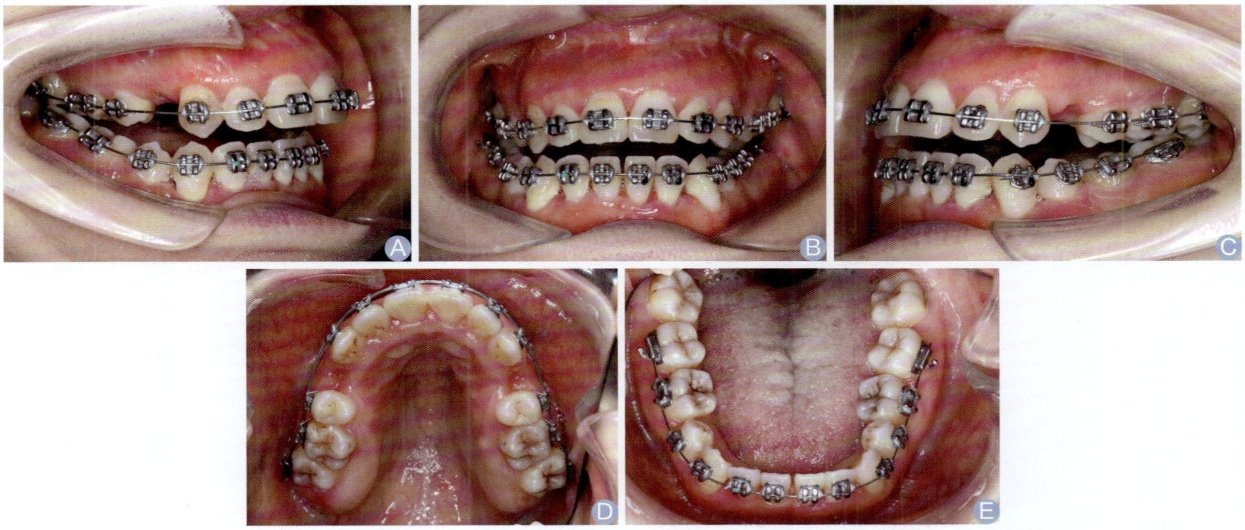

图 63-5　拔除 14、24 后排齐牙列

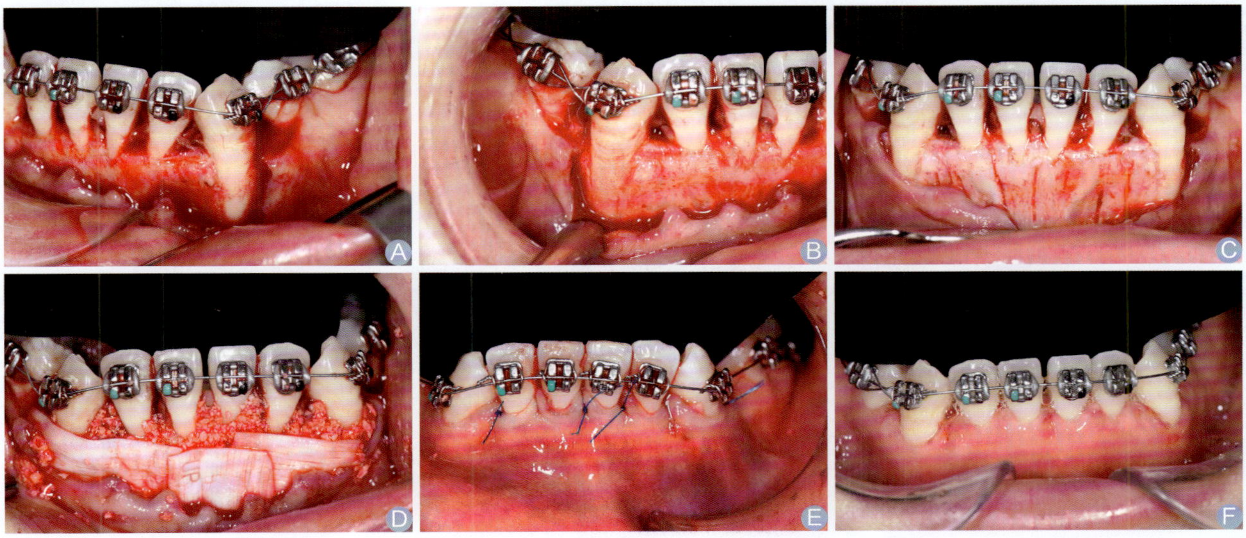

图 63-6　牙周 PAOO 手术

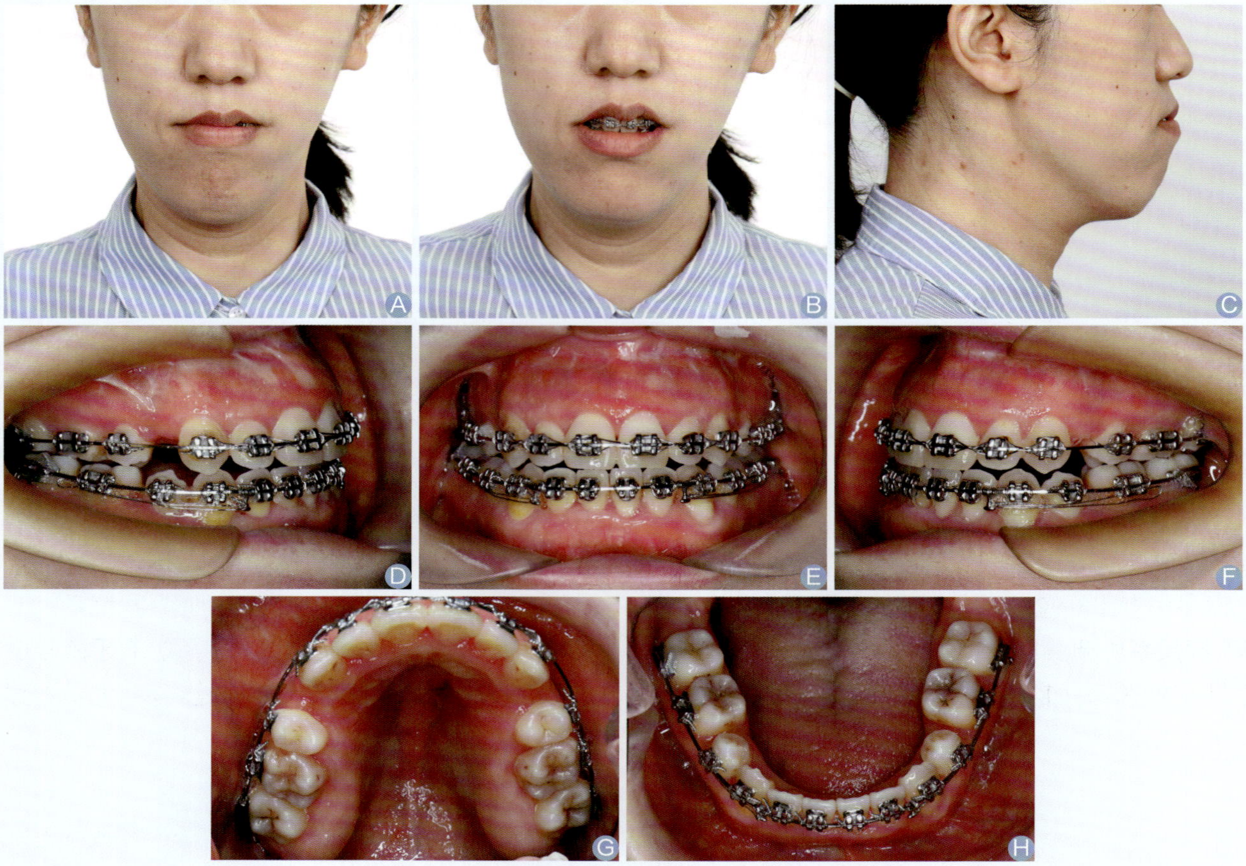

图 63-7　正颌外科术前面殆像

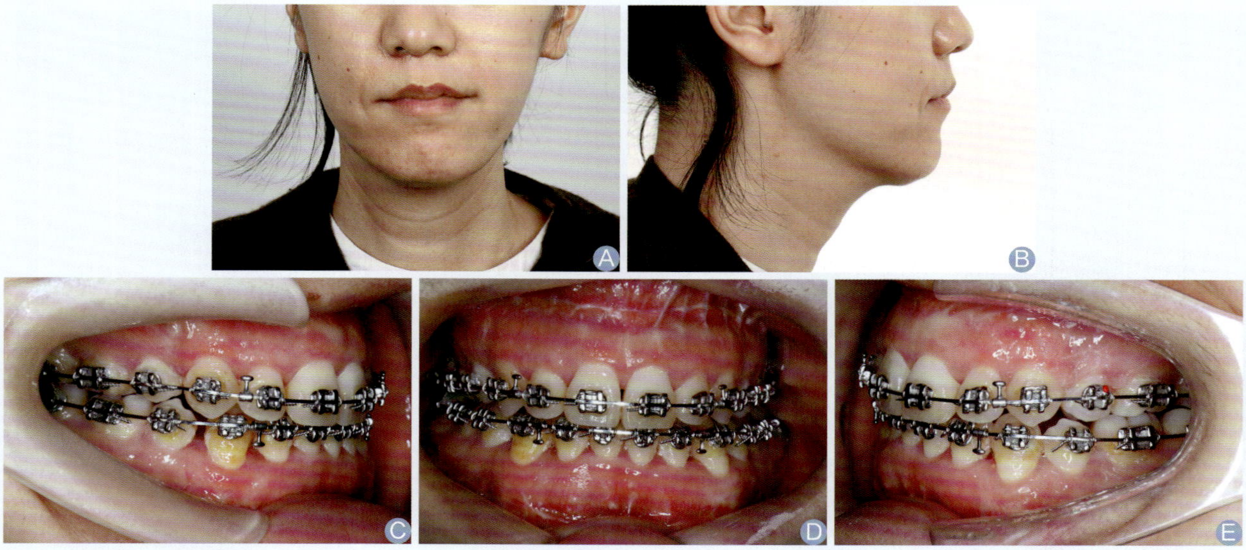

图 63-8　正颌外科术后面殆像

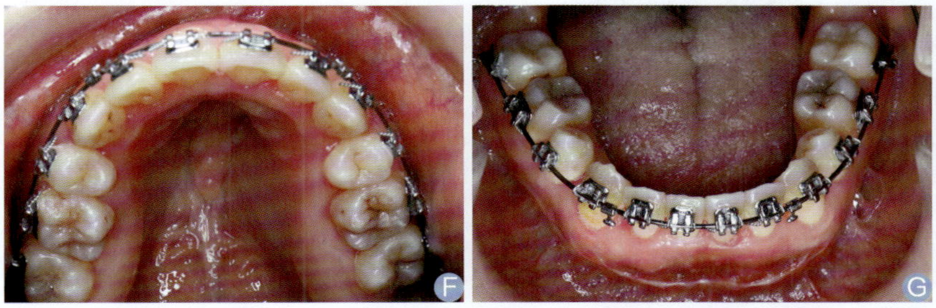

图 63-8　正颌外科术后面𬌗像（续）

八、矫治结果

治疗后，患者面部对称度改善，左侧面部稍窄。面部垂直比例基本正常，侧貌突度基本正常，鼻-唇-颏关系协调。口内检查可见牙列整齐，尖牙及磨牙中性关系，前牙覆盖及覆𬌗关系正常，牙弓中线一致。牙弓形态正常，上下牙弓大小及形态协调。后牙咬合关系良好。但是，患者口腔卫生状况仍需加强（图63-9）。

头颅侧位片显示，颌间矢状向Ⅰ类关系，面部垂直比例基本正常，上下前牙直立于牙槽骨中央，前牙关系正常（图63-10）。全口曲面体层片

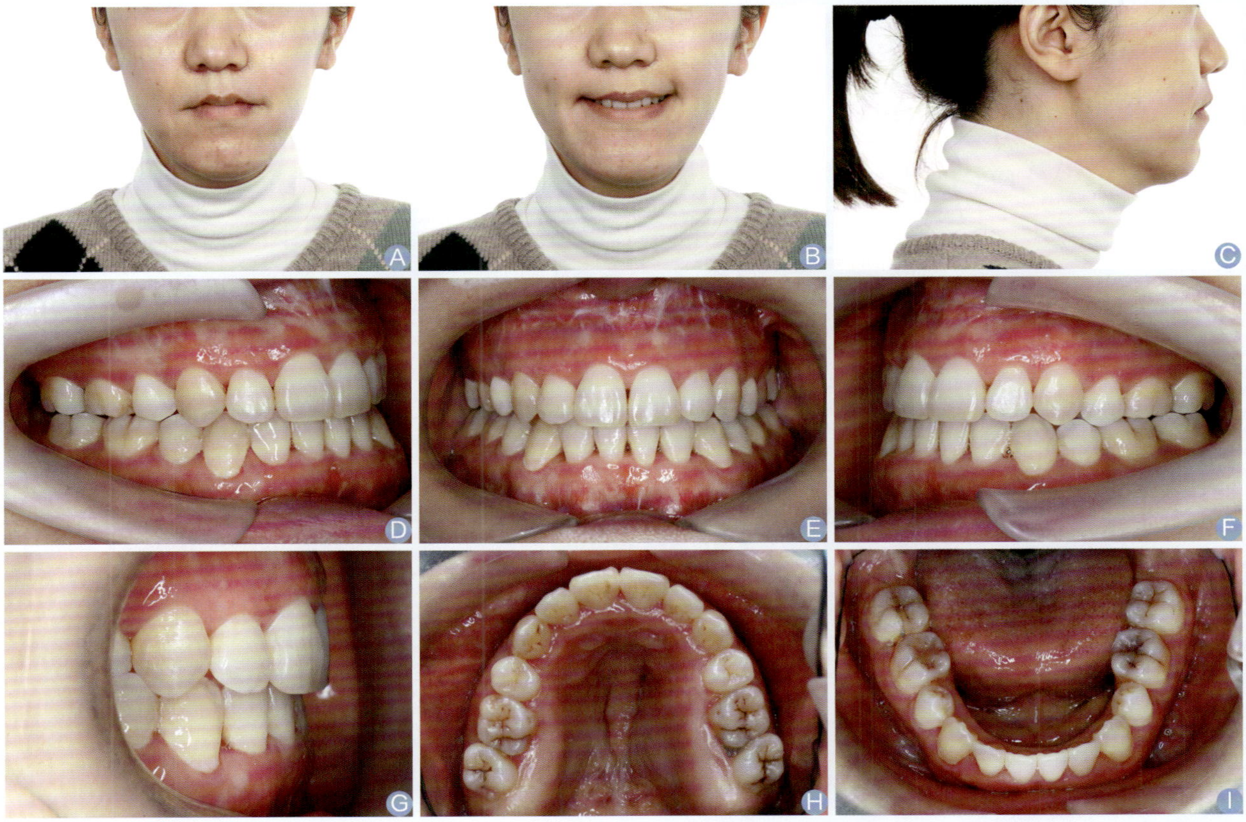

图 63-9　正畸－正颌联合治疗后面𬌗像

显示，治疗后上下颌牙齿排列整齐，牙根平行度良好，未见明显牙根吸收，牙槽骨高度基本维持（图63-10）。

PAOO手术前后的CBCT显示，术后下前牙区牙槽骨骨量增加（图63-11）。

头影测量重叠图显示，上颌及前牙显著内收，下颌发生逆时针旋转，面部高度显著降低。治疗后患者面部矢状向及垂直向关系显著改善（图63-12）。正畸-正颌联合治疗结束1年后，矫治结果稳定（图63-13）。

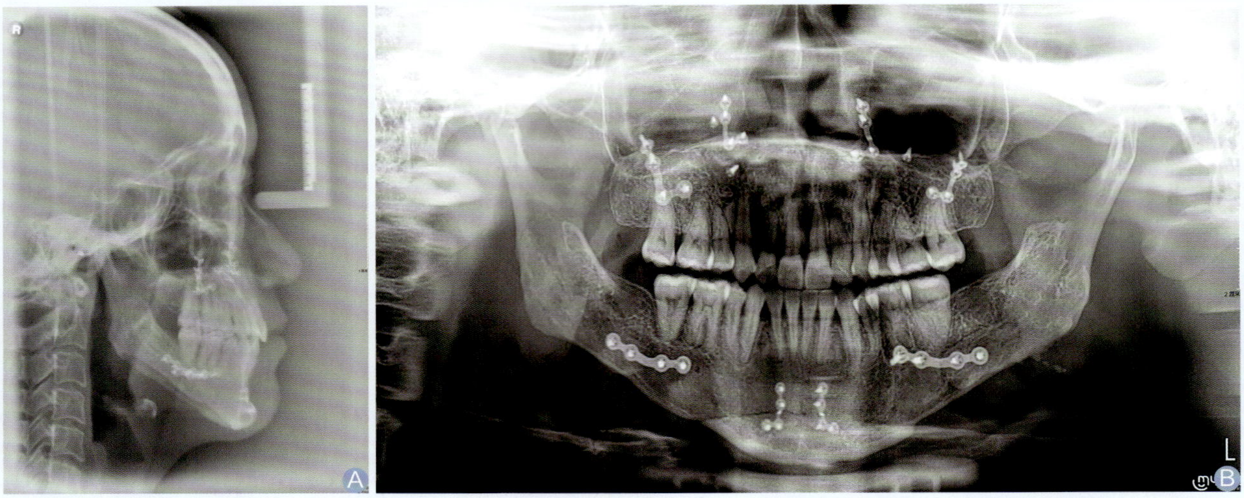

图 63-10　治疗后 X 线片

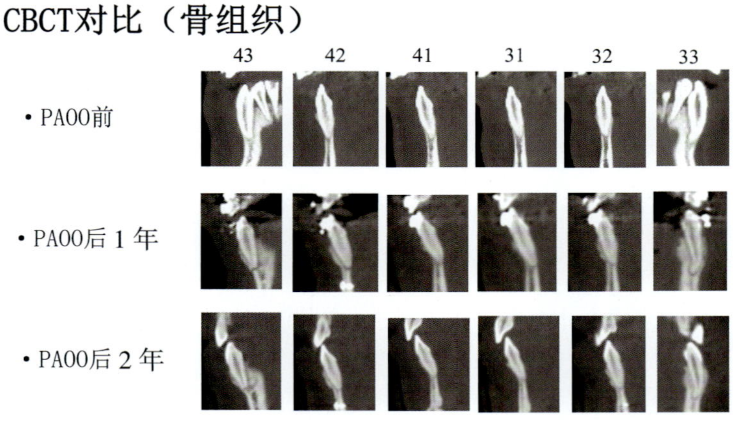

图 63-11　下前牙区治疗前、PAOO 术后 1 年及术后 2 年牙槽骨情况

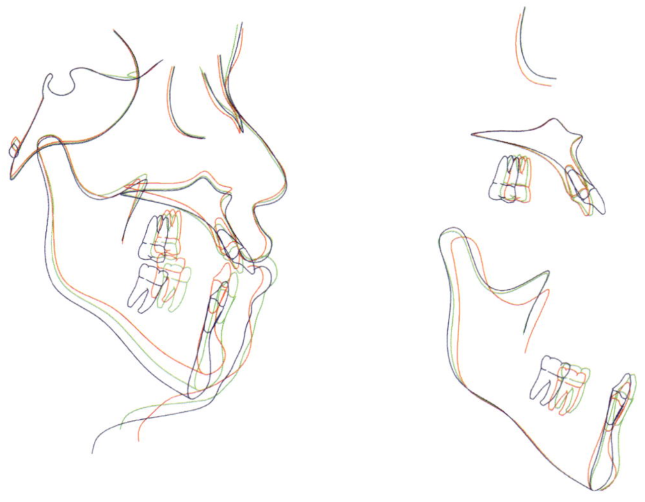

图 63-12 治疗前、中、后头影测量重叠图（蓝色线条为治疗前，绿色线条为手术辅助扩弓后，红色线条为正畸 - 正颌联合治疗后）

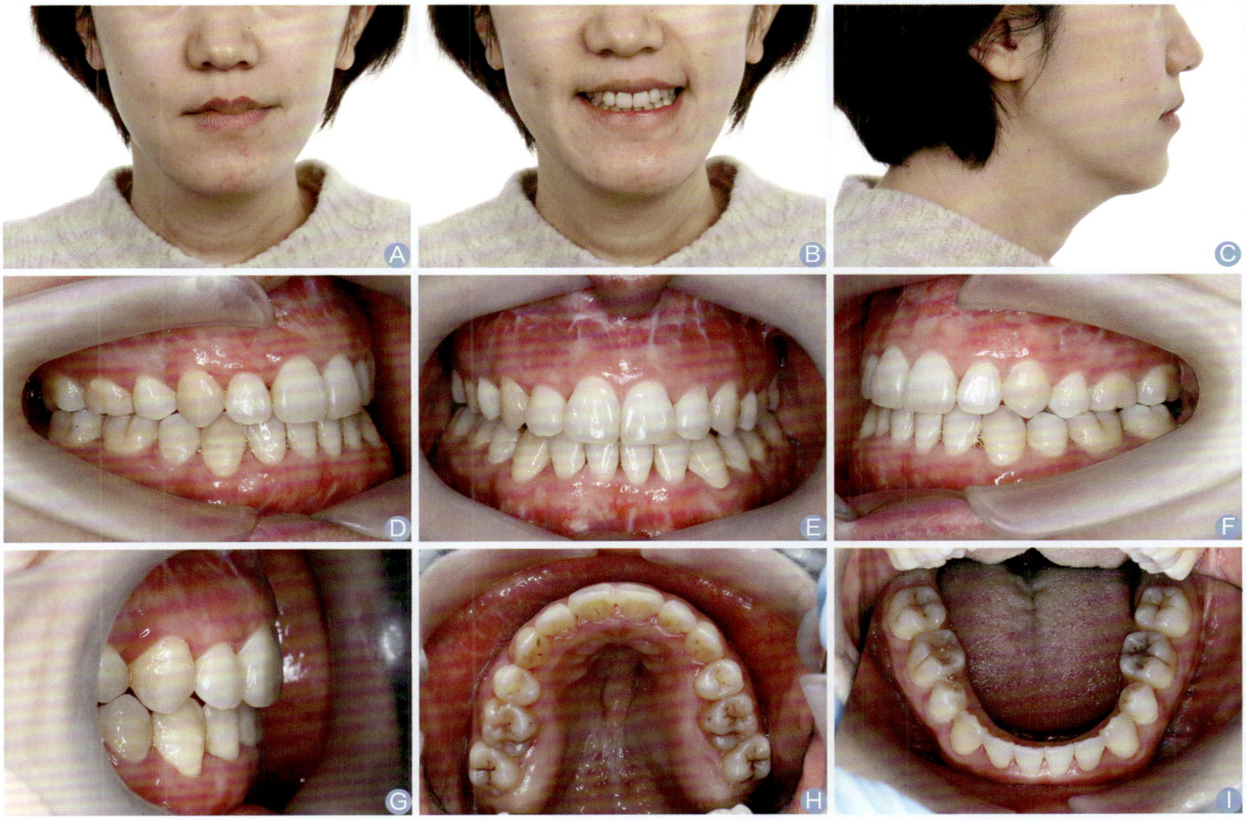

图 63-13 正畸 - 正颌联合治疗结束后 1 年时面𬌗像

九、矫治体会

（一）关于矫治设计的考虑

1．该患者的治疗设计应从面型、骨型及牙型几个方面综合考虑。患者的问题较为复杂。其骨型是Ⅱ类高角型，同时上颌宽度发育较差，双侧后牙反𬌗。患者垂直向异常比矢状向异常更为严重。牙性关系是前牙深覆盖，而磨牙却是完全近中关系。在Ⅱ类骨型的患者中，牙齿的代偿方式多为下前牙唇倾和上前牙直立，而该患者却表现出上前牙唇倾和下前牙舌倾。患者的牙型与骨型表现不一致也使得矫治更为困难，矫治设计中需要考虑的问题与常见的骨性Ⅱ类高角患者不一样。

2．关于宽度不调　由于患者在三个维度同时存在严重的骨骼关系异常，治疗策略需严密设计。常规的正颌外科手术可以同时解决患者的矢状向及垂直向关系不调，但是对于上颌严重的狭窄及牙弓形态异常，则需要单独解决。对于三维均存在异常的患者，宽度不调是首先需要解决的问题。由于患者年龄较大，上颌骨宽度问题的解决唯有通过手术辅助扩弓治疗才能保证实现。所以，患者需要先行手术辅助的腭开展治疗，实现上颌骨宽度的增加。

3．手术设计的考虑　由于患者矢状向关系为轻度Ⅱ类骨型，骨性异常以下颌后缩为主。前牙覆盖7.5 mm，上前牙唇倾较明显，上颌拔除两个第一双尖牙，前牙内收关闭拔牙间隙后，可以不进行上颌骨的整体后移。上颌LeFort Ⅰ型截骨术后以垂直向调整为主。但是，由于患者上颌骨前部牙槽骨极薄，通过内收前牙关闭间隙易造成前牙牙根吸收及牙槽骨吸收，所以将设计改为前牙牙轴调整后，剩余间隙由上颌分块手术关闭，以减轻牙齿及牙槽骨损伤风险。上颌手术设计为LeFort Ⅰ型截骨术（上颌压低）+上颌分块（上颌前部后移），同时改善上颌矢状向及垂直向不调。下颌升支矢状劈开后进行前移及适当逆旋，从而改善患者矢状向及垂直向关系不调。

4．牙齿排列及治疗风险　下牙列拥挤较重，虽然下前牙存在明显的舌倾，但是由于下前牙区骨板极薄，单纯唇倾下前牙会造成前牙区骨开裂和牙龈退缩加重。由于患者下颌平面角为高角，下前牙的牙轴应比正常平面角者稍直立，所以正畸治疗的目标是略直立下前牙，排齐下牙列。下颌设计为弱支抗，拔除35、45并排齐下前牙后，下颌后牙前移关闭拔牙间隙。患者下颌前牙区的骨开裂及骨开窗较严重，在前牙直立的过程中，开裂有可能加重。经与牙周科医生讨论，决定在下前牙区排齐时于下前牙唇侧进行牙槽骨增量手术，即在双侧第一前磨牙近中之间的牙槽骨骨皮质切开，加少量羟基磷灰石植骨及生物膜覆盖，以减轻治疗中前牙区牙槽骨吸收加重的风险并起到一定的加速牙齿移动的作用。牙周手术在下颌第一前磨牙远中移动为下尖牙排齐创造足够间隙后进行，手术前将下颌前牙区的托槽全部粘接，术后安装0.012英寸的镍钛丝，注意术后正畸采用轻力。经过牙周骨增量手术后，虽然患者治疗前存在较明显的牙槽骨缺陷，但正畸治疗后患者未出现显著的牙槽骨进一步吸收及牙龈退缩。

（二）治疗控制的难点

1．上颌宽度的维持　该患者治疗的难点之一是上颌手术辅助腭开展治疗及治疗后的保持。进行治疗设计时应适当考虑过矫治；在上颌腭中缝及颊侧骨皮质行切开手术后，扩弓治疗加力2周，横向开展约10 mm。为了保证治疗后骨的形成及维持扩弓的稳定性，扩弓矫治器在手术辅助扩弓治疗完成后仍继续戴用5个月，而后开始正畸综合治疗。为了有效保持上颌宽度并缩短正畸治疗时间，在继续应用Hyrax矫治器维持上颌宽度的同时，采取先不拔除上颌牙齿而粘接托槽的策略，利用扩弓所得间隙进行上颌牙列的排齐，并对上前牙的唇倾进行治疗。直至上颌弓丝更换至0.019英寸×0.025英寸不锈钢弓丝后，再去除Hyrax矫治器并拔除双侧上颌第一双尖牙。较粗的不锈钢方丝能更好地维持扩弓后的上颌宽度。治疗中Hyrax矫治器戴用的时间约13个月。治疗中发现，即使在手术辅助的上颌腭开展治疗后进行了较长时间的保持，由于扩弓及正颌术后存在一定程度的复发，正颌手术后上颌宽度还是略显不足。所以在正颌外科术后的正畸治疗中，继续通过调整上颌弓丝宽度进一步协调了上下颌间的宽度关系。可见即使采用了手术辅助的腭开展治疗，上颌扩弓后宽度的保持都是值得关注的，一定程度的复发难以避免。

2．关于分步治疗　该患者正畸治疗的重点在上颌是调整宽度及减小上前牙唇倾度，在下颌是排齐牙列、关闭拔牙间隙、矫治后牙舌倾以及在牙列排齐过程中控制下前牙的唇倾。上颌手术辅助扩弓治疗后需要一定时间的保持，与此同时可以先行下颌牙弓的治疗，以便缩短正畸治疗总体的时间。正畸治疗中先拔除下颌第二前磨牙，应用双侧片段弓丝远中移动第一前磨牙及尖牙，在缓解下前牙区的拥挤后再行下前牙的排齐，以避免治疗初期完整弓丝入槽对下前牙区造成的过度唇倾压力。由于上牙弓严重狭窄，下牙弓后段的舌倾代偿也较显著，矫正弓丝更换至0.019英寸×0.025英寸的不锈钢丝后，逐步在后牙段增加冠的颊向转矩，以去掉部分牙齿代偿并与上颌宽度协调。上颌手术辅助腭开展治疗后，用Hyrax矫治器保持5个月，之后开始上牙列的排齐。治疗中继续戴用Hyrax矫治器维持上颌宽度，利用扩弓间隙调整前牙牙轴；待上颌弓丝换至0.019英寸×0.025英寸不锈钢丝后（术后13个月），去除Hyrax矫治器，而后拔除14、24，继续调整减小上前牙唇倾度直至正常；前牙牙轴调至正常后，上颌剩余间隙在正颌手术中以分块手术的方式关闭。

3．关注牙槽骨的厚度及治疗中的注意事项　该患者唇舌侧骨板均极薄，牙齿的唇舌向移动都应小心控制。治疗中上颌前牙需要一定程度地内收，而下颌前牙需要适当地唇倾以去除牙齿的代偿作用，从而利于骨性畸形的矫治。牙槽骨较薄使上前牙的内收受到限制，过度的内收可能导致上前牙牙根与舌侧牙槽骨骨皮质接触，进而产生牙根及牙槽骨吸收的风险，所以上颌设计了分块手术内收前颌骨及前牙区，以降低牙槽骨及牙根吸收的风险。该患者治疗前下前牙舌倾严重，治疗中需要适当唇倾下前牙，但是唇倾前牙极易加重患者原有的骨开裂（图63-12）。所以在下牙列的排齐过程中采用了分步移动牙齿的方法，先行远中移动下颌第一前磨牙，同时可以采用交互支抗的方式，使磨牙近中移动。当尖牙远中出现间隙且可以实现下牙列的排齐时，粘接下颌前牙区托槽并进行牙周PAOO手术，在下前牙唇侧进行骨增量，以避免治疗中尤其是牙列排齐过程中下前牙过度唇倾带来的牙槽骨吸收风险。牙周翻瓣后（图63-6），可以看到下前牙区牙槽骨的缺损在尖牙处尤重，唇侧牙根暴露超过根长的1/3～2/3。PAOO手术在前牙区应用人工骨粉和生物膜以加强下前牙唇侧的牙周支持。牙周手术选择在前牙托槽粘接并开始排齐时进行，使正畸治疗可以利用手术加速的效应，完成下颌牙列排齐及间隙关闭。在间隙关闭过程中，将前磨牙之间的所有牙齿作为支抗前移第一磨牙。在短期Ⅱ类牵引辅助下前移磨牙，尽量避免长时间应用颌间Ⅱ类牵引，以免对下前牙造成唇倾，以及对前牙区唇侧薄弱牙周组织造成损伤。通过治疗前实施牙周PAOO手术及治疗中对牙齿移动的控制，下前牙区的牙周尤其是牙龈得到了很好的保护，治疗后未发生前牙区显著的牙龈退缩及牙根暴露（图63-9和图63-13）。

〔病例完成人：李巍然（正畸治疗），李自力（正颌治疗），徐莉（牙周治疗）〕

第十二章 伴牙周疾病牙颌畸形的正畸－牙周联合治疗

根据我国第四次全国口腔流行病学调查结果，成人中牙周病的患病率近 90%。因此，在正畸的成年患者中应高度关注牙周问题。对于存在牙周病的错殆畸形患者，治疗的原则如下：①首先进行充分的牙周系统治疗控制炎症，待炎症控制后方能开始进行正畸治疗。②正畸治疗应根据患者的牙周病程度进行设计，在保障患者口腔健康及功能的基础上改善美观。③正畸治疗中提倡应用轻力，避免过大矫治力对牙周造成损伤。④正畸治疗中应全程维护患者的牙周健康，定期进行牙周维护。⑤根据牙周破坏的情况考虑正畸治疗后的长期或永久保持。

对于存在牙周病的正畸患者，正畸医生只有与牙周科医生建立紧密的合作关系，方能确保患者正畸治疗的顺利开展和最终获得良好的治疗结果。对于存在明显牙周破坏、牙槽骨吸收的中度以上牙周病患者，治疗的目的应以减轻病理性移位、消除殆干扰、恢复口腔功能、保证牙周健康为主。这类患者的正畸治疗设计也不能与一般错殆畸形的患者相同，应尽量避免大范围的牙齿移动，必要时要接受治疗结果的折中。治疗控制时需应用轻力，放慢加力速度，缓慢移动牙齿，以保证牙周病牙齿的功能健康。

病例 64 重度牙周炎患者去除咬合创伤的隐形矫治

一、一般情况

患者男性，53岁，主诉牙齿松动度过大，希望拔除后行种植修复。种植医生认为患者咬合差，考虑正畸后种植下前牙。患者已完成牙周基础治疗并定期维护，医生建议拔除下前牙或试保留。患者高血压4年，服药控制，血压维持在120/80 mmHg。全身情况良好，否认口腔不良习惯、鼻咽部疾病；否认关节疼痛、弹响；否认牙外伤史；家族史无特殊。

二、临床检查

1. 面部检查　正面观：面部左右基本对称，面下1/3稍短。侧面观：凹面型，上颌后缩，下唇前突（图64-1）。

2. 口内检查　恒牙列。上牙弓散隙5.5 mm；下牙弓散隙11 mm，中切牙间尤为明显。磨牙中性关系，尖牙近中关系。前牙反覆盖2 mm。上下中切牙间隙明显，中线无法记录（图64-1）。上前牙松动度Ⅱ度，下前牙松动度Ⅲ度，正中前伸及侧方

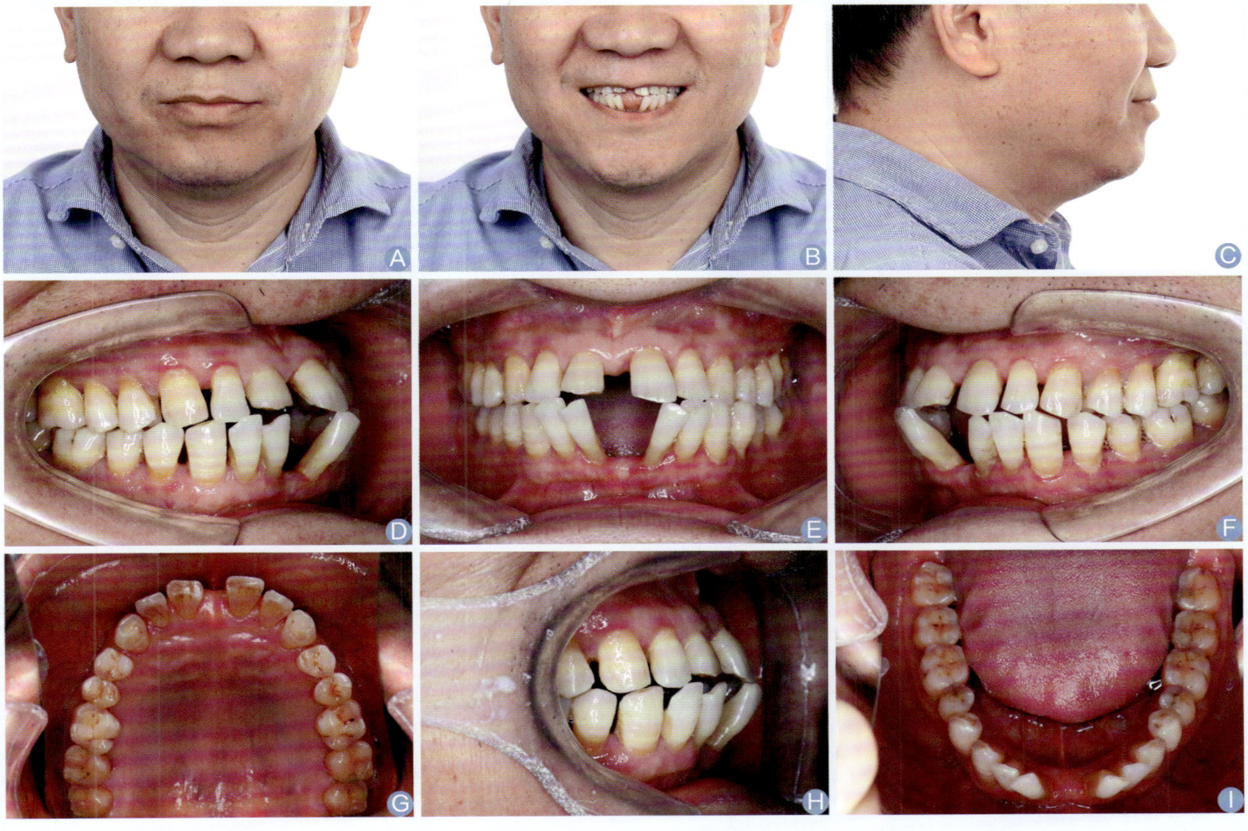

图 64-1　治疗前面𬌗像

殆均存在咬合干扰点。

3．前牙局部牙周支持组织　患者在牙周科进行基础治疗并持续维护，整体炎症控制较好。前牙区因为咬合创伤和较大松动度，局部龈缘仍稍有红肿，下前牙明显（图64-2）。

4．颞下颌关节检查　开口度三指，开口型正常，双侧关节未查见弹响及触痛。

三、X 线检查分析

1．头颅侧位片　测量分析结果显示骨性Ⅲ类，上颌后缩，偏低角，上下切牙唇倾（图64-2和表64-1）。

2．全口曲面体层片　全口牙槽骨吸收至根中1/3，下前牙牙槽骨吸收至根尖1/3。18、28、38和48正位。双侧髁突骨质未见明显异常（图64-2）。

四、诊断

安氏Ⅰ类，毛氏Ⅱ^{3}+Ⅰ^{2}类，骨性Ⅲ类，低角；重度牙周炎。

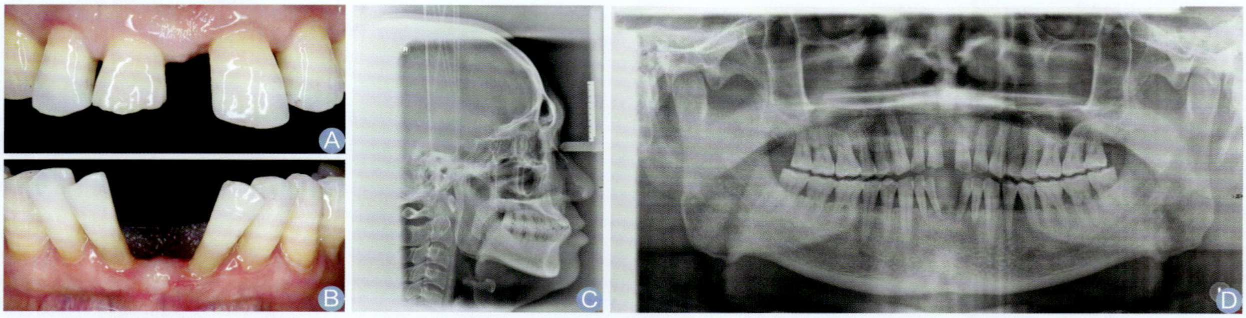

图 64-2　治疗前前牙局部特写及 X 线片

表64-1　治疗前后头影测量结果

测量项目	正常值	测量值	
	均值 ± 标准差	治疗前	治疗后
SNA（度）	82.8 ± 4.0	81.4	81.2
SNB（度）	80.1 ± 3.9	81.3	81.2
ANB（度）	2.7 ± 2.0	0	0
FH/NP（度）	85.4 ± 3.7	91.8	90.9
U1/NA（度）	22.8 ± 5.7	38.1	22.3
U1-NA（mm）	5.2 ± 2.4	10.3	4.6
L1/NB（度）	30.3 ± 5.8	38.4	15.8
L1-NB（mm）	6.7 ± 2.1	10.3	2.3
U1/L1（度）	125.4 ± 7.9	103.4	136.9
U1/SN（度）	105.7 ± 6.3	119.5	103.5
MP/SN（度）	32.5 ± 5.2	30.3	29.8
MP/FH（度）	31.1 ± 5.6	20.1	19.8
L1/MP（度）	92.6 ± 7.0	106.8	95.2

五、矫治目标

去除咬合创伤，排齐整平牙列，建立良好咬合关系，改善侧貌。

六、矫治计划

方案一　固定矫治

1．采用直丝弓矫治技术，先戴用下牙列矫治器，初步内收下前牙。

2．解除前牙反殆后，戴用上牙列矫治器，排齐整平牙列，关闭间隙，内收前牙，建立前牙正常覆殆、覆盖及尖牙中性关系，协调上下颌中线，改善侧貌。

3．保持。

方案二　隐形矫治

优化设计，利用分步移动、组牙支抗，较早去除咬合创伤。牙周进行定期维护。

由于工作原因，患者希望尽快且不易被人发现地完成所有治疗。如果采用固定矫治器，患者宁可选择直接拔牙后种植修复，但得知修复效果不佳后，患者希望选择隐形矫治器进行尝试。

七、矫治过程

1．第1～6个月　使用后牙段组牙支抗，去除前牙咬合创伤，建立正常前牙咬合关系（图64-3）。

2．第7～12个月　在前牙覆殆、覆盖正常的前提下，继续关闭前牙间隙（图64-4）。

3．第13～18个月　完成第一组设计移动，进行牙周再评估以及美学修复会诊，准备精细调整（图64-5）。

4．第19～22个月　完成精细调整，戴入透明保持器。

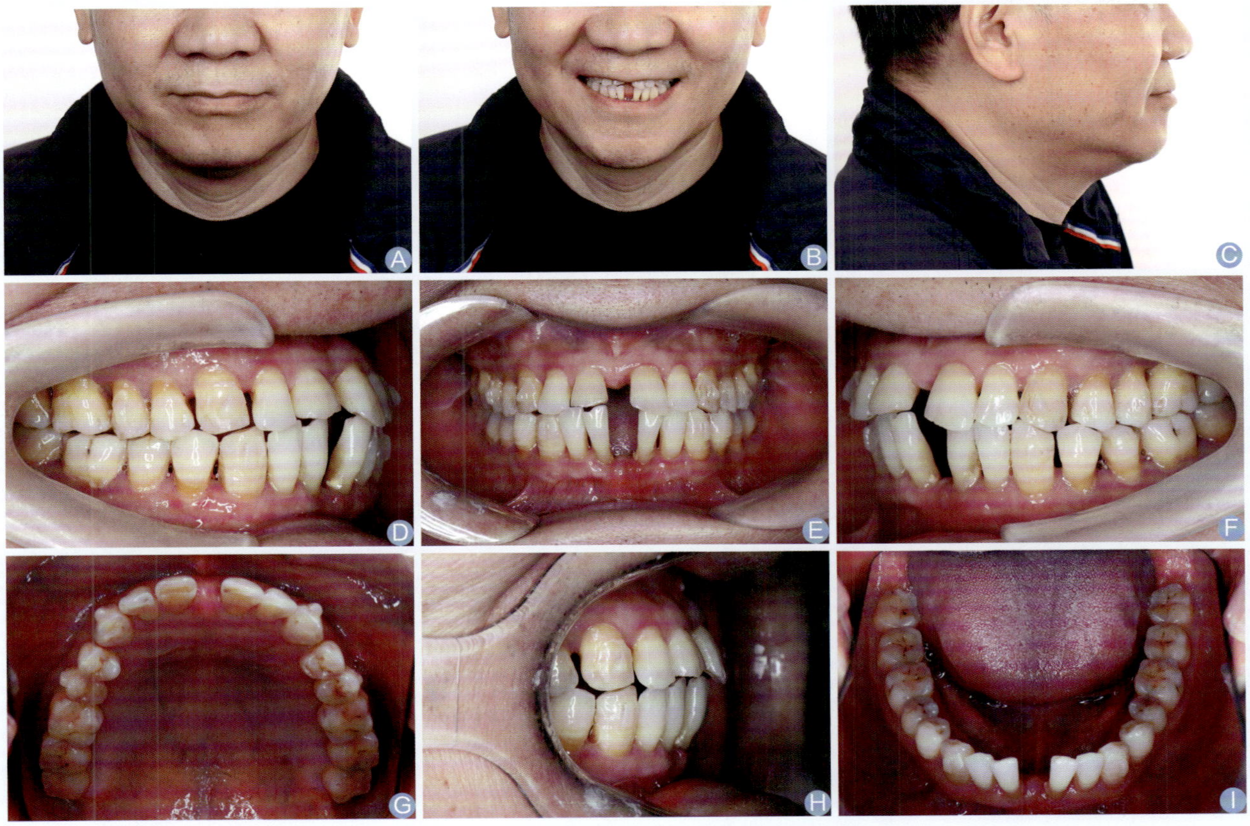

图64-3　去除前牙咬合创伤时面殆像

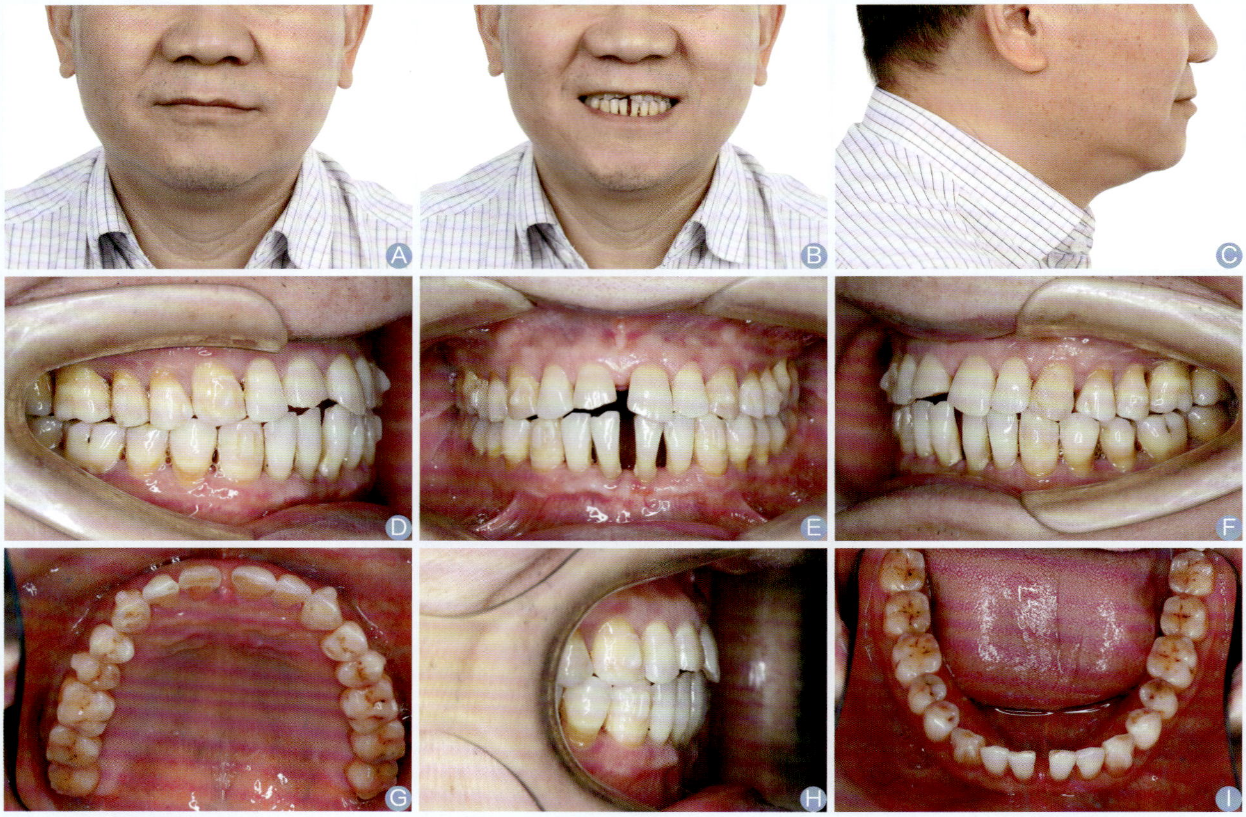

图 64-4 继续关闭间隙时面殆像

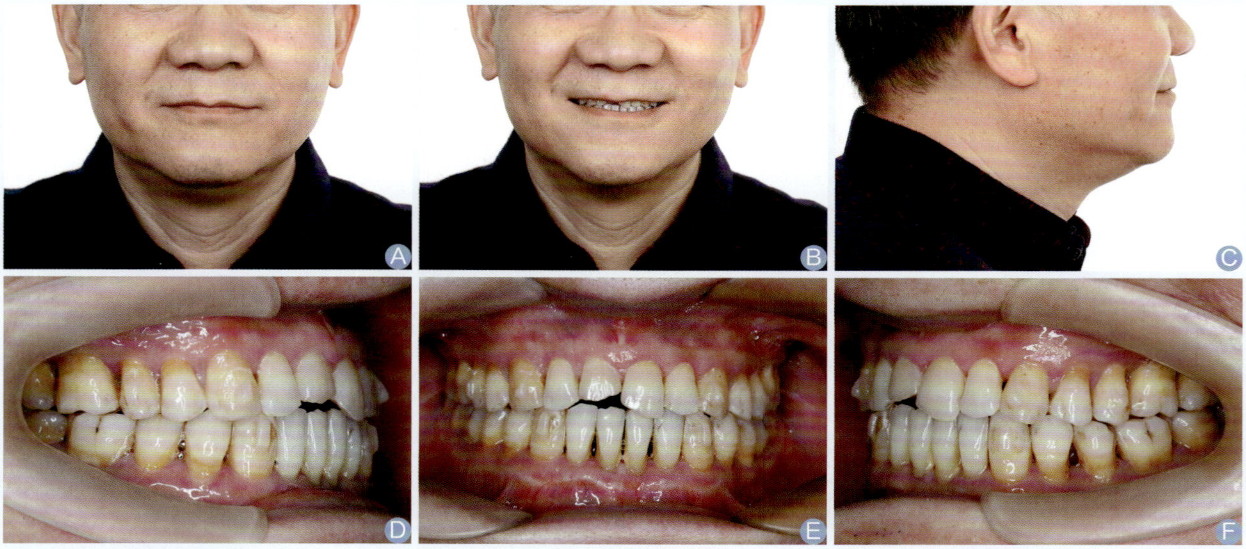

图 64-5 准备精细调整时面殆像及 X 线片

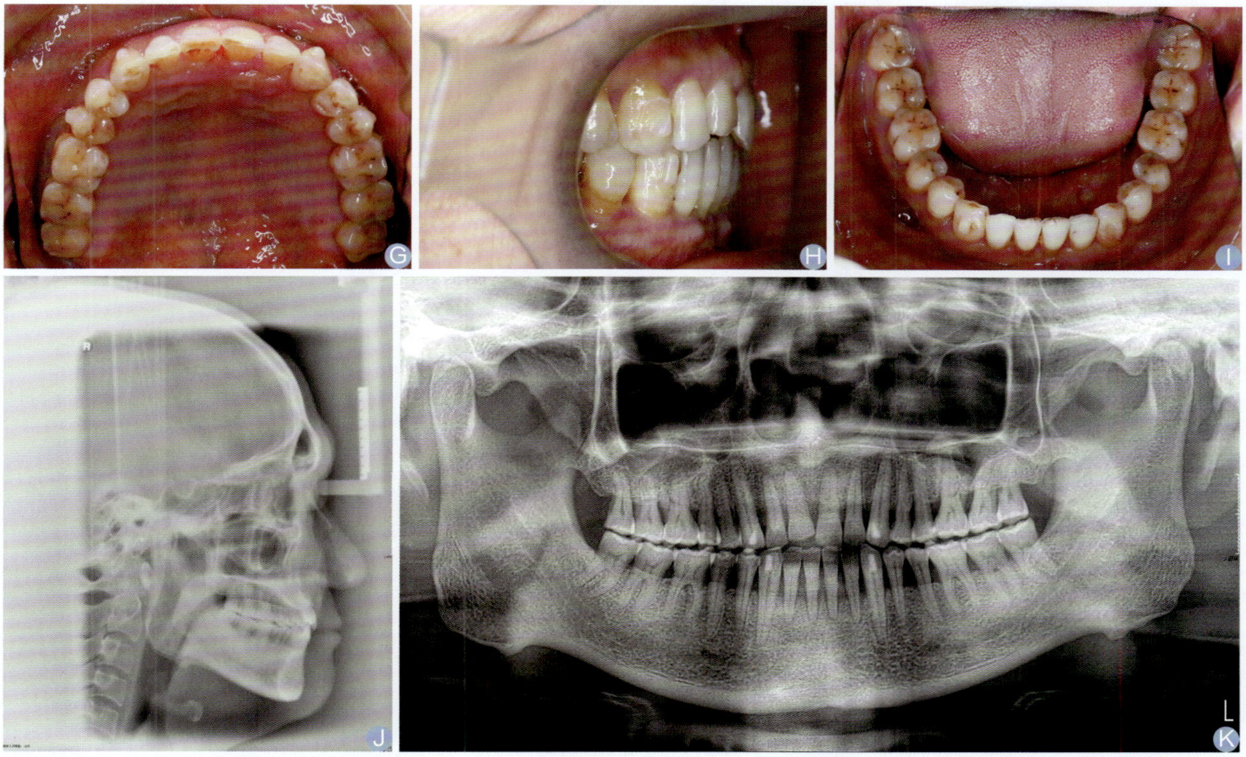

图 64-5　准备精细调整时面𬌗像及 X 线片（续）

八、矫治结果

矫治后，患者咬合关系良好，上下牙列整齐，前牙覆𬌗、覆盖正常，双侧尖牙中性关系，双侧磨牙中性关系，上下中线正。侧貌改善明显，上下唇突度正常。微笑时唇齿关系正常。全口曲面体层片显示牙根平行排列，牙槽骨未见吸收，改建良好（图64-6）。头颅侧位片测量分析结果显示：前牙内收，牙轴控制良好（测量结果见表64-1）。治疗结束1年后复查，牙齿排列整齐，咬合稳定，完成上前牙美学修复（图64-7）。

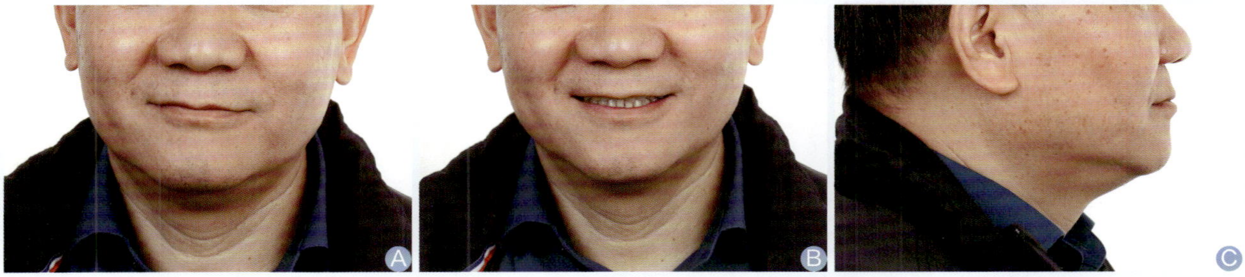

图 64-6　治疗后面𬌗像及 X 线片

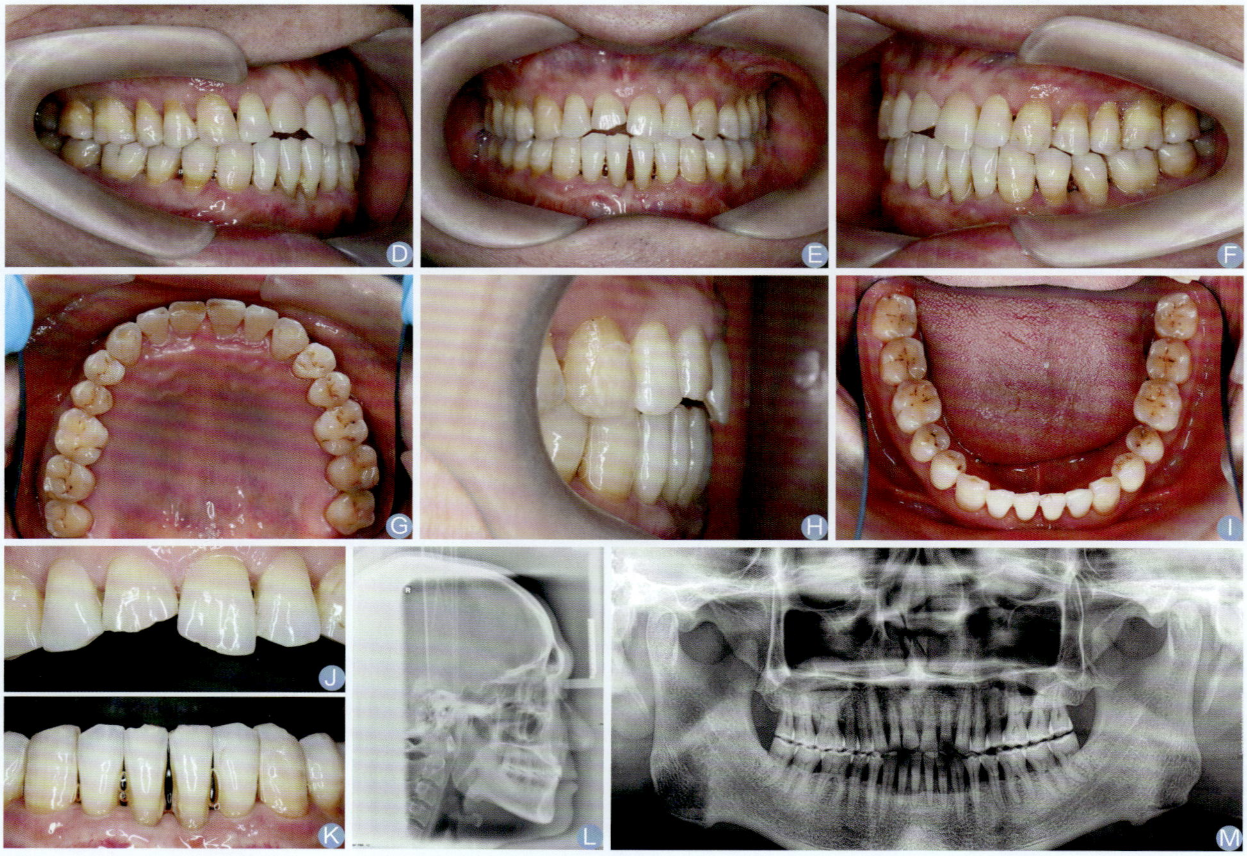

图 64-6　治疗后面殆像及 X 线片（续）

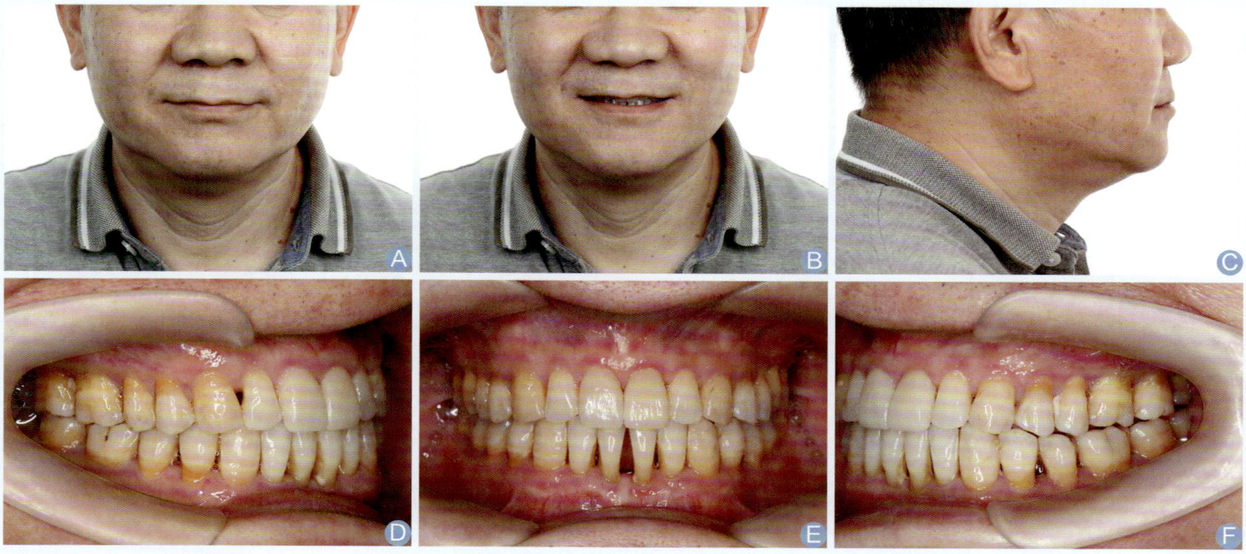

图 64-7　保持 1 年后完成美学修复时面殆像及前牙区治疗前、中、后对比

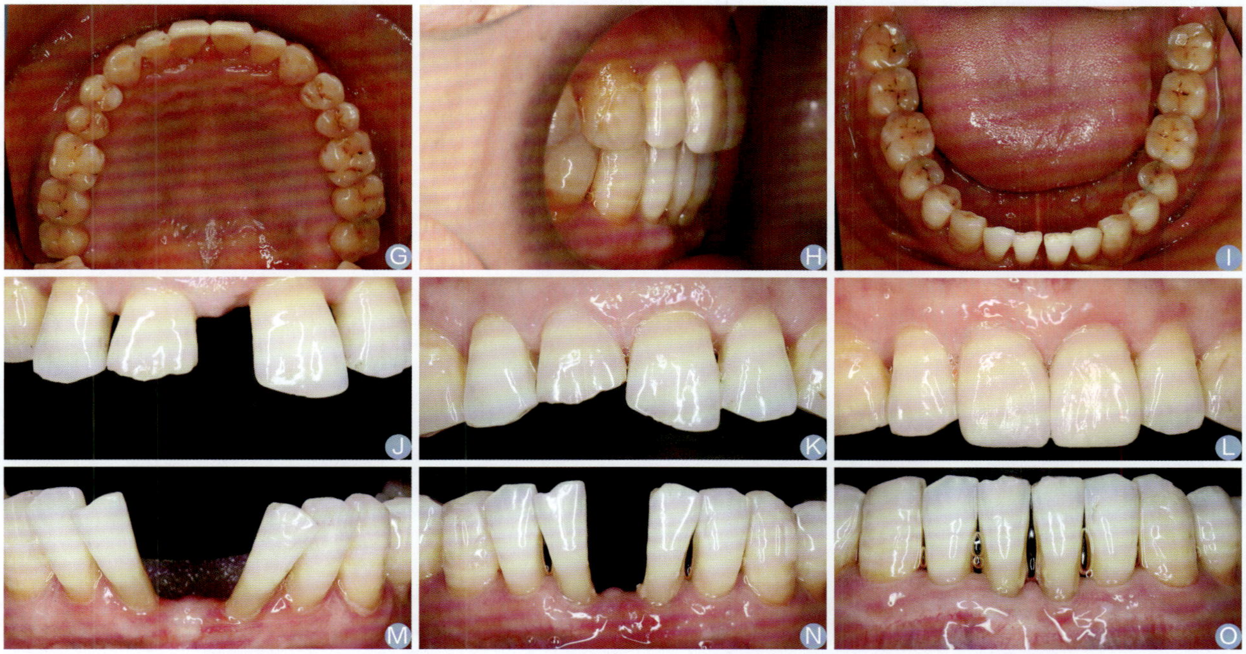

图 64-7　保持 1 年后完成美学修复时面 像及前牙区治疗前、中、后对比（续）

九、矫治体会

正畸治疗可去除咬合创伤，纠正牙周炎患牙的病理性移位，解除拥挤，改善口腔卫生维护的条件，对牙周支持组织的维护是有利的。牙周病患者炎症的改善和控制与咬合关系改建相关，正畸咬合改建是牙周炎症控制的有利因素。对于重度牙周炎患者，正畸治疗应更关注前牙病理性移位后散在间隙的关闭和深覆 的纠正，以建立良好的邻面接触和咬合力分布，从而促进牙周支持组织的炎症控制和远期稳定。

牙周病患者隐形矫治有赖于良好的炎症控制。该患者在牙周科进行了完善的基础治疗和定期维护，使牙周支持组织的炎症得到良好控制。此时，给患牙施以适宜的矫治力就可以得到正畸设计中牙齿移动的结果。反之，炎症未得到控制的牙周病患牙不宜承受正畸力，无论施加的力是来自固定矫治器还是隐形矫治器。

隐形矫治器因其美观的特点和相对舒适的矫治过程，越来越多地被广大患者关注，尤其是希望正畸治疗不易被他人发现的成年患者，对其更加趋之若鹜。对于牙周病患者，隐形矫治具有便于患者清洁及牙周医生定期维护、可预判矫治进程进行提前规划，以及应用组牙支抗的优点，但同时也存在矫治控制的薄弱项，例如摘戴瞬时的力度控制、矫治器边缘的设计、控根效果和附件设置等的难点。正畸医生应对患者进行个性化矫治设计，以尽量发挥矫治器优势，尽可能减小劣势。该患者矫治器边缘设计在釉牙骨质界上1 mm，仅在尖牙设计了单附件，很大程度上减少了摘戴牙套时产生的侧向力。在治疗前半程，后牙段不设计移动，既有助于后牙牙周术后的稳定，又突出了组牙支抗的设计优势。同时，上下前牙可以同时向解除咬合创伤的方向移动，且戴入矫治器时前牙即可脱离创伤。在治疗全程，患者的口腔卫生维护和牙周医生定期的复查治疗均可无障碍地进行。治疗后咬合创伤去除，全口牙列咬合关系良好，面型外观也得到改善；牙槽骨不仅未吸收，还有一定程度的改建，使前牙松动度大幅减小。

（病例完成人：施捷）

病例 65 重度牙周病伴前牙Ⅲ度深覆𬌗、上前牙病理性伸长的截冠正畸治疗

一、一般情况

患者男性，44岁，主诉上前牙伸长、牙不齐。既往有系统牙周治疗史。全身情况良好，否认口腔不良习惯、鼻咽部疾病；否认关节疼痛、弹响；否认牙外伤史；家族史无特殊。

二、临床检查

1. 面部检查　正面观：颏部无明显偏斜，面部上、中、下比例基本协调，无开唇露齿，无露龈笑，微笑时上前牙根1/3处暴露。侧面观：突面型，上颌正常，下颌后缩，颏发育良好，闭唇时颏肌略显紧张（图65-1）。

2. 口内检查　恒牙列，口腔卫生尚可，有少量菌斑、少量牙石及色素沉着。全口牙龈色粉质韧，探诊深度（PD）为2～4 mm，探诊出血指数（BI）为0～2。11、21牙龈退缩至根中1/3，余牙有不同程度的牙龈退缩。11、22、31、41松动度Ⅰ度，21松动度Ⅱ度。15、16、17烤瓷桥，23烤瓷冠修复，16、35缺失，24与34正锁𬌗。上牙弓拥挤

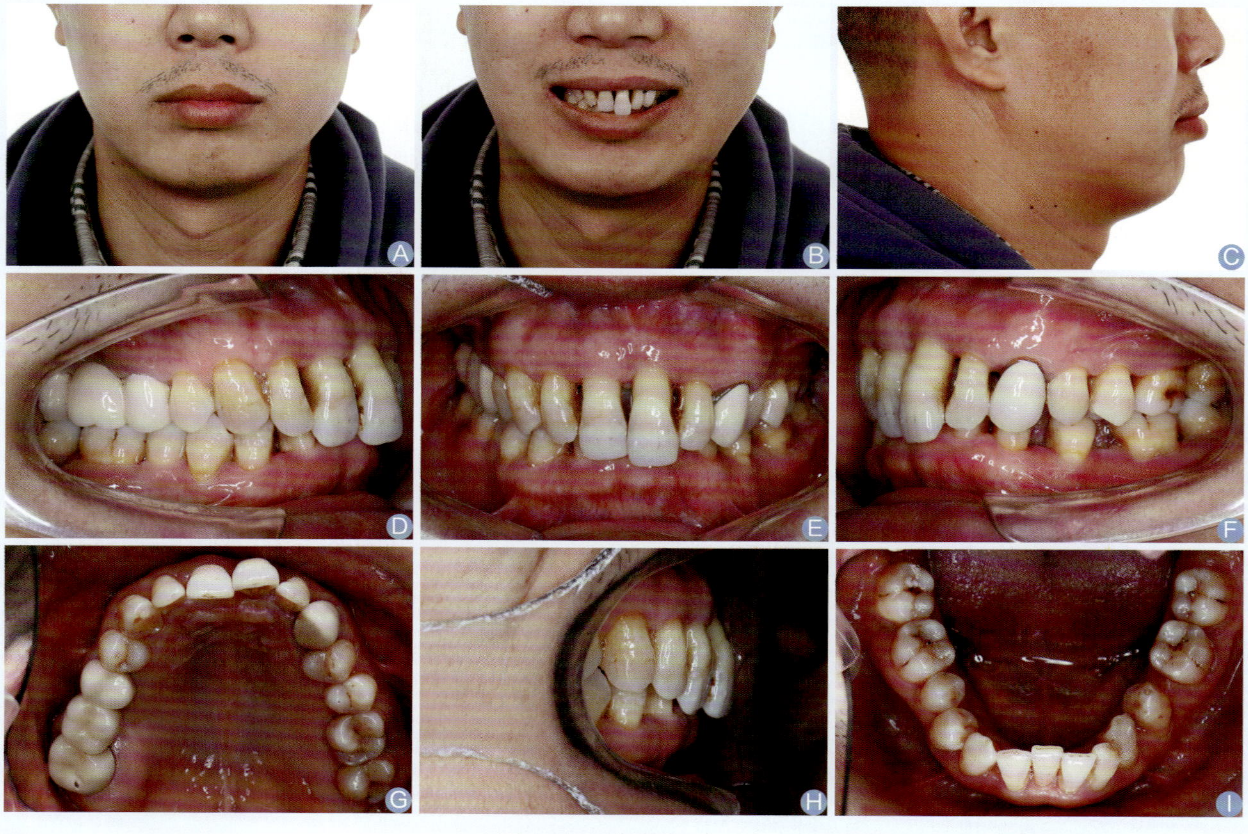

图 65-1　治疗前面𬌗像

度1 mm，下牙弓拥挤度4 mm。磨牙中性关系；前牙覆盖正常，Ⅲ度深覆殆。上牙列中线正，下牙列中线左偏1 mm（图65-1）。

3．颞下颌关节检查　开口度三指，开口型正常，双侧关节未查见弹响及触痛。

三、X线检查分析

1．头颅侧位片　测量分析结果显示骨性Ⅱ类，下颌后缩，颏部发育良好，高角，上下切牙舌倾（图65-2和表65-1）。

2．全口曲面体层片　38近中水平阻生；23根管内高密度影像，根周和根尖骨质未见异常；11根尖周骨质低密度影像；15-17固定桥修复体；35缺失；15、45牙根影像短于邻牙；全口牙槽骨中重度吸收。双侧髁突骨质未见明显异常（图65-2）。

3．上切牙根尖片　上前牙根尖圆钝，牙槽骨吸收至根尖1/3，已行根管治疗，可见根管充填影像（图65-2）。

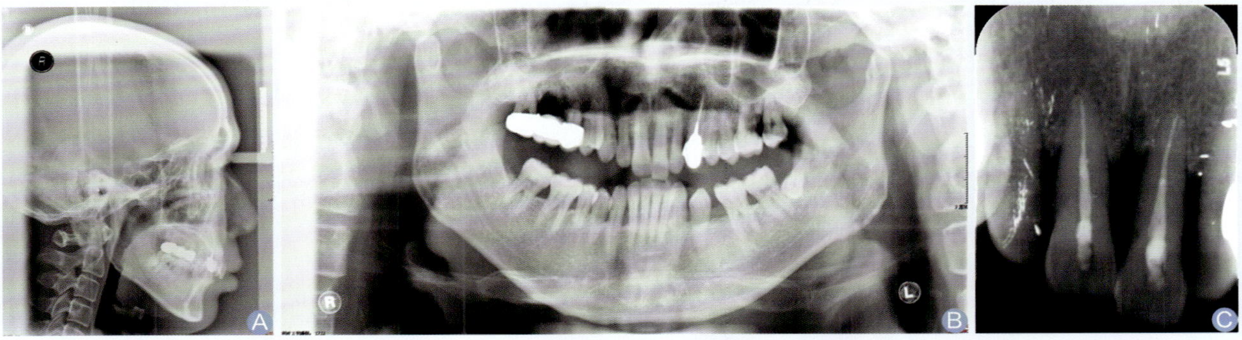

图65-2　治疗前X线片及上前牙根尖片

表65-1　治疗前后头影测量结果

测量项目	正常值	测量值	
	均值±标准差	治疗前	治疗后
SNA（度）	82.8±4.0	77.3	77.6
SNB（度）	80.1±3.9	71.7	73.1
ANB（度）	2.7±2.0	5.7	4.4
FH/NP（度）	85.4±3.7	85.3	86.2
U1/NA（度）	22.8±5.7	8.9	10.5
U1-NA（mm）	5.2±2.4	2.0	5.2
L1/NB（度）	30.3±5.8	27.3	32.4
L1-NB（mm）	6.7±2.1	6.1	7.9
U1/L1（度）	125.4±7.9	138.1	132.6
U1/SN（度）	105.7±6.3	86.2	88.0
MP/SN（度）	32.5±5.2	44.8	45.0
MP/FH（度）	31.1±5.6	33.2	34.0
L1/MP（度）	92.6±7.0	81.7	87.9

四、诊断

安氏Ⅰ类，毛氏Ⅳ[1]+Ⅰ[1]类，骨性Ⅱ类，高角；11慢性根尖周炎；重度牙周炎。

五、矫治目标

排齐整平上下牙列，解除前牙深覆𬌗，建立11、21、35修复空间，待正畸结束后确定修复治疗计划。

六、矫治计划

正畸–牙周–修复联合治疗

1．开展口腔卫生宣教，正畸治疗前完善牙周基础治疗。

2．由于11、21松动明显，牙周条件差，与牙周科、修复科医生会诊后制定方案。11、21试保留，完善根管治疗后分次截冠，维持牙槽骨高度；正畸治疗结束后转修复科，评估11、21牙周和牙体情况，决定是否保留。

3．12、22及下前牙分次少量调磨，减少咬合创伤。

4．正畸采用直丝弓矫治技术，轻力排齐整平上下牙列，扩展35修复间隙。矫治过程中观察38是否影响下牙列排齐整平及间隙扩展，必要时拔除38。

5．矫治过程中定期进行牙周维护。

6．35待正畸治疗后行种植修复，11、21需评估修复方案。

7．保持，随访。

七、矫治过程

1．第1～7个月　行牙周基础治疗。11、21完善根管治疗后分3次截冠调磨，每次1～1.5 mm。第二次截冠后，11唇侧根尖区发现半圆形隆起，诊断牙周来源瘘管，行11牙周基础治疗后瘘管消退，牙龈状态色粉质韧。12、22分两次调磨，每次0.5 mm（图65-3）。

2．第8～20个月　粘接全口直丝弓矫治器，排齐上下牙列，换至0.018英寸澳丝，下颌结合摇椅弓打开咬合，用轻力推簧扩展35间隙。其间每隔3～4个月于牙周科复诊。检查前伸侧方𬌗干扰，分次调磨上下前牙早接触点。

3．第21～37个月　上下颌顺序换至0.018英寸×0.025英寸不锈钢方丝，上颌加Spee曲，下颌逐次加大摇椅弓继续打开咬合，配合两侧轻力Ⅱ类牵引。其间采用交互牵引调整24、34正锁𬌗（图65-4）。

4．第38～50个月　用滑动法关闭散隙，精细调整咬合关系。35经修复评估间隙可，于正畸治疗第42个月行种植手术。牙周科、修复科评估后认为11、12牙周状况稳定，可保留，预留11、21修复间隙。全口曲面体层片未见37远中牙根压迫吸收（图65-5）。

5．第51个月　拆除固定矫治器，拆除前11、12之间及21、22之间树脂固定，维持修复间隙，戴入透明保持器（图65-6）。

6．第52～53个月　转修复科完成11、21及35冠修复（图65-7）。

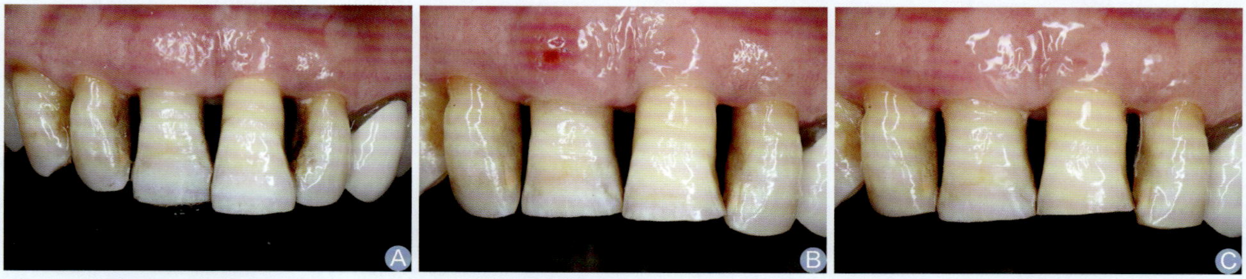

图65-3　上前牙分次截冠照片

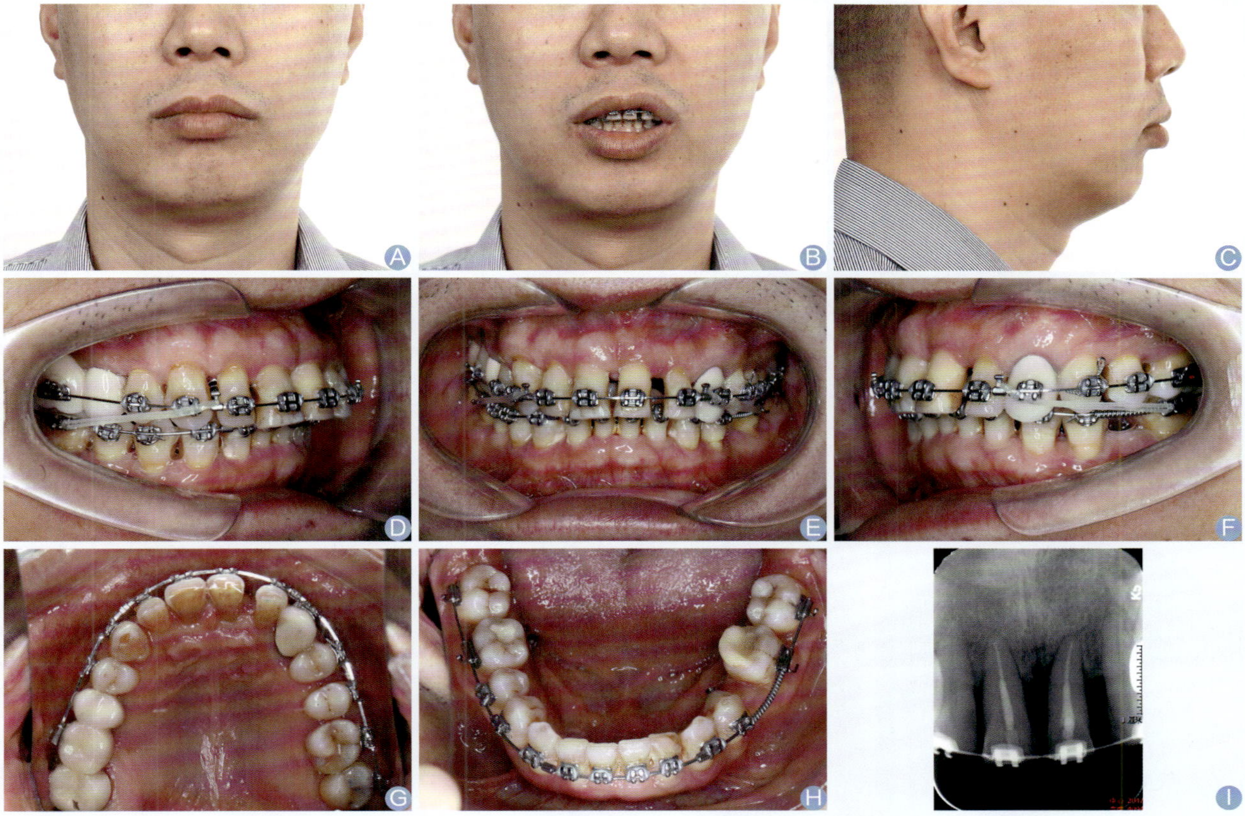

图 65-4　配合 II 类牵引打开咬合时面殆像及上切牙根尖片

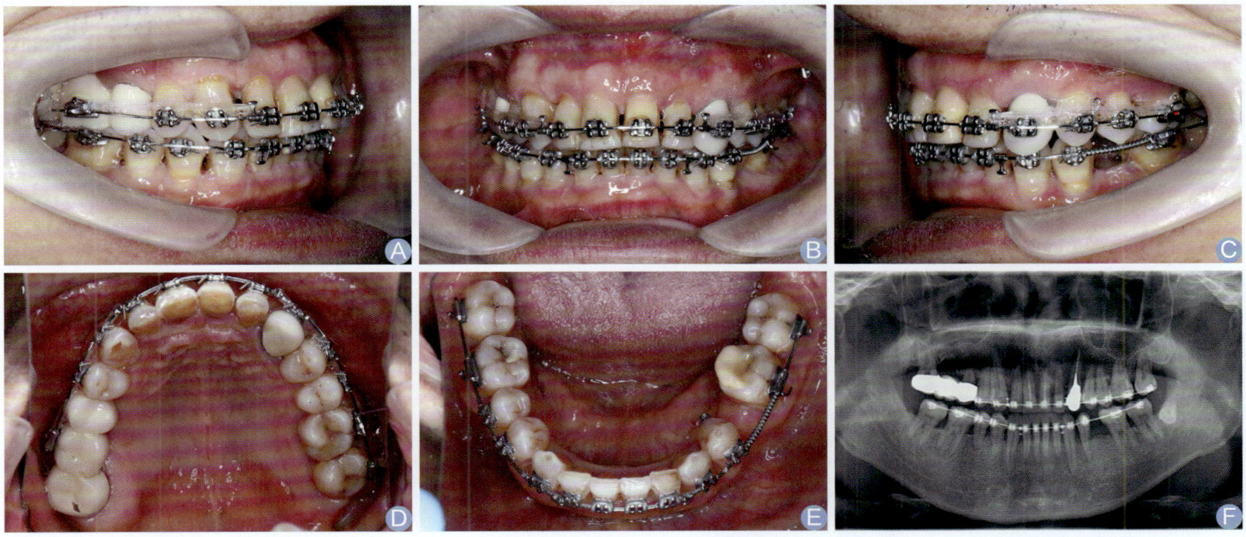

图 65-5　精细调整时殆像及全口曲面体层片

7. 随访　保持1年后随访，保持效果可，咬合紧密，11、21全冠完好，35种植体稳定，上下前牙无明显松动，近远中邻接触合适（图65-8）。

八、矫治结果

矫治后，患者上下牙列整齐，上下中线正，前后牙覆殆、覆盖正常，前牙外观显著改善，牙周状况稳定，双侧磨牙中性关系。侧貌及上下唇突度维持，微笑时唇齿关系改善明显（图65-6和图65-7）。全口曲面体层片显示牙槽骨吸收较治疗前无明显加重，尤其是上下前牙区（图65-7）。头颅侧位片测量分析结果显示：上前牙舌倾稍改善，下前牙牙轴控制良好、稍唇倾，ANB及下颌平面角无明显改变（测量结果见表65-1）。治疗结束1年后复查，牙齿排列整齐，咬合稳定，上下前牙无咬合创伤（图65-8）。

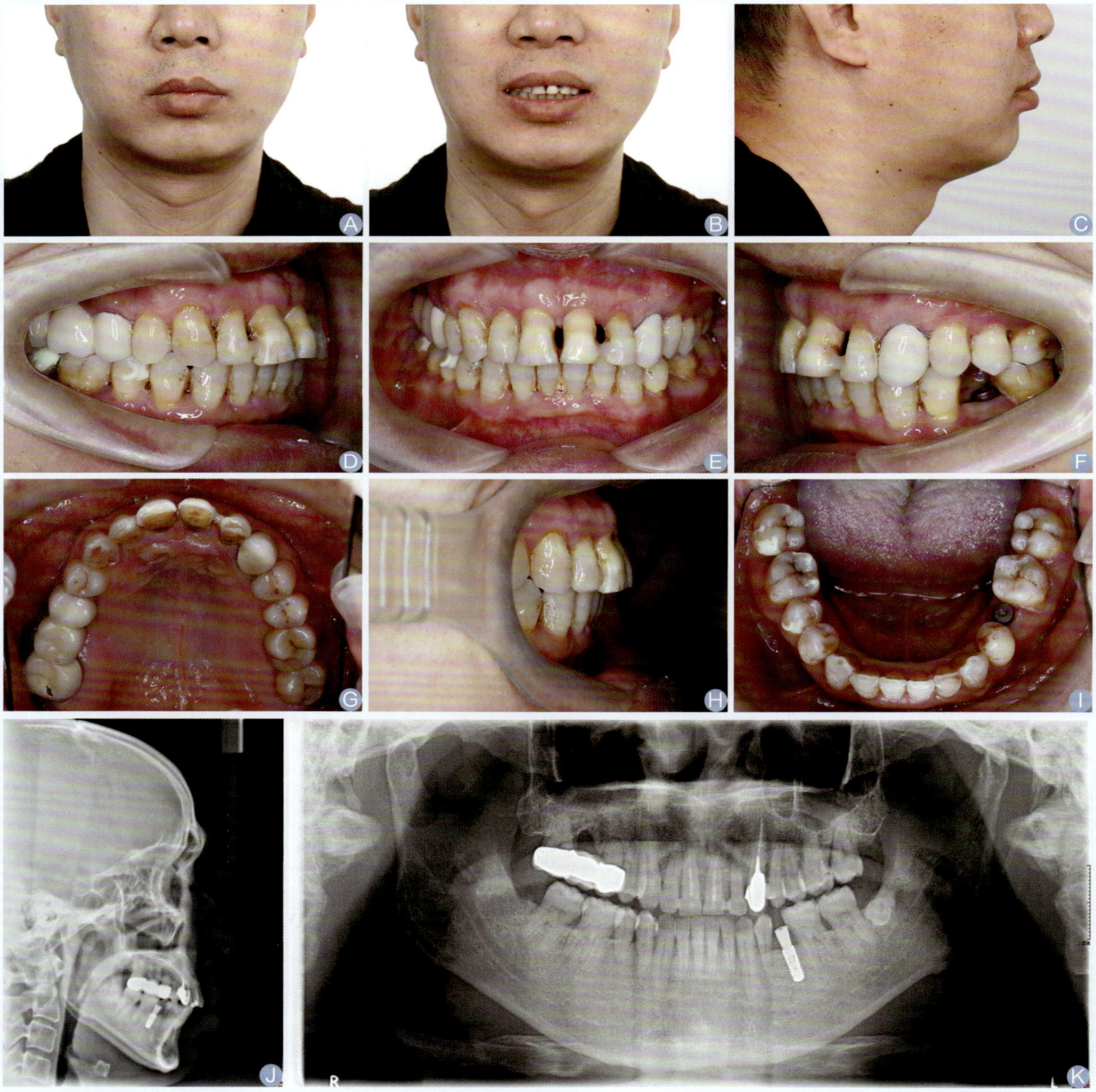

图 65-6　正畸结束时面殆像及 X 线片

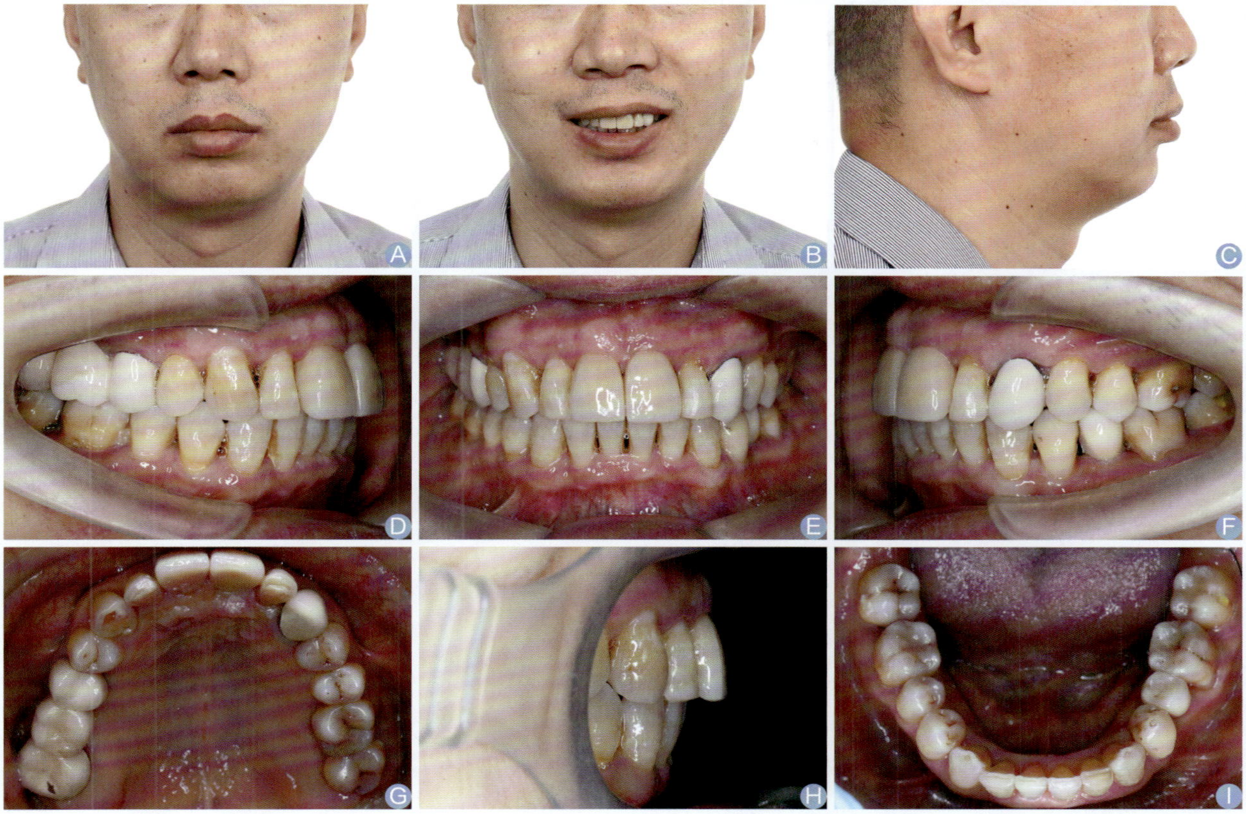

图 65-7 上前牙修复后面殆像

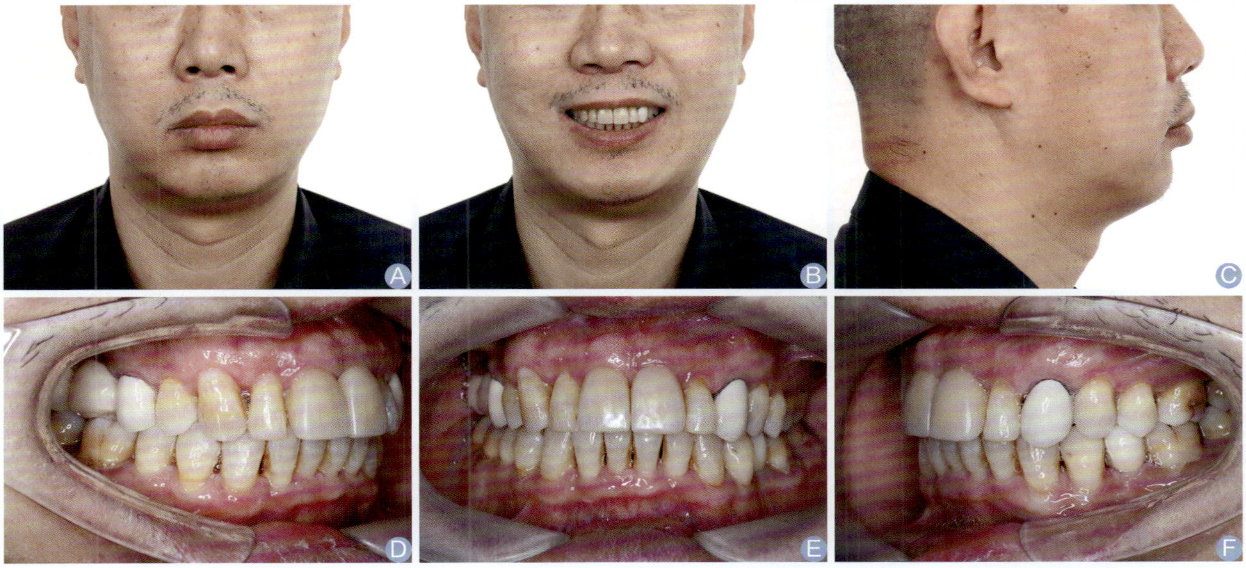

图 65-8 保持 1 年时面殆像

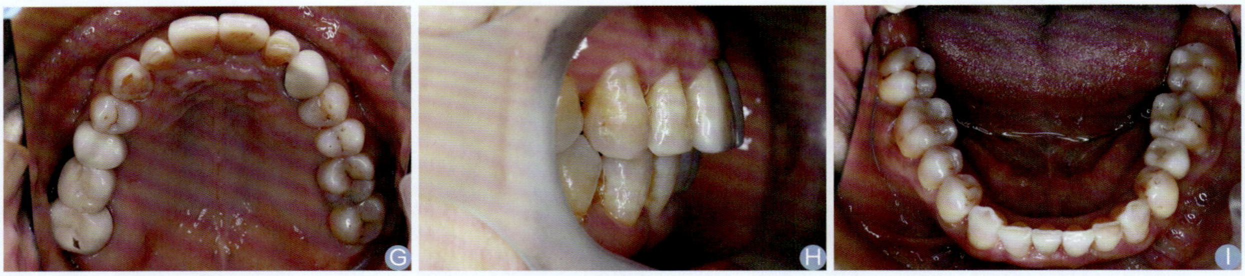

图 65-8　保持 1 年时面殆像（续）

九、矫治体会

（一）治疗设计的考虑

对于牙周病患者，正畸治疗的目标除改善美观及咬合功能之外，尽量保存更多的功能牙也是至关重要的。该患者11、21伸长移位明显，牙周支持组织严重不足，若设计正畸治疗前拔除11、21，虽然上前牙的压低控制难度降低，但在正畸过程中不仅会影响美观，也会造成局部牙槽骨高度的显著丧失，使植骨难度增加。

本病例治疗设计为11、21试保留，并充分告知患者11、21在正畸过程中存在松动脱落的风险，患者理解并同意11、21试保留。对于前牙深覆殆的调整，若采用单纯正畸治疗，很难实现上前牙的充分压低，且压低力会造成牙槽骨高度的进一步降低，不利于局部骨量的保存。实际治疗采用分次截冠的方法协调上前牙冠根比。分次截冠对患者前牙美观的影响较小，并可以快速去除殆创伤，对牙周组织健康有益。在治疗中我们观察到随着截冠的进行，上前牙区的牙周状态逐渐改善（见图65-3）。此外，截冠有利于维持牙槽骨高度，为后续的修复治疗及将来可能需要进行的种植手术提供更有利的条件。在正畸治疗完成后，经修复科、牙周科和正畸科联合评估，认为11、21还可以继续试保留，并进行了聚合瓷冠修复。同时，告知患者定期随访，必要时11、21拔除后行种植修复。

（二）正畸治疗存在的难点及风险

1. 前牙牙周组织破坏严重，11、21病理性伸长，牙龈退缩至釉牙骨质界下方2 ~ 4 mm，上下前牙区牙槽骨吸收至根尖1/3，上下前牙有不同程度的松动（以21为重），正畸治疗风险大，11、21截冠后能否保留存在不确定性。

2. 前牙Ⅲ度深覆殆，且存在严重的咬合创伤，咬合打开困难。与此同时，牙周病患者需要轻力控制，防止压低过程中牙槽骨进一步吸收和前牙过度唇倾，尽量避免由正畸治疗所导致的牙周组织进一步破坏，对后牙的支抗要求严格。

3. 采用多学科联合治疗。此类患者的正畸治疗往往需要牙周、修复、种植等多学科的通力合作。患者戴用正畸矫治器后，口腔卫生状况难以保持，导致菌斑聚集，不利于牙周健康维护，因此整个正畸过程都需要定期牙周监管及口腔卫生宣教。此外，11、21截冠后的美学修复也是一个难点，恢复良好的邻接关系是牙周状况能够长期稳定的必要条件。

4. 对正畸开始的时机把控至关重要。在正畸治疗前充分考虑和评估了牙周组织的状况，全口菌斑指数控制在25%以内，所有探查位点出血指数控制在3以内，适当控制感染后，85%的位点没有超过4 mm的牙周袋，确保牙周状况可以耐受正畸加力。对于伴有咬合创伤且炎症控制不佳的个别牙位，需联合正畸治疗手段消除咬合创伤后，促进牙周正向改建，进而有效控制炎症。

（三）正畸中的牙齿移动控制

1．在牙周基础治疗后菌斑控制良好的情况下，采用适当的正畸力可以改善咬合。早期用12个月的时间从镍钛丝更换至澳丝排齐上下牙列，每次需按照目标位调整匹配弓形，加Spee曲的深度由2 mm递增至5 mm以辅助打开咬合，其间在下颌牙周支持组织较好的后牙粘接了玻璃离子垫牙材料，以减轻上颌和下颌切牙之间的咬合干扰与创伤。垫牙时间不宜过长，随咬合打开分次磨除垫牙材料。

2．对于预后存疑的上颌切牙，没有贸然拔除，采用“截冠协调冠根比”的方法尝试保留牙槽骨及患牙。可以看到上中切牙初始牙龈形态是不对称的，21牙龈退缩更明显；截冠后，21切端低于邻牙0.5 mm（图65-3），这样在排齐上切牙时21少量伸长后，牙龈形态恢复了一致性。这说明在牙周炎症控制良好的情况下，牙龈软组织也会发生正向改建，为后续美学修复奠定良好的基础。截冠伸长力控制在20 g之内，加力间隔4～6周，伸长量和疗程取决于种植需求和牙周组织反应。

3．对于因存在咬合创伤而出现牙齿松动的情况，本病例前牙区牙槽骨已经吸收至根尖1/3，Ⅲ度深覆殆，急需打开咬合，改善咬合创伤，但前牙压低可能会造成牙槽骨的进一步吸收。本病例在充分监测牙周对正畸力的反应的情况下，采用轻力逐步打开咬合以减少牙槽骨的吸收，同时对前牙不均匀的磨耗和咬合干扰进行适当调磨（每次0.2～0.5 mm），纠正前牙深覆殆，改善咬合创伤，促进牙周正向改建和咬合的稳定。在牙周正向改建的同时，可以降低牙周病患牙的松动度，从而增大患牙保留的概率。

（病例完成人：宋广瀛）

病例 66 重度牙周病患者的减数双尖牙矫治

一、一般情况

患者女性，46岁，主诉前牙突、不齐，嘴突。于本院牙周科进行系统治疗并持续维护。全身情况良好，否认口腔不良习惯、鼻咽部疾病；否认关节疼痛、弹响；否认牙外伤史；家族史无特殊。

二、临床检查

1．面部检查　正面观：面部左右基本对称，面下1/3稍长。侧面观：突面型，上颌前突，下颌后缩，颏部形态不佳（图66-1）。

2．口内检查　恒牙列。上牙弓间隙2 mm，下牙弓拥挤度1 mm；磨牙中性关系，尖牙远中关系；前牙覆盖3 mm，Ⅱ度深覆殆；上中线左偏1.5 mm（图66-1）。

3．颞下颌关节检查　开口度三指，开口型正常，双侧关节未查见弹响及触痛。

三、X 线检查分析

1．头颅侧位片　测量分析结果显示骨性Ⅱ

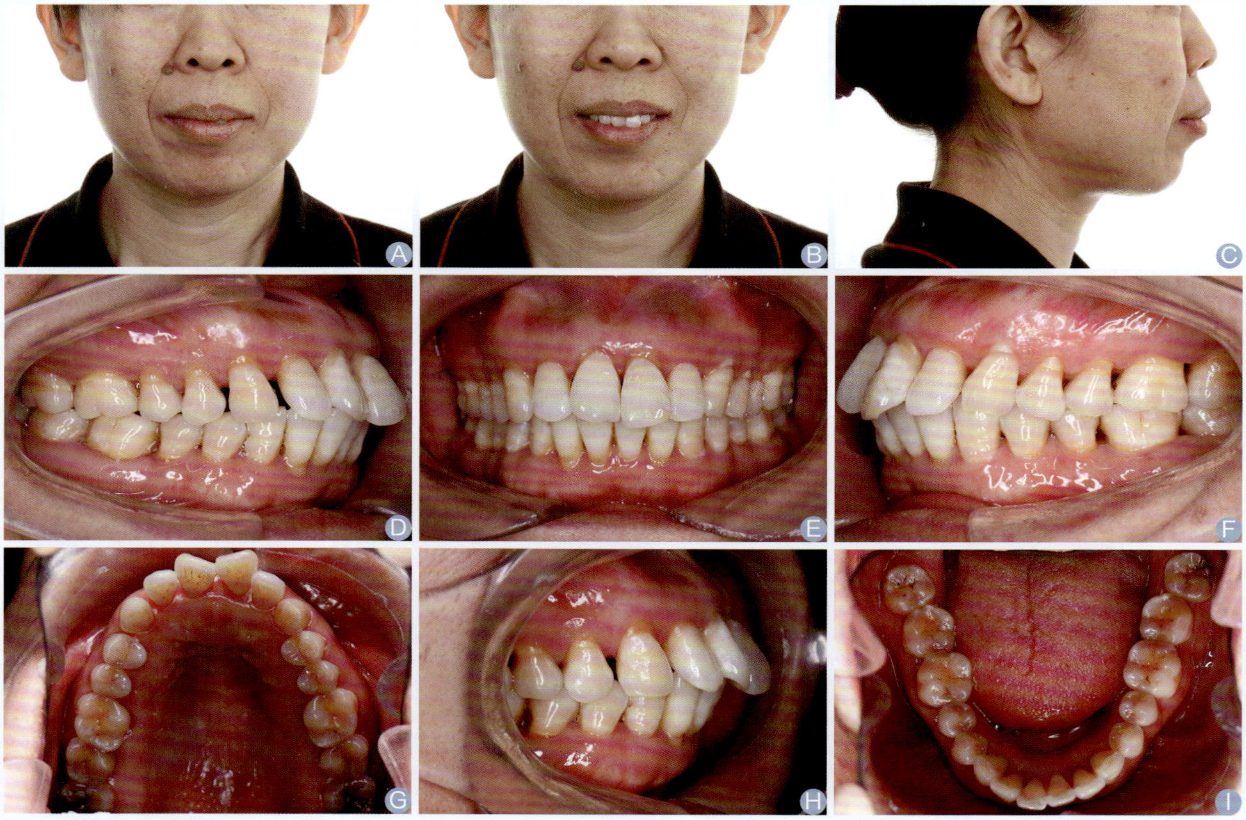

图 66-1　治疗前面殆像

类，下颌后缩，颏部发育差，偏高角，上下切牙唇倾（图66-2和表66-1）。

2．全口曲面体层片　18、28、38、48正位。牙槽骨普遍吸收至根中1/3。双侧髁突骨质未见明显异常（图66-2）。

3．全口根尖片　牙槽骨普遍吸收至根中1/3，下前牙及部分磨牙牙槽骨吸收至根尖1/3（图66-2）。

四、诊断

安氏Ⅰ类，毛氏$Ⅳ^{1}$+$Ⅰ^{1}$类，骨性Ⅱ类，高角；重度牙周炎。

五、矫治目标

改善侧貌，建立良好咬合关系，维持牙周支持组织长期稳定。

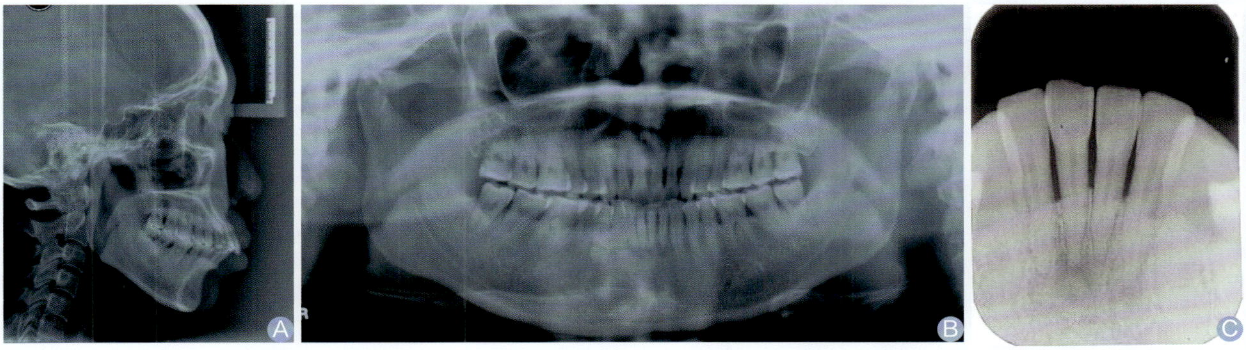

图 66-2　治疗前 X 线片

表66-1　治疗前后头影测量结果

测量项目	正常值	测量值	
	均值 ± 标准差	治疗前	治疗后
SNA（度）	82.8 ± 4.0	83.1	83.4
SNB（度）	80.1 ± 3.9	78.0	78.7
ANB（度）	2.7 ± 2.0	5.2	4.6
FH/NP（度）	85.4 ± 3.7	85.5	85.9
U1/NA（度）	22.8 ± 5.7	20.8	7.1
U1-NA（mm）	5.2 ± 2.4	10.1	2.1
L1/NB（度）	30.3 ± 5.8	47.0	32.6
L1-NB（mm）	6.7 ± 2.1	14.6	6.5
U1/L1（度）	125.4 ± 7.9	107.0	135.4
U1/SN（度）	105.7 ± 6.3	103.9	90.7
MP/SN（度）	32.5 ± 5.2	41.7	41.2
MP/FH（度）	31.1 ± 5.6	32.9	32.6
L1/MP（度）	92.6 ± 7.0	108.4	93.7

六、矫治计划

正畸-牙周联合治疗

1. 采用直丝弓矫治技术，减数14、24、34、44。

2. 排齐整平牙列，上颌用两步法关闭间隙，下颌用滑动法关闭间隙。关闭拔牙间隙，内收前牙，建立前牙正常覆𬌗、覆盖及尖牙中性关系，协调上下颌中线，改善侧貌。

3. 保持。

七、矫治过程

1. 第1～10个月　粘接全口直丝弓矫治器，排齐上下牙列，初步打开咬合。

2. 第11～28个月　上颌用两步法关闭间隙。0.016英寸不锈钢圆丝拉尖牙到位后，换用0.017英寸×0.025英寸镍钛丝，采用摇椅弓打开咬合（图66-3）。在0.017英寸×0.025英寸不锈钢方丝上完成间隙关闭。

定期进行牙周维护，炎症控制良好（图66-4）。

3. 第29～34个月　精细调整，拆除固定矫治器，戴入透明保持器。

八、矫治结果

矫治后，患者咬合关系良好，上下牙列整齐，前牙覆𬌗、覆盖正常，双侧尖牙中性关系，双侧磨牙中性关系，上下中线正。侧貌得到很大改善，上下唇突度正常，鼻唇角正常，颏唇沟正常，唇齿关系正常。全口曲面体层片显示牙根平行排列，牙槽骨改建良好（图66-5）。头颅侧位片测量分析结果显示：上前牙整体内收，牙轴控制良好，ANB及下颌平面角有减小趋势（测量结果见表66-1）。治疗后随访6年，牙齿排列整齐，咬合稳定（图66-6至图66-8）。

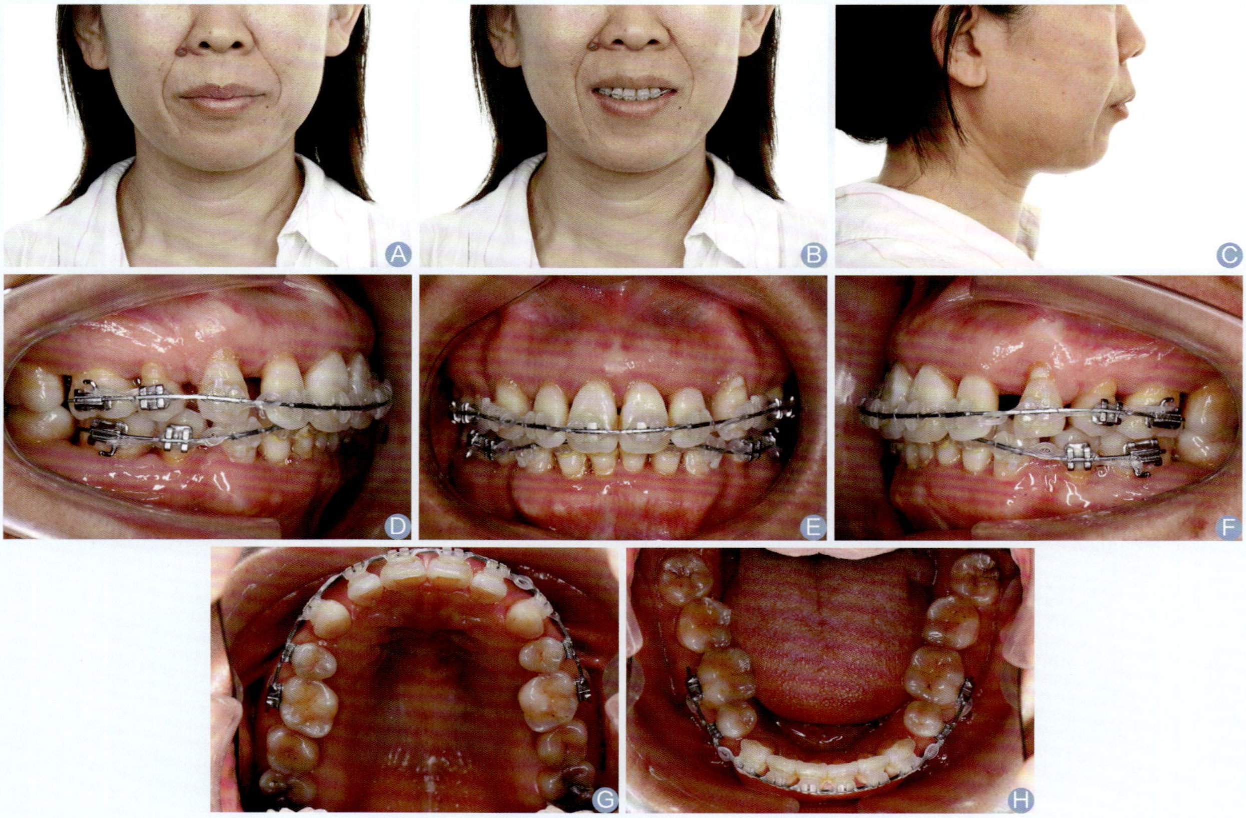

图66-3　关闭间隙时面𬌗像

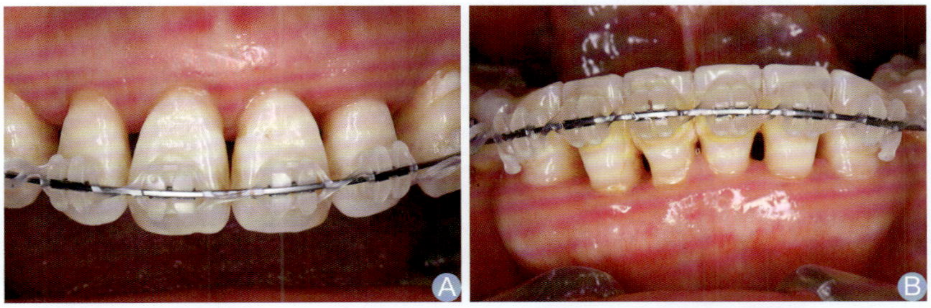

图 66-4　前牙局部牙周状态

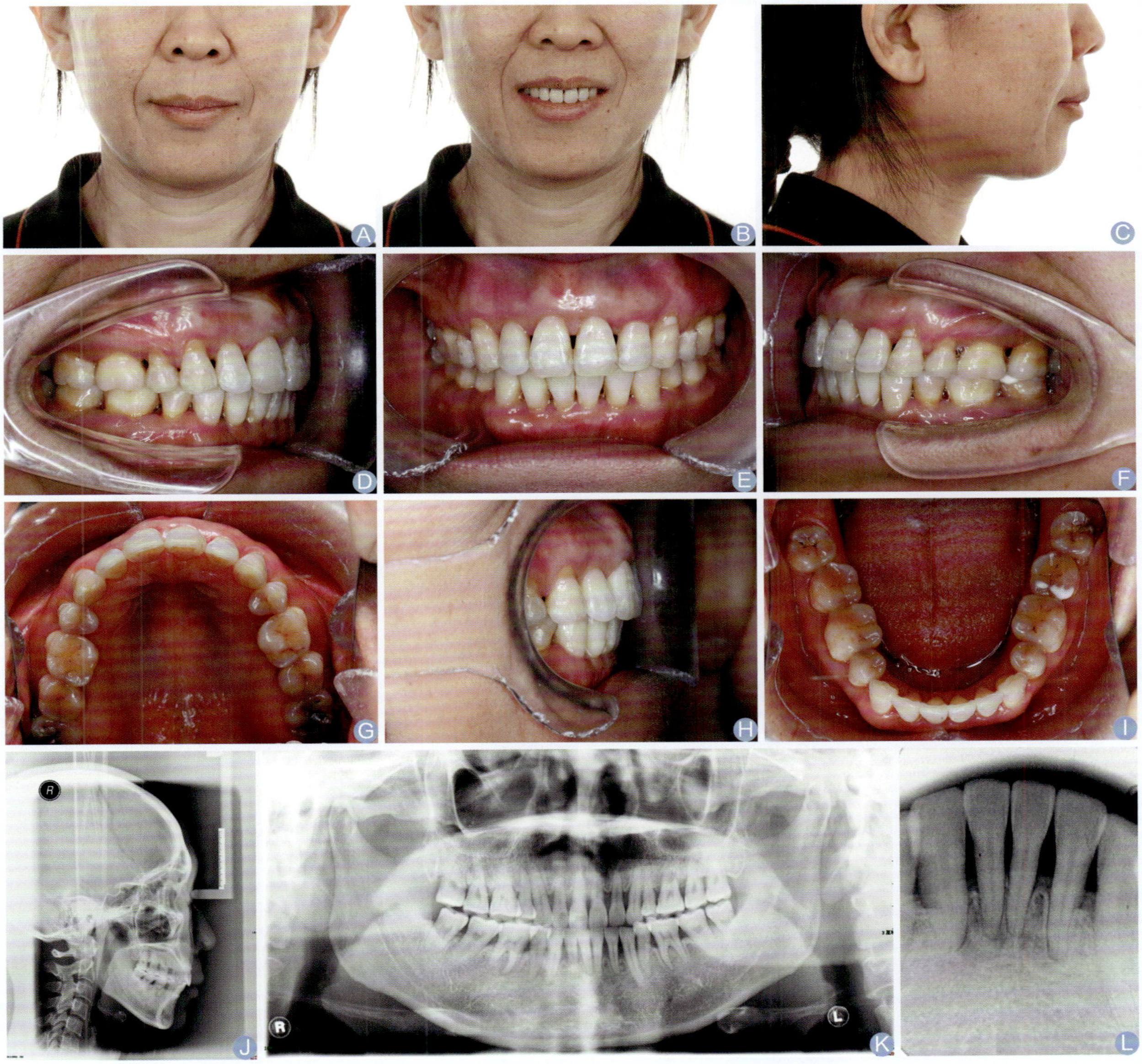

图 66-5　治疗后面𬌗像及 X 线片

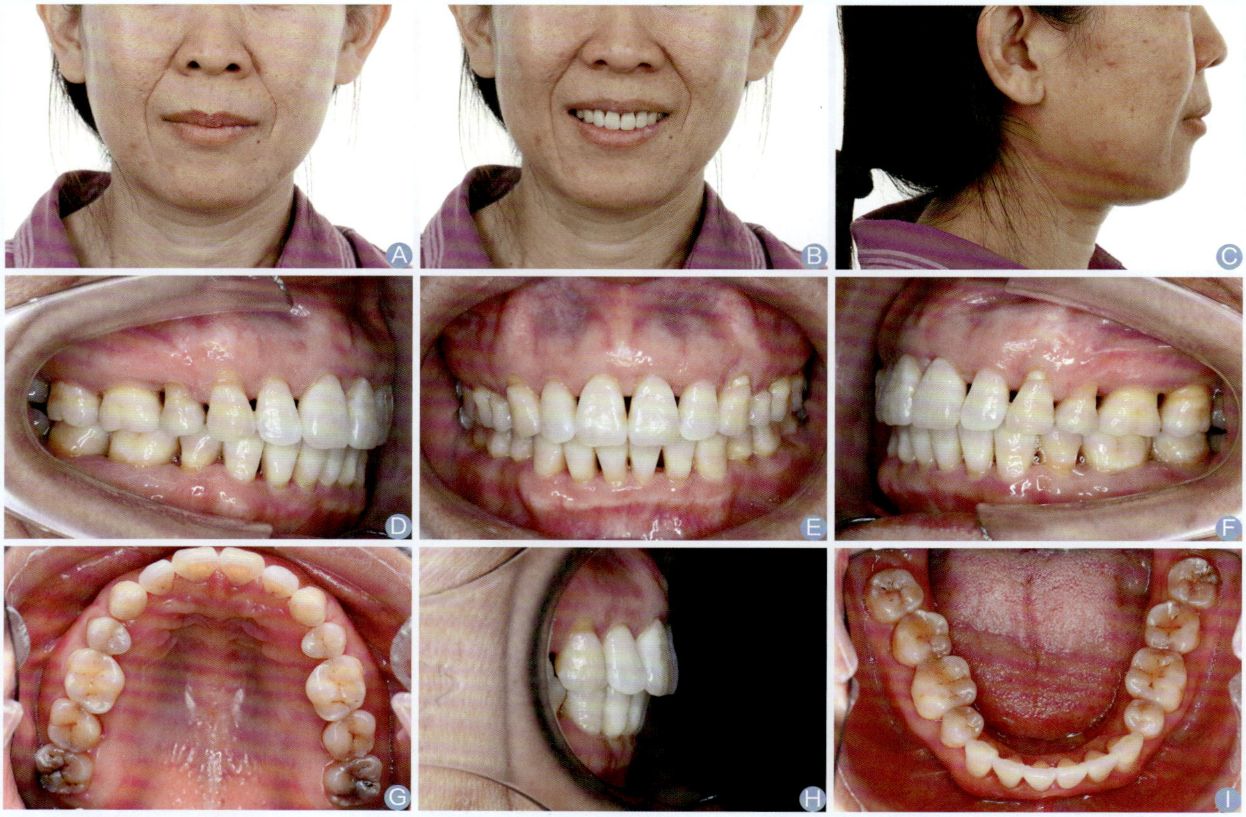

图 66-6 保持 1 年时面𬌗像

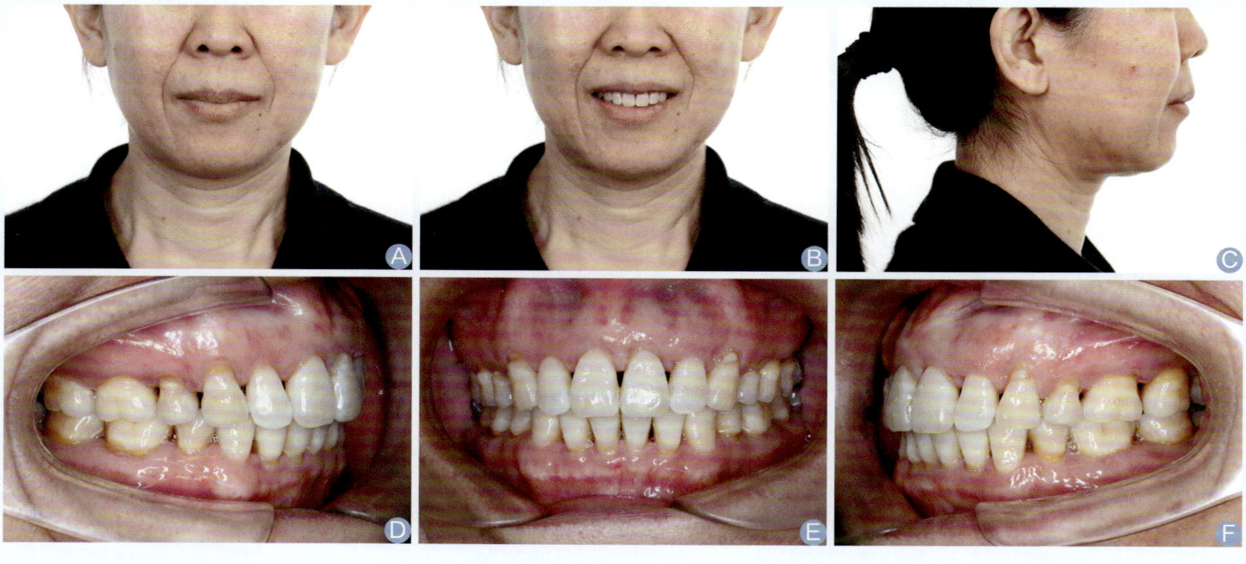

图 66-7 保持 3 年时面𬌗像

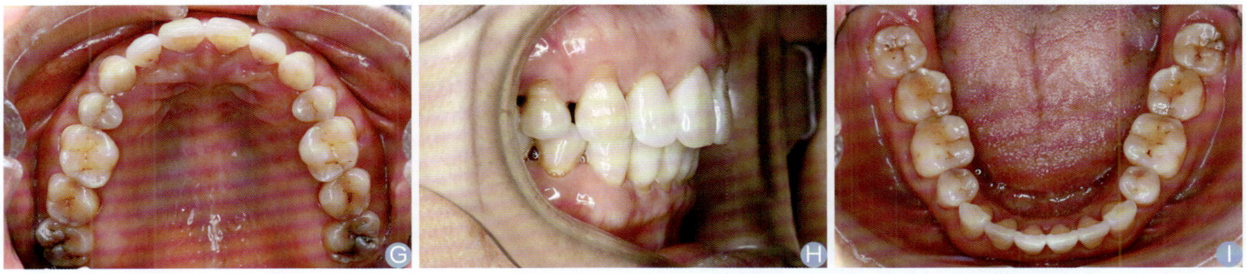

图 66-7　保持 3 年时面𬌗像（续）

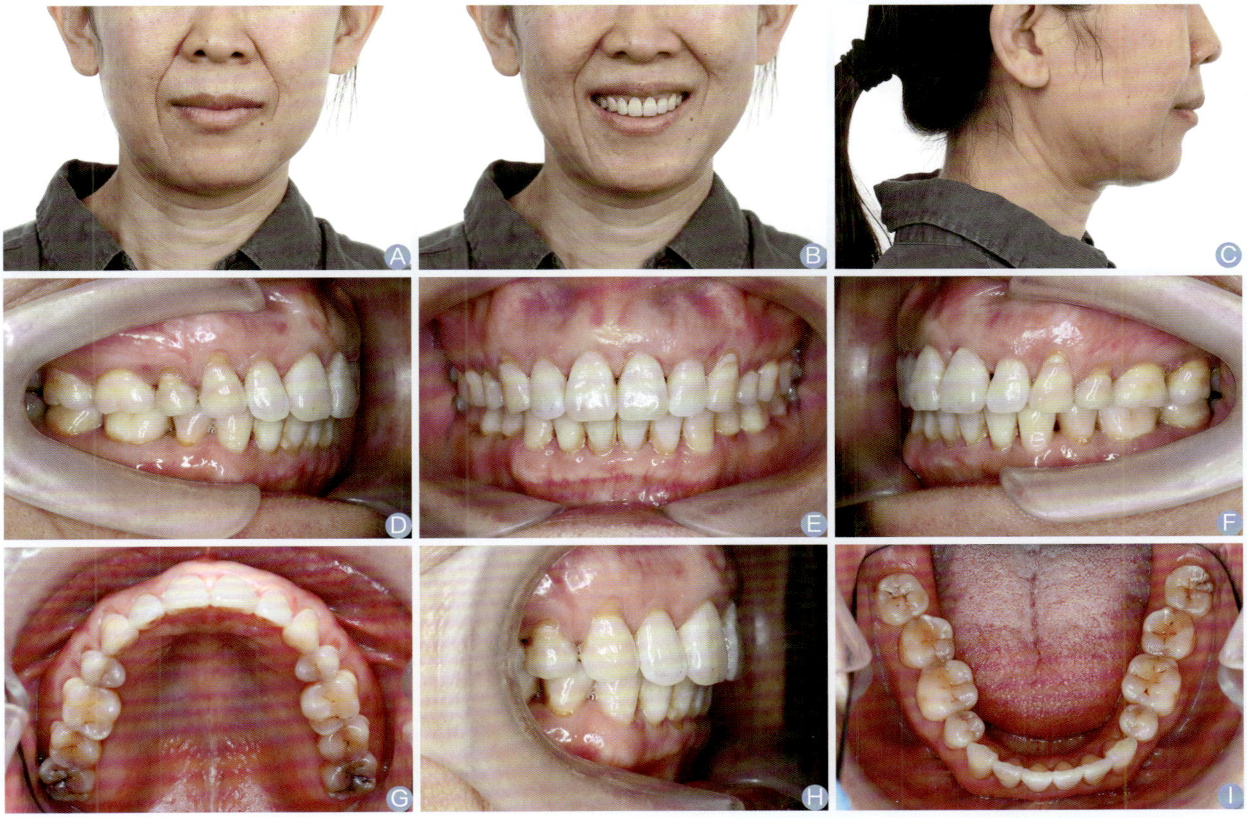

图 66-8　保持 6 年时面𬌗像

九、矫治体会

关于重度牙周炎患者是否选择正畸减数治疗，对于正畸医生来说仍存在一定的挑战。既往研究表明，在牙周炎症控制良好的前提下，慢性牙周炎患者虽然进行拔牙治疗，但是规范的正畸治疗并不会对牙周组织造成进一步的破坏，减数区域的牙槽骨水平还会因正畸牙齿移动中的骨改建而有所恢复。对该患者的长期随访发现，治疗后维持了稳定的咬合关系和良好的面型，无明显复发。对于侵袭性牙周炎，即新牙周病分类法Ⅳ期/C级牙周炎患者，规范的牙周及正畸减数治疗后，牙列中相对移动距离最长的减数牙两侧的邻牙均得到了良好的牙槽骨改建，而无明显的牙槽骨破坏。近期的研究发现，减数牙邻牙的近减数侧和远减数侧的相对骨高度在正畸治疗前（即基线水平）没有显著性差异，正畸治疗后远减数侧的相对骨高度高于近减数侧的相对骨高度。无论是近减数侧还是远减数侧，牙槽骨变化的总体趋势均为相对骨高度增加，这一点与以往认知的拔牙矫治可能使重度牙周炎患者的牙周组织进一步丧失有所不同。正畸治疗前后的影像学改变提示，减数区域的牙槽骨高度在正畸治疗后有所增加，在牙周炎症控制良好和正确施力的条件下，对重度牙周炎患者行正畸减数矫治是安全的。

在为牙周炎患者设计正畸方案时应注意以下几点：

1．评估减数需求时首先考虑咬合关系的改善，包括前牙咬合关系和后牙咬合关系两方面。前牙咬合关系的改善以去除𬌗创伤、尽量打开咬合为原则。而后牙咬合关系无法像牙周健康患者一样追求安氏Ⅰ类咬合，而是尽量建立相对稳定的尖窝交错关系，并且尽量少移动治疗前咬合已经较稳定的牙齿。

2．考虑拔除牙周病损最重的牙齿。关闭拔牙间隙后，局部的骨组织形态和牙槽骨骨量往往会有所改善。对于牙根较短或锥度较大的牙齿，也在减数治疗时先考虑拔除。随着牙槽骨高度的降低，牙根越短、锥度越大的牙齿，其剩余牙周支持组织的量将以更快的速度减少。

3．只有牙周附着水平和咬合关系都相对较理想时，才可以进一步考虑患者面型的改善。患牙的牙周组织对正畸力的反应和炎症控制状态，也是考虑是否因面型改善而进一步行减数治疗的因素。减数治疗优先考虑拔除牙周破坏严重的牙齿。而减数牙邻牙的相对骨高度在治疗后显著升高说明牙齿虽然进行了较长距离的移动，但牙周支持组织并未因此受到进一步的破坏，牙槽骨高度反而有所恢复。这一方面是因为局部咬合创伤的解除对牙周支持组织恢复有利，另一方面是因为正畸牙齿移动促进了拔牙区域的骨质代谢。因此，我们在根尖片上不仅发现邻面骨高度水平有所恢复，邻面的骨形态也由原来的角形吸收影像改建成为规则的水平吸收影像。

4．减数的时机也是正畸治疗中应该关注的问题。对于前牙存在散在间隙，又希望减数双尖牙改善面型和咬合的患者，应该先关闭前牙散在间隙。利用散在间隙先初步打开咬合去除创伤，建立前牙正常的邻接接触，然后再评估是否减数双尖牙。

综上所述，在牙周炎症控制良好的前提下，减数正畸治疗不会对牙周炎患者的牙周支持组织造成进一步破坏，而且关闭拔牙间隙的牙齿移动可能会对局部牙槽骨高度的恢复产生积极影响。但要时刻注意维护好口腔卫生，根据患牙牙槽骨骨量调整正畸力的大小；宜采用细丝微力，尽量减少减数治疗的不良影响（如牙根吸收）。患者的积极配合和定期前往正畸科、牙周科回访维护也是使治疗结果长期稳定的重要因素。

（病例完成人：施捷）

病例 67　拔牙矫治安氏Ⅱ类高角牙周炎患者

一、一般情况

患者女性，31岁，主诉牙不齐、嘴突。全身情况良好，否认口腔不良习惯、鼻咽部疾病；否认关节疼痛、弹响；否认牙外伤史；家族史无特殊。

二、临床检查

1．面部检查　正面观：下颌右偏4 mm，面下1/3过长，闭唇困难，微笑时露龈3 mm。侧面观：高角，突面型，上颌前突，下颌后缩，颏部发育不良，颏肌紧张（图67-1）。

2．口内检查　恒牙列，37烤瓷冠，36不良充填体，46残冠，48在。上牙弓轻度拥挤，下牙弓严重拥挤；磨牙远中关系，尖牙远中关系；前牙覆盖4 mm，Ⅲ度深覆殆；上中线右偏1 mm（图67-1）。

3．颞下颌关节检查　开口度三指，开口型正常，双侧关节未查见弹响及触痛。

三、X 线检查分析

1．头颅侧位片　测量分析结果显示骨性Ⅱ

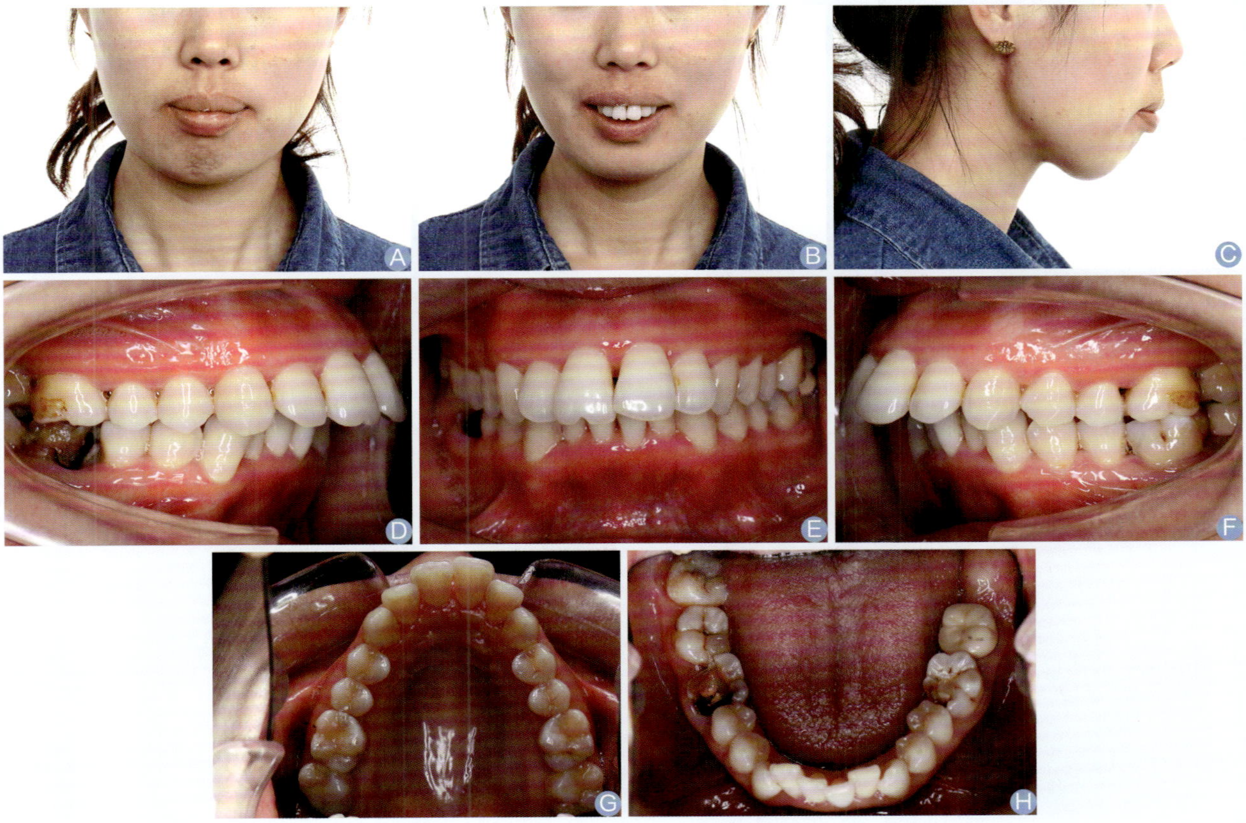

图 67-1　治疗前面殆像

类，下颌明显后缩，高角，上切牙唇倾（图67-2和表67-1）。

2．全口曲面体层片　18、28、38缺失，48在；36不完善治疗；46残冠。上切牙根短。牙槽骨普遍中度吸收，以下前牙区为重。

四、诊断

安氏Ⅱ[1]类，毛氏Ⅱ[2]+Ⅳ[1]+Ⅰ[1]类，骨性Ⅱ类，高角；成人牙周炎（中度）。

五、矫治目标

排齐整平牙列，建立良好咬合关系，改善侧貌，改善露龈微笑。

六、矫治计划

1．采用直丝弓矫治技术，减数14、24、34、46，上颌用强支抗（微种植体）。

2．排齐整平牙列，关闭拔牙间隙，内收前牙，建立前牙正常覆𬌗、覆盖及尖牙中性关系，协调上下颌中线，改善侧貌。

3．前移47及48，建立右侧后牙完全远中关系。

4．定期进行牙周治疗，长期维护。

5．保持。

七、矫治过程

1．第1～10个月　粘接全口直丝弓矫治器，从0.012英寸镍钛圆丝逐步更换至0.019英寸×0.025英寸镍钛方丝，排齐整平上下牙列。

2．第11～24个月　换至0.019英寸×0.025英寸不锈钢丝，以其作为主弓丝开始关闭拔牙间隙。在双侧上颌第二前磨牙和第一磨牙间颊侧，以及上中切牙间唇侧植入微螺钉（1.6 mm×11 mm）。对上颌前牙加轻力压低，同时借助上颌后部种植钉用滑动法内收上前牙（图67-3）。

3．第25～30个月　行颌间牵引、中线牵引和精细调整。拆除固定矫治器，戴入透明保持器。

八、矫治结果

矫治后，患者咬合关系良好，上下牙列整齐，前牙覆𬌗、覆盖正常，上下中线正。侧貌得到较大改善，上下唇突度正常，鼻唇角、颏唇沟、颏肌紧张度改善。露龈笑明显改善，唇齿关系正常。全口曲面体层片显示牙根基本平行排列，牙根及牙槽骨未见明显异常（图67-4）。头颅侧位片测量分析结果显示：上前牙整体内收，牙轴控制良好，ANB及下颌平面角有减小趋势（测量结果见表67-1）。治疗结束2年后复查，牙齿排列整齐，咬合稳定（图67-5）。

九、矫治体会

（一）正畸治疗的难点

1．患者为成年女性，骨性Ⅱ类高角型，下颌明显后缩，但拒绝正畸-正颌联合治疗。采用单纯

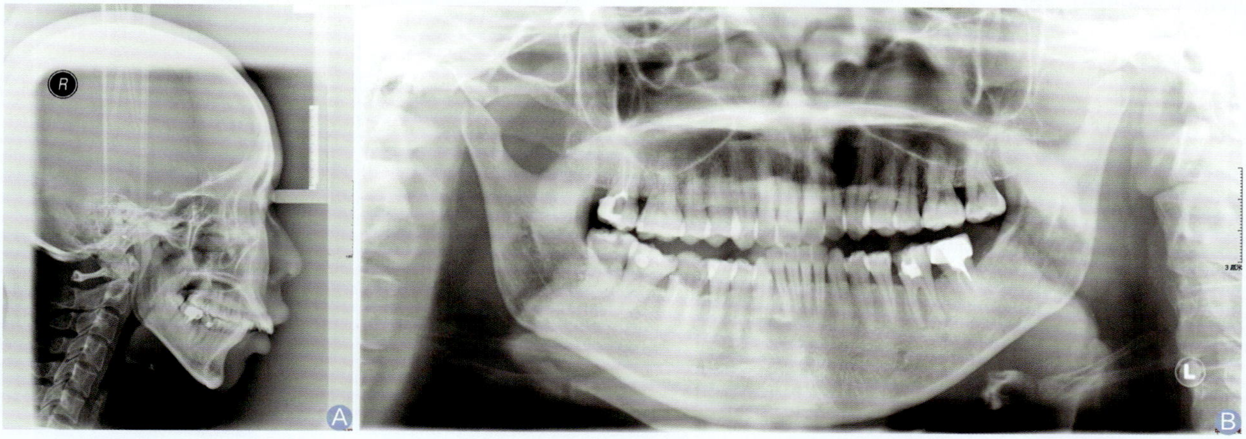

图67-2　治疗前X线片

表67-1 治疗前后头影测量结果

测量项目	正常值	测量值	
	均值±标准差	治疗前	治疗后
SNA（度）	82.8 ± 4.0	80.1	79.4
SNB（度）	80.1 ± 3.9	70.4	70.2
ANB（度）	2.7 ± 2.0	10.4	9.2
FH/NP（度）	85.4 ± 3.7	84.3	86.2
U1/NA（度）	22.8 ± 5.7	28.7	11.7
U1-NA（mm）	5.2 ± 2.4	7.2	0.2
L1/NB（度）	30.3 ± 5.8	29.9	35.8
L1-NB（mm）	6.7 ± 2.1	9.4	10.1
U1/L1（度）	125.4 ± 7.9	104.4	120.2
U1/SN（度）	105.7 ± 6.3	110.3	93.4
MP/SN（度）	32.5 ± 5.2	53.2	51.4
MP/FH（度）	31.1 ± 5.6	40.3	38.4
L1/MP（度）	92.6 ± 7.0	88.1	96.3

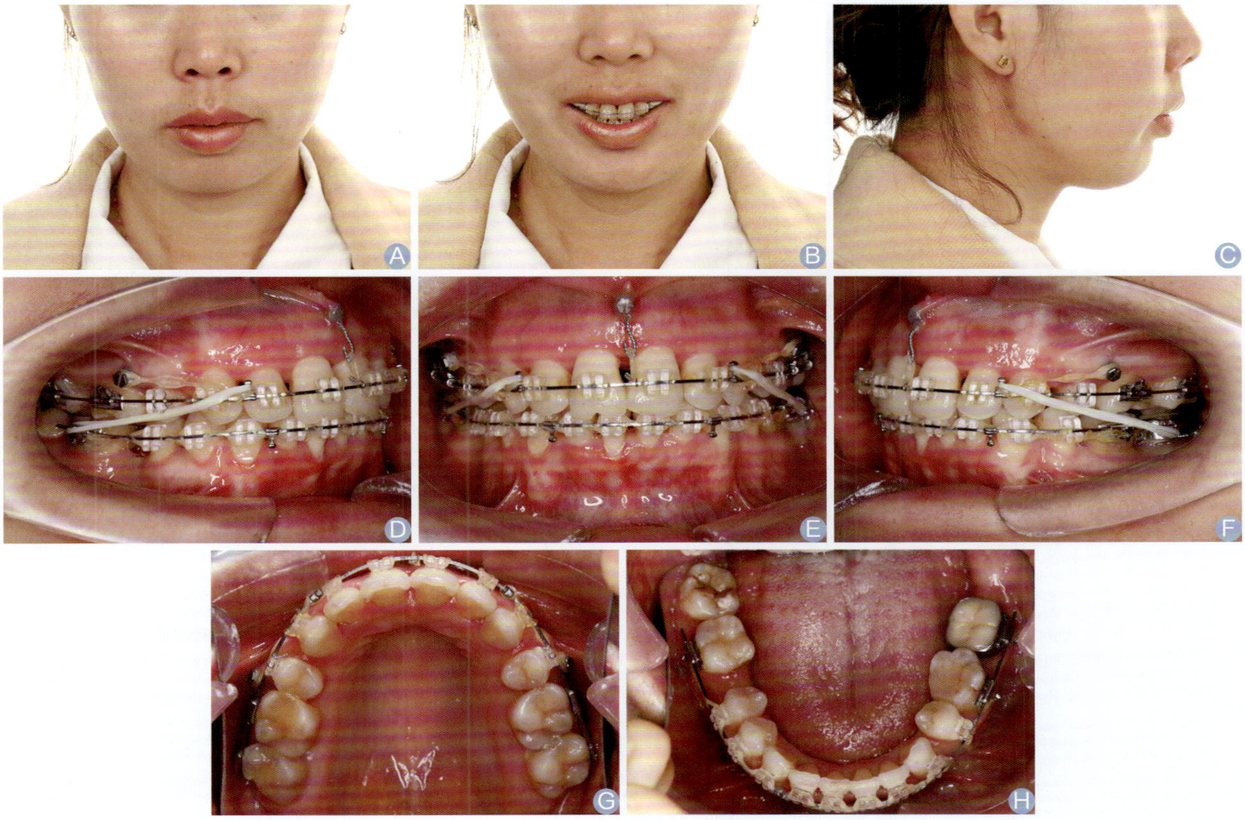

图67-3 关闭间隙时面𬌗像

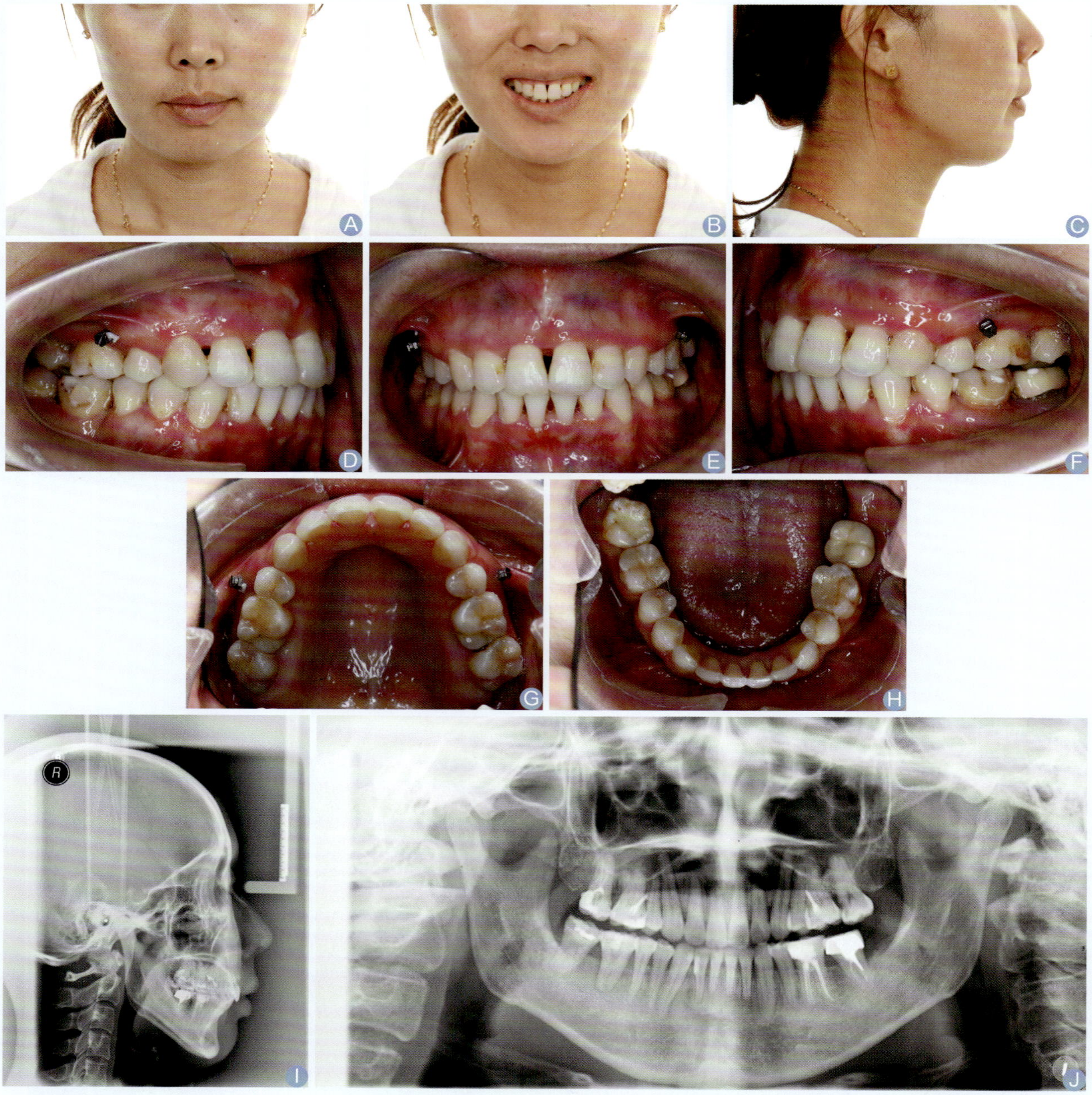
图 67-4　治疗后面𬌗像及 X 线片

正畸治疗困难较大。

2. 右下第一磨牙残冠拔除，关闭间隙可能较为困难。

3. 患者有中度牙周炎，牙槽骨普遍吸收，以下前牙为重。

4. 患者为高角型，有露龈笑。正畸治疗中的垂直向控制也是难点之一。

（二）正畸中的牙齿移动控制

1. 支抗的控制　本病例为严重的骨性Ⅱ类高角型，掩饰性正畸治疗需要进行牙齿的代偿——前牙需有较多的内收，并需稳定下颌平面。患者存在的明显露龈笑也需要在治疗中改善。所以，治疗设计在上颌牙弓的前部及后部均植入种植钉增强支

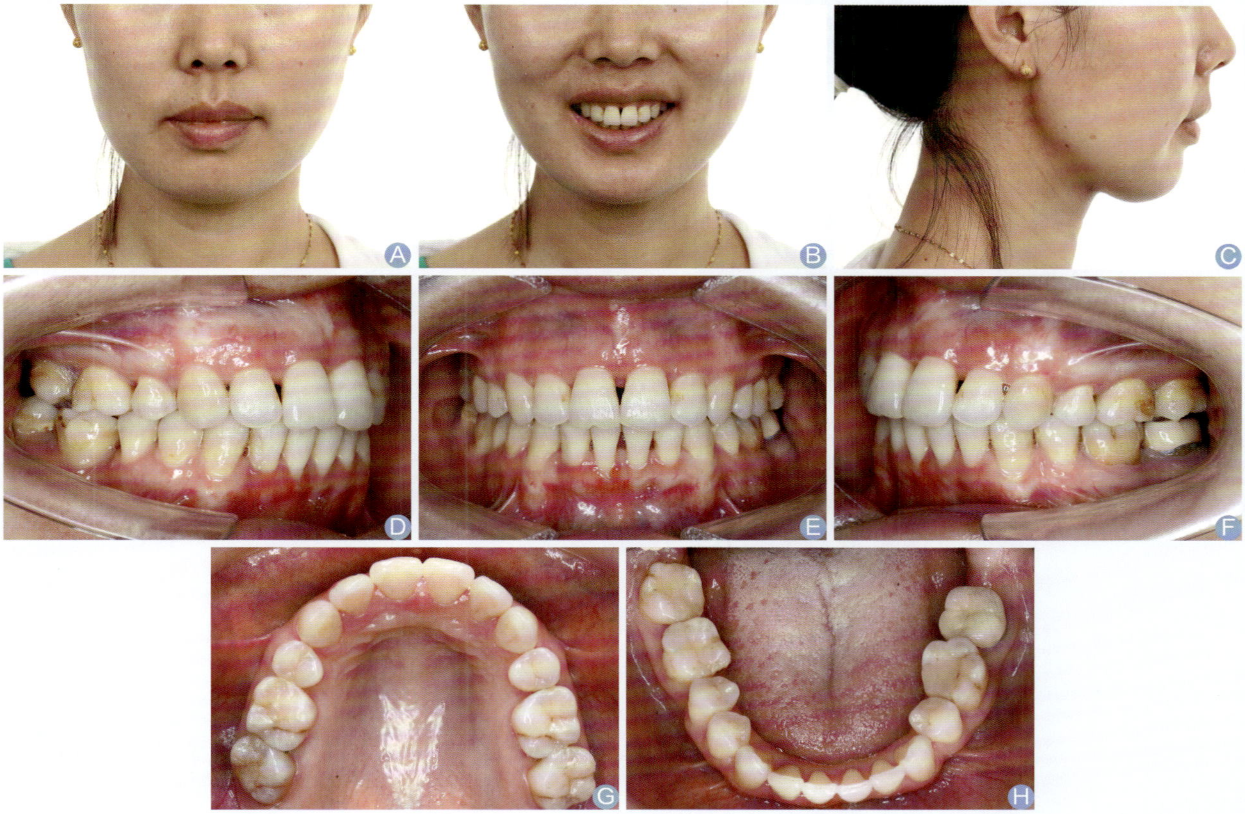

图 67-5　保持 2 年时面𬌗像

抗。在上颌中切牙间植入微螺钉，通过对前牙施以轻力压低，改善露龈笑，减小覆𬌗，控制前牙转矩。利用双侧后牙的微种植体支抗，在增加后牙矢状向支抗的同时，可以进行后牙段的垂直向控制。通过对上颌牙弓前部及后部整体的垂直向控制，达到稳定患者𬌗平面及改善露龈笑、控制垂直向变化的效果。治疗后，患者骨性下颌后缩及过高的下颌平面角造成的严重突面型有明显改善，这与良好的矢状向及垂直向控制有关；治疗中的垂直向控制使下颌平面少量逆时针旋转，对前突高角侧貌的改善有利。同时临床上也要注意，对成人骨性畸形进行非手术掩饰性治疗前，应对牙槽骨厚度、牙根与牙槽骨关系进行评价，对前牙可以内收的量及牙齿移动方式等进行评估，同时应告知患者治疗后可能有牙槽骨高度降低、黑三角加重的风险。

2．拔除磨牙后的间隙关闭　拔除右下46残冠后，在前移第二磨牙的过程中要尽量防止其近中倾斜移动。在排齐整平阶段不要试图早期关闭间隙，而要在换至0.019英寸×0.025英寸不锈钢方丝后关闭间隙，并在下颌弓丝上加入适当的摇椅弓或后倾曲，以防止磨牙在前移过程中前倾。

（三）牙周炎患者的正畸矫治

对牙周炎患者进行拔牙矫治时，需要与牙周科专家密切配合，治疗中全程监控牙周健康状况。正畸前要进行充分的牙周评价与系统牙周治疗，在牙周炎症严格控制后方能开展正畸治疗。正畸过程中，患者需要每3～6个月于牙周科定期接受牙周诊治。每次正畸复诊时要监测患者牙周状况，不断地进行口腔卫生宣教。正畸中还要格外注意遵循轻力原则。

（病例完成人：梁炜）

病例 68 正畸伸长促进牙槽骨垂直向骨增量

一、一般情况

患者女性，46岁，主诉前牙松动、有散隙。牙周科行基础治疗并维护，21待拔除后种植修复。全身情况良好，否认口腔不良习惯、鼻咽部疾病；否认关节疼痛、弹响；否认牙外伤史；家族史无特殊。

二、临床检查

1. 面部检查　正面观：面部左右基本对称，上、中、下比例基本协调。侧面观：直面型（图68-1）。

2. 口内检查　恒牙列，37、46、47缺失。21松动度Ⅲ度。上牙弓间隙3 mm，下牙弓拥挤度1 mm；磨牙中性关系，尖牙中性关系；前牙覆盖1.5 mm，Ⅱ度深覆𬌗；下中线正（图68-1）。

3. 颞下颌关节检查　开口度三指，开口型正常，双侧关节未查见弹响及触痛。

三、X 线检查分析

1. 头颅侧位片　测量分析结果显示骨性Ⅰ类（图68-2和表68-1）。

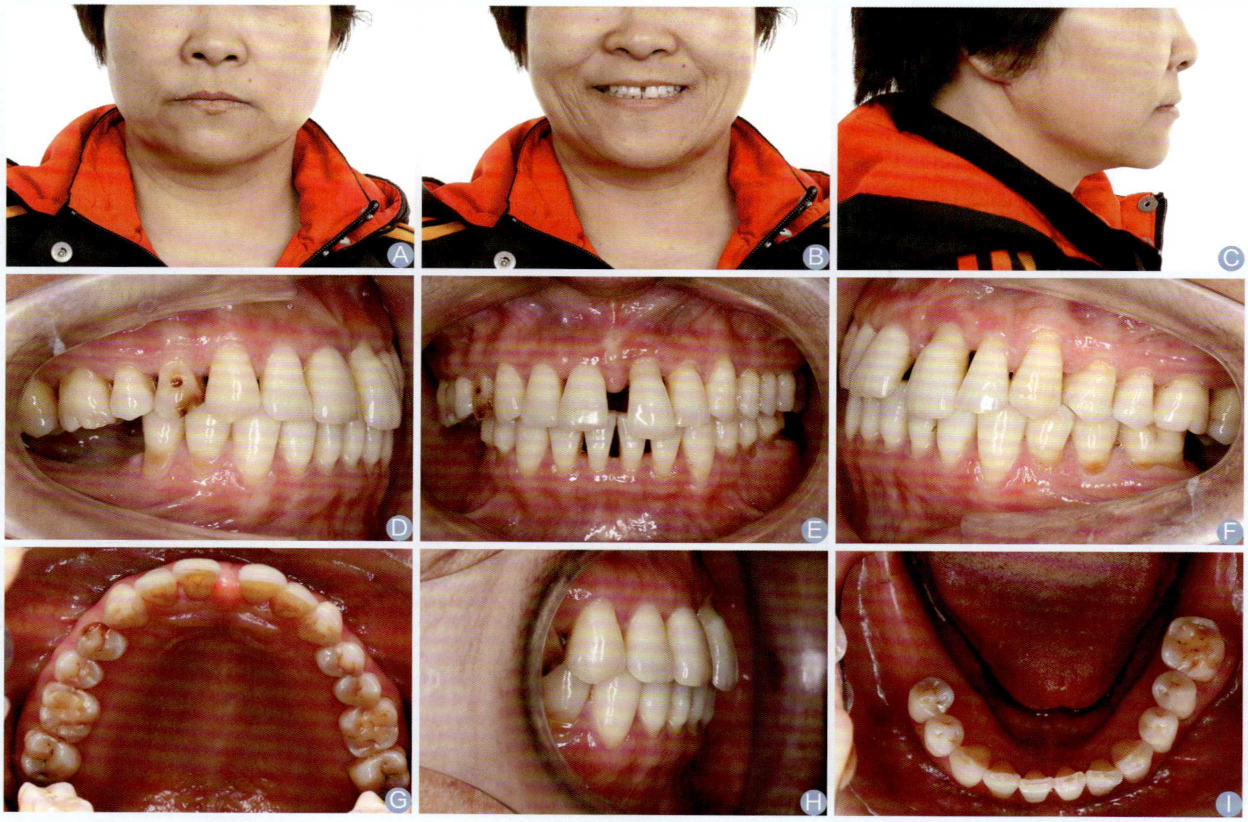

图 68-1　治疗前面𬌗像

2. 全口曲面体层片　37、46、47缺失，17、27过长。牙槽骨普遍吸收至根中1/3。双侧髁突骨质未见明显异常（图68-2）。

3. 根尖片　21牙槽骨吸收至根尖（图68-2）。

四、诊断

安氏Ⅰ类，毛氏Ⅰ²类，骨性Ⅰ类；重度牙周炎。

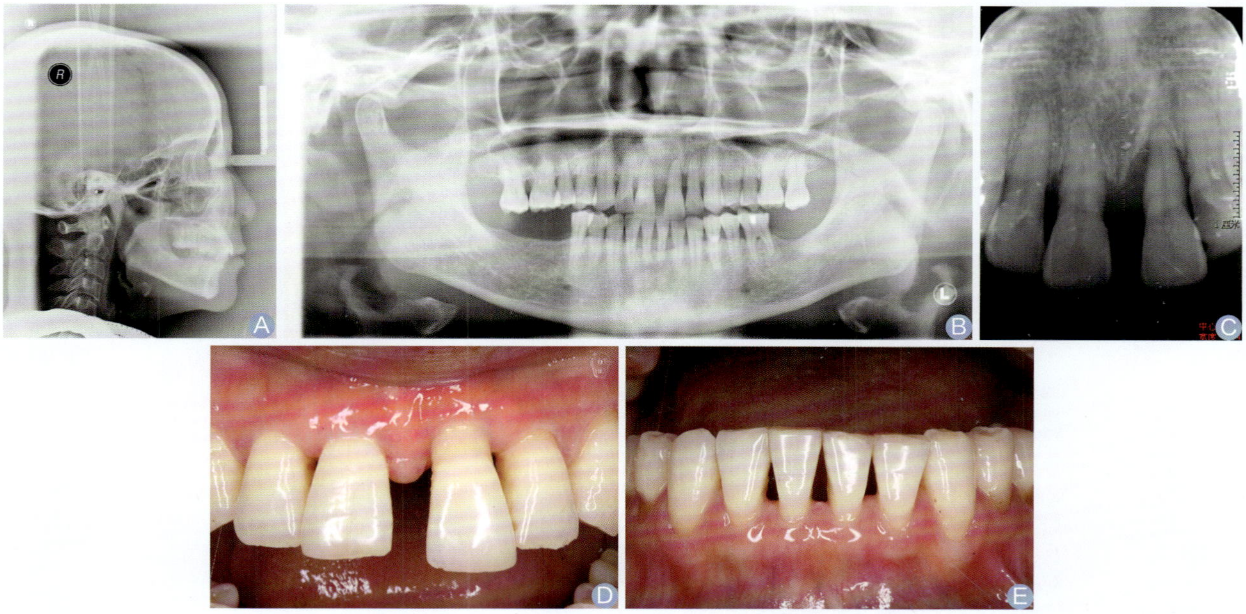

图68-2　治疗前X线片及前牙特写

表68-1　治疗前后头影测量结果

测量项目	正常值	测量值	
	均值±标准差	治疗前	治疗后
SNA（度）	82.8 ± 4.0	81.9	83.0
SNB（度）	80.1 ± 3.9	79.7	80.7
ANB（度）	2.7 ± 2.0	2.2	2.3
FH/NP（度）	85.4 ± 3.7	85.1	86.4
U1/NA（度）	22.8 ± 5.7	25.5	26.9
U1-NA（mm）	5.2 ± 2.4	6.2	6.5
L1/NB（度）	30.3 ± 5.8	22.7	27.4
L1-NB（mm）	6.7 ± 2.1	5.6	6.7
U1/L1（度）	125.4 ± 7.9	132.6	127.4
U1/SN（度）	105.7 ± 6.3	107.4	110.9
MP/SN（度）	32.5 ± 5.2	31.8	30.2
MP/FH（度）	31.1 ± 5.6	24.9	22.4
L1/MP（度）	92.6 ± 7.0	93.6	91.2

五、矫治目标

为21种植手术提供足够的垂直向牙槽骨高度及充足的牙龈组织，建立良好咬合关系。

六、矫治计划

采用正畸-牙周联合治疗。经牙周科会诊及与患者充分沟通，治疗计划如下：

1. 采用直丝弓矫治技术，减数17、27，种植46。
2. 21行根管治疗后逐次截冠，去除咬合创伤。
3. 正畸施以轻力伸长21。
4. 调整咬合关系，21行种植修复。
5. 保持。

七、矫治过程

1. 第1～9个月　46完成种植并行临时冠修复。21行根管治疗后开始截冠（图68-3）。

2. 第10～16个月　拔除17、27，21分次截冠，去除正中、前伸及侧方咬合干扰（图68-4）。

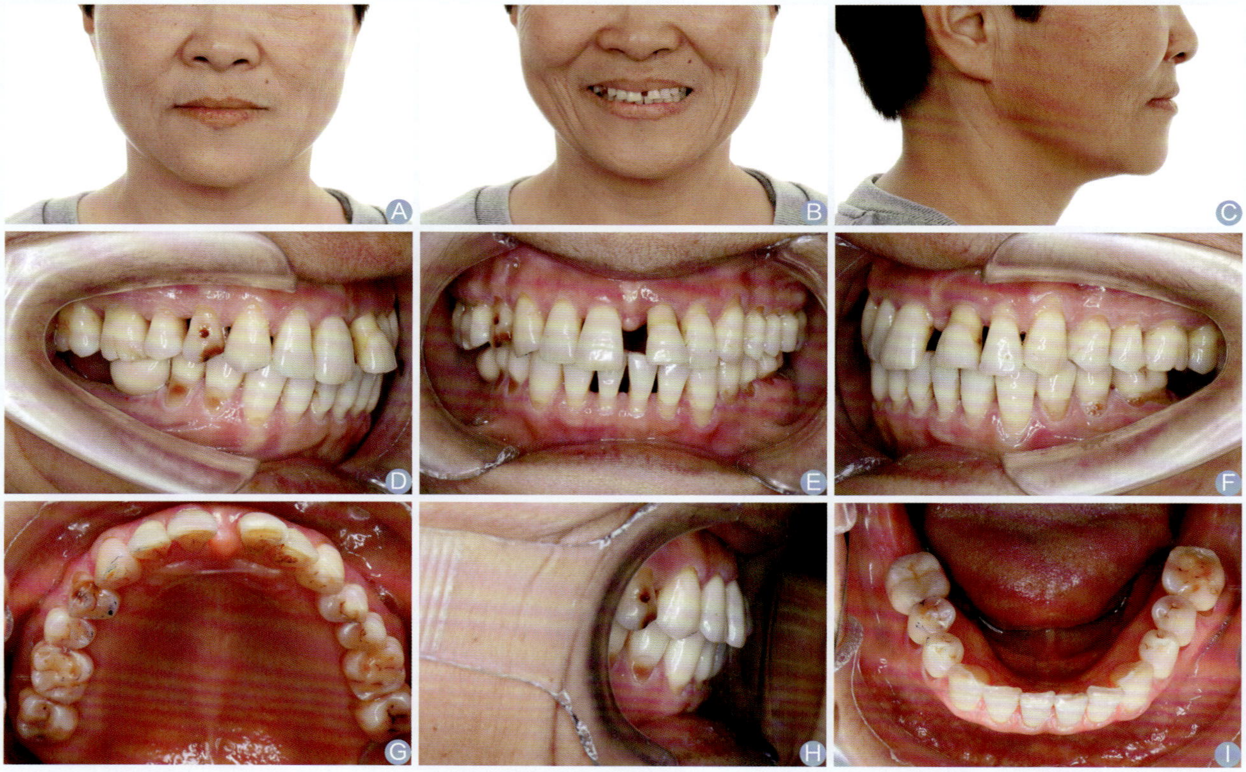

图 68-3　46 完成种植并行临时冠修复，21 开始截冠时面殆像

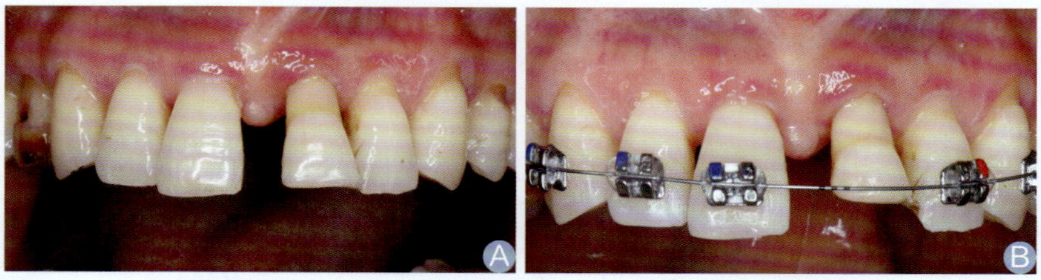

图 68-4　21 分次截冠殆像

3．第17～32个月　施以轻力伸长21，使其牙槽骨高度满足种植要求；调整咬合关系（图68-5）。

4．第33～40个月　拔除21后行种植修复，拆除固定矫治器，戴入透明保持器。

八、矫治结果

矫治后，患者咬合关系良好，上下牙列整齐，前牙覆𬌗、覆盖正常，双侧尖牙中性关系，双侧磨牙中性关系，上下中线正。唇齿关系正常。21完成种植修复，软硬组织均得到垂直向增量。全口曲面体层片显示牙根平行排列，牙槽骨改建良好（图68-6）。头颅侧位片测量分析结果见表68-1。

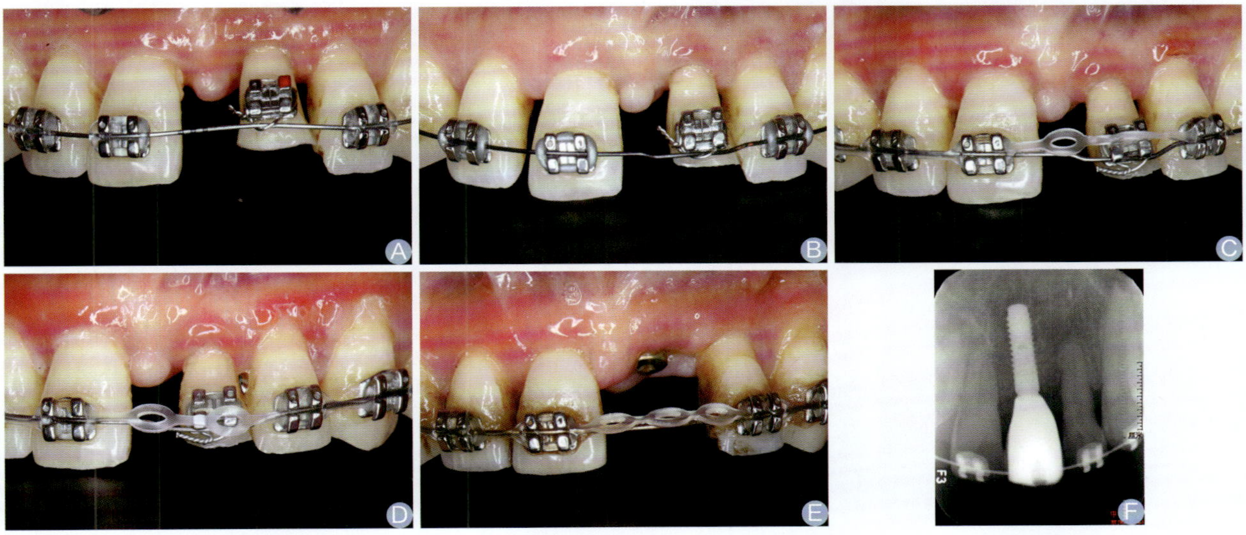

图 68-5　21 正畸伸长及植体植入后𬌗像和根尖片

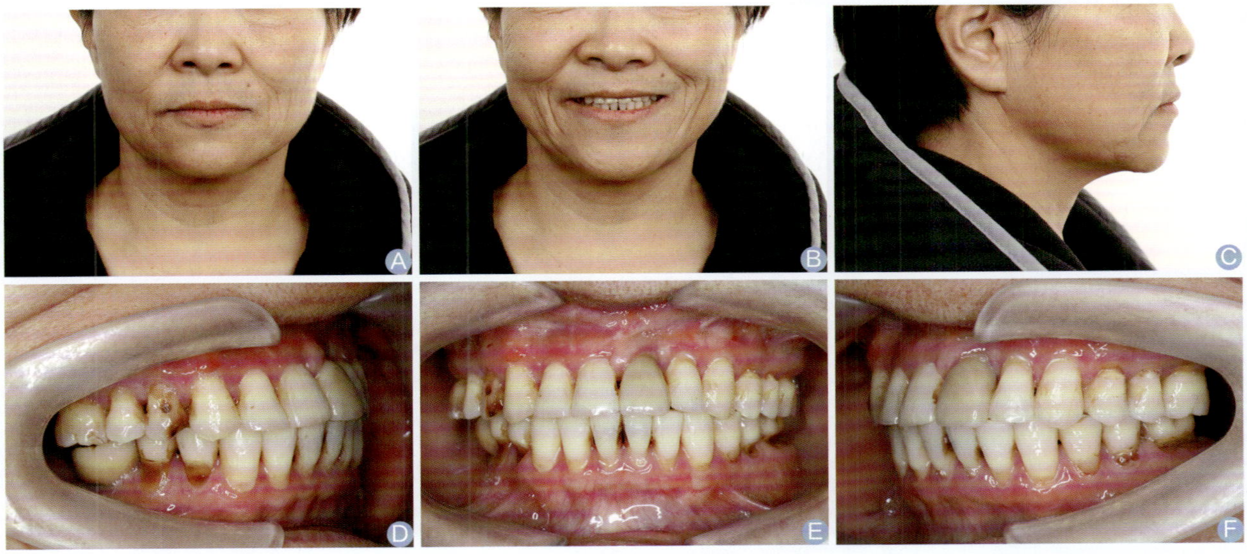

图 68-6　治疗后面𬌗像及 X 线片

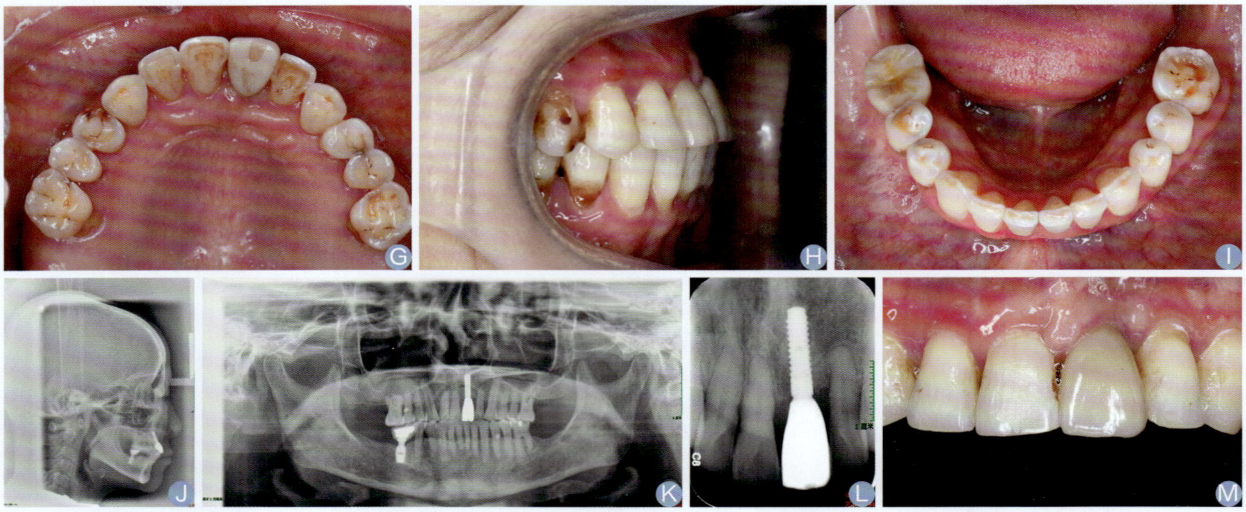

图 68-6　治疗后面殆像及 X 线片（续）

九、矫治体会

（一）关于矫治设计的考虑

牙周病患牙在牙周系统治疗消除炎症后，通过正畸治疗消除咬合创伤，改善咬合关系，使牙周支持组织在正常的咬合力下维持健康状态，从而达到有利于牙周支持组织长期维护的目的。以往正畸治疗着眼于改善咬合关系的牙齿移动，随着种植技术在牙周病患者中的广泛应用，对于牙周病损严重、需要种植修复的患牙，应考虑进行有利于牙槽骨外形改建的正畸移动。牙槽嵴水平骨增量技术较多，通常联合应用引导性骨再生术（guided bone regeneration，GBR）和牙周植骨术，临床效果比较理想。但是对于重度牙槽嵴高度不足的重建，尤其是需要垂直向骨增量的情况，仍缺乏有效且确定的手段。

正畸治疗过程中，牙周炎患牙要经历一系列的牙槽骨吸收、成骨和改建稳定的过程，才能完成正畸移动和保持。选择保留患牙还是保留该区域的牙槽骨是正畸治疗设计阶段就需要抉择的重要问题。随着种植治疗在牙周炎患者中的积极开展，从更长远的角度去看，保留牙槽骨应该是一个可持续发展的思路。因此，从正畸学的角度出发，用不同以往的矫治策略，选择有利于改善牙槽骨外形的正畸移动方向，尤其是在垂直向给予牙槽嵴骨增量的加力方式。从增加骨组织量和改善牙周支持组织外形条件的角度，可通过正畸移动创造出更好的骨和牙龈条件，使种植修复重度牙周炎患牙获得更稳定的远期效果。使用正畸微力伸长无法保留的牙周炎患牙可引导局部牙槽骨和牙龈组织在垂直向发生有利改建，为后期种植治疗创造良好条件。因此，本病例采用根管治疗后截冠、正畸微力伸长的方法，对病损严重、无法保留且无种植条件的牙周炎患牙在垂直向引导其软硬组织改建，这是为种植提供可行性的安全而有效的临床治疗方法。

（二）采用有利于牙槽骨垂直向改建的正畸移动

1. 牙周病损严重的患牙种植条件往往较差，尤其是前牙，无论是牙槽骨骨量还是牙龈外观，都无法达到临床要求。牙槽嵴水平骨增量技术较多，通常联合采用GBR和牙周植骨术，临床效果比较理想。但是对于牙周炎患牙牙槽嵴高度严重不足，尤其是需要垂直向骨增量的情况，目前缺乏有效的技术手段。可以选择有利于改善牙槽骨外形的正畸伸长移动方式，在垂直向给予牙槽骨及牙周支持组织增量。研究证实，在良好控制炎症的基础上采用正畸轻力伸长，可促进牙槽骨和牙龈组织垂直向增量改建，为后续的种植修复治疗创造良好条件。

2．正畸分次截冠，轻力伸长。正畸伸长前的截冠一般分3～4次进行，每次截冠1.5 mm左右，目的是逐次去除正中殆、前伸殆及侧方殆的咬合创伤，并为正畸加力伸长提供移动空间。在正畸伸长移动过程中，每次复诊时少量截冠（约0.5 mm），为继续伸长移动提供空间。分次截冠不仅对患者外观影响小，而且对伸长患牙的牙周炎症控制意义重大。分次截冠并观察牙周组织反应，确保患牙的正畸伸长自始至终均在良好的牙周炎症控制下进行。正畸伸长力不超过20 g，加力间隔4～6周。伸长量可以参考邻牙牙槽嵴高度，也可根据后续种植的需要进行过矫治。当牙周炎患牙治疗设计为种植修复，目标为牙槽骨垂直向增量时，正畸伸长的力量大小及加力间隔不同于配合修复学将龈下断面牵出以行冠修复的治疗。

3．正畸伸长过程中控制牙周炎症。牙周基础治疗完成后，在正畸加力前，要求患者整体牙列的牙周炎症控制水平良好。由于牙周病损严重而无法保留、待后期种植的患牙，往往因咬合创伤的存在而炎症控制不佳。正畸牙齿移动需要在炎症控制良好的情况下进行，这对于引导垂直向牙槽骨增量的正畸伸长移动更为必要。截冠的主要目的就是去除咬合创伤，使炎症得以控制。随着分次截冠的进行，临床可以观察到牙龈色、形、质的改变，牙周探诊深度及出血指数数据也可进一步证明炎症消除。在炎症得到良好控制后，才可以开始伸长移动。在正畸治疗过程中，每3～6个月应进行一次牙周复查并维护。如果完成截冠后即刻伸长，正畸移动患牙的炎症未得到有效控制，那么由于缺乏健康的牙周组织，伸长移动是不会产生牙槽骨的正向有利改建的。

采用正畸微力伸长重度牙周病损患牙时，牙槽骨垂直向骨量增加，附着龈宽度增加。因此，垂直向引导软硬组织改建是为种植提供可行性的安全、有效的临床治疗方法，使牙周病患者可以获得更个性化、更高质量的医疗服务。

（病例完成人：施捷）

第十三章 修复前正畸

随着人民生活水平的提高及种植修复技术的广泛应用，正畸临床中的成人治疗病例逐渐增多。成年患者中由各种原因导致的早失牙常造成其邻牙及对颌牙齿移位、过长，患者还可能同时伴有其他错𬌗畸形问题，因此需要正畸、修复、种植及牙周科医生密切配合，从而提供恰当的治疗。对于成年患者，尤其是存在多个缺失牙的错𬌗畸形患者，正畸治疗的目标常以恢复患者的口腔功能为主，多数情况下治疗结果会存在一定的折中，需在治疗开始前与患者进行充分沟通明确。

病例 69　多学科联合矫治安氏Ⅱ类畸形

一、一般情况

患者女性，29岁，修复科转诊。1年前在我院行“左上颌纤维黏液瘤切除术”。全身情况良好，否认口腔不良习惯、鼻咽部疾病；否认关节疼痛、弹响；否认牙外伤史；家族史无特殊。

二、临床检查

1．面部检查　正面观：面部左右基本对称，上、中、下比例基本协调。侧面观：凸面型，上颌前突，下颌后缩（图69-1）。

2．口内检查　恒牙列。36和37牙冠大面积缺损（36已做树脂充填，37暂封），38近中阻生；46因严重龋坏已拔除；11及左上象限牙齿因肿瘤随颌骨切除。上牙弓右侧拥挤度3 mm；下牙弓前牙区拥挤度6 mm，右下后牙区间隙10 mm。17和47正锁𬌗，12不良树脂贴面。右侧磨牙远中尖对尖关系，尖牙远中尖对尖关系。前牙覆盖和覆𬌗正常。下中线右偏1.5 mm（图69-1）。

3．颞下颌关节检查　开口度三指，开口型正常，右侧关节单声弹响，无自发性疼痛及触痛。

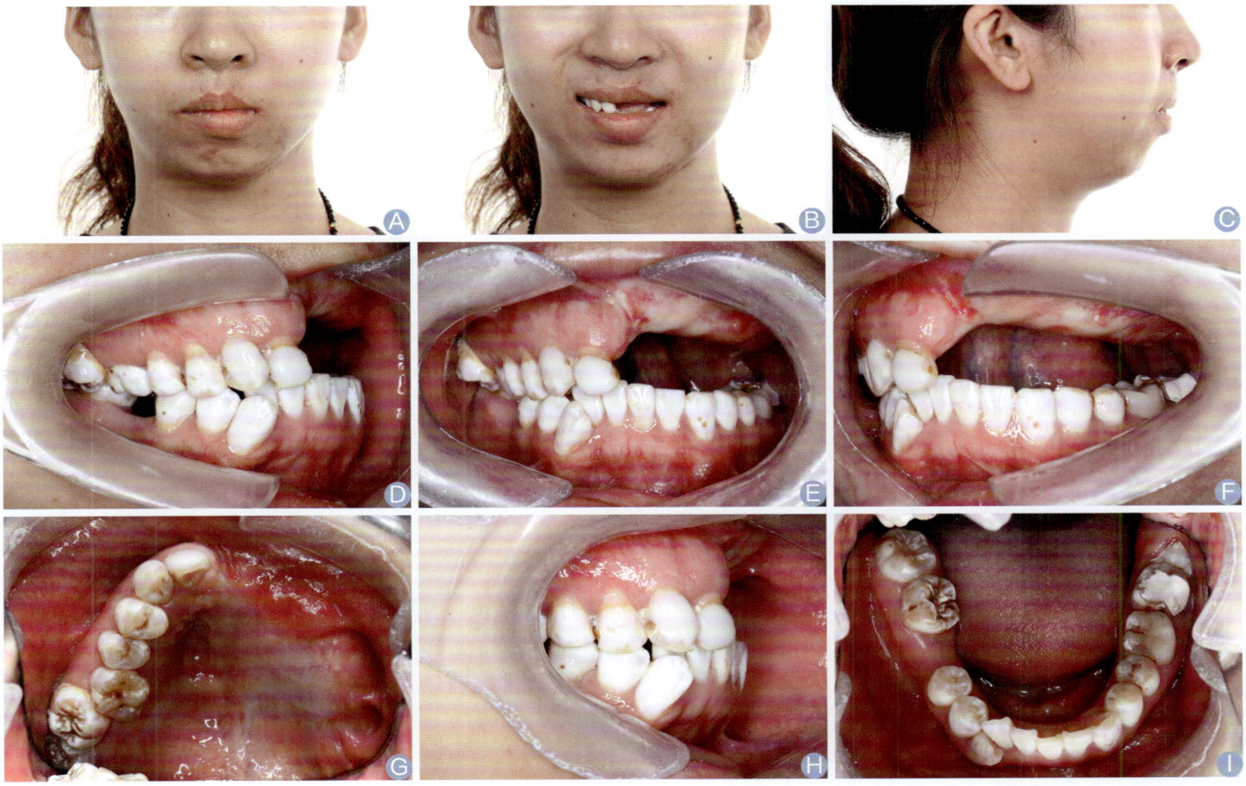

图 69-1　治疗前面𬌗像

三、X线检查分析

1. 头颅侧位片　测量分析结果显示骨性Ⅱ类，上颌前突，下颌后缩，高角；上切牙舌倾，下切牙直立（图69-2和表69-1）。

2. 全口曲面体层片　左上颌骨肿物切除及植骨修复术后改变；钛板、钛钉无确切松脱、移位，未见确切肿物复发征象。38阻生；36和37牙冠处大面积高密度充填影像，根周和根尖骨质未见明显异常。右侧髁突偏小，骨质未见明显异常（图69-2）。

四、诊断

安氏Ⅱ类，毛氏Ⅰ¹+Ⅴ类，骨性Ⅱ类，高角。

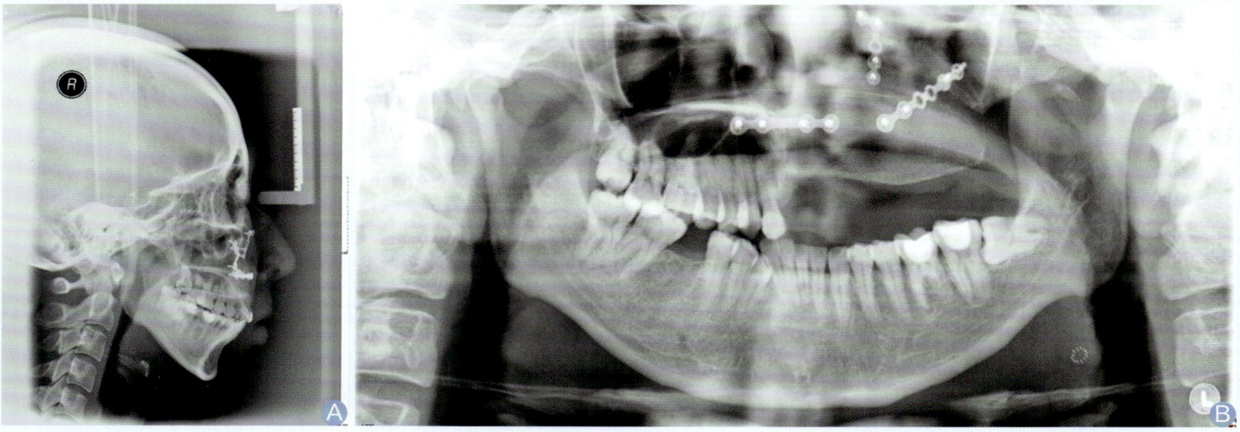

图 69-2　治疗前 X 线片

表69-1　治疗前后头影测量结果

测量项目	正常值	测量值	
	均值 ± 标准差	治疗前	治疗后
SNA（度）	82.8 ± 4.0	81.1	79.8
SNB（度）	80.1 ± 3.9	71.5	71.6
ANB（度）	2.7 ± 2.0	9.6	8.2
FH/NP（度）	85.4 ± 3.7	82.2	81.9
U1/NA（度）	22.8 ± 5.7	10.4	9.4
U1-NA（mm）	5.2 ± 2.4	0.1	1.5
L1/NB（度）	30.3 ± 5.8	35.4	34.0
L1-NB（mm）	6.7 ± 2.1	11.9	10.3
U1/L1（度）	125.4 ± 7.9	124.7	128.4
U1/SN（度）	105.7 ± 6.3	91.5	89.2
MP/SN（度）	32.5 ± 5.2	50.7	50.2
MP/FH（度）	31.1 ± 5.6	40.3	40.1
L1/MP（度）	92.6 ± 7.0	93.1	91.2

五、矫治目标

解除右侧后牙正锁𬌗，排齐整平牙列，关闭右下第一磨牙缺牙间隙，调整中线，建立良好咬合关系。

六、矫治计划

1．采用固定矫治技术，减数18。

2．远中移动17，解除17和47正锁𬌗。远中移动44和45，扩大43间隙，排齐整平下牙列；近中移动47和48，关闭46缺牙间隙。匹配上下牙弓形态，调整上下中线。正畸后左上后牙区行种植修复，12、13、14修复改形代替11、12和13。

3．保持。

七、矫治过程

1．第1～8个月　粘接直丝弓矫治器，顺序更换弓丝排齐整平牙列。片段弓配合交互牵引（中号皮圈）解除17和47正锁𬌗。远中移动44和45，43逐步排齐入列（图69-3）。

2．第9～22个月　顺序更换弓丝至0.019英寸×0.025英寸不锈钢方丝，关闭牙列间隙。近中移动47和48时局部弓丝加适度后倾曲，避免牙冠近中倾斜，实现磨牙整体前移（图69-4）。

3．第23～28个月　精细调整，拆除固定矫治器，完成正式修复（图69-5）。

八、矫治结果

矫治后，患者咬合关系良好，上下牙列整齐，前牙覆𬌗、覆盖正常，右侧磨牙完全远中关系，尖牙完全远中关系，上下中线右偏3 mm。侧貌突度较治疗前改善。全口曲面体层片显示牙根平行排列，牙根及牙槽骨未见明显吸收（图69-5）。头颅侧位片测量分析结果显示：上下前牙唇倾度和突度、下颌平面角与治疗前基本一致（测量结果见表69-1）。治疗结束1年后复查，牙齿排列整齐，咬合稳定（图69-6）。

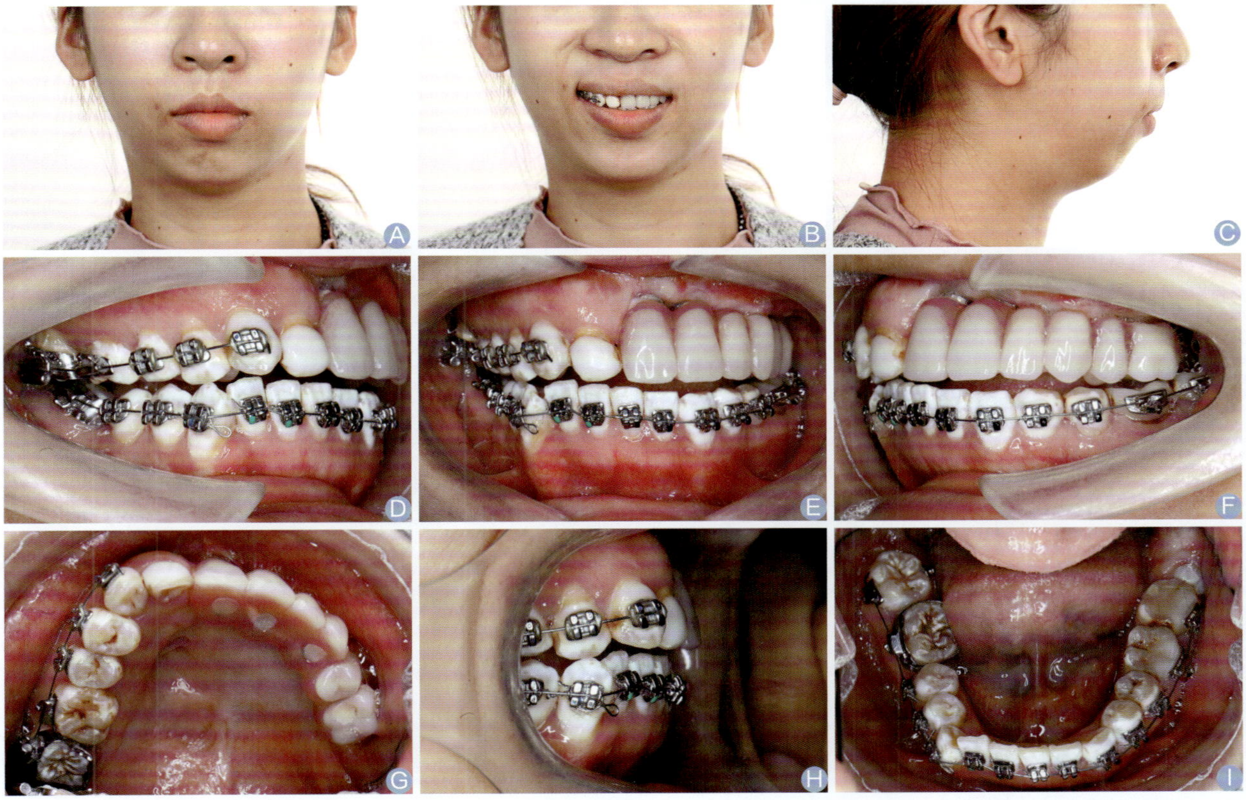

图69-3　治疗中面𬌗像（一）

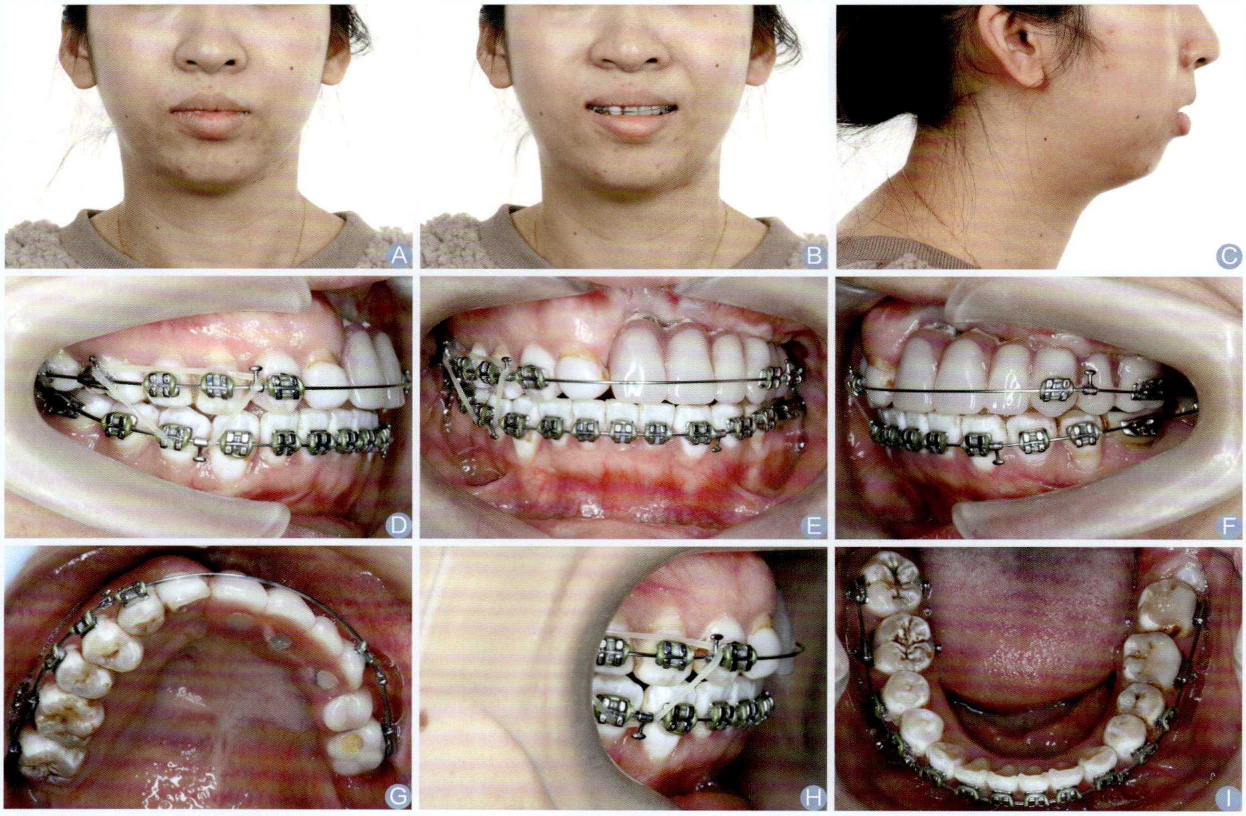

图 69-4 治疗中面𬌗像（二）

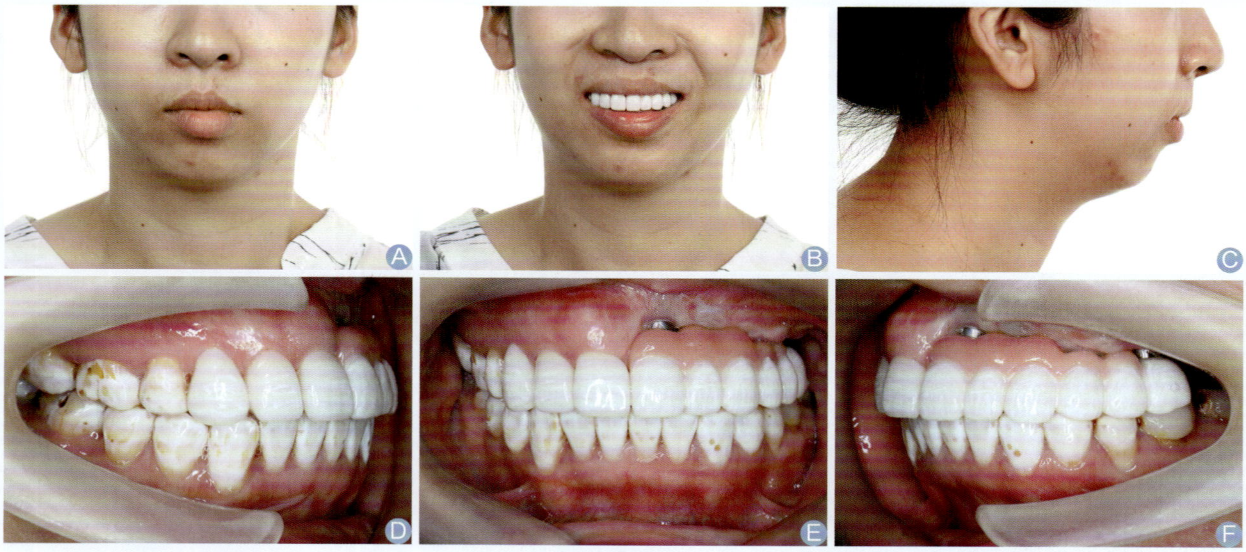

图 69-5 治疗后面𬌗像及 X 线片

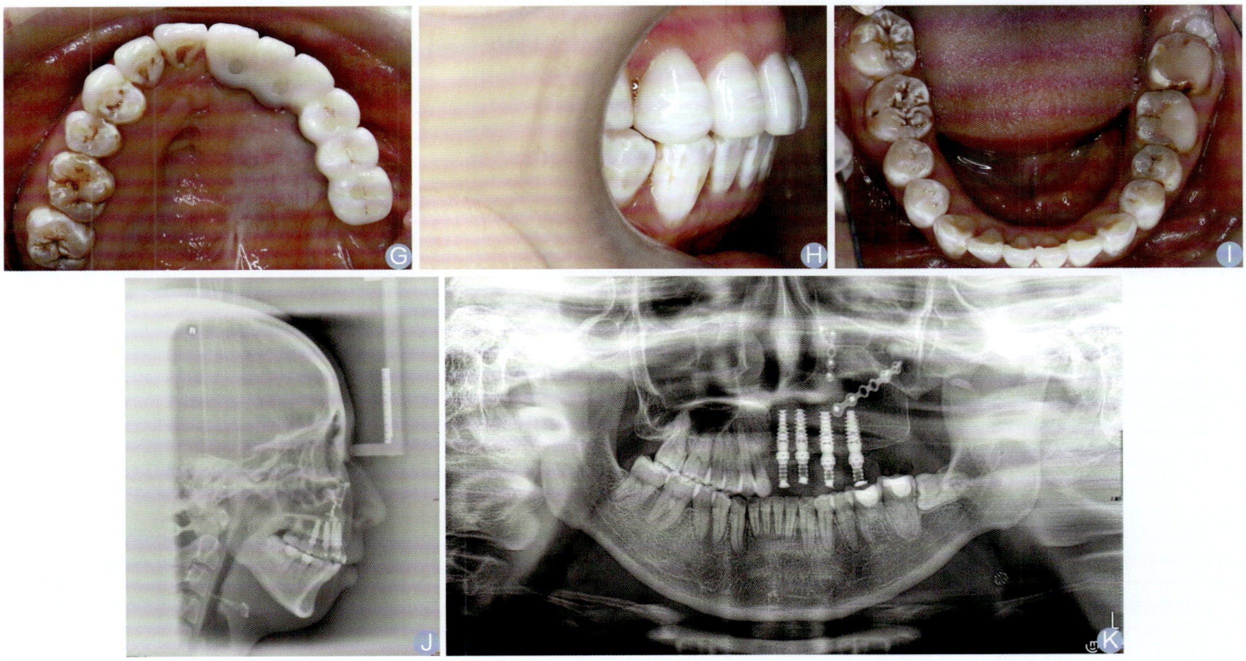

图 69-5　治疗后面殆像及 X 线片（续）

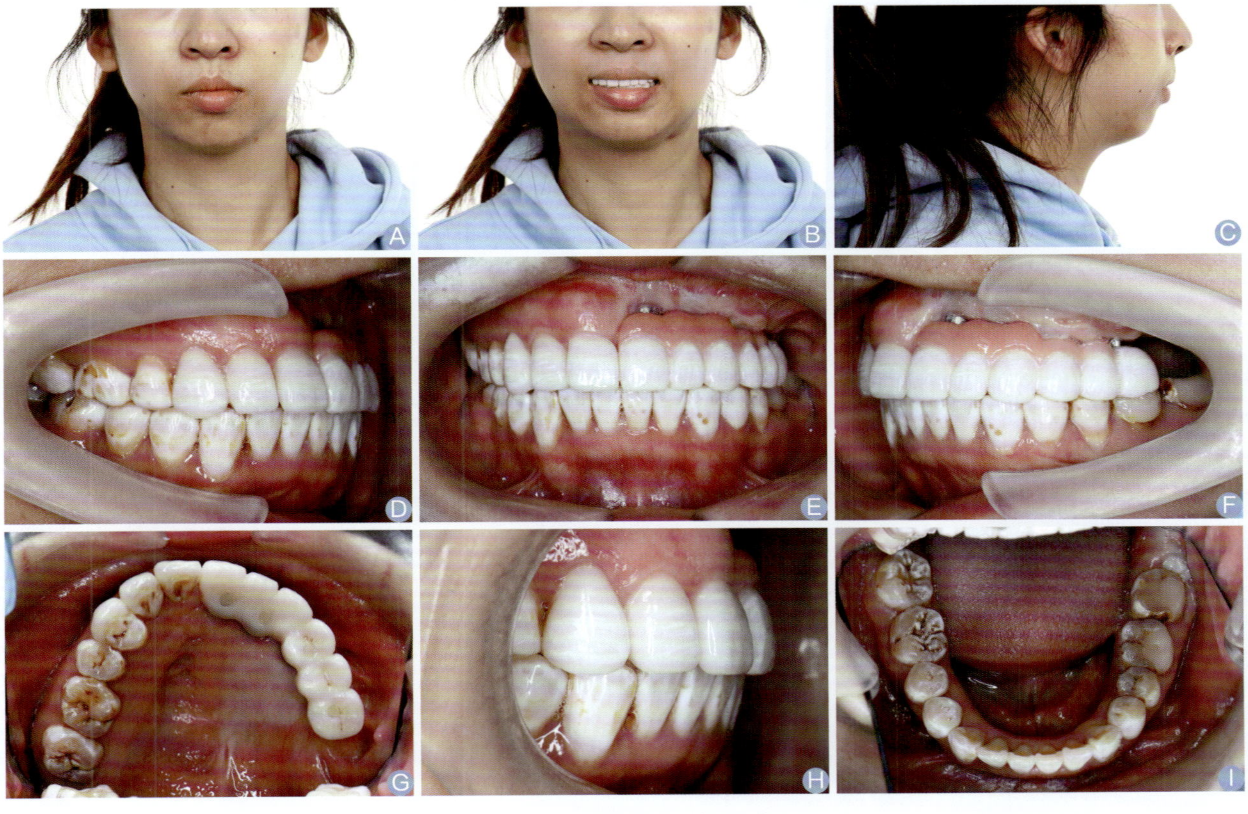

图 69-6　保持 1 年时面殆像

九、矫治体会

（一）治疗设计的考虑

1. 该患者为骨性Ⅱ类高角型（ANB角9.6°，MP/SN角50.7°），下颌明显后缩，颏部后缩，上切牙舌倾，𬌗平面陡，这些都是正颌手术治疗指征。但患者由于上颌骨肿瘤已经切除了左侧上颌骨，寻求正畸治疗的主要目的不是为了改善侧貌，而是为了解除右侧磨牙正锁𬌗和排齐牙列，为后期种植修复提供良好的咬合条件。因此，在矫治设计时，首先要和患者充分沟通好正畸方案，明确正畸治疗目的。

2. 患者右下第一磨牙缺失，47、48近中移动，余留约一颗双尖牙间隙；右下43为弓外牙，42和44在43舌侧倾斜、靠紧。因此，下颌间隙的处理难点在于要保持47和48不前移，44和45远中移动关闭46缺牙间隙，将原46的余隙转移到43处，从而使43能够排齐入列。

3. 11在颌骨手术时已随肿瘤切除，为了减少种植钉数量，设计用12、13和14分别代替11、12和13，建立上颌第一前磨牙和下颌尖牙的中性关系及磨牙完全远中关系，12、13、14在正畸后通过瓷贴面改形。因此，上牙列中线右偏，下中线与上中线保持一致。

4. 患者为高角型，下颌颏部后缩明显。磨牙正锁𬌗矫治过程中的垂直向控制也是难点之一。

5. 患者为年轻女性，无法接受长期半侧上颌牙列缺失，因此需要与种植和修复医生共同制定治疗方案，安排好治疗阶段，缩短缺牙时间。在治疗前先进行实验性排牙，设计修复种植体的位置；及早植入种植体，避免移植骨萎缩；待右侧磨牙正锁𬌗解除后，立即行临时修复，在一定程度上恢复外形和咬合功能。但由于锁𬌗刚解除时会有咬合升高，临时修复体需预留咬合调整空间（图69-3）。

（二）正畸治疗中的控制

1. 磨牙正锁𬌗在临床中相对常见，也是后牙段拥挤的表现。其可以是单侧，也可以是双侧；可以是一个牙位，也可以是一个区段。临床上，第二磨牙的正锁𬌗更常见，可能与该牙萌出晚、牙弓后部骨量不足或第三磨牙萌出时近中推挤有关。矫治正锁𬌗时，首先要明确造成正锁𬌗的主要原因是上磨牙颊倾、下磨牙舌倾还是两者兼而有之，应该针对主要病因进行治疗。矫治正锁𬌗需要间隙，本病例中右上第二及第三磨牙都是正锁𬌗，拔除18可以为矫治颊倾的17提供间隙。

2. 垂直向控制是正锁𬌗矫治中的一个关键点。正畸治疗中是否允许磨牙伸长与患者的垂直向骨面型密切相关。如果是低角的前牙深覆𬌗患者存在双侧第二磨牙的正锁𬌗，最合适的矫治方式是前牙区戴用平面导板，打开后牙的锁结关系，通过交互牵引解除锁𬌗。这种正锁𬌗解除过程中的后牙伸长有利于前牙深覆𬌗的矫治，一举两得。如果是高角患者单侧第二磨牙正锁𬌗，可以在除锁𬌗牙以外的牙齿上制作𬌗垫，以打开后牙的锁结关系，通过交互牵引解除锁𬌗。在正锁𬌗初步解除后，应及早停用𬌗垫。此时，原锁𬌗牙极易出现早接触和𬌗干扰，其他区域出现小开𬌗，但在牙周基本健康的情况下，多数患者在1个月左右咬合能自行恢复至双侧基本平衡，开𬌗消除。也可以选择在锁结关系解除后，对𬌗垫进行分次调磨，同时调磨锁𬌗牙未经过生理性磨耗的过高牙尖。对于正锁𬌗伴明显磨牙下垂的情况，可使用种植支抗钉边拉磨牙向颊/舌侧移动边压低磨牙，更有利于进行垂直向控制，特别是对于高角患者，可避免下颌骨进一步后旋。

（病例完成人：陈斯）

病例 70 下颌磨牙缺失的修复前正畸治疗

一、一般情况

患者女性，25岁，主诉下后牙缺失。既往有拔牙史。全身情况良好，否认口腔不良习惯、鼻咽部疾病；否认关节疼痛、弹响；否认牙外伤史；家族史无特殊。

二、临床检查

1. 面部检查　正面观：面部左右基本对称，上、中、下比例基本协调，无开唇露齿及露龈笑。侧面观：直面型，上下颌发育基本正常（图70-1）。

2. 口内检查　恒牙列，36、46早失，37、47、48近中倾斜，16、26过长。上牙弓拥挤度4 mm，下牙弓无拥挤；磨牙及尖牙远中尖对尖关系；前牙Ⅱ度深覆𬌗；上下中线正（图70-1）。

3. 颞下颌关节检查　开口度三指，开口型正常，双侧关节未查见弹响及触痛，动度略不一致。

三、X 线检查分析

1. 头颅侧位片　测量分析结果显示骨性Ⅰ类，均角，上切牙直立，下切牙正常（图70-2和表70-1）。

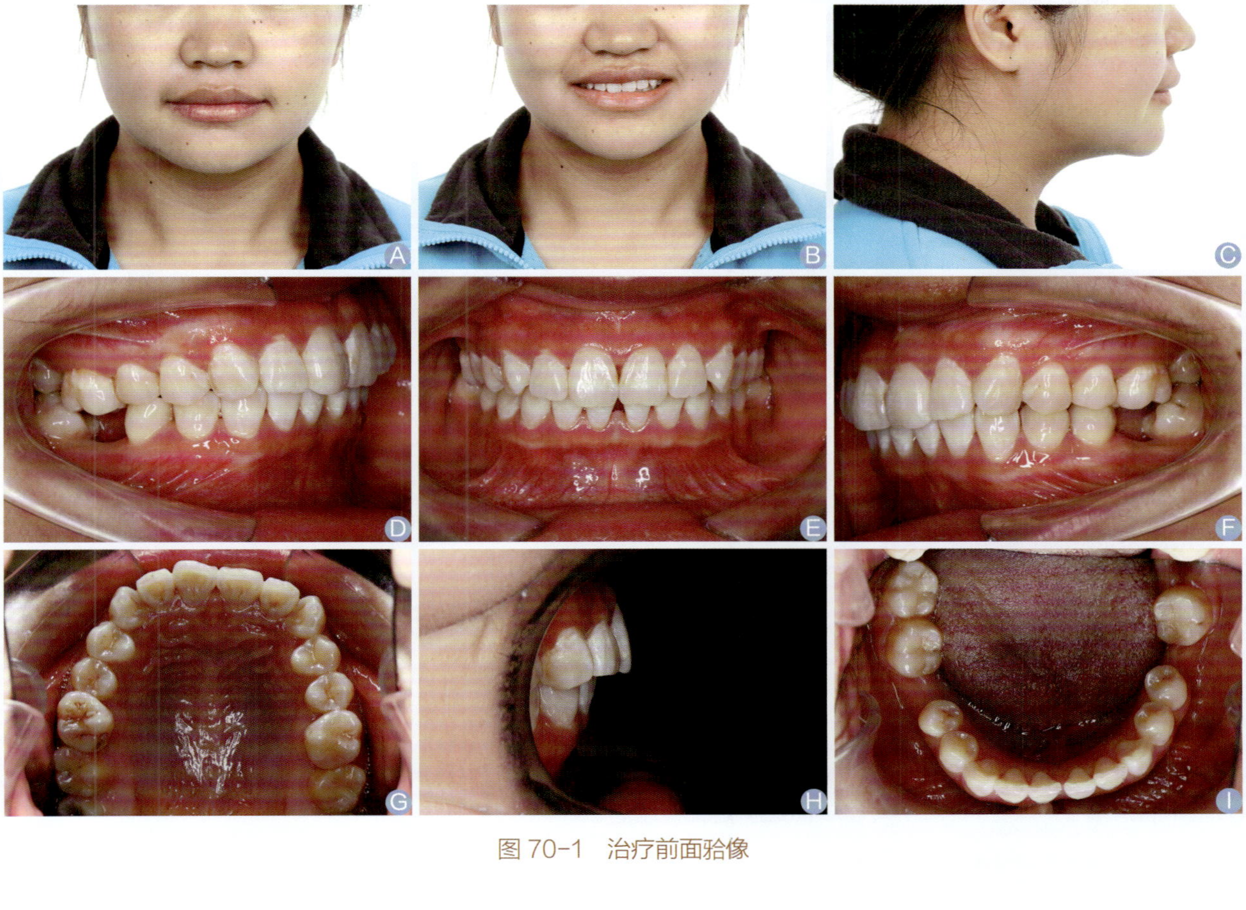

图 70-1　治疗前面𬌗像

2. 全口曲面体层片 36、46缺失，37、47、48近中倾斜，未见38。其余牙列、牙槽骨未见明显异常。双侧髁突基本对称，骨质未见明显异常（图70-2）。

四、诊断

安氏Ⅱ类，毛氏Ⅳ[1]+Ⅰ[1]类，骨性Ⅰ类，均角；36、46早失。

五、矫治目标

排齐整平牙列，36预留间隙用于种植修复，尝试关闭46间隙，建立前牙正常覆𬌗、覆盖及磨牙和尖牙中性关系。

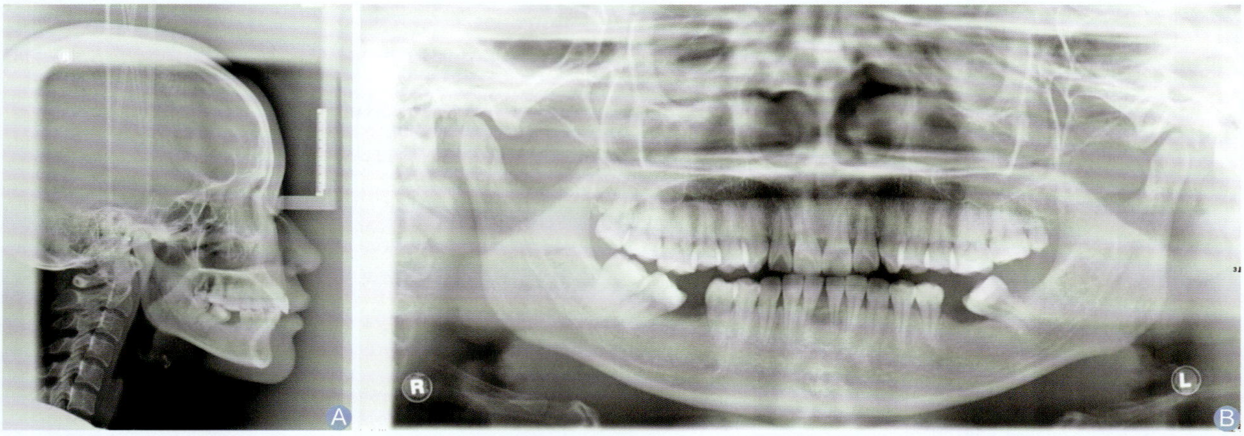

图 70-2 治疗前X线片

表70-1 治疗前后头影测量结果

测量项目	正常值	测量值	
	均值±标准差	治疗前	治疗后
SNA（度）	82.8 ± 4.0	85.7	85.5
SNB（度）	80.1 ± 3.9	82.8	83.0
ANB（度）	2.7 ± 2.0	2.8	2.5
FH/NP（度）	85.4 ± 3.7	93.8	91.2
U1/NA（度）	22.8 ± 5.7	28.1	21.1
U1-NA（mm）	5.2 ± 2.4	6.8	3.5
L1/NB（度）	30.3 ± 5.8	29.8	33.4
L1-NB（mm）	6.7 ± 2.1	5.8	6.3
U1/L1（度）	125.4 ± 7.9	119.3	119.9
U1/SN（度）	105.7 ± 6.3	113.8	108.6
MP/SN（度）	32.5 ± 5.2	32.2	32.4
MP/FH（度）	31.1 ± 5.6	24.7	24.8
L1/MP（度）	92.6 ± 7.0	94.7	98.0

六、矫治计划

1. 采用直丝弓矫治技术，行不拔牙矫治。

2. 上颌压低16、26，下颌直立37、47、48，36预留间隙用于种植修复，尝试关闭46间隙。

3. 排齐整平上下牙列，建立前牙正常覆𬌗、覆盖及磨牙和尖牙中性关系。

4. 保持。

七、矫治过程

1. 第1～5个月　排齐上下牙列，换至0.019英寸×0.025英寸不锈钢丝。下颌37、47、48基本直立。在上颌第一、二磨牙间颊腭侧植入种植钉，采用圈丝对过长的16、26持续加力压低。

2. 第6～21个月　在右侧下颌尖牙、第一前磨牙间颊侧植入种植钉，借助右侧下颌种植钉采用滑动法前移47、48，关闭间隙。上前牙少量邻面去釉，采用双侧Ⅱ类牵引加中线牵引维持中线，调整前牙覆盖及磨牙关系（图70-3）。

3. 第22～24个月　精细调整，拆除固定矫治器，戴入透明保持器（图70-4）。

八、矫治结果

矫治后，患者上下牙列整齐，36种植间隙预备良好，46间隙完全关闭，前牙覆𬌗、覆盖正常，双侧尖牙及磨牙中性关系，上下中线正，侧貌良好（图70-4）。全口曲面体层片显示牙根平行排列，37、47、48牙根直立，牙根及牙槽骨未见明显异常。头颅侧位片测量分析结果显示：上前牙牙轴改善（测量结果见表70-1）。

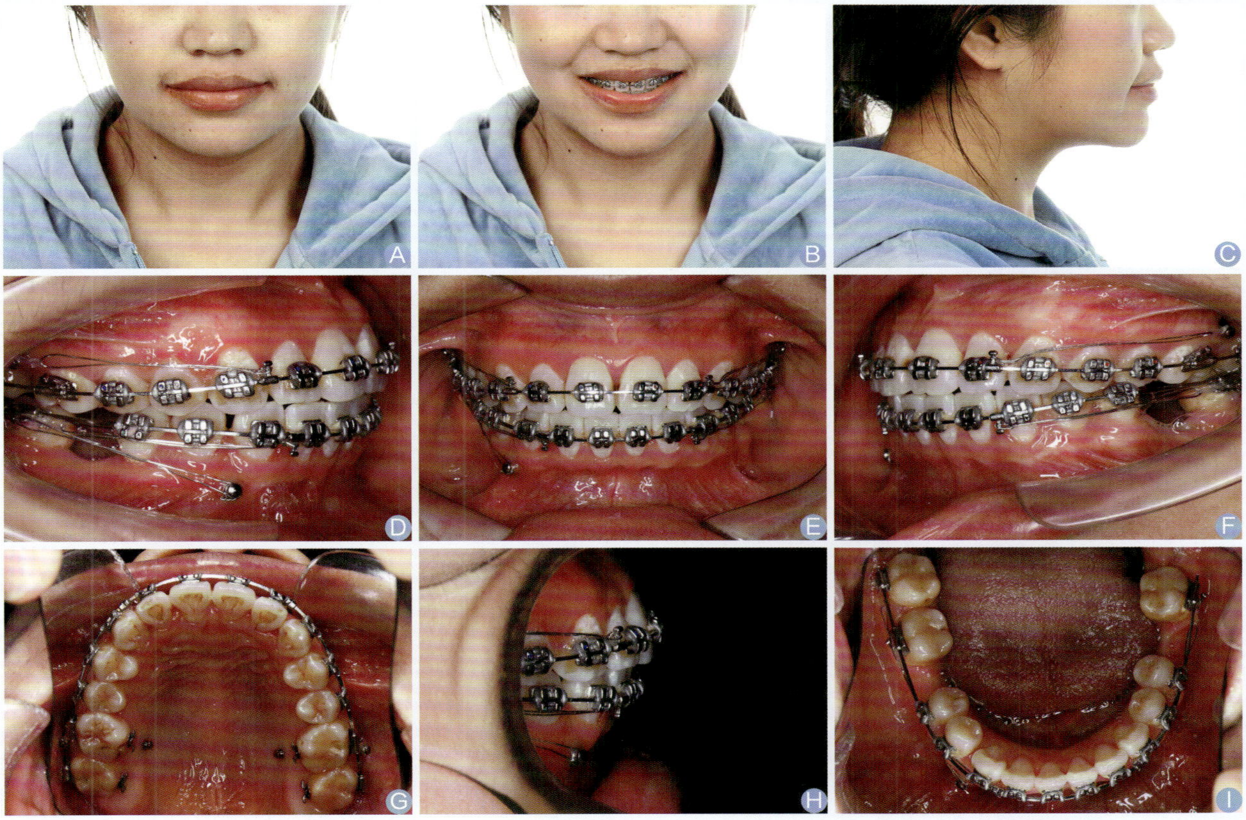

图70-3　关闭间隙时面𬌗像

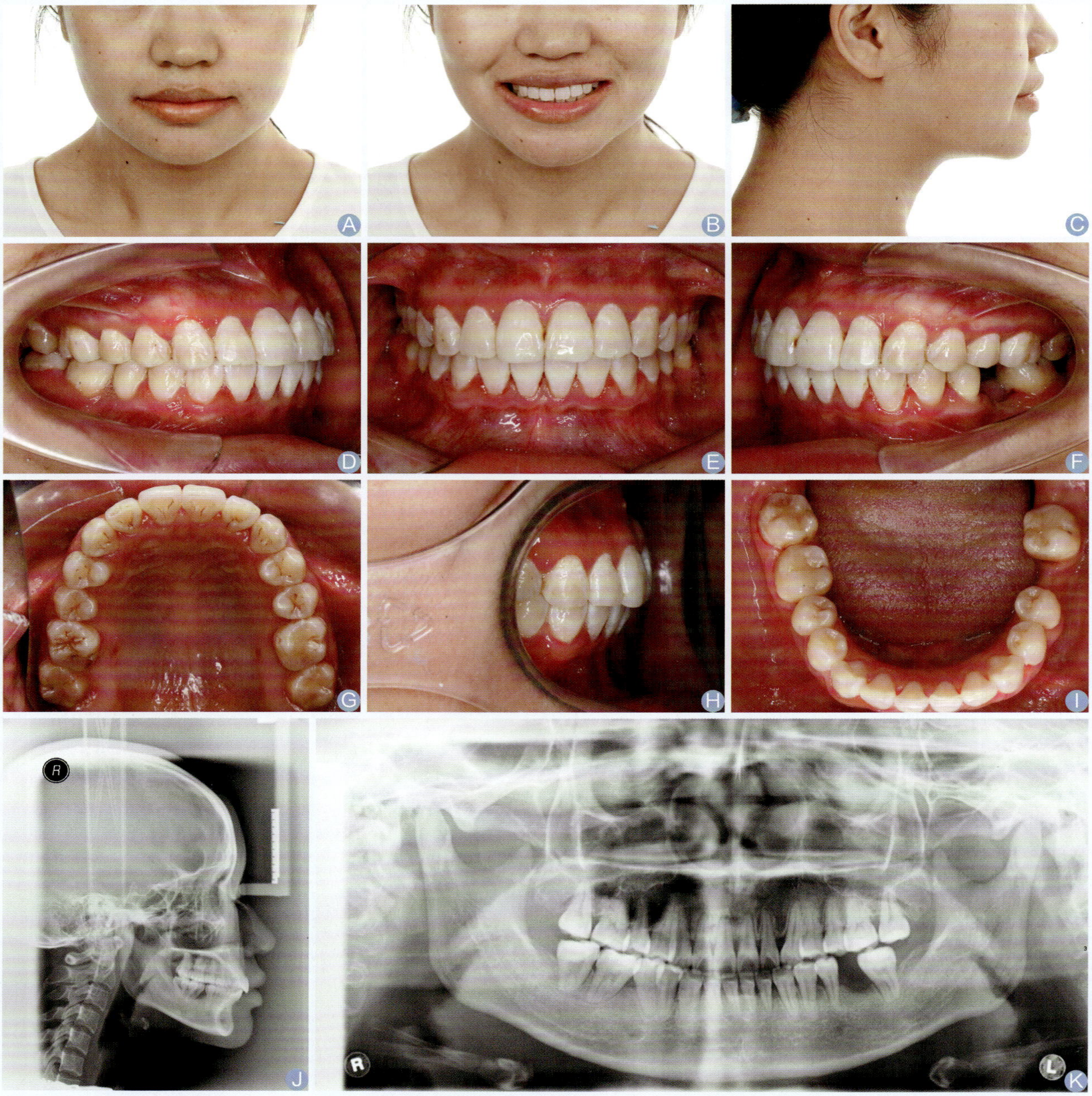

图 70-4 治疗后面殆像及 X 线片

九、矫治体会

（一）矫治设计的考虑

针对磨牙缺失的患者，常见的治疗选择一是种植修复治疗，二是正畸治疗关闭缺牙间隙。种植修复治疗疗程较短，但多数时候由于患者咬合不佳或间隙不足，直接进行种植修复困难，需行修复前正畸治疗调整剩余间隙。正畸治疗可尽量保存天然牙，同时矫治患者口内其他错殆畸形，但关闭磨牙间隙难度较大，疗程较长。此外，能否关闭磨牙间隙以及关闭时间隙如何分配，需综合考虑第三磨牙的位置及条件、剩余牙槽骨条件、患者的面型以及口内咬合关系等。针对本病例，患者38缺失，因此左侧后牙更适合直立37，并预留间隙进行36的种植修复；而48存在，牙周和牙体状况较好，且右下后牙区剩余牙槽骨条件较好，因此可尝试使用47、48代替46、47。同时，由于患者的面型较直，故右下缺牙间隙主要由后牙前移关闭。

（二）正畸治疗中的控制

1．修复前正畸治疗的关键点　修复前正畸治疗的关键点是调整缺牙间隙的大小，使之达到种植或修复的标准，包括在垂直向上压低过长的对颌牙，以及在近远中向上直立缺隙两侧的牙齿，创造大小合适的种植修复空间。如本病例中，压低过长的上颌后牙可在上颌第一、第二磨牙间颊腭侧植入种植体作为支抗，颊腭侧持续施以轻力主动压低过长牙。上颌过长牙的压低也有助于下颌后牙的直立。

2．磨牙前移关闭间隙的关键点　当综合考虑患者的面型及咬合关系，判断需要进行后牙前移时，我们有以下几种支抗选择：①传统前牙支抗：根据文献报道，单纯使用前牙作为支抗来前移磨牙时，会使上前牙回收约2.3 mm，下前牙回收约1.6 mm；上唇回收约2.8 mm，下唇回收约2.2 mm。同时，超过50%的单侧后牙前移存在中线偏斜问题。因此，针对本病例患者面型较直且上下中线正，需要单侧后牙前移的情况，单纯使用前牙作为支抗前移后牙显然支抗不足。② 颌间牵引：颌间牵引可一定程度上增加前牙支抗，促进后牙前移，但Ⅱ类牵引需要患者密切配合。③ 种植支抗：在前磨牙区植入种植体可提供较强的支抗来辅助后牙前移，可尽量保证前牙不过度回收，保持中线对正。

使用种植支抗辅助后牙前移的力学分析如图70-5所示，为使施加的力量更接近于水平向，种植体植入的位置最好靠前，在尖牙和第一前磨牙之间更佳。如使用长牵引钩，可使后牙更平行移动，但在临床上，下后牙区龈颊沟较浅，考虑到患者舒适度，多采用常规短牵引钩，所以在种植体加力时可能会对下后牙产生近中倾斜的力量。为了对抗使下后牙近中倾斜的力，关闭间隙时可使用较粗的不锈钢方丝，如0.019英寸 × 0.025英寸不锈钢方丝，同时在每次复诊时把弓丝取下检查是否变形；并且注意施加的力量不能太大，应为持续轻力，这样更有利于牙齿的平行移动。

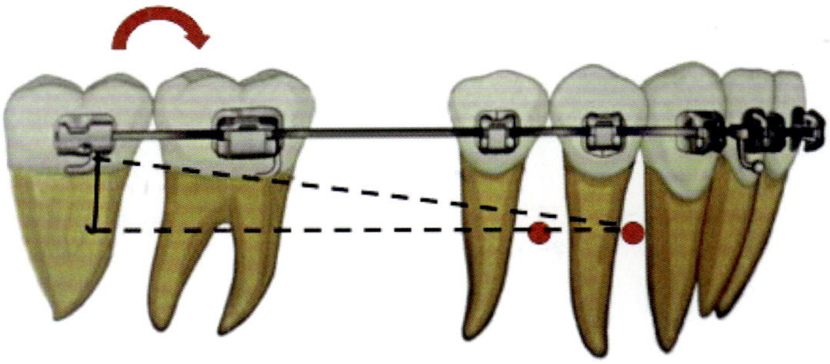

图 70-5　磨牙近中移动受力分析

（病例完成人：何丹青）

病例 71 正畸－种植联合治疗成人低角型深覆殆

一、一般情况

患者男性，49岁，主诉后牙咬合不良、上腭牙龈咬伤。全身情况良好，否认关节疼痛、弹响，否认牙外伤史，家族史无特殊。

二、临床检查

1. 面部检查　正面观：面部左右基本对称，上、中、下比例基本协调。侧面观：直面型（图71-1）。

2. 口内检查　恒牙列，16、17、35、36、37、47缺失。前牙Ⅲ度深覆殆，Ⅱ度深覆盖。右侧后牙中性关系，左侧后牙远中关系。左侧24、34锁殆关系，24腭尖磨耗严重。牙龈普遍有退缩表现。上前牙扇形移位，腭侧牙根暴露明显，腭侧牙龈咬痕明显。11、21松动度Ⅱ度。左下缺失牙齿龈殆向修复高度过小。

3. 颞下颌关节检查　开口度三指，开口型正常，双侧关节未查见弹响及触痛。

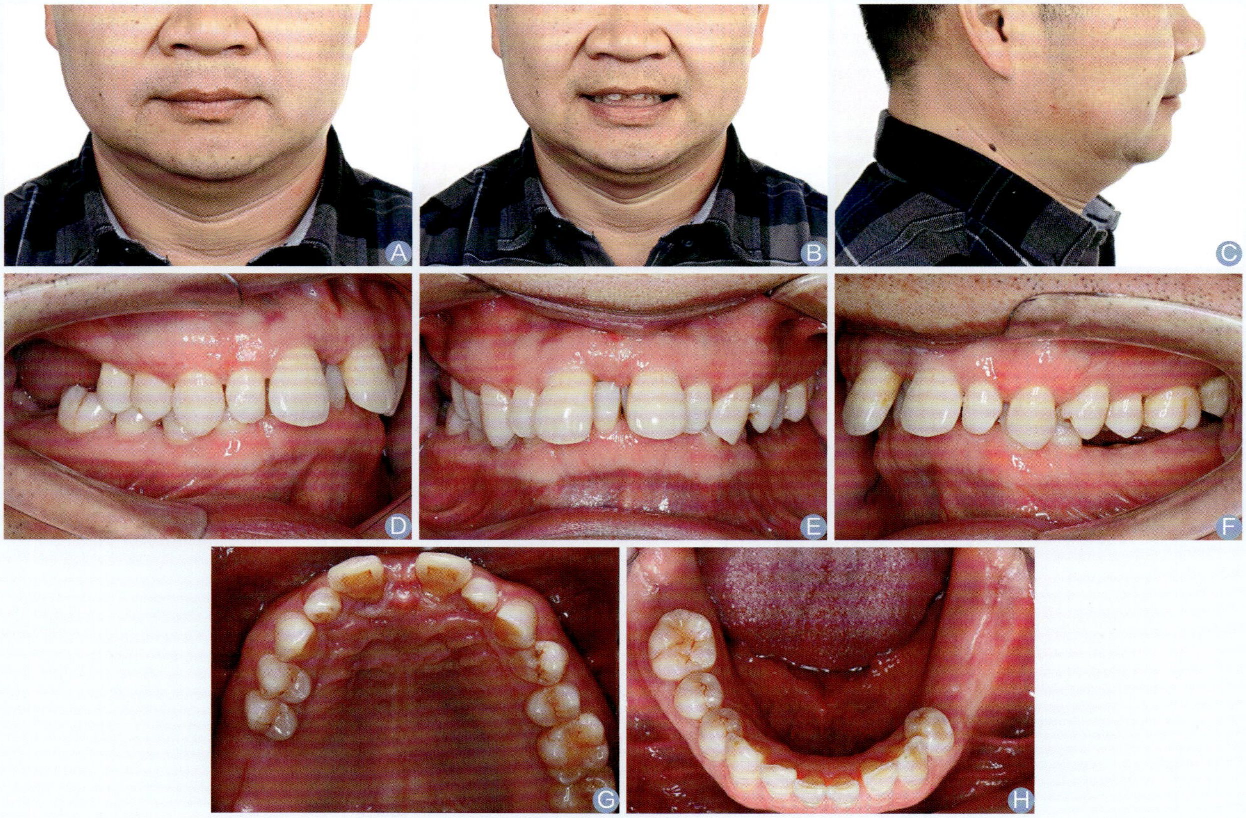

图 71-1　治疗前面殆像

三、X 线检查分析

1. 头颅侧位片　测量分析结果显示骨性Ⅰ类，低角（图71-2和表71-1）。

2. 全口曲面体层片　16、17、35、36、37、47缺失。牙槽骨普遍水平吸收，尤其以上前牙严重。双侧髁突骨质未见明显异常（图71-2）。

四、诊断

安氏Ⅱ类，毛氏Ⅳ[1]+Ⅰ[2]类，骨性Ⅰ类，低角；慢性牙周炎；上下颌牙列缺损。

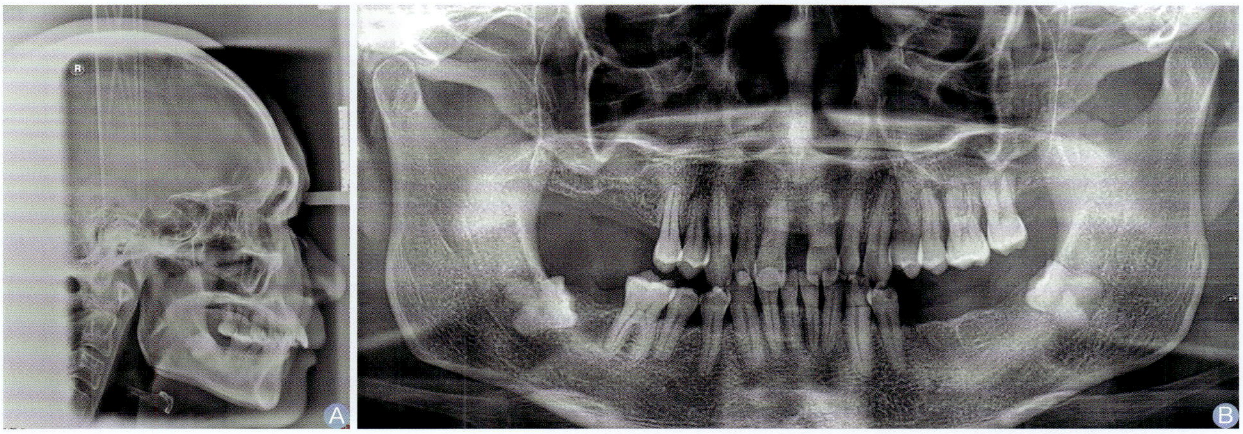

图 71-2　治疗前 X 线片

表71-1　治疗前后头影测量结果

测量项目	正常值	测量值	
	均值 ± 标准差	治疗前	治疗后
SNA（度）	82.8 ± 4.0	92.8	92.4
SNB（度）	80.1 ± 3.9	88.8	88.0
ANB（度）	2.7 ± 2.0	4.0	4.4
FH/NP（度）	85.4 ± 3.7	89.9	89.8
U1/NA（度）	22.8 ± 5.7	18.7	8.9
U1-NA（mm）	5.2 ± 2.4	2.8	0.3
L1/NB（度）	30.3 ± 5.8	23.7	38.3
L1-NB（mm）	6.7 ± 2.1	5.0	6.6
U1/L1（度）	125.4 ± 7.9	130.6	125.5
U1/SN（度）	105.7 ± 6.3	111.6	104.3
MP/SN（度）	32.5 ± 5.2	29.1	29.8
MP/FH（度）	31.1 ± 5.6	22.4	22.1
L1/MP（度）	92.6 ± 7.0	95.6	109.3

五、矫治目标

矫治前牙深覆䄓，排齐牙列，关闭上前牙间隙，解除左侧第一前磨牙锁䄓关系，恢复左下缺失牙齿修复高度。

六、矫治计划

1. 完善牙周系统治疗。

2. 上颌采用平面导板，结合交互牵引，解除24、34锁䄓关系。

3. 后牙适当恢复咬合高度。

4. 采用全口直丝弓矫治技术，上颌关闭前牙间隙。

5. 下颌采用微螺钉种植支抗压低下前牙，矫治前牙深覆䄓。

6. 择期种植修复缺失牙齿。

七、矫治过程

1. 完善牙周系统治疗。

2. 第1～3个月　上颌采用平面导板，结合交互牵引解除24、34锁䄓关系，恢复适当咬合高度。

3. 第4～9个月　上颌粘接直丝弓矫治器，排齐上牙列，关闭前牙间隙。

4. 第10～17个月　下颌行固定矫治，采用种植支抗压低下前牙，矫治深覆䄓（图71-3）。

5. 第18～24个月　种植修复上下颌缺失牙齿。

八、矫治结果

矫治后，患者咬合关系良好，上下牙列整齐，前牙覆䄓、覆盖正常，右侧尖牙和磨牙中性关系，左侧尖牙和磨牙远中关系，上颌中线正。

治疗后全口曲面体层片显示牙根平行排列，牙根及牙槽骨未见明显异常（图71-4）。头颅侧位片测量分析结果显示：上前牙直立内收，前牙覆䄓正常（测量结果见表71-1）。治疗后1年复查，牙齿排列整齐，咬合稳定（图71-5）。

九、矫治体会

（一）关于咬合高度的恢复

该患者左侧下颌后牙缺失，且左侧第一前磨牙锁䄓，所以左侧后牙基本没有咬合支撑。患者右上磨牙也缺失。因此，该患者后牙的咬合支撑只有右侧的前磨牙两对牙齿。结合患者的侧面型、下颌平面角和前牙覆䄓状况，在关节耐受的范围内，恢复患者的咬合高度是重要的治疗目标。

咬合高度的恢复既有利于前牙深覆䄓的纠正和腭侧牙龈咬伤的缓解，也有利于左下缺失牙齿处

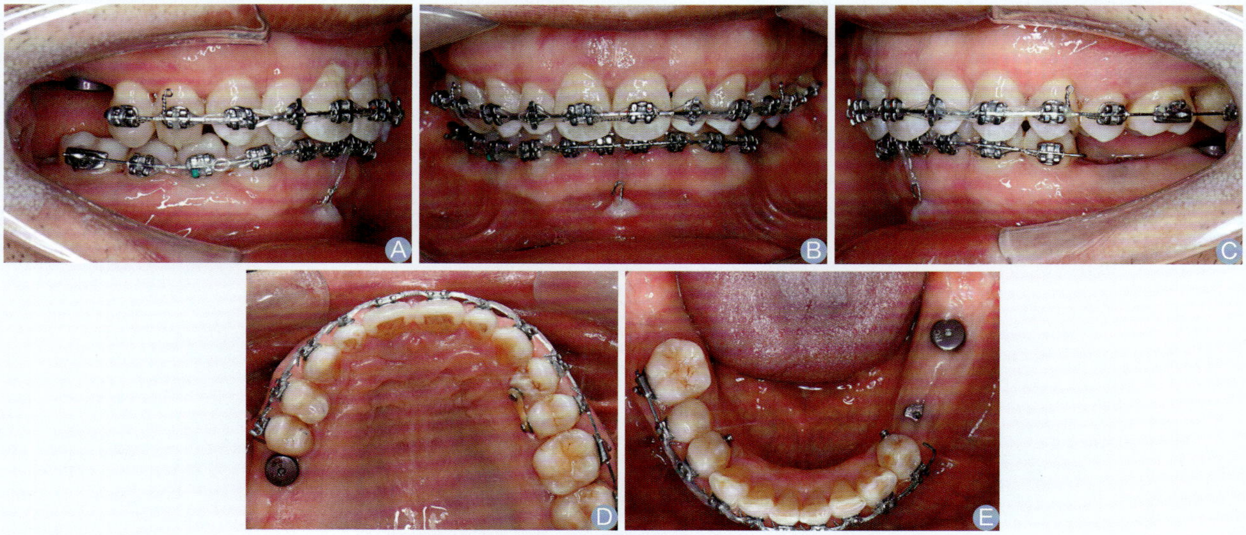

图 71-3　治疗中采用种植支抗矫治深覆䄓

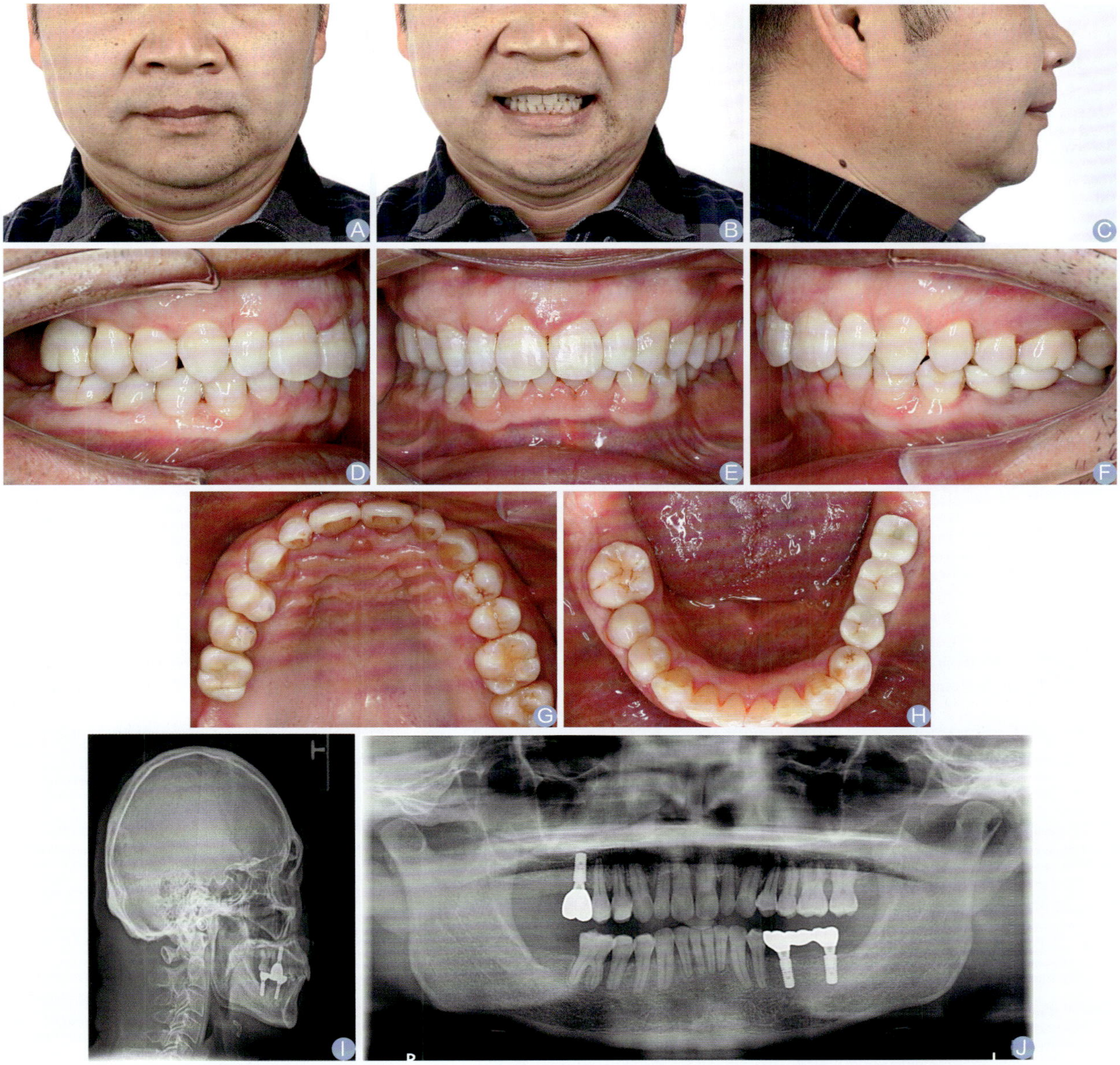

图 71-4　治疗后面𬌗像及 X 线片

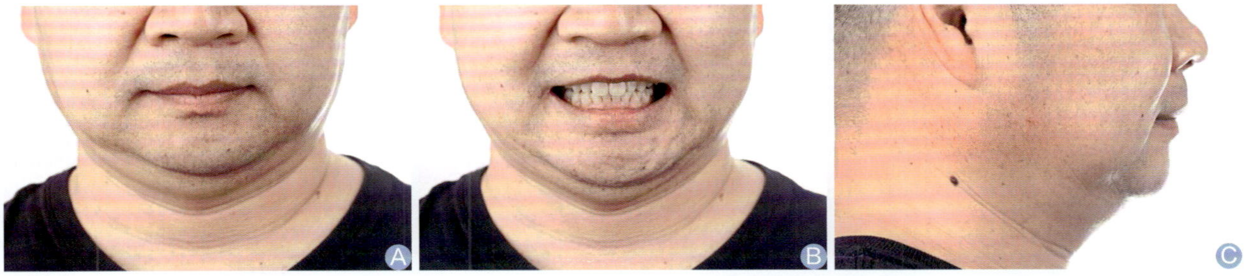

图 71-5　保持 1 年时面𬌗像

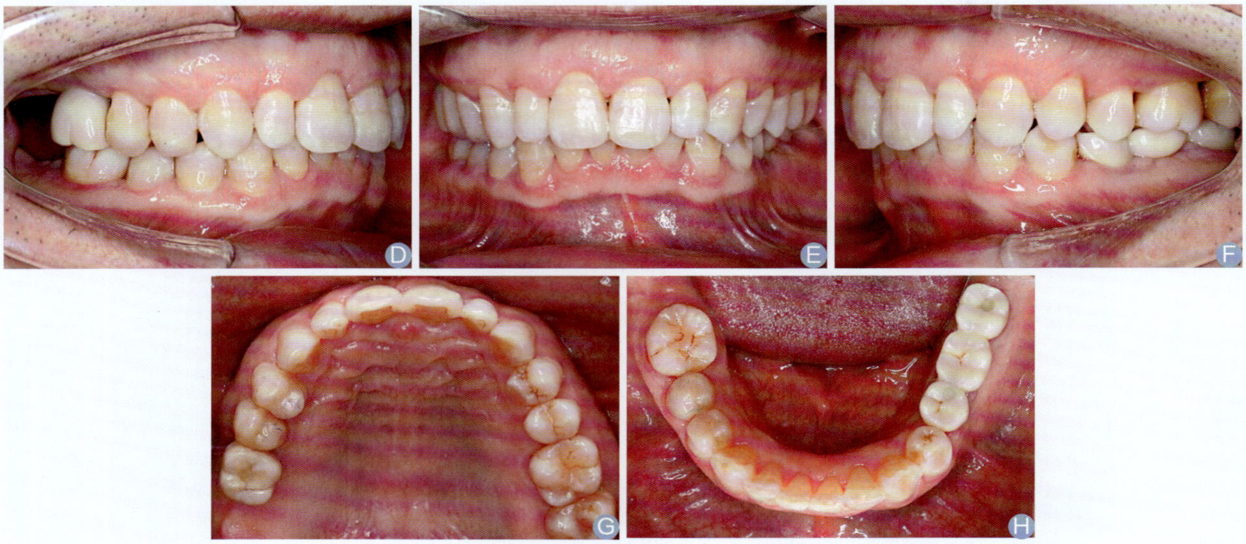

图 71-5 保持 1 年时面殆像（续）

获得足够的种植修复空间。从纵殆曲线的检查来看，由于左上后牙并没有明显过长，因此，修复高度的恢复不应该首选左上后牙的压低治疗。而解除左侧第一前磨牙的锁殆关系，建立左侧后牙的咬合支撑，并适度抬高恢复咬合高度，才是该患者治疗的第一步。之后，可以粘接全口固定矫治器，进行牙列的排齐和整平治疗。

（二）前牙深覆殆的矫治

该患者深覆殆问题的解决一方面有赖于后牙咬合高度的恢复，另一方面需要通过压低下颌前牙，整平下颌Spee曲线。

正畸治疗矫治深覆殆有很多种方法。对于Spee曲线过深、下颌前牙呈台阶式升高的成年低角患者，应用种植支抗压低下颌前牙是应该优先考虑的治疗方法。尤其是对于多数磨牙和前磨牙缺失的患者，由于无法有效地利用后牙作为支抗压低前牙，应用种植支抗压低前牙是最为行之有效的方法。

（病例完成人：寻春雷）

病例 72　利用种植支抗压低过长上颌后牙辅助修复下颌缺失牙

一、一般情况

患者女性，23岁，主诉下后牙残根，修复空间不足。既往史无特殊。全身情况良好，否认口腔不良习惯、鼻咽部疾病；否认关节疼痛、弹响；否认牙外伤史。

二、临床检查

1．面部检查　正面观：面部左右基本对称，比例基本协调，唇闭合功能良好。侧面观：直面型（图72-1）。

2．口内检查　恒牙列，双侧下颌第一、第二磨牙残根，双侧上颌第一、第二磨牙下垂，𬌗龈向修复空间不足。尖牙偏远中关系；前牙Ⅱ度深覆𬌗，覆盖3.5 mm；上下牙弓拥挤度1～2 mm；下中线右偏0.5 mm。第三磨牙存在，基本正位（图72-1）。

3．颞下颌关节检查　开口度三指，开口型正常，双侧关节未查见弹响及触痛。

三、X 线检查分析

1．头颅侧位片　测量分析结果显示骨性Ⅰ

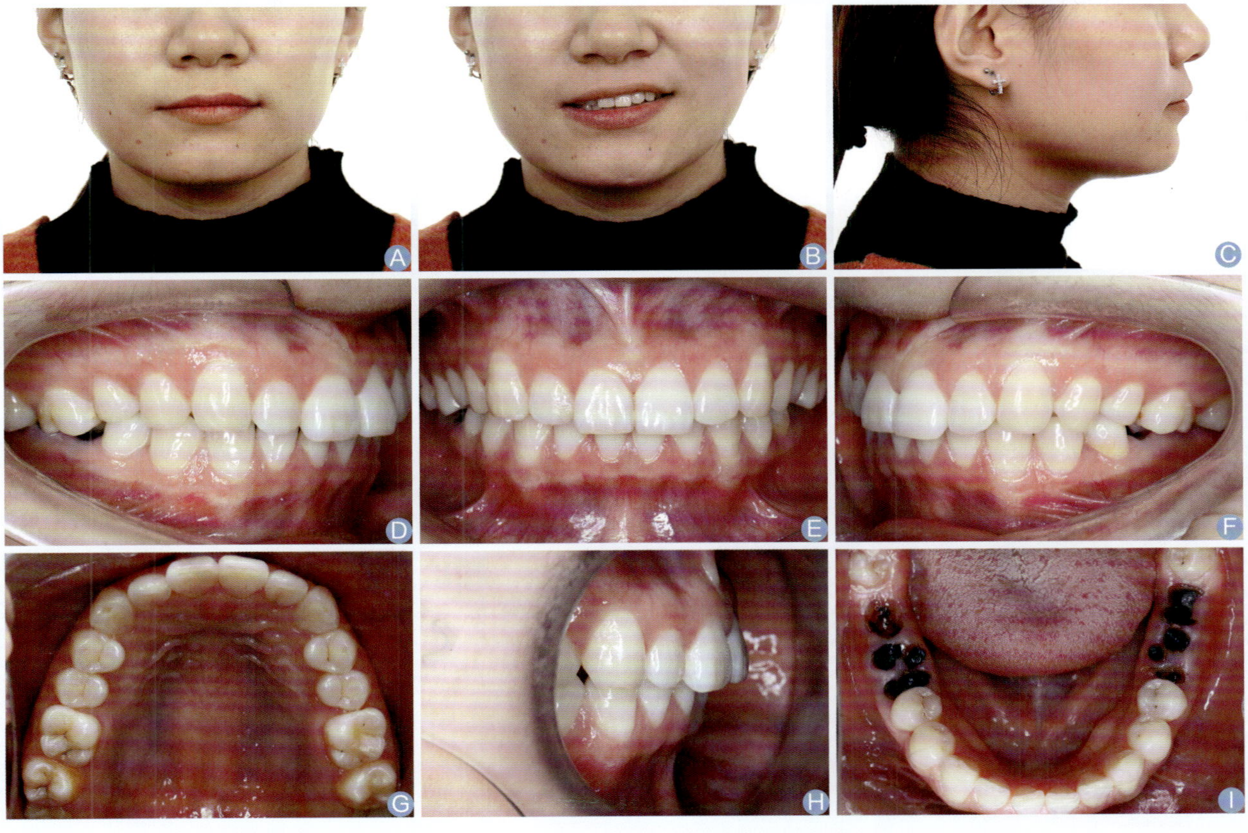

图 72-1　治疗前面𬌗像

类，低角，上下前牙唇倾度基本正常（图72-2和表72-1）。

2. 全口曲面体层片 36、37、46和47残根，根尖周低密度影；18、28、38和48基本正位。牙槽骨轻度退缩。其余牙列、牙槽骨未见明显异常。双侧髁突骨质未见明显异常（图72-2）。

四、诊断

安氏Ⅰ类，毛氏Ⅳ¹+Ⅰ¹类，骨性Ⅰ类，低角。

五、矫治目标

压低下垂的上颌第一、第二磨牙，为下颌第一、第二磨牙修复提供空间；维持侧貌。

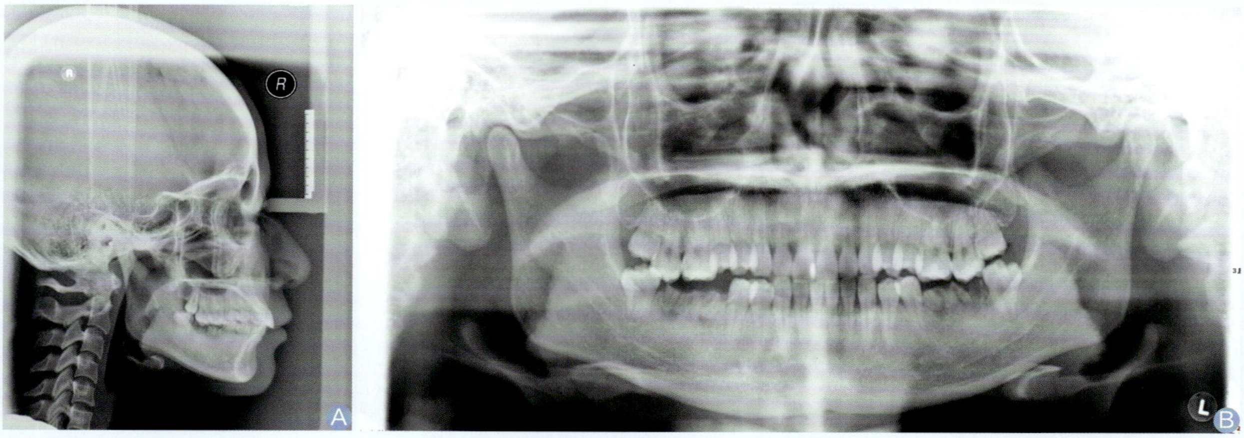

图 72-2 治疗前 X 线片

表72-1 治疗前后头影测量结果

测量项目	正常值	测量值	
	均值 ± 标准差	治疗前	治疗后
SNA（度）	82.8 ± 4.0	86.2	85.7
SNB（度）	80.1 ± 3.9	82.9	82.5
ANB（度）	2.7 ± 2.0	3.3	3.2
FH/NP（度）	85.4 ± 3.7	93.9	94.3
U1/NA（度）	22.8 ± 5.7	24.3	25.8
U1-NA（mm）	5.2 ± 2.4	5.0	5.6
L1/NB（度）	30.3 ± 5.8	28.1	28.0
L1-NB（mm）	6.7 ± 2.1	4.8	4.9
U1/L1（度）	125.4 ± 7.9	124.4	123.0
U1/SN（度）	105.7 ± 6.3	110.4	111.4
MP/SN（度）	32.5 ± 5.2	27.4	27.0
MP/FH（度）	31.1 ± 5.6	16.8	15.6
L1/MP（度）	92.6 ± 7.0	97.7	98.6

六、矫治计划

采用正畸局部矫治。

1. 拔除上下颌第三磨牙，使用种植支抗加片段弓压低上颌第一、第二磨牙。

2. 种植修复下颌第一、第二磨牙。

3. 保持。

七、矫治过程

1. 第1～10个月　于上颌第一、第二磨牙颊舌侧植入种植钉。1个月后复查，左侧第一、第二磨牙颊侧种植钉松动，其余3颗种植钉稳定。再次于左侧第一、第二磨牙颊侧植入种植钉，1个月后复查时再次松动。更改为在24、25、26间颊侧植入两枚种植钉，1个月后复查时种植钉稳定。

取工作模型，用0.8 cm不锈钢圆丝弯制连接杆，使用树脂将连接杆粘接固定于左上颊侧两枚种植钉上，游离端延伸于左上第一、第二磨牙颊侧。于上颌第一、第二磨牙颊侧粘接矫治器，舌侧粘接舌侧扣，使用颊舌侧种植钉压低上颌第一、第二磨牙。颊侧辅助使用镍钛丝和澳丝控制第一、第二磨牙的位置（图72-3）。

2. 第11～13个月　在持续压低上颌第一、第二磨牙过程中，左侧磨牙未出现明显的倾斜、扭转，而右侧第一、第二磨牙出现近中倾斜，尤其是右上第一磨牙近中明显压低（图72-4）。于右上第一、第二前磨牙粘接托槽，将片段弓范围延伸至右上前磨牙区域，使用镍钛丝和不锈钢方丝辅助纠正右上磨牙的近中倾斜（图72-5）。

3. 第14～17个月　上颌第一、第二磨牙基本压低到位，使用结扎丝被动结扎稳定上颌磨牙的位置，同期行下颌磨牙的种植修复（图72-6）。

4. 第18个月　下颌第一、第二磨牙种植修复已完成，拆除矫治器及种植钉。

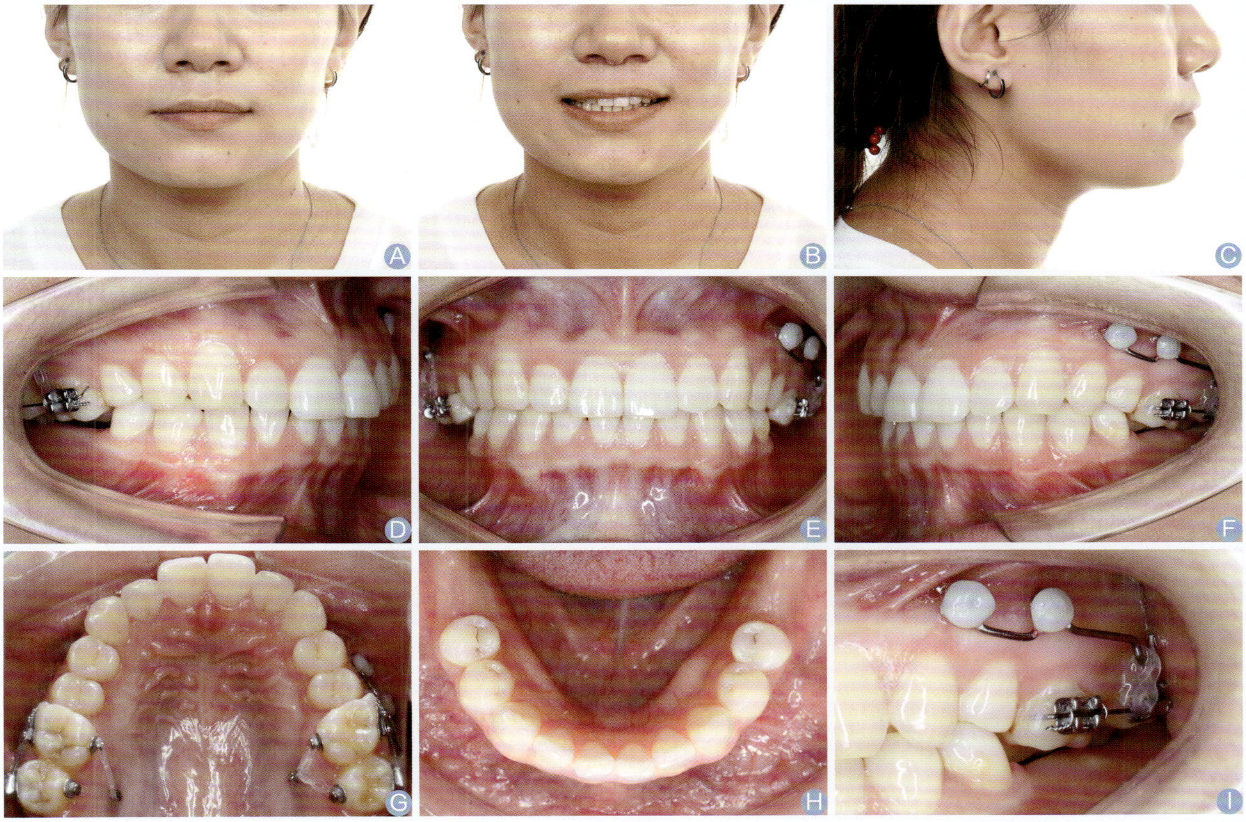

图72-3　上颌压低第一、第二磨牙时面𬌗像

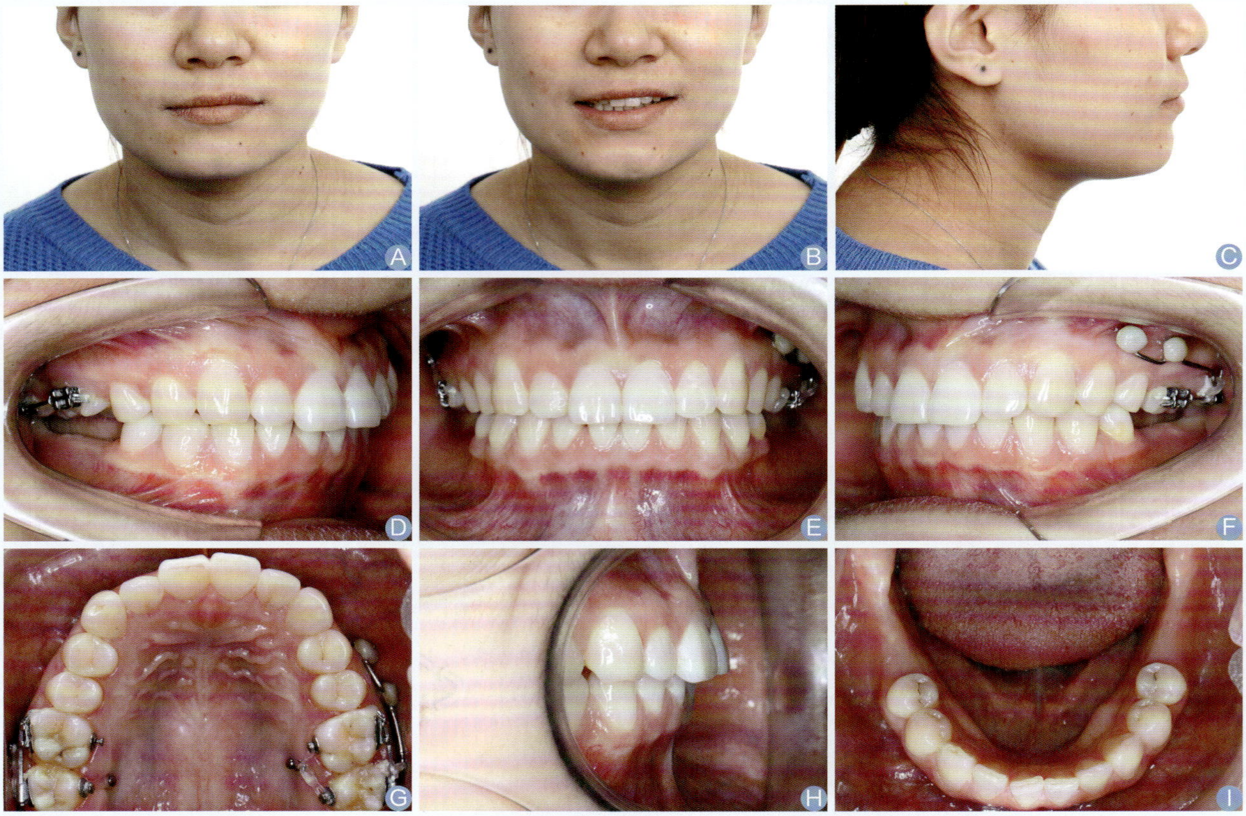

图 72-4　上颌压低第一、第二磨牙时面聆像，右侧磨牙出现近中倾斜

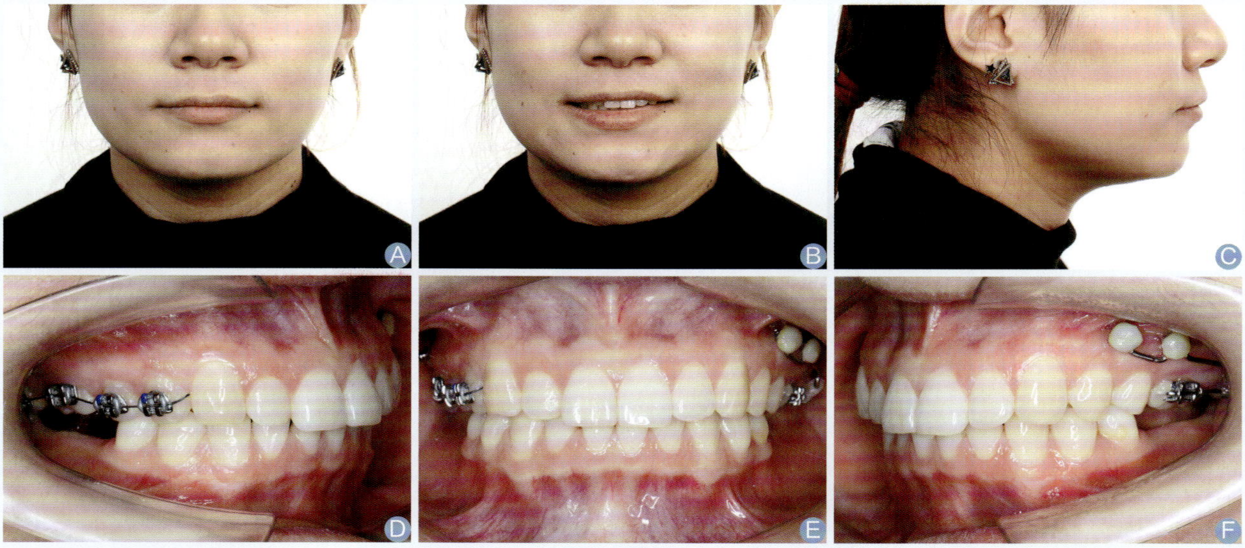

图 72-5　上颌压低第一、第二磨牙时面聆像，右侧片段弓延伸至前磨牙区

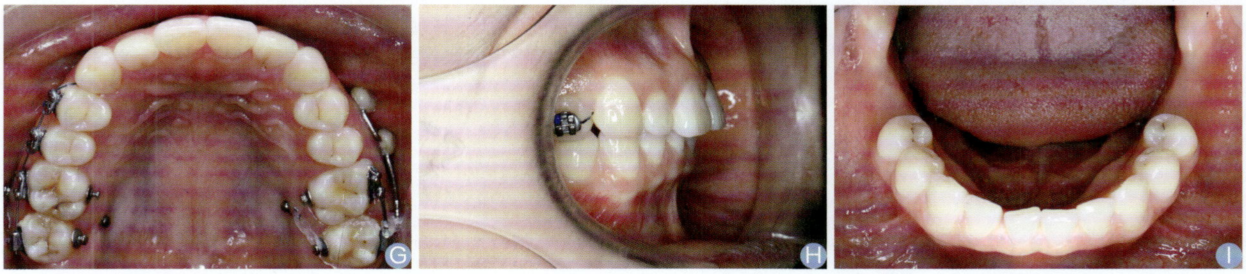

图 72-5　上颌压低第一、第二磨牙时面𬌗像，右侧片段弓延伸至前磨牙区（续）

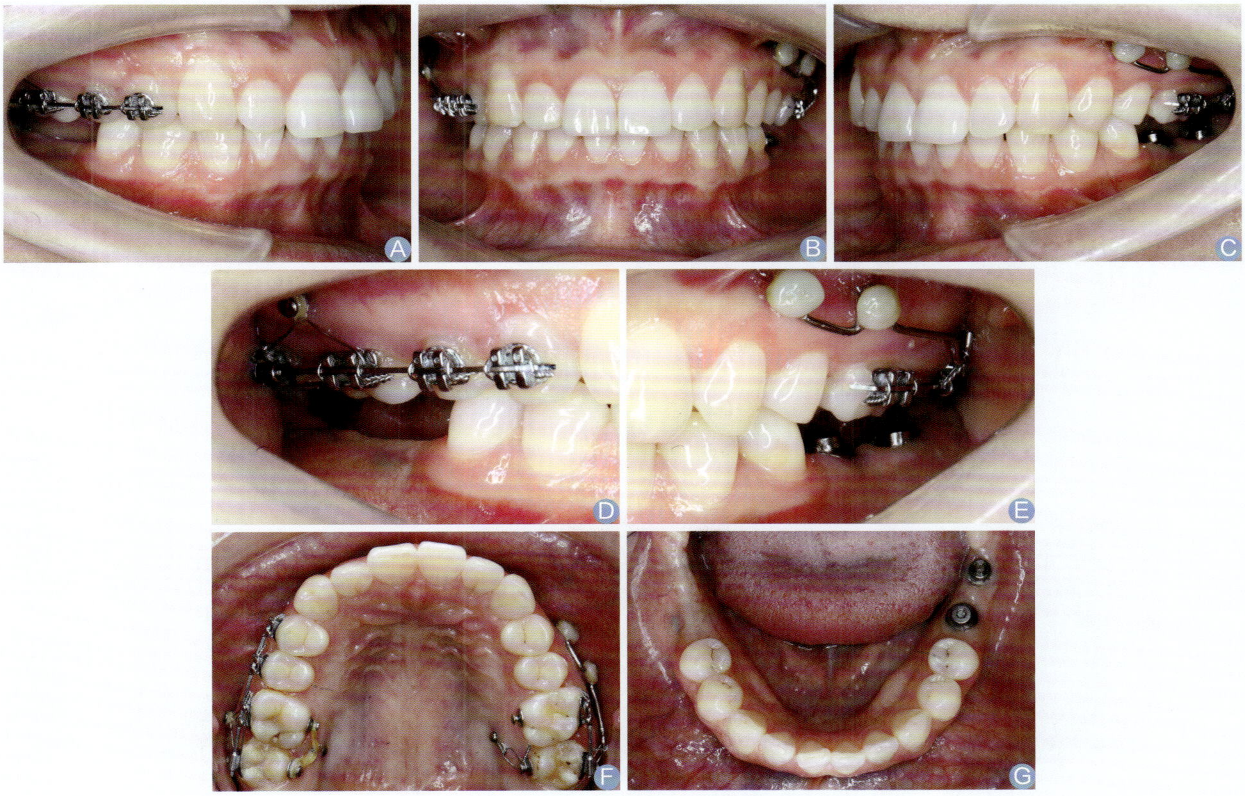

图 72-6　上颌第一、第二磨牙基本压低到位时𬌗像

八、矫治结果

矫治后，患者下颌第一、第二磨牙得到修复，与上颌磨牙咬合关系良好。前牙覆𬌗、覆盖，牙弓中线、拥挤度以及面型均维持治疗前情况。全口曲面体层片显示36、37、46和47种植修复，牙根及牙槽骨未见明显异常（图72-7）。头颅侧位片测量分析结果显示：骨性指标和牙性指标未见明显变化（测量结果见表72-1）。治疗结束1年后复查，咬合稳定（图72-8）。

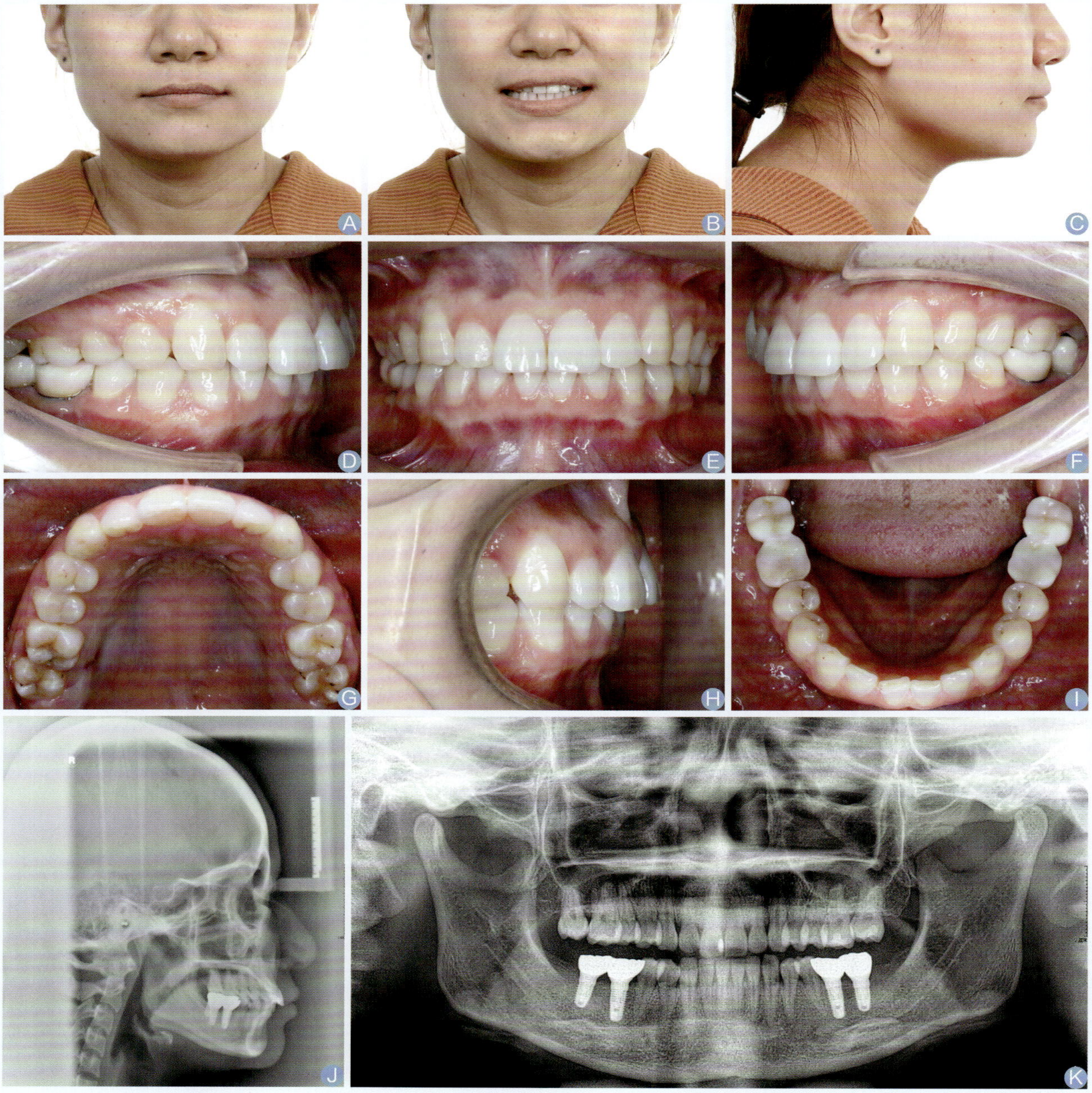

图 72-7 治疗后面骀像及 X 线片

九、矫治体会

（一）正畸治疗存在的难点

1．上颌第一、第二磨牙压低时的支抗是治疗难点之一。

2．在压低上颌过长磨牙中控制磨牙位置，避免其倾斜、扭转是治疗难点之二。

（二）正畸中的牙齿移动控制

1．压低伸长的上颌磨牙，为下颌磨牙提供修复间隙是本病例的治疗要点。传统的方法包括：①磨除部分牙冠组织，获得修复间隙。但此方法有损牙体组织，如要磨除较多牙体组织，还需先完善根管治疗。

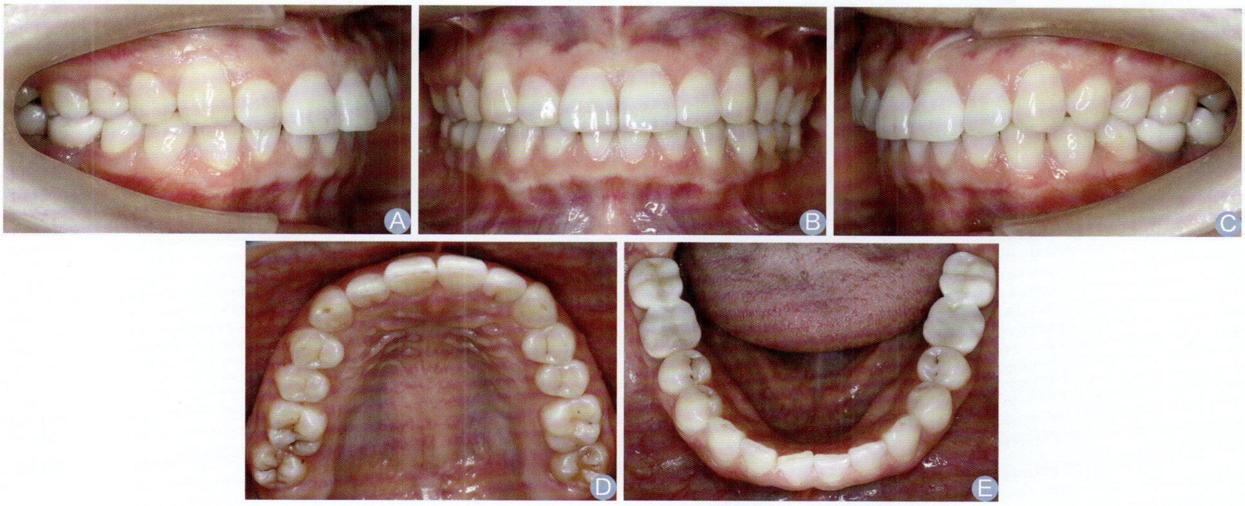

图 72-8　保持 1 年时殆像

②根尖下截骨，使伸长的磨牙整体压入。此方法手术复杂、创伤大，患者通常难以接受。③传统正畸治疗可以使用口外弓牵引、横腭杆、磁力殆垫等，但这些方法压低效果有限。种植支抗的应用能在不损伤牙体组织、创伤小的基础上实现磨牙的绝对压低，具有独特的优势，在临床上应用广泛。使用种植支抗压低磨牙时，通常需要在颊舌侧均植入支抗钉，采用链状圈或镍钛拉簧对牙齿施力，实现磨牙的整体压低。也可以在颊侧植入种植钉，在腭侧辅以横腭杆减少牙齿压低过程中的颊倾，但腭尖的压低有限。在使用种植支抗压低伸长的磨牙时，还常需辅以片段弓控制磨牙的位置，避免其扭转、倾斜。

2. 种植支抗的使用为压低过长磨牙提供稳定的支抗，使压低过长磨牙得以实现。然而，种植钉植入存在一定的失败率。本病例在上颌第一、第二磨牙颊舌侧植入种植钉，其中左上第一、第二磨牙颊侧的种植钉植入两次均松动，因此只能采用替代方案，即在左上前磨牙区域植入种植钉，使用连接杆将加力装置延伸至第一、第二磨牙颊侧。为避免加力时连接杆转动，需要在前磨牙区植入两枚种植钉，使用高强度弓丝弯制连接杆，用树脂将连接杆牢固粘接于种植钉头部。需要注意的是，粘接过程中要避免将树脂堆砌在黏膜表面，以免引起黏膜的激惹红肿。树脂应与黏膜存在一定间隙，易于清洁。在有稳定的支抗来源下，过长的上颌第一、第二磨牙顺利压低，为下颌第一、第二磨牙修复提供空间。压低上颌第一、第二磨牙时还需要考虑间隙问题。由于牙冠部大于牙颈部，压低过程需要少量间隙，因此设计将上颌第三磨牙拔除。本病例下颌第三磨牙存在且基本正位，治疗设计也可以采用全口矫治的方案前移第三磨牙替代，但患者拒绝全口矫治，要求采用上颌局部矫治的方案，因此拔除下颌第三磨牙。

3. 上颌磨牙压低过程中需要避免磨牙的倾斜、扭转。对于单颗磨牙的压低，尤其是第二磨牙的压低，因种植钉位于压低磨牙的近中，易造成磨牙倾斜。当第一、第二磨牙同时需要压低时，在第一、第二磨牙间植入种植钉，加力时第一、第二磨牙倾斜的互相抵抗可使磨牙顺利整体压低。但如果近中倾斜和远中倾斜的力量不完全对等，也将出现磨牙倾斜。本病例中左上第一、第二磨牙的压低力施加于片段弓丝上，而右上第一、第二磨牙的压低力直接施加于牙齿上，左侧磨牙未出现明显的倾斜，而右侧磨牙，尤其是右侧第一磨牙出现明显的近中倾斜。因此，将右侧片段弓延伸至前磨牙区，增加邻牙支抗，控制右上第一磨牙的近中倾斜。

（病例完成人：黄一平）

病例 73 下颌磨牙过长的修复前正畸治疗

一、一般情况

患者男性，42岁，主诉左上牙缺失，要求修复。患者多年前拔除左上磨牙，未进行修复。在种植科就诊时发现左下后牙过长，垂直空间不足，建议其于正畸科就诊，压低左下后牙。患者全身情况良好，无口腔不良习惯，否认鼻咽部疾病；无颞下颌关节弹响；家族史无特殊。

二、临床检查

1．面部检查　正面观：颏部不对称，面下1/3高度正常，无开唇露齿和露龈笑。侧面观：突面型，上颌正常，下颌略显后缩，颏肌紧张度正常（图73-1）。

2．口内检查　恒牙列。26和27缺失，遗留间隙尚可，牙槽嵴高度不足、宽度尚可；37颊向过长，28牙冠近中面与37牙冠远中面接触，28下垂；34、35和36舌向倾斜。上牙弓前部拥挤度1 mm，左上后牙间隙约22 mm。右侧磨牙和双侧尖牙中性关系。前牙覆盖和覆𬌗正常。上下牙弓呈现卵圆形。上下牙列中线正（图73-1）。

3．颞下颌关节检查　开口度三指，开口型正

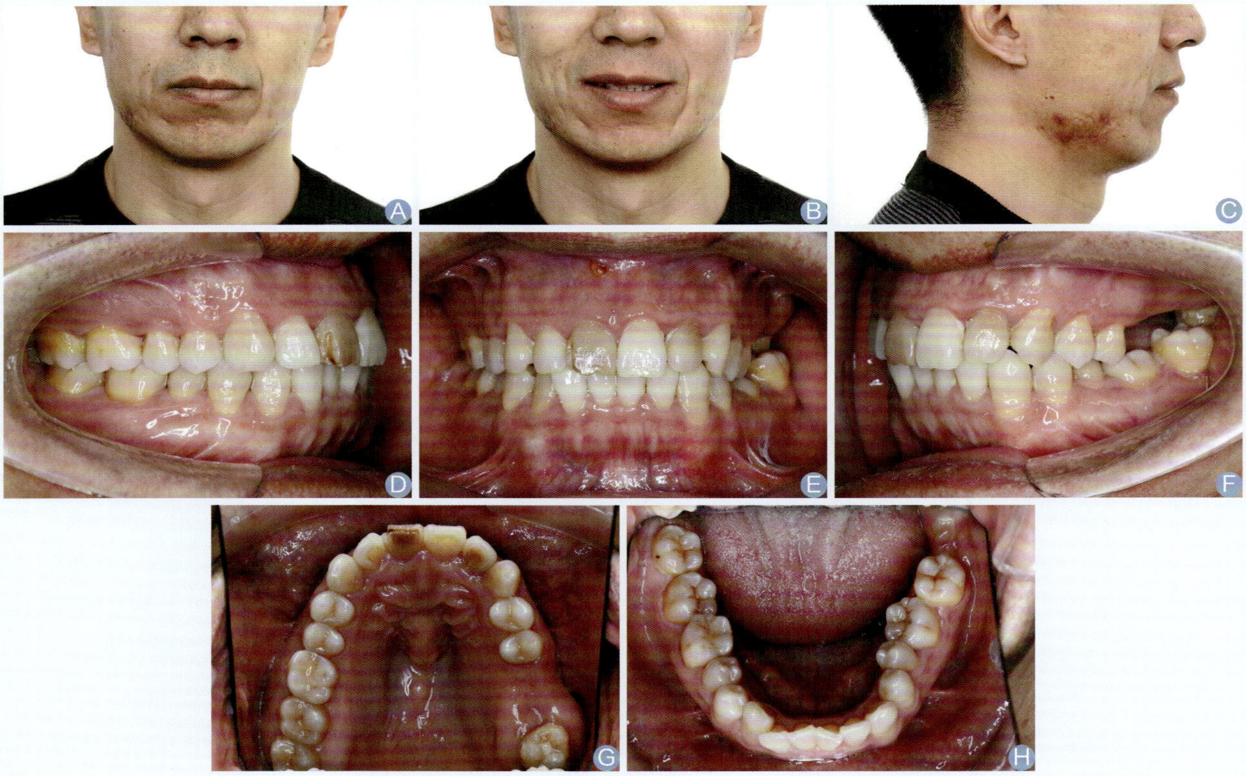

图 73-1　治疗前面𬌗像

常，双侧关节未查见弹响和触痛。

三、X 线检查分析

1. 头颅侧位片　测量分析结果显示骨性Ⅰ类，下颌稍后缩，均角，上下切牙基本直立（图73-2和表73-1）。

2. 全口曲面体层片　26和27缺失，牙槽骨有所吸收；37过长（图73-2）。

3. CBCT　37颊向过长，牙根与舌侧骨皮质接触（图73-2）。

四、诊断

安氏Ⅰ类，毛氏Ⅴ类，骨性Ⅰ类，均角。

五、矫治目标

纠正颊向位并过长的左下第二磨牙，种植修复左上后牙，矫正左下前磨牙舌倾，排齐牙列，建立良好咬合关系。

六、矫治计划

1. 采用无托槽隐形矫治。
2. 压低过长的下后牙。
3. 调整左侧后牙咬合。
4. 必要时采用种植支抗协助压低。
5. 保持。
6. 拔除左上第三磨牙，种植修复左上后牙。

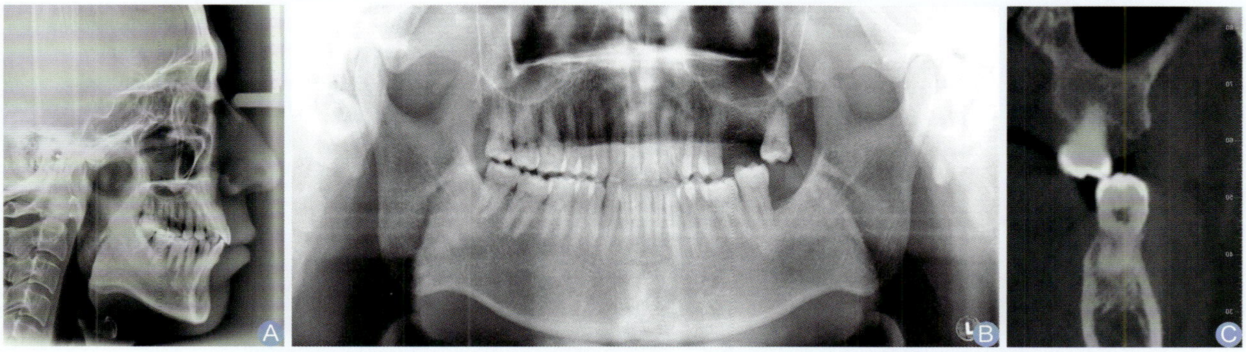

图 73-2　治疗前 X 线片及 CBCT

表73-1　治疗前后头影测量结果

测量项目	正常值	测量值	
	均值 ± 标准差	治疗前	治疗后
SNA（度）	82.8 ± 4.0	75.7	75.2
SNB（度）	80.1 ± 3.9	72.9	72.5
ANB（度）	2.7 ± 2.0	2.8	2.7
U1/L1（度）	125.4 ± 7.9	131.4	120.9
U1/SN（度）	108.7 ± 6.3	96.0	98.5
MP/SN（度）	32.5 ± 5.2	36.6	36.5
MP/FH（度）	31.1 ± 5.6	24.3	23.5
L1/MP（度）	92.6 ± 7.0	96.0	100.8

七、矫治过程

1. 第1～3个月　戴用无托槽隐形矫治器压低并远移左下第二磨牙，同时配合种植支抗压低左上前磨牙（图73-3）。

2. 第4～7个月　左上前磨牙压低完成，配合种植支抗压低并直立左下前磨牙，继续压低左下第二磨牙（图73-4和图73-5）。

3. 第8～10个月　左下第二磨牙压低基本完成，继续压低和直立左下第二前磨牙（图73-5）。

4. 第11～14个月　精细调整，舌向移动左下第二磨牙，使左侧前磨牙区咬合紧密。其间完成左上后牙种植体植入手术（图73-6）。去除附件，戴入透明保持器。

5. 第15～20个月　左上后牙修复完成，重新制作透明保持器。

八、矫治结果

正畸-修复联合治疗后，患者咬合关系良好，上下牙列整齐，前牙覆𬌗、覆盖正常，双侧尖牙和磨牙中性关系，上下中线正（图73-6和图73-7）。上颌位置正常，下颌略显后缩，面下1/3高度正常，唇齿关系正常，上下唇突度正常，鼻唇角正常，颏唇沟正常。全口曲面体层片显示牙

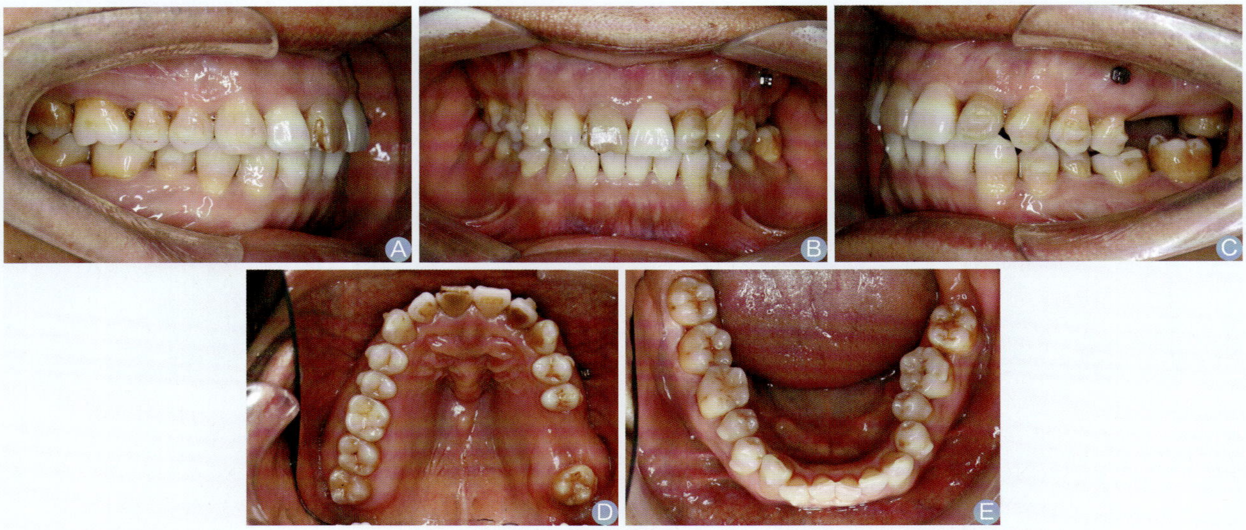

图 73-3　压低左上前磨牙、压低和远移左下第二磨牙时𬌗像

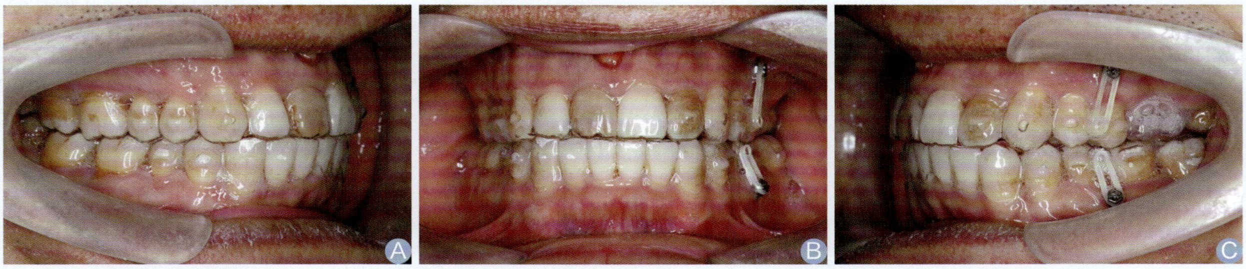

图 73-4　戴用隐形矫治器的照片

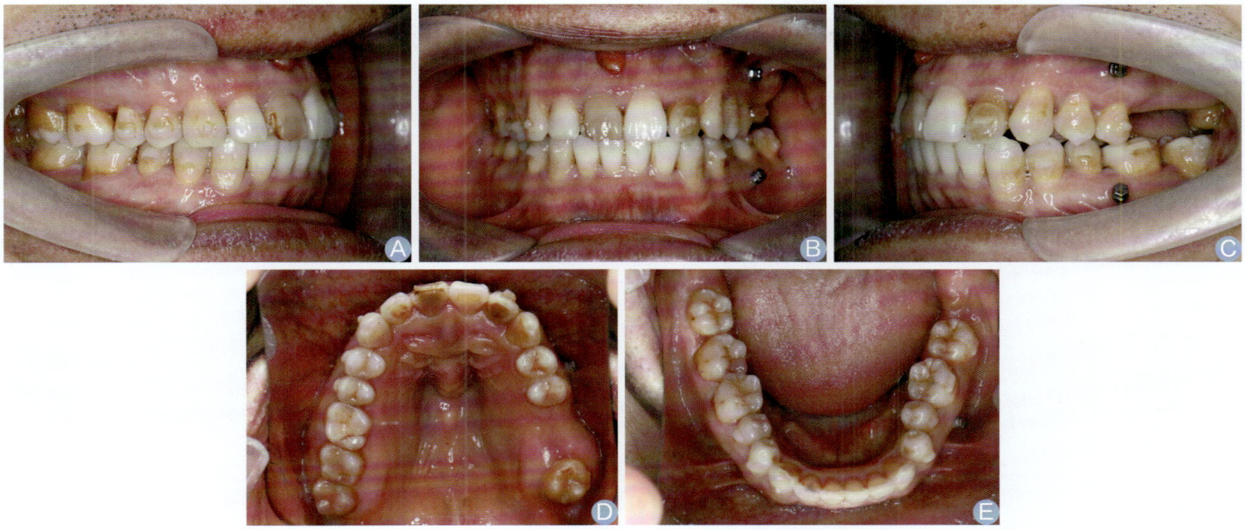

图 73-5　左下第二磨牙已压低，左下前磨牙有所直立时𬌗像

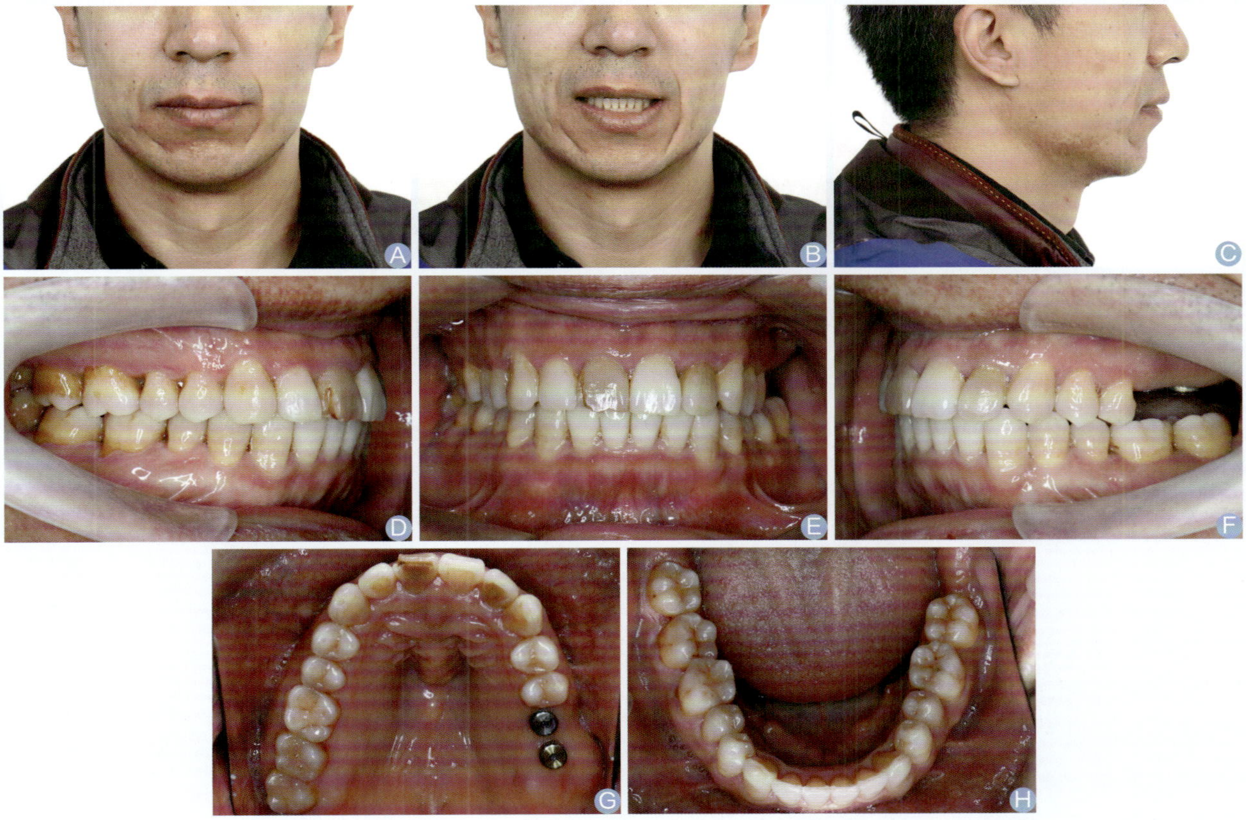

图 73-6　治疗后面𬌗像及 X 线片

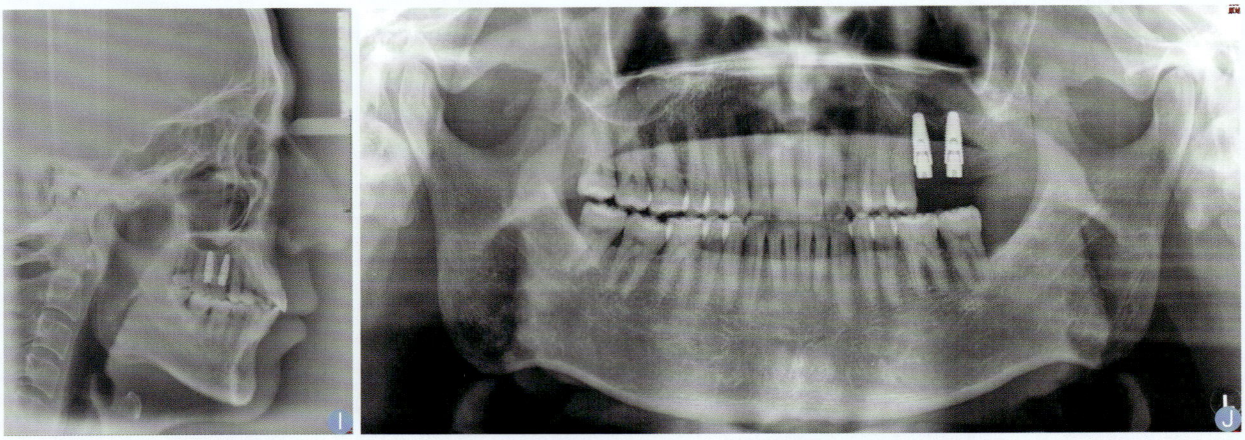

图 73-6 治疗后面𬌗像及 X 线片（续）

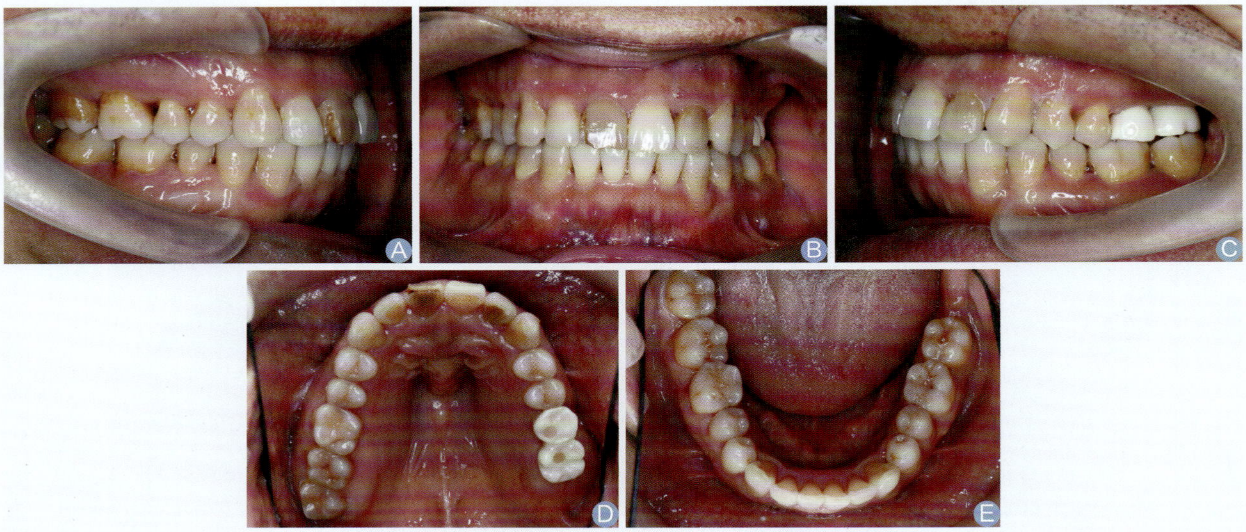

图 73-7 左上后牙种植修复后𬌗像

根平行排列，左下第二磨牙与左下第一磨牙处在同一个垂直高度，左上后牙区域植入种植体，双侧髁突未见明显异常（图73-6）。头颅侧位片测量分析结果显示：上切牙唇倾度正常，下切牙稍唇倾，ANB角正常，下颌平面角基本稳定（测量结果见表73-1）。治疗半年后复查，前后牙咬合稳定（图73-8）。

九、矫治体会

（一）正畸治疗存在的难点

压低下颌末端过长磨牙一直是正畸临床的难点。难点之一是缺乏支抗牙，如下颌第二磨牙过长时，单纯使用下颌第一磨牙作为支抗压低第二磨

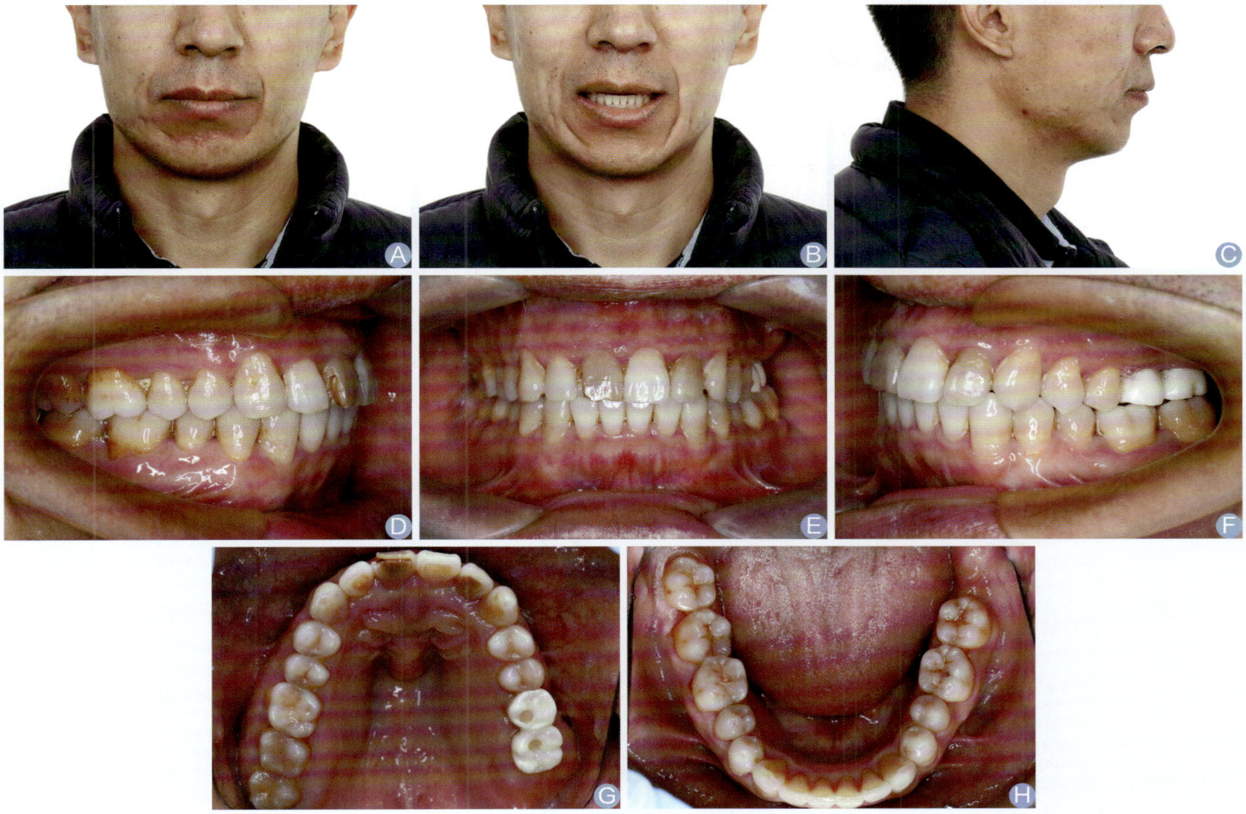

图 73-8　正畸治疗结束半年后面殆像

牙，往往会出现第一磨牙的伸长，导致咬合创伤。固定矫治即使使用片段弓压低过长的末端磨牙，也存在支抗牙因支抗不足而伸长或松动的问题。难点之二是固定矫治仅在后牙颊侧施加压低力，因压低力位于该牙阻抗中心的颊侧，导致过长磨牙在被压低时还会出现颊侧倾斜。难点之三是过长的下颌末端磨牙舌侧，尤其是远中舌侧，不易植入支抗钉。种植支抗钉可以辅助矫治过长的磨牙，只要支抗钉位置正确、不松动，过长磨牙多可被压低。如果要压低过长的末端磨牙，至少需要在该牙近中舌侧和远中颊侧植入支抗钉，有时需要在远中舌侧和近中颊侧植入支抗钉。下颌后牙舌侧不易植入支抗钉，尤其是第二磨牙牙根远中舌侧有舌神经经过，植入支抗钉可能会损伤该神经。

（二）无托槽隐形矫治在压低下颌过长磨牙中的优势

其一，无托槽隐形矫治器是一种覆盖式的矫治器，当压低磨牙时直接对殆面施力，施加的力通过该牙的阻抗中心，使过长磨牙整体被压低。同时，由于矫治器覆盖所有后牙的殆面，还产生了殆垫效应，有利于后牙压低而不利于后牙伸长。殆垫效应还能消除上下颌牙齿移动过程中可能产生的咬合创伤。

其二，无托槽隐形矫治器以组牙为支抗，压低末端的过长第二磨牙时，前面的第一磨牙和前磨牙均作为支抗牙。因此，对支抗牙产生的反作用力——伸长力分散在多颗支抗牙上。

其三，无托槽隐形矫治器施加的是间歇力。由于每次压低的量很有限（约0.2 mm），虽然初始戴入矫治器会产生较大的力值，但在矫治器的更换周期内，该力逐渐下降到可以使牙齿移动的阈值以下，这样施加在支抗牙上的反作用力也逐渐下降到牙齿移动的阈值以下。由于戴用无托槽隐形矫治器不是持续不断地稳定加力，所以被压低的牙齿和支抗牙均有修整的时间，这对稳定支抗牙大有益处。

其四，无托槽隐形矫治器还可以和种植支抗钉相配合，在容易植入支抗钉的部位，诸如下颌前磨牙之间、第二前磨牙与第一磨牙之间以及第一磨牙与第二磨牙之间的颊侧植入支抗钉，通过在支抗钉与矫治器上的牵引扣悬挂皮圈，稳定减小支抗牙受到的伸长力，进一步稳定和增强支抗。

（三）正畸治疗中的注意事项

1. 过长磨牙压低前的准备　首先要拍摄CBCT，观察被压低的磨牙牙根与下颌颊舌侧皮质骨的关系。若牙根位于松质骨中，该牙容易被压低。若牙根与一侧皮质骨有抵触，需要在压低前先进行该牙的倾斜移动（旋转移动），让牙根避开皮质骨，然后再行整体压低移动。本病例左下第二磨牙的牙根在治疗前与下颌骨舌侧的皮质骨骨板紧贴，直接整体压低会与皮质骨相抵触，影响压低效果。所以，在压低该牙前进行了少量冠舌倾、根颊倾的旋转移动，然后再行整体压低。其次，在压低前要缓解后牙存在的拥挤。本病例左下第二磨牙在压低前进行了少量的远中移动，就是为了缓解磨牙拥挤，为该牙的压低提供足够的空间。

2. 纠正左下前磨牙舌倾　本病例矫治前左下第一和第二前磨牙明显舌倾，与对颌牙咬合紧密。若要纠正左下前磨牙舌倾，必须先压低左上第一和第二前磨牙，获得一定的直立空间。在压低左上前磨牙时，在两牙之间植入了支抗钉，利于在支抗钉与矫治器牵引扣之间挂皮圈协助压低两牙。在左上前磨牙压低后，可以进行左下前磨牙的颊向倾斜移动。

3. 无托槽隐形矫治的精细调整　无托槽隐形矫治器的𬌗垫效应多会导致后牙的咬合不够紧密。在对精细调整的设计中应做到咬合紧密的过矫治，即要求目标位为紧咬合。此外，对于前牙早接触导致的后牙咬合不紧密，也可适度压低前牙，使后牙咬合紧密。有些病例还可在矫治后期每日减少戴用矫治器的时间，如每天戴用12小时，以利于后牙建立紧密的咬合关系。还有一些病例可在矫治后期减除后牙矫治器，只戴用前牙矫治器，让后牙有少量伸长，以达到建立紧密咬合的目的。

（病例完成人：胡炜）

第十四章 伴有颞下颌关节紊乱患者的正畸治疗

伴颞下颌关节紊乱的错𬌗畸形的正畸治疗常常困扰着正畸医生。对于正畸治疗与颞下颌关节紊乱的关系，长期存在争论。关于正畸治疗是能够治疗或改善关节紊乱，还是会带来关节紊乱的风险，目前尚无确凿的证据，估计在今后较长的一段时间内争论仍会存在，还需要更多设计严格的临床研究为我们提供证据。但是，对伴有颞下颌关节紊乱的错𬌗畸形患者进行正畸治疗仍是口腔正畸临床工作中常遇到的问题。此类患者对错𬌗畸形的矫治需求需要正畸医生努力去满足。

颞下颌关节紊乱在人群中较高发，其病因复杂，疾病发展过程多样，但是多数患者的关节破坏具有自限性。对于存在关节紊乱的错𬌗畸形患者，正畸治疗应在患者关节紊乱急性期得到控制后开始。正畸治疗设计时及治疗中，应高度关注颞下颌关节状况，及时处理治疗中出现的𬌗干扰，避免治疗中使用对关节造成压力的矫治手段。对于存在心理问题的关节紊乱患者，还需配合适当的心理治疗，以利于缓解症状。患者则需要了解颞下颌关节紊乱在较长的错𬌗畸形矫治过程中，存在病情反复与进展的可能。

病例 74　髁突发育异常伴偏斜及反𬌗的矫治

一、一般情况

患者男性，25岁，主诉咬合差，不能正常咀嚼食物，双侧关节疼痛，开口受限。既往关节不适数年，有间歇疼痛史，开口时绞锁。咬合进行性紊乱，咀嚼困难。全身情况良好，否认口腔不良习惯、鼻咽部疾病；否认牙外伤史；家族史无特殊。

二、临床检查

1. 面部检查　正面观：面部左右轻度不对称，下颌向左偏斜。微笑时露齿较少。侧面观：下唇略突，轻度Ⅲ类骨面型（图74-1）。

2. 口内检查　恒牙列。磨牙近中关系；右侧尖牙近中关系，左侧尖牙中性关系。下中线左偏5 mm。上下牙列轻度拥挤。前牙反𬌗，覆𬌗正常，反覆盖Ⅰ度。牙弓不对称（图74-1）。

3. 颞下颌关节检查　开口时有绞锁，可自行缓解。大张口不足二指，双侧关节运动受限，双侧均有弹响；咬肌与颞肌触诊有钝痛。下颌再定位后，关节弹响有所缓解，开口度增加（图74-2）。

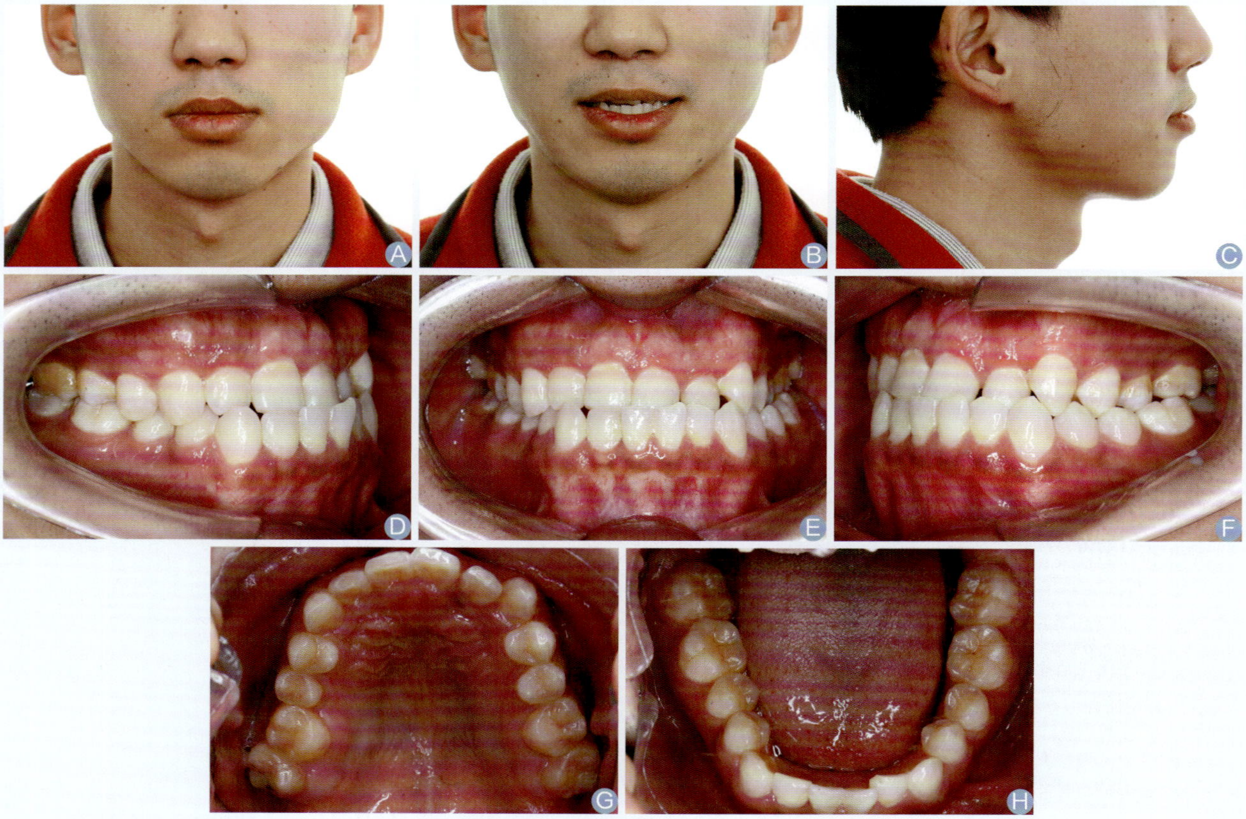

图 74-1　治疗前面𬌗像

三、X 线检查分析

1. 头颅侧位片　测量分析结果显示骨性Ⅰ类，高角，下颌角前切迹明显。上下切牙均较直立（图74-3和表74-1）。

2. 头颅正侧片　双侧不对称，下颌轻度左偏（图74-3）。

3. 全口曲面体层片　38、48近中阻生。牙根长度与牙槽高度未见异常（图74-3）。

4. 关节片　双侧髁突头较小，形态不对称，左侧髁突头更小。左侧髁突后移位明显，髁突前间隙较大。骨皮质模糊不清（图74-3）。

四、诊断

安氏Ⅲ类，前牙反𬌗；毛氏Ⅱ^1+Ⅰ^{1}类；骨性Ⅰ类，高角，下颌偏斜。颞下颌关节骨关节病，双侧髁突位置异常。

五、矫治目标

解除反𬌗，建立牙列咬合关系，改善咬合功能，改善关节症状。但面部偏斜的正畸改善有限。

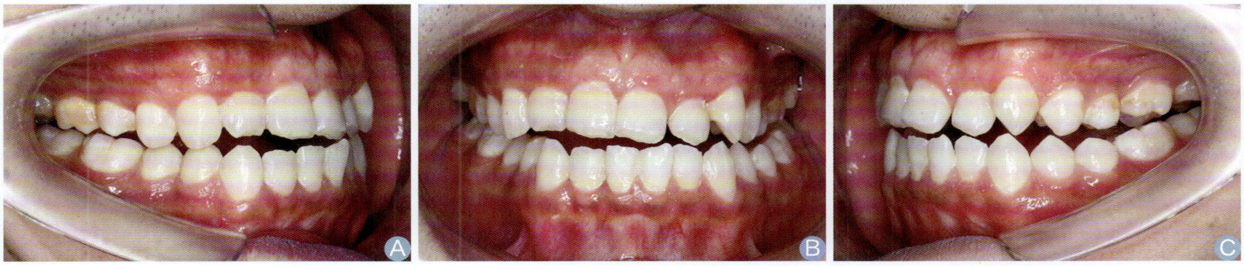

图 74-2　治疗前下颌再定位

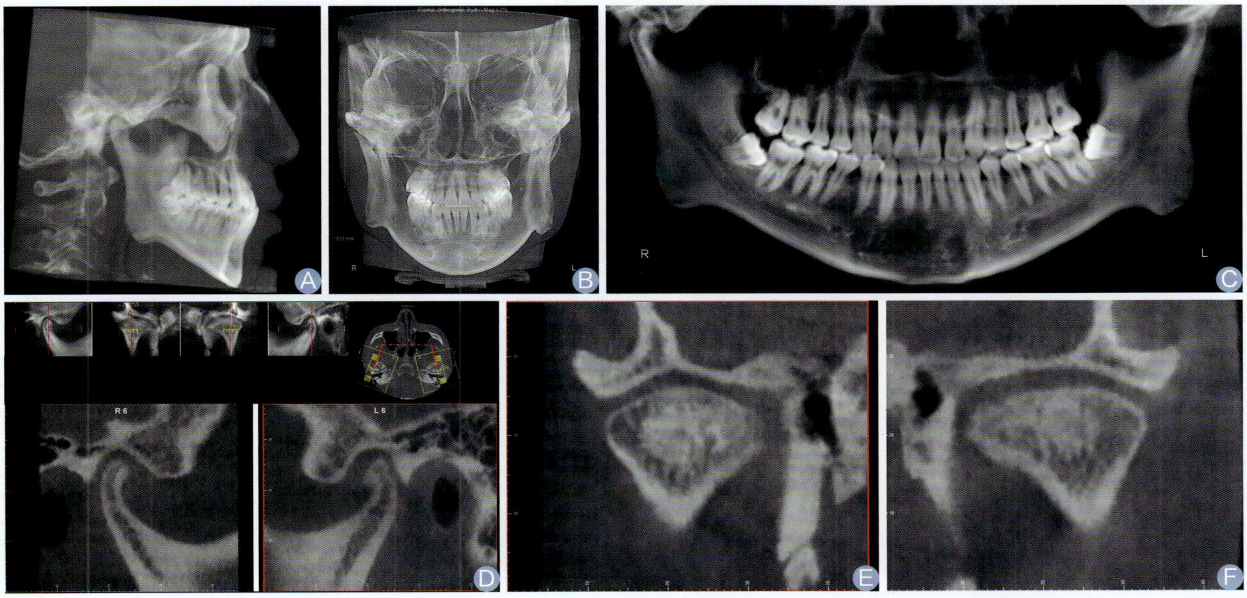

图 74-3　治疗前 X 线片及关节片

表74-1 治疗前后头影测量结果

测量项目	正常值	测量值	
	均值±标准差	治疗前	治疗后
SNA（度）	82.8 ± 4.0	78.7	78.3
SNB（度）	80.1 ± 3.9	76.8	74.6
ANB（度）	2.7 ± 2.0	1.9	3.7
FH/NP（度）	85.4 ± 3.7	90.5	86.7
U1/NA（度）	22.8 ± 5.7	19.4	24.9
U1-NA（mm）	5.2 ± 2.4	2.6	3.2
L1/NB（度）	30.3 ± 5.8	26.1	23.7
L1-NB（mm）	6.7 ± 2.1	7.9	5.6
U1/L1（度）	125.4 ± 7.9	132.6	127.7
U1/SN（度）	105.7 ± 6.3	98.1	103.2
MP/SN（度）	32.5 ± 5.2	38.3	39.3
MP/FH（度）	31.1 ± 5.6	24.4	26.9
L1/MP（度）	92.6 ± 7.0	91.1	85.8

六、矫治计划

1. 采用再定位殆垫缓解肌肉及关节症状。

2. 采用直丝弓矫治技术。

3. 拔除38与48，排齐整平牙列，建立前牙正常覆殆、覆盖及后牙咬合关系，尽可能协调上下颌中线。

4. 治疗中控制关节症状，进行肌功能训练。

5. 给予心理疏导。

七、矫治过程

1. 第1～3个月　采用再定位殆垫向前右侧移动下颌，改善关节症状，协调上下矢状向骨型。扩大下颌牙弓，建立上下配合的牙弓宽度（图74-4）。

2. 第4～10个月　陆续粘接直丝弓矫治器，排齐上下牙列。上下均换至0.018英寸×0.025英寸不锈钢丝，整平牙弓。

3. 第11～24个月　关节症状时有反复，治疗

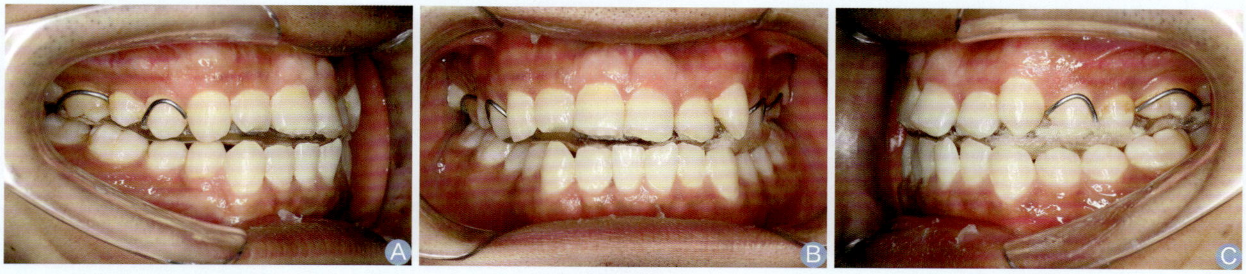

图74-4　戴入殆垫时殆像

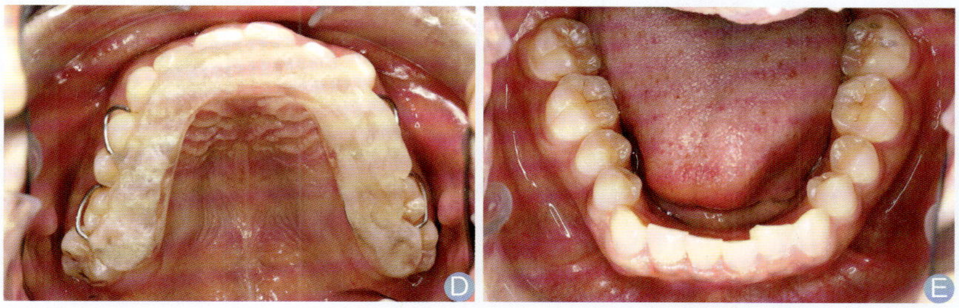

图 74-4　戴入殆垫时殆像（续）

进度较慢。协调上下中线，配合不对称牵引，纠正双侧不对称殆平面（图74-5至图74-8）。

4．第25个月　拆除固定矫治器，用透明保持器保持（图74-9）。

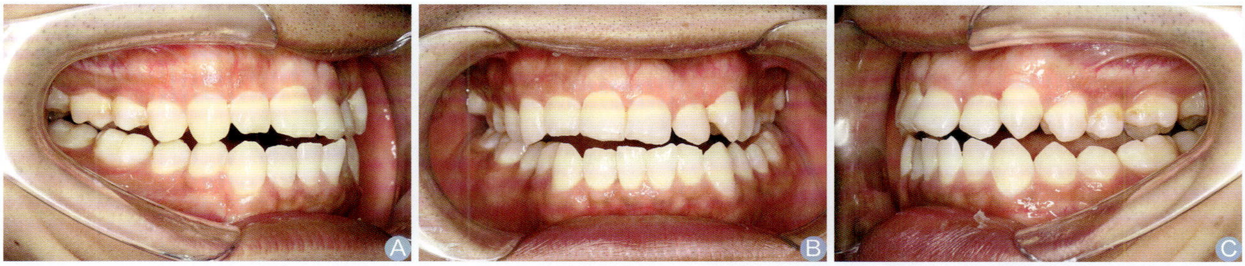

图 74-5　戴入殆垫 2 个月时殆像

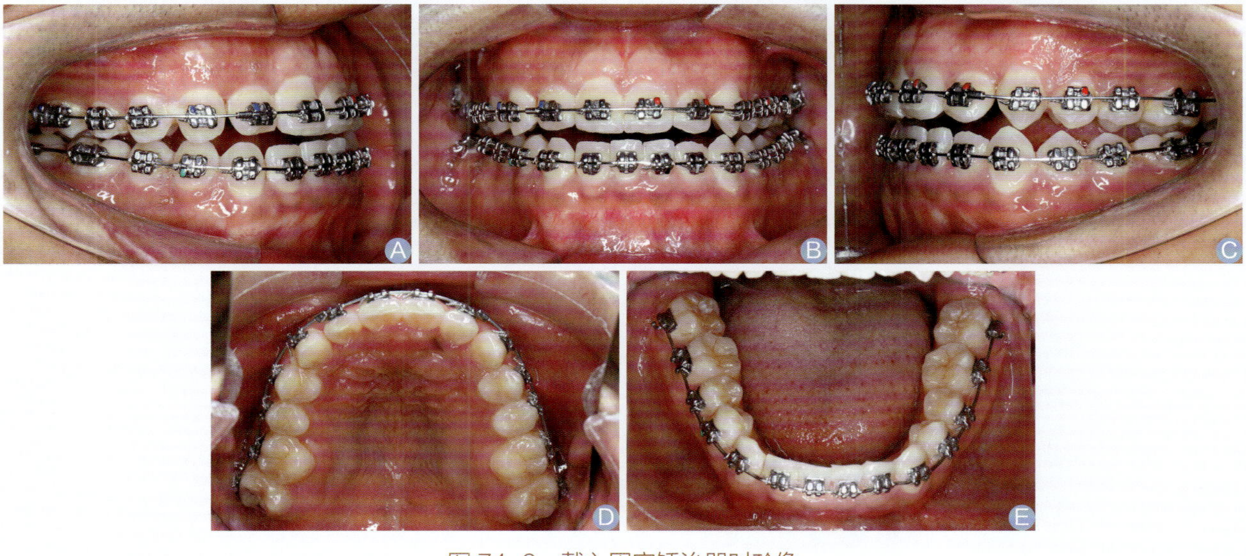

图 74-6　戴入固定矫治器时殆像

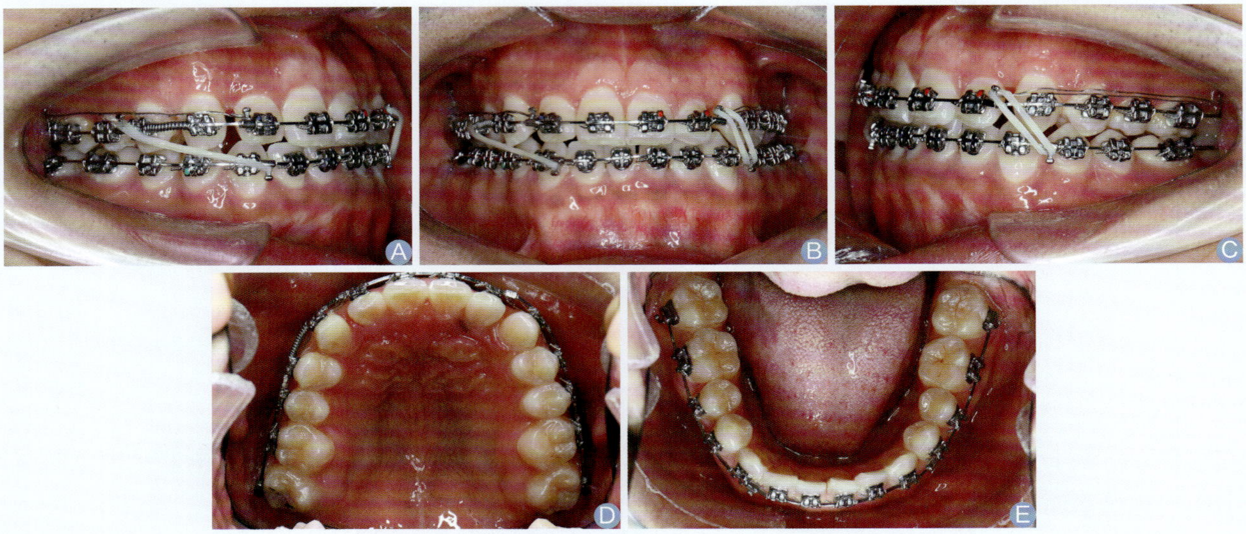

图 74-7　调整咬合时𬌗像

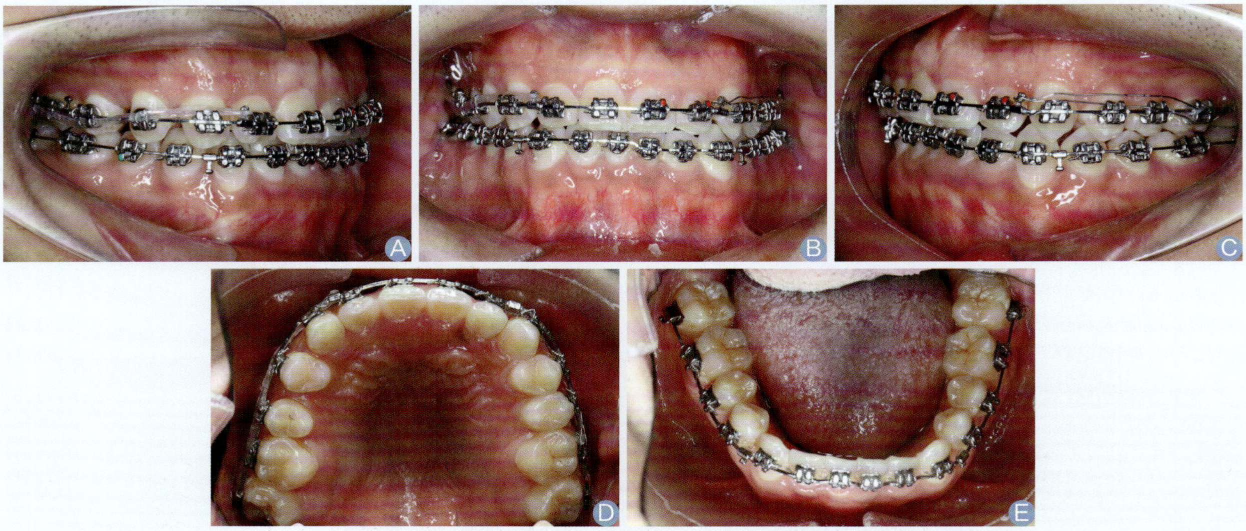

图 74-8　关闭间隙时面𬌗像

八、矫治结果

矫治后，患者咬合关系良好，上下牙列整齐，前牙覆𬌗、覆盖正常，双侧尖牙中性关系，双侧磨牙基本达到中性关系。上下中线相差减小到 2 mm。面部对称度改善，下颌向右改善。上下唇闭合时自然放松，肌张力正常。微笑时露齿改善。全口曲面体层片显示牙根平行排列。关节片显示髁突形态无明显改变，髁突位置仍处于后位，关节间隙有所改善（图74-9）。双侧关节仍有轻度弹响，无绞锁，无关节疼痛。头颅侧位片测量分析结果显示：上前牙轻度唇倾，下前牙直立，骨性 I 类关系

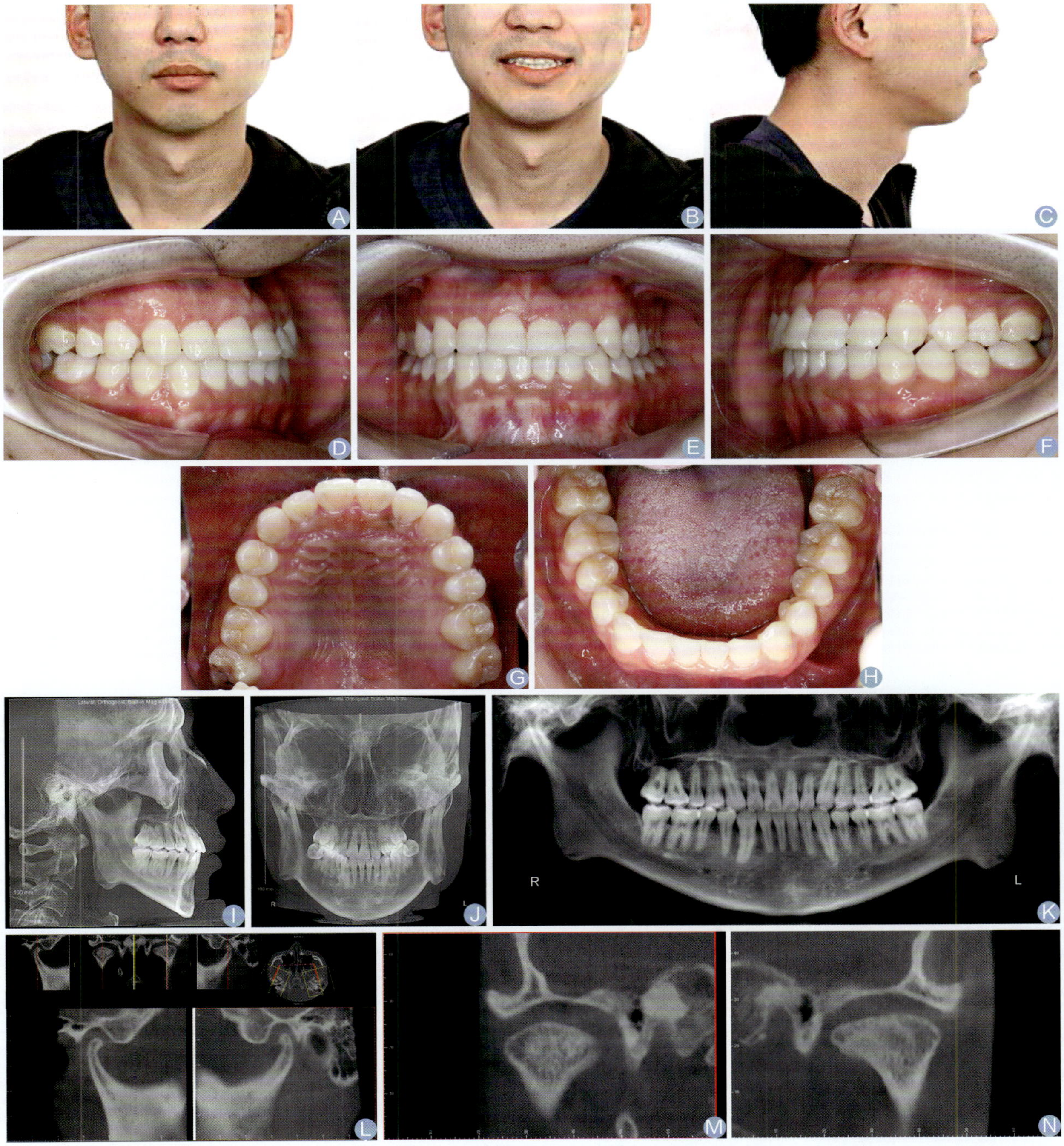

图 74-9　治疗后面殆像及 X 线片

（测量结果见表74-1）。治疗后随访观察1年7个月，牙齿排列整齐、咬合稳定，关节功能稳定、无不适（图74-10）。

九、矫治体会

1. 髁突发育不良是颞下颌关节紊乱的易感因素，在伴有错殆畸形时，关节位置得不到稳定咬合的保护，颞下颌关节出现紊乱的可能性更大。本病例下颌升支与体部比例基本正常，矢状向骨性关系为Ⅰ类，但双侧髁突前后径窄，左右径非常宽，比例失调。髁突前后径减小易导致关节间隙及髁突位置异常。而反殆与偏殆则可能进一步加重双侧关

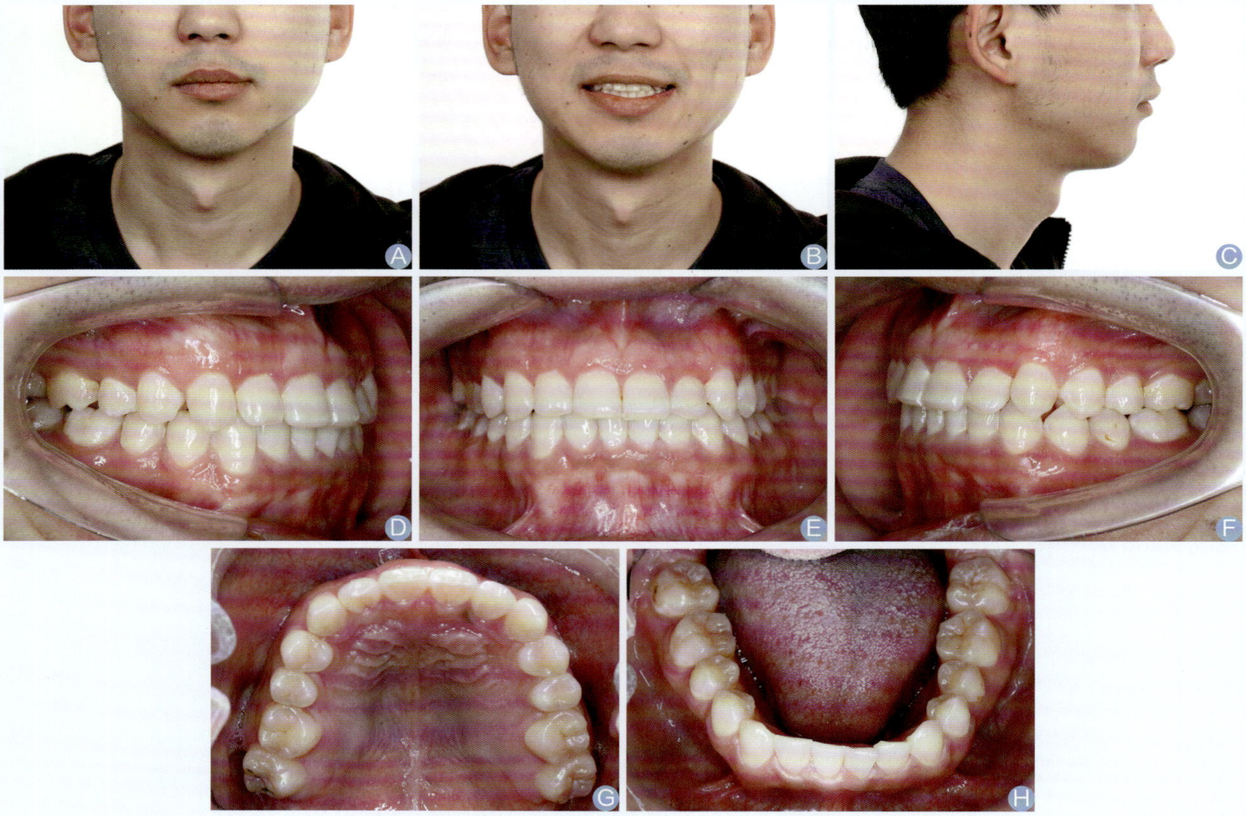

图 74-10　保持 1 年 7 个月时面𬌗像

节的位置异常。双侧锐利的下颌角前切迹提示患者存在过大的肌肉张力，而异常的髁突结构使其关节难以承受较大的肌力，常导致关节症状的出现，严重时甚至出现关节绞锁。该患者在正畸固定矫治器前，采用了𬌗垫稳定下颌位置，同时缓解关节症状。对于该类患者，由于长期的关节疼痛及不适影响工作和生活，易导致心理障碍，治疗中也需要对患者的心理问题进行疏导。

2. 对于存在偏斜畸形的患者，需要进行形态和功能的诊断与鉴别诊断，下颌位置侧移是偏斜的病因之一。该病例的髁突形态异常，其存在的反𬌗易导致下颌位置异常，两者共同作用使患者产生颞下颌关节紊乱及下颌偏斜。恢复合理的下颌位置，对关节位置的改善与偏斜的纠正均有利。需要注意的是，在下颌再定位治疗期间，尽可能不要过早拔牙补偿偏斜。即便有拔牙治疗的需要，也要放在关节症状缓解、下颌位置基本稳定之后。

3. 针对肌肉症状的考虑　患者因长期关节疼痛及反𬌗的干扰，咬合功能下降，牙齿接触不稳定，在咬合时对牙尖接触非常敏感，不敢咬牙，更不敢紧咬。咬合的精细运动由肌肉控制。当咬合接触过度敏感时，肌肉的控制能力失调，导致双侧咀嚼肌群出现不适、疼痛等症状，可累及咬肌、颞肌及翼外肌。该患者在临床肌肉触诊时有不同程度的症状，肌肉症状在𬌗垫治疗时可以缓解，但并不能完全消失。针对肌肉症状的程度，需要给予患者不同的指导。对于轻中度的症状，可以在正畸治疗的同时配合理疗，也可自行按摩。在咬合尚未建立时，指导患者进食较软食物，控制张口度及咀嚼速度；咬合关系改善后，需要鼓励患者咬合，锻炼进食较韧食物。咬合敏感与长期的肌肉症状也会导致心理障碍，良好的沟通与有效的心理疏导有利于患者恢复信心，这对咬合功能紊乱病例的治疗非常重要。在咬合关系建立后，需要等到肌肉功能也得到改善，才可以结束正畸治疗。良好的咬合及肌肉功能是维持关节稳定的保证。

4. 正畸治疗中，始终需要关注关节症状的变化。颞下颌关节紊乱患者在正畸治疗中常出现肌肉、关节症状的反复。如果症状加重，则需要停止正畸加力，并对症状给予相应的多学科治疗。慢性的钝痛并不是正畸的禁忌证。应尽可能明确疼痛的原因及部位，避免正畸治疗过程中造成症状的激惹。每一次复诊都需要询问、记录患者症状的变化，向患者解释治疗内容以及相关的可能变化，消除患者对症状变化产生的恐惧。患者的健康教育、心理疏导同样非常重要，倾听和关心对这类病例尤其重要。正畸操作要在定性的基础上尽量做到定量。牙列每一步的移动不需要太多，但要有非常清晰的规划和设计，而且在一段时间的复诊内，可以得到持续的实现。整体的目标可以分解为几个阶段目标来完成，阶段目标再分解为每一次的牙列定量移动来实现。有规划的牙列定量移动会使患者更容易适应，从而避免治疗中症状的突然加重。

（病例完成人：刘怡）

病例 75 髁突吸收伴双侧锁𬌗的矫治

一、一般情况

患者男性，31岁，主诉咬合差，不能正常咀嚼食物，双侧关节疼痛，开口受限。既往关节长期不适，有间歇疼痛史，开口时绞锁。咬合进行性紊乱，咀嚼困难。全身情况良好，否认口腔不良习惯、鼻咽部疾病；否认牙外伤史；家族史无特殊。

二、临床检查

1．面部检查　正面观：面部左右不对称，闭唇略紧张，微笑时双侧口角高度不对称。侧面观：面下部较短，上颌正常，下颌后缩（图75-1）。

2．口内检查　恒牙列，磨牙完全远中关系。右侧第一、第二双尖牙和第二磨牙以及左侧第一、第二双尖牙和第一、第二磨牙锁𬌗，深覆𬌗Ⅲ度。28萌出（图75-1）。

3．颞下颌关节检查　主动开口度不足二指，双侧关节运动受限，未查见明确弹响；咬肌与颞肌触诊时钝痛。

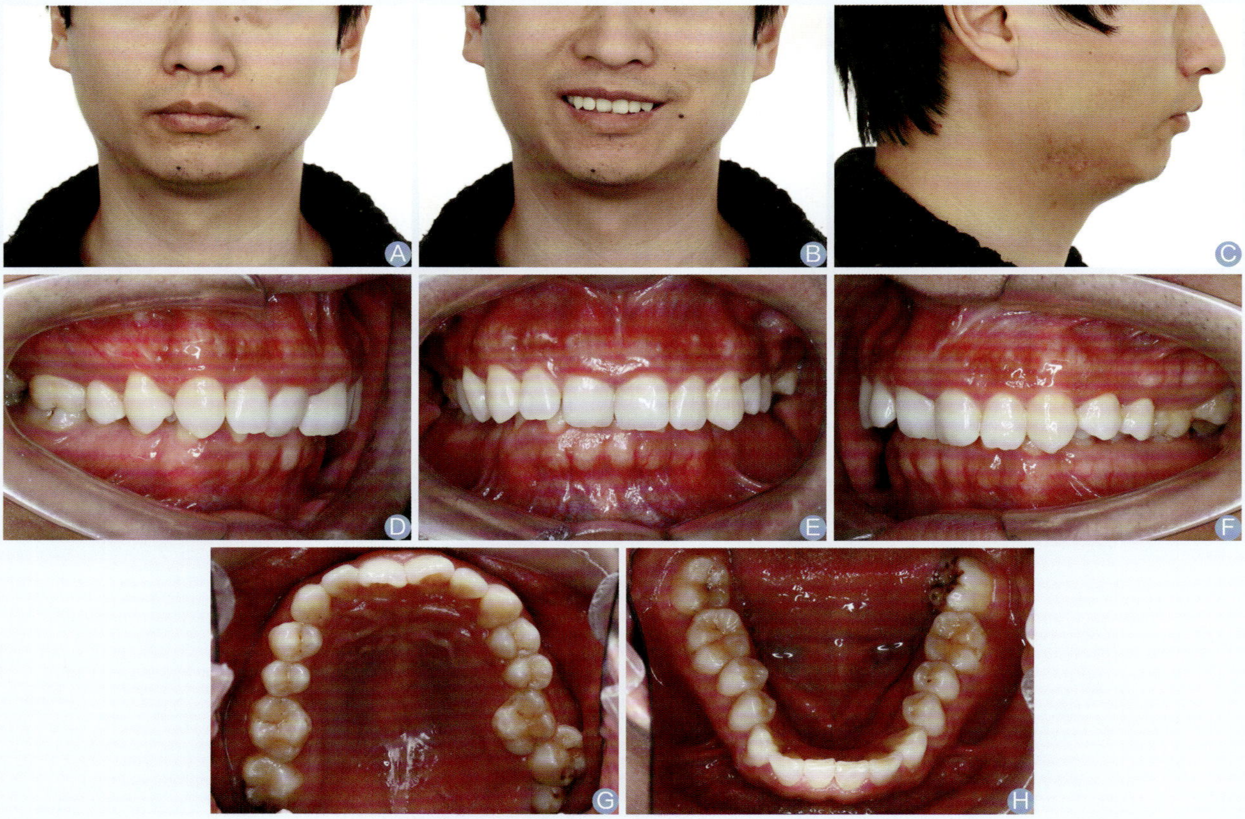

图 75-1　治疗前面𬌗像

三、X 线检查分析

1. 头颅侧位片　测量分析结果显示骨性Ⅱ类，下颌明显后缩，低角；上下切牙均较直立（图75-2和表75-1）。

2. 全口曲面体层片　18、28存在。牙根长度与牙槽高度未见异常（图75-2）。

3. 关节片　双侧髁突均短小，形态不对称，左侧髁突头更小。髁突明显磨平变短，左侧骨皮质模糊。关节间隙减小，髁突位置居中（图75-2）。

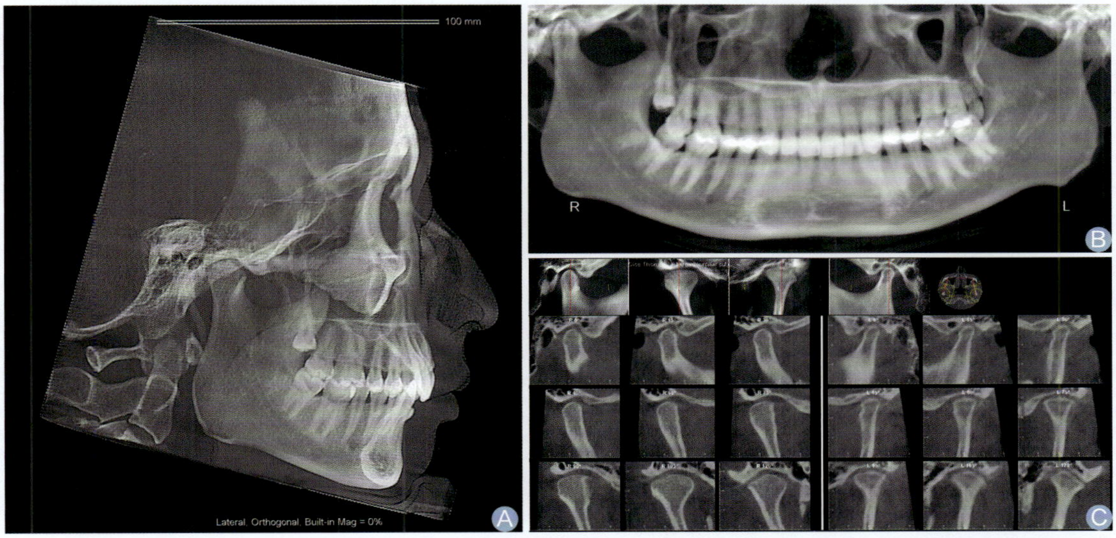

图 75-2　治疗前 X 线片及关节片

表75-1　治疗前后头影测量结果

测量项目	正常值	测量值	
	均值 ± 标准差	治疗前	治疗后
SNA（度）	82.8 ± 4.0	87.3	85.6
SNB（度）	80.1 ± 3.9	79.9	79.6
ANB（度）	2.7 ± 2.0	7.4	6.0
FH/NP（度）	85.4 ± 3.7	90.1	87.7
U1/NA（度）	22.8 ± 5.7	6.9	11.3
U1-NA（mm）	5.2 ± 2.4	1.7	−1.0
L1/NB（度）	30.3 ± 5.8	20.5	32.8
L1-NB（mm）	6.7 ± 2.1	3.7	3.9
U1/L1（度）	125.4 ± 7.9	145.3	129.8
U1/SN（度）	105.7 ± 6.3	94.1	96.9
MP/SN（度）	32.5 ± 5.2	30.6	30.8
MP/FH（度）	31.1 ± 5.6	20.8	22.8
L1/MP（度）	92.6 ± 7.0	90.0	102.5

四、诊断

安氏Ⅱ类，后牙锁𬌗；毛氏Ⅱ²+Ⅳ¹类；骨性Ⅱ类，低角，下颌后缩；颞下颌关节骨关节病，双侧髁突吸收。

五、矫治目标

解除锁𬌗，建立牙列咬合关系，改善咬合功能，改善关节症状。建议行正颌手术改善骨性下颌后缩，但患者拒绝手术。正畸前移下颌，改善骨性Ⅱ类关系。

六、矫治计划

方案一　正畸-正颌联合治疗

通过正颌手术改善下颌后缩。患者拒绝，要求单纯正畸治疗。

方案二　单纯正畸治疗

1. 采用直丝弓矫治技术。
2. 采用再定位𬌗垫缓解肌肉及关节症状。
3. 下颌使用种植支抗，压低磨牙，解除锁𬌗，整平𬌗曲线。
4. 拔除28，排齐整平牙列，建立前牙正常覆𬌗、覆盖及磨牙中性关系，协调上下颌中线。
5. 前移下颌，改善骨性Ⅱ类关系。

患者选择方案二进行治疗。

七、矫治过程

1. 第1～6个月　先粘接上颌直丝弓矫治器，初步整平牙列，增加覆盖，再粘接下颌固定矫治器。继续排齐整平上下牙列，直至上下均换至0.018英寸×0.025英寸不锈钢丝。在下颌左侧第二磨牙颊侧植入种植钉，辅助压低磨牙。

2. 第7～10个月　采用再定位𬌗垫前移下颌，改善关节症状，协调上下矢状向骨型。扩大下颌牙弓，建立上下配合的牙弓宽度（图75-3）。

3. 第11～24个月　关节症状时有反复，治疗进度较慢。在左下第一双尖牙颊侧植入种植钉，压低并颊向移动双尖牙，帮助双尖牙区解除锁𬌗。继续配合Ⅱ类牵引，协调Ⅱ类关系（图75-4）。

4. 第25～33个月　拆除种植支抗，继续精细调整咬合，建立后牙尖窝关系和前牙合理的覆𬌗、覆盖，协调上下牙弓宽度。配合肌功能训练，监控关节症状。

5. 第34个月　拆除上下颌固定矫治器，用透明保持器保持。

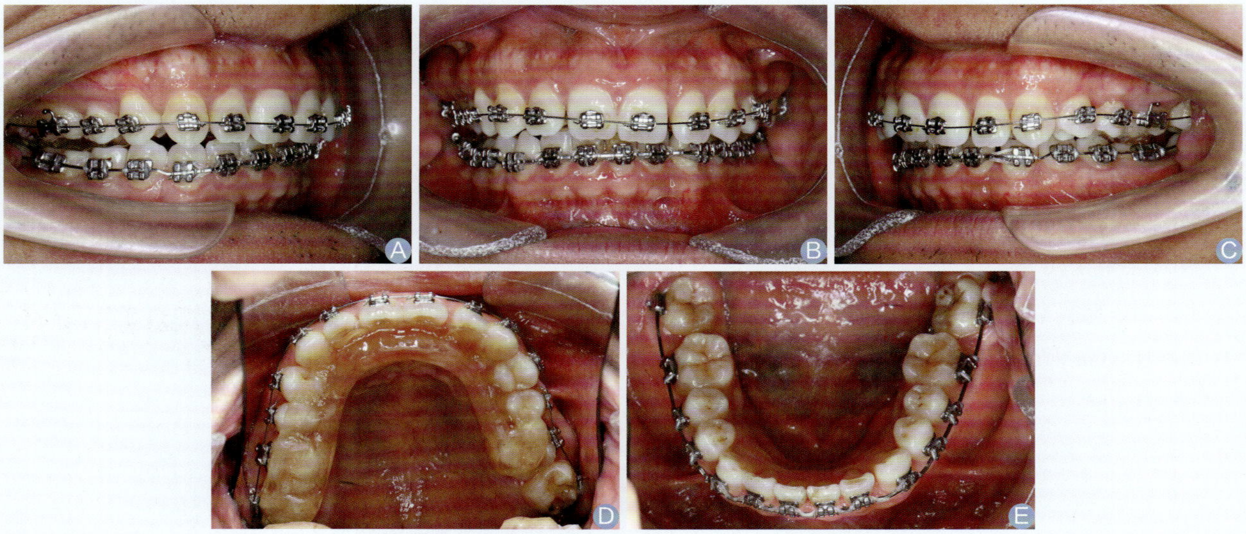

图 75-3　戴入合垫和固定矫治器时面𬌗像

八、矫治结果

矫治后，患者咬合关系良好，上下牙列整齐，前牙覆䫇、覆盖正常，双侧尖牙中性关系，双侧磨牙中性关系。侧貌改善，下颌明显前移。上下唇闭合时自然放松，颏肌张力正常。微笑时露齿2/3，唇齿关系正常（图75-5）。全口曲面体层片显示牙根平行排列，18阻生待拔除。关节片显示髁突吸收未见进一步加重，骨皮质连续、完整，髁突位置前移，关节间隙增大（图75-5）。关节无明显弹响，无绞锁，无疼痛。头颅侧位片测量分析结果显示：上前牙直立，下切牙轻度唇倾，骨性Ⅱ类得到改善（测量结果见表75-1）。治疗后随访观察2年，牙齿排列整齐、咬合稳定，关节功能稳定、无不适（图75-6）。

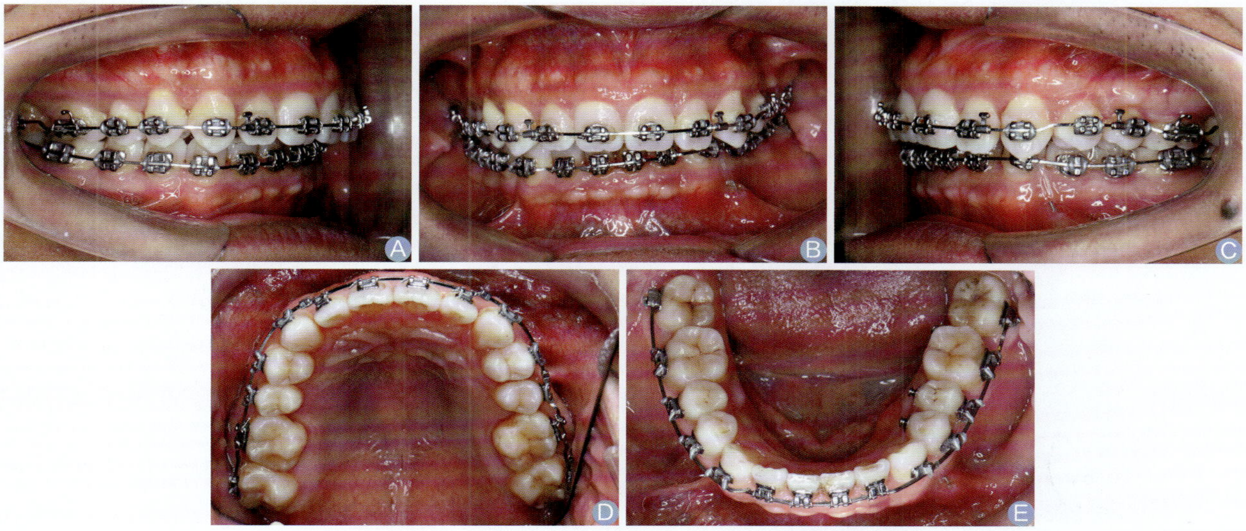

图 75-4　调整咬合时䫇像

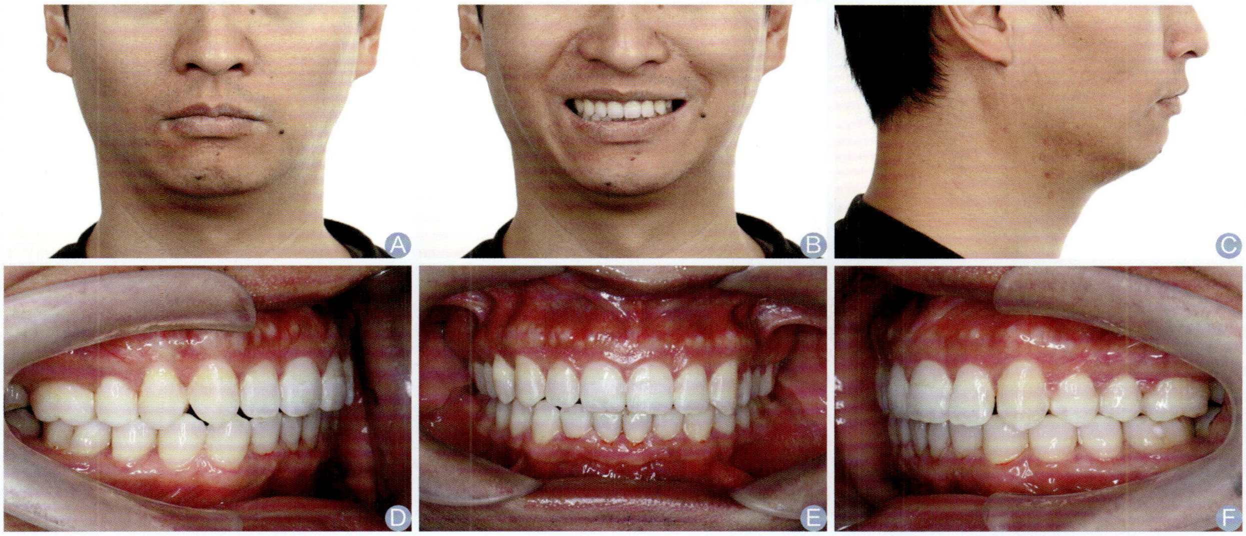

图 75-5　治疗后面䫇像、X 线片、关节片及头影测量重叠图（黑色线条为治疗前，绿色线条为治疗后）

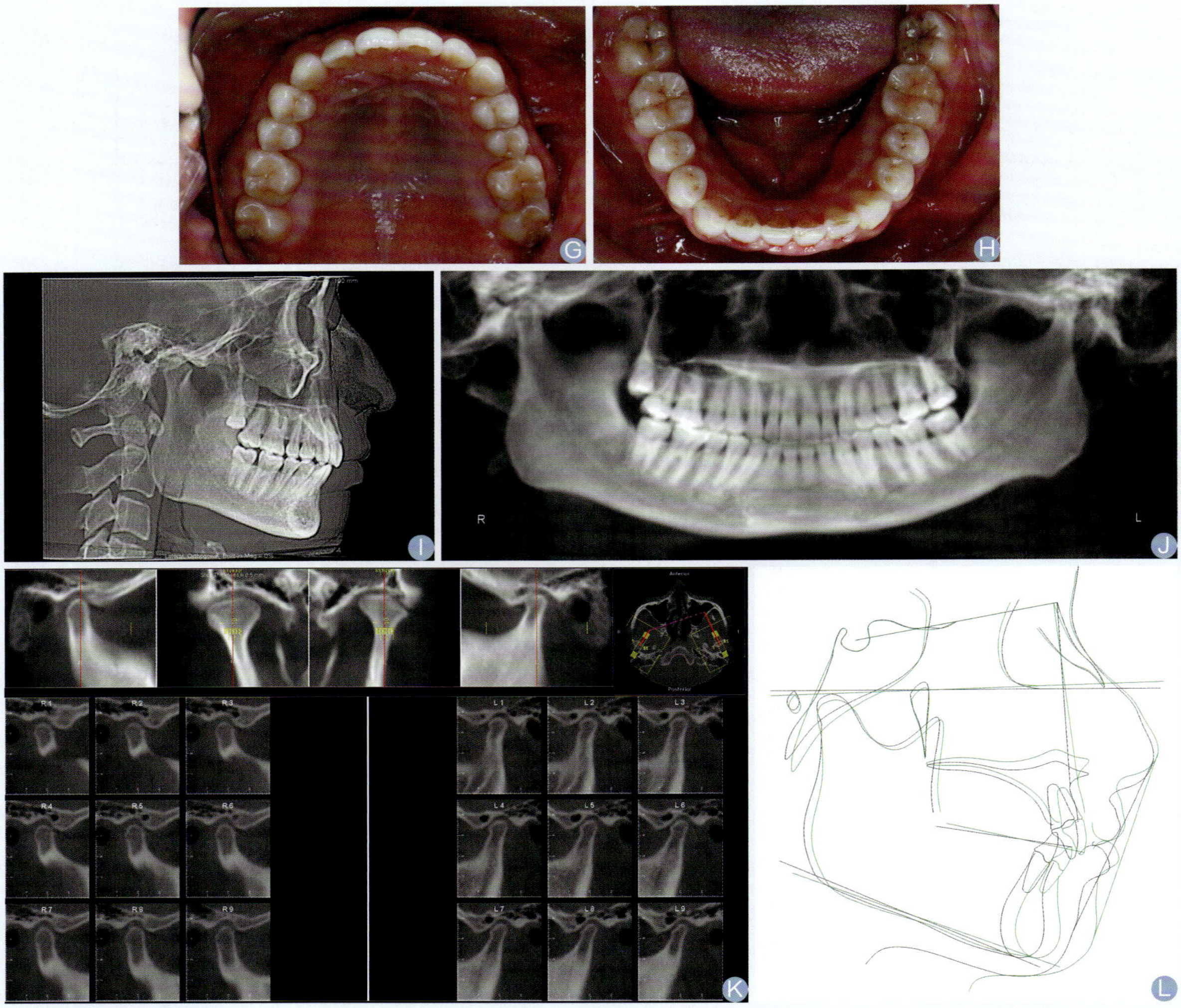

图 75-5　治疗后面殆像、X 线片、关节片及头影测量重叠图（黑色线条为治疗前，绿色线条为治疗后）（续）

九、矫治体会

1. 颞下颌关节骨关节病是颞下颌关节紊乱中发生器质性改变的一类疾病。病变髁突骨质磨平、变短，甚至吸收。与特发性髁突吸收不同，骨关节病可找到明确病因，病程较长，常伴有不同程度的关节症状。咬合因素是骨关节病的病因之一。本病例双侧大量后牙锁殆，咬合功能严重受损，长期的咬合负担导致颞下颌关节紊乱，骨关节病形成，骨关节病的进展也反过来进一步加重咬合紊乱 。骨关节病按骨质破坏程度，可以分为磨平、变短、吸收及增生。双侧髁突病变程度可以不一致，病变的程度也决定了咬合紊乱的程度。如果骨关节病程度达到髁突吸收，会导致下颌后缩，面型恶化。骨关节病进程较长，常伴有不同的关节症状，如弹响、疼痛及开口受限。本病例关节病病史较长，髁突骨质严重破坏，右侧短小，左侧严重吸收，关节疼痛，开口有弹响，偶有受限。正畸治疗前，需针对关节症状，与关节科配合，给予相应治疗，如药物治疗、理疗、戴用殆垫等。

2. 关节治疗与正畸治疗的关系　一般情况下，在关节症状缓解后才可以开始正畸治疗，但对于有严重咬合障碍的患者，咬合因素本身就是关节症状的原因，如果咬合不能得到改变或改善，关节症状也很难消除。因此，缓解关节症状的殆垫与正畸固定矫治器的应用并不矛盾。固定矫治器用来

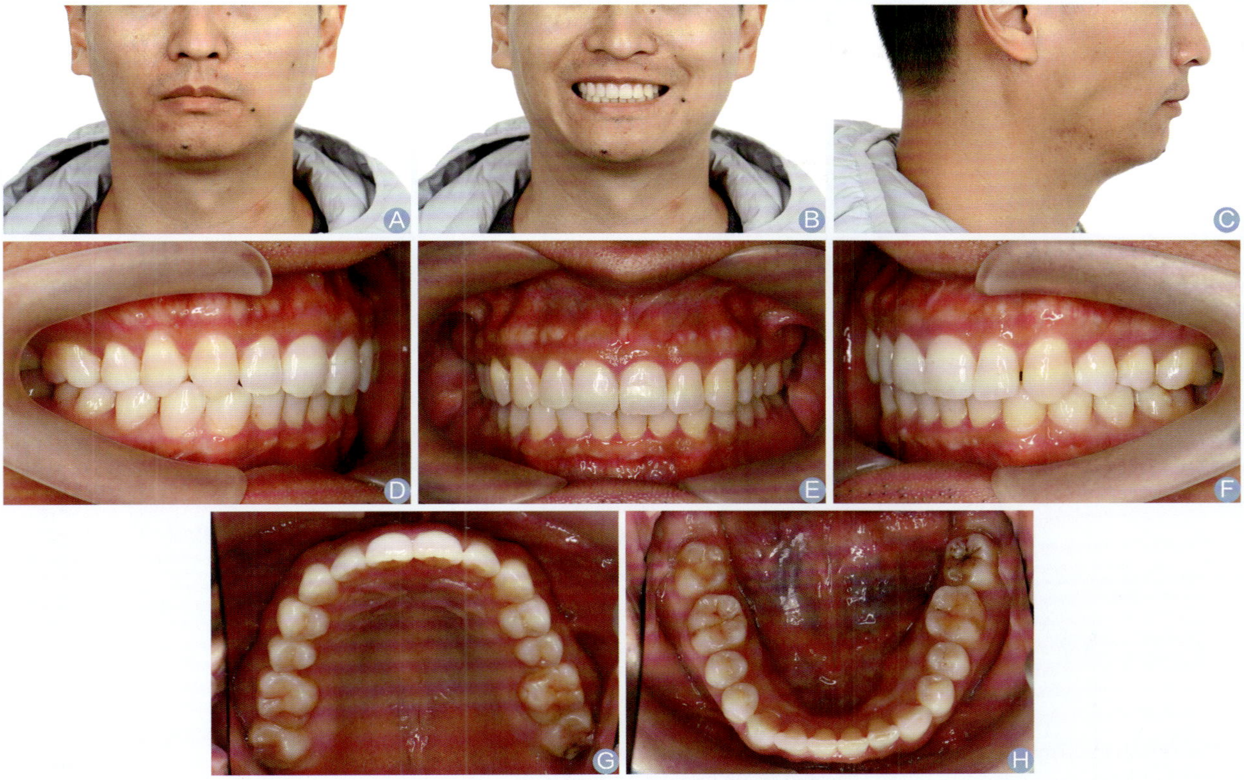

图 75-6　保持 3 年后面𬌗像

改善牙列咬合，同时可以配合𬌗垫改善下颌及关节位置，两者协同作用，实现症状的缓解。

3．锁𬌗与颞下颌关节紊乱　锁𬌗是一种病理性的咬合异常，无论是正畸医生还是其他口腔专业医生，常常将其视为颞下颌关节紊乱的病因之一。锁𬌗的纠正可以防止甚至治疗颞下颌关节紊乱。但换一个角度理解，锁𬌗也可能是骨性发育不调的结果。严重的骨性Ⅱ类关系、下颌后缩、下牙弓后段相对上牙弓后段宽度较窄容易形成锁𬌗。下颌发育不足时，骨量明显小于牙量，第二磨牙萌出空间不足，这也是锁𬌗形成的机制之一。因此，对骨性畸形进行纠正不仅是解除锁𬌗的病因，也是保证关节顺利发育的基础；即便对于成人，骨性关系的调整也有利于锁𬌗的解除。对正畸医生而言，锁𬌗并不单纯是牙性畸形，还应考虑骨性畸形的因素并给予治疗，这样锁𬌗的解除会更容易，也更有利于颞下颌关节的功能建立。

4．本病例正畸治疗的难点在于改善骨性Ⅱ类和增加下颌牙弓的宽度。骨性Ⅱ类的主要机制是下颌后缩，但由于髁突吸收，形态磨平变短，并伴有严重的关节症状，能否前移下颌是不确定的。在治疗前与患者充分沟通，虽然排除了正颌手术，但并不能排除减数治疗。前移下颌不仅对改善骨性Ⅱ类有帮助，也会增加关节间隙，减轻关节腔内压力，对缓解关节症状有很大帮助。因此，治疗中尽可能尝试前移下颌，而不是很早就做出减数的决定。下颌牙弓扩大在正畸治疗中是有难度的操作，这是因为下牙列颊侧的骨皮质非常质密，正畸力难以有效扩大牙弓，而且矫形力装置在下颌的使用通常比较困难。本病例中采用种植支抗，将种植钉植入下牙弓颊侧，在牙弓后部及中部分两次扩大牙弓，效果确切。下牙弓的宽度增加是最终建立上下协调咬合的重要保证。咬合的建立也是稳定下颌位置及关节位置的保证。颞下颌关节具有终身改建能力，稳定的咬合可以帮助关节改建。这一点在治疗后数年的追踪中也得以证明。

（病例完成人：刘怡）

病例 76 骨关节病伴深覆骀的矫治

一、一般情况

患者女性，25岁，主诉咬合不好、嘴突。10年前发现颏部逐渐后缩。全身情况良好，否认口腔不良习惯、鼻咽部疾病；双侧关节弹响；否认牙外伤史；家族史无特殊。

二、临床检查

1．面部检查　正面观：面部左右基本对称，面下1/3略长，开唇露齿，颏部紧张。微笑时露龈。侧面观：突面型，上颌前突，下颌后缩，颏部发育不良（图76-1）。

2．口内检查　恒牙列。上牙弓无拥挤，下牙弓拥挤度6 mm；双侧磨牙及尖牙远中尖对尖关系；前牙深覆盖9 mm，覆骀正常；上中线正，下中线右偏1 mm（图76-1）。

3．颞下颌关节检查　双侧关节弹响，无明显疼痛及开口受限。

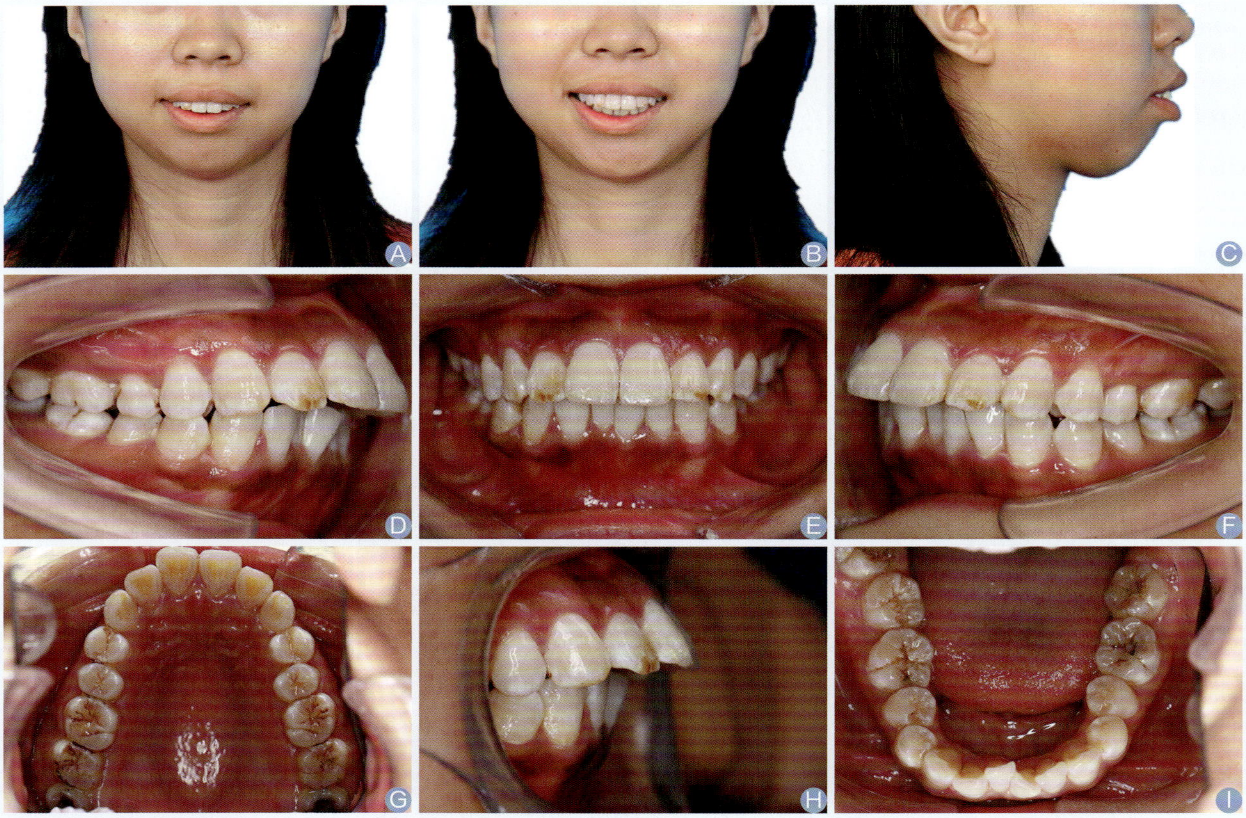

图 76-1　治疗前面骀像

三、X 线检查分析

1．头颅侧位片　测量分析结果显示骨性Ⅱ类，高角（图76-2和表76-1）。

2．全口曲面体层片　38、48垂直阻生，髁突重度磨耗（图76-2）。

3．CBCT　双侧髁突磨平、变短，表面骨质基本连续（图76-2）。

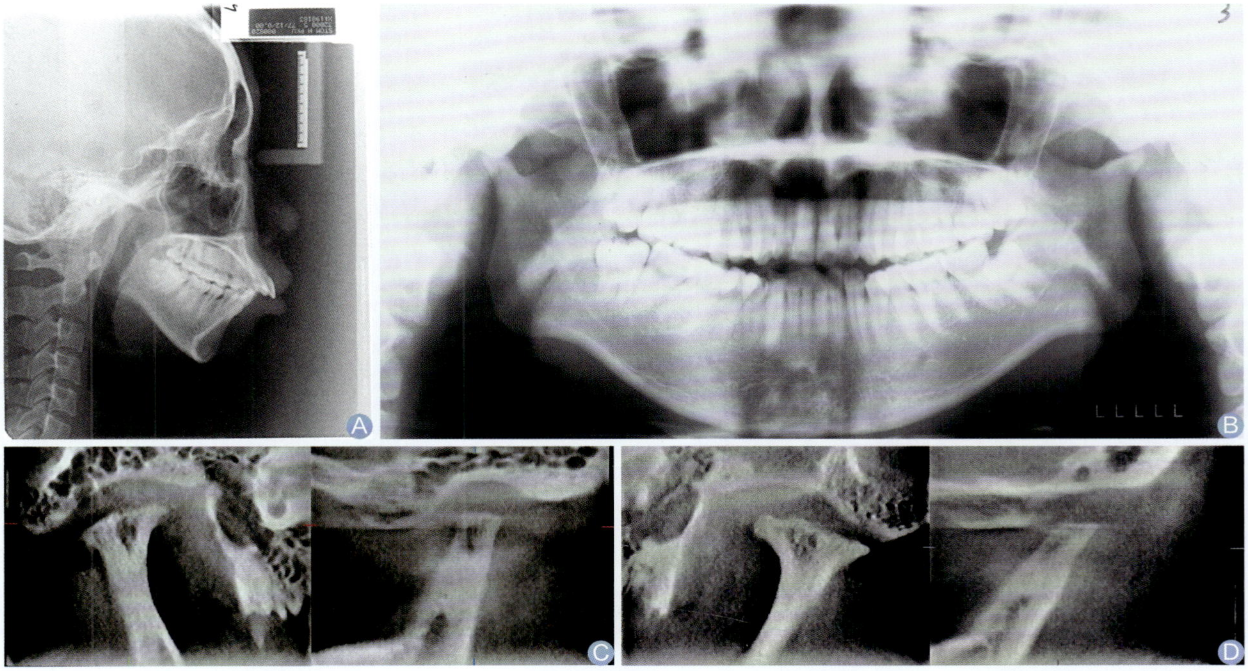

图 76-2　治疗前 X 线片及 CBCT

表76-1　治疗前后头影测量结果

测量项目	正常值	测量值	
	均值 ± 标准差	治疗前	治疗后
SNA（度）	82.8 ± 4.0	81.9	80.5
SNB（度）	80.1 ± 3.9	73.5	75.4
ANB（度）	2.7 ± 2.0	8.2	5.1
U1/NA（度）	22.8 ± 5.7	27.5	20.3
L1/NB（度）	30.3 ± 5.8	44.5	42.2
U1/L1（度）	125.4 ± 7.9	102.9	110.7
U1/SN（度）	105.7 ± 6.3	112.0	102.0
MP/SN（度）	32.5 ± 5.2	50.9	48.7
MP/FH（度）	31.1 ± 5.6	50.0	48.4
L1/MP（度）	92.6 ± 7.0	100.1	100.6

四、诊断

安氏Ⅱ^{1}类，毛氏Ⅱ^2+Ⅰ^{1}类，骨性Ⅱ类，高角。

五、矫治目标

改善侧貌；排齐整平牙列，建立良好咬合关系。

六、矫治计划

方案一　正畸-正颌联合治疗

通过正颌手术改善下颌后缩、颏后缩和露龈笑。患者拒绝，要求单纯正畸治疗。

方案二　单纯正畸治疗

1．采用直丝弓矫治技术，减数14、24、35、45以及18、28、38、48，上颌用强支抗，下颌用弱支抗。

2．排齐整平牙列，关闭拔牙间隙，内收前牙，建立前牙正常覆𬌗、覆盖及尖牙和磨牙中性关系，协调上下颌中线，改善侧貌。

3．使用种植支抗进行垂直向控制，改善露龈笑。

患者选择方案二进行治疗。

七、矫治过程

1．第1～9个月　粘接全口直丝弓矫治器，排齐上下牙列，换至0.019英寸×0.025英寸不锈钢丝。

2．第10～28个月　在上颌第一、第二磨牙间颊腭侧及上颌侧切牙、尖牙间颊侧植入种植钉，对上颌后牙及前牙持续加力压低；同时利用上颌后部种植钉采用滑动法关闭间隙，内收上前牙。下颌结合摇椅弓控制覆𬌗（图76-3）。

3．第29～36个月　精细调整，拆除固定矫治器，戴入透明保持器。

八、矫治结果

矫治后，患者咬合关系良好，上下牙列整齐，

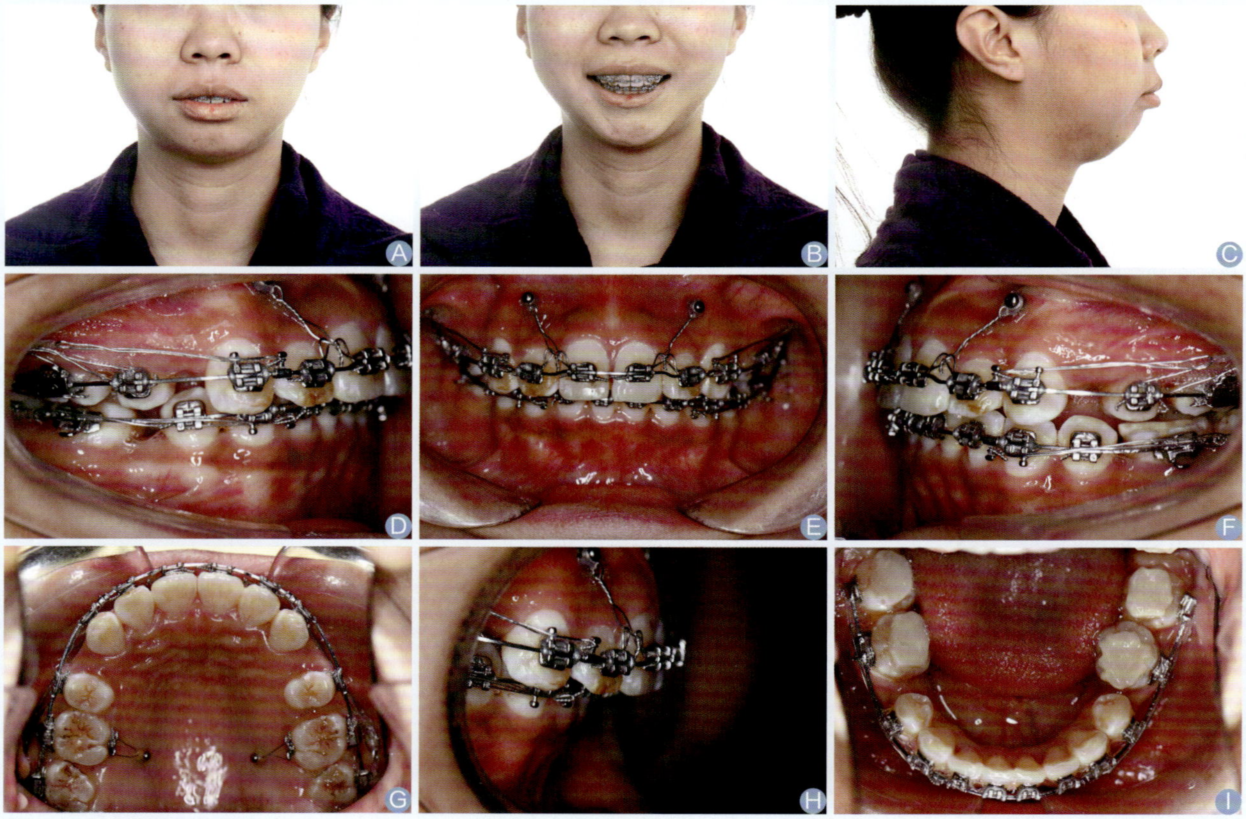

图 76-3　关闭间隙时面𬌗像

前牙覆殆、覆盖正常，双侧尖牙及磨牙中性关系，上下中线正。侧貌得到很大改善，鼻唇角正常，自然状态下闭唇正常。微笑时露龈笑明显改善，唇齿关系正常。全口曲面体层片显示牙根平行排列，牙根及牙槽骨未见明显异常（图76-4）。头颅侧位片测量分析结果显示：上前牙整体内收，牙轴控制良好，ANB及下颌平面角有减小趋势（测量结果见表76-1）。治疗结束3年后复查，牙齿排列整齐，咬合稳定（图76-5）。

九、矫治体会

（一）正畸治疗存在的难点

1．患者为较严重的骨性Ⅱ类高角型，下颌及

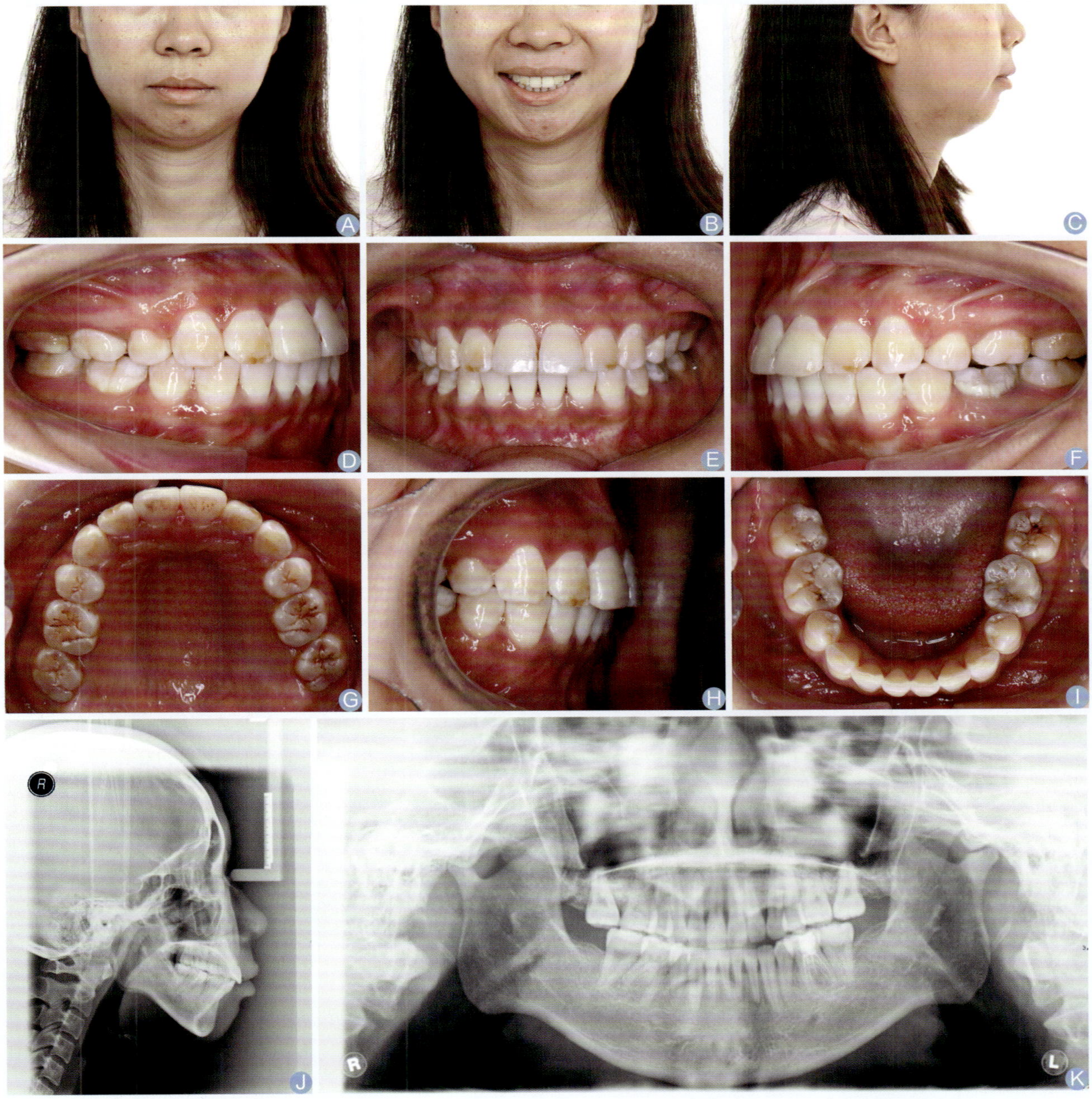

图 76-4　治疗后面殆像及 X 线片

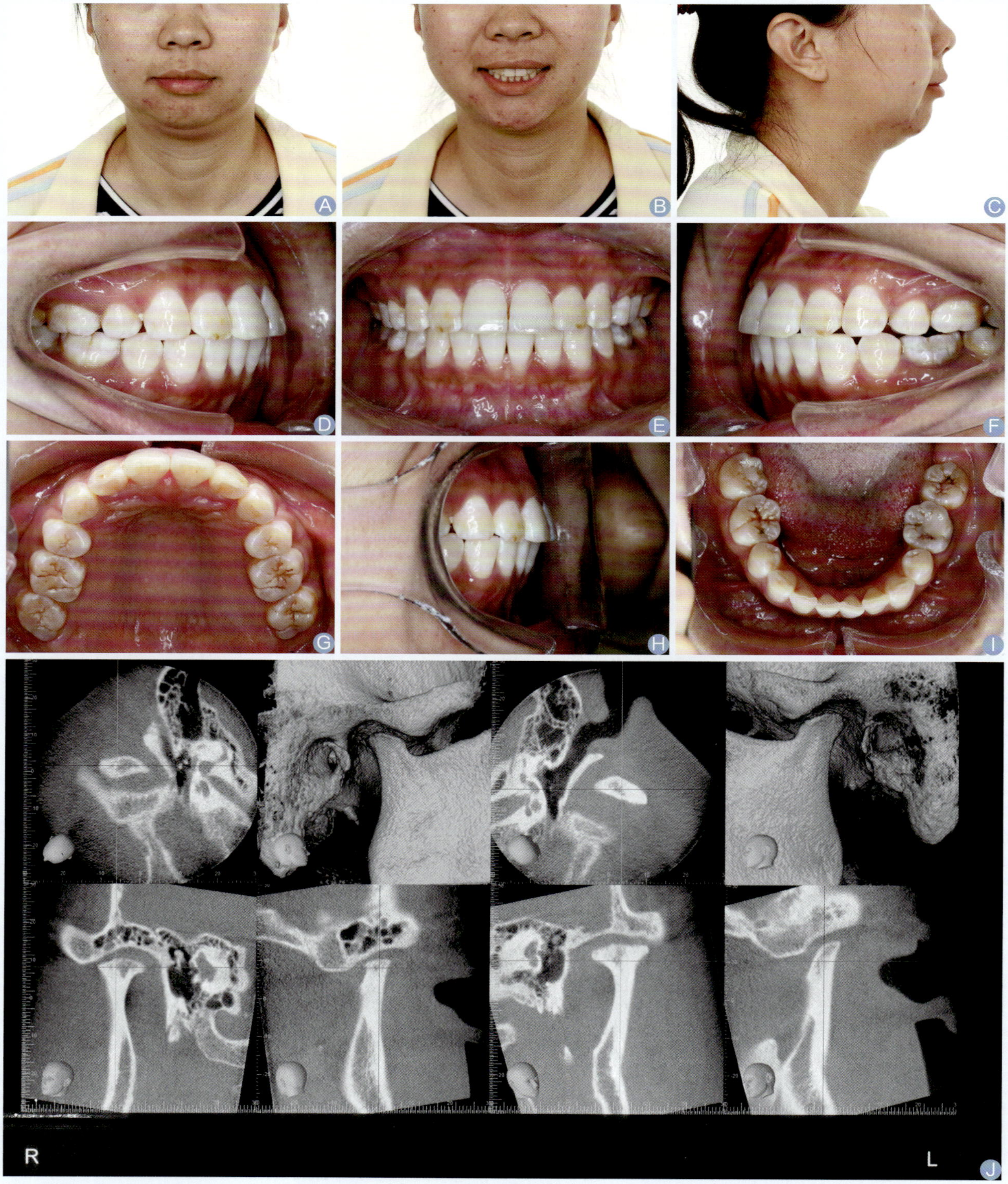

图 76-5　保持 3 年时面殆像及 CBCT

颏部明显后缩，有露龈笑，这些都是正颌手术指征，但患者拒绝正畸-正颌联合治疗。采用单纯正畸治疗困难较大。

2. 患者前牙Ⅲ度深覆盖，磨牙远中关系，要建立中性磨牙关系和正常覆𬌗、覆盖难度较大。

3. 患者有骨关节病，髁突磨耗明显，正畸治疗前须检查确定关节处于骨质稳定期，方能开始治疗。关于垂直向控制是否会影响关节应力尚缺少相关的临床研究，应谨慎使用。另外，正畸治疗要注重建立良好的后牙尖窝关系，为关节的顺应性改建创造良好的咬合条件。对于存在骨关节病的错𬌗畸形患者，正畸治疗后保持长期稳定也是难点之一。

（二）正畸中的牙齿移动控制

1. 支抗控制，矢状向与垂直向并重　治疗前患者磨牙远中关系，前牙深覆盖，侧貌突。上后牙通过种植钉加强支抗，确保上颌磨牙不前移。上颌磨牙区借助颊腭侧种植钉轻力压低，实现垂直压入，避免压低过程中后牙颊倾，增大弓丝滑动阻力，必要时后牙的压低应与间隙关闭分开进行以避免干扰。患者上颌前牙区牙槽骨发育过度，露龈笑较重。借助上前牙区的种植钉轻力压低上前牙，促进局部牙周改建，改善露龈笑，同时避免间隙关闭过程中上前牙舌倾、覆𬌗加深。由于磨牙远中关系，下颌支抗较弱，在下颌减数第二前磨牙、滑动法关闭间隙时，牵引力应加于下颌第一磨牙以促进磨牙近移，有助于建立中性磨牙关系。治疗中应尽量避免长时间使用Ⅱ类颌间牵引，以最大限度避免下颌磨牙伸长，进而加重高角。

2. 骨关节病患者的垂直向控制　本病例采用种植钉辅助持续施加轻力，对上颌前牙及后牙进行压低，试图逆旋下颌、改善高角，控制了前后牙转矩，建立良好的尖窝关系，创造稳定的咬合，同时改善露龈笑，取得了不错的矫治效果。正畸治疗后，关节骨质不仅未发生进一步吸收，还发生了顺应性改建；且常规保持3年后发现咬合稳定，关节CBCT显示髁突较治疗前发生了少量的骨改建，髁突形态更加饱满，关节稳定性良好。通过本病例的成功矫治，我们发现：垂直向控制有利于提升骨关节病患者的掩饰性正畸疗效。但在临床中我们必须要注意的是：重度骨关节病属于正畸和关节领域的疑难病例，正畸治疗前需要关节科明确髁突骨质处于稳定期，必要时要随访1年以上；正畸治疗中也要密切关注患者是否有关节弹响、疼痛、开口受限等症状，避免长时间颌间牵引，建议患者定期到关节科复查。虽然本病例显示垂直向控制联合固定正畸有助于提升传统掩饰性正畸的效果，没有导致髁突进一步吸收，但是关于其对髁突是否有保护性作用，以及下颌逆时针旋转后髁突在关节窝里的三维变化及关节间隙改变情况，尚需要大样本的临床研究。

（病例完成人：王雪东）

病例 77 骨性Ⅱ类高角伴特发性骨关节病的减数治疗

一、一般情况

患者女性，19岁，主诉嘴突、牙不齐。全身情况良好，1年前曾于北京大学口腔医院关节科确诊“颞下颌骨关节病”，未能开始正畸治疗。现已观察1年，欲解决牙齿前突及面型问题。左下后牙于2005年在外院行根管充填治疗。否认牙外伤史，家族史无特殊。

二、临床检查

1．面部检查　正面观：面下1/3略长，颏部略左偏。侧面观：凸面型，上颌前突，下颌后缩，下颌平面陡（图77-1）。

2．口内检查　恒牙列。双侧磨牙和尖牙近中关系；前牙覆𬌗对刃，覆盖约2 mm；上中线左偏1 mm；12、22腭侧位，龈缘位置低；左侧第一磨牙及双侧侧切牙反𬌗。上下牙列中度拥挤，Spee曲线深度为2 mm。左下第一磨牙有大面积树脂充填体。38和48正位萌出，48过长（图77-1）。

3．颞下颌关节检查　开口度三指，开口型正常，双侧关节未查见弹响及触痛。

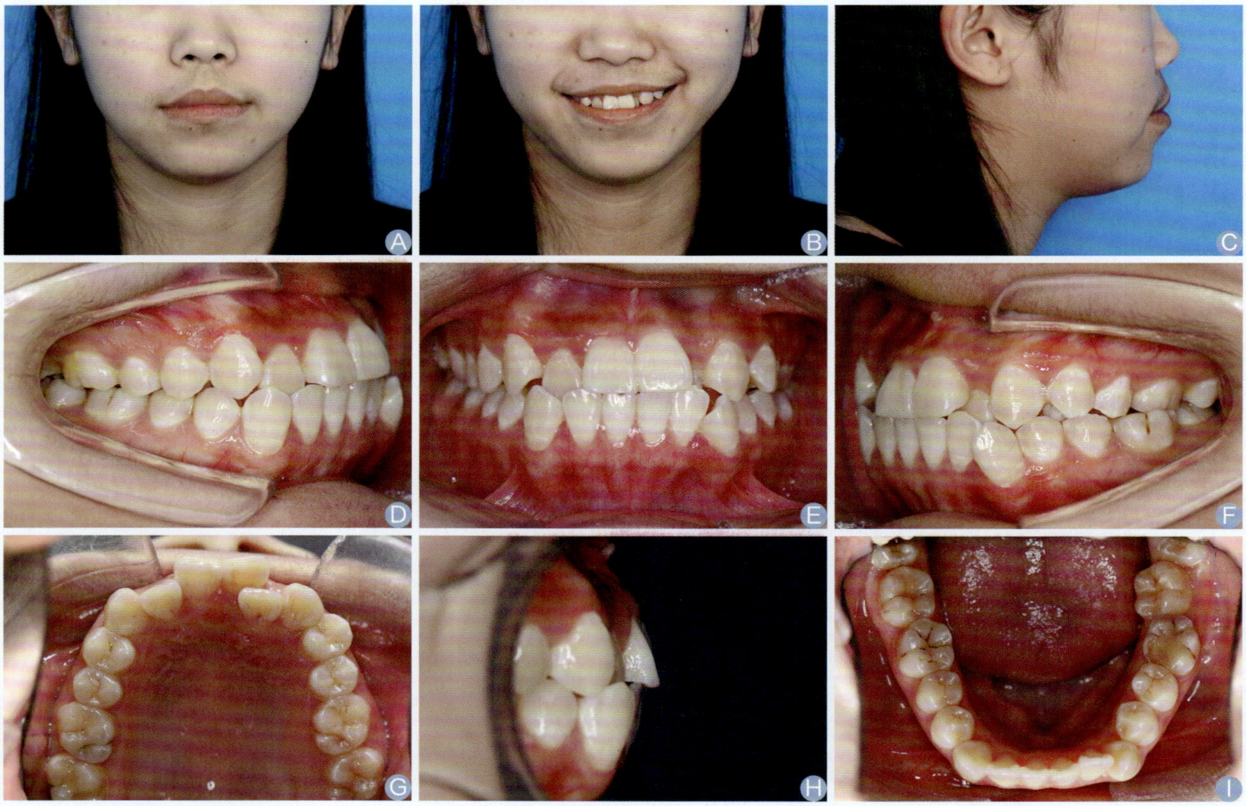

图 77-1　治疗前面𬌗像

三、X线检查分析

1．头颅侧位片　测量分析结果显示骨性Ⅱ类，高角，上下前牙唇倾（图77-2和表77-1）。

2．全口曲面体层片　所有恒牙均存在。28近中阻生，38、48正位萌出；36根充影像，根尖低密度影。双侧升支长度、髁突大小形态不对称（图77-2）。

3．治疗1年前关节CBCT　双侧髁突顶部骨皮质磨损凹陷并吸收，骨小梁结构紊乱（图77-2 C和D）。

4．治疗前关节CBCT　双侧髁突骨皮质白线形成，基本连续，原有凹陷区域形态恢复，髁突位置大致居中（图77-2 E和F）。

四、诊断

安氏Ⅲ类，毛氏$Ⅱ^5$+$Ⅰ^1$类，骨性Ⅱ类，高角；36慢性根尖周炎。

五、矫治目标

调整右侧磨牙关系至中性，左侧磨牙关系至完全远中。改善患者侧貌突度。

六、矫治计划

减数14、24、28、36、44和48，前移37、38依次替代36、37。上颌及右下后牙为强支抗。

七、矫治过程

1．主动矫治40个月，保持14个月。

2．第1～10个月　全口粘接0.022英寸Roth直丝弓矫治器，12、22托槽倒贴控制转矩，16、26、37、46粘接直丝弓带环，17、27、47粘接颊面管。初始弓丝为0.012英寸，待38颊面暴露后粘接颊面管，依次应用0.016英寸、0.016英寸×0.022英寸、0.019英寸×0.025英寸镍钛丝初步排齐整平上下牙列。

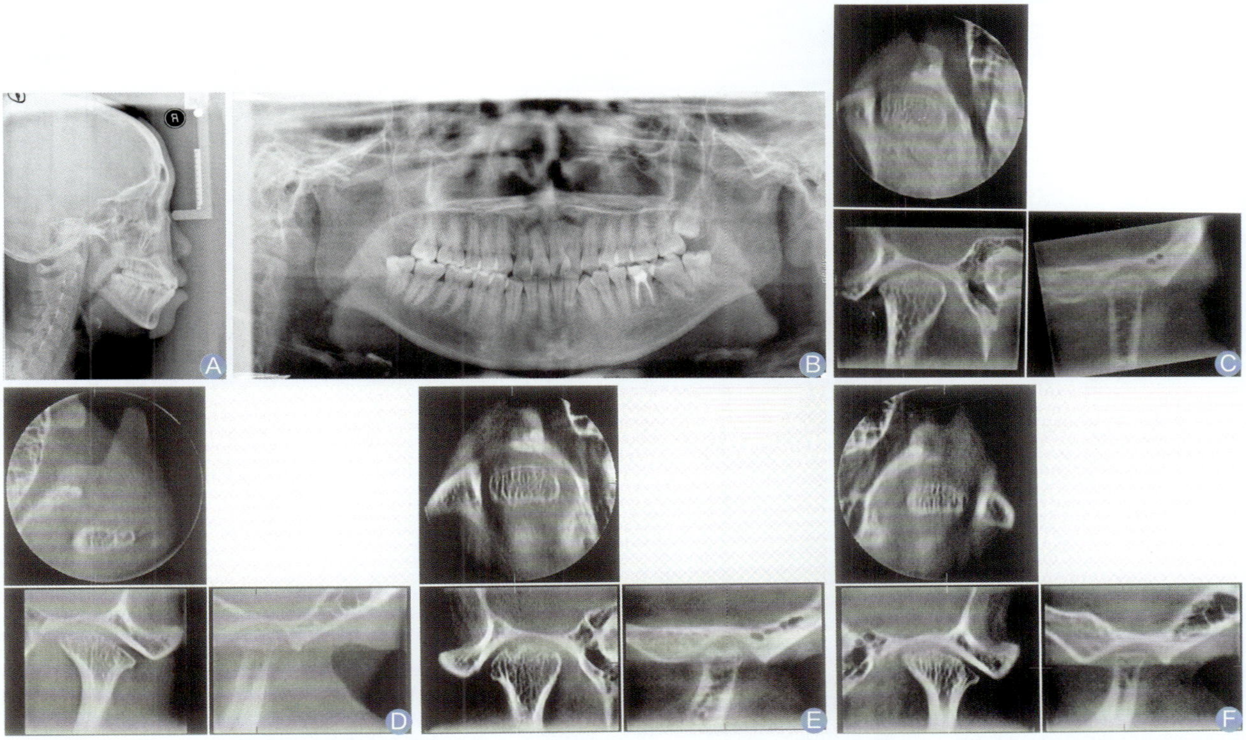

图77-2　治疗前X线片及关节CBCT

表77-1 治疗前后及保持后头影测量结果

测量项目	正常值	测量值		
	均值±标准差	治疗前	治疗后	保持后
SNA（度）	82.8 ± 4.0	83.8	82.4	82.5
SNB（度）	80.1 ± 3.9	78.1	78.1	78.0
ANB（度）	2.7 ± 2.0	5.7	4.3	4.5
FH/NP（度）	85.4 ± 3.7	84.4	83.5	83.5
U1/NA（度）	22.8 ± 5.7	28.6	22.1	22.2
U1-NA（mm）	5.2 ± 2.4	5.2	–0.4	–0.5
L1/NB（度）	30.3 ± 5.8	36.6	25.4	25.4
L1-NB（mm）	6.7 ± 2.1	10.1	5.0	5.0
U1/L1（度）	125.4 ± 7.9	109.1	128.2	129.5
U1/SN（度）	105.7 ± 6.3	112.4	104.5	105.5
MP/SN（度）	32.5 ± 5.2	44.1	42.5	42.8
MP/FH（度）	31.1 ± 5.6	39.7	37.5	37.6
L1/MP（度）	92.6 ± 7.0	94.4	84.8	84.5

3．第11～23个月　上颌及右下后牙区域植入种植钉，更换至0.019英寸×0.025英寸不锈钢方丝，采用滑动法内收前牙，近中移动并直立37、38。治疗过程中37、38出现舌倾，配合局部弓丝正转矩（图77-3）。

4．第24～39个月　拔牙间隙关闭，37近中剩余2 mm间隙，患者仍觉侧貌稍突，要求进一步改善。利用种植钉推磨牙向后，继续后移上下牙列。精细调整，完善咬合，控制22转矩，调磨上颌切牙舌侧边缘嵴，预防咬合创伤（图77-4）。

5．第40个月　矫治结束，上下颌戴入透明保持器保持，定期复查（图77-5）。

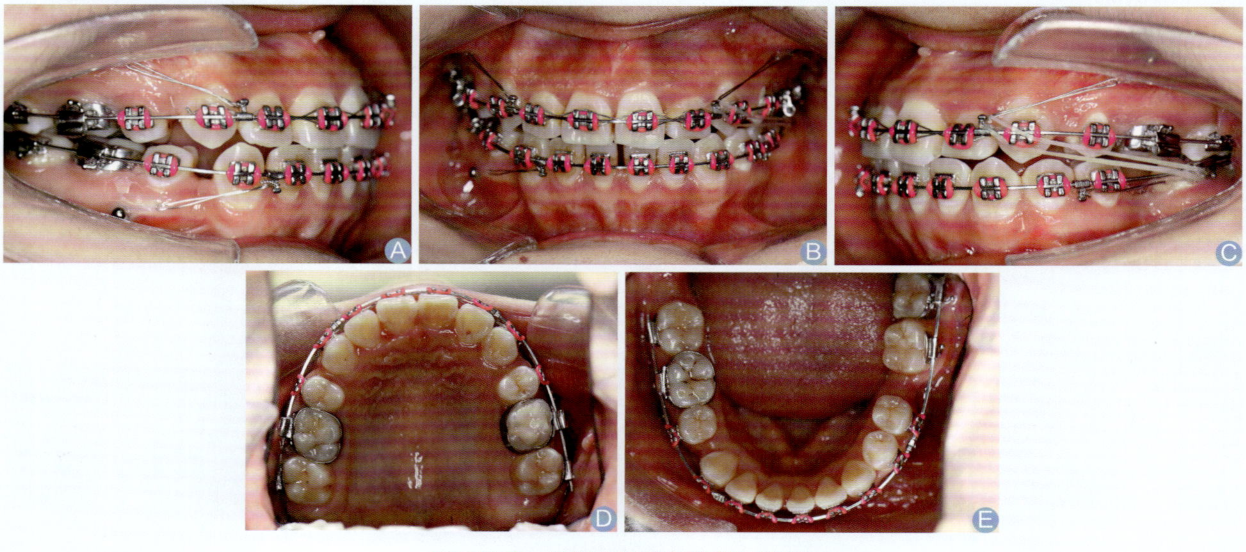

图77-3　关闭磨牙拔牙间隙时𬌗像

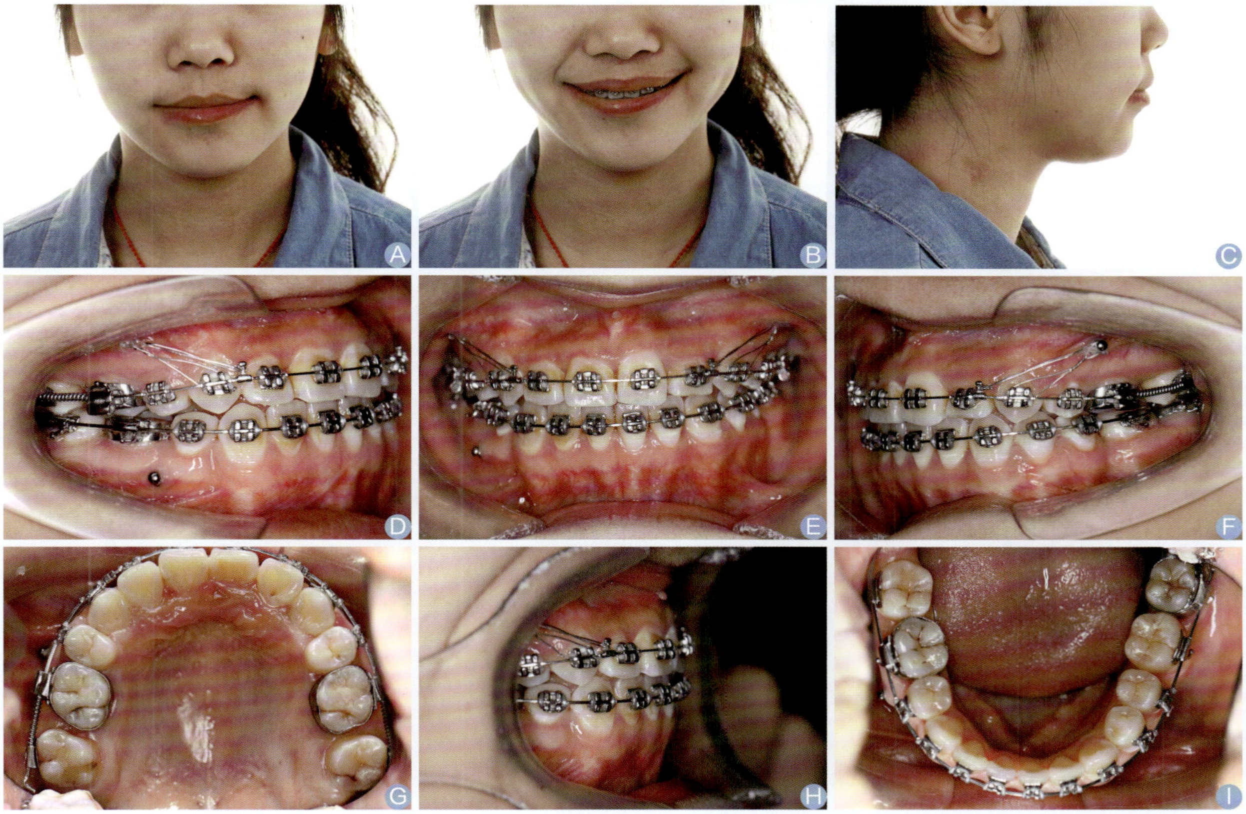

图 77-4　上牙列整体后移时面𬌗像

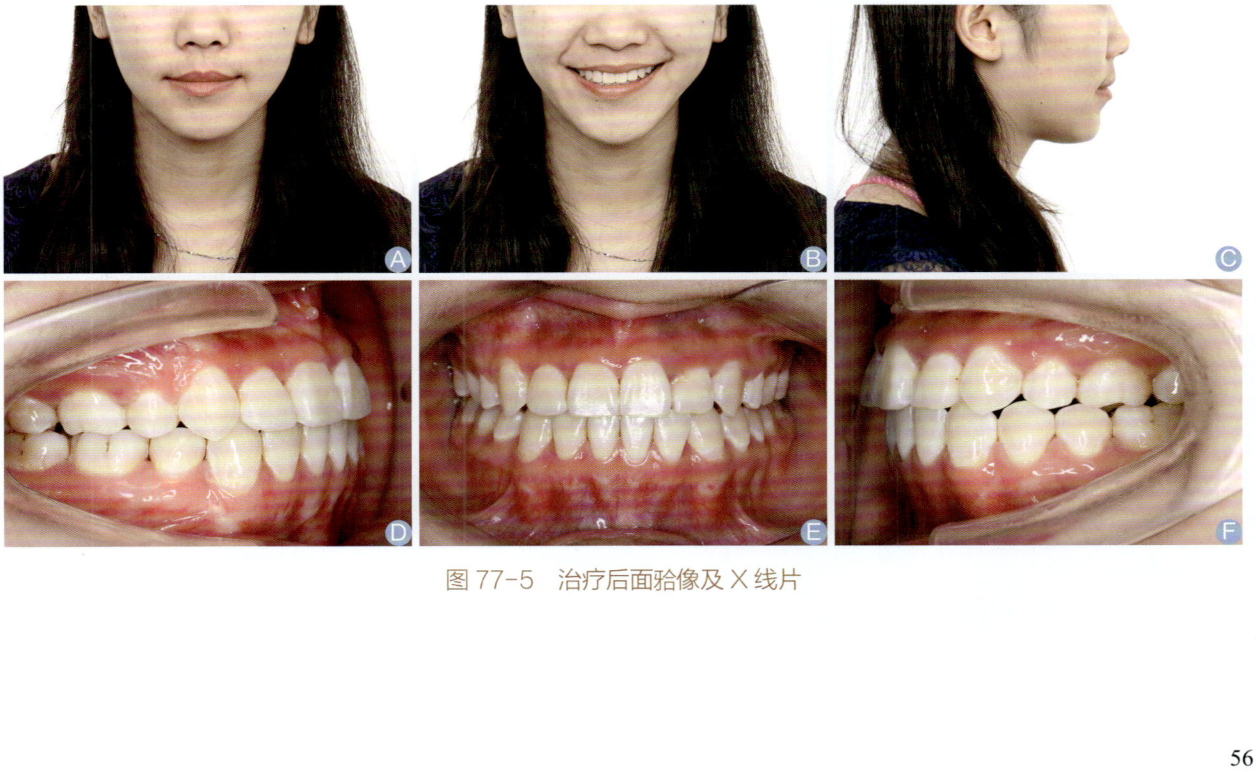

图 77-5　治疗后面𬌗像及 X 线片

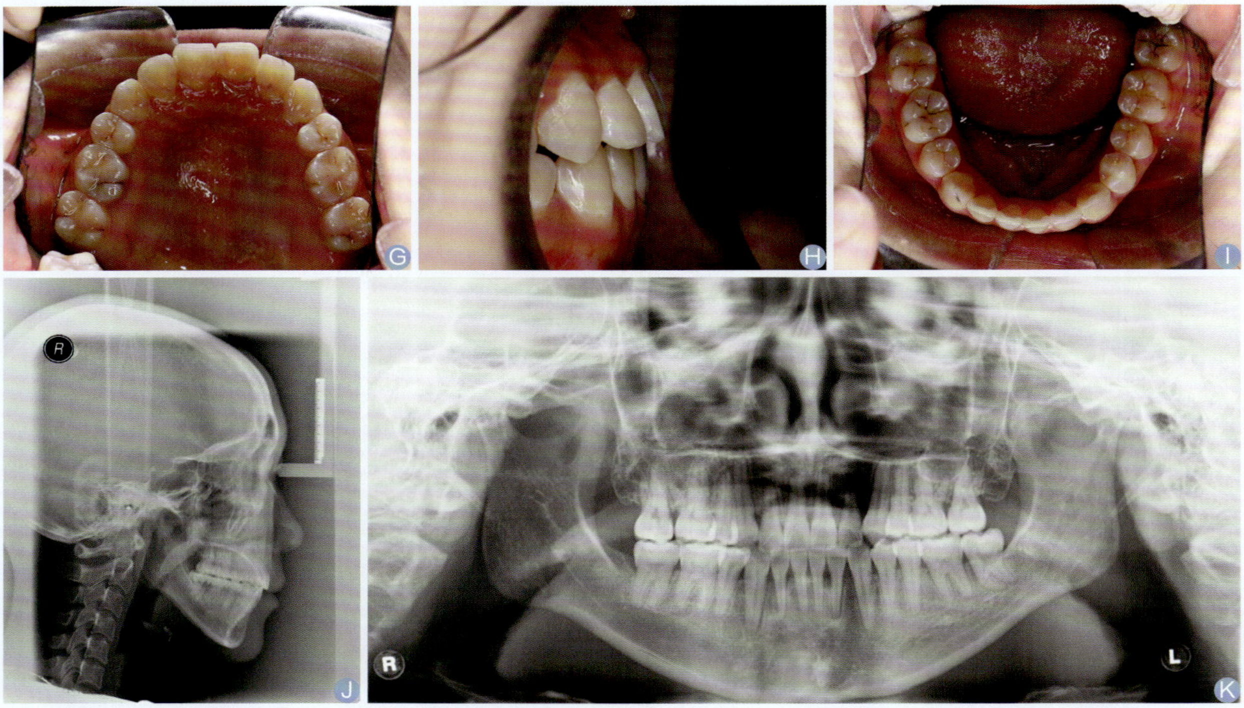

图 77-5　治疗后面聆像及 X 线片（续）

八、矫治结果

矫治结束后，患者侧貌改善明显，下颌平面角得以少量减小，颏部形态有所改善。口内像显示上下前牙覆聆、覆盖正常，上下中线对齐，双侧尖牙及右侧后牙中性关系，左侧后牙完全远中关系，尖窝交错，38与27聆关系良好。全口曲面体层片显示22少量牙根吸收，37、38牙根平行直立，未发现明显的牙根吸收和牙槽骨吸收情况（图77-5）。临床检查22无松动，牙髓活力正常。保持期随访，关节CBCT显示髁突骨质形态良好，髁突位置正常，无继发破坏影像。口内因保持器戴用不良，21、22略有复发，余牙咬合佳，面型良好（图77-6）。

九、矫治体会

（一）关于治疗设计

1. 青春期特发性颞下颌关节骨关节病的正畸治疗时机与考虑　本例患者18岁初诊时因颞下颌关节骨关节病（temporomandibular joint osteoarthritis，TMJOA）而未开始正畸治疗。关节科给予常规关节保护指导并建议服用“维骨力”加以治疗，待关节骨吸收稳定后再考虑治疗。患者未曾服药，1年后行关节复查时骨质破坏区域得到恢复，骨皮质白线形成，可以开始正畸治疗。

TMJOA可能是青春期特发性疾病，并可能与内分泌激素水平（如雌激素）有关。有学者研究发现，女性颞下颌关节具有雌激素受体，而男性不具备该受体，因此推测雌激素可能充当了潜在引发髁突吸收的角色。这类疾病骨质破坏具有自限性，多能够在青春期过后自行停止。本例患者符合这一发病特点，其疾病分型应诊断为青春期特发性颞下颌关节骨关节病。

在这类患者的初诊及治疗过程中须重视关节检查，详细询问病史，仔细检查关节，进行必要的影像学检查，并与关节科医生密切配合。对于髁突已发生骨质破坏的患者，一般需进行观察并配合一定的关节科治疗。待骨质吸收停止并出现骨白线后，

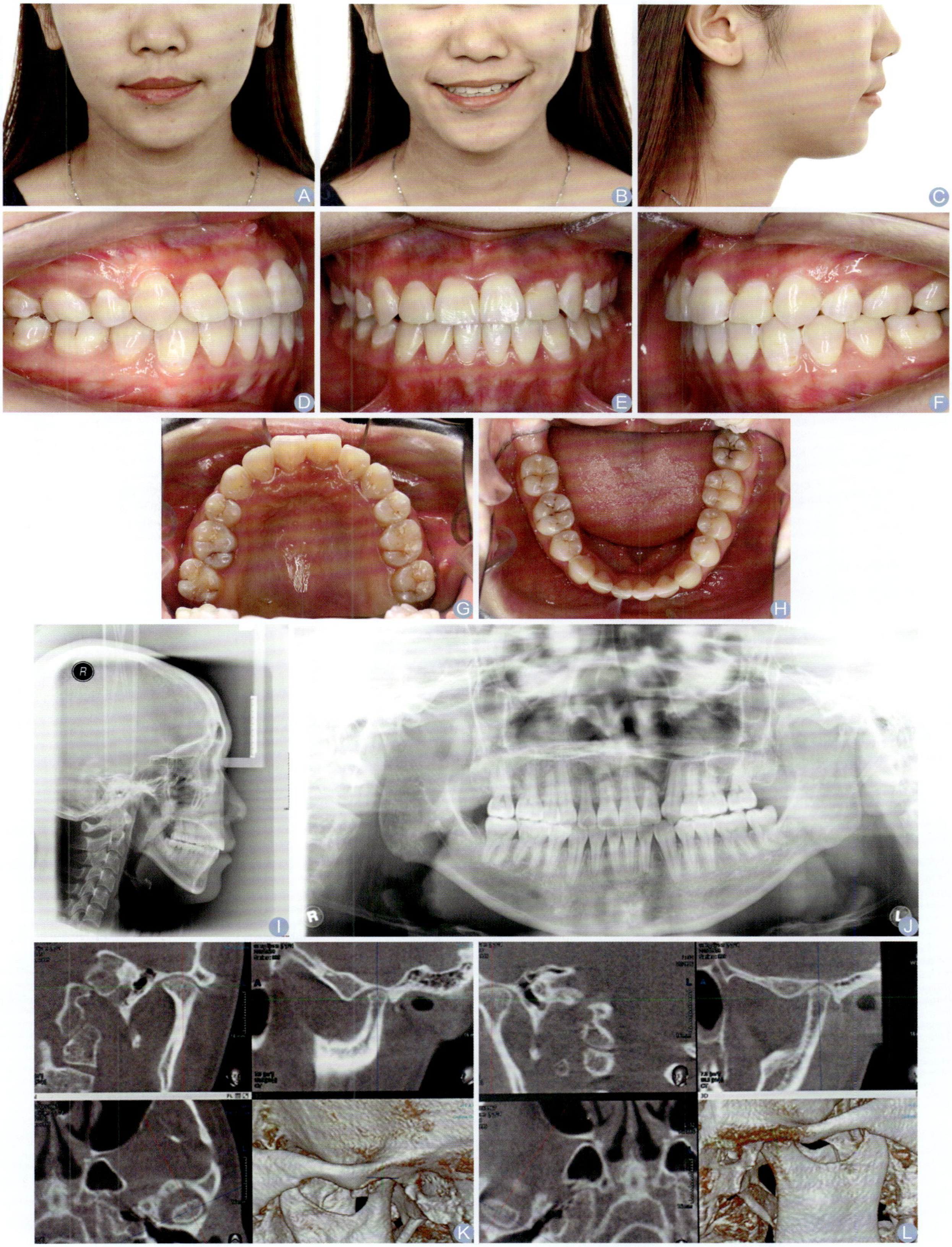

图 77-6　保持 1 年时面殆像、X 线片及关节 CBCT

方能考虑开始正畸治疗。对于青春期女性患者，如果治疗前有关节不适症状或体征，也应适当进行观察。一般至少观察半年时间，待患者无关节情况的恶化后再行正畸治疗，以避免外力对关节的进一步激惹。对于该类患者，治疗过程中应注意对咬合干扰点及时加以处理，避免关节激惹导致疾病复发。

2．减数磨牙　本例患者的临床特点为髁突吸收引起的下颌骨向后下旋转和上颌骨相对前突；ANB角增大，呈Ⅱ类骨型；下颌平面角增大，表现为高角病例。这种病例一般应常规拔除双尖牙进行矫治。但由于一侧下颌第一磨牙根管治疗不完善，造成慢性根尖周炎，而该侧第二、第三磨牙条件尚可，基于“患牙优先”的拔牙原则，我们设计了在此象限拔除第一磨牙，虽然增加了治疗难度，但为患者保存了健康牙齿，避免了死髓牙日后的冠修复；同时，解决了该处上下牙弓宽度不调的问题。对于高角患者，拔除磨牙后使后续牙齿前移也有利于发挥楔形效应，有助于高角的矫治。

（二）正畸治疗中的控制

1．在治疗初期的排齐整平阶段及早将37、38并入矫治体系　这是为了尽早对近中前倾的37进行直立和近中前移。磨牙的竖直和近中前移有多种方法，为了避免三维方向上近中前移力量的副作用，可以考虑使用较粗的稳定弓丝并加以后倾曲，调整局部弓丝宽度和转矩角度来加以对抗，但这无疑会对间隙关闭效率有所影响。本例患者治疗时间较长也与此有关。有学者建议在开始关闭间隙前夕再将磨牙拔除，利用拔牙过程对颌骨的刺激来加快后继磨牙的前移速度，还可以避免第二磨牙牙根吸收和牙槽骨吸收的情况；同时，可采用0.018英寸×0.025英寸的不锈钢方丝作为工作弓丝，滑动关闭间隙，减少摩擦力。

2．种植支抗的应用与垂直向控制　基于患者的临床表现特点，改善面型需要大范围的前牙内收和强支抗设计。利用微螺钉种植体作为强支抗，整体内收前牙和推磨牙向远中移动是解决牙齿前突、进一步获得内收间隙的方法之一，其简便、有效且不受患者依从性的影响。特别是对于无法配合戴用头帽口外弓等辅助支抗装置而又需要较强支抗的成年患者，微螺钉种植支抗更体现了其独特的优势。种植钉内收过程中的垂直向前牙分力和弓丝上后倾曲的控制可以有效对后牙垂直向进行控制，防止高角加重和下颌后旋。

在治疗后期上颌拔牙间隙关闭后，为了满足患者对减小突度的进一步要求，笔者利用种植钉进行了推上牙列向后的治疗。在此过程中应特别注意纵耠曲线的控制，在上颌工作弓丝上进行Spee曲的弯制和后牙转矩控制，防止推磨牙向后过程中腭尖下垂导致高角加重。

3．治疗中的风险与控制　高角双突患者面型的改善除了对后牙垂直向进行控制外，还源于对前牙特别是下前牙的直立内收。较大范围的前牙内收应特别关注患者的根骨关系，适当进行转矩控制，轻力低摩擦内收间隙，防止前牙骨开窗、骨开裂以及牙根吸收。

在对骨关节病患者进行正畸诊疗时，即使在其稳定期，也要注意耠因素和功能因素可能诱发骨关节病复发的风险。例如，控制磨牙近中移动和间隙关闭过程中可能产生咬合高点，应及时调耠或调整弓丝形态匹配；注意颌间牵引的力值和使用时间，在矫治结束阶段稳定尖窝交错关系，避免前伸及侧方耠干扰。

4．不足和改进　在对12、22进行转矩控制时，尖牙转矩有所丧失，同时下颌尖牙区外展略显不足，造成尖牙区覆盖较大。左侧磨牙完全远中关系、尖牙偏远中关系可能与左侧不对称拔牙、牙量大小差异及上颌支抗控制不足有关。此外，矫治结束时上中线略右偏。

（病例完成人：李晶）

第十五章 唇腭裂畸形的序列治疗

唇腭裂是口腔颌面部最常见的出生缺陷，常对骀颌面的生长发育、颜面美观、口腔功能及患者的心理健康造成不良影响。唇腭裂患者的治疗是典型的多学科治疗模式，具有长期、复杂、高度个性化的特点。医生需要在患者生长发育的各阶段进行及时的评估，由多学科专家共同参与制订恰当的治疗计划。

唇腭裂患者的骀颌面畸形常较非裂患者严重，并伴随着多次修复手术的瘢痕、牙槽突植骨区骨量不足带来的影响，正畸治疗往往难度较大。从事唇腭裂治疗的正畸医生需要有多学科合作的意识，更好地掌握口腔正畸相关理论知识与技能，同时能够了解相关学科的发展、新的治疗方法及远期疗效。正畸治疗的设计要有全局的考虑，充分权衡患者的治疗得失，制定出相应的最佳治疗方案。

受到唇腭裂多次手术的影响，患者的错骀畸形表现与非裂患者有较大的差别，正畸治疗的重点和难点具有特殊性。针对患者错骀畸形的治疗设计与治疗中的控制具有一定的特点，但是治疗的原则与非裂患者不存在明显差别。治疗的目标是改善患者外观，恢复口颌系统功能，保持治疗的稳定性，以及保证患者的口腔健康。

病例 78 唇腭裂的治疗

一、一般情况

患者男性，10岁，主诉为前牙反𬌗。患有单侧完全性唇腭裂，唇裂修复术于6月龄进行，腭裂修复于12月龄进行，牙槽突植骨于10岁完成。无其他手术史，无既往正畸治疗史。否认家族成员有类似疾病。

二、临床检查

1. 面部检查　正面观：颏右偏，面部垂直比例基本正常。唇自然闭拢，唇间关系基本正常，左侧唇裂手术瘢痕，上唇红暴露不足。鼻尖左偏，鼻翼对称度略差，鼻旁区凹陷。笑线低位，上前牙不能露出。侧面观：面中部发育不足，鼻旁区略凹陷，下唇外翻（图78-1）。

2. 口内检查　替牙期，磨牙近中关系，全牙弓反𬌗。上颌牙弓塌陷，52、55、65、74、75、83、84、85尚未替换。上颌中线左偏4 mm，上牙列拥挤4 mm。下牙列排列整齐。前牙Ⅱ度深覆𬌗，前牙覆盖-3 mm（图78-1）。

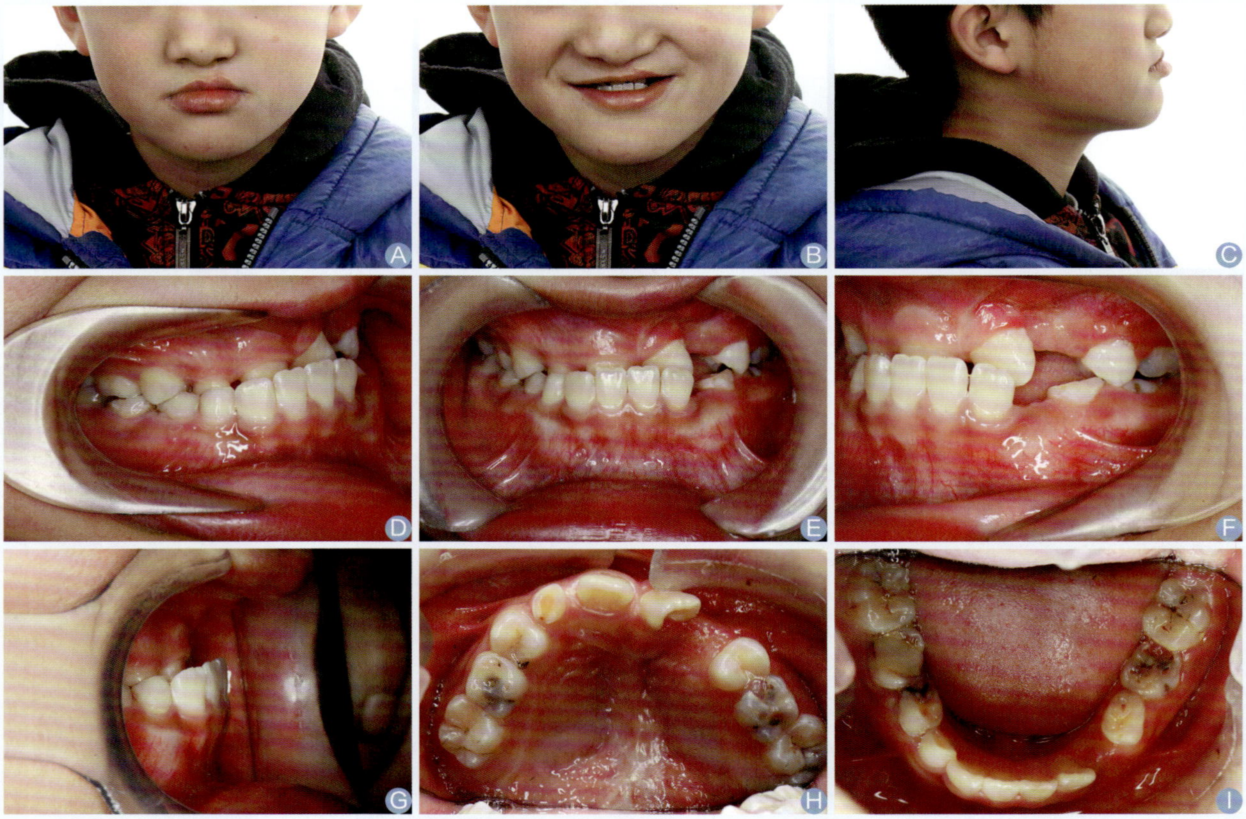

图 78-1　治疗前面𬌗像

3．颞下颌关节检查　双侧颞下颌关节区未查见疼痛、弹响，开口度三指，开口型正常。

三、X 线检查分析

1．头颅侧位片　上颌发育不足，颌间Ⅲ类关系，Ⅲ类骨型，下颌略能后退。上下牙轴较直（图78-2和表78-1）。

2．全口曲面体层片　12、22缺失，21、23斜轴，13、14、15、17、23、24、25、27、33、34、35、37、43、44、45、47发育中。左侧颏结节略小、髁突基本对称，未见明显骨质异常（图78-2）。

3．CBCT　左侧牙槽骨裂隙植骨区骨质厚度和高度良好，骨质丰满度较好（图78-2）。

四、诊断

安氏Ⅲ类，毛氏Ⅱ^1+Ⅳ^1+Ⅲ^2+Ⅰ^1，Ⅲ类骨面型，高角。

五、矫治目标

改善面型，矫治反殆、排齐牙列，建立良好咬合关系。

六、矫治计划

方案一

1．上颌前方牵引治疗，解除前牙反殆及颌间关系不调。

2．前牙反殆解除后，采用上颌局部矫治器矫治21扭转，建立稳定的前牙覆殆、覆盖关系。

3．观察生长，待生长发育高峰期过后进行综合正畸治疗。

4．在生长高峰期评价患者面型变化。①如果面型变化不大，则采用固定矫治器行非拔牙治疗，近中移动13、23替代12、22。②如果前牙反殆再次出现，不排除采用下颌拔牙治疗或正畸-正颌联

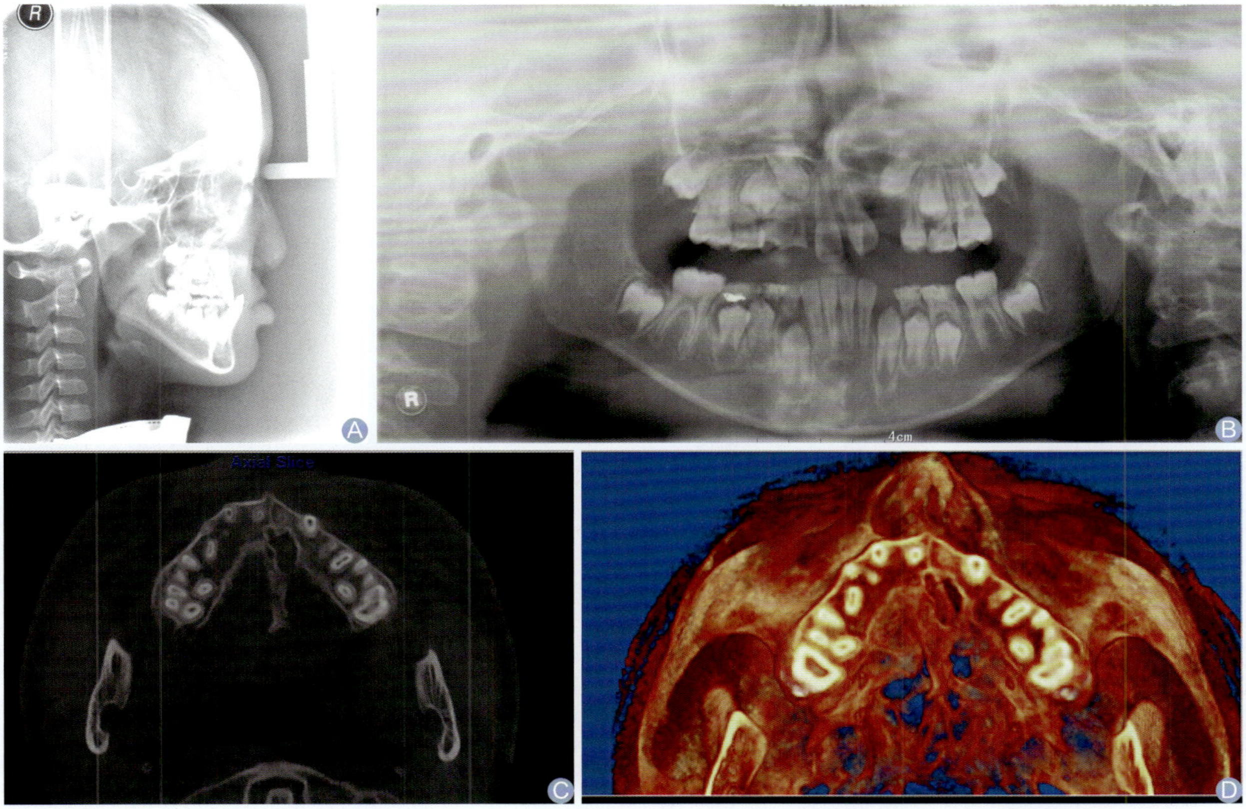

图78-2　治疗前头颅侧位片、全口曲面体层片及CBCT

表78-1 治疗前后头影测量结果对比

测量项目	正常值	测量值	
	均值±标准差	治疗前	治疗后
SNA（度）	82.8 ± 4.0	74.4	76.8
SNB（度）	80.1 ± 3.9	77.2	76.1
ANB（度）	2.7 ± 2.0	−2.8	0.7
FH/NP（度）	88.6 ± 3.0	76.7	80.3
NA/PA（度）	4.9 ± 3.0	−5.4	−10.3
U1/NA（度）	22.8 ± 5.7	28.3	26.7
U1-NA（mm）	3.5 ± 6.5	4.2	5.1
L1/NB（度）	30.5 ± 5.8	12.7	15.1
L1-NB（mm）	6.7 ± 2.1	0.2	1.8
U1/L1（度）	124.2 ± 8.2	139.8	141.1
U1/SN（度）	105.7 ± 6.3	103.7	103.8
MP/SN（度）	32.5 ± 5.2	39.6	40.0
MP/FH（度）	31.1 ± 5.6	34.7	35.0
L1/MP（度）	93.9 ± 6.2	76.9	74.6
Y（度）	60.3 ± 3.4	72.5	70.4
Pg-NB（mm）	1.0 ± 1.5	3.0	3.6

合治疗。

5. 正畸治疗中，14、24适当进行舌尖调磨，13、23可考虑进行改形。

方案二

等待生长发育高峰期后进行正畸-正颌联合治疗。

由于患者希望尽可能避免正畸-正颌联合治疗，所以选择方案一进行治疗。

七、矫治过程

1. 患者先行上颌前方牵引治疗，采用口内Hyrax矫治器+下颌殆垫矫治器，牵引时间约16个月。前牙反殆解除后，面中部凹面型改善。上颌11、21粘接直丝弓矫治器托槽，用细丝排齐前牙，建立前牙正常覆殆及覆盖关系（图78-3和图78-4）。

2. 观察替牙，等待恒牙建殆。

3. 粘接直丝弓矫治器，自0.012英寸镍钛丝开始，顺序更换矫治器弓丝至0.019英寸×0.025英寸不锈钢丝，排齐整平牙列，移动腭侧23进入牙弓（图78-5和图78-6），关闭12、22缺牙间隙。调整咬合关系（图78-7和图78-8）。

4. 前牙覆殆及覆盖关系正常，获得良好的后牙尖窝关系后，去除固定矫治器，活动保持器保持。定期复诊。

八、矫治结果

治疗后，患者面部基本对称，唇间关系及唇齿关系基本正常，侧貌为直面型，鼻-唇-颏关系协调，面下高度略大。牙齿排列整齐，前牙覆殆、覆盖正常，磨牙为完全远中关系，咬合良好，上下牙弓中线一致，弓形大小协调（图78-9）。

头颅侧位片显示上下颌间为Ⅰ类骨型，上下前牙唇倾度正常，前牙关系正常。全口曲面体层片显

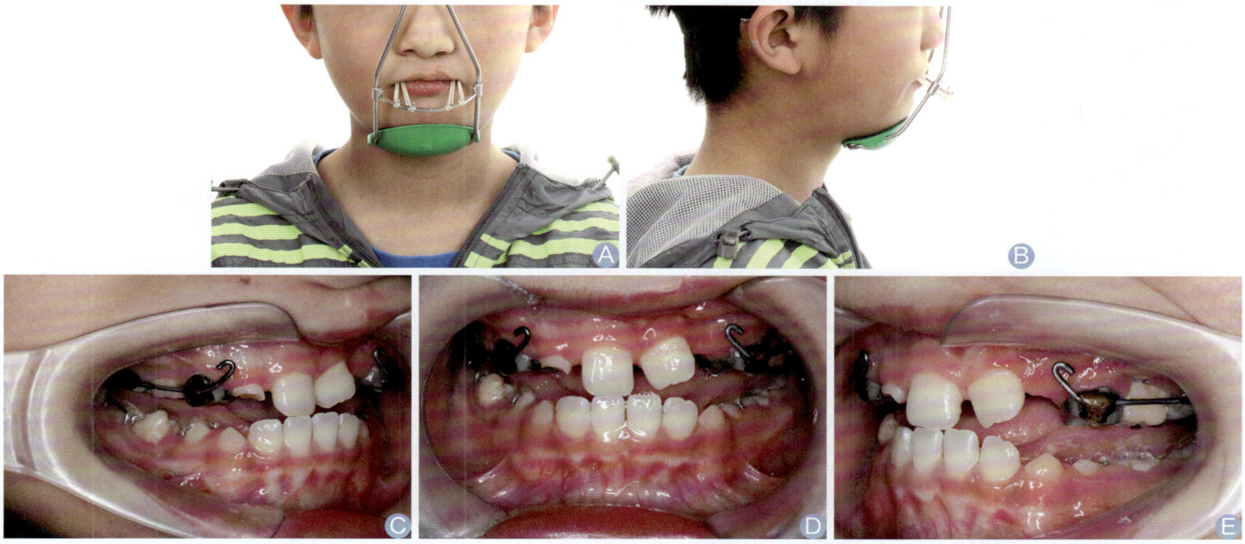

图 78-3　前方牵引治疗中面船像（上颌采用 Hyrax 矫治器，下颌戴用船垫）

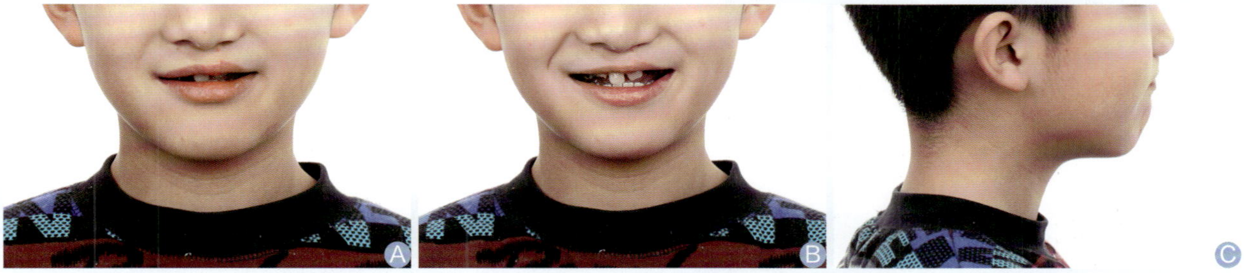

图 78-4　前方牵引治疗后，上唇红暴露增加，下唇外翻及前突改善，唇间关系协调

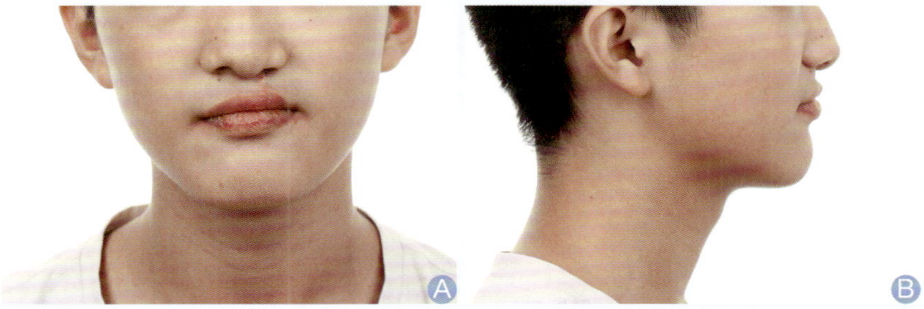

图78-5　前方牵引治疗后3年，生长发育高峰期后，患者呈直面型，未见下颌异常生长。开始固定矫治，逐步排齐牙列

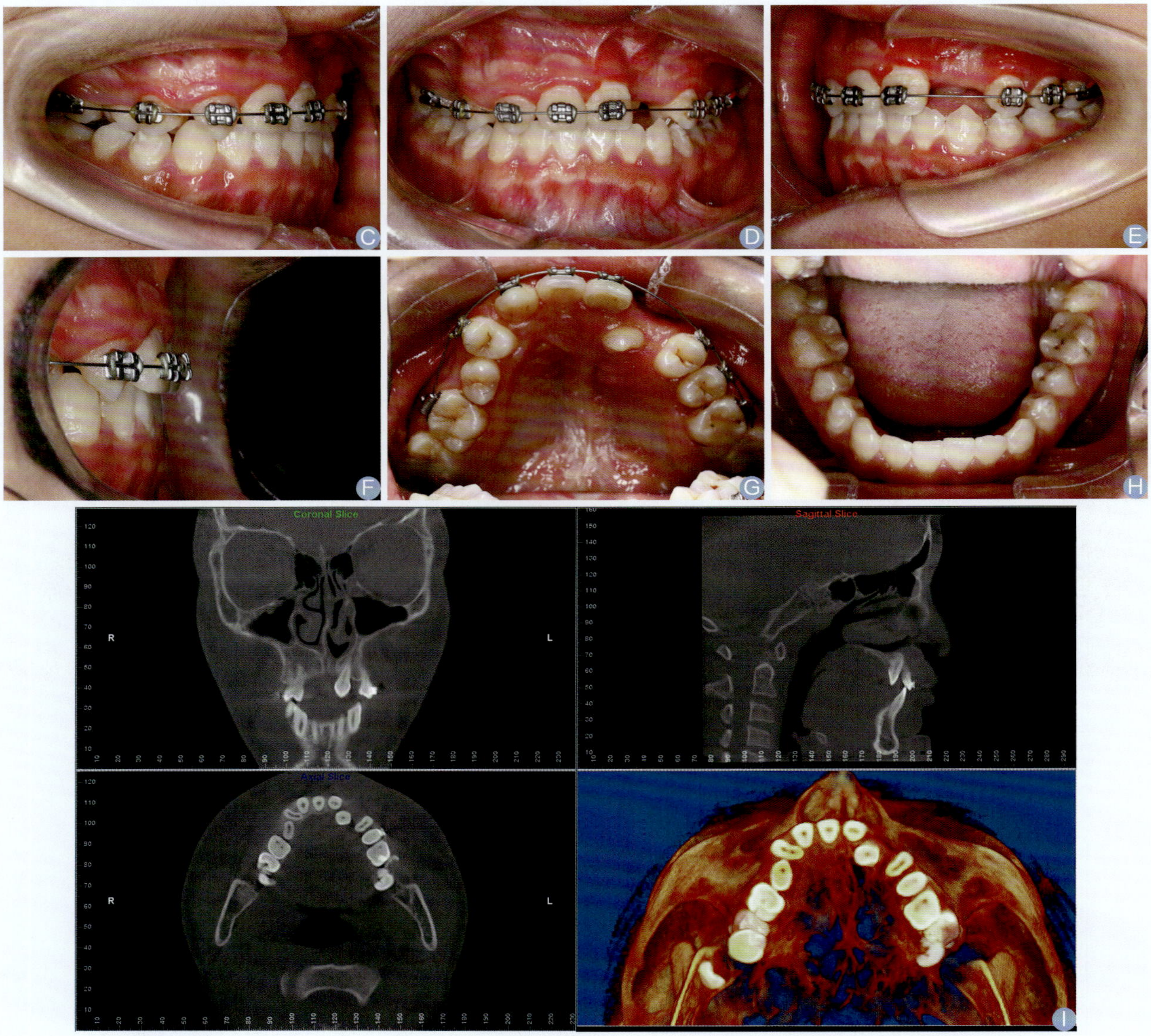

图78-5　前方牵引治疗后3年，生长发育高峰期后，患者呈直面型，未见下颌异常生长。开始固定矫治，逐步排齐牙列（续）

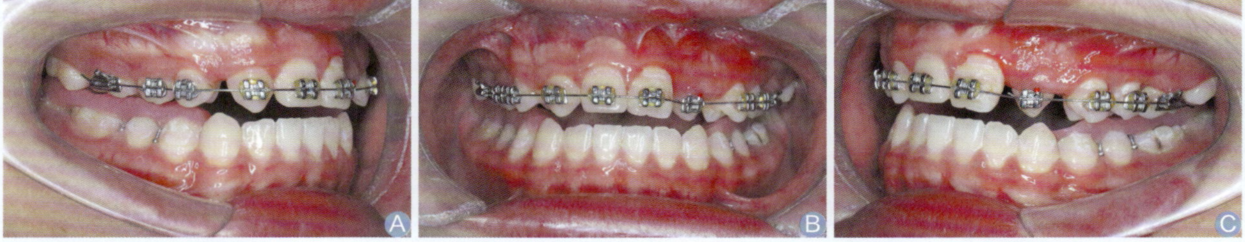

图 78-6　下颌𬌗垫辅助上牙列排齐

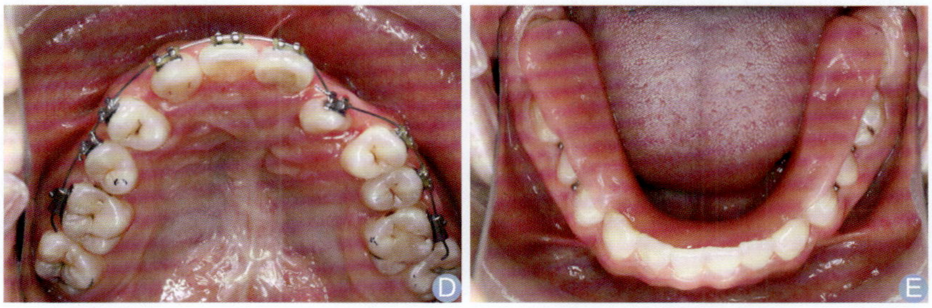

图 78-6　下颌殆垫辅助上牙列排齐（续）

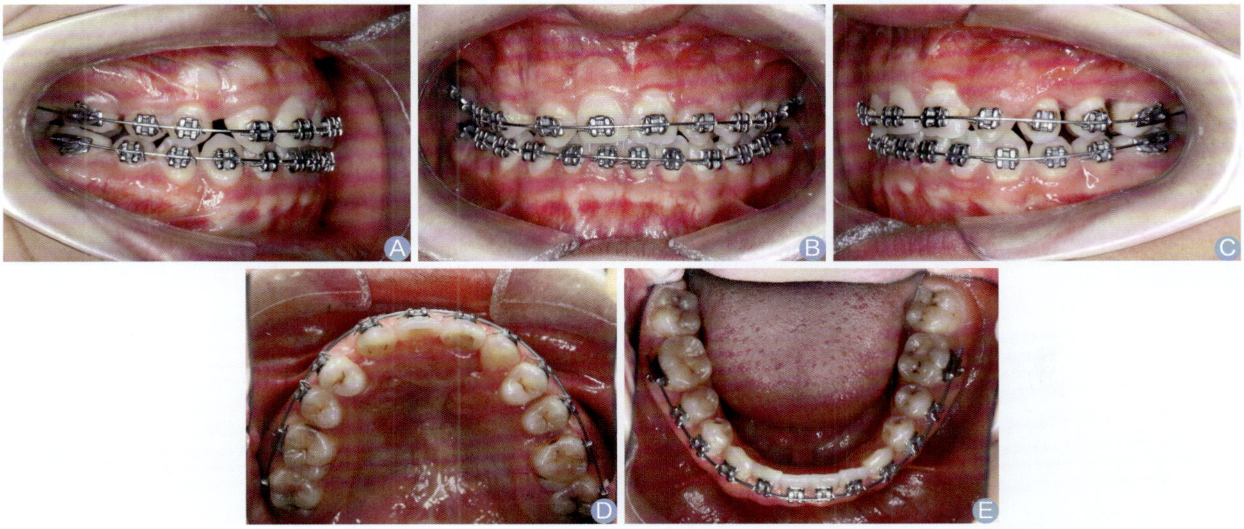

图 78-7　牙列排齐整平

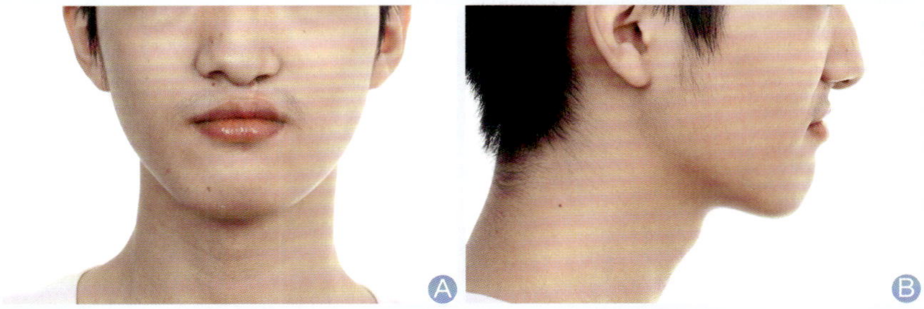

图 78-8　维持面型，逐次前移上颌后牙

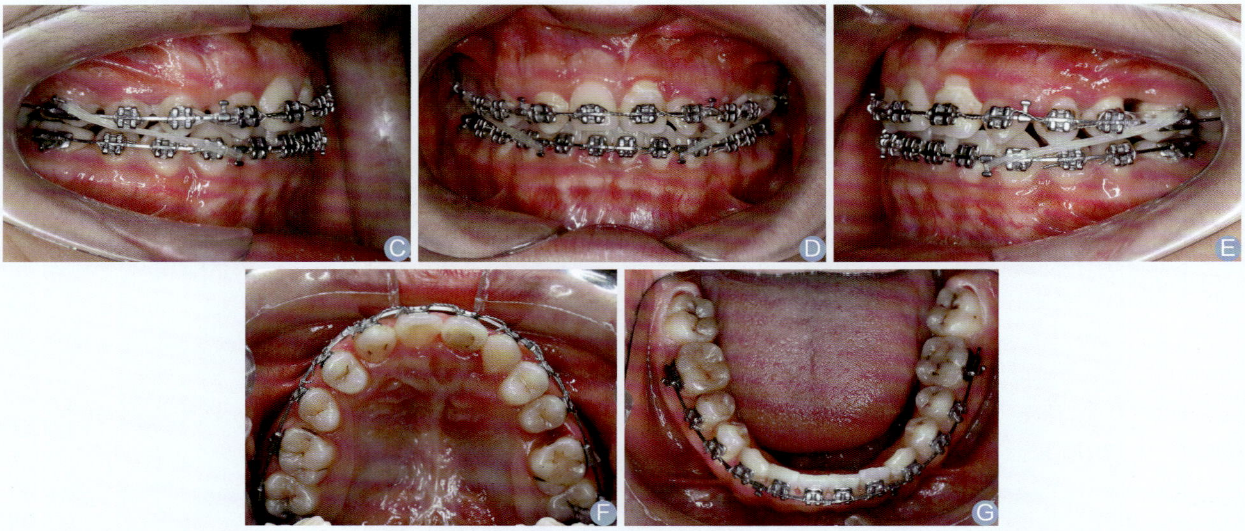

图 78-8　维持面型，逐次前移上颌后牙（续）

示牙根平行度良好，无明显牙根吸收。CBCT显示23于牙槽突植骨区根-骨关系良好（图78-10）。治疗前后的头影测量重叠图显示了患者软硬组织的变化及生长（图78-11）。经过13个月的保持，患者治疗结果稳定（图78-12）。

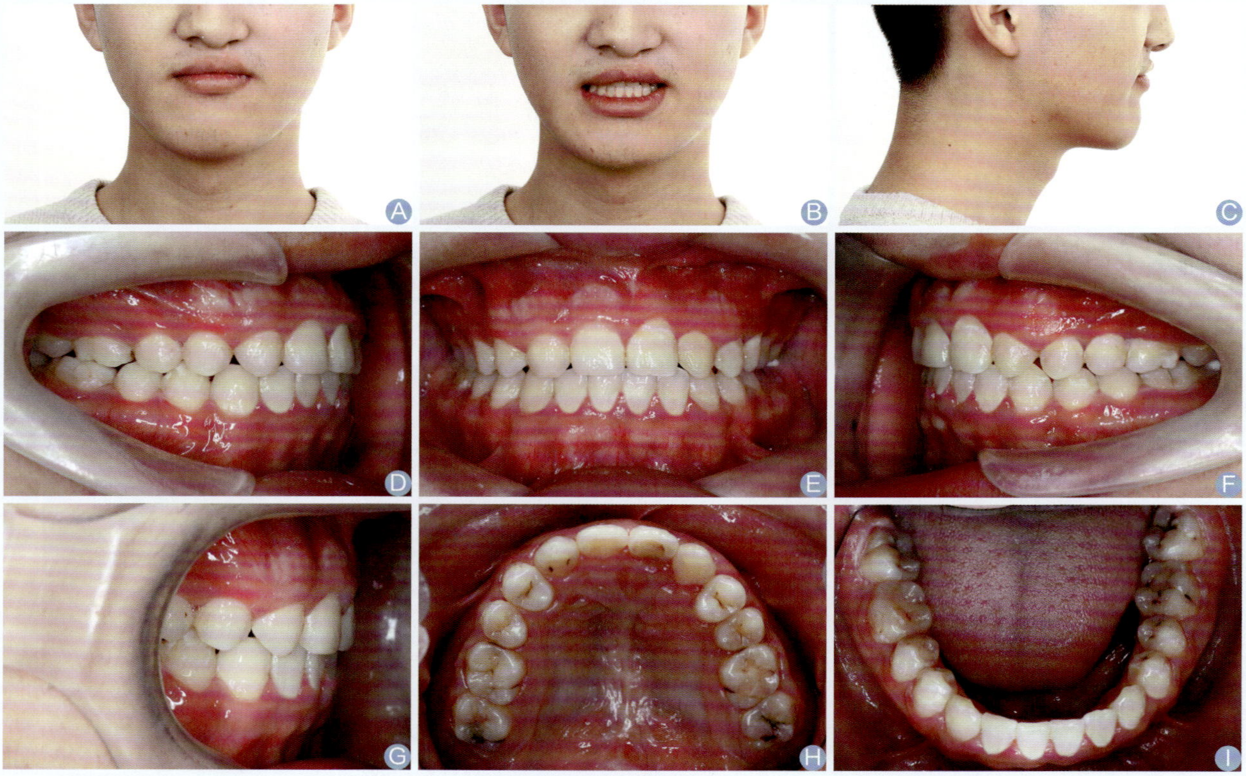

图 78-9　治疗后面殆像

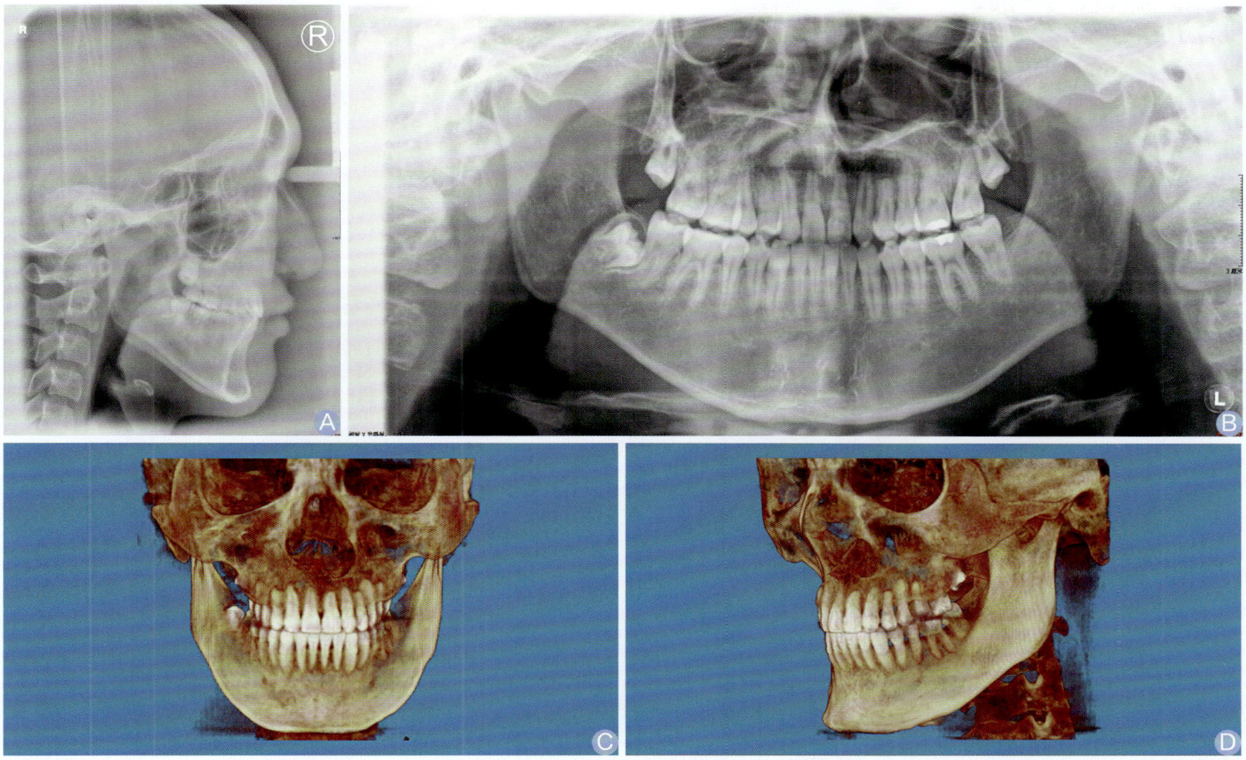

图 78-10　治疗后 X 线片及 CBCT

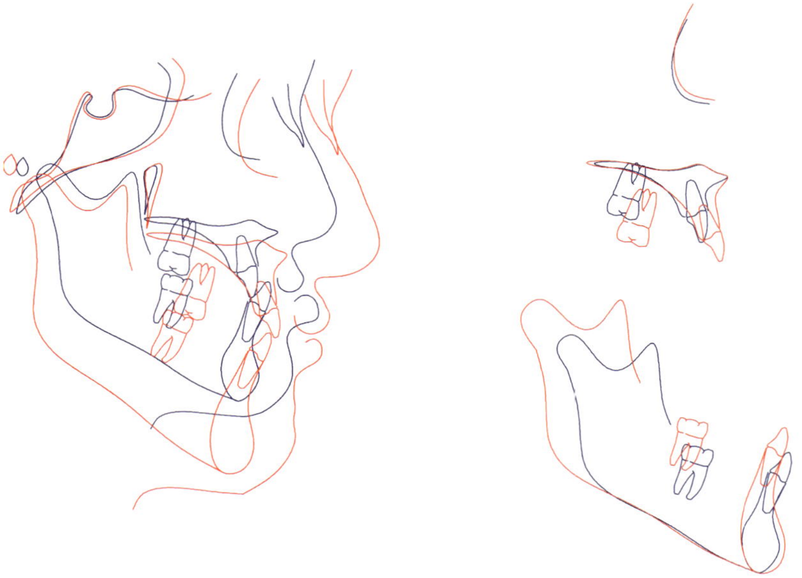

图 78-11　治疗前后头影测量重叠图（蓝色线条为治疗前，红色线条为治疗后）

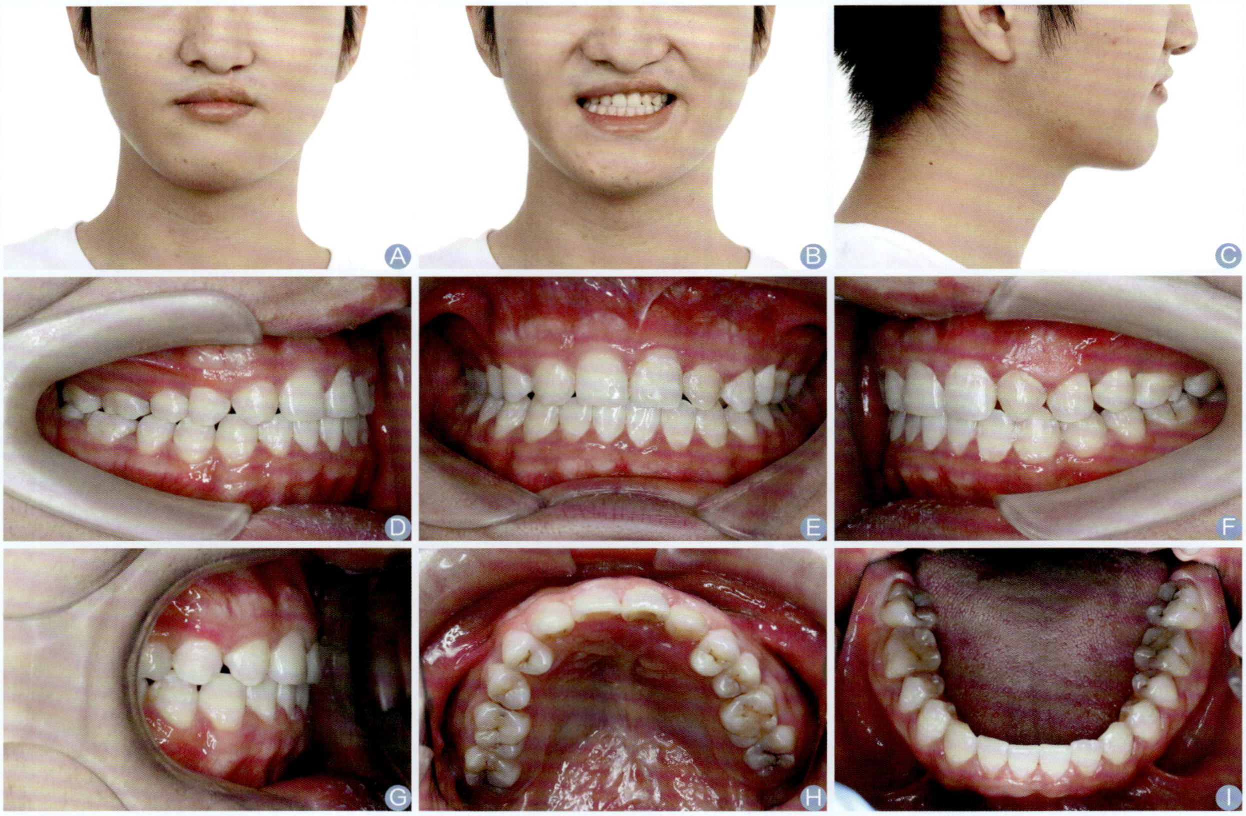

图 78-12　治疗结束后 13 个月时面𬌗像

九、矫治体会

（一）关于唇腭裂患者的早期治疗

1. 唇腭裂患者，尤其是单侧完全性唇腭裂患者，在唇腭裂修复术后上颌发育不足所致的颌间关系不调较常见。在替牙阶段，前牙及前后牙的反𬌗发生率较高。该患者就诊时为替牙中期，上颌发育不足显著，且存在下颌的过度闭合。通过上颌前方牵引治疗，可以促进上颌发育，顺时针旋转下颌，使颌间关系得到改善。由于患者前牙反覆𬌗较深，前方牵引治疗时应设计下颌的𬌗垫矫治器，一则有助于前牙锁结的打开，二则有利于前方牵引过程中患者的进食及避免治疗中前牙的𬌗创伤。随着前牙反𬌗的解除，下颌𬌗垫逐渐磨薄直至磨除，使后牙建𬌗。唇腭裂患者由于裂隙存在，裂隙附近的上颌中切牙及尖牙常存在扭转或倾斜。该患者21存在明显的外翻及远中倾斜，前方牵引治疗解除前牙反𬌗后，21处存在明显干扰，妨碍建立正常的前牙覆盖及覆𬌗关系。所以，在前方牵引治疗的后期，在11及21粘接托槽，调整扭转及斜轴的21，便于治疗后前牙关系的稳定及23后续的萌出。

2. 替牙期的上颌前方牵引治疗矫治了上下颌间矢状向及横向关系不调，并促进了上颌的发育，使患者有可能在生长发育高峰期后避免正颌外科手术治疗，而仅采用单纯掩饰性正畸治疗改善牙齿排列及咬合关系。前方牵引治疗后，多数患者并未到达生长发育高峰期，下颌仍有较大的生长潜力，需要继续观察患者的生长发育情况，正畸综合治疗不宜过早开始。生长发育高峰期后开始正畸综合治疗可以避免患者的正畸治疗时间过长，以及由于下颌后期生长发育过度而造成的治疗不确定性。开始综合治疗的时间可以通过患者身高变化或颈椎发育情况等加以判断。对于骨性Ⅲ类的唇腭裂患者，正畸综合治疗不急于在恒牙初期开始。

3．我们前期的研究发现，唇腭裂患者尤其是单侧唇腭裂者，前方牵引治疗中上颌的前移量与非裂的前牙反𬌗患者基本相同，下颌的顺时针旋转量会较非裂反𬌗者略大。但是，无论是牙支持式上颌前方牵引，还是钛板支持式牵引治疗，上颌的前移量都较有限。对于替牙期即表现出上颌发育严重不足的患者，上颌前方牵引治疗需谨慎开展。

（二）正畸治疗中的控制

1．牙列间隙的分配及控制　经过替牙期的前方牵引治疗后，患者生长发育高峰期后的面型并未发生明显的恶化，表明早期治疗的效果基本维持。此时评价患者的面型属于直面型，面下高度略大，鼻、唇、颏的关系基本协调。单纯正畸治疗的目的是解决牙齿排列问题及调整咬合关系，治疗后患者的面型仍偏直，关于这一点在开始治疗前患者需要了解并接受。该患者虽然存在上颌牙齿的排列不齐，但是由于12、22缺失，牙量相对较小，上颌牙弓在牙列排齐后存在一定的间隙且间隙在牙弓的前段。为了维持患者良好的面型，间隙关闭过程中不能内收前牙。治疗的难点在于间隙关闭过程中上前牙位置的维持。在更换至0.019英寸不锈钢方丝后，通过将上前牙连续结扎、增加前牙根舌向转矩的方式增加前牙支抗，逐次前移前磨牙和磨牙来关闭上颌间隙。治疗中利用了颌间Ⅲ类牵引辅助上后牙前移，同时节省上前牙支抗并有利于前牙正常覆盖的维持，达到保持上颌前牙不后移的目的。

2．尖牙的控制　由于患者上颌双侧侧切牙缺失，在正畸治疗后均需由尖牙替代侧切牙。正畸治疗中可以在尖牙粘接托槽时将托槽倒粘，以便将预制在其上的负转矩变为正转矩，利于前牙的美观及功能。对于腭向萌出的上颌左侧尖牙，在排齐过程中注意控制牙齿移动的速度与方向，避免尖牙颊向移动过快造成牙冠过度唇倾。为了增加前牙的美观，正畸治疗中对尖牙做适当的改形及修复治疗效果更好。但是，调磨改形牙齿存在釉质的损伤，或需要进一步行牙贴面或冠修复治疗，患者未能接受进一步修复治疗的设计。对于用尖牙替代侧切牙的病例，治疗中需要对第一前磨牙舌尖进行适当的调磨，以避免侧方运动中的𬌗干扰。对于此类患者，如果尖牙牙尖过于大而尖，则以尖牙替代侧切牙会造成对美观较为显著的影响，需在治疗前与患者进行充分沟通，明确是否在治疗后进行牙齿改形或冠修复以增进美观。

（病例完成人：李巍然）

病例 79 唇腭裂骨性Ⅲ类畸形成年患者的正畸治疗

一、一般情况

患者男性，24岁，主诉“地包天”、牙不齐。既往有单侧完全性唇腭裂修复史。全身情况良好，否认关节疼痛、弹响，否认牙外伤史，家族史无特殊。

二、临床检查

1. 面部检查　正面观：面部左右基本对称，唇部轻度唇裂修复瘢痕，左右口角高度不一致。面中部略平，面型直。侧面观：轻度凹面型，上颌轻度后缩（图79-1）。

2. 口内检查　恒牙列，左侧磨牙远中尖对尖关系，右侧磨牙中性偏远中关系。12、22缺失，前牙及左侧第一双尖牙反殆，21、23斜轴。上下牙列轻度拥挤。前牙覆殆基本正常，反覆盖约1.5 mm。牙槽突植骨已完成（图79-1）。

3. 颞下颌关节检查　开口度三指，开口型正常，双侧关节未查见弹响及触痛。

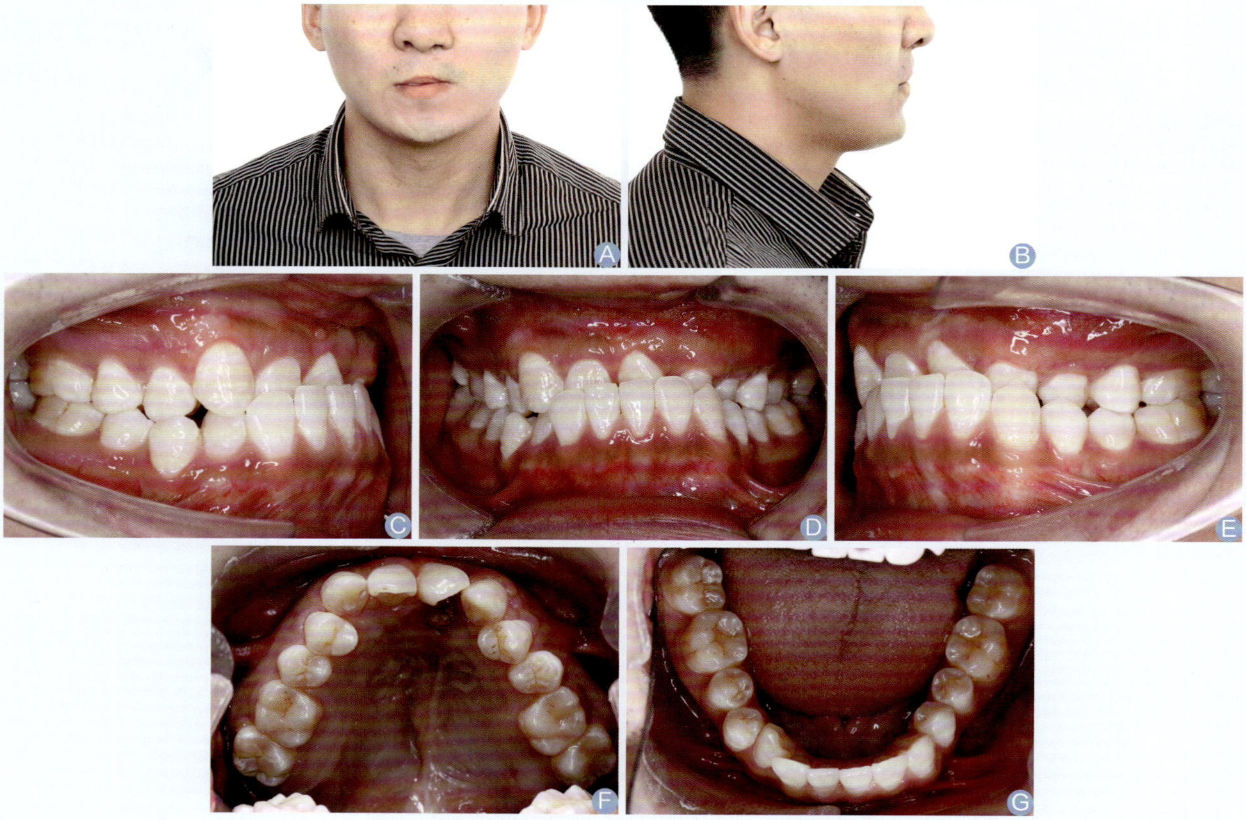

图 79-1　治疗前面殆像

三、X线检查分析

1. 头颅侧位片　上颌发育略不足，上下前牙略直立，上下颌骨关系为轻度Ⅲ类骨面型，前牙反殆，上下前牙牙轴基本正常。下颌平面角为高角，面下1/3高度增加（图79-2和表79-1）。

2. 全口曲面体层片　12、22缺失，18、28阻生；未见牙槽突裂隙（牙槽突植骨后）。双侧髁突骨质未见明显异常（图79-2）。

四、诊断

安氏Ⅱ^{s}类，毛氏Ⅱ^{3}+Ⅳ^{1}+Ⅰ^{1}类，骨性Ⅲ类，高角。

五、矫治目标

排齐整平牙列，解除反殆，建立良好咬合关系，改善侧貌。

六、矫治计划

采用单纯正畸治疗。

1. 采用直丝弓矫治技术，进行非拔牙矫治（12、22缺失）。

2. 排齐上下牙列，解除前牙及后牙反殆，建立前牙正常的覆殆、覆盖。

3. 前移上颌后牙，建立磨牙完全远中关系。

4. 保持。

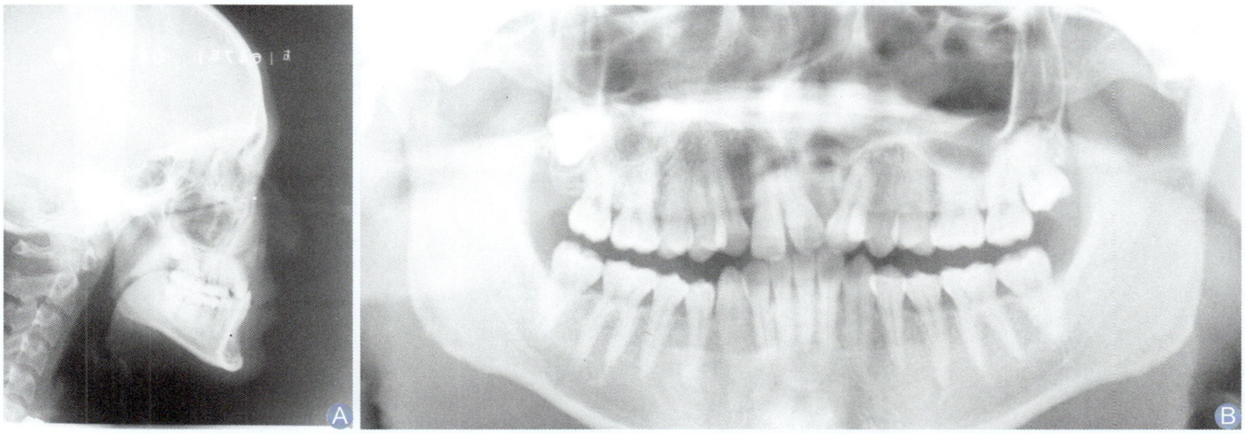

图 79-2　治疗前X线片

表79-1　治疗前后头影测量结果

测量项目	正常值	测量值	
	均值±标准差	治疗前	治疗后
SNA（度）	82.8 ± 4.0	77.0	77.0
SNB（度）	80.1 ± 3.9	77.0	76.5
ANB（度）	2.7 ± 2.0	0	0.5
U1/L1（度）	125.4 ± 7.9	160.0	135.0
U1/SN（度）	105.7 ± 6.3	93.0	107.0
MP/SN（度）	32.5 ± 5.2	37.5	37.5
L1/MP（度）	92.6 ± 7.0	81.0	84.0

七、矫治过程

1. 首先粘接下颌直丝弓矫治器，使用0.012英寸镍钛丝排齐下牙列。随后更换弓丝，逐渐整平Spee曲线。当反覆盖适当增加后，粘接上颌直丝弓矫治器，排齐整平上牙列。为了避免上颌托槽的𬌗创伤，可以在后牙制作临时𬌗垫，适当打开咬合，避免上颌托槽脱落。

2. 当上下牙列排齐整平后，换用0.019英寸×0.025英寸不锈钢丝，调整上下颌牙弓的宽度，进行Ⅲ类牵引，前移上颌后牙，建立前牙正常覆𬌗、覆盖及磨牙完全远中关系（图79-3）。

3. 精细调整，拆除固定矫治器，戴入透明保持器。

八、矫治结果

矫治后，患者咬合关系良好，上下牙列整齐，前牙覆𬌗、覆盖正常，双侧尖牙中性关系，双侧磨牙完全远中关系，上下中线正。侧貌得到很大改善，上下唇突度正常，鼻唇角正常，颏唇沟正常；自然状态下闭唇正常，颏肌紧张度正常。唇齿关系正常。全口曲面体层片显示牙根平行排列，上前牙牙根少量吸收，其他牙根及牙槽骨未见明显异常（图79-4）。头颅侧位片测量分析结果显示：上前牙唇倾移动，牙轴控制良好，ANB及下颌平面角没有明显变化（测量结果见表79-1）。

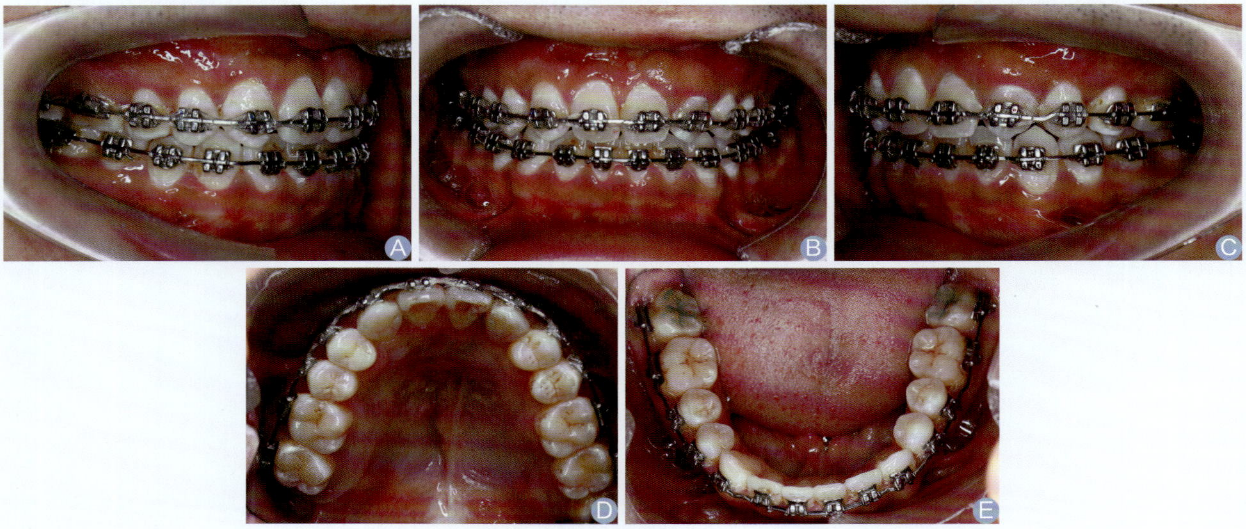

图 79-3 反𬌗解除后𬌗像

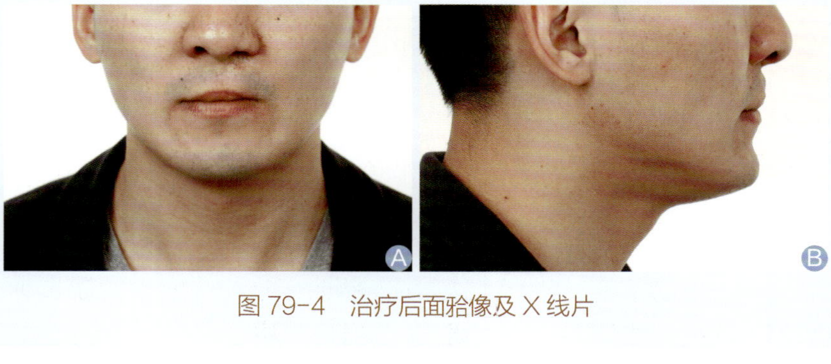

图 79-4 治疗后面𬌗像及 X 线片

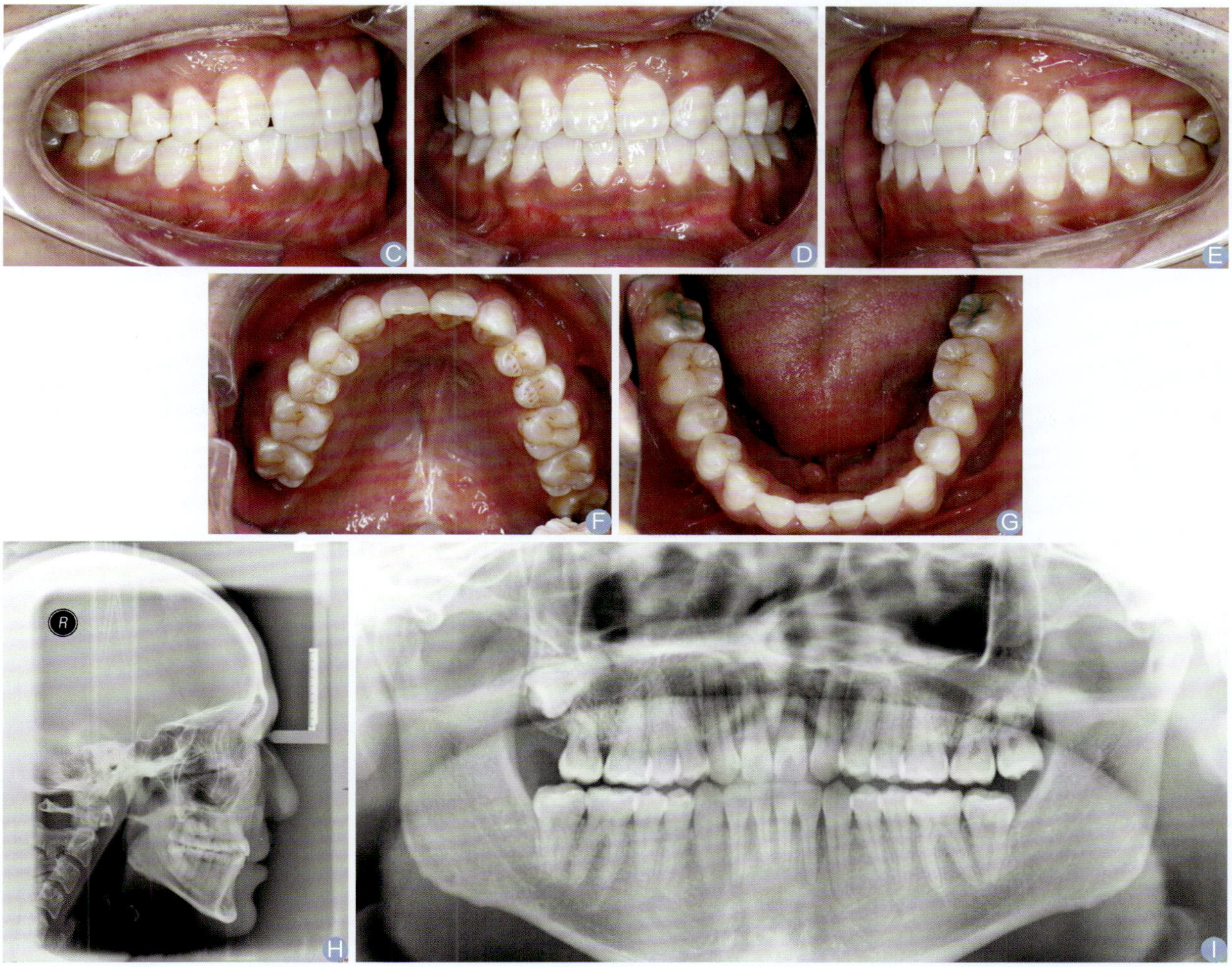

图 79-4　治疗后面殆像及 X 线片（续）

九、矫治体会

（一）正畸治疗难点

1. 唇腭裂患者上颌骨发育不足，虽然其Ⅲ类骨面型较轻，但是对于唇腭裂患者，采用单纯正畸治疗还是有一定难度。

2. 12、22缺失，牙槽突裂隙位于上颌侧切牙与尖牙之间。多数唇腭裂患者修复上颌侧切牙有一定难度，尽量避免修复是唇腭裂患者的最佳选择。

3. 治疗中应尽可能使上颌后牙前移，解除前牙反殆。

4. 上牙弓相对较窄，需要适当增加上牙弓宽度，使上下牙弓宽度协调。

（二）关于治疗设计

与非唇腭裂患者相比，唇腭裂患者治疗难度普遍较大。有相当比例的唇腭裂患者存在上颌发育不足、上颌侧切牙缺失或畸形、上牙列拥挤、牙弓狭窄等问题。若单侧或双侧唇腭裂患者存在牙槽突裂隙，首先应该进行牙槽突植骨，消除牙槽突裂隙，为正畸治疗创造条件。牙槽突植骨的最佳时间是在患者9～11岁，裂隙尖牙牙根形成1/2～3/4时。在常规正畸治疗前，应先了解牙槽突裂隙情况，拍摄上颌前部殆片是临床上最常使用的检查手段。如果已经成功进行过牙槽突植骨，牙槽突裂隙消失，牙槽骨完整、连续，则可以进行正畸治疗。假如患者未曾接受牙槽突植骨或牙槽突植骨未成功，牙槽突裂隙仍然存在，则应该先进行牙槽突植骨，待牙槽突植骨成功，牙槽突裂隙消除后，再进行正畸治疗。否则，牙槽突裂隙旁的牙齿可能会由于裂隙的存在而受损。

此患者为成年单侧完全性唇腭裂患者，属于轻度Ⅲ类骨性错𬌗，侧貌为轻度Ⅲ类骨面型。就诊时，患者已经接受过牙槽突植骨手术，植骨成功，牙槽突完整，可以进行正畸治疗。患者右侧磨牙为中性偏远中关系，左侧磨牙为远中尖对尖关系，上颌两侧侧切牙缺失，上下牙弓轻度拥挤，前牙及左侧第一双尖牙呈反𬌗状态；上颌发育不足，面中1/3略平，头颅侧位片也显示上颌骨轻度发育不足；下牙弓位置基本正常。因此，不考虑正畸-正颌联合治疗，而采用单纯正畸治疗。

（三）正畸治疗中的控制

唇腭裂患者单纯正畸治疗常难度较大，在治疗中应该注意以下几点：①由于患者反覆𬌗较深，下颌Spee曲线较大，粘接上颌托槽会有𬌗干扰，可以先粘接下颌托槽。为了避免上颌托槽的𬌗创伤，可以在后牙制作临时𬌗垫，适当打开咬合，避免上颌托槽脱落。②此患者治疗成功的关键在于尽可能在正畸治疗中前移上颌后牙，达到扩大上牙弓、解除前牙反𬌗的目的。正畸治疗过程中主要通过Ⅲ类颌间牵引实现前移上颌后牙的目标，改善面型。③患者上颌两个侧切牙缺失，但对于唇腭裂患者，在可能的情况下，应尽量避免修复治疗。因此，通过前移上颌后牙达到扩大上牙弓的目的。以上颌尖牙代替侧切牙，以此类推，保留自然牙列。

（病例完成人：贾绮林）

病例 80 唇腭裂严重骨性Ⅲ类畸形的骨牵引成骨治疗

一、一般情况

患者女性，17岁，主诉“地包天”、牙不齐。既往有不完全性腭裂史，已经接受过腭裂修复术。全身情况良好，否认口腔不良习惯；否认关节疼痛、弹响；否认牙外伤史；家族史无特殊。

二、临床检查

1. 面部检查　正面观：面部左右基本对称，颏部居中，鼻旁区凹陷，面中部发育不足，下颌基本正常。面部比例正常。侧面观：凹面型，上颌后缩，下颌基本正常（图80-1）。

2. 口内检查　不完全性唇腭裂（软腭裂及部分硬腭裂）。上牙列严重拥挤，右上5完全腭向错位，右上中切牙及上颌两个尖牙完全位于牙弓唇侧。牙槽突完整。右侧磨牙远中尖对尖关系，左侧磨牙中性关系。除磨牙外，其余牙齿均呈对䂤或反䂤状态。

3. 颞下颌关节检查　开口度三指，开口型正常，双侧关节未查见弹响及触痛。

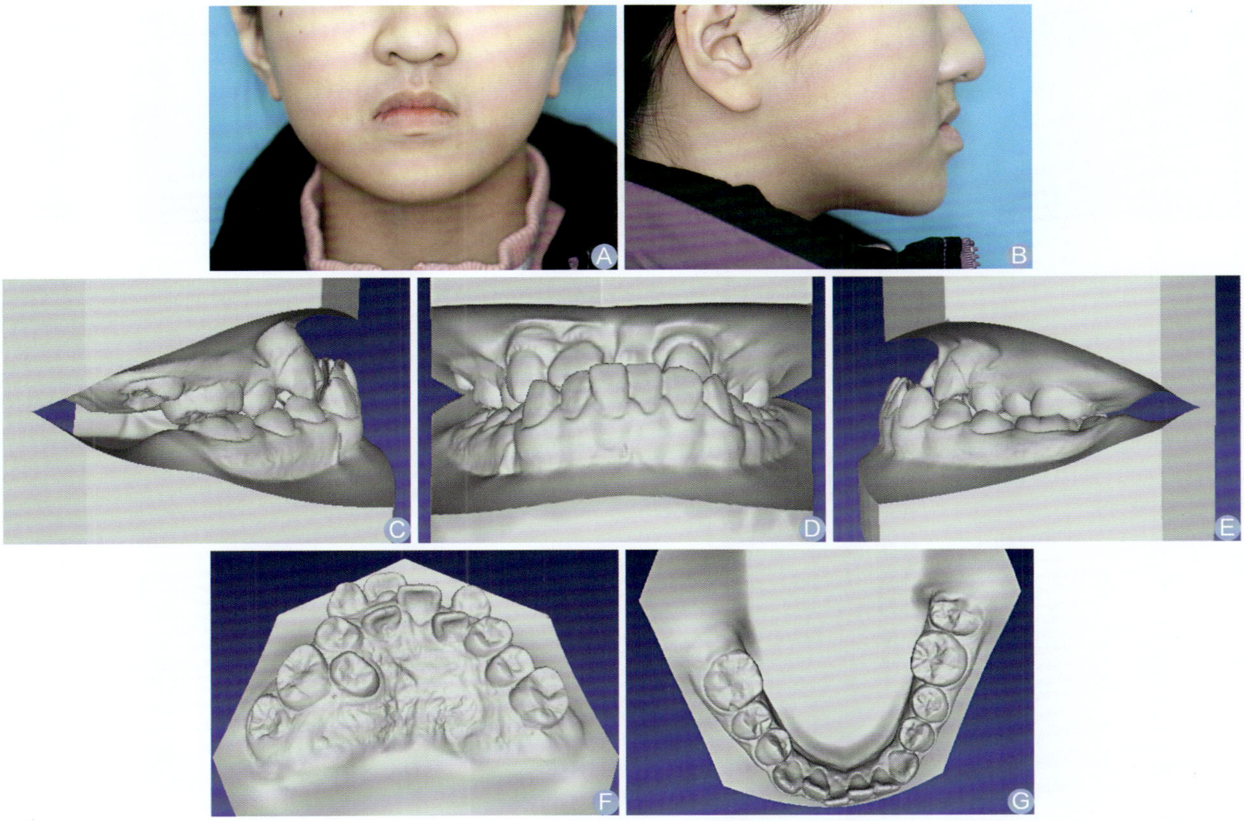

图 80-1　治疗前面像及模型扫描

三、X 线检查分析

1. 头颅侧位片　测量分析结果显示骨性Ⅲ类，上颌明显后缩，上下前牙较直立。下颌平面角均角偏高（图80-2和表80-1）。

2. 全口曲面体层片　18、28、38和48阻生；牙齿无缺失，牙槽骨未见明显异常。双侧髁突骨质未见明显异常（图80-2）。

四、诊断

安氏Ⅲ类，毛氏Ⅱ[3]+Ⅲ[2]+Ⅰ[1]类，骨性Ⅲ类，高角。

五、矫治目标

解除拥挤，排齐整平牙列，建立良好咬合关系；纠正Ⅲ类骨型，改善侧貌。

六、矫治计划

采用正畸-正颌（上颌前部骨牵引成骨术）联合治疗。由于上颌牙弓拥挤非常严重，下颌牙弓牙齿排列基本正常，希望采用颌骨前部骨牵引成骨术增加上颌骨量，达到A点前移，排齐上牙弓。只拔除15。

1. 上牙弓分牙，放置上颌骨牵引成骨的口内装置。

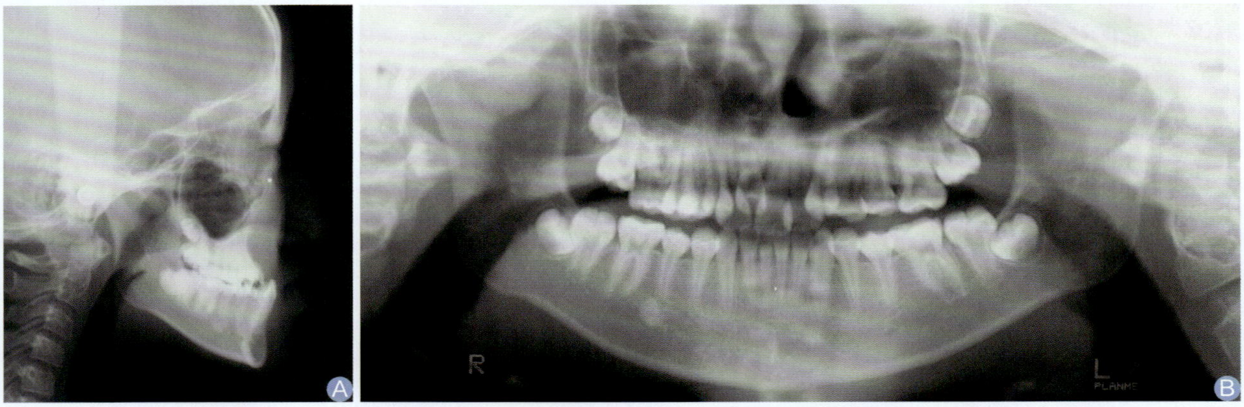

图 80-2　治疗前 X 线片

表80-1　治疗前后头影测量结果

测量项目	正常值	测量值	
	均值 ± 标准差	治疗前	治疗后
SNA（度）	82.8 ± 4.0	73.0	82.0
SNB（度）	80.1 ± 3.9	80.0	80.0
ANB（度）	2.7 ± 2.0	–7.0	2.0
U1/L1（度）	125.4 ± 7.9	120.0	125.0
U1/SN（度）	105.7 ± 6.3	105	110.0
MP/SN（度）	32.5 ± 5.2	40.0	40.0
L1/MP（度）	92.6 ± 7.0	78.0	88.0

2．正颌手术　通过上颌前部骨牵引成骨术延长上颌骨长度，从而解决上颌骨发育不足，并为解除上颌牙弓拥挤提供所需的间隙。

3．术后正畸治疗　在上颌牵引成骨术完成后，粘接直丝弓矫治器，利用手术增加的骨量排齐上牙弓，调整上下牙弓的咬合关系，进行精细调整，建立良好的殆关系。

4．保持。

七、矫治过程

1．上牙弓分牙，放置上颌前部骨牵引成骨的口内装置，为骨牵引成骨术做准备（图80-3）。

由于上牙弓的工作较下牙弓多，故先粘接上颌直丝弓矫治器，排齐上牙列，然后再粘接下颌直丝弓矫治器。

2．正颌手术　采用外置式骨牵引成骨方式（图80-4），行上颌前部骨牵引成骨术，每天进行上颌骨牵引加力，速度控制在每天延长1 mm。由于上颌骨延长的距离较大，应适当过矫治，以抵消上颌骨牵引成骨后的复发。上颌骨牵引成骨完成后，维持3个月，等待骨改建完成。

3．术后正畸　粘接直丝弓矫治器。为加强磨牙支抗，制作Nance弓（图80-5）。不同于常规的第一期排齐整平牙列，首先远中移动上颌第一双尖

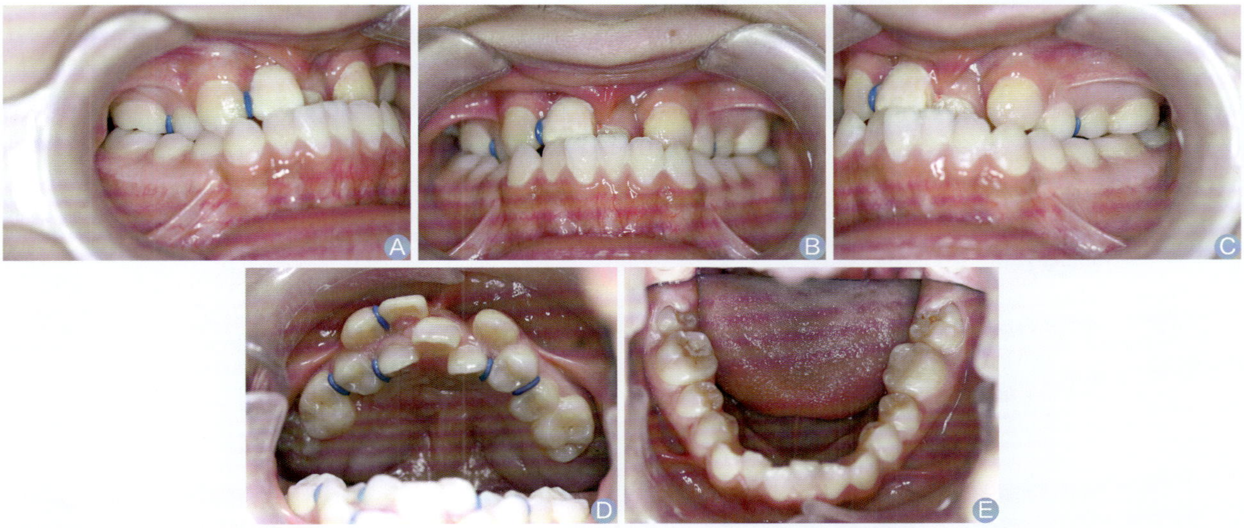

图 80-3　上牙弓分牙，准备放置骨牵引成骨口内装置

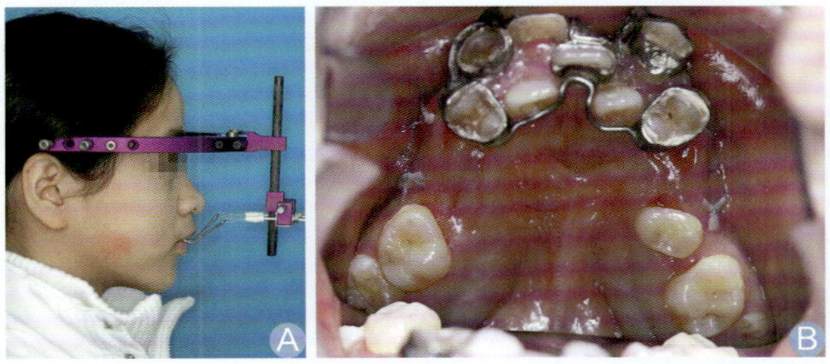

图 80-4　上颌前部骨牵引成骨及术后上颌骨长度增加

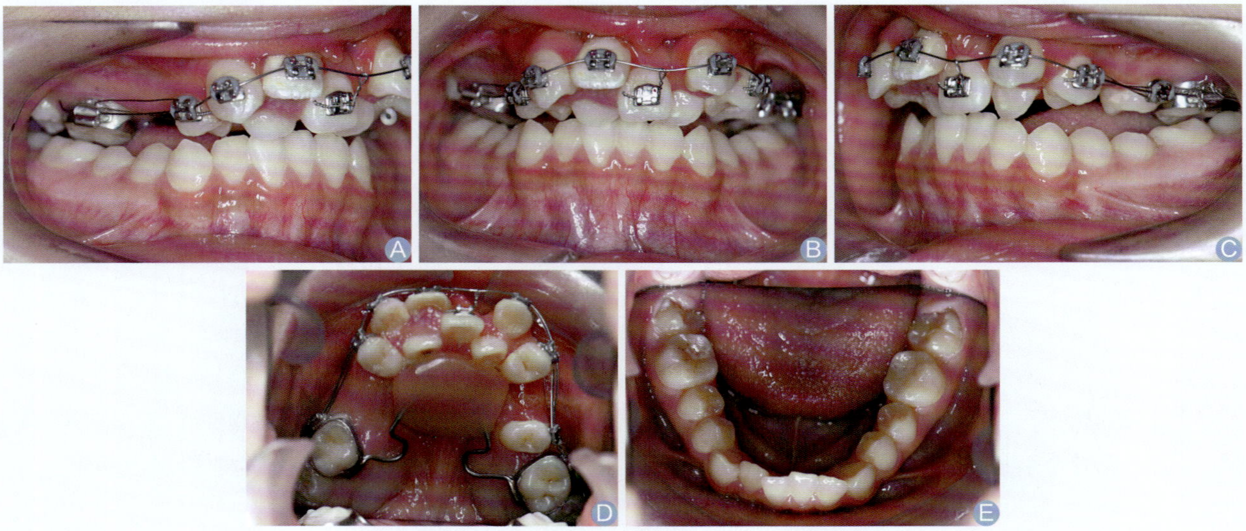

图 80-5　上颌前部骨牵引成骨术后正畸治疗殆像

牙，然后远中移动上颌尖牙，为排齐上牙列创造必要的间隙，而后排齐上牙列。适当开展上牙弓宽度，调整上下颌牙齿的殆关系（图80-6）。精细调整后，拆除固定矫治器，戴入透明保持器。

八、矫治结果

矫治后，患者咬合关系良好，上下牙列整齐，前牙覆殆、覆盖正常，右侧磨牙完全远中关系，左侧磨牙中性关系，上下中线正。侧貌良好，上下唇突度正常，鼻唇角正常，颏唇沟正常；自然状态下闭唇正常，颏肌紧张度正常。全口曲面体层片显示牙根基本平行排列，未见明显吸收，牙槽骨未见明显异常（图80-7）。头颅侧位片测量分析结果显示：上下颌关系明显改善，为Ⅰ类骨型（测量结果见表80-1）。

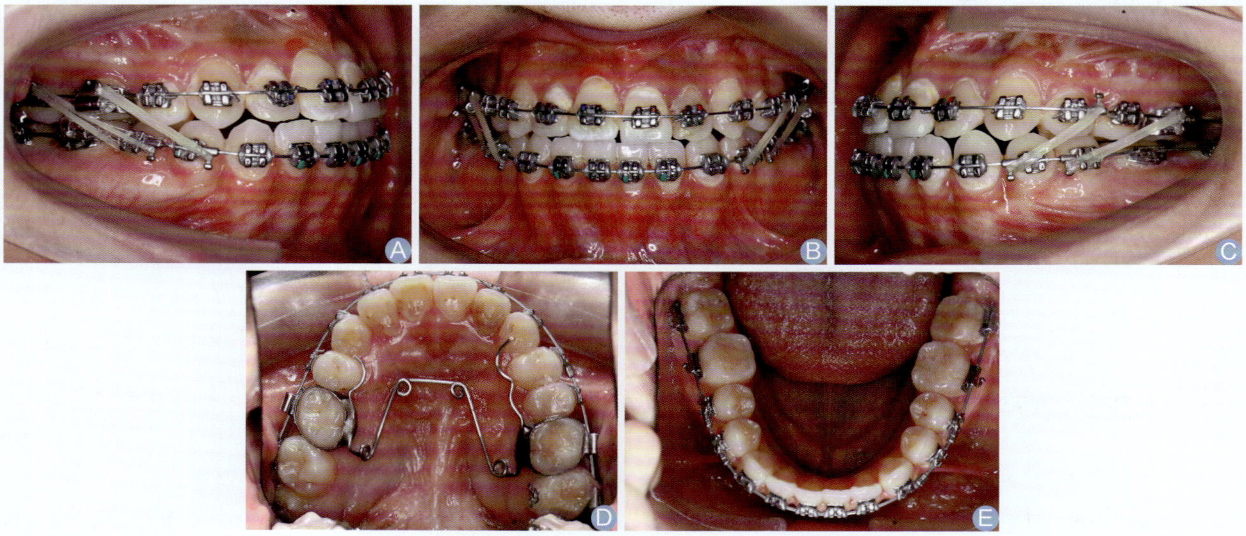

图 80-6　术后正畸治疗中，利用间隙排齐上牙列

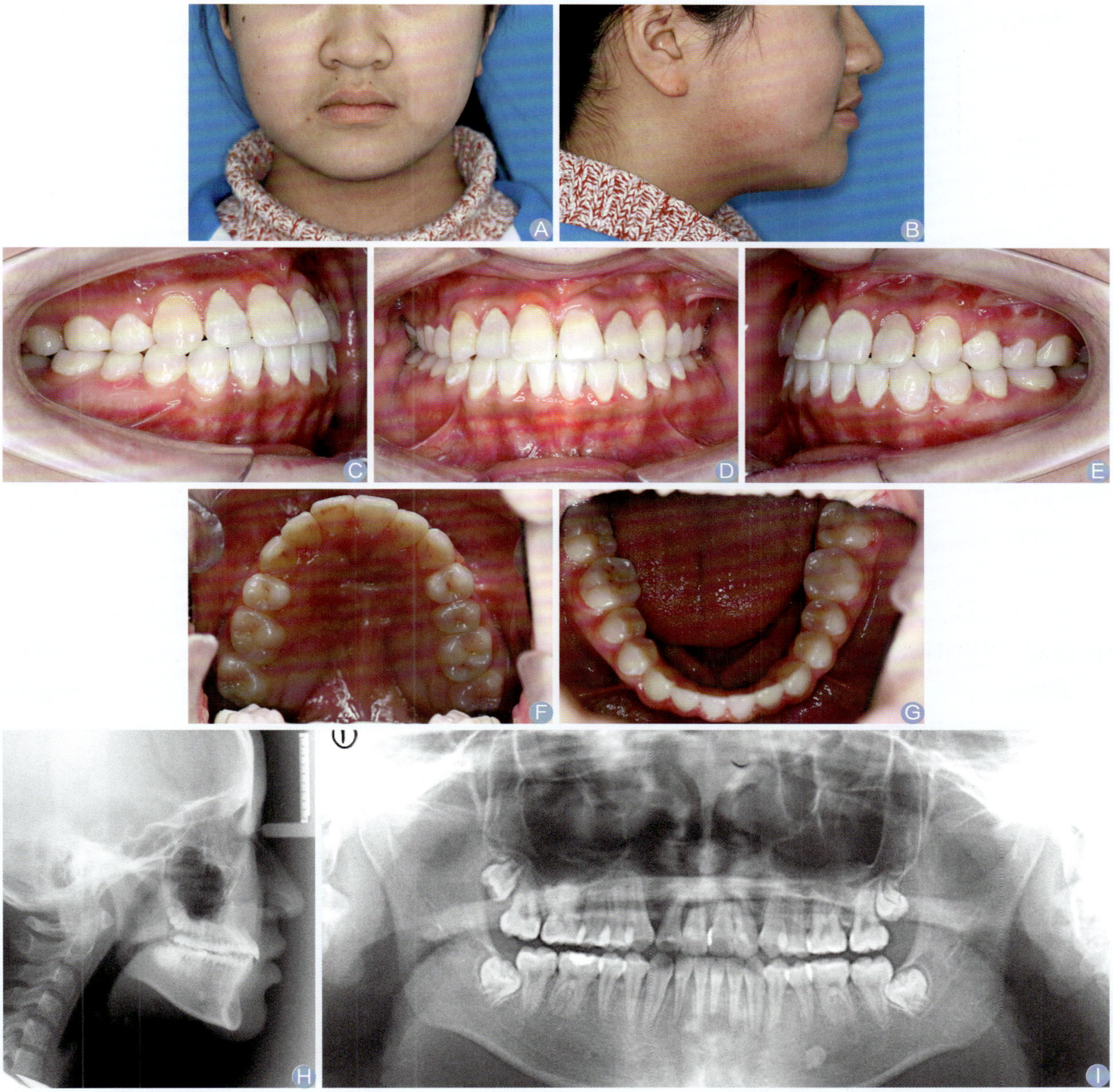

图 80-7　正畸 - 正颌（上颌前部骨牵引成骨术）联合治疗后面𬌗像及 X 线片

九、矫治体会

（一）正畸治疗难点

1. 本例唇腭裂患者上颌明显发育不足，上牙弓拥挤极其严重；下颌发育基本正常，牙弓轻度拥挤，下前牙轻度舌倾。单纯依靠正畸治疗无法获得理想的疗效，需要正畸-正颌联合治疗。

2. 由于患者上牙弓拥挤过于严重，为了增加上颌骨量，设计上颌骨前部骨牵引成骨术，延长上颌骨有效长度，为排齐拥挤的牙齿创造间隙。

3. 虽然上颌骨牵引成骨延长了上颌骨长度，为上牙列创造了间隙，但是创造的间隙位于牙弓中部，而上颌牙弓前部的拥挤变得更加严重。术后正畸治疗难度变得非常大，磨牙需要的支抗很强。

（二）关于矫治设计

由于患者上颌前部发育不足明显，上颌牙弓拥挤极其严重。如果排齐上颌牙齿，需要至少拔除上颌4个牙齿，这样上颌牙齿与下颌牙齿数目差异过大，治疗后下颌第二磨牙将失去对颌牙，也会由于缺失牙齿过多造成患者咀嚼功能降低。解决该患者严重的拥挤及颌间关系不调问题需要另辟蹊径，即采用增加上颌骨骨量的方法为缓解上牙弓拥挤创造条件。

笔者首次提出上颌骨前部部分骨牵引的想法，与颌面外科伊彪教授合作设计了上颌骨部分骨牵引成骨的治疗方案，并入选北京大学口腔医院新技术新疗法项目，于2005年完成。牵引成骨术在上颌骨双尖牙区截骨，骨牵引在磨牙与双尖牙间进行。在该病例进行正畸-正颌联合治疗时，经过Medline检索，此方法还未见报道。通过这种设计，在牙弓的中段行牵引成骨，可以增加有效牙弓的长度，解决患者牙列严重拥挤、牙弓严重短缩的问题。由于右侧上颌牙列拥挤更重，所以拔除了15，而左侧并未拔牙，以避免上颌前牙内收过度以及中线和咬合关系的问题。该患者下颌发育基本正常且不存在明显的牙列拥挤，所以下颌并未设计拔牙治疗及BSSRO手术。

（三）正畸治疗中的控制

1．牵引成骨治疗　上颌骨前部牵引成骨治疗前先进行分牙，为放置骨牵引器的口内部分做准备（图80-3）。手术截骨采取LeFort Ⅰ型截骨和在磨牙与双尖牙间分块的方法，正颌骨牵引手术采用口外骨牵引器进行。牵引成骨每天牵引1 mm并进行适当的过矫正。骨牵引治疗后面中1/3明显前移，上颌骨矢状向延长，牙弓长度增加。当然，前方牵引的力量也导致患者牙弓前部拥挤更加明显（图80-4）。

2．术后正畸治疗　骨牵引成骨术治疗唇腭裂患者后，要获得理想的治疗效果，对正畸医生提出了更高的要求。上颌牵引成骨治疗相当于手术优先的治疗模式，而且难度极高。骨牵引手术后，患者的牙列拥挤及颌间关系不调会变得更加严重。治疗的难点在于严格控制好支抗，解决严重的拥挤及上下颌间关系不调，同时需要解决唇腭裂患者上颌宽度发育不足、上下颌牙弓不协调的问题。牵引成骨术主要解决了牙弓长度不足及前牙反殆问题，对于仍然存在的极其严重的前部牙列拥挤、前牙覆盖大及咬合关系不良等问题，需要依靠正畸医生解决。术后正畸治疗中，要特别注意对上颌磨牙支抗的控制。在该病例的治疗中，在患者牵引成骨结束后安装的上颌Nance弓上增加了上颌支抗，内收前牙，排齐上牙弓，调整上下牙弓关系。对于上下颌牙弓宽度的不协调，在术后的正畸治疗中也通过四角舌弓对上颌进行了适当的扩弓。通过治疗及精细调整，患者侧貌良好。由于右上第二双尖牙拔除，右侧磨牙完全远中关系，左侧磨牙中性关系，覆殆、覆盖正常，尖窝关系良好（图80-7）。

（病例完成人：贾绮林）

病例 81 唇腭裂严重骨性Ⅲ类错殆患者的正畸－正颌联合治疗

一、一般情况

患者女性，17岁，主诉“地包天”、牙不齐。既往有右侧完全性唇腭裂史，已经接受过唇裂、腭裂修复及牙槽突植骨。全身情况良好，否认口腔不良习惯；否认关节疼痛、弹响；否认牙外伤史；家族史无特殊。

二、临床检查

1．面部检查　正面观：面部左右基本对称，颏部居中，右上唇可见唇裂修复手术瘢痕，鼻翼略塌陷。鼻旁区凹陷，面中部发育不足，下颌前突，下唇前突。面下部高度较大。侧面观：凹面型，上颌后缩，下颌前突（图81-1）。

2．口内检查　恒牙列，双侧磨牙完全近中关系。牙槽突裂植骨后，牙槽突完整。12缺失，27颊向错位，其余牙齿均呈反殆状态。前牙反覆盖5～6 mm，反覆殆不深。可见腭裂修复瘢痕，上颌牙弓双尖牙区狭窄明显（图81-1）。

3．颞下颌关节检查　开口度三指，开口型正

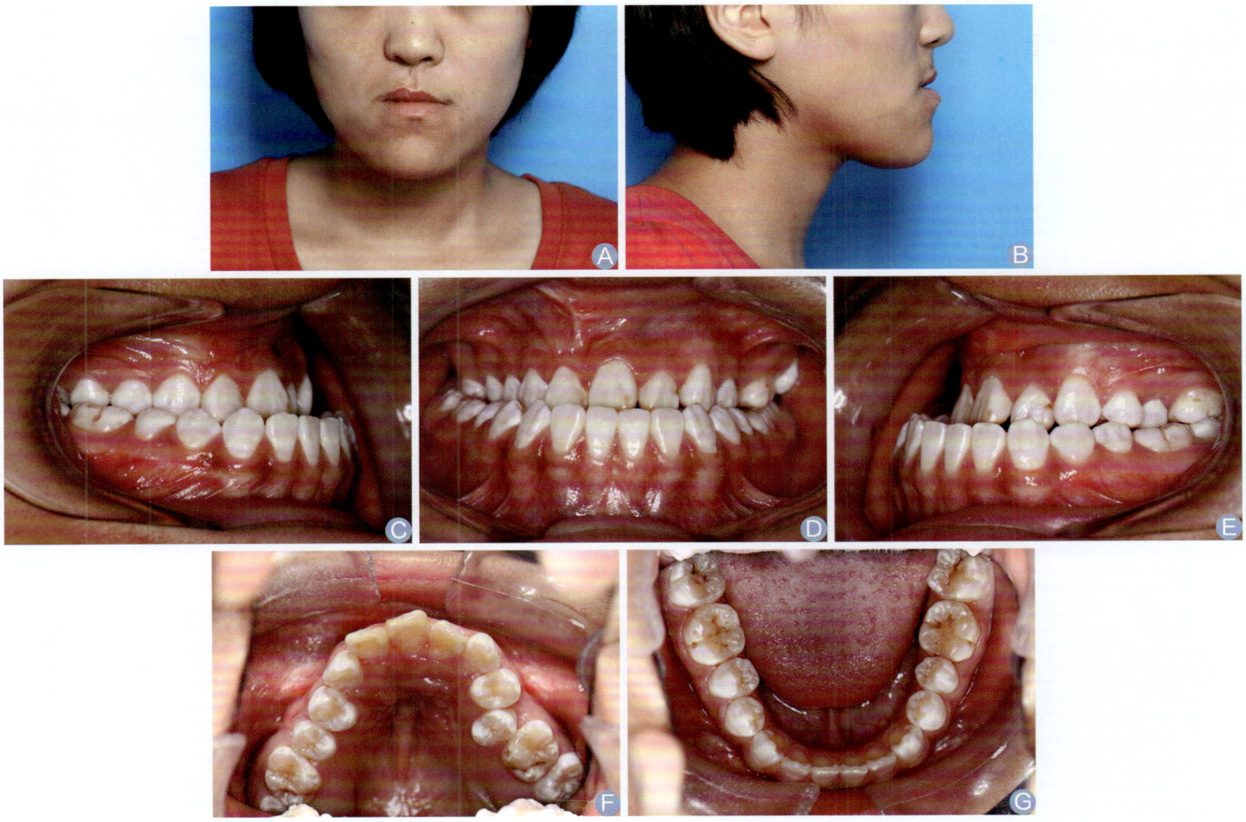

图 81-1　治疗前面殆像

常，双侧关节未查见弹响及触痛。

三、X线检查分析

1. 头颅侧位片 测量分析结果显示骨性Ⅲ类，上颌明显后缩，下颌轻度前突，高角，面下1/3高度较大。上前牙轻度唇倾，下切牙轴倾度基本正常（图81-2和表81-1）。

2. 全口曲面体层片 18、28、38和48阻生，12缺失，其余牙列、牙槽骨未见明显异常。双侧髁突骨质未见明显异常（图81-2）。

四、诊断

安氏Ⅲ类，毛氏Ⅱ^{1}+Ⅲ^{2}+Ⅰ^{1}类，骨性Ⅲ类，高角。

五、矫治目标

排齐整平牙列，建立良好咬合关系，改善侧貌。

六、矫治计划

采用正畸-正颌联合治疗。

1. 采用直丝弓矫治技术，拔除22。

2. 排齐整平上下牙列，关闭拔牙间隙，少量内收上前牙及唇倾下前牙，调整上下牙弓宽度。

3. 正颌手术采用上颌LeFort Ⅰ型截骨，前移上颌骨；下颌采用BSSRO，后退下颌；同时行颏成形术。

4. 术后正畸，精细调整，建立良好的殆关系。

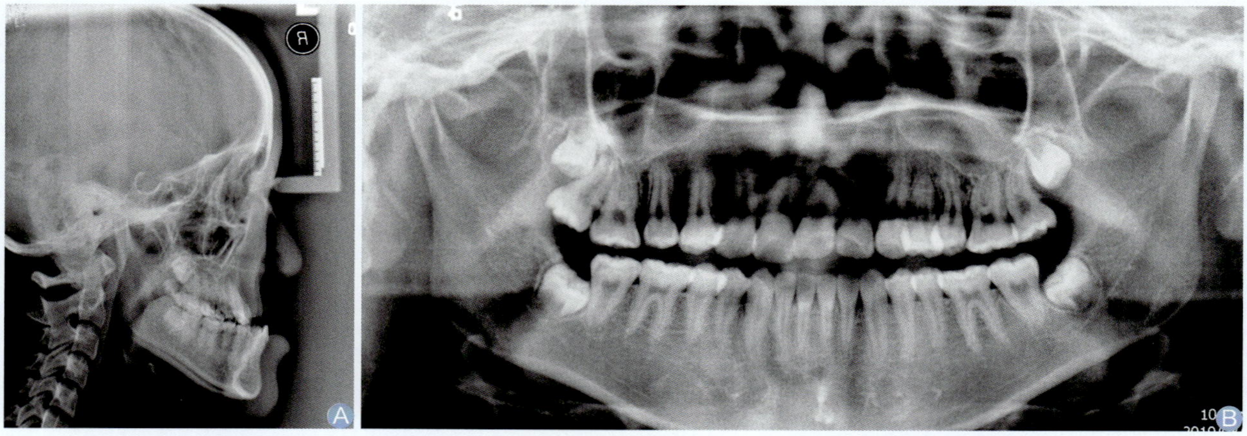

图 81-2 治疗前 X 线片

表81-1 治疗前后头影测量结果

测量项目	正常值	测量值	
	均值±标准差	治疗前	治疗后
SNA（度）	82.8 ± 4.0	75.0	80.0
SNB（度）	80.1 ± 3.9	84.0	78.0
ANB（度）	2.7 ± 2.0	–9.0	2.0
U1/L1（度）	125.4 ± 7.9	130.0	131.0
U1/SN（度）	105.7 ± 6.3	103.0	105.0
MP/SN（度）	32.5 ± 5.2	43.0	43.0
L1/MP（度）	92.6 ± 7.0	77.0	85.0

5. 保持。

七、矫治过程

1. 由于上牙弓的治疗较下牙弓多，故先粘接上颌直丝弓矫治器（图81-3），排齐上牙列，然后再粘接下颌直丝弓矫治器。

2. 关闭上颌拔牙间隙，调整上下牙弓宽度（图81-4）。当术前正畸结束时，使上下牙弓在可视治疗目标（VTO）预定的颌骨位置上，上下牙弓的长度及宽度均配合良好（图81-5）。

3. 行正颌手术。

4. 进行术后正畸。由于正颌手术后的𬌗关系（图81-6）与预计的咬合关系（图81-5）有一定偏

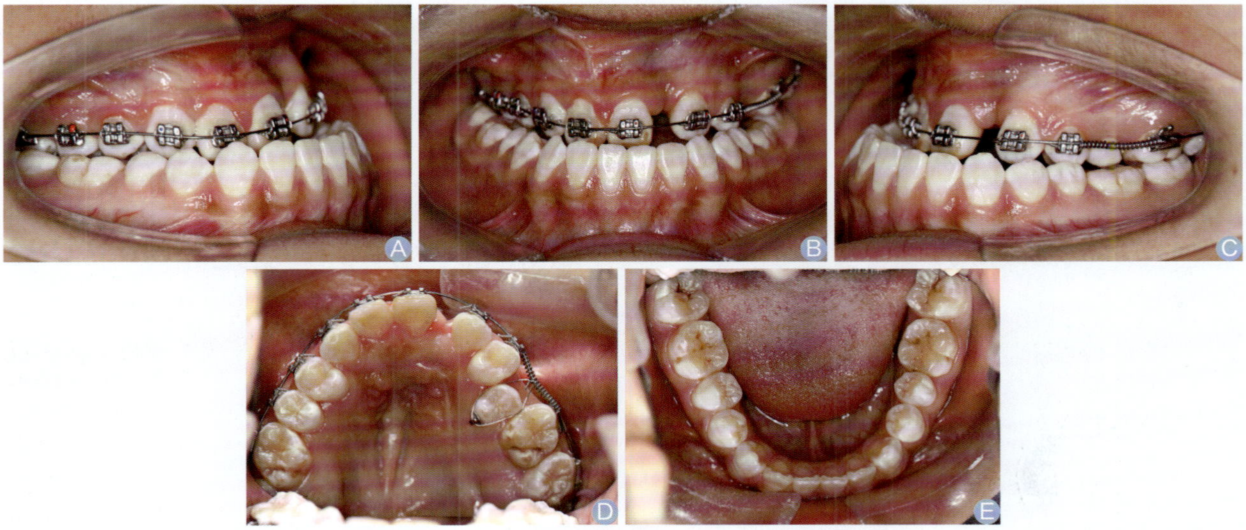

图 81-3　上牙弓粘接直丝弓矫治器

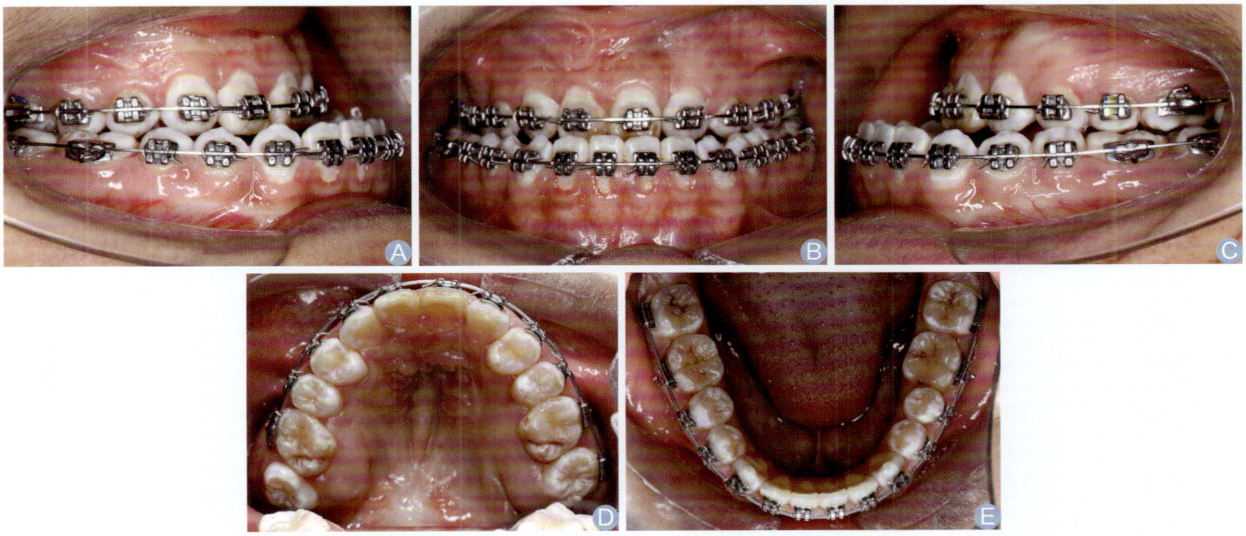

图 81-4　术前正畸结束时𬌗像

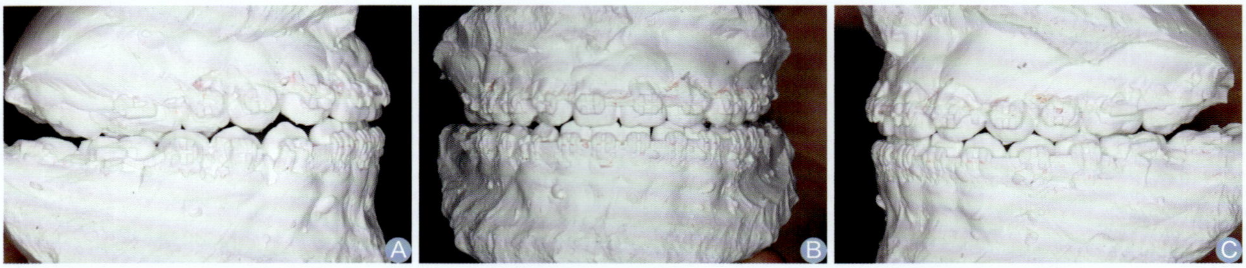

图 81-5　术前正畸结束时，研究模型处于 VTO 预定的颌骨位置，上下牙弓的长度及宽度均配合良好

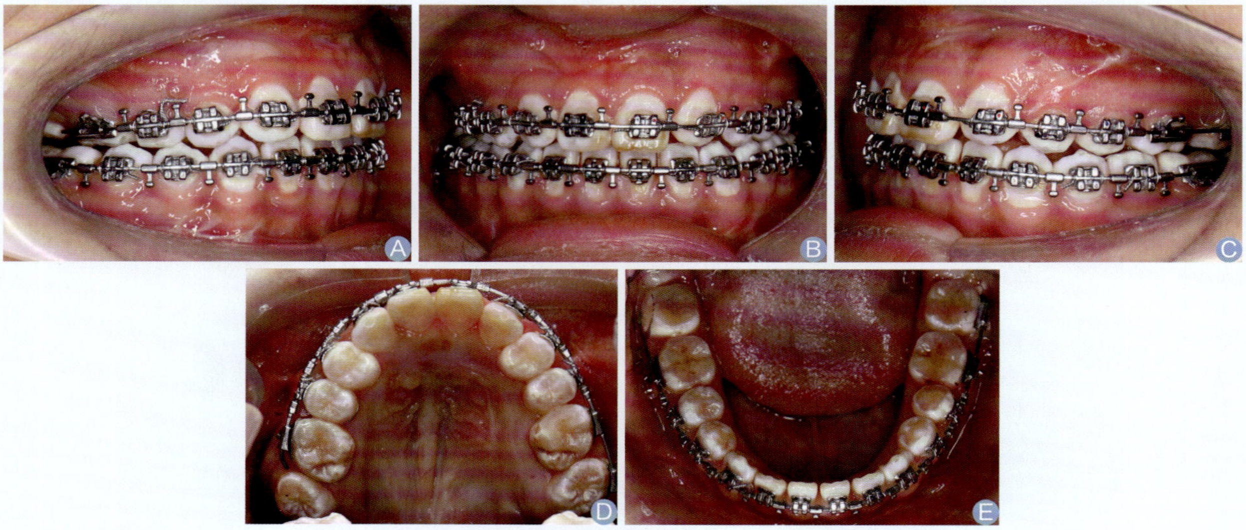

图 81-6　正颌手术后殆像

差，需要进行精细调整。

5．拆除固定矫治器，戴入透明保持器。

八、矫治结果

矫治后，患者咬合关系良好，上下牙列整齐，前牙覆殆、覆盖正常，双侧上颌尖牙替代侧切牙，双侧磨牙完全远中关系，上下中线正。侧貌得到很大改善，上下唇突度正常，鼻唇角正常，颏唇沟正常；自然状态下闭唇正常，颏肌紧张度正常。全口曲面体层片显示牙根基本平行排列，未见明显吸收，牙槽骨未见明显异常（图81-7）。头颅侧位片测量分析结果显示：上下颌骨关系明显改善，为Ⅰ类骨型，ANB角为2°（测量结果见表81-1）。

九、矫治体会

（一）正畸治疗难点

1．患者为骨性Ⅲ类高角型，上颌明显后缩，上切牙牙轴基本正常，下切牙舌倾，殆平面较陡，需要正畸-正颌联合治疗。

2．患者为单侧完全性唇腭裂，12缺失，上牙

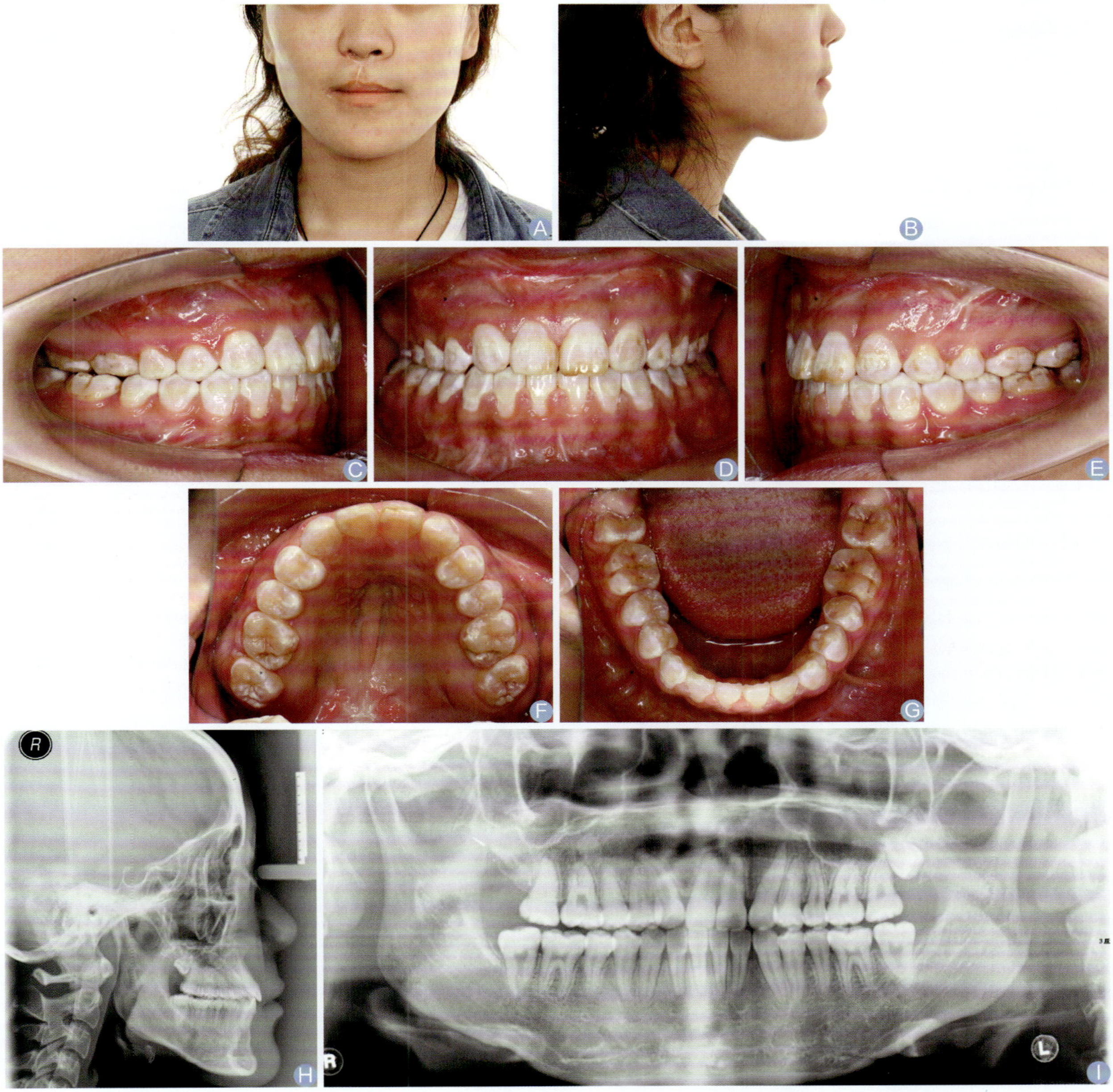

图 81-7　正畸 - 正颌联合治疗后面殆像及 X 线片

弓拥挤狭窄，上中线偏斜明显。拔除22有利于上颌中线的调整及上颌骨对称性前移，缩短疗程。

3. 唇腭裂患者虽然上牙弓狭窄明显，但应尽可能避免过度开展上牙弓宽度，否则稳定性难以维持。应通过前移上颌骨，相对解决上颌骨宽度不足的问题。

（二）关于矫治设计

唇腭裂是最常见的颌面部先天畸形。由于先天及后天唇腭裂手术等因素影响，有些患者存在严重的上颌发育不足，表现为严重的骨性Ⅲ类错殆畸形。对于此类患者，为了获得良好的治疗结果，需要进行正畸-正颌联合治疗。唇腭裂患者的诸多特点在骨骼畸形严重的唇腭裂患者中同样存在，即上颌侧切牙缺失或畸形、上牙列拥挤、上牙弓狭窄等。对于需要正畸-正颌联合治疗的唇腭裂患者，同样应该在治疗设计时了解患者是否存在牙槽突裂隙。如果存在牙槽突裂隙，应该先进行牙槽突植骨消除裂隙，然后再进行术前正畸治疗。此患者为成年单侧完全性唇腭裂患者，属于重度骨性Ⅲ类错<ruby>𬌗</ruby>，上颌骨后缩明显。就诊时，患者已经接受过牙槽突植骨手术，牙槽突植骨成功，牙槽突完整，可以进行术前正畸治疗。由于患者右侧上颌侧切牙缺失，故拔除左侧上颌侧切牙，保持上颌牙弓牙齿的对称性，避免拔除上颌双尖牙。

（三）正畸治疗中的控制

在正畸-正颌联合治疗过程中，应用上下颌直丝弓矫治器，排齐整平牙列，关闭拔牙间隙，少量内收上前牙，去代偿，调整上下颌牙弓宽度。术前正畸结束时，将上下颌模型放置于正颌手术后的相对位置，模型显示上下颌术后咬合关系良好。这时即可进行正颌手术。正颌手术方式为：上颌LeFort Ⅰ型截骨，前移上颌骨；下颌SSRO截骨，后退下颌骨；同时进行颏成形术。正颌手术后，由于种种原因，例如术中下颌髁突放置的位置、肌肉的牵拉等，不一定能够达到术前正畸结束时预想的咬合关系（图81-6）。因此，需要进行术后正畸治疗。

术后正畸治疗的目的主要是获得良好的咬合关系。术后正畸开始时，首先应该重新粘接正颌手术中脱落的托槽，重新排齐由于托槽脱落而移位的牙齿，并调整咬合关系。通常需要进行颌间牵引，获得良好的尖窝接触关系。最后进行精细调整，获得理想的治疗结果。

治疗应该注意：①患者为右侧完全性唇腭裂，右侧上颌侧切牙缺失。为了获得对称的牙弓，可以考虑拔除左侧的上颌侧切牙，达到解除上牙列拥挤和上前牙去代偿的目的。②此患者上颌骨发育不足不仅仅包括前后向，也有横向和垂直向不调。唇腭裂患者上颌骨宽度发育不足不能通过过度开展上牙弓宽度解决，否则复发明显。由于多数上颌宽度发育不足的患者颌骨前后向也同样发育不足，为了避免过度开展上牙弓宽度，治疗成功的关键在于主要通过上颌骨的相对前移解决上颌牙弓宽度不足。③唇腭裂患者由于接受过唇裂修复、腭裂修复及牙槽突植骨等多次手术，上颌存在大量的瘢痕组织，正颌手术中最好采用整体移动（one piece surgery）。术前正畸牙齿去代偿的程度与正颌手术中上下颌骨相对移动的距离密切相关，治疗过程中要根据VTO的治疗目标，在术前正畸治疗结束时，使模型外科的上下颌骨移动距离尽可能与VTO一致，以获得良好的治疗结果。

（病例完成人：贾绮林）

第十六章 阻生牙联合矫治

阻生牙的正畸治疗是错殆畸形治疗的难点之一。正畸治疗不能只关注阻生或埋伏牙本身，还需要对患者殆颌面整体的错殆问题进行全面的梳理分析，方能做出恰当的治疗设计。

对于存在阻生牙的患者，首先对埋伏或阻生牙齿的发育情况（包括形态是否正常、大小是否合适）、牙齿健康情况、牵引治疗的难度和风险以及牙齿预后等进行仔细评价，同时还要根据患者面部突度、牙量－骨量关系、Spee 曲线深度、前牙唇倾度和突度、磨牙关系等进行综合分析，以确定是否需要进行减数正畸治疗。

对于不需要进行减数正畸治疗的患者，应根据阻生牙的综合评价，确定阻生牙是否能够保留，以及是否能够成功牵引进入牙弓。如果决定保留阻生牙，则需要明确阻生牙治疗的三部曲：评价阻生牙情况、创造间隙和牵引治疗。在治疗的具体设计上，要考虑牵引的方式、牵引的方向、支抗控制等。

对于需要进行减数治疗的患者，应根据阻生牙的综合评价，决定是常规拔牙还是考虑到阻生牙牵引治疗的不确定性、风险和难度等拔除阻生牙。对于常规拔牙治疗的患者，为确保阻生牙牵引成功，最好在拔牙之前进行必要的诊断性治疗，通过试牵引确定阻生牙可以移动后再行常规的拔牙治疗。对于发育不良（牙根短、冠根成角、牙冠异常）、异位严重、牵引风险大的阻生牙，可以考虑在阻生牙所在象限拔除阻生牙。拔除阻生牙可以简化正畸治疗过程、降低正畸治疗的不确定性及风险，但是阻生牙拔除后带来的问题如对称性不良、咬合关系折中、部分功能降低等需在治疗前向患者交代清楚。

阻生牙治疗成功的关键是牵引治疗中生物力学方面的精确设计。同时，阻生牙治疗的风险也不应忽视，如牵引过程中的阻生牙固连、牵引中因压迫邻牙牙根而使其吸收，以及过长距离的阻生牙移动造成牙髓活力丧失等。

病例 82 前牙反𬌗伴中切牙阻生的双期矫治

一、一般情况

患者女性，9岁，主诉前牙“地包天”，左上门牙未长出。既往史无特殊，全身情况良好，右上中切牙1年前已萌出，左上中切牙一直没萌出。无口腔不良习惯，否认鼻咽部疾病；否认关节疼痛、弹响；否认牙外伤史；家族史无特殊。

二、临床检查

1．面部检查　正面观：颊部不对称，面下1/3高度正常，无开唇露齿和闭唇困难，无露龈笑。侧面观：凹面型，上颌略显后缩，下颌明显前突（图82-1）。下颌可后退到切牙对刃位置。

2．口内检查　替牙列，4颗第一恒磨牙以及恒切牙11和22已萌出，21未萌出，61缺失。上牙弓拥挤度2 mm，下牙弓拥挤度1 mm。双侧磨牙完全近中关系，双侧乳尖牙完全近中关系。前牙反覆盖4～5 mm，Ⅰ度深覆𬌗。上中线右偏1 mm，下中线右偏2 mm（图82-1）。

3．颞下颌关节检查　开口度三指，开口型正

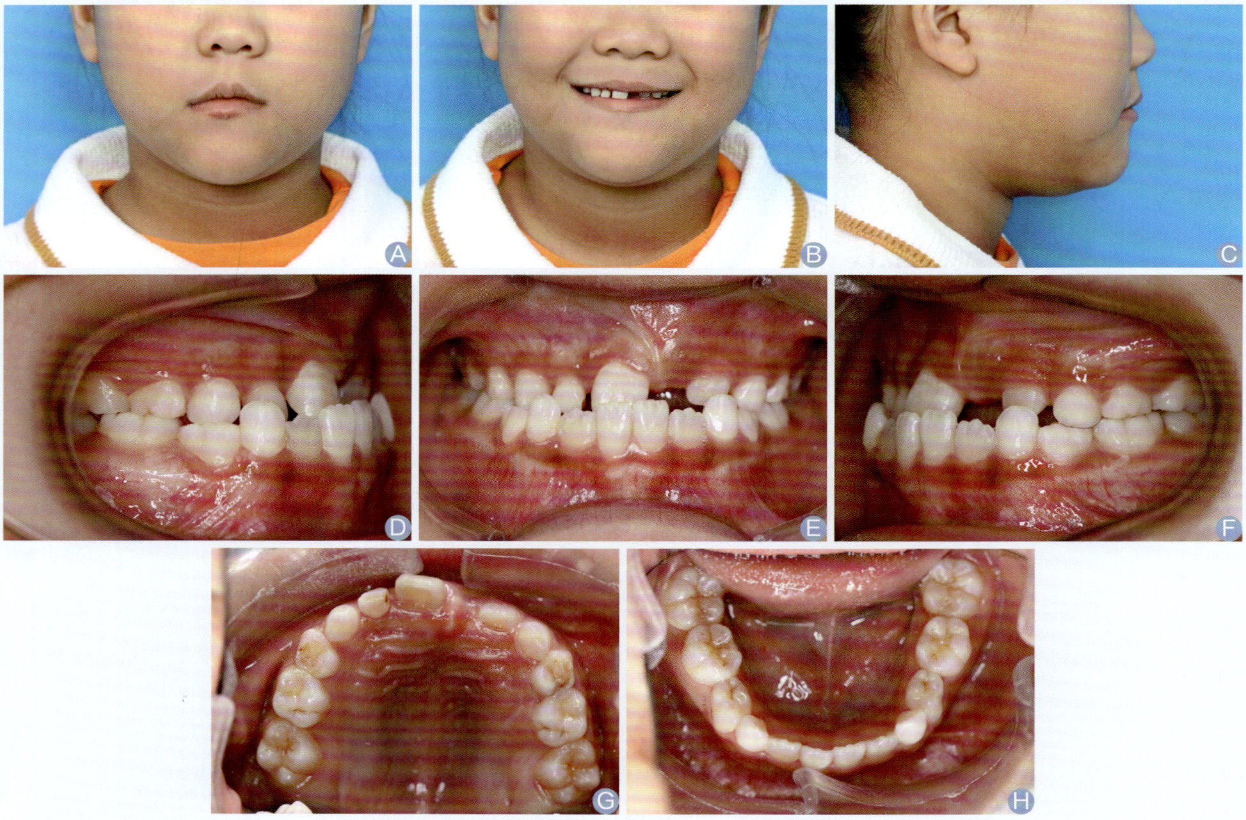

图 82-1　治疗前面𬌗像

常，双侧关节未查见弹响及触痛。

三、X 线检查分析

1. 头颅侧位片　测量分析结果显示骨性Ⅲ类，上颌位置基本正常，下颌前突，均角；上切牙唇倾度正常，下切牙舌倾（图82-2和表82-1）。

2. 全口曲面体层片　28颗恒牙无缺失；21倒置阻生；22萌出，牙根向远中倾斜，23牙冠位于22牙根的正上方；13牙冠位于12牙根的远中。牙槽骨未见明显异常。双侧髁突骨质未见明显异常（图82-2）。

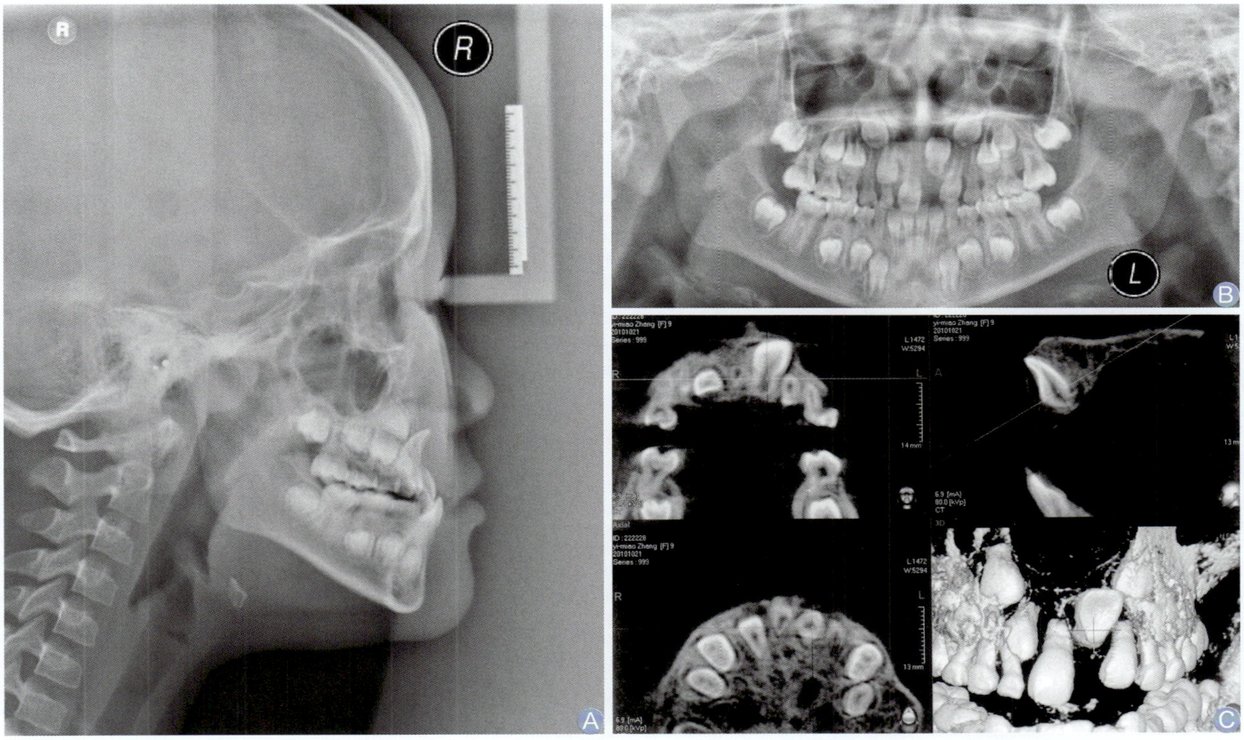

图 82-2　治疗前 X 线片及 CBCT

表82-1　治疗前后头影测量结果

测量项目	正常值	测量值		
	均值 ± 标准差	治疗前	治疗中	治疗后
SNA（度）	82.8 ± 4.0	81.5	81.2	82.8
SNB（度）	80.1 ± 3.9	84.1	86.8	87.6
ANB（度）	2.7 ± 2.0	–2.6	–5.6	–4.8
U1/L1（度）	125.4 ± 7.9	118.3	135.9	124.0
U1/SN（度）	105.7 ± 6.3	108.8	112.4	127.0
MP/SN（度）	32.5 ± 5.2	34.5	34.4	34.0
MP/FH（度）	31.1 ± 5.6	29.4	27.8	27.0
L1/MP（度）	92.6 ± 7.0	88.3	77.8	74.6

3. CBCT 21倒置阻生，牙冠位于唇侧，牙根位于腭侧，牙根发育1/2，已呈现少量弯曲（图82-2）。

四、诊断

安氏Ⅲ类，毛氏Ⅱ¹+Ⅳ¹+Ⅰ¹类，骨性Ⅲ类，均角。

五、矫治目标

纠正左上中切牙阻生，改善牙根发育。矫治前牙反𬌗，改善面型侧貌。

六、矫治计划

双期矫治：第一期解除上中切牙阻生，观察其余恒牙的萌出和颌骨的生长发育；第二期将依据第一期矫治结果，再确定进一步的矫治方案。若第一期矫治后面型变化不显著，前牙反覆盖没有增加，患者的生长发育基本完成，则选择掩饰性正畸矫治；若第一期矫治后下颌前突更加明显，前牙反覆盖继续增大，则选择正畸-正颌联合矫治。

第一期

1. 上颌Nance弓+下颌𬌗垫。

2. 固定矫治初步排齐上前牙，开展左上中切牙间隙。

3. 手术暴露阻生牙牙冠，正畸牵引使其进入上牙列。

第二期

1. 采用直丝弓矫治技术，拔除下颌第三磨牙。

2. 排齐整平牙列，Ⅲ类颌间牵引+下颌种植支抗远移下牙列，解除前牙反𬌗，关闭上牙列散在间隙，建立正常前牙覆盖，协调上下颌中线。

3. 保持。

七、矫治过程

1. 第1～3个月　粘接Nance弓，下颌戴用𬌗垫。初步排齐上前牙，开展左上中切牙间隙。

2. 第4～6个月　手术翻瓣暴露左上中切牙牙冠舌侧，粘接舌侧扣，通过上颌Nance弓伸出的牵引钩进行𬌗向和舌向牵引（图82-3）。

3. 第7～12个月　当左上中切牙牙冠翻转45°后，再次手术翻根向复位瓣，将一部分角化龈翻到左上中切牙牙根唇侧的根方。在该牙冠唇侧粘舌侧扣，继续𬌗向牵引（图82-4和图82-5）。

4. 第13～18个月　左上中切牙牵引进入上牙列。X线片示左上侧切牙牙根与左上尖牙牙冠抵触。使用固定矫治器对左上侧切牙牙根进行近中向控根移动，使其牙根避开左上尖牙（图82-6）。

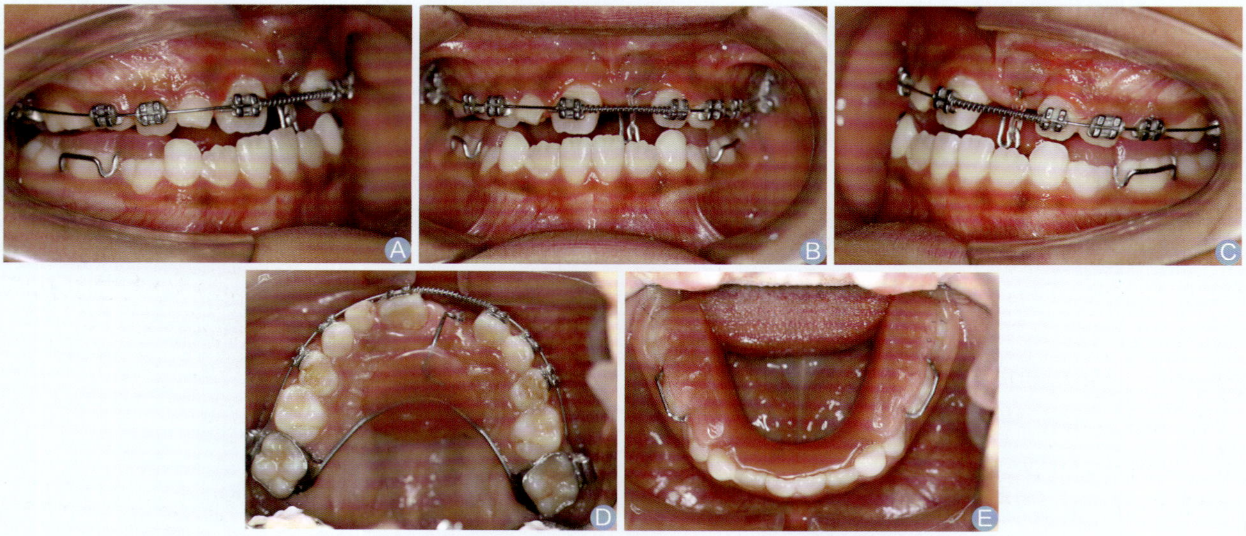

图 82-3　阻生牙暴露后正畸牵引时𬌗像

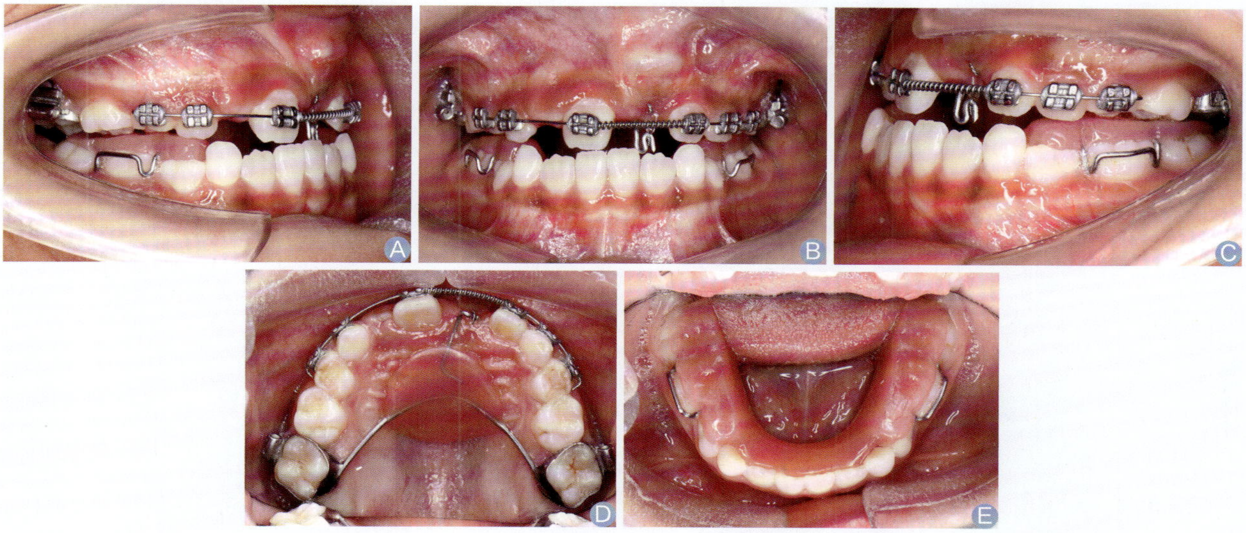

图 82-4　阻生牙向下翻转时𬌗像

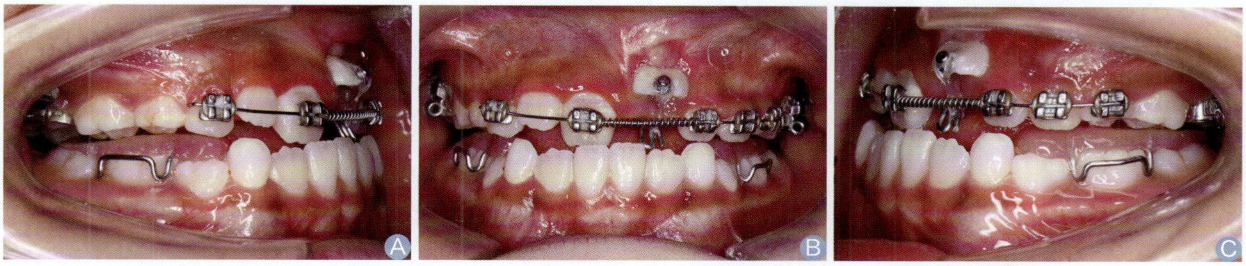

图 82-5　根向复位瓣继续正畸牵引时𬌗像

5. 第19～48个月　暂时去除上颌固定矫治器和下颌𬌗垫，观察颌骨的生长发育和恒牙萌出，定期拍X线片（图82-7）。

6. 第49～54个月　左上尖牙经过2年的观察，虽然改变了萌出方向，但后期萌出非常缓慢。上颌粘接固定矫治器，外科在左上尖牙区域进行根向复位瓣手术，行正畸𬌗向牵引（图82-8）。

7. 第55～60个月　下颌仍可后退到切牙对刃位置。采用下切牙舌侧固定平面导板打开前牙深覆𬌗（图82-9）。下颌粘接固定矫治器，行Ⅲ类颌间牵引解除前牙反𬌗（图82-10），但前牙有明显的咬合创伤。

8. 第61～72个月　拔除下颌第三磨牙。下颌使用0.019英寸×0.025英寸不锈钢丝，下颌外斜线处植入种植支抗钉，整体内收下牙列，增大前牙覆盖。关闭上前牙散在间隙（图82-11）。

9. 第73～76个月　精细调整，维持前牙正常覆盖。

10. 第77个月　拆除固定矫治器。

八、矫治结果

矫治后，患者咬合关系良好，上下牙列整齐，前牙覆𬌗、覆盖正常，双侧尖牙中性关系，双侧磨牙中性偏近中关系，上下中线正。侧貌得到一定

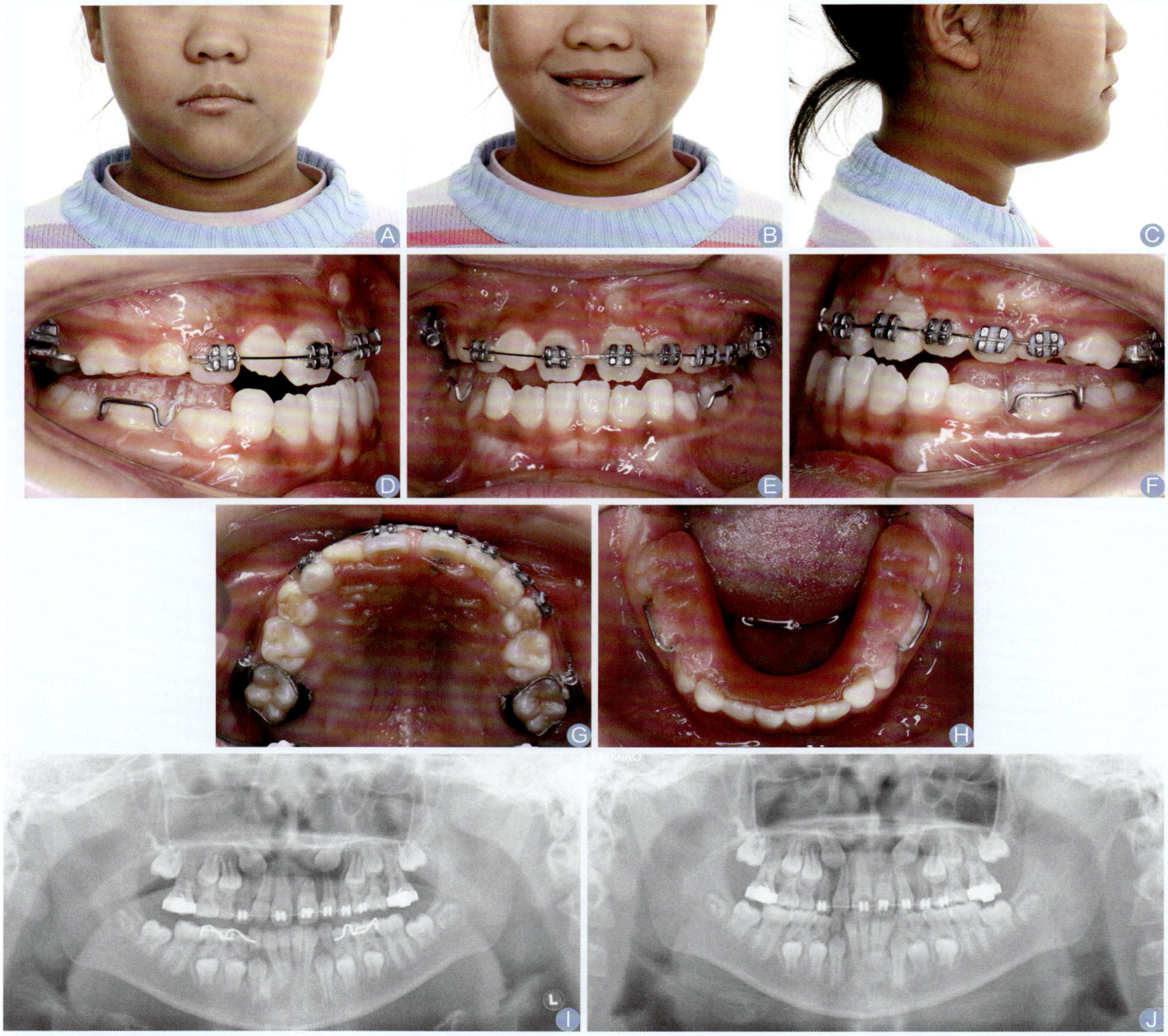

图 82-6　阻生牙牵引进入上牙列后的面殆像和 X 线片
（左侧曲面体层片显示 22 控根前，右侧曲面体层片显示 22 控根后）

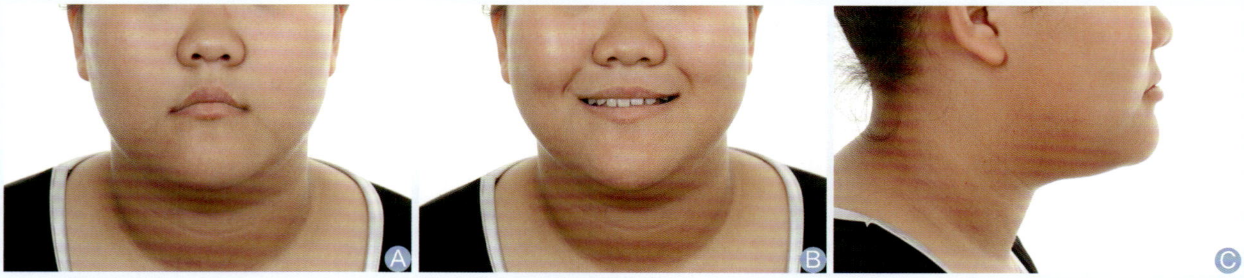

图 82-7　二期治疗前面殆像及 X 线片

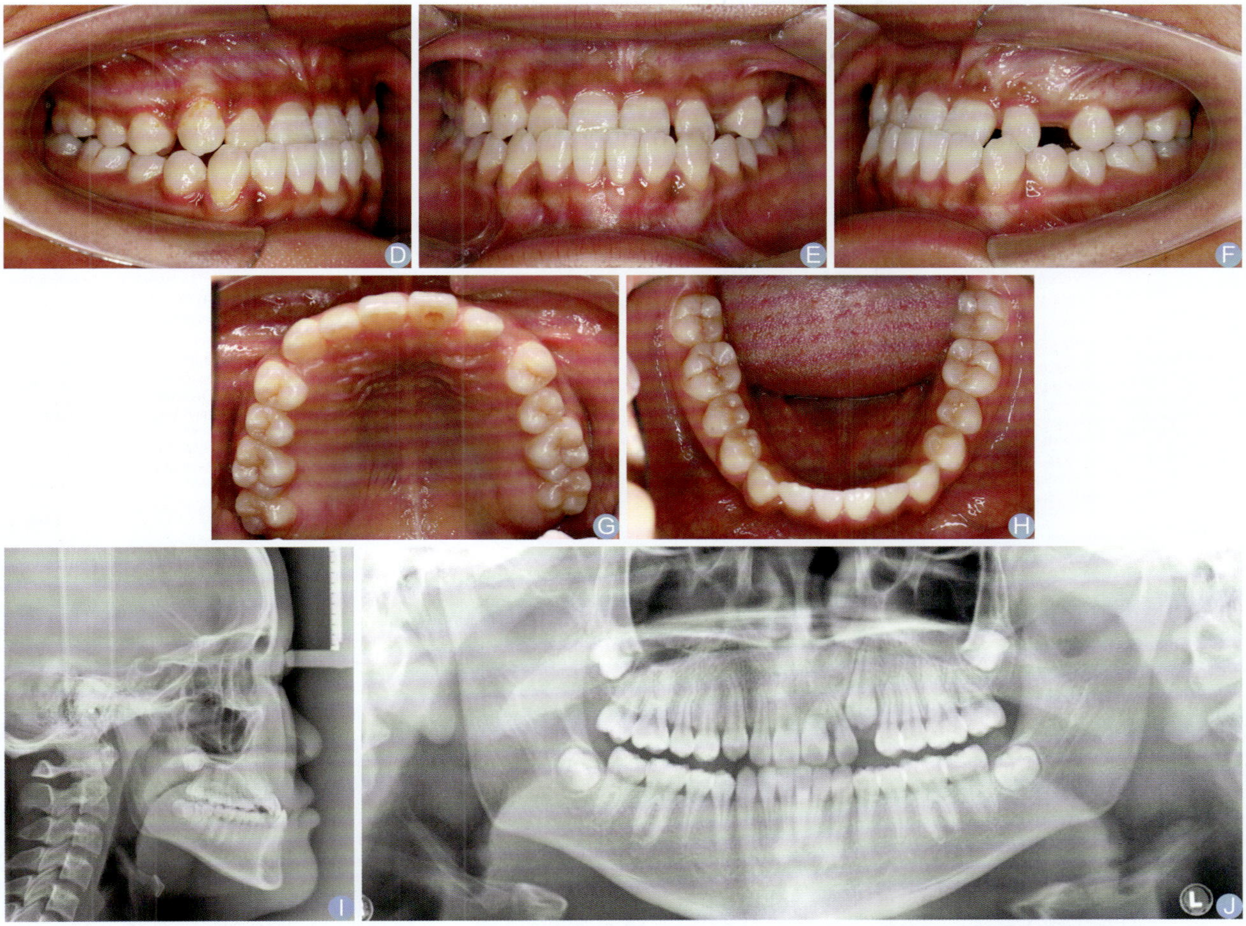

图 82-7 二期治疗前面殆像及 X 线片（续）

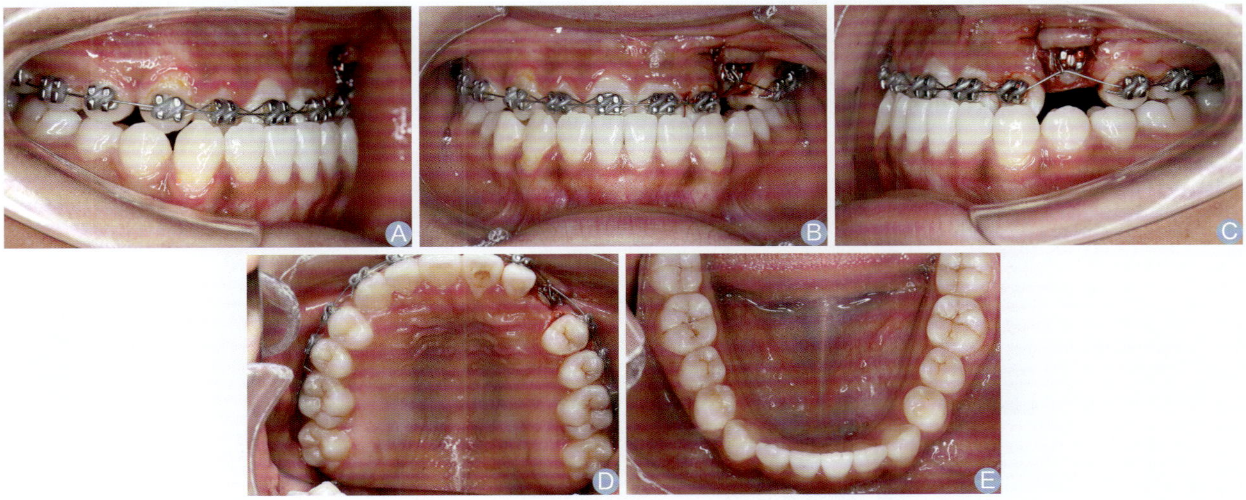

图 82-8 左上尖牙根向复位瓣暴露后正畸牵引时殆像

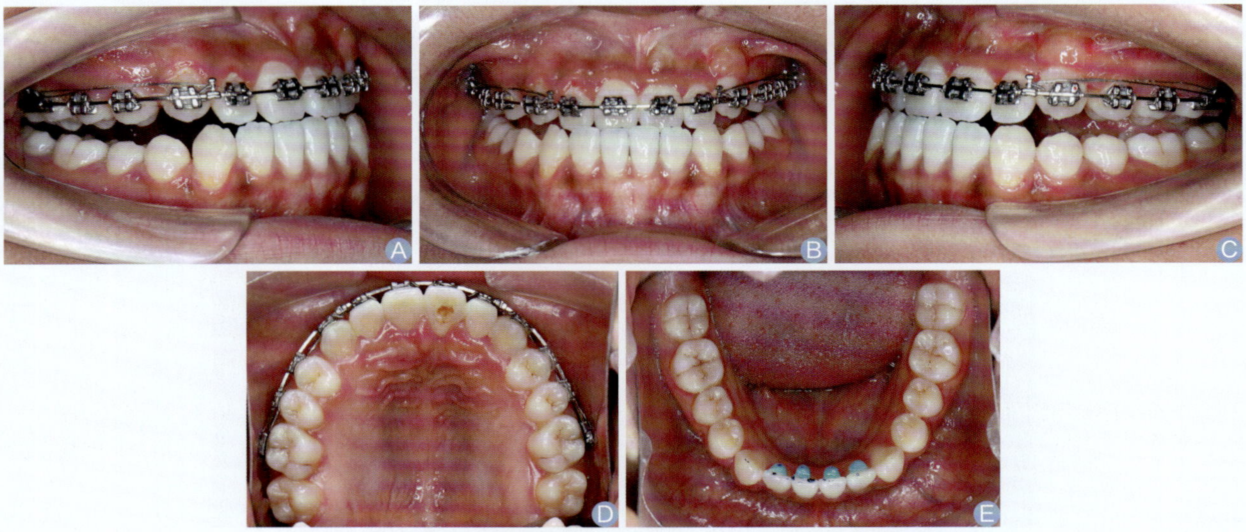

图 82-9 下切牙舌侧垫高，打开前牙深覆𬌗时𬌗像

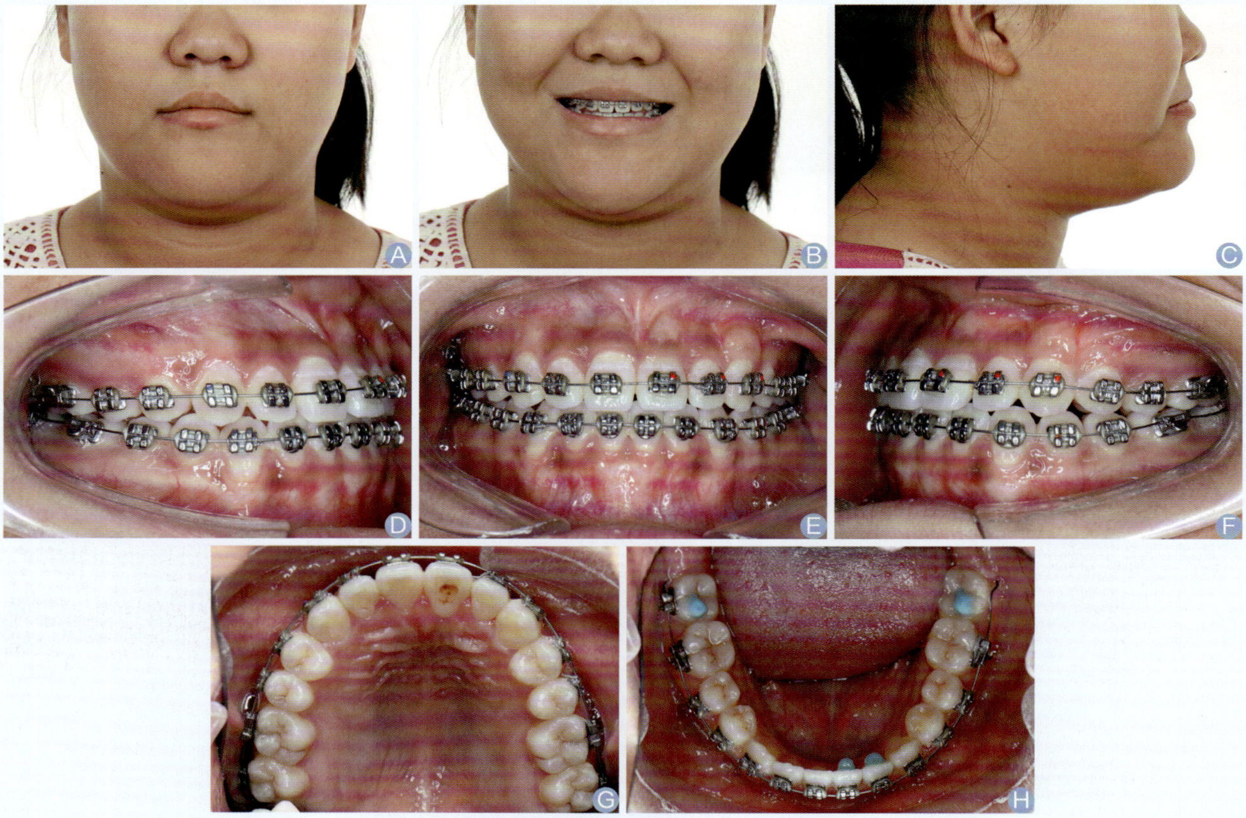

图 82-10 前牙反𬌗解除后固定矫治中面𬌗像

的改善，上下唇突度正常，鼻唇角正常，唇齿关系正常，下颌颏部前突。全口曲面体层片显示牙根平行排列，左上中切牙牙根略短并向远中弯曲，牙槽骨及双侧髁突未见明显异常（图82-12）。头颅侧位片测量分析结果显示：下切牙舌倾，上切牙唇倾，ANB角仍为负值，下颌平面角没有明显变化，凹面型（测量结果见表82-1）。治疗后2年复查，前牙覆殆、覆盖正常，后牙咬合稳定，仍为凹面型（图82-13）。

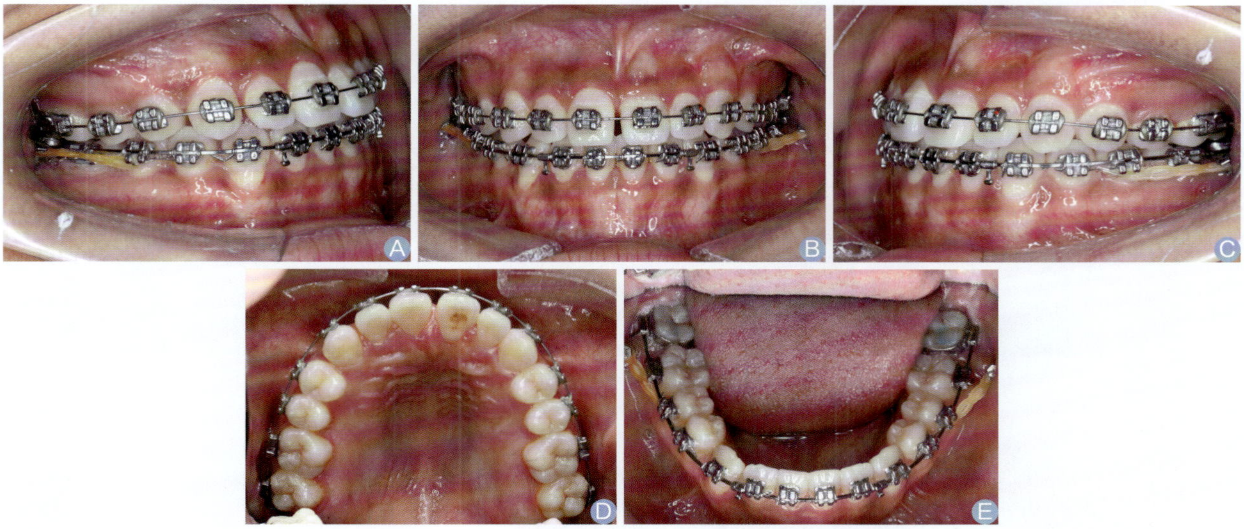

图 82-11　下颌使用种植支抗钉整体内收下牙列时殆像

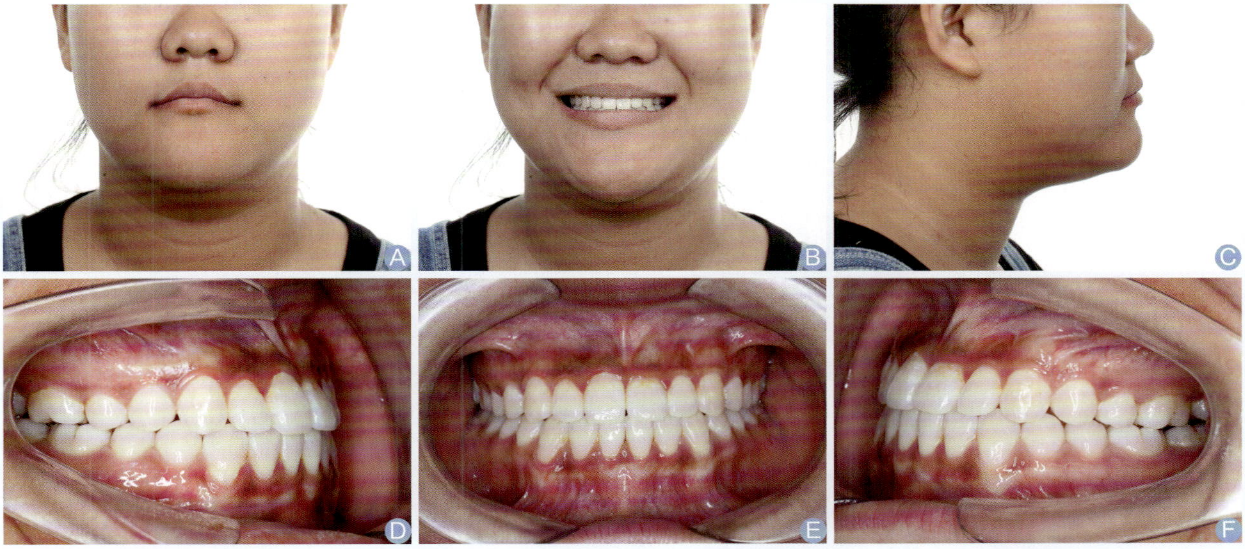

图 82-12　治疗后面殆像及 X 线片

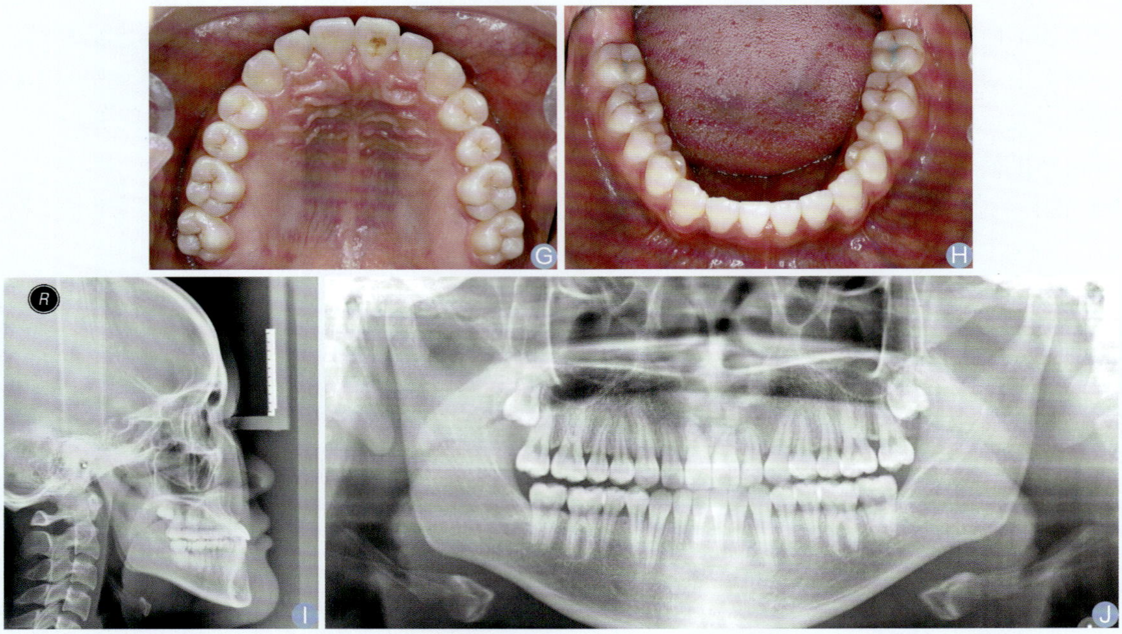

图 82-12　治疗后面骀像及 X 线片（续）

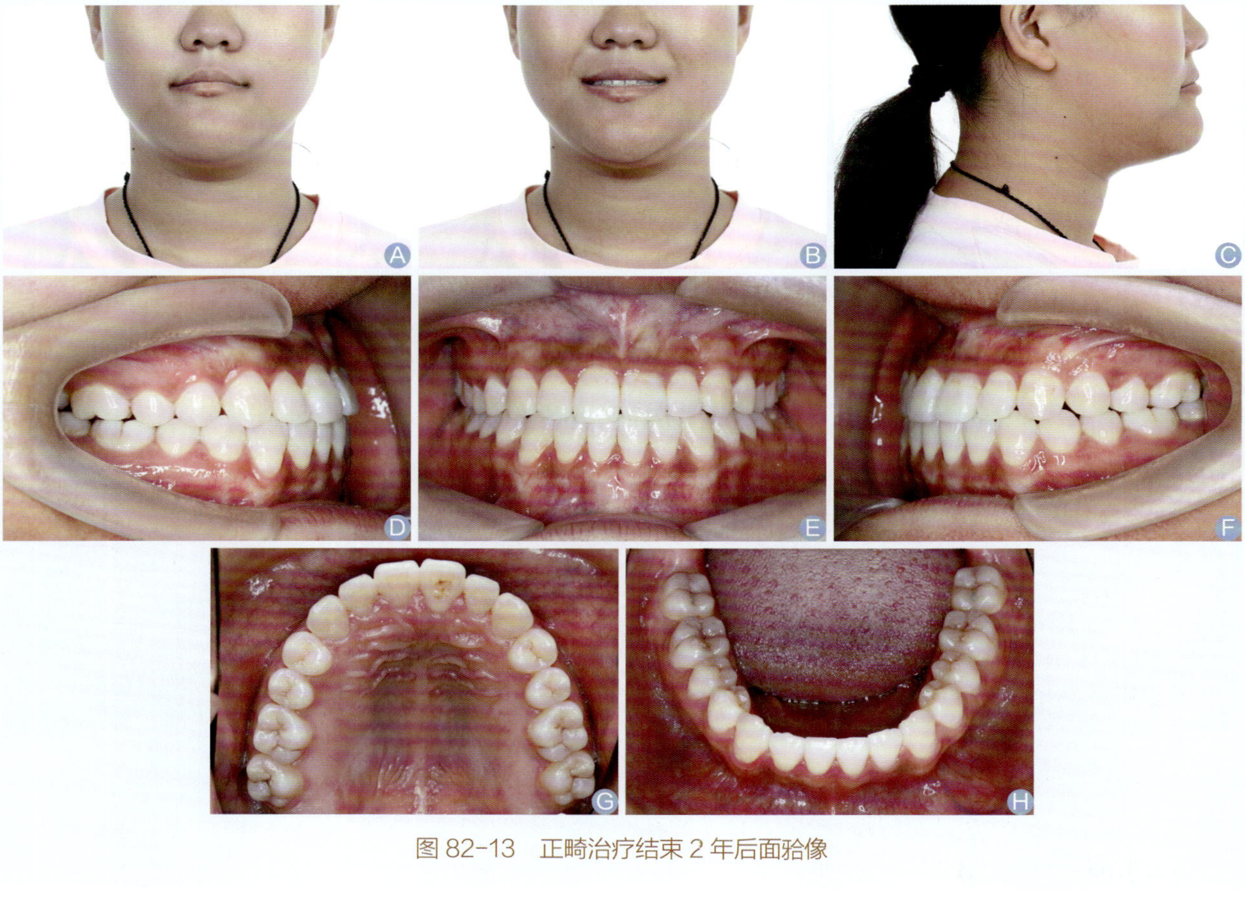

图 82-13　正畸治疗结束 2 年后面骀像

九、矫治体会

（一）正畸治疗的难点

1. 第一期先矫治阻生牙还是前牙反𬌗？回答这一问题关键要看患儿就诊时颌骨的发育状况和阻生牙的阻生部位及其牙根发育情况。本病例患儿就诊时已9岁，右上中切牙萌出已接近1年，牙根发育2/3。左上中切牙倒置阻生，牙根发育迟缓（不足1/2），且牙根已发生弯曲。该阶段是阻生中切牙矫治的关键时期，如不及时矫治，倒置阻生的中切牙牙根会进一步弯曲，为日后保留该牙造成困难，同时也会影响矫治后该牙的美观和长期健康。如及时矫治，随着倒置阻生中切牙的翻转，牙根发育会恢复正常。此外，多数研究指出，患者的年龄越小，前方牵引矫治的效果越好。在女孩9岁时进行前方牵引治疗已不是最佳的时机。前方牵引治疗还会导致上牙列整体前移，造成上牙弓前部的拥挤度增加。这些都不利于阻生中切牙的治疗以及日后双侧上颌尖牙的正常萌出。同时，本病例是以下颌前突为主的骨性Ⅲ类患者，上颌后缩不明显，所以上颌前方牵引的疗效也有限。综上所述，第一期先进行倒置阻生中切牙的矫治。

2. 第二期治疗是采用掩饰性正畸治疗还是正畸-正颌联合治疗？本病例在第二期治疗前进行了评估。此时距离患者月经初潮已过2年，颈椎骨龄分析可知骨龄在Cvs4～Cvs5之间，说明生长发育高峰期已过1年以上。虽然此时病例表现为下颌前突，但前牙反覆盖程度没有进一步加重，同时下颌仍可后退到切牙对刃的位置。下颌后退后侧貌面型有所改善。所以，最终决定在二期矫治中进行掩饰性正畸治疗。

（二）正畸中的注意事项

1. 倒置阻生上中切牙的矫治　上中切牙位于牙弓的前部，对牙列美观影响很大，此处的阻生牙还是要早发现、早治疗。除了前述的矫治时机和倒置阻生中切牙牙冠位置纠正后有利于牙根发育外，还要注意外科暴露的方式、正畸牵引时的支抗控制、牵引力的方向和二次根向复位瓣手术等问题。

首先是外科暴露方式的选择。外科手术不应在倒置阻生牙牙冠处直接开窗暴露，这样做虽然手术简单，但会使阻生牙牙冠在牙槽黏膜处暴露，牵引后唇侧缺乏角化龈。此外，这种手术方式视野太小，暴露不充分，也不利于术后止血和正畸附件的粘接。在出血不止的情况下进行附件粘接总会遭遇粘接失败，给后续治疗带来很多麻烦。正确的手术方式为从该牙𬌗方的角化龈处向上翻瓣暴露该牙的牙冠，因中切牙倒置阻生，所以多暴露的是该牙的舌侧牙冠。翻瓣后视野开阔、暴露充分，也有利于阻生牙处的止血，现在临床上多采用这种手术方式。在阻生牙舌侧牙冠粘接附件后，将黏膜瓣重新缝合，使牵引链或牵引丝在有角化龈处伸出。

其次是牵引方法的选择。倒置阻生牙的矫治需要更长时间的牵引，对支抗控制要求较高。本病例在上颌Nance弓的基础上伸出一个向前的牵引钩，利用这个牵引钩上进行牵引。这样就不使用牙支抗而是使用骨性支抗进行牵引，消除了上前牙作为支抗牙在牵引中出现牙冠唇倾的弊病。

再次是牵引力的方向。倒置阻生牙在牵引过程中需要在黏膜下进行牙冠的翻转，初始牵引力方向应是向𬌗方、向舌侧，这样就可以避免常规治疗中向𬌗方、向唇侧牵引时，牙冠在翻转过程中于牙槽黏膜处意外暴露。当牙冠翻转45°后，可以改为单纯向𬌗方牵引，使牙冠的切端从牙槽嵴顶角化龈处穿出。

最后是及时进行二次根向复位瓣手术。阻生牙牙冠翻转后，如果有从牙槽黏膜穿出的风险，要及时进行二次根向复位瓣手术，暴露阻生牙唇侧牙冠，将部分角化龈缝合到唇侧牙冠的根方区域。这样做有利于矫治后的前牙美观和牙龈健康。

2. 上颌侧切牙与尖牙的关系　在第一期正畸治疗中，要特别注意上颌侧切牙与尖牙的关系。正常情况下，上颌尖牙牙冠位于侧切牙牙根的远中。本病例因左上中切牙倒置阻生，影响了左上侧切牙牙根的位置，导致该牙的牙根向远中倾斜，占据了左上尖牙的萌出道。此时的上尖牙牙冠位于侧切牙牙根的根尖部位。在第一期治疗中要尽可能纠正这种不正确的位置关系，尽早将侧切牙牙根向近中移动，以避开尖牙的牙冠。

3．阻生上颌尖牙的处置原则　上颌尖牙阻生多为尖牙易位到侧切牙唇侧，应早发现、早处理。如果发现得早，可先拔除乳尖牙，观察恒尖牙牙冠改变方向，多数病例的上尖牙会改变萌出方向。如果发现较晚，则需要远中牵引尖牙牙冠，使其避开侧切牙牙根的唇侧。有时也需要将侧切牙牙根向近中移动，以避开尖牙牙冠。若尖牙的牙根尚未发育完成，萌出路径上也没有阻挡，可先观察自然萌长，尽可能让其自行萌出而不做正畸牵引。若观察后发现尖牙萌出停滞，再考虑正畸牵引。

4．二期治疗的时机和方法　对于以下颌前突为主的前牙反𬌗病例，需要观察生长发育趋势，而后再决定二期矫治的时机。若观察期间下颌前突更加明显，前牙反覆盖明显增大，磨牙和尖牙的近中关系也进一步加重，则需要等到成年后进行手术矫治。若观察期间下颌有所前突，但前牙反覆盖变化不明显，磨牙和尖牙的近中关系也未明显加重，下颌还可有所后退，则可采用掩饰性正畸治疗。所以患者颌骨的生长发育量决定了二期治疗的时机和方法。对生长发育的观察要延续到生长发育高峰期后。

5．反𬌗矫治中前牙深覆𬌗的治疗　前牙反𬌗伴有深覆𬌗时，纠正反𬌗会导致前牙的咬合创伤。此时需要打开前牙深覆𬌗。可行的办法是在纠正前牙反𬌗时，在下切牙舌侧粘接固定平面导板，使上切牙切端与平面导板均匀接触。也可在下颌第二磨牙上垫高，解除前牙深覆𬌗，但这样做会在后期压低第二磨牙，造成前牙覆𬌗的进一步加深。本病例在使用前牙平面导板打开咬合后，没有发生下颌平面角的变化。

6．Ⅲ类颌间牵引与种植支抗下下颌整体远移　为了解除前牙反𬌗和舌向移动下牙列，可以使用Ⅲ类颌间牵引，也可以借助种植支抗钉进行下颌整体远移，但两者的作用方式不同。Ⅲ类颌间牵引不但使下牙列远移、下切牙舌倾，还会使上牙列前移、上切牙唇倾。使用种植支抗钉进行下颌整体远移，其主要作用是使下牙列远移、下切牙舌倾，上牙列不会近中移动，上切牙也不会唇倾。本病例初始时使用Ⅲ类颌间牵引，在解除前牙反𬌗后发现前牙有咬合创伤，上切牙唇倾，上前牙有散隙。为了进一步内收下切牙，后期利用种植支抗整体远移下牙列，增大前牙覆盖；同时，关闭上前牙间隙，少量舌向移动了上切牙。

7．牙性代偿　从头影测量结果可知，治疗前和治疗后患者均为骨性Ⅲ类。二期治疗主要是用牙性代偿掩盖部分骨性不调。矫治后，上切牙的唇倾度明显增大，下切牙的唇倾度明显减小，ANB减小不明显。这些都显示了通过牙性代偿消除了前牙反覆盖。

（病例完成人：胡炜）

病例 83 成人埋伏粘连中切牙的多学科联合治疗

一、一般情况

患者女性，19岁，主诉上前牙未长出。既往有乳牙期前牙外伤史。全身情况良好，否认口腔不良习惯、鼻咽部疾病；否认关节疼痛、弹响；家族史无特殊。

二、临床检查

1. 面部检查 正面观：颏部稍左偏，面部上、中、下比例基本协调。无开唇露齿，无露龈笑。侧面观：直面型，颏唇沟可，颏肌无紧张（图83-1）。

2. 口内检查 恒牙列，21口内未见。上牙弓间隙5.5 mm，下牙弓拥挤度2.0 mm；磨牙中性关系，尖牙中性关系；前牙覆殆、覆盖正常；上下中线正（图83-1）。

3. 颞下颌关节检查 开口度三指，开口型正常，双侧关节无弹响及触痛。

三、X 线检查分析

1. 头颅侧位片 测量分析结果显示骨性 I

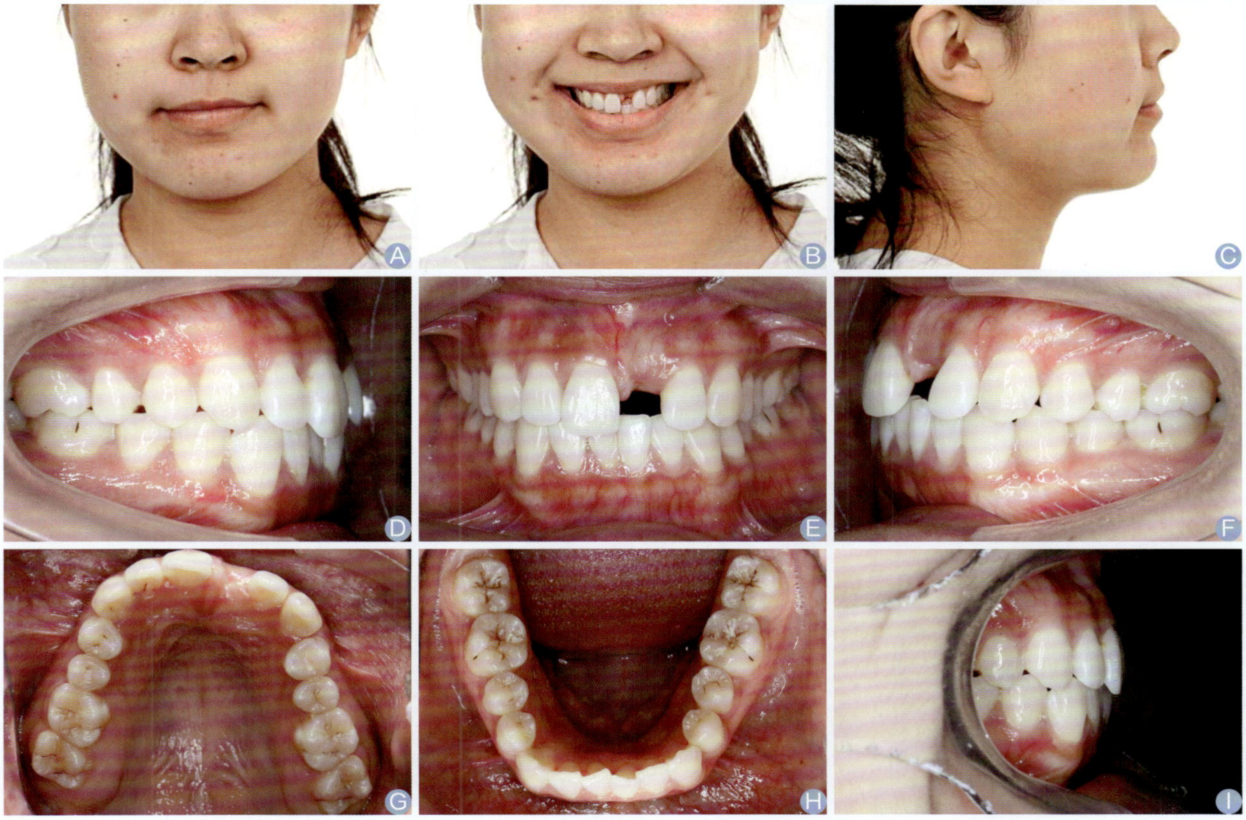

图 83-1 治疗前面殆像

类，均角，上下切牙直立（图83-2和表83-1）。

2. 全口曲面体层片　18、28、38和48存在，其中38阻生；21高位埋伏阻生；其余牙列、牙槽骨未见明显异常。双侧髁突骨质未见明显异常（图83-2）。

3. CBCT　21高位埋伏，牙冠朝近中唇侧并轻微内翻，牙根长度较11短，牙根形态无弯曲畸形，根尖区部分牙周膜影像显示不清。21冠方有一小片高密度影，邻牙牙根无明显压迫性吸收（图83-2）。

四、诊断

安氏Ⅰ类，骨性Ⅰ类，均角。

五、矫治目标

牵引21至牙列内，排齐上下牙列，建立良好咬合关系，维持侧貌。

六、矫治计划

1. 采用直丝弓矫治技术。

2. 行不拔牙矫治。

3. 开展足够间隙后，21开窗试行闭合式牵引。若不成功，则拔除修复。

4. 排齐整平牙列，精细调整咬合关系。

5. 保持。

七、矫治过程

1. 第1～6个月　粘接全口直丝弓矫治器，排齐整平上下牙列。上颌换至0.018英寸澳丝，推簧开展21间隙。

2. 第7～24个月　21开窗行闭合式牵引，但一直未暴露于口腔；前牙出现唇倾、开𬌗（图83-3）。CBCT稳定结构重叠后显示21未移动（图83-4）。

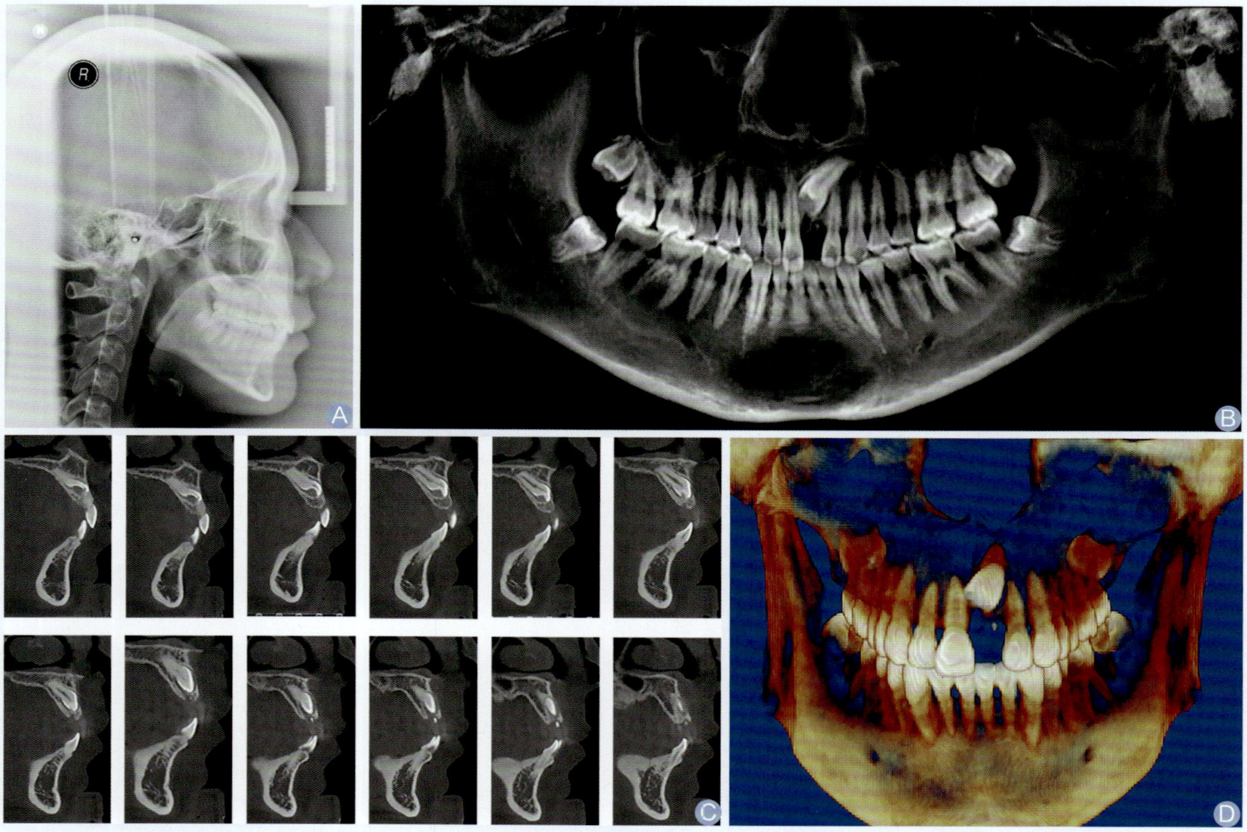

图83-2　治疗前X线片及CBCT

表83-1 治疗前后头影测量结果

测量项目	正常值	测量值	
	均值±标准差	治疗前	治疗后
SNA（度）	82.8 ± 4.0	86.9	86.2
SNB（度）	80.1 ± 3.9	82.8	81.9
ANB（度）	2.7 ± 2.0	4.2	4.3
FH/NP（度）	85.4 ± 3.7	91.9	91.2
U1/NA（度）	22.8 ± 5.7	14.8	21.8
U1-NA（mm）	5.2 ± 2.4	2.8	4.1
L1/NB（度）	30.3 ± 5.8	23.6	26.1
L1-NB（mm）	6.7 ± 2.1	5.3	7.0
U1/L1（度）	125.4 ± 7.9	137.6	127.9
U1/SN（度）	105.7 ± 6.3	95.4	109.5
MP/SN（度）	32.5 ± 5.2	33.5	32.6
MP/FH（度）	31.1 ± 5.6	26.0	26.1
L1/MP（度）	92.6 ± 7.0	92.7	88.4

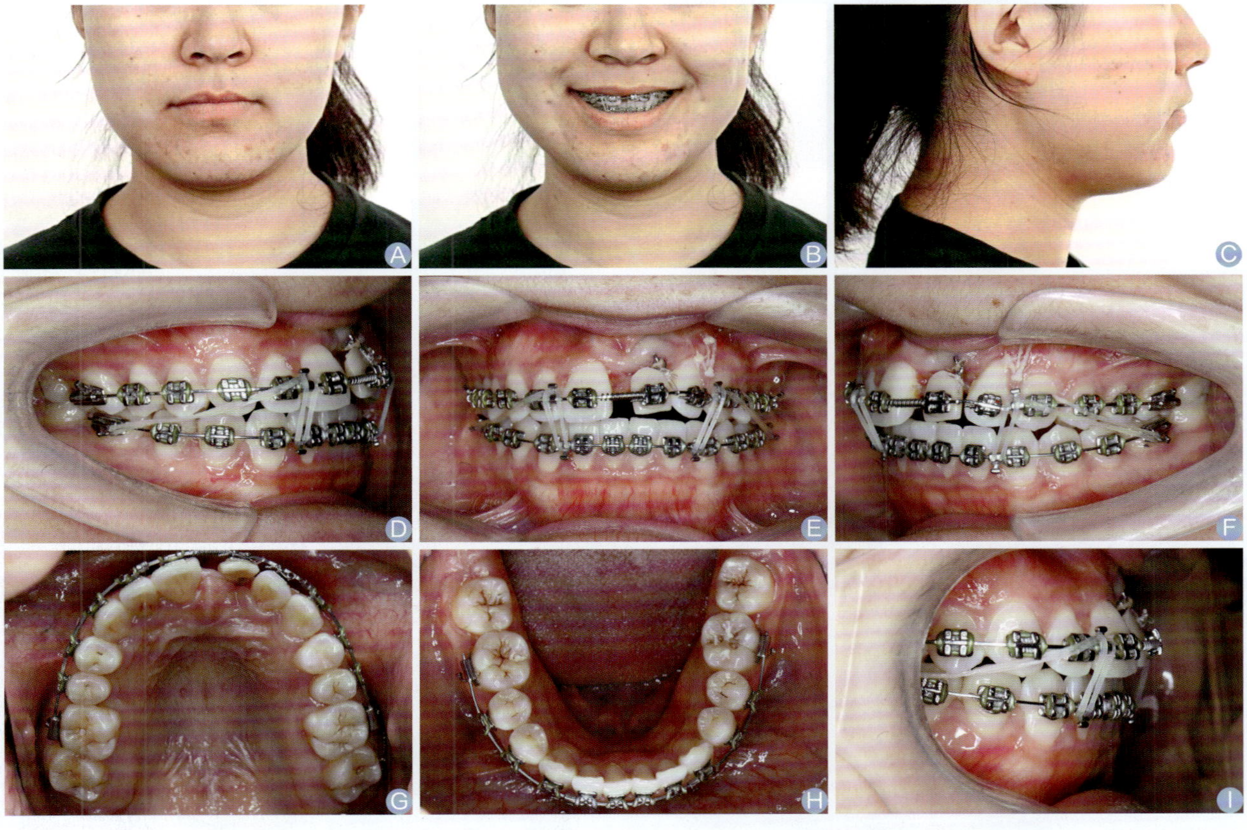

图83-3 第一次牵引过程中面䏲像（上前牙出现开䏲，上磨牙出现前倾，通过前牙垂直牵引和两侧Ⅱ类牵引对抗21牵引后出现的不良牙齿移动）

3．第25～32个月　行第二次开窗手术，21行松解术后再行闭合式牵引，逐渐移动至口内（图83-5）。

4．第33～38个月　21粘接托槽，逐步排齐（图83-6）。

5．第39～44个月　精细调整，拆除固定矫治器，戴入透明保持器。

八、矫治结果

矫治后，21牵引至牙列内正常位置，上下牙列整齐，前牙覆殆、覆盖正常，双侧尖牙和磨牙维持中性关系，上下中线与面中线基本一致，良好的侧貌基本维持（图83-7）。全口曲面体层片显示牙根平行排列，无明显吸收，牙槽骨未见明显异常（图83-7）。头颅侧位片测量结果见表83-1。治疗后2年复查，牙齿排列整齐，咬合稳定（图83-8）。

九、矫治体会

（一）矫治设计的考虑

1．根骨固连牙的诊断　固连牙根据其萌出程

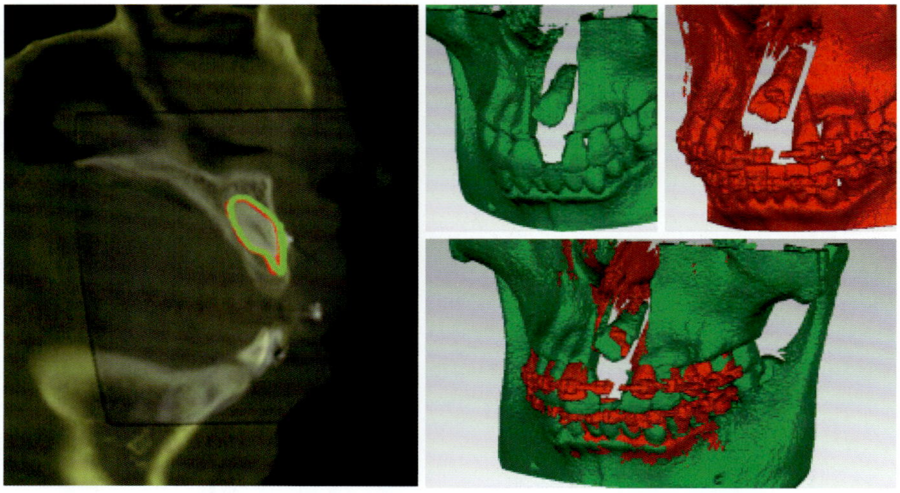

图 83-4　第一次牵引前后 CBCT，稳定结构重叠后显示 21 位置无明显变化（绿色为治疗前，红色为治疗中）

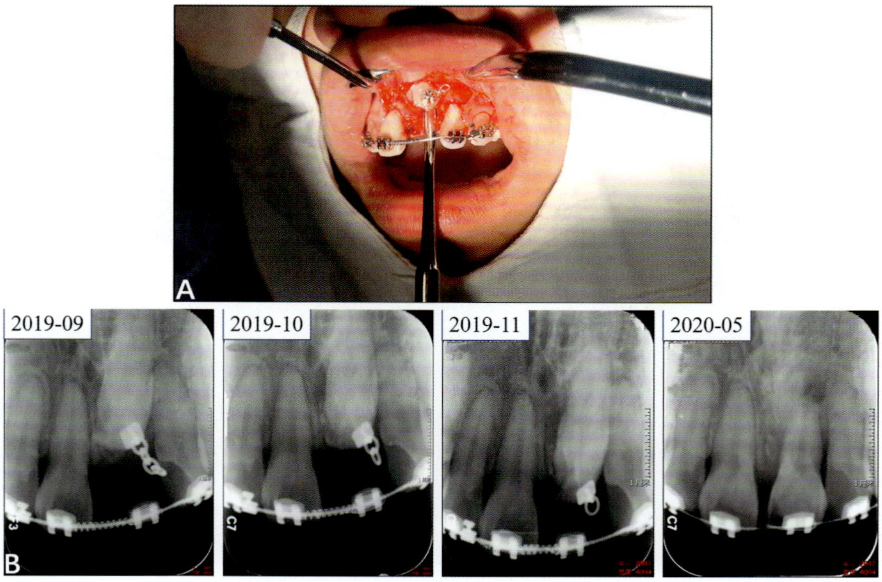

图 83-5　21 牙齿松解术中照片及逐步牵出的系列根尖片

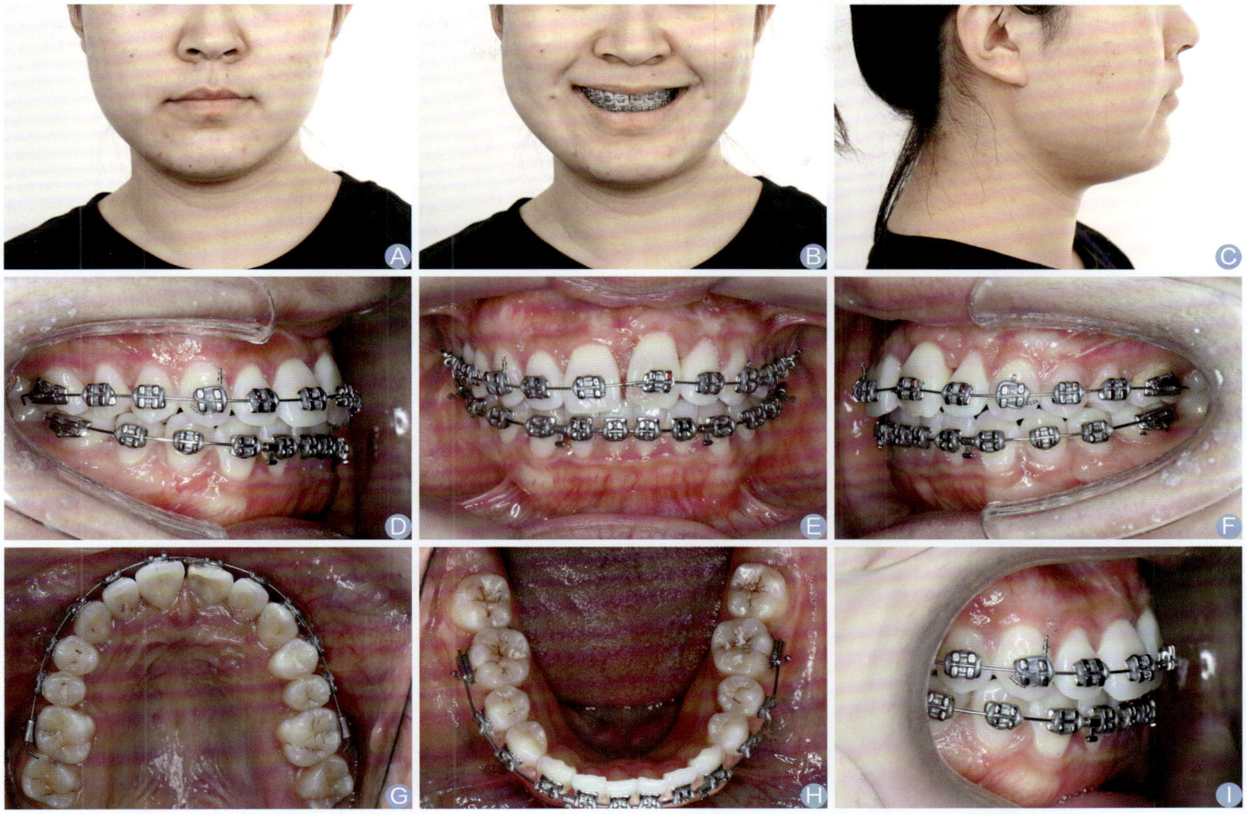

图 83-6　21 牵引至口内并基本排齐后面骀像

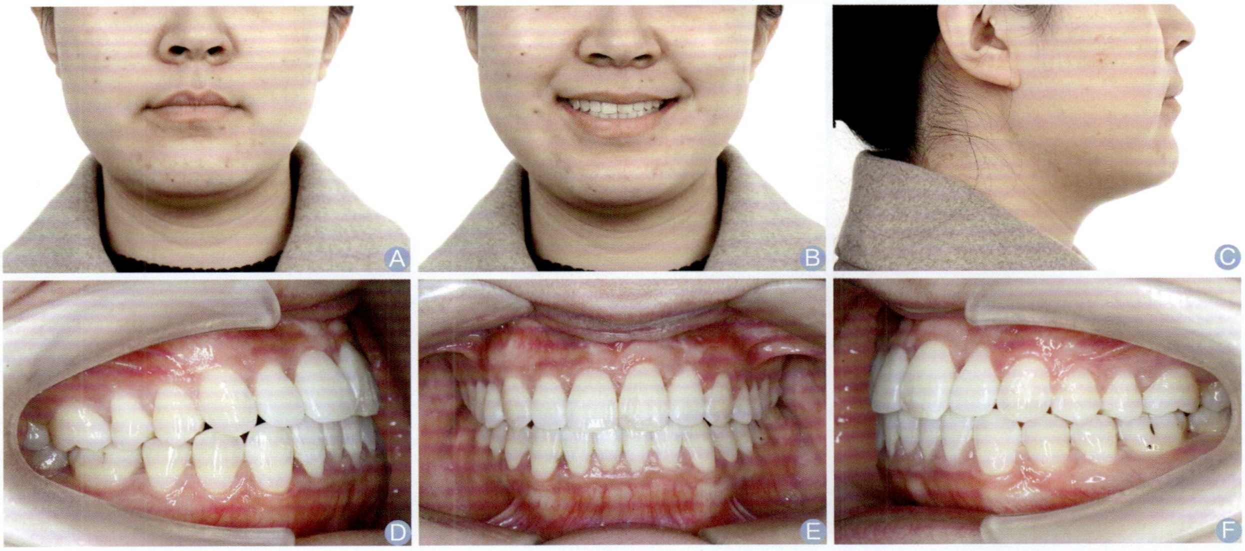

图 83-7　治疗后面骀像、X 线片及 CBCT

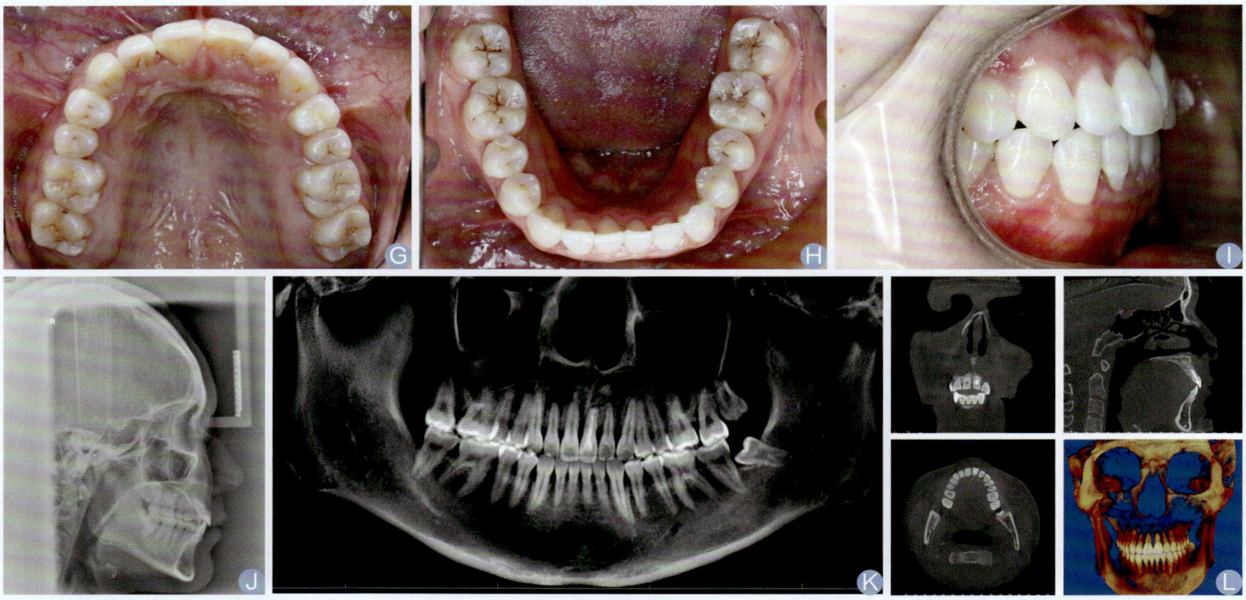

图 83-7　治疗后面𬌗像、X 线片及 CBCT（续）

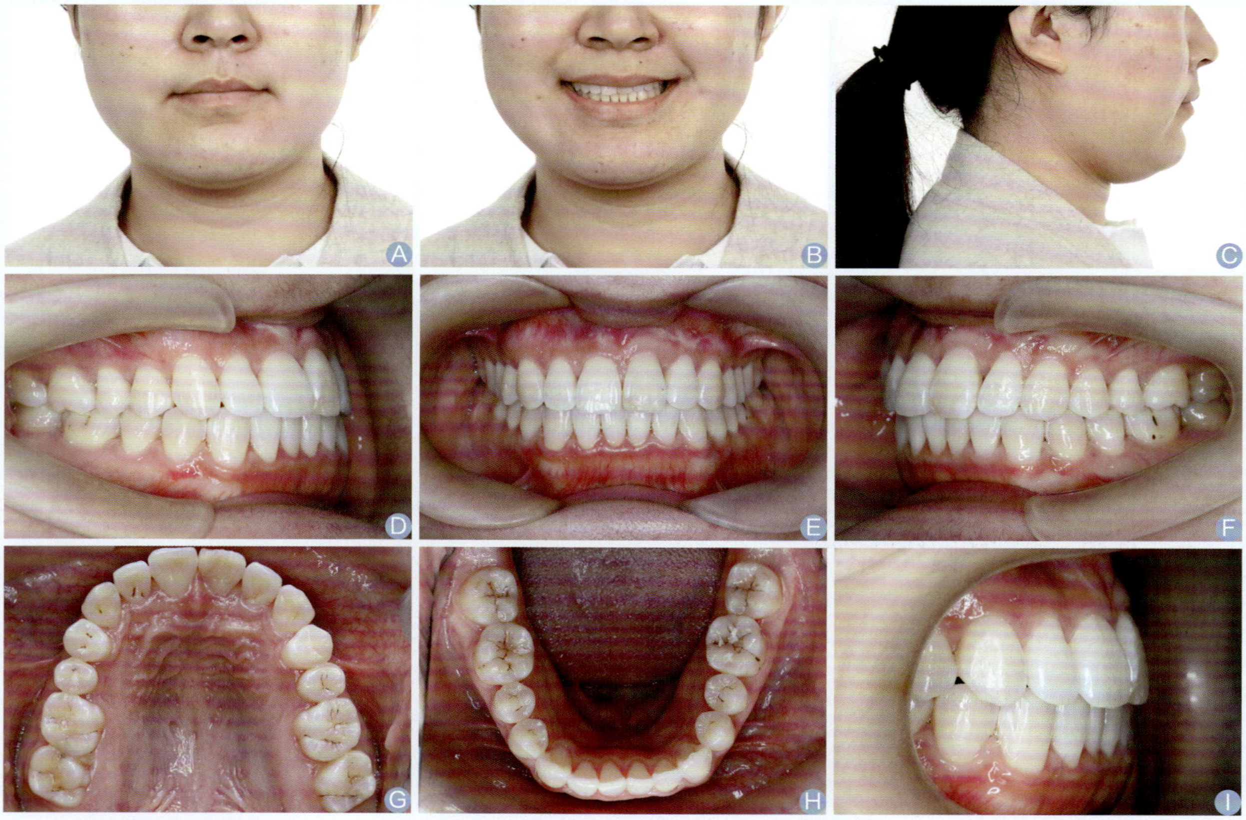

图 83-8　保持 2 年时面𬌗像

度可以分为两类：一类是暴露于口腔内，可以借助叩诊反应和临床动度检查来辅助进行诊断；另一类是埋伏于骨内或者位于口腔黏膜下，医生无法进行直接的临床检查，通常是借助X线片来判断。埋伏牙是否发生根骨固连通常很难通过二维X线片得出明确的诊断，甚至通过三维的CBCT也很难清晰辨别牙周膜影像，从而无法确定是否固连。医生往往需要通过正畸牵引后牙齿是否移动来明确其是否固连，即进行“诊断性治疗”。正畸牵引后牙齿不移动是诊断固连牙的“金标准”。在这个病例中，患者的21被诊断为固连牙是基于第一次正畸牵引后，CBCT重叠图显示牙齿未发生移动。

2. 关于治疗设计　该患者面型良好，磨牙关系中性，牙列轻度拥挤，切牙不唇倾，因此采用不拔牙矫治设计。关于21的治疗方案，可以有3个：首选方案是通过手术开窗及相应的辅助手段（如必要的手术松解），正畸牵引21。这种方案的优势是能够尽量保留天然牙，同时在21牵引过程中能成骨，可以使21有更好的牙槽骨支撑；存在的风险和所有埋伏牙治疗一样，可能牵引不成功，或即使牵引出来，牙槽骨和牙龈条件可能不佳。方案二是手术拔出21后再植。牙再植需要完整地拔除粘连的牙齿，但该病例21埋伏较深，完整取出是一个挑战；同时，再植牙齿的四周需要有足够的骨组织和足量的角化龈，但该病例21处牙槽骨骨量不足，很可能需要植骨。风险主要有术后感染和远期的牙根吸收。方案三是手术拔除21后种植。相较于牵引或者再植方案，该修复方案简洁，效果也不错，但是费用较高，同时需要用修复体来填补天然牙列的缺损，在美观和功能上都有所不足。

（二）牙齿三维移动的评价方法——CBCT稳定结构重叠

如何准确评价牙齿的移动是正畸医生非常关心的问题。在临床上，我们可以在口内照片、二维X线片、三维CBCT以及石膏模型上评价牙齿的移动，然而不管用哪种方法，最重要的一点都是我们用来评价牙齿移动的参考结构必须稳定。确定稳定的参考结构在青少年患者中不太容易，因为生长发育和正畸治疗都会带来很多改变。然而，在成人中正畸治疗前后就存在很多的稳定结构，评价牙齿移动相对容易。在判断埋伏牙是否发生移动时，CBCT显然是最佳的评价手段。在这个病例中，我们用上颌骨体部（不包括上颌牙齿和牙槽骨）进行体素重叠，结果发现21没有明显的移动。

CBCT重叠要点如下：①无论是成人还是青少年，都应选择稳定结构做重叠。②青少年上下颌骨的稳定结构尚未完全阐明，但是对于时间间隔较短的两个CBCT资料，进行重叠还是可行的。③利用CBCT重建的表面重叠，可以克服体素重叠不能选择多个区域的问题。④应注意CBCT相较于传统二维X线片辐射剂量大，不宜用于常规监控正畸牙齿移动。

本病例中患者进行第一次正畸牵引后，21相对于邻牙的位置发生了改变，但这并不是21发生了移动，而是邻牙发生了移动。CBCT上颌骨稳定结构重叠后可以看到21没有移动（图83-4），在第二次正畸牵引后21才真正移动到了牙弓内。

（三）正畸治疗中的控制

1. 固连牙松解　本病例在第二次翻瓣手术中进行了牙齿松解的操作，即用微创牙挺在21的近中、远中和腭侧依次挺松，使其在近远中向和唇腭向都达到Ⅰ度松动，䪼龈向有约1 mm 的动度（半脱位状态）。根骨之间粘连的松解使之后的正畸牵引取得了良好的效果。值得注意的是，通常建议牙齿松解后尽早进行牵引，否则有可能再次粘连。若再次发生粘连，可能需要重复进行牙齿松解操作。

2. 稳定性及预后　固连牙经过松解前移到位后，后续发生粘连的概率很高。以本患者的21为例，如果临床发现11和21切端或者龈缘高度出现不一致，则基本可以判定21再次发生了粘连。另外，固连牙治疗后，应该关注其牙根是否吸收并酌情处理，治疗前也需充分告知患者治疗的风险及不确定性。

（病例完成人：陈贵）

病例 84 上中切牙水平阻生的矫治

一、一般情况

患者女性，9岁，主诉牙不齐、牙未长出。全身情况良好，有咬下唇的不良习惯，否认鼻咽部疾病；否认关节疼痛、弹响；否认牙外伤史；家族史无特殊。

二、临床检查

1. 面部检查　正面观：面部左右基本对称，面下1/3略短，下唇形态略不对称。侧面观：直面型，下颌略后缩，颏发育可，颏唇沟略深（图84-1）。

2. 口内检查　替牙列，21口内未见，龈方可扪及牙冠切端。上牙弓拥挤度2 mm，下牙弓拥挤度1 mm；磨牙远中尖对尖关系；前牙覆盖6 mm，Ⅲ度深覆𬌗；上中线左偏2 mm，下中线正（图84-1）。

3. 颞下颌关节检查　开口度三指，开口型正常，双侧关节未查见弹响及触痛。

三、X 线检查分析

1. 头颅侧位片　测量分析结果显示骨性Ⅰ

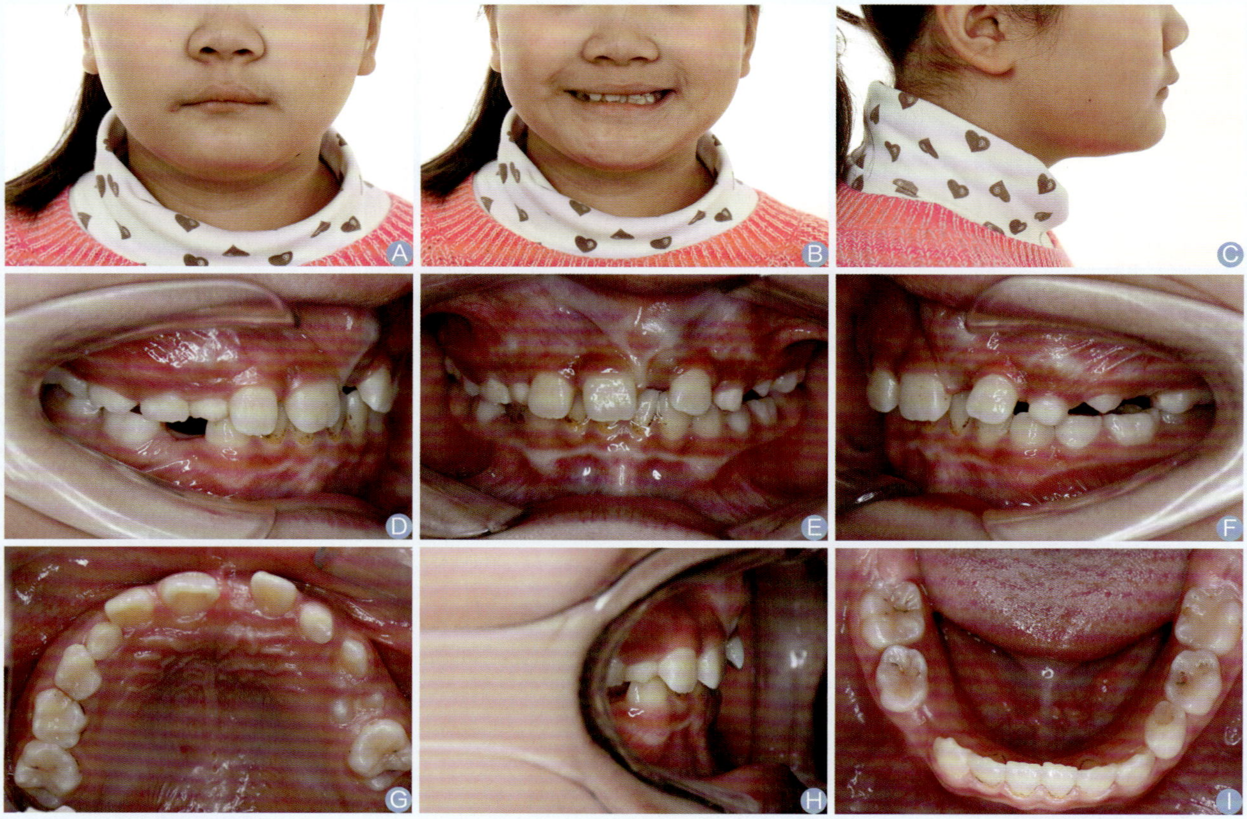

图 84-1　治疗前面𬌗像

类，下颌后缩，低角；上切牙牙轴基本正常，下切牙舌倾（图84-2和表84-1）。

2．全口曲面体层片　21水平阻生，38和48牙胚发育中，其余牙列、牙槽骨未见明显异常。双侧髁突骨质未见明显异常（图84-2）。

3．上切牙CBCT　21水平唇向阻生，根尖1/3向上弯曲，根尖孔未闭合，根冠比约1∶1（图84-2）。

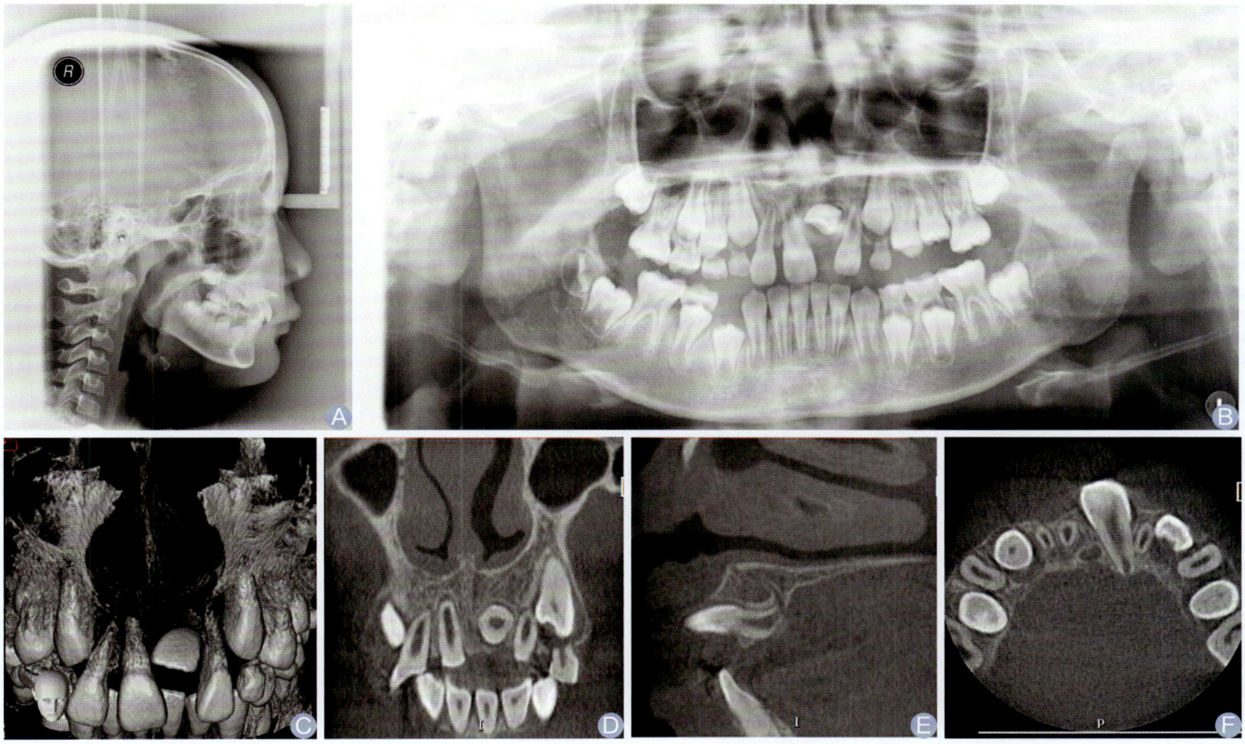

图 84-2　治疗前 X 线片及 CBCT

四、诊断

安氏Ⅱ^{1}类，毛氏Ⅱ^{2}+Ⅳ^{1}+Ⅰ^{1}类，骨性Ⅰ类，低角；21水平阻生弯根牙。

五、矫治目标

破除咬下唇习惯；试牵引21埋伏牙；视21牙根发育及牵引情况，酌情进行二期固定矫治或成人后修复。

六、矫治计划

1．21手术翻瓣暴露后，用横腭杆（TPA）+ Nance弓行闭合式牵引。

2．上颌用直丝弓开展间隙，将21排入牙列，纠正其萌出方向及角度。21基本到位后，上下颌行固定矫治，进一步排齐牙列，建立前牙正常覆𬌗、覆盖及尖牙中性关系，协调上下颌中线，侧貌基本维持。

3．采用Ⅱ类牵引改善磨牙关系。21根舌向转矩控制根尖位置，预防唇侧骨开窗。

4．保持。

七、矫治过程

1．第1～9个月　21手术翻瓣开窗暴露舌面后粘接牵引链，转外科缝回。次月上颌粘接TPA+Nance弓，21开始垂直于牙长轴方向进行牵引加力；同期11、21、22粘接托槽，采用0.016英寸镍钛丝，用推簧开展21间隙。

表84-1 治疗前后头影测量结果

测量项目	正常值	测量值		
	均值±标准差	治疗前	一期治疗后	二期治疗后
SNA（度）	82.8 ± 4.0	79.9	84.0	84.1
SNB（度）	80.1 ± 3.9	77.2	79.7	81.1
ANB（度）	2.7 ± 2.0	2.7	4.3	3.0
FH/NP（度）	85.4 ± 3.7	87.1	88.3	88.7
U1/NA（度）	22.8 ± 5.7	22.3	22.5	26.0
U1-NA（mm）	5.2 ± 2.4	4.0	3.0	6.0
L1/NB（度）	30.3 ± 5.8	18.9	25.3	36.7
L1-NB（mm）	6.7 ± 2.1	3.0	5.0	5.0
U1/L1（度）	125.4 ± 7.9	136.1	128.0	114.3
U1/SN（度）	105.7 ± 6.3	102	106.5	110.0
MP/SN（度）	32.5 ± 5.2	30.4	29.0	29.8
MP/FH（度）	31.1 ± 5.6	21.3	21.7	21.4
L1/MP（度）	92.6 ± 7.0	91.0	95.0	106.0

2. 第10～12个月 21牵引出龈后于唇面粘接托槽，0.012英寸镍钛丝辅弓排齐，同时去除Nance弓上的牵引钩，仅作为支抗单元辅助排齐（图84-3）。

3. 第13～14个月 21逐渐排入上颌牙列（图84-4）。拆除局部固定矫治器，等候下颌牙齿替换及牙根发育完成，然后再行二期固定矫治（图84-5）。

4. 第26～56个月 采用直丝弓矫治器调整21角度，行Ⅱ类牵引纠正磨牙远中关系及深覆盖，戴入透明保持器（图84-6）。

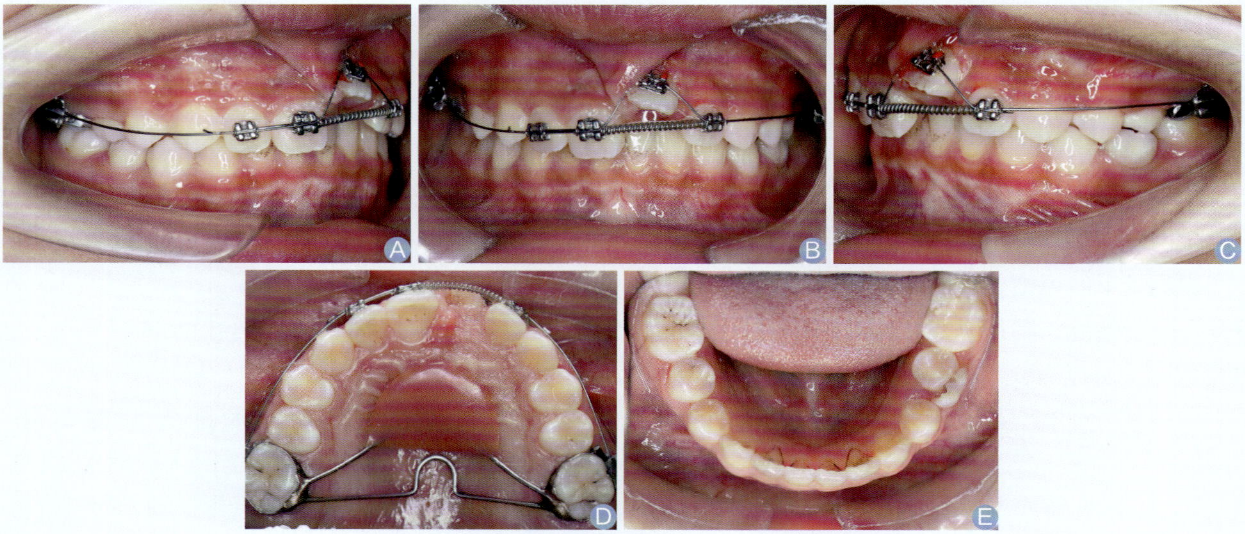

图84-3 埋伏牙牵引时𬌗像

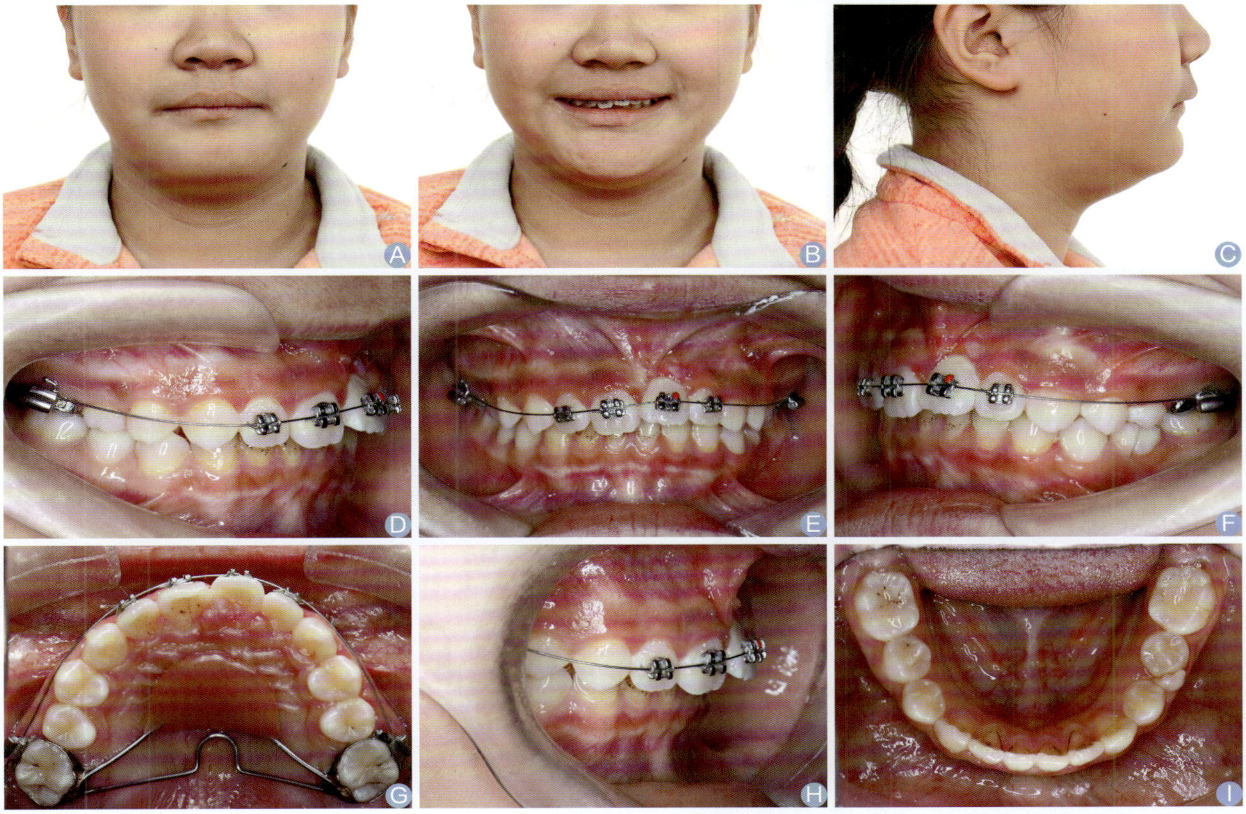

图 84-4 埋伏牙排齐调整时面殆像

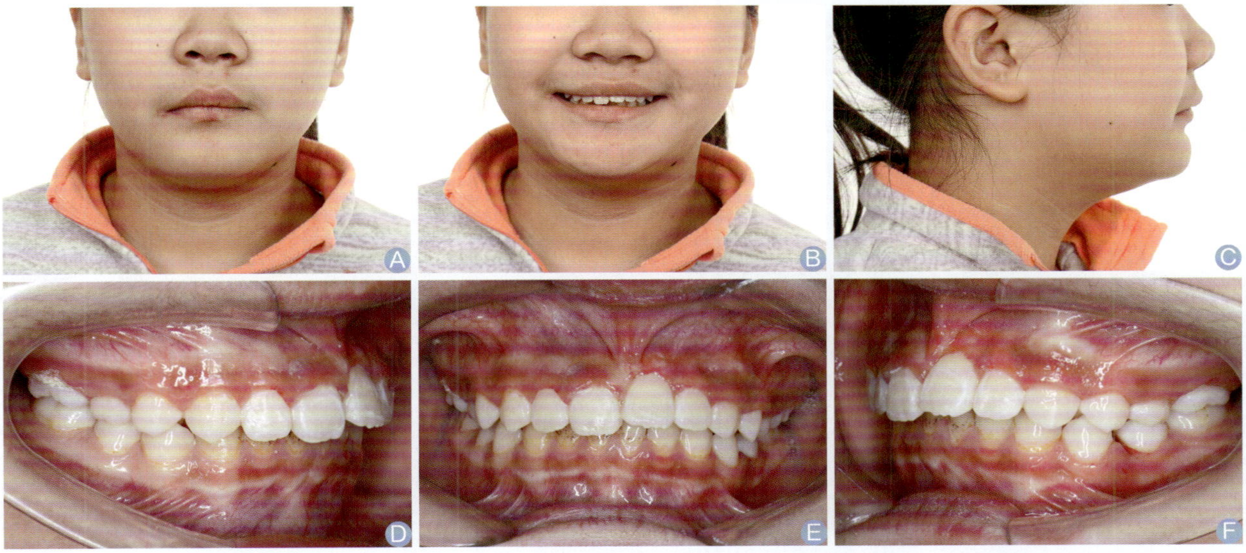

图 84-5 一期治疗后面殆像及 X 线片

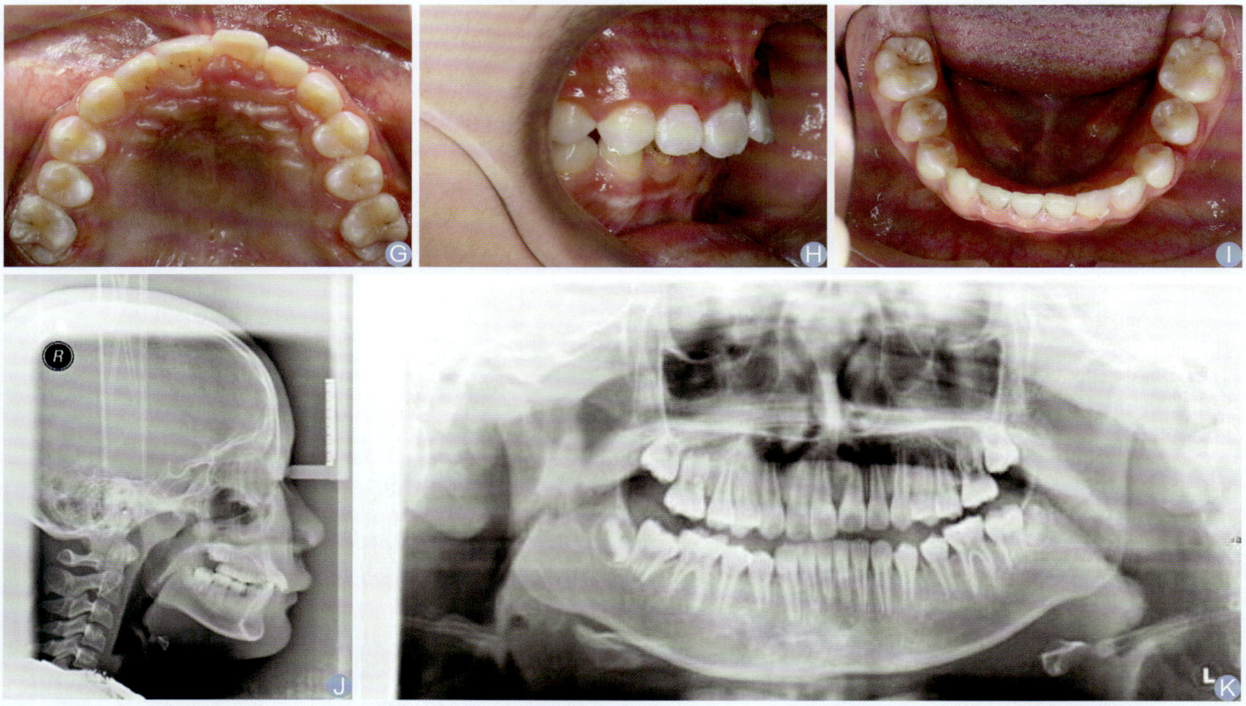

图 84-5 一期治疗后面𬌗像及 X 线片（续）

八、矫治结果

矫治后，患者咬合关系良好，上下牙列整齐，前牙覆𬌗、覆盖正常，双侧尖牙和磨牙中性关系，上下中线正。侧貌基本维持，上下唇突度正常，鼻唇角正常，颏唇沟正常；自然状态下闭唇正常，颏肌紧张度正常。水平阻生的21牵引排齐到位，临床冠长度及周围牙龈软组织形态基本正常，未见明显瘢痕及龈退缩情况。全口曲面体层片显示牙根平行排列；21根尖孔发育闭合良好，根长较同名牙略短，基本维持在牙槽骨内；阻生切牙及邻牙未见牙根吸收（图84-6）。头颅侧位片测量分析结果显示：下颌略有生长，下前牙略唇倾，21牙轴控制良好，下颌平面角基本维持（测量结果见表84-1）。治疗结束1年半后复查，X线片及CBCT显示牙齿排列整齐，阻生牙牙根及牙槽骨未见明显异常，咬合稳定（图84-7）。

九、矫治体会

（一）关于治疗设计的考虑

在一些严重拥挤的上前牙阻生病例中，我们可以考虑直接拔除阻生牙并采用非常规不对称拔牙治疗来降低牵引难度，但本例患者治疗前的面型较直且口内牙列拥挤度不大，加之下颌平面角较低，未来替牙后不太可能采用拔牙方案，因此对埋伏阻生中切牙进行牵引就非常必要。替牙期患者牙列中可用作支抗的牙齿数量不多，所以治疗中采用TPA+Nance弓的牵引装置，利用早期萌出的上颌第一磨牙和硬腭部结合，为牵引阻生前牙提供有效的支抗来源；相应萌出间隙的开展也可以利用TPA上的磨牙颊管与前牙段托槽结合，进行“2 × 4”矫治。

（二）正畸治疗存在的难点

1. 弯根阻生切牙牵引困难　弯根埋伏切牙在形态上具有冠根成角、牙根弯曲的特征，根的腭侧面紧贴上颌骨腭侧硬骨壁，且根比对侧同名牙短。

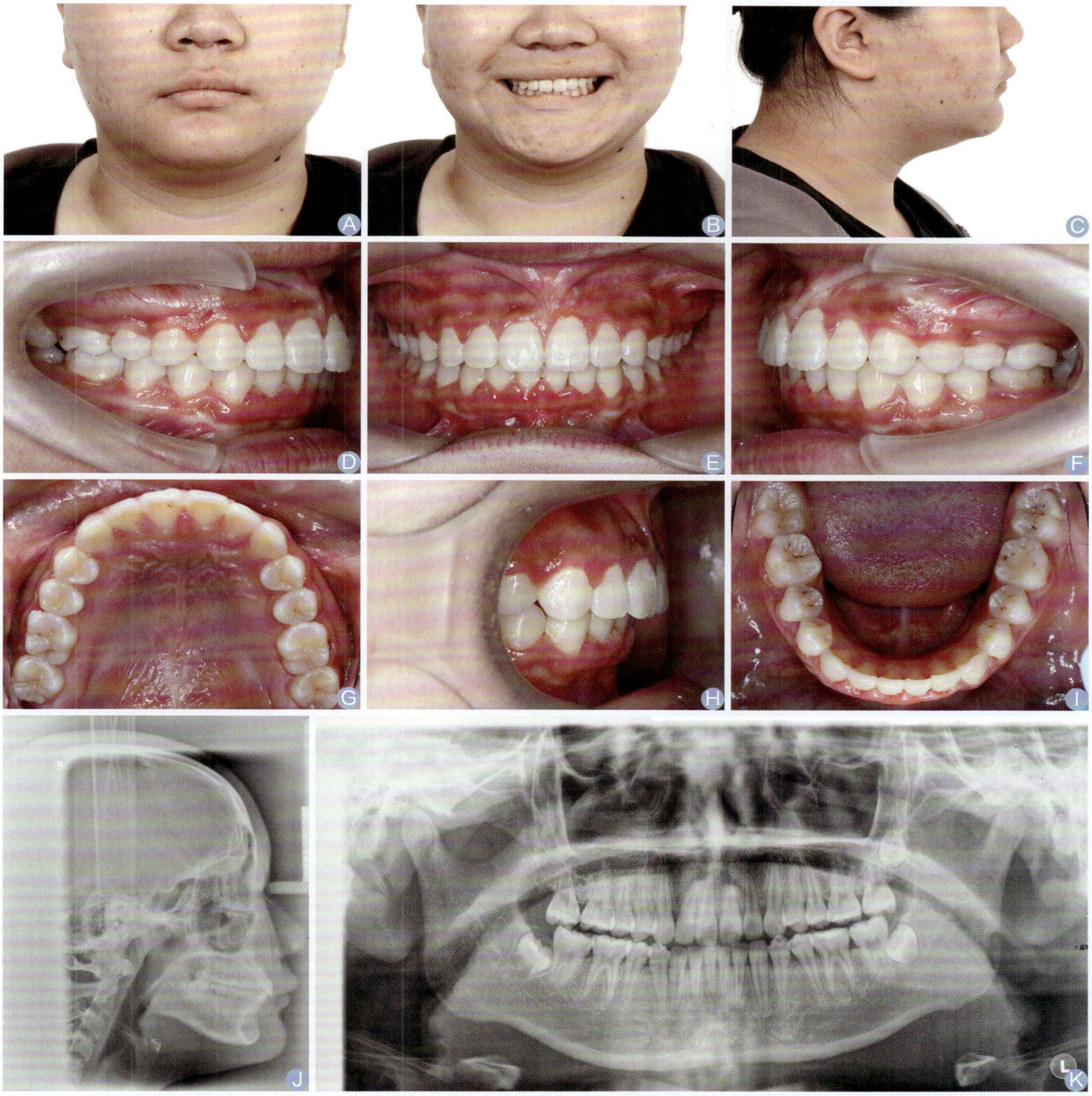

图 84-6　二期治疗后面殆像及 X 线片

本例患者患牙的埋伏位置虽然不高，但牙根部分较为弯曲且贴近上颌骨腭侧，容易形成牵引阻力，并引发骨开窗及牙根吸收等问题，在施力治疗上应予以特别考量。阻生牙的切缘朝向唇侧，牵引治疗实际上是在做倾斜移动，即切缘向殆方及腭侧、牙根向唇侧的移动。移动过程中需注意牙根的移动勿过快，同时控制牙齿移动方向。初始正畸牵引作用力方向应垂直于牙长轴，且作用力点尽可能接近切端，确保根尖移入骨松质而非压向骨硬板，以免造成根吸收。

2. 患者为低角型，下颌颏部略后缩，前牙深覆殆、深覆盖。固定正畸治疗阶段中的咬合打开、下颌骨及下前牙位置的控制也是难点之一，特别是在矢状向关系的纠正过程中，使用Ⅱ类牵引可

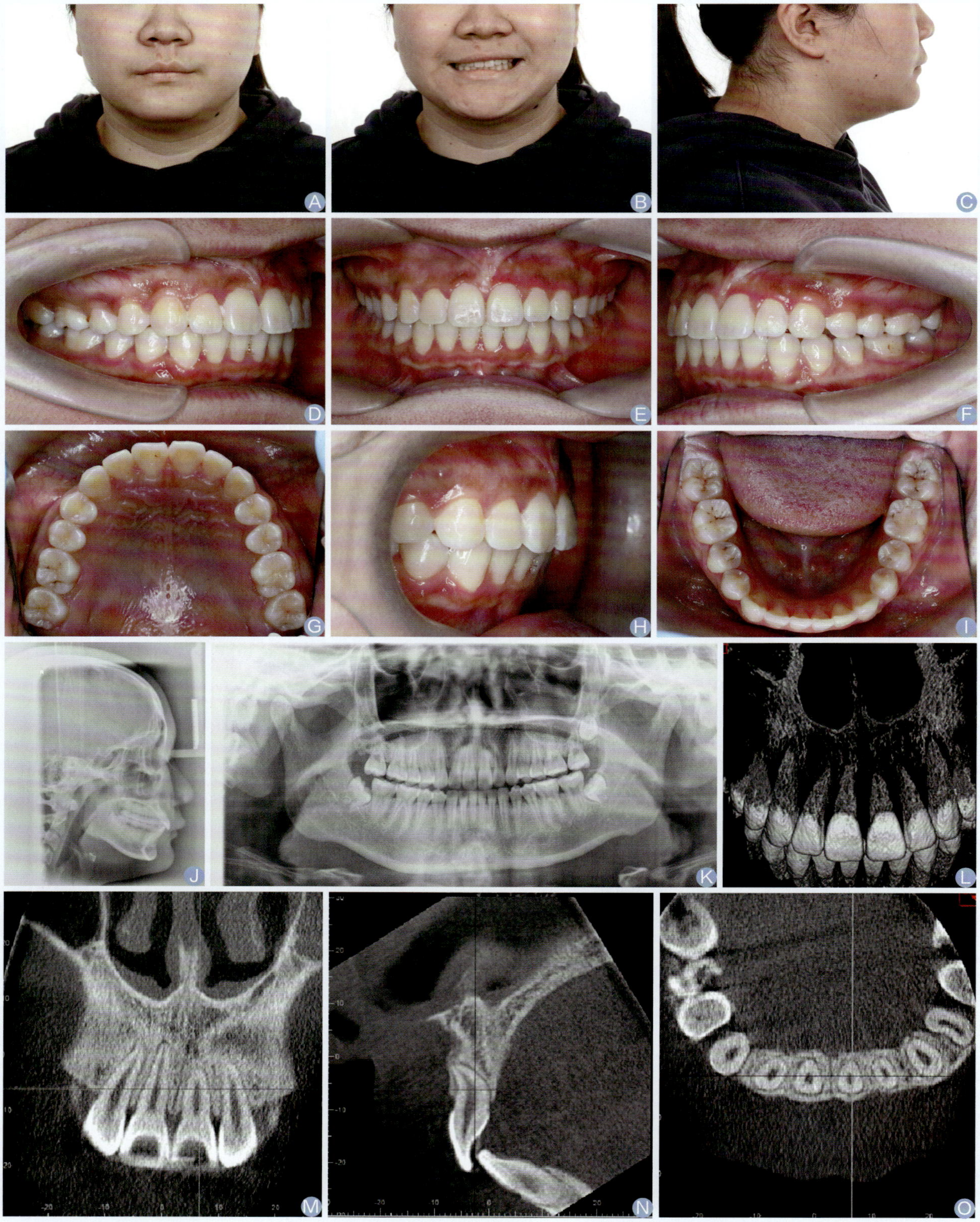

图 84-7　保持 1 年半时面殆像、X 线片及 CBCT

能会进一步导致上前牙转矩丢失，根尖进一步唇向移位，进而使本就唇向突出的阻生牙根尖更易导致唇侧骨板穿通。因此，矫治中使用较大尺寸（如0.019英寸×0.025英寸不锈钢丝）的稳定弓丝对上前牙施加正转矩非常有必要。

（三）正畸中牙齿移动的控制

1．上切牙的转矩控制是治疗的第一个关键点。第一阶段的阻生牙牵引需要让牵引力与牙长轴垂直，发生我们需要的水平阻生牙倾斜移动和转动，使牙根尖得以竖直上移和唇向移动，而非压向骨硬板，切缘则朝向𬌗方及腭侧移动。在第二阶段固定排齐和Ⅱ类牵引过程中，为避免上前牙牵引后出现切牙牙冠舌倾、牙根唇倾，在不锈钢丝切牙段加入了适量的冠唇向、根舌向转矩。由于治疗前患者上切牙的牙根发育异常，正畸治疗中发生牙根吸收的风险较高。因此，治疗中对前牙的控制均采用轻力，延长加力间隔，从而让上前牙牙根和牙槽骨有充分的改建时间。治疗前、中、后应拍摄CBCT，从而更清楚地判断埋伏牙牙根发育情况及旋转方向。同时，在治疗前应向患者交代牙根吸收风险。

2．上磨牙和埋伏牙邻牙的支抗控制是治疗的第二个关键点。在牵引装置的选择上，我们采用了TPA+Nance弓来增强支抗，同时在埋伏牙牵引出龈后，使用稳定的主弓丝和辅弓相结合的方式来继续牵引其进入牙列。稳定主弓丝的使用避免了埋伏牙邻牙的垂直向压低，确保了垂直向支抗的保持。

（病例完成人：李晶）

病例 85 埋伏尖牙的正畸治疗

一、一般情况

患者女性，14岁，主诉为牙列不齐及牙齿未萌。恒牙替换后开始出现牙列不齐，上前牙有缝。左侧乳尖牙脱落后，恒牙一直未萌出。患者无既往正畸治疗史，全身情况良好，否认口腔不良习惯、鼻咽部疾病；否认关节疼痛、弹响；否认牙外伤史；父母均存在牙列不齐但无埋伏牙问题。

二、临床检查

1. 面部检查　正面观：面上、中部基本对称，颏左偏3 mm。面部垂直比例基本正常，唇厚度较大。唇间关系及唇齿关系基本正常，中位笑线，双侧口角高度不一致。侧面观：直面型，鼻唇角基本正常，上唇略短，颏部位置基本正常（图85-1）。

2. 口内检查　恒牙列，上中切牙间间隙2.5 mm，22唇倾及远中斜轴，23未萌，间隙不足。上中线左偏1 mm，下中线居中。上牙列拥挤度约4 mm。双侧磨牙基本中性关系，右侧尖牙中性关系。前牙覆盖正常，深覆殆Ⅰ度（图85-1）。

3. 颞下颌关节检查　关节区未查见疼痛、弹响，开口度40 mm，开口型正常。

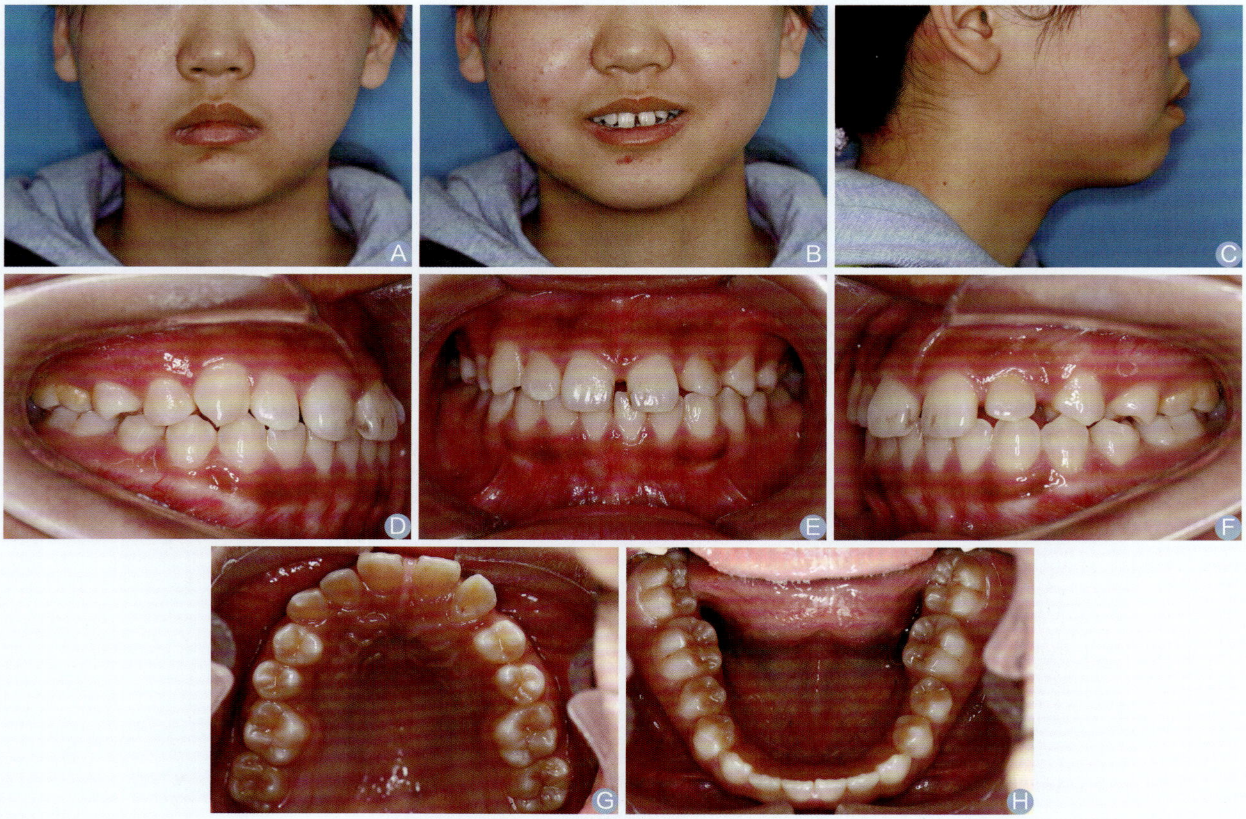

图 85-1　治疗前面殆像

三、X线检查分析

1．头颅侧位片　上下颌间矢状向关系正常，上下前牙牙轴和唇倾度基本正常。下颌平面为均角型（图85-2和表85-1）。

2．全口曲面体层片　未见18、28、38、48牙胚。21及22牙轴远中倾斜。23低位埋伏阻生，牙冠形态正常，牙根长度良好，根尖位置接近上颌窦底。23牙冠位于21与22间，21牙根未见明显吸收。双侧髁突形态基本对称，未见明显骨质异常（图85-2）。

3．CBCT　23牙冠位于22牙根根尖1/3的唇侧，23牙根位于24根尖腭侧且与之关系较密切，23根尖位于上颌窦底前缘。未见22牙根明显吸收，21及24牙根也未见明显吸收（图85-2）。

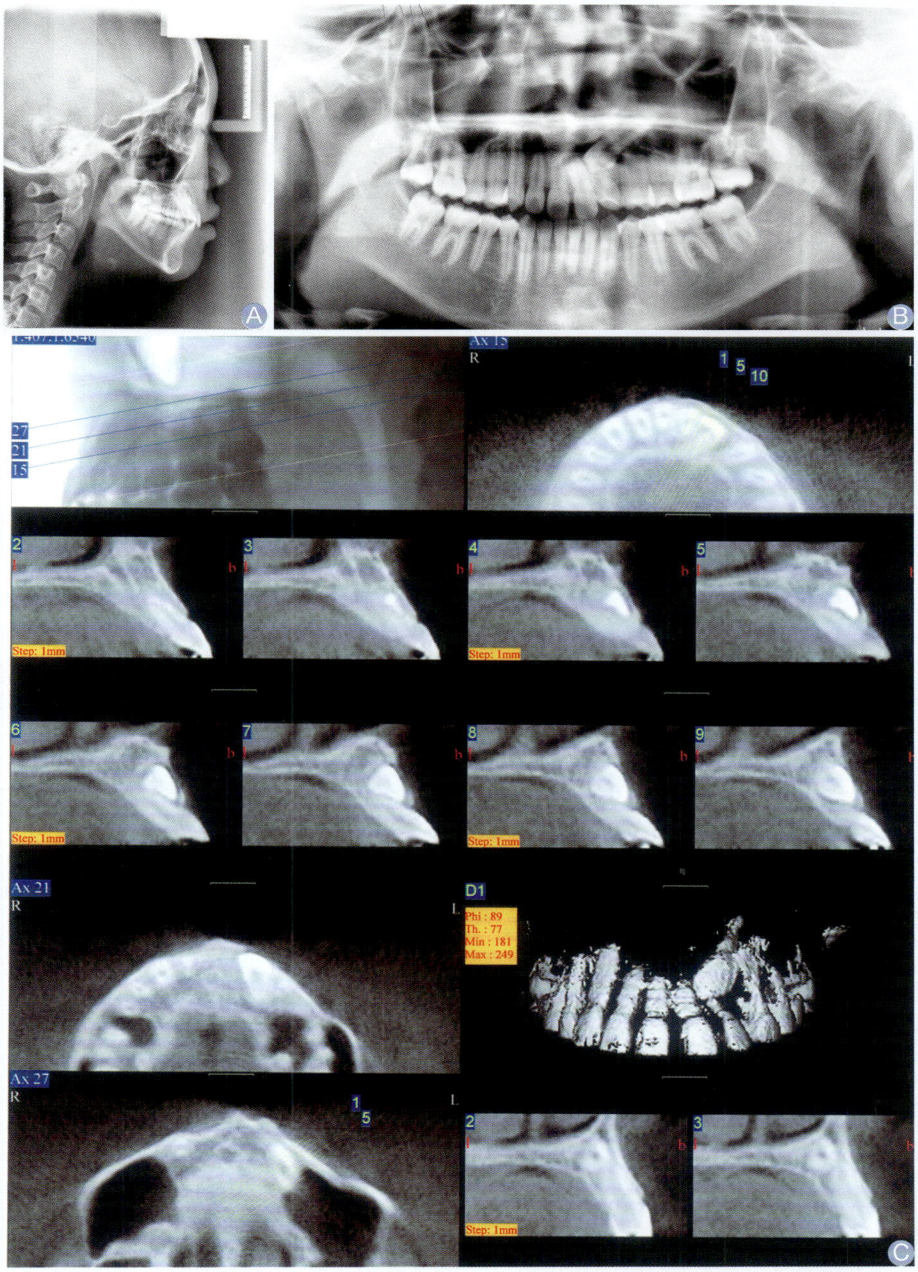

图85-2　正畸治疗前X线片及CBCT

表85-1　正畸治疗前后头影测量比较

测量项目	正常值	测量值	
	均值±标准差	治疗前	治疗后
SNA（度）	82.8 ± 4.0	73.2	74.2
SNB（度）	80.1 ± 3.9	73.0	73.8
ANB（度）	2.7 ± 2.0	0.2	0.5
FH/NP（度）	85.4 ± 3.7	84.5	85.7
NA/AP（度）	6.0 ± 4.4	−1.5	−2.4
U1/NA（度）	22.8 ± 5.7	29.0	31.3
U1-NA（mm）	5.2 ± 2.4	8.3	8.9
L1/NB（度）	30.3 ± 5.8	24.9	23.9
L1-NB（mm）	6.7 ± 2.1	5.0	6.2
U1/L1（度）	125.4 ± 7.9	125.9	123.4
U1/SN（度）	105.7 ± 6.3	102.2	106.5
MP/SN（度）	32.5 ± 5.2	44.8	43.5
FH/MP（度）	27.3 ± 6.1	34.1	33.0
L1/MP（度）	92.6 ± 7.0	87.1	86.6
Y轴角（度）	66.3 ± 7.1	65.1	64.9
Pg-NB（mm）	1.0 ± 1.5	1.6	2.8
UL-E（mm）	−1.4 ± 1.9	−0.2	−0.4
LL-E（mm）	0.6 ± 1.9	3.7	4.4

四、诊断

安氏Ⅰ类，毛氏Ⅰ^{1}+Ⅳ^{1}，骨性Ⅰ类，均角。

五、矫治目标

维持面型，开拓间隙，开窗牵引埋伏尖牙。排齐牙列，调整牙弓中线。

六、矫治计划

方案一　拔牙矫治

1．拔除15、25、35、45。

2．开拓23间隙，闭合式牵引23。

3．前牙略内收。

4．建立前牙正常覆盖关系。

方案二　不拔牙矫治

1．排齐牙列，开拓23间隙，进行闭合式牵引。

2．调整咬合关系。

3．整平牙列，建立正常覆殆关系。

患者不愿接受拔牙矫治方案，选择方案二，接受面型基本不变。

七、矫治过程

1．粘接矫治器后，选择0.012英寸镍钛弓丝作为初始弓丝，顺次更换矫治丝至0.019英寸×0.025英寸不锈钢方丝。

2．用镍钛推簧开拓23间隙。23间隙足够后，翻瓣暴露23，而后进行闭合式牵引。先向远中牵引，待23与22牙根脱离接触后再向殆方牵引（图85-3至图85-6）。

3．23萌出后去除牙面上的牵引附件，粘接托槽，更换为0.012英寸镍钛丝，使23逐渐排入牙列。

4．精细调整咬合关系（图85-7）。

5．去除矫治器，戴入保持器。

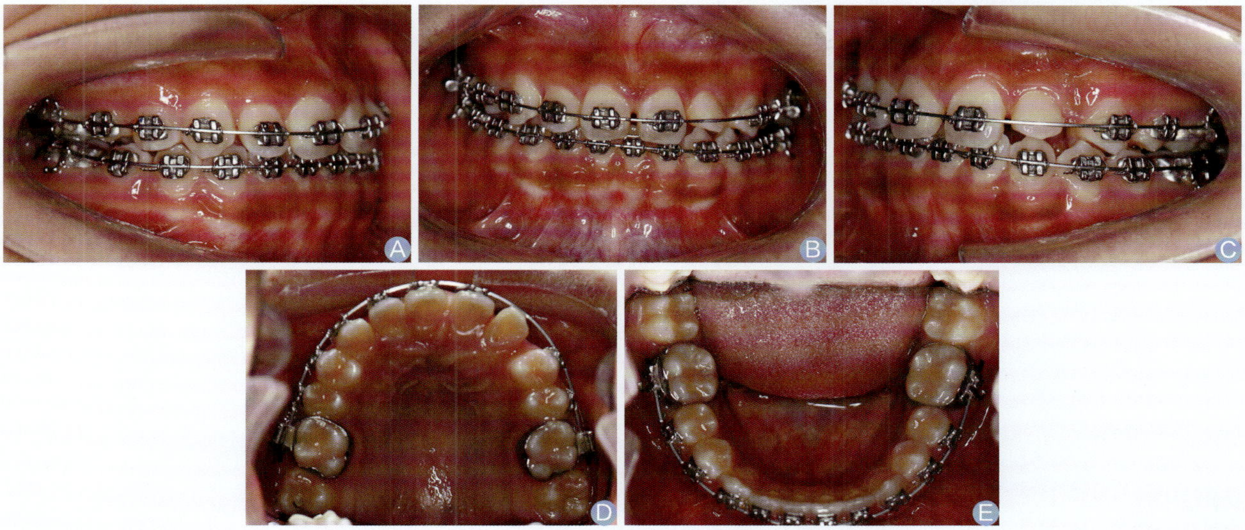

图 85-3 初步排齐时殆像

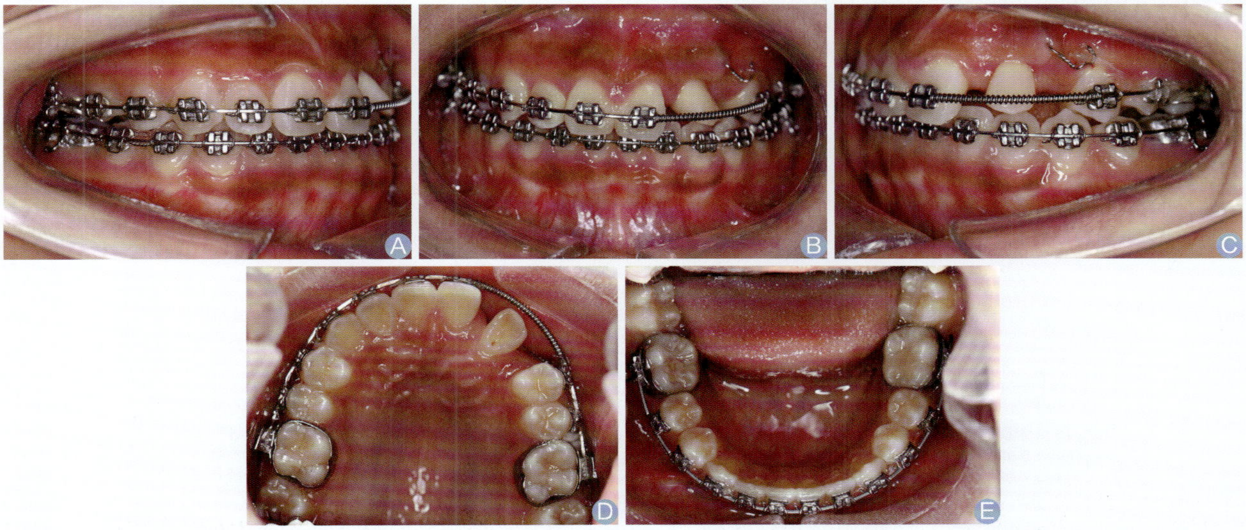

图 85-4 尖牙向远中牵引时殆像

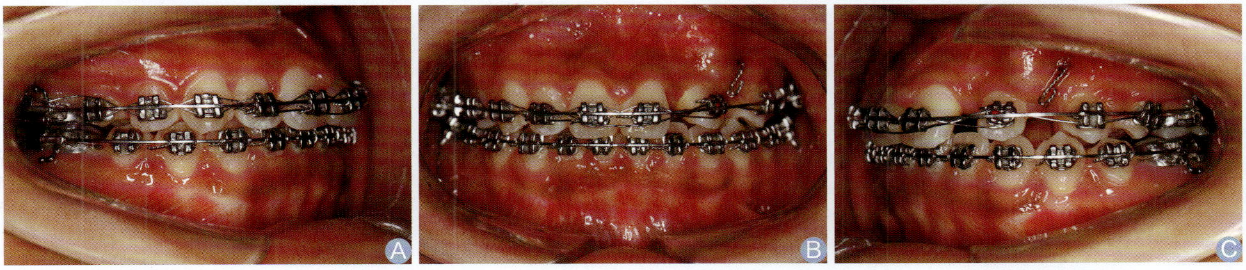

图 85-5 尖牙远中移动后粘接侧切牙托槽时殆像

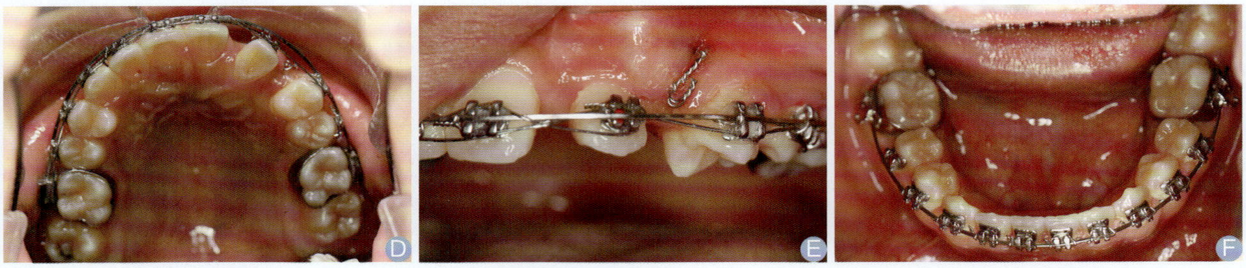

图 85-5　尖牙远中移动后粘接侧切牙托槽时𬌗像（续）

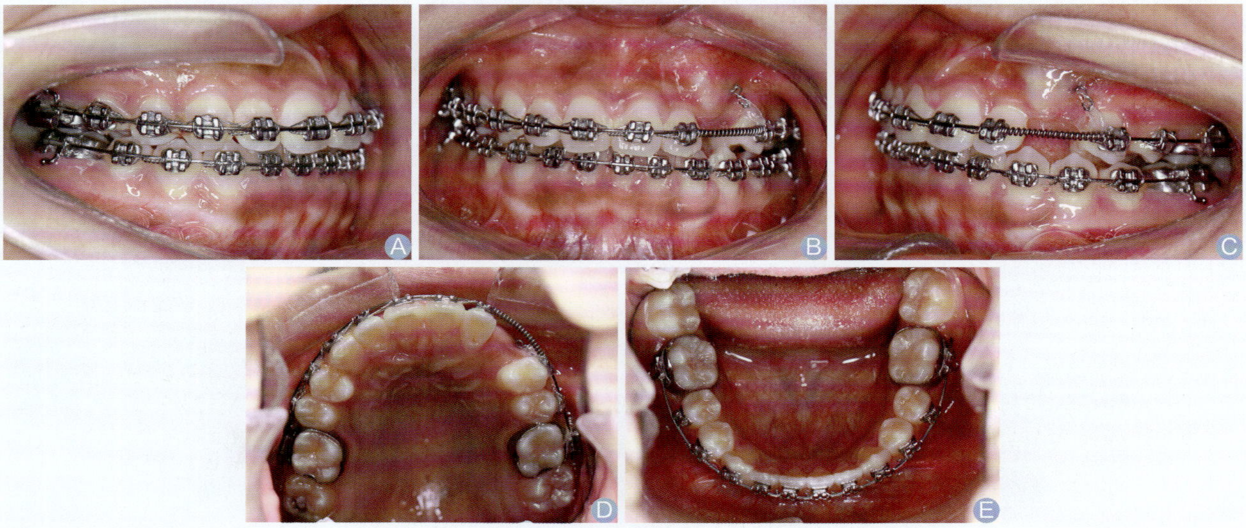

图 85-6　尖牙向牙弓牵引时𬌗像

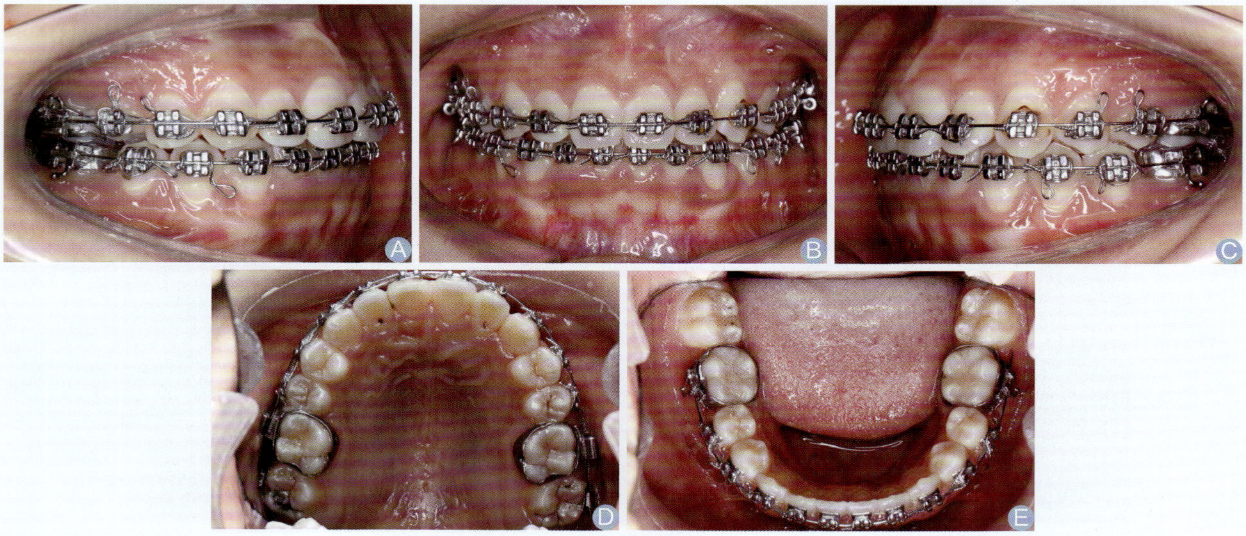

图 85-7　牙列排齐整平时𬌗像

八、矫治结果

正畸治疗后，患者面型基本维持，面部略突，唇间关系及唇齿关系基本正常，笑线、笑弧及颊廊正常，微笑时外观改善。双侧磨牙及尖牙中性关系，牙齿排列整齐，前牙覆𬌗及覆盖正常，后牙咬合关系正常。上下牙弓中线一致（图85-8）。

X线片显示侧貌略突，前牙关系正常，前牙唇倾度基本正常，颌间Ⅰ类骨型。牙列整齐，牙根平行度良好，未见牙根明显吸收。双侧髁突形态良好，无明显骨质改变（图85-9）。正畸治疗前后的头影测量重叠图显示，上前牙略唇向移动（图85-10）。

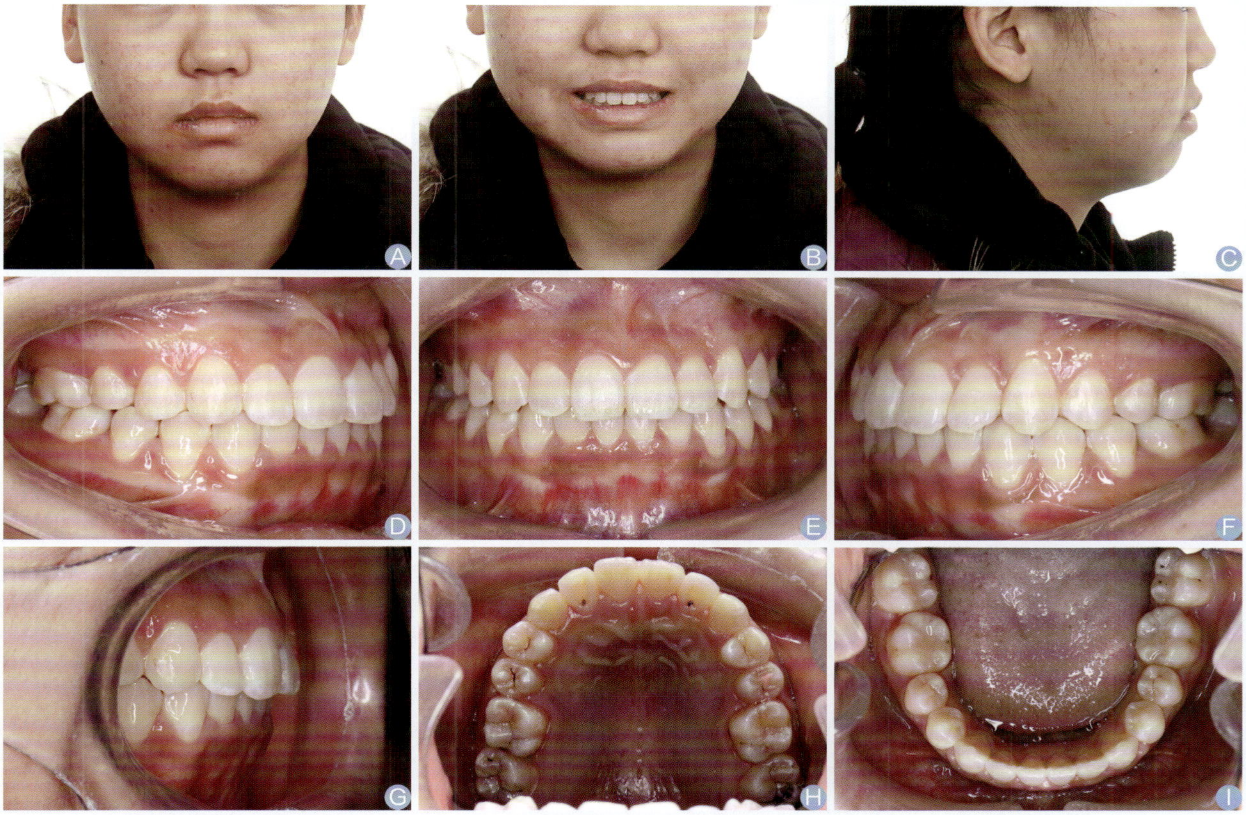

图 85-8　正畸治疗后面𬌗像

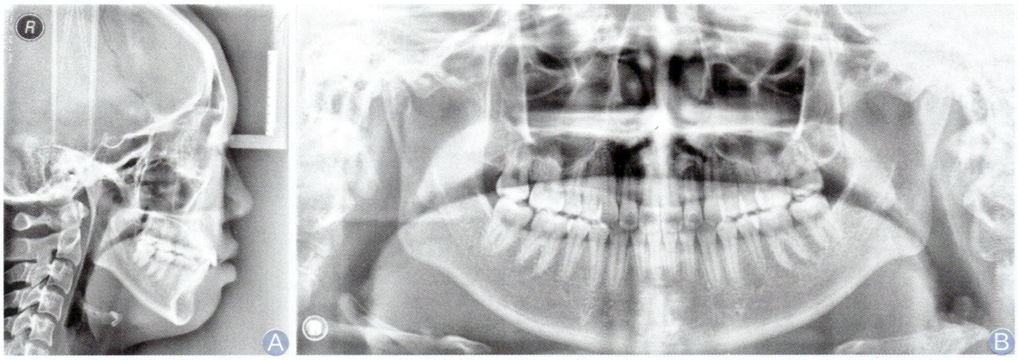

图 85-9　正畸治疗后 X 线片

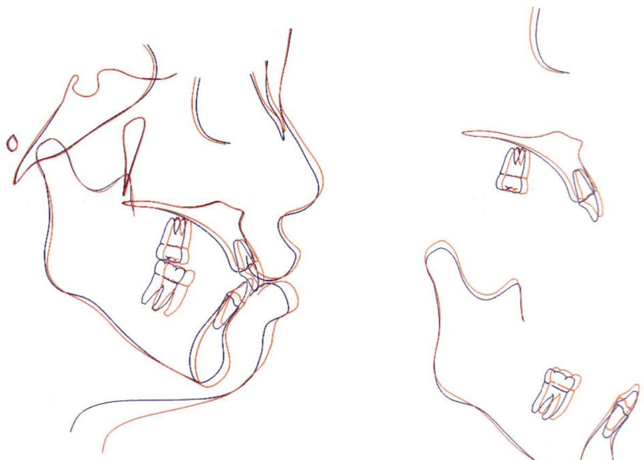

图 85-10　正畸治疗前后头影测量重叠图
（蓝色线条为治疗前，红色线条为治疗后）

九、矫治体会

（一）关于矫治设计

1. 该患者除了存在23埋伏阻生之外，治疗前上牙列拥挤度约4 mm，上前牙牙轴在正常值上限，虽为直面型，但唇部软组织较厚，唇部较饱满。为了减小唇部突度，首选治疗设计应为拔牙后中支抗。可以考虑拔除4个双尖牙，在前牙排齐后，略内收前牙以减小唇部的突度，治疗后患者的面部突度将会有所减小。但是，对于存在埋伏阻生牙齿的患者，拔牙设计需要考虑拔牙的时机。因阻生牙有可能存在牙胚异常或萌出异常的问题，有些埋伏阻生的牙齿有牵引失败的可能。所以，一般需在拔除其他牙齿前先做诊断性治疗，即先做埋伏牙的牵引，确认埋伏牙可以正常移动后再拔除需要减数的牙齿，以增加治疗的确定性。当然，医生也需要向患者交代阻生牙的矫治存在不确定性。治疗中，有些埋伏牙可能在牵引过程的早期可以移动，而后期却出现根骨固连而不能移动，需要拔除。因此，在存在埋伏牙的病例中，考虑到埋伏牙牵引失败的可能性，对于一些需要进行减数矫治的病例，常会在设计时考虑拔除位置不佳的埋伏牙，以降低治疗的不确定性和治疗的难度。

2. 上颌尖牙是除第三磨牙之外最常见的阻生牙。我国患者阻生尖牙中85%为颊侧阻生，多由拥挤或萌出间隙不足所致。埋伏牙治疗的关键之一是为其拓展出足够的萌出间隙。所以，对于不拔牙矫治的患者，治疗的难点就是成功获得使尖牙萌出的足够间隙，通常需要通过磨牙的远中移动、牙弓的横向开展及前牙的唇向移动来实现。考虑到该患者双侧磨牙及尖牙关系均为中性，前牙的唇倾度基本正常，下牙列无拥挤，上牙列仅为轻度拥挤的情况，在患者不愿接受拔牙治疗的情况下，可采用牙弓的横向开展及前牙适当的唇向移动来获得足够的23萌出间隙。但是，需向患者交代，治疗后唇部的丰满度会有所增加。

（二）颊侧埋伏尖牙治疗中的控制

1. 尖牙阻生牵引治疗中的风险防范　由于23位于22根尖1/3的唇侧，与22牙根关系密切，牙列排齐及开窗牵引过程中均存在23对22牙根造成压迫而导致其吸收的风险。在治疗前，由于根尖1/3的唇侧有23压迫，所以22的牙轴较为唇倾。如果正畸治疗开始时即粘接22托槽，那么在22排齐过程中，22牙根的移动有可能使其与23更为靠近而增加其发生吸收的风险。所以，正畸治疗之初并未粘接22托槽，而是采取先向远中移动23，使其离开22牙根的策略，以降低正畸治疗中22牙根吸收的风险。另外，由于23牙冠完全压在22的牙根唇面，23的初始牵引方向需要有很好的设计与控制。23最佳的移动方式是先向颊侧及远中移动，在其离开22牙根的唇侧后，再将其向𬌗方牵引。如果牵引力开始就向𬌗方，则易造成22及23牙根损伤。在23离开22牙根后，粘接22托槽，排齐后近中移动22以继续为23萌出创造间隙。在将23向𬌗方移动之前，应保证牙弓中23有足够的萌出间隙，尽量降低埋伏牙牵引过程中使邻牙牙根吸收的风险。但是，由于埋伏牙治疗中存在诸多不确定因素，如外科暴露去骨时的骨损伤、附件粘接失败、牵引方向控制困难、埋伏牙发育不佳、埋伏牙根骨固连等，对于存在埋伏阻生牙的患者，治疗前需告知其存在埋伏牙牵引失败及邻牙牙根损伤的可能。

2. 埋伏牙牵引的方式　对于唇侧埋伏阻生的牙齿，牵引治疗一般根据阻生牙的位置设计为闭合式牵引、根向复位瓣和直接开窗暴露等方法。但是，考虑到埋伏牙牵引出后牙龈的形态及位置情况，以闭合式牵引为佳。

为避免牙面上粘接的附件对牙龈软组织的刺激与损伤，手术暴露后的埋伏牙牵引以粘接外形不太突出的附件为佳。应用外形过突的附件常导致埋伏牙牵引时在距离角化龈缘较远的位置即穿破软组织，造成在非角化龈的部位萌出及牙龈形态异常。手术暴露埋伏牙之前，正畸医生应与牙槽外科医生密切沟通，确认手术暴露部位、附件上牵引链或结扎丝出龈的位置和方向等，尽量引导埋伏牙在角化龈或牙槽嵴顶区域萌出。埋伏尖牙牵引萌出后，尽快更换至正常的尖牙托槽，再从较软的镍钛丝开始排齐，将其排入牙列。

在颊侧阻生尖牙的治疗中，也应注意牙齿的转矩控制，避免颊侧阻生尖牙牵引治疗后牙根过度暴露。通过设计合理的闭合式牵引及牙齿移动策略，本病例在正畸治疗后23与13的牙龈形态及高度基本协调。

（病例完成人：李巍然）

病例 86 腭侧埋伏尖牙的正畸治疗

一、一般情况

患者女性，11岁，主诉牙不齐、牙齿不替换。全身情况良好，否认口腔不良习惯、鼻咽部疾病；否认关节疼痛、弹响；否认牙外伤史；家族史无特殊。

二、临床检查

1. 面部检查　正面观：面部左右基本对称，上、中、下比例基本协调。唇间关系基本正常，中位笑线，颊廊宽大。微笑时露下牙。侧面观：突面型，唇厚度较大，鼻唇角锐，颏部发育尚可（图86-1）。

2. 口内检查　替牙晚期，55、64、65未替换，23未萌且间隙不足。21、22腭侧黏骨膜明显膨隆。12、22舌向错位。22与42反殆。17、27、37、47尚未萌出。下牙列轻度拥挤（拥挤度4～5 mm），上牙列中度拥挤（拥挤度10 mm）。磨牙远中尖对尖关系，尖牙远中关系；前牙覆盖基本正常，Ⅱ度深覆殆；上中线左偏1 mm，下中线居中（图86-1）。

3. 颞下颌关节检查　开口度三指，开口型正常，双侧关节未查见弹响及触痛。

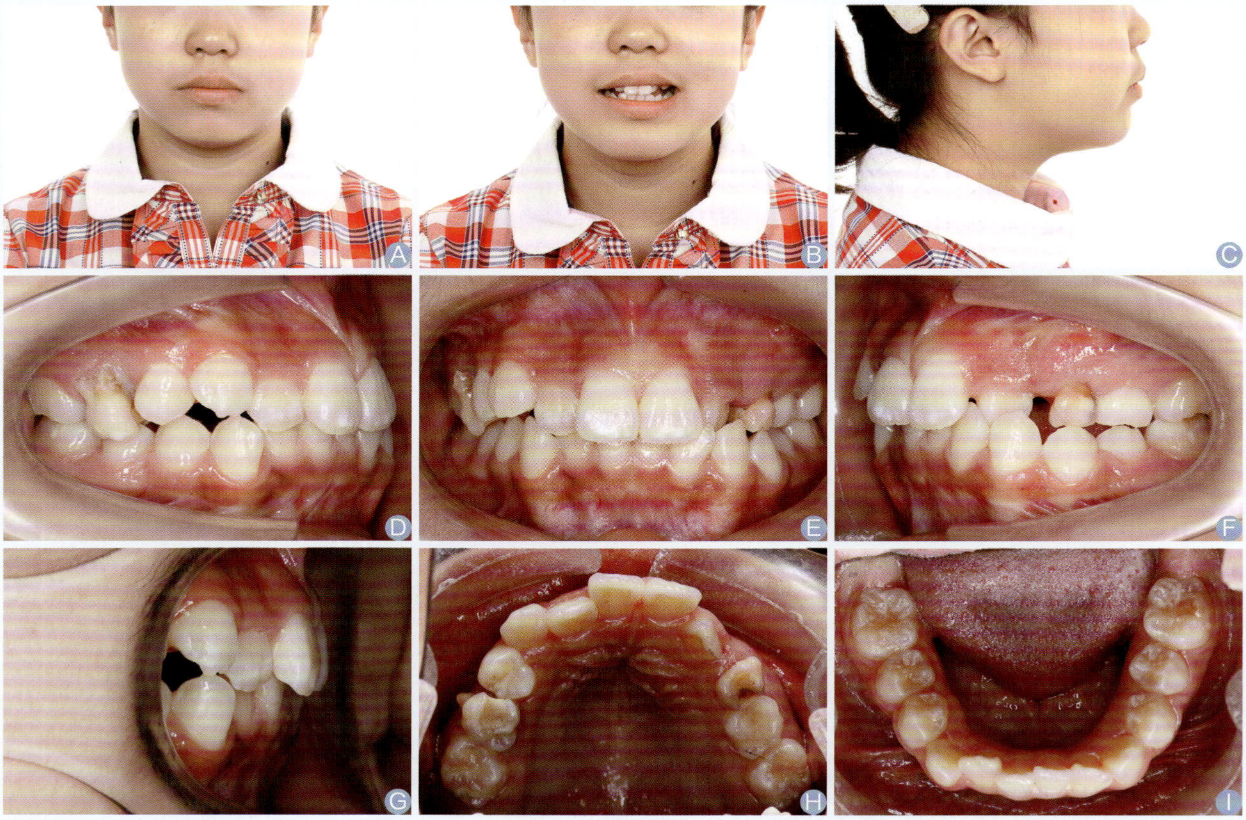

图 86-1　正畸治疗前面殆像

三、X 线检查分析

1．头颅侧位片　测量分析结果显示颌间轻度Ⅱ类骨型，上前牙略唇倾，下颌平面角轻度高角（图86-2和表86-1）。

2．全口曲面体层片　15牙根发育超过2/3，接近萌出。2D、2E滞留，23、24近中低位阻生。23牙冠接近11根中，与22牙根关系密切。23牙冠明显

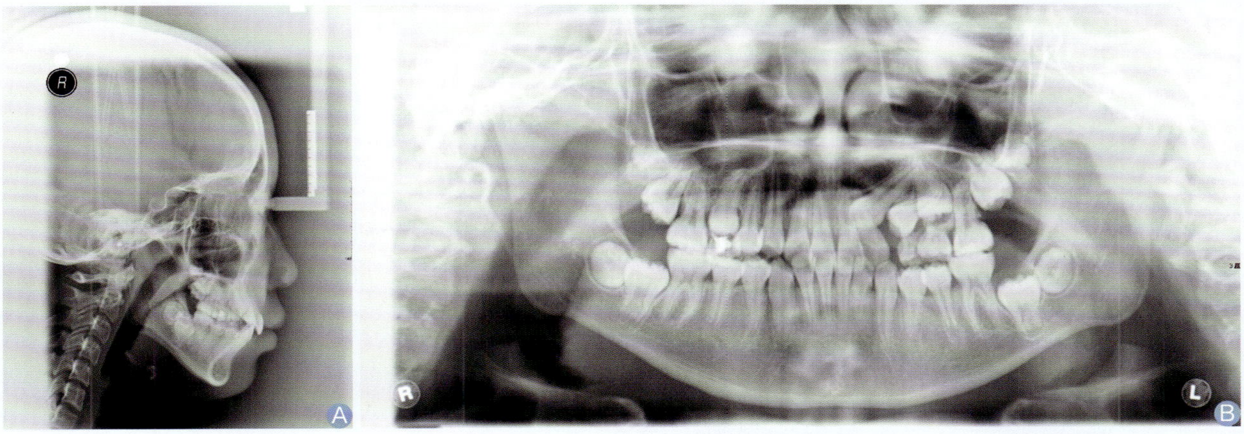

图 86-2　正畸治疗前 X 线片

表86-1　正畸治疗前后头影测量比较

测量项目	正常值	测量值	
	均值 ± 标准差	治疗前	治疗后
SNA（度）	82.8 ± 4.0	77.1	75.5
SNB（度）	80.1 ± 3.9	72.7	72.7
ANB（度）	2.7 ± 2.0	4.4	2.8
FH/NP（度）	85.4 ± 3.7	81.3	84.2
NA/AP（度）	6.0 ± 4.4	10.2	6.0
U1/NA（度）	22.8 ± 5.7	25.7	27.2
U1-NA（mm）	5.2 ± 2.4	6.1	9.0
L1/NB（度）	30.3 ± 5.8	28.1	26.1
L1-NB（mm）	6.7 ± 2.1	8.2	7.2
U1/L1（度）	125.4 ± 7.9	121.9	123.9
U1/SN（度）	105.7 ± 6.3	102.8	102.5
MP/SN（度）	32.5 ± 5.2	45.1	45.2
FH/MP（度）	27.3 ± 6.1	36.3	35.8
L1/MP（度）	92.6 ± 7.0	90.3	87.8
Y轴角（度）	66.3 ± 7.1	69.1	68.9
Pg-NB（mm）	1.0 ± 1.5	−0.3	0.3
UL-E（mm）	−1.4 ± 1.9	2.4	1.8
LL-E（mm）	0.6 ± 1.9	4.7	4.4

大于对侧同名牙及邻牙，初步判断其位于腭侧。24近中倾斜角度较大，牙根发育欠佳。25低位，牙根发育约1/2。17、27、37、47牙根发育2/3，接近牙槽嵴顶。18、28、38、48牙胚冠尚未钙化完成。上颌左侧拥挤严重。

四、诊断

安氏Ⅱ类1分类，毛氏Ⅰ^1+Ⅱ^2+Ⅳ^{1}类，骨性Ⅱ类，下颌平面角轻度高角。

五、矫治目标

牵引埋伏尖牙，排齐牙列，矫治Ⅱ类咬合关系。

六、矫治计划

1. 拔除55、64及65。
2. Nance弓保持上牙弓长度，观察24、25牙根发育及牙齿萌出情况。
3. 如果24、25能够自行萌出，则继续拔除14、24、35、45。
4. 开窗牵引23，排齐牙列，调整咬合关系。

七、矫治过程

1. 拔除55、64及65，戴入Nance弓维持上牙弓间隙，观察继替恒牙萌出。8个月后，15、24、25自然萌出。继续观察第二磨牙萌出情况，待第二磨牙萌出后开始综合治疗（图86-3和图86-4）。
2. 拍摄CBCT显示23阻生位置及邻牙关系。确认23埋伏于21、22腭侧，21与22未见明显牙根吸收后，开始正畸治疗（图86-5）。
3. 戴入Nance弓，23手术暴露后粘接牵引附

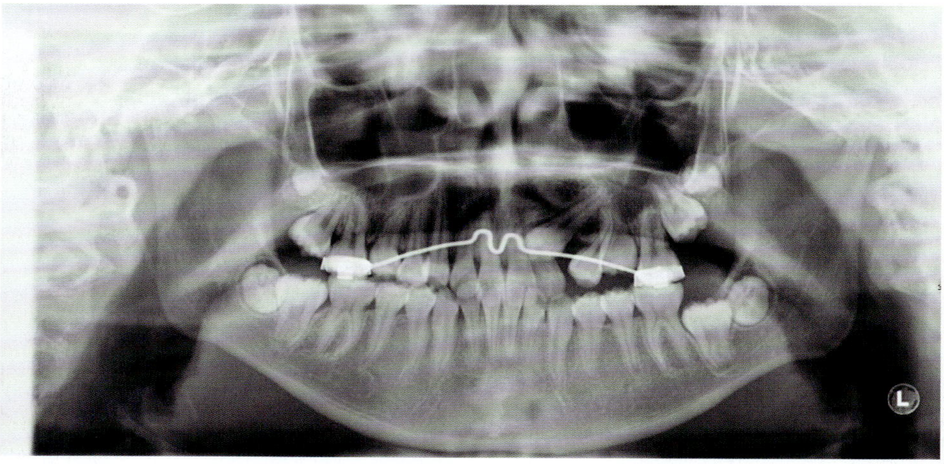

图 86-3　拔除 55、64、65 后戴入 Nance 弓保持间隙时曲面体层片

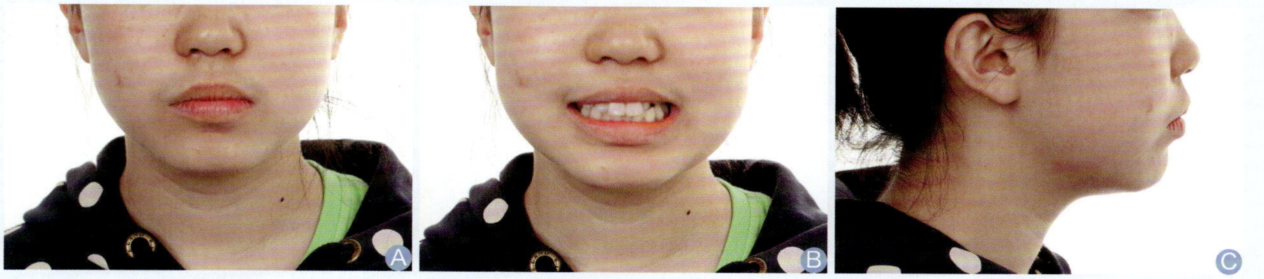

图 86-4　24、25 萌出后面殆像

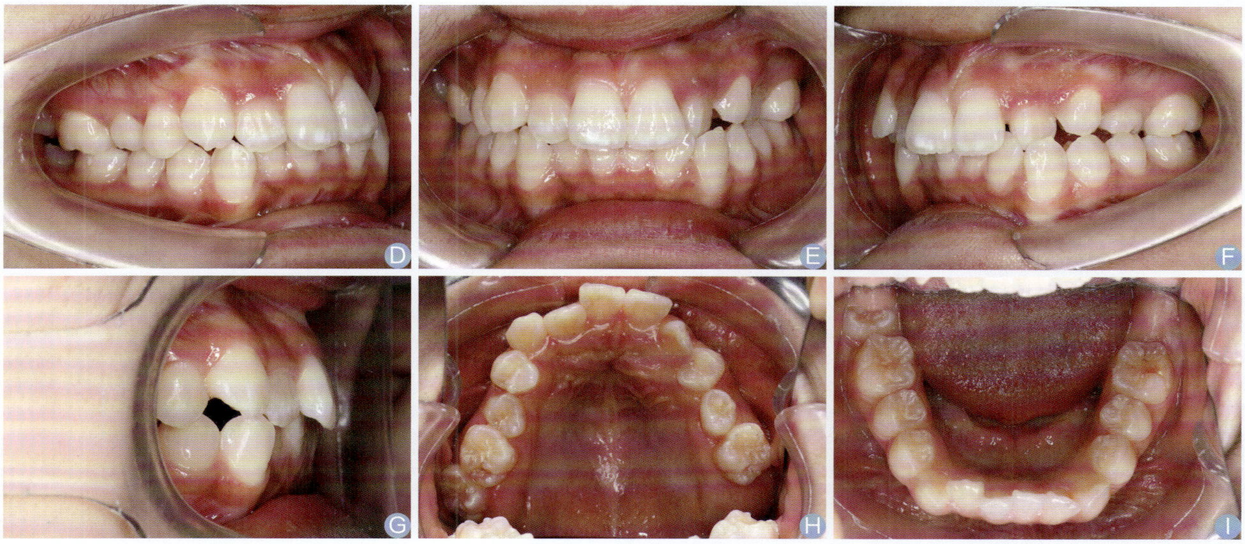

图 86-4　24、25 萌出后面骀像（续）

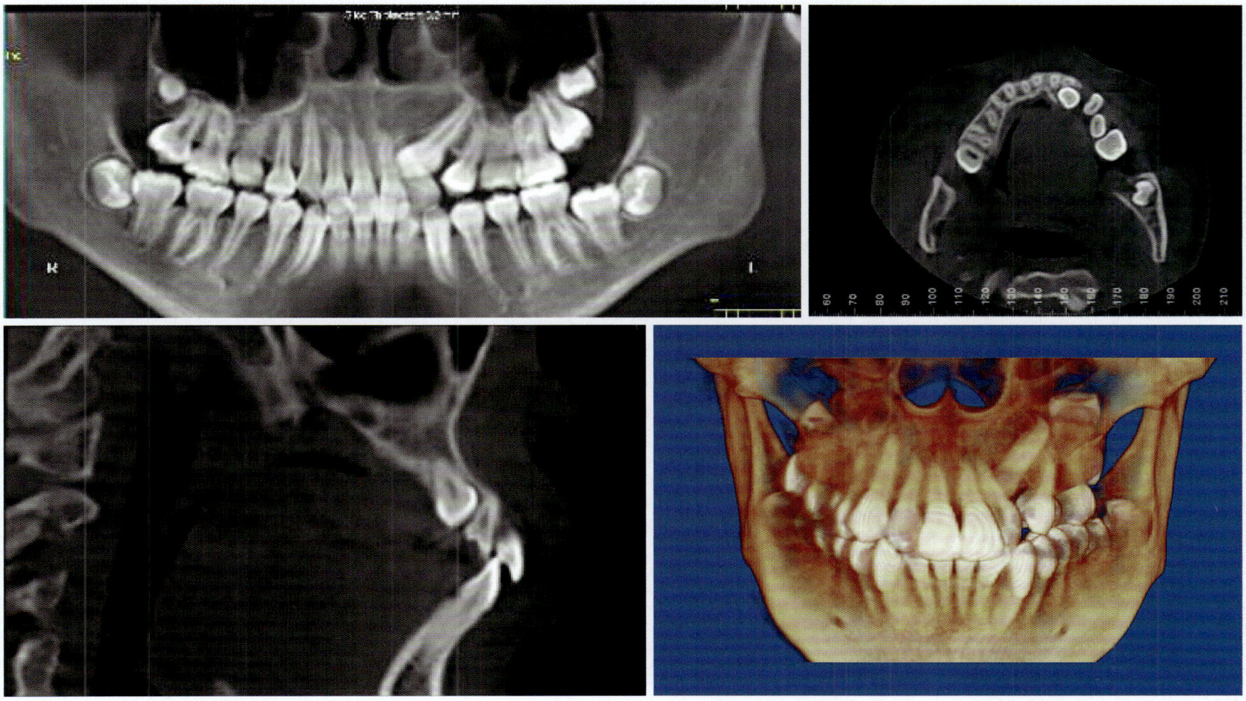

图 86-5　CBCT 显示阻生尖牙的位置及与邻牙关系

件进行闭合式牵引，试将23远中牵引，确认其能移动后拔除14、24、35、45。粘接直丝弓矫治器，自0.012英寸镍钛丝开始顺序更换矫治弓丝。继续应用Nance弓上的牵引钩远中牵引23直至其到达22远中，然后更换镍钛丝，缓慢将23排入牙列。排齐整平牙列持续15个月（图86-6至图86-8）。

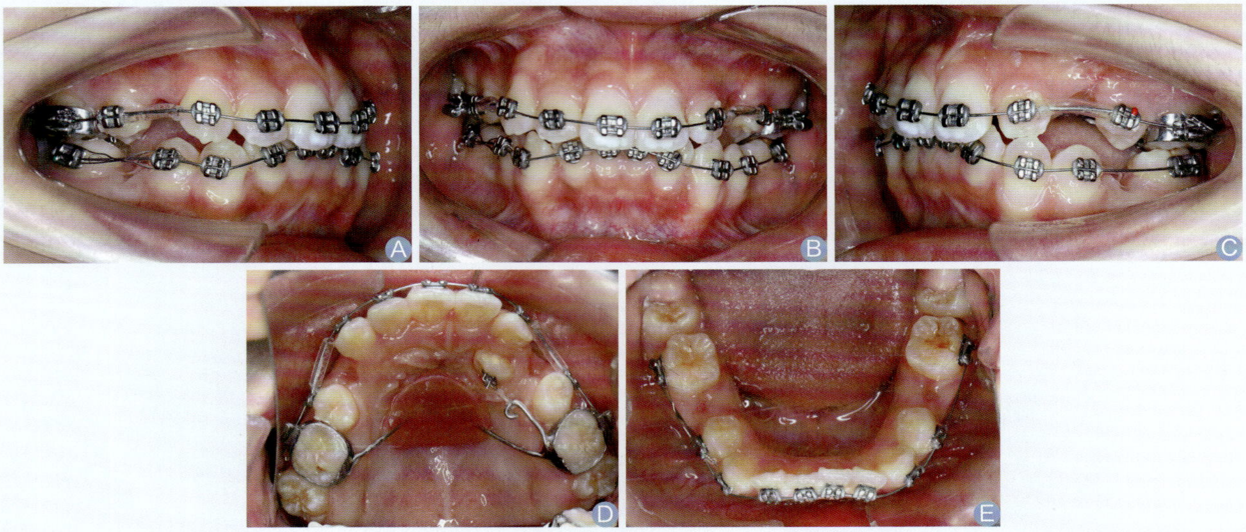

图 86-6　牙齿排列中聆像（Nance 弓牵引 23）

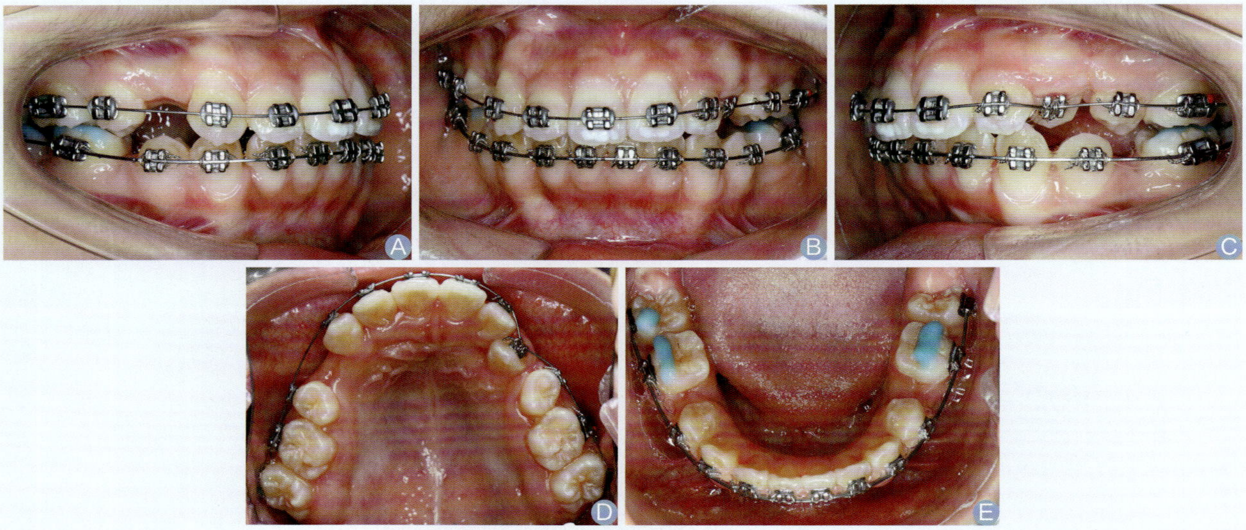

图 86-7　继续排齐，将 23 排入牙列

4．更换弓丝至0.019英寸×0.022英寸不锈钢丝，应用滑动法关闭拔牙间隙，采用Ⅱ类牵引协助调整磨牙远中关系（图86-9）。

5．间隙关闭后，更换为0.016英寸镍钛弓丝精细调整牙列及咬合关系。

八、矫治结果

正畸治疗后，患者唇间关系及唇齿关系正常，中位笑线，笑弧及颊廊基本正常。面型仍为突面型。鼻唇角基本正常。口内牙齿排列整齐，双侧

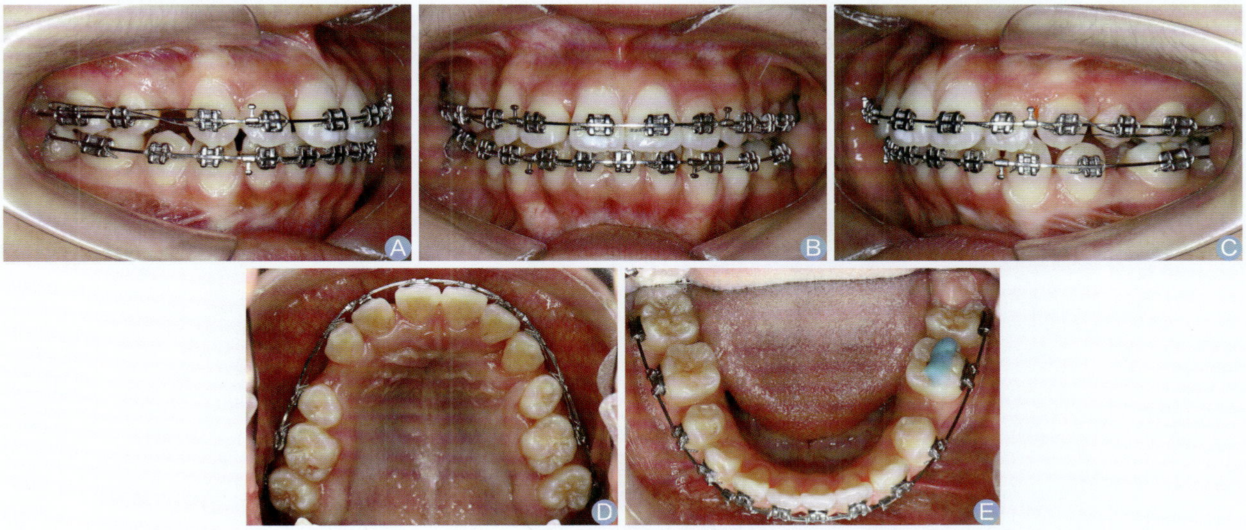

图 86-8 尖牙排齐

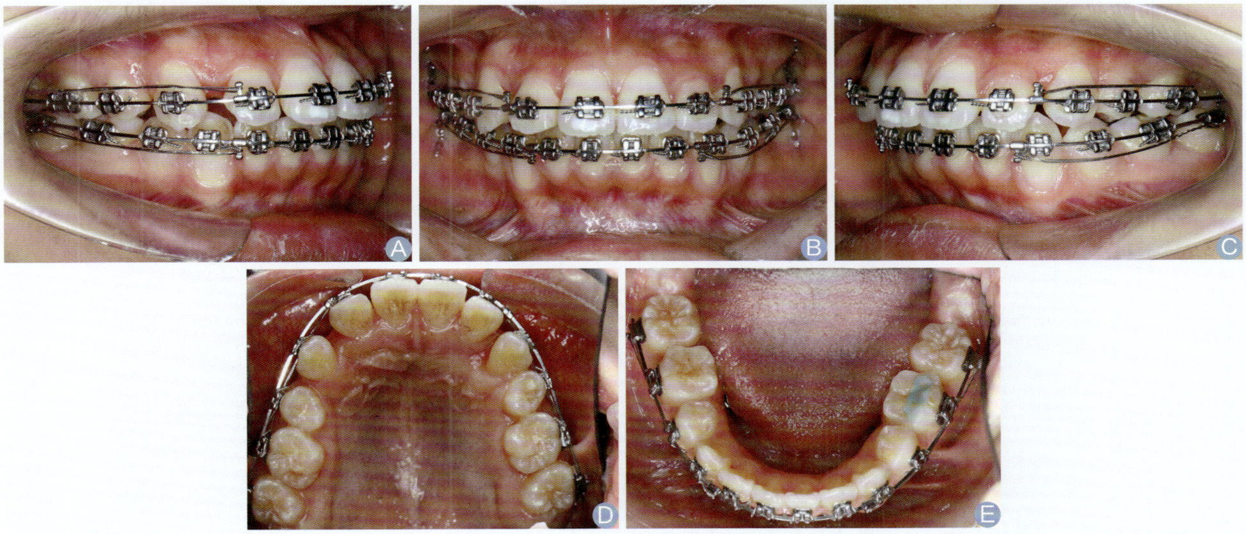

图 86-9 关闭拔牙间隙时殆像

磨牙及尖牙关系中性，后牙咬合关系良好，前牙覆殆、覆盖正常（图86-10）。48开始萌出，近中阻生，建议拔除。

头颅侧位片显示患者颌间关系基本为Ⅰ类，上下前牙覆殆、覆盖正常。全口曲面体层片显示牙根基本平行，牙槽骨高度正常，未见牙根显著吸收（图86-11）。

治疗前后的头影测量重叠图显示患者面型基本维持（图86-12）。正畸治疗结束后16个月随访，患者治疗结果稳定（图86-13），38、48近中阻生，建议患者尽快拔除。

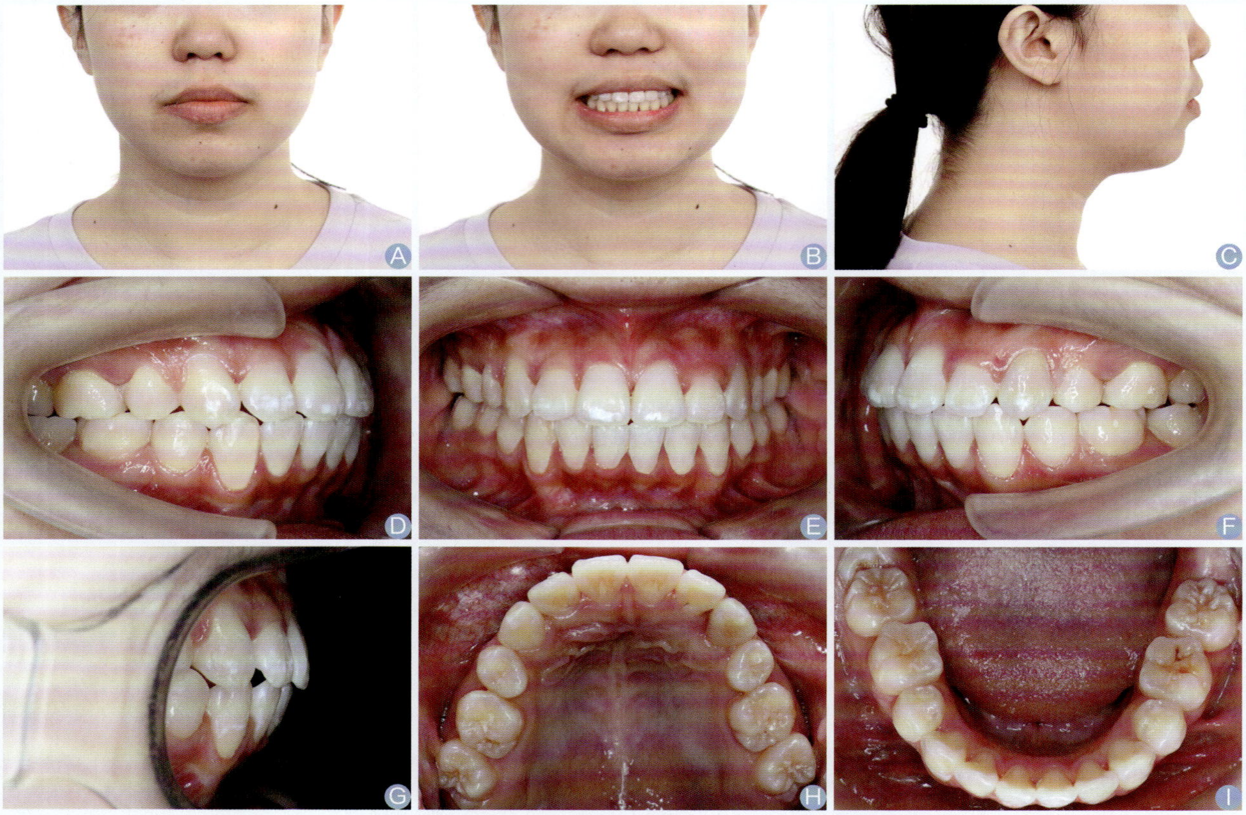

图 86-10 正畸治疗后面殆像

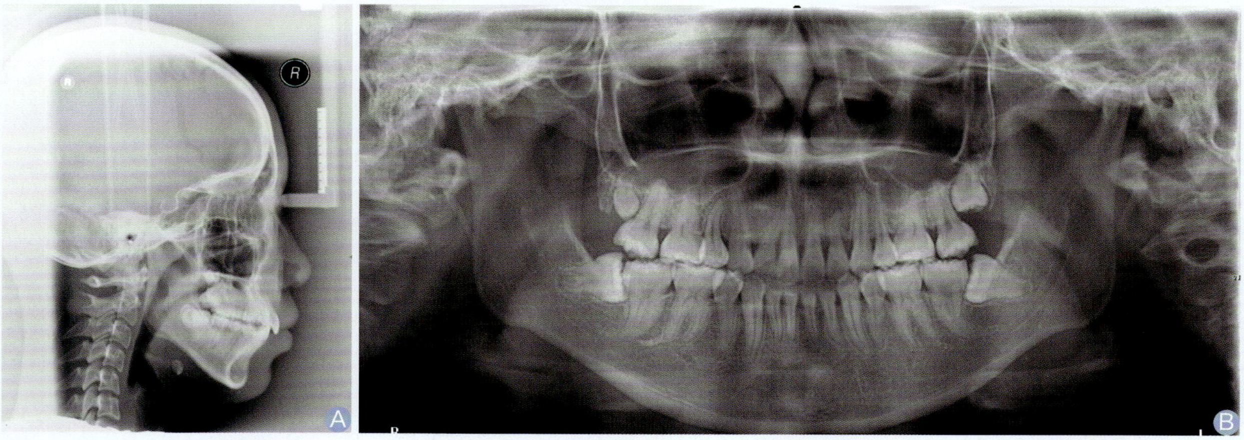

图 86-11 正畸治疗后 X 线片

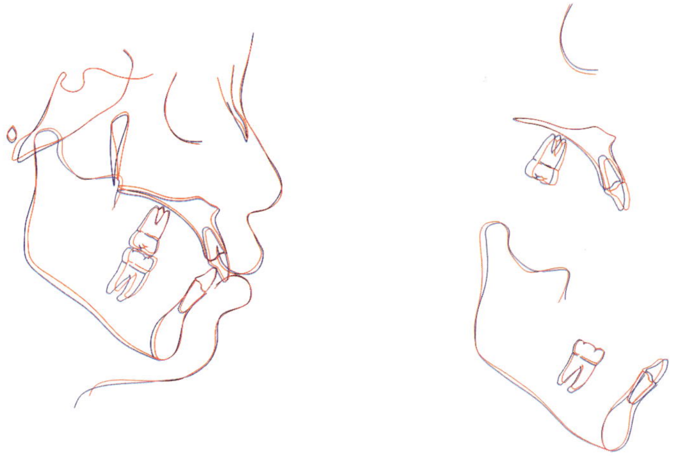

图 86-12　正畸治疗前后头影测量重叠图
（蓝色线条为治疗前，红色线条为治疗后）

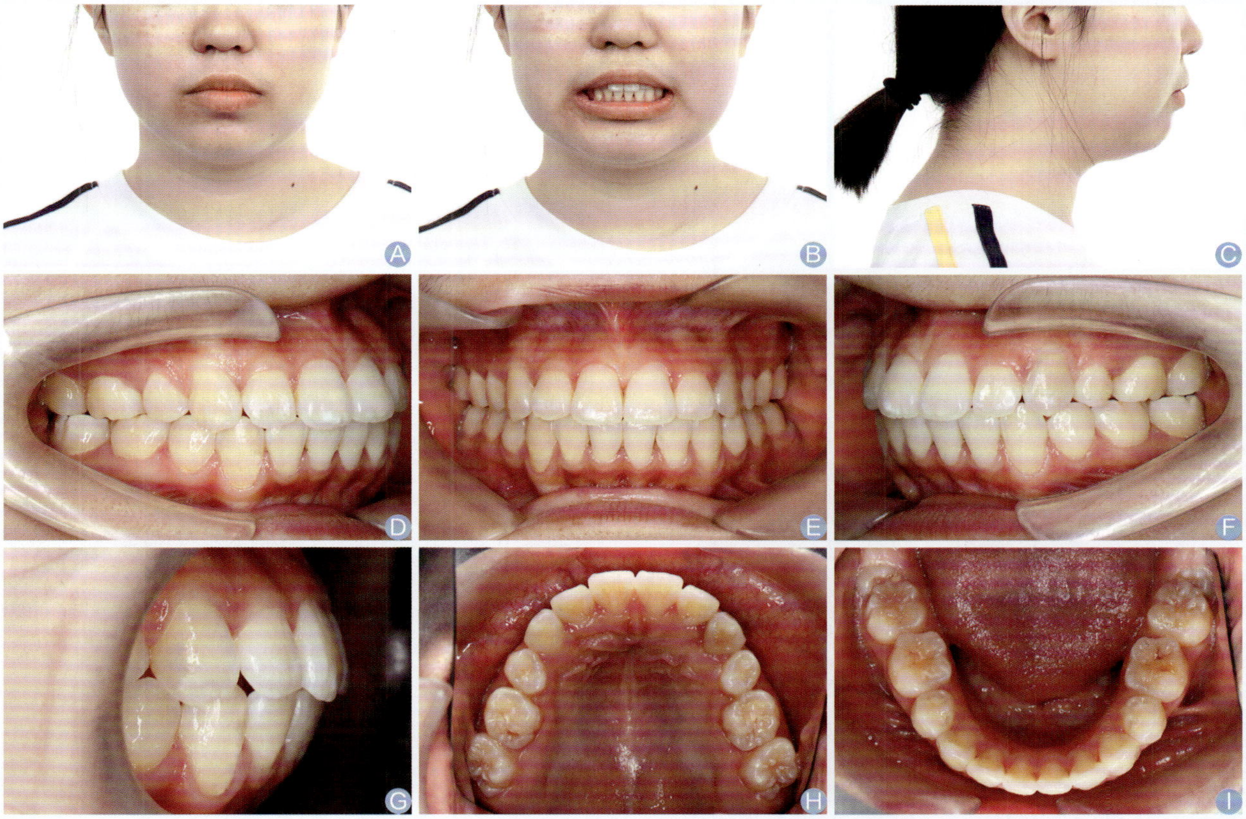

图 86-13　正畸治疗结束后 16 个月随访时面𬌗像

九、矫治体会

（一）关于治疗的考虑

1．替牙期通过拔除乳牙促进恒牙的调整与萌出　替牙晚期首诊时，临床检查发现患者22腭侧黏骨膜略膨隆，常规的全口曲面体层片显示23牙冠宽度明显宽于13及其相邻牙齿，基本可以判断23位于牙冠腭侧。因为24、25尚未萌出且情况复杂，上颌左侧支抗牙齿不足，所以暂时不考虑对23行正畸治疗。此时，患者左上乳磨牙与前磨牙的替换稍滞后。乳磨牙均经过牙体牙髓治疗，24牙根发育不佳且萌出方向不良（近中倾斜明显），如果继续近中倾斜，可能也会导致阻生。在首诊后决定应用Nance弓保持上牙列间隙，拔除55、64及65。密切观察牙齿替换，其间患者定期复诊，避免继替恒牙萌出障碍。乳磨牙拔除后，去除了恒前磨牙𬌗面上的异常阻力，左侧前磨牙在萌出中自行调整方向，8个月后自行萌出。较早拔除乳牙及进行间隙保持避免了自然替换牙齿可能带来的恒牙发育异常及萌出困难，也简化了正畸治疗。前磨牙的萌出为后续正畸治疗提供了更多的可能。如果23牵引困难，治疗可以采取拔除23的方法，也可以在23正常移动时采取常规的正畸减数方案。

2．阻生尖牙的诊断性治疗　通过CBCT检查发现23腭侧埋伏阻生，23牙冠位于22舌侧，22未见明显牙根吸收。由于尖牙的保留对患者外观及功能都有重要意义，考虑到该患者上颌左侧前磨牙的发育情况，23虽异位严重，但是牙齿大小及形态正常、牙根发育良好，保留尖牙是最佳的选择。埋伏阻生的牙齿由于多种原因，如一些牙齿在发育过程中存在问题、牵引时牙齿移动困难等，可能出现牵引失败。尤其是腭侧阻生的尖牙，由于腭侧骨板骨皮质较厚，腭侧的黏骨膜也较唇侧厚且致密，这些都可能使阻生牙牵引治疗不成功。所以，对于一些需要减数治疗且需要保留埋伏牙的患者，拔牙选择应慎重。一般需要首先确定埋伏阻生的牙齿是否可以移动，避免盲目拔除其他牙齿后阻生牙不能牵出，造成后期仍需种植等修复问题。本病例在决定拔牙之前，先进行了23的诊断性治疗（即开窗试牵引），确定23可以移动后，再进行其他牙齿的减数。如果23试牵引失败，则在上颌左侧可以拔除23，保留两个前磨牙维持牙弓关系。

3．拔牙考虑　患者治疗前为突面型，上颌牙列的拥挤度约10 mm，下颌牙列拥挤度4～5 mm，且Spee氏曲线约4 mm。所以毫无疑问，该患者应该是减数治疗的病例。由于双侧磨牙均为远中尖对尖关系，所以该病例应拔除上颌第一前磨牙及下颌第二前磨牙，以解决牙列拥挤的问题及调整磨牙关系。关于上颌左侧的双尖牙，两个均存在发育上的问题：24牙根弯曲，根细短；25牙根长度良好，但是牙冠略畸形。考虑到颊段牙齿的美观要求略低，所以牙齿的健康与功能更为重要。因此，拔牙选择上颌第一前磨牙和下颌第二前磨牙。由于患者上颌牙列拥挤较重且面型略突，上颌应为强支抗设计，可能需要植入种植体。但是，该患者的家长不愿接受侵入性治疗，上颌支抗只能以Nance弓辅助，支抗略显不足。

（二）腭侧埋伏尖牙正畸治疗中的控制

1．Nance弓的应用　患者的上颌支抗设计应是强支抗，前磨牙的拔牙间隙用于解除拥挤、调整中线并适当内收前牙。由于患者仅为12岁儿童，牙槽骨尚在发育中，且患者不愿接受种植钉植入，所以治疗中应用Nance弓增加支抗应是首选。另外，由于Nance弓位于上颌腭部，其上还可以通过包埋或焊接的方法添加其他可以用于牵引腭侧埋伏牙的装置，所以一举多得。对于腭侧埋伏的牙齿，一般需要先牵引其向𬌗方萌出，然后再根据情况逐渐将其移入牙弓。牵引腭侧埋伏阻生的牙齿萌出时，临床上常用一些辅弓、弹簧等，但常需固定矫治器有足够的支抗及对牙弓的支撑作用。可以将上颌牙弓分成片段独立完成牙齿排列，后牙在更换较硬弓丝后使用上述辅助装置牵引埋伏尖牙。本病例在治疗中应用Nance弓作为辅助，在Nance弓上附加用于牵引的装置便于及早地进行埋伏牙的治疗，同时也不妨碍唇侧弓丝的应用，避免了将腭侧阻生牙直接带入牙弓产生的副作用，可以节省一定的矫治时间。另外，对于腭侧异位较重的尖牙，在拔除设计中的目标牙齿前常需进行诊断性治疗，戴入Nance弓后即可进行尖牙的开窗试牵引，甚至可以暂时不佩戴唇侧的矫治器。确认尖牙无移动困难后，即可以进行拔牙和常规的正畸治疗。由于Nance弓有腭部的基托及较粗的金属连接杆，增加了上颌后牙的支抗，在排齐上牙列的过程中可以同时进行23的𬌗向及远中牵引，节约了治疗时间。另外，由于Nance弓的特点，用于牵引腭侧埋伏牙的牵引钩或簧设计较为灵活多变，使得尖牙牵引的方向调整相对容易。

2. 尖牙的牵引　对于腭侧阻生的尖牙，牵引有一定的难度，尤其是接近牙弓中线的近中倾斜的阻生尖牙，在阻生牙的分类中属于治疗难度较大的易失败病例。由于腭侧的黏骨膜质地韧且厚，腭侧阻生牙的牵引一般较少采用闭合式牵引。本病例在治疗中，由于应用了改良Nance弓，牵引治疗开始较早，先进行远中𬌗向移动，至尖牙大部分萌出后改为远中移动；当尖牙移至侧切牙远中时，再将其向颊侧移动。该患者的尖牙牙冠位于中切牙及侧切牙的腭侧，移动距离较大，且腭侧的骨板较厚，移动阻力较大。因此，将尖牙牵引入牙弓需要较长的时间，治疗前医生与患者都应有足够的认识。在尖牙向颊侧移动进入牙弓时，要确保牙弓中的间隙足够，这是埋伏牙牵引治疗的必要条件。对于腭侧阻生的尖牙，从腭侧移入牙弓易发生牙冠颊倾。在牙冠完全萌出后，应及时将托槽移至尖牙的唇侧，粘接托槽时适当偏向龈方，同时在牙齿移动尤其是颊向移动时切忌过快，以减少尖牙唇倾的倾向和对牙髓的不利影响。牙齿移动进入牙弓后，根据牙齿的唇倾度，有时还需要在方丝上适当增加尖牙的负转矩加以调整。

3. 其他牙齿的调整及控制　该患者上颌牙列拥挤严重，支抗控制需要格外关注；下颌牙列轻度拥挤，但是整平牙列需要一定间隙，磨牙需前移3～4 mm以获得磨牙中性关系。由于患者不能接受种植钉支抗，上颌支抗略显不足，前牙的内收量受到限制，治疗后面型仍略突。正畸治疗结束时曲面体层片显示18、28、38、48均呈阻生状态，建议择期拔除。

（病例完成人：李巍然）

病例 87 埋伏尖牙的牵引治疗

一、一般情况

患者女性，12岁，主诉牙不齐、尖牙未萌出。近期于外院口腔科拔除2颗滞留乳牙。否认口腔不良习惯、鼻咽部疾病；否认颌面部外伤史；家族史无特殊；全身情况良好，初诊前1个月月经初潮。

二、临床检查

1．面部检查　正面观：颏部左偏1 mm，面部上、中、下比例基本协调，无开唇露齿，无露龈笑，鼻旁区稍凹陷。侧面观：突面型，颏唇沟不明显，闭口时颏肌紧张（图87-1）。

2．口内检查　恒牙列，上第二磨牙未萌，13口内未见，12及11松动度Ⅰ度，无叩痛。磨牙中性关系，左侧尖牙远中尖对尖关系；前牙覆盖稍大，深覆殆Ⅰ度。上中线右偏0.5 mm，下中线左偏2 mm。上牙弓有散在间隙，13萌出间隙充足；下牙弓前部拥挤0.5 mm，44与45间隙2 mm。36殆面龋（图87-1）。

3．颞下颌关节检查　开口度三指，开口型正常，双侧关节区未查见弹响、压痛，否认开口受限史。

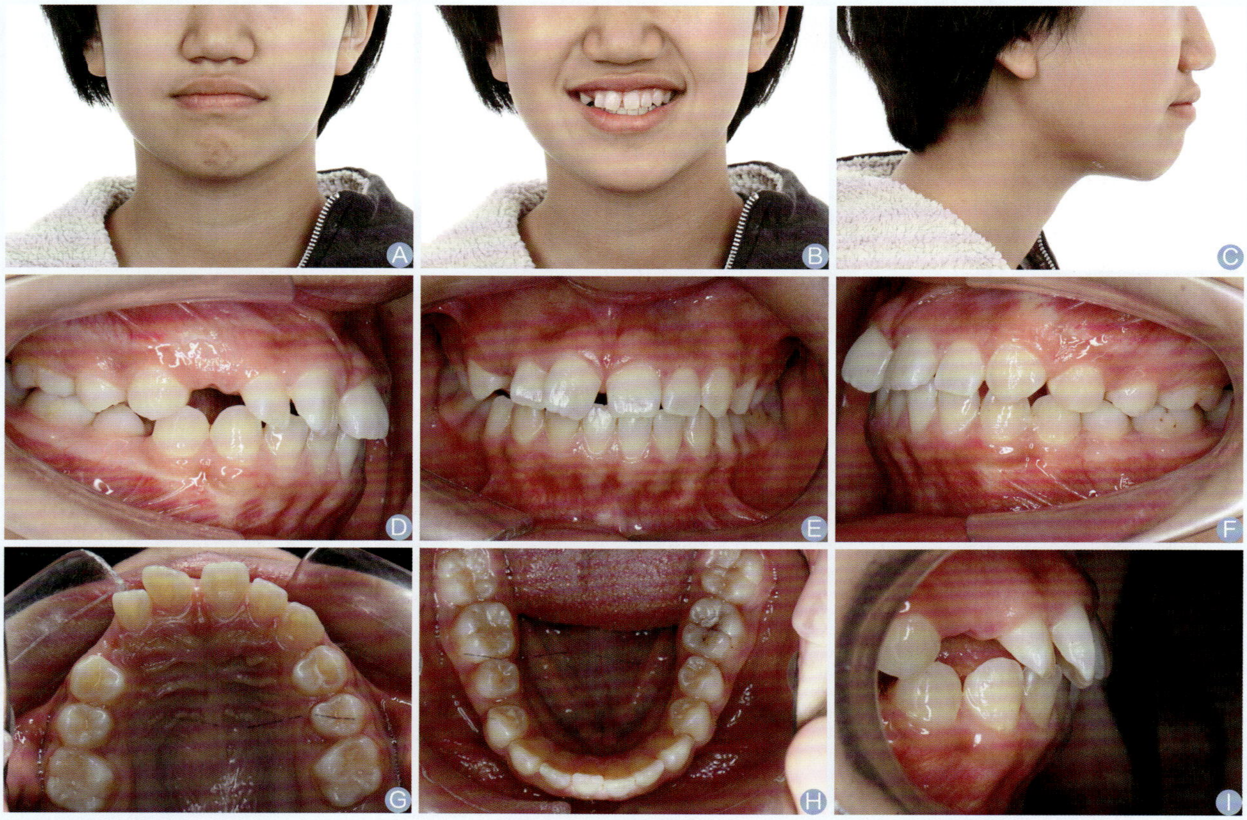

图 87-1　治疗前面殆像

4. 特殊检查　牙体科测11、12、21、22牙髓活力分别为29、39、30、33，诊断右上前牙活力正常。

三、X线检查分析

1. 头颅侧位片　测量分析结果显示骨性Ⅰ类，均角，鼻唇角锐，上下切牙唇倾（图87-2和表87-1）。

2. 全口曲面体层片　17、27、38、45和48发育中；53、85滞留；11、12牙根吸收，13埋伏阻生，根方可见1颗多生牙。双侧髁突形态基本正常（图87-2）。

3. CBCT　13近中倾斜异位埋伏阻生，冠周低密度囊肿影像，牙冠位于11、12牙根间上方唇侧。11及12牙根吸收，12吸收量较11稍多。13牙根上方可见1颗倒置埋伏多生牙（图87-2）。

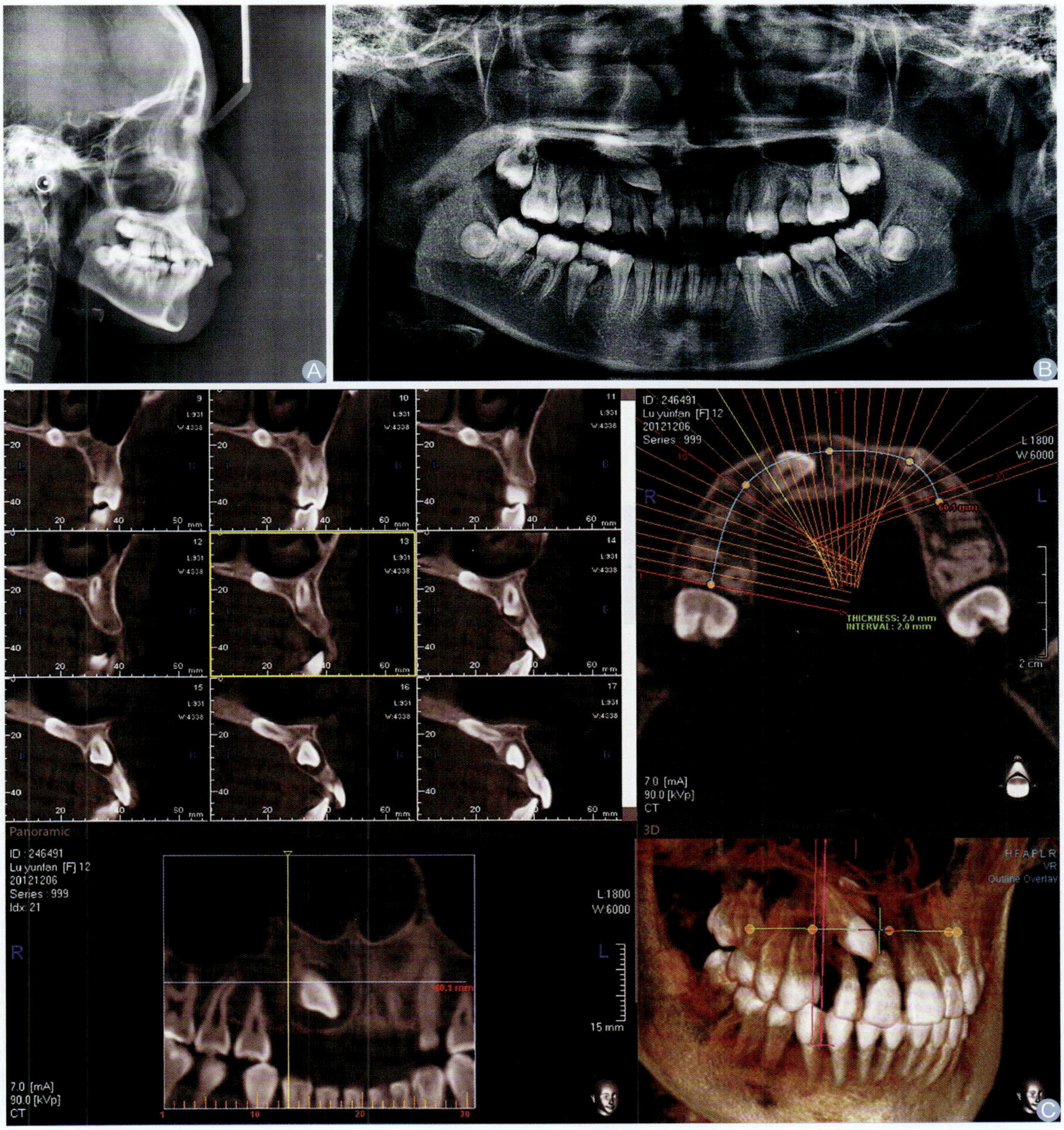

图87-2　治疗前X线片及CBCT

表87-1　治疗前后头影测量结果

测量项目	正常值	测量值	
	均值 ± 标准差	治疗前	治疗后
SNA（度）	82.8 ± 4.0	85.5	85.4
SNB（度）	80.1 ± 3.9	83.9	84.3
ANB（度）	2.7 ± 2.0	1.6	1.1
FH/NP（度）	85.4 ± 3.7	90.1	93.0
U1/NA（度）	22.8 ± 5.7	32.7	27.1
U1-NA（mm）	5.2 ± 2.4	8.0	6.4
L1/NB（度）	30.3 ± 5.8	24.9	26.0
L1-NB（mm）	6.7 ± 2.1	6.8	6.0
U1/L1（度）	125.4 ± 7.9	120.8	125.4
U1/SN（度）	105.7 ± 6.3	118.2	112.7
MP/SN（度）	32.5 ± 5.2	29.3	29.8
L1/MP（度）	93.9 ± 6.2	91.7	92.1
Pg-NB（mm）	1.0 ± 1.5	0.7	1.3
NLA（度）	97.0 ± 10.0	72.0	87.1
UL-E（mm）	−1.4 ± 1.9	−3.1	−5.0
LL-E（mm）	0.6 ± 1.9	1.6	−1.0

四、诊断

安氏Ⅰ类，毛氏Ⅰ²+Ⅳ¹类，骨性Ⅰ类，均角。

五、矫治目标

排齐牙列，关闭间隙，调整中线及咬合关系，建立中性磨牙和尖牙关系；适当改善侧貌。

六、矫治计划

方案一

减数12、24、34、44及多生牙，牵引13。采用全口固定矫治器，排齐牙列，内收前牙改善侧貌，关闭间隙，调整中线及咬合，建立中性磨牙关系。13、14替代12、13。

因11与12均有牙根吸收，13牵引有不确定性，13、14替代12、13存在前牙美观问题，故医生及家长均不倾向于首选此方案。

方案二

1．暂不拔牙（包括多生牙），试牵引埋伏牙。

2．如果埋伏牙牵引成功，则初步排齐后再评估牙根健康及容貌，然后再设计是否减数及减数牙位。如果埋伏牙牵引不成功，则确定需减数矫治，减数牙位根据情况再设计。

3．采用全口直丝弓固定矫治器。

4．排齐牙列，关闭间隙，调整中线及咬合关系，建立中性磨牙关系，改善侧貌。

5．保持。

治疗选择方案二。

七、矫治过程（总疗程 43 个月）

1．取模制作14、16、24、26带环固位腭弓加13颊腭侧长臂牵引钩（图87-3）。

2．第1～12个月　分牙后粘着带环腭弓牵引装置。颌面外科于11、12前庭沟处切开，暴露13牙面，粘着带链牵引扣后缝合，轻力牵引到焊于14颊侧、伸向前庭沟的长臂钩，即进行水平向远中闭合式牵引。牵引数月后扪及13唇侧渐隆起，判断13牙位有改变，无骨粘连，随牵引进程向远中调整牵引臂。12个月后，CBCT显示13牙冠由治疗前位于11、12牙根间，移动至12牙根远中，位于12根尖水平（图87-3）。

3．第13～20个月　改用位于13牙槽突处的牵引钩向下牵引，其间牙齿移动较慢，加大力度后牵引扣脱落。再次由颌面外科辅助，于13牙槽嵴顶处切开翻瓣，去骨暴露13唇面，种植机去除部分牙槽嵴顶的坚硬骨质形成隧道，沿隧道向𬌗方牵引（术中照片及视频见图87-4）。数月后，13处腭侧有牙冠状隆起，CBCT确认为13牙冠，去除带环腭弓牵引装置。X线片显示13牙根无明显吸收，11、12牙根吸收无明显加重；口内见13间隙充足，13与43、44反𬌗，磨牙中性；面型较前明显改善（图87-5）。患者家长满意，要求行非减数全口矫治。

4．第21～42个月　采用全口Damon自锁矫治器，顺序更换弓丝。排齐牙列，调整中线，关闭间隙，精细调整咬合。早期配合使用下颌𬌗垫，直至13反𬌗纠正（图87-6）。

5．第43个月　咬合好，患者及家长满意。拆除固定矫治器，戴入透明保持器，嘱患者保持到智齿拔除后（图87-7）。

八、矫治结果

矫治后，患者上下牙列整齐，上下中线一致、对正面部中线，前牙覆𬌗、覆盖正常，磨牙、尖牙中性关系；13无叩痛及松动，11、12松动度同治疗前，叩诊（–）；侧貌明显改善，直面型，无开唇露齿。全口曲面体层片显示牙根平行，下颌智齿发育中。CBCT显示13牙根正常，11、12牙根吸收无明显加重，多生牙位置基本无改变（图87-7）。头影测量分析结果显示：矫治后仍为Ⅰ类均角骨面型，上切牙唇倾减轻至轻度唇倾，下切牙唇倾度正常，鼻唇角显著改善，接近正常，上、下唇分别位于审美线后5 mm及1 mm（测量结果见表87-1）。

患者全天保持1年后改为夜间保持。矫治结束后2年复查，可见牙齿排列整齐，中线正，咬合稳定，11、12松动无加重，13不松动、无叩痛，下颌智齿阻生及部分萌出，建议其尽快拔除（图87-8）。

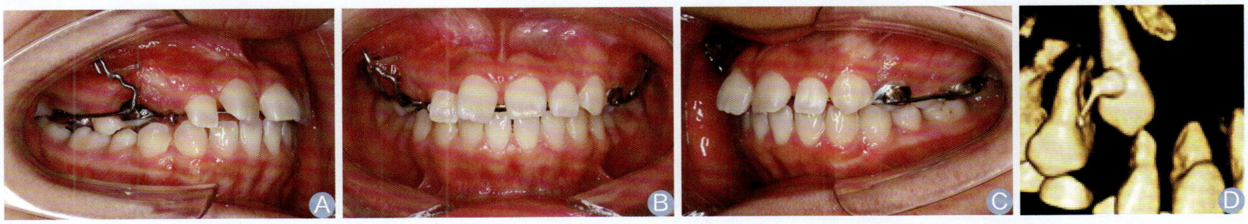

图87-3　牵引中𬌗像（可见焊于14带环颊侧的远中长牵引臂）及CBCT图像

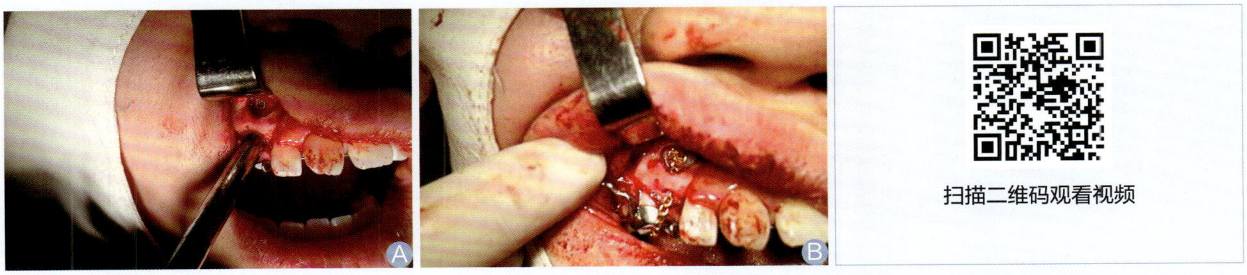

图87-4　水平牵引13至12远中后，外科唇侧开窗粘牵引扣，制备经13牙槽嵴顶隧道，向下行闭合式牵引

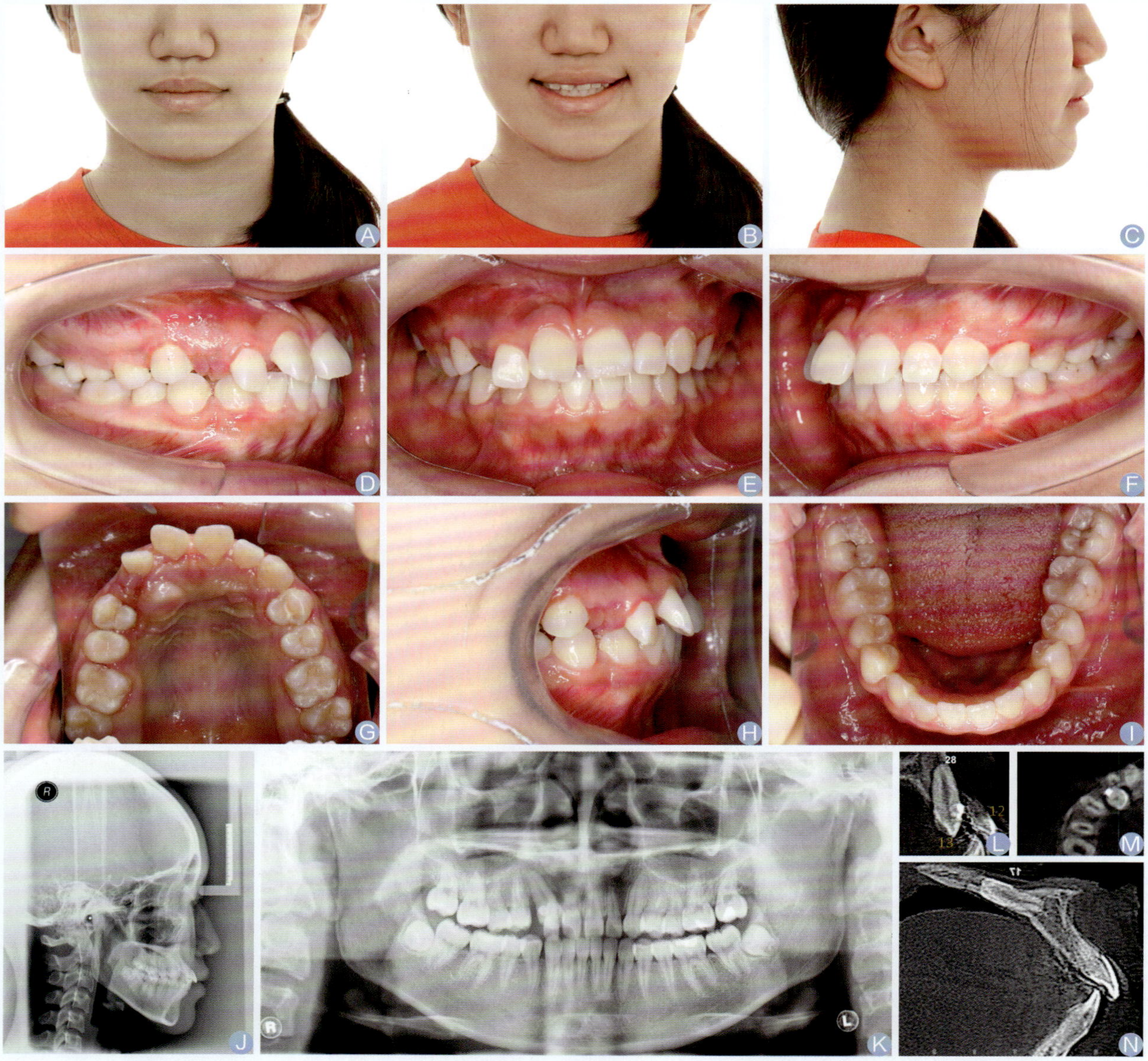

图 87-5 拆除牵引装置后面殆像、X 线片及 CBCT

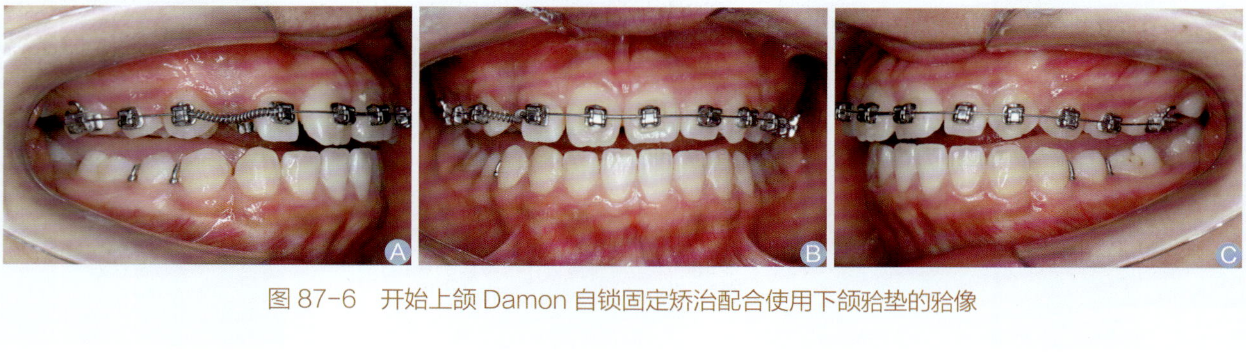

图 87-6 开始上颌 Damon 自锁固定矫治配合使用下颌殆垫的殆像

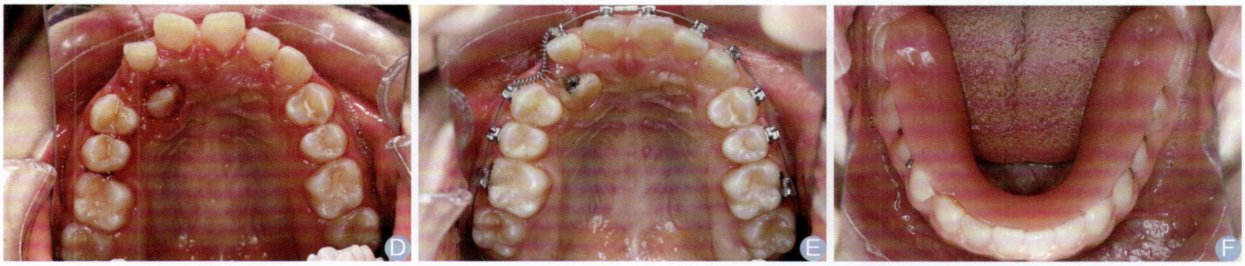

图 87-6　开始上颌 Damon 自锁固定矫治配合使用下颌殆垫的殆像（续）

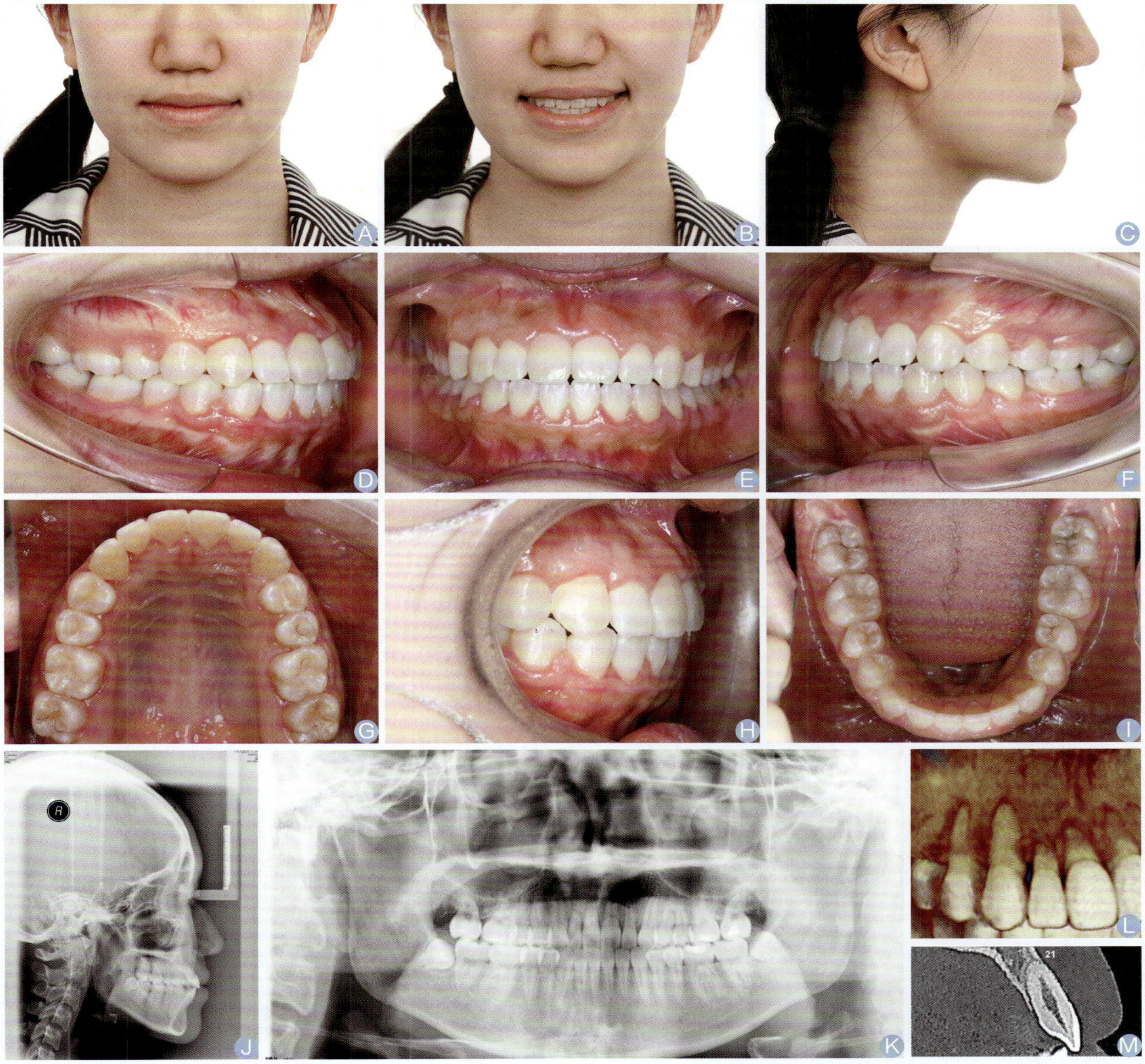

图 87-7　治疗后面殆像、X 线片及 CBCT

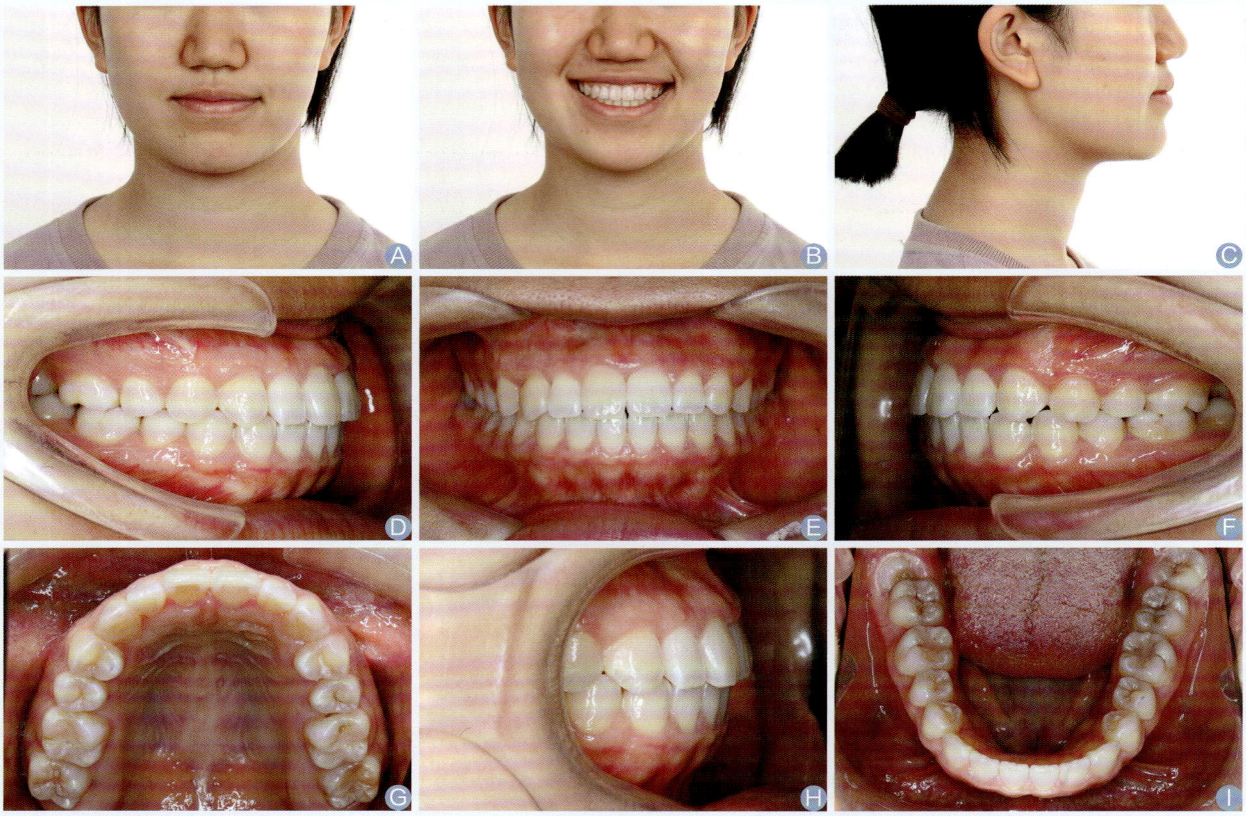

图 87-8 保持 2 年后面殆像

九、矫治体会

（一）埋伏牙及根吸收牙的去留抉择

患者的13埋伏阻生于中切牙与侧切牙唇侧牙根之间，11与12均存在不同程度的牙根压迫吸收。因此，也有医生给出过拔除12、牵引13替代12的矫治选项。本病例没有首先拔除12的理由主要为：①牵引13存在不确定性，有骨粘连不能牵出还需拔除的风险。如果拔除，则右上象限就至少缺失2颗恒牙。②本病例中原13的间隙被滞留乳牙占据，因此暂不减数也有机会尝试牵引埋伏牙。③牙齿脱落不是根吸收牙或松动牙的必然转归，11、12存在长期保留的可能性，而天然前牙可以提供更自然的外观。尤其是本病例前牙的根吸收程度较轻，正畸前测试牙髓活力正常，综合评估后认为由此造成脱落的风险较小。④患者的11、12牙根均已吸收，拔除12、牵引13就意味着要实施减数12、24、34、44的相应方案，则已有根吸收的11在内收过程中仍存在较其他牙齿更大的根吸收加重、脱落等风险，并且远期效果更不确定。

当然，我们也充分考虑到了埋伏牙牵引的不确定性，以及患者初诊时明显的唇部突度，所以在矫治设计时告知患者家长仅为暂时不减数、试牵引埋伏牙，后续仍存在埋伏牙不能牵出，或切牙牙根吸收加重，或顺利牵出埋伏牙后仍需减数以减小面部突度等各种减数矫治的可能。患者在矫治开始时生长发育尚未结束，颌面部的进一步生长使其面型突度逐渐变小，最终变为直面型。

（二）埋伏牙牵引成功的关键点

本病例埋伏牙牵引的难点如下：①13异位阻生于12的近中，需要先从唇侧绕过12才能进入正常13应处的位置，因此要有一定的骨量允许其移动通过；②13牙冠阻生于12的根尖1/3水平，与牙槽嵴顶距离较远。

针对以上情况，治疗设计的应对方案为：先不向下牵引13，以免越靠近䝼方牙根越粗壮，13牙冠与12牙根间距离越小，而是在接近前庭沟水平向远中牵引13牙冠，等其绕过12牙根后，再向下牵引。牵引力源以带环固位的腭弓为支抗力源，14带环上焊接长臂牵引钩（图87-3），牵引臂直径0.7 mm。治疗中可根据需要在口内向远中稍调整，但始终保持其伸向前庭沟的高度，直至CBCT确认13牙冠位于12牙根远中。

另外，在初始闭合式牵引的过程中，每次复诊几乎看不到明显的变化。我们通过测量记录暴露在黏膜外的牵引链长度，以及12根方唇侧外形隆起的变化来分析13牙冠有无移动，数月后再结合拍摄的CBCT观察到牙齿位置似有改变，判断其并无根骨粘连。

在13移动到12远中开始向䝼方牵引后，改用焊于腭弓上对应13位置的牵引钩加力。通过牵引链长度的改变量判断牙齿移动得非常缓慢，故当牵引扣脱落需再次开窗粘着时，请颌面外科协助磨除了部分牙槽嵴顶的坚硬骨质，形成了一个从牙槽嵴顶通向13牙冠唇侧牵引扣的隧道。这就大大减小了移动路径上的骨阻力，牵出速度显著加快。最后13牙冠从腭侧牵出是因为末次开窗后，暴露的是13牙冠唇面靠近牙颈部而非牙尖的部分（托槽粘接位置见图87-5中的CBCT截图），则通过牵引扣的向下牵引力无法经过牙齿的抗力中心，而是会同时对牙冠施加腭向旋转力，导致牙尖指向了腭方，出现了13与43、44的反䝼。不过从腭侧向唇侧排齐13并纠正反䝼时，因其唇侧有足够厚度的骨质，故有利于获得健康的牙龈高度。从矫治后及保持后的口内照片看，13的牙龈外形与对侧23基本没有差别，临床冠高度一致。

（病例完成人：姜若萍）

病例 88 下颌磨牙阻生的正畸治疗

一、一般情况

患者男性，17岁，主诉右下磨牙未萌。牙齿开始替换时，右侧磨牙萌出晚于左侧磨牙，牙齿露出后一直未能萌出且反复有牙龈出血症状。患者无既往正畸治疗史。父母牙列整齐，无阻生牙问题。

二、临床检查

1. 面部检查　正面观：面部基本对称，垂直比例基本正常，唇间关系及唇齿关系正常。中位笑线，笑弧及颊廊均正常。侧面观：直面型，鼻唇角基本正常，鼻-唇-颏关系基本协调。颏部形态及位置正常（图88-1）。

2. 口内检查　恒牙列，上下牙列排列正常，前牙覆𬌗及覆盖正常，双侧尖牙中性关系，左侧磨牙中性关系。46𬌗面已暴露但低于牙龈缘，46𬌗面探及窝沟龋坏。16略下垂。47牙冠部分暴露，水平阻生（图88-1）。

3. 双侧颞下颌关节检查　关节区未查见疼痛、弹响，开口度40 mm，开口型正常。

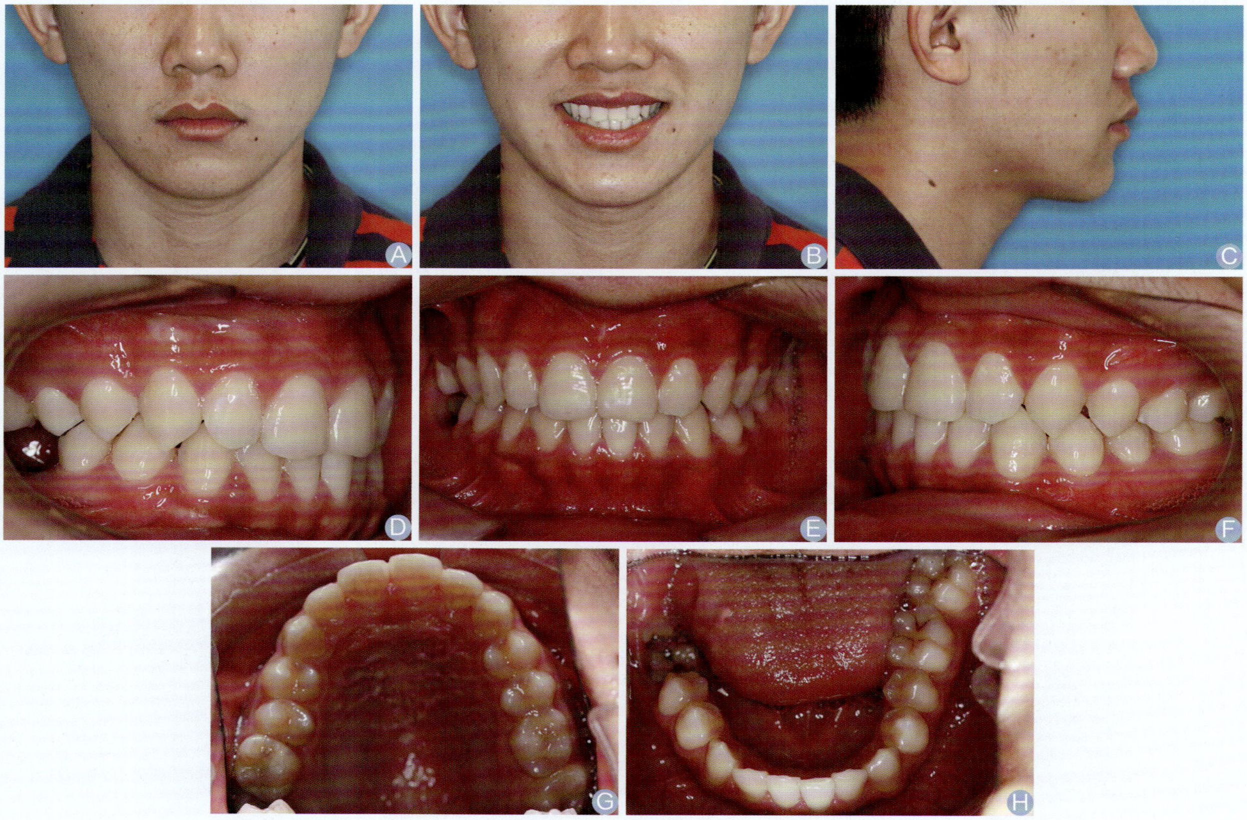

图 88-1　正畸前面𬌗像

三、X线检查分析

1. 头颅侧位片　上下颌间矢状向关系正常，上下前牙牙轴唇倾度基本正常。下颌平面为均角型（图88-2和表88-1）。

2. 全口曲面体层片　18、28、38、48牙胚发育中。46低位，47近中水平阻生。16下垂，17远中倾斜。48牙根为分叉根，牙根发育中，牙冠大小适中。双侧髁突形态基本对称，未见明显骨质异常（图88-2）。

3. 右下后牙区CBCT　48位于下颌升支前缘，牙冠大小正常，牙根发育中，牙根为分叉根。47水平低位阻生，牙冠位于46牙冠的外形高点下，牙囊较大。46垂直低位阻生，牙根发育完全、形态正常，近中根周膜较清晰，𬌗面可见釉质缺损（图88-2）。

四、诊断

安氏Ⅰ类，毛氏Ⅰ[1]类，骨性Ⅰ类，均角。

五、矫治目标

矫治右下后牙段的磨牙阻生，排齐牙列，建立良好咬合关系。

六、矫治计划

方案一

1. 拔除48，远中直立47，压低16。
2. 牵引46使其萌出，46行牙体治疗。
3. 采用全口固定矫治器排齐牙列，建立后牙咬合关系。

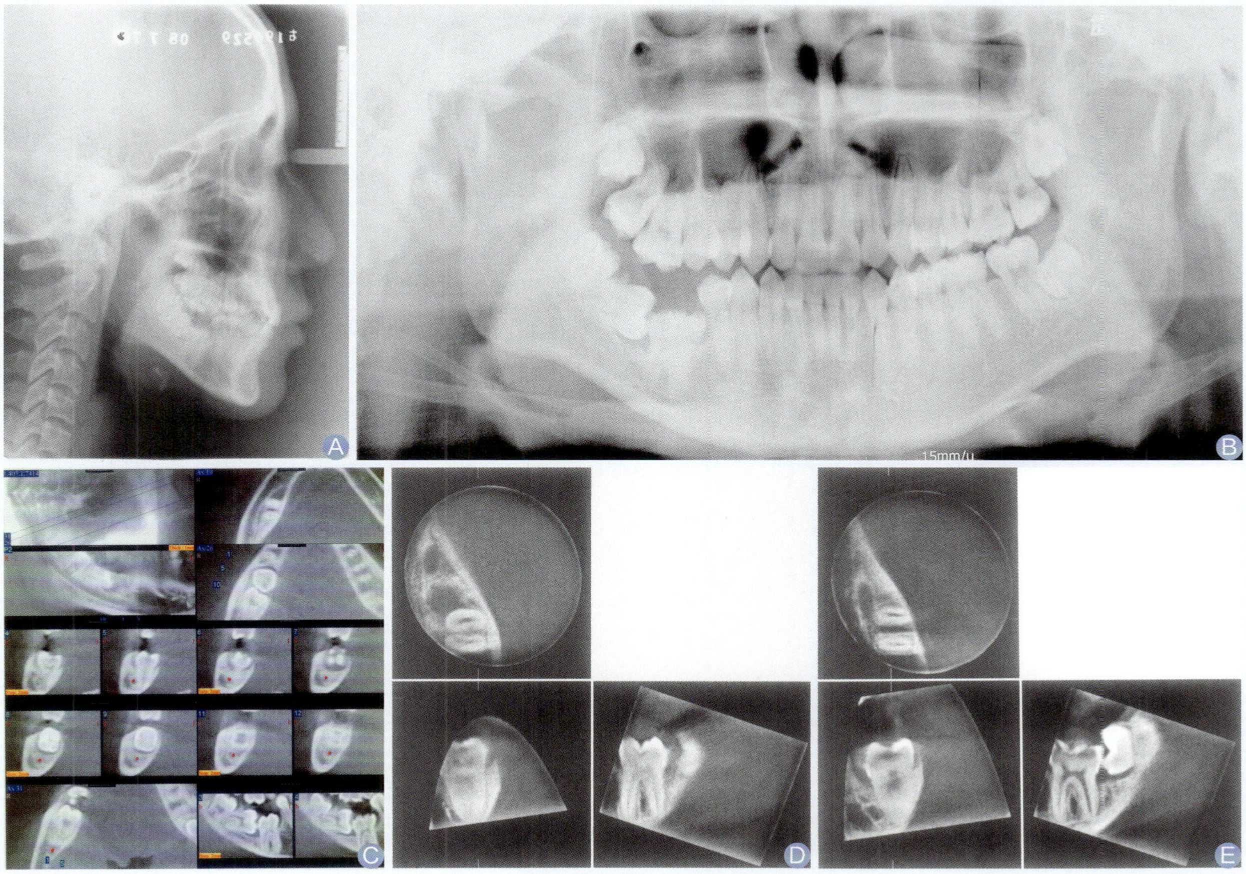

图88-2　正畸前X线片及CBCT

表88-1　正畸治疗前后头影测量比较

测量项目	正常值	测量值	
	均值±标准差	治疗前	治疗后
SNA（度）	82.8 ± 4.0	75.3	75.5
SNB（度）	80.1 ± 3.9	73.6	72.6
ANB（度）	2.7 ± 2.0	1.8	2.9
FH/NP（度）	85.4 ± 3.7	88.5	88.1
NA/AP（度）	6.0 ± 4.4	1.5	3.2
U1/NA（度）	22.8 ± 5.7	19.9	19.6
U1-NA（mm）	5.2 ± 2.4	4.2	5.2
L1/NB（度）	30.3 ± 5.8	19.2	22.4
L1-NB（mm）	6.7 ± 2.1	4.6	5.8
U1/L1（度）	125.4 ± 7.9	139.2	135.1
U1/SN（度）	105.7 ± 6.3	95.2	95.1
MP/SN（度）	32.5 ± 5.2	40.8	41.5
FH/MP（度）	27.3 ± 6.1	27.0	27.5
L1/MP（度）	92.6 ± 7.0	84.8	88.3
Y轴角（度）	66.3 ± 7.1	61.4	62.4
Pg-NB（mm）	1.0 ± 1.5	2.3	3.2
UL-E（mm）	–1.4 ± 1.9	–1.4	–1.0
LL-E（mm）	0.6 ± 1.9	0.4	0.2

方案一的风险：拔除48时有损伤47的风险。

方案二

1．拔除47（尽量避免48及46损伤），压低16。

2．牵引46使其萌出，46行牙体治疗。

3．近中移动48，建立后牙良好咬合关系。

方案二的不确定性：①拔除47后松解46，如46固连严重，则需拔除46。②近中移动48替代47。③压低16。④正畸后种植46。

最终决定采用方案二进行治疗。

七、矫治过程

1．下颌牙列先行粘接矫治器，自0.012英寸镍钛弓丝开始顺序更换矫治丝，直至0.019英寸×0.025英寸不锈钢丝。

2．拔除47，确认46未固连后粘接46颊管，垂直牵引46使其萌出后，更换镍钛丝继续排齐牙列（图88-3）。

3．上颌牙列粘接矫治器，顺序更换矫治弓丝，排齐整平牙列。16颊舌侧植入种植钉，压低16（图88-4）。

4．患者口腔卫生维护较差，对卫生宣教及牙周洁治建议依从性较差。

5．48萌出后粘接托槽，继续排齐牙列，调整咬合关系（图88-5）。

6．去除矫治器，戴入保持器。

八、矫治结果

正畸治疗后，患者面部对称，垂直比例正常，唇间关系及唇齿关系良好，侧貌正常，鼻-唇-颏关系协调。牙列整齐，前牙覆𬌗、覆盖正常，双侧尖牙及磨牙关系中性，上下牙弓中线一致且居中（图88-6）。头颅侧位片显示患者颌间关系为Ⅰ类，前牙唇倾度正常；曲面体层片显示牙根排列基本平行（图88-7）。建议患者近期拔除38。治疗前后的头影测量重叠图显示，患者基本维持了治疗前面型（图88-8）。

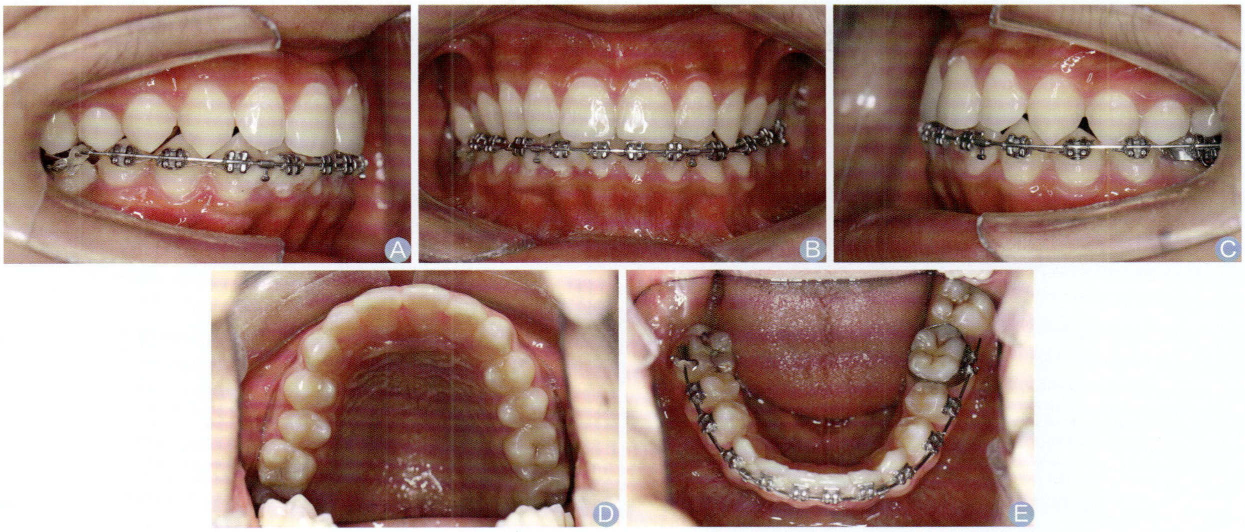

图 88-3　46 牵引治疗时𬌗像

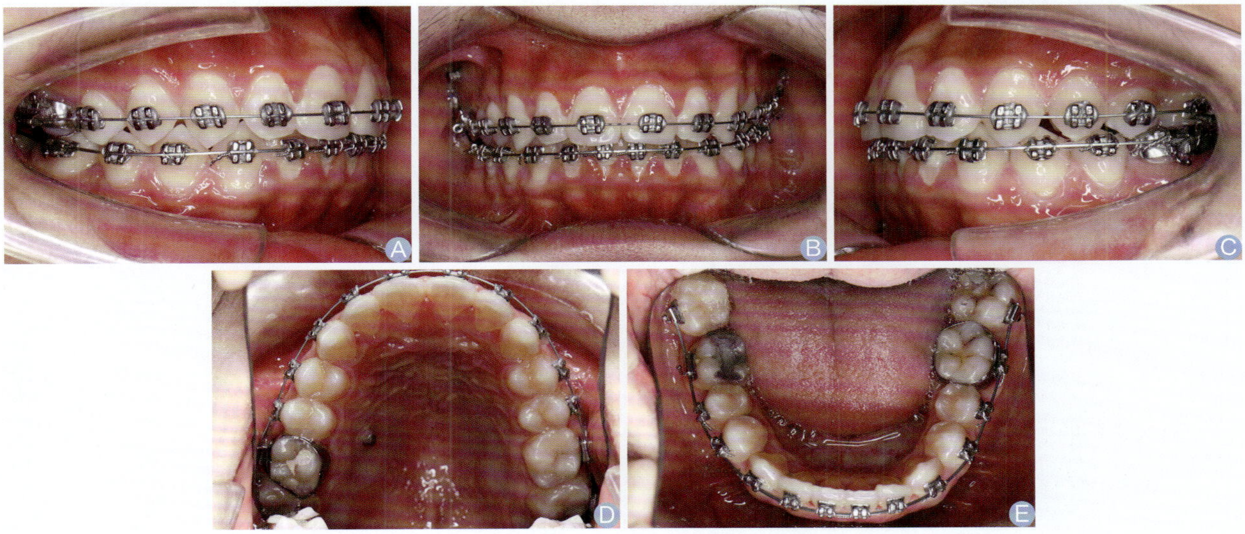

图 88-4　压低 16、排齐牙列时𬌗像

九、矫治体会

（一）关于治疗设计的考虑

1. 患者面型突度正常，上下牙列几乎不存在拥挤。该患者主要的错𬌗问题在牙弓后段，尤其是右侧牙弓。46低位阻生，47近中阻生，且两磨牙的牙根发育均已完成。由于47近中阻生，46被卡于45与47之间，所以确定46的状态必须首先解除对46牙冠的限制。48正位且牙冠大小正常，牙根发育大部分完成。对于此病例，不考虑进行常规的拔牙治疗。但是对于右下磨牙区，需要全面分析患者存在的问题、病因、治疗选择与风险。46低位阻生，但是牙冠𬌗方无软硬组织覆盖；46牙冠位于45牙冠

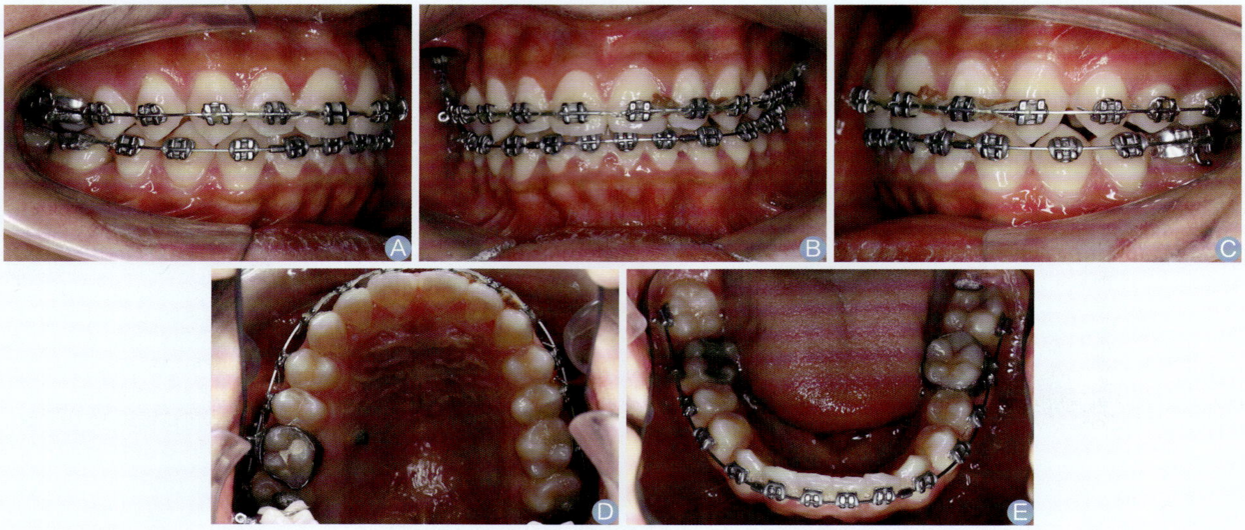

图 88-5　精细调整时𬌗像

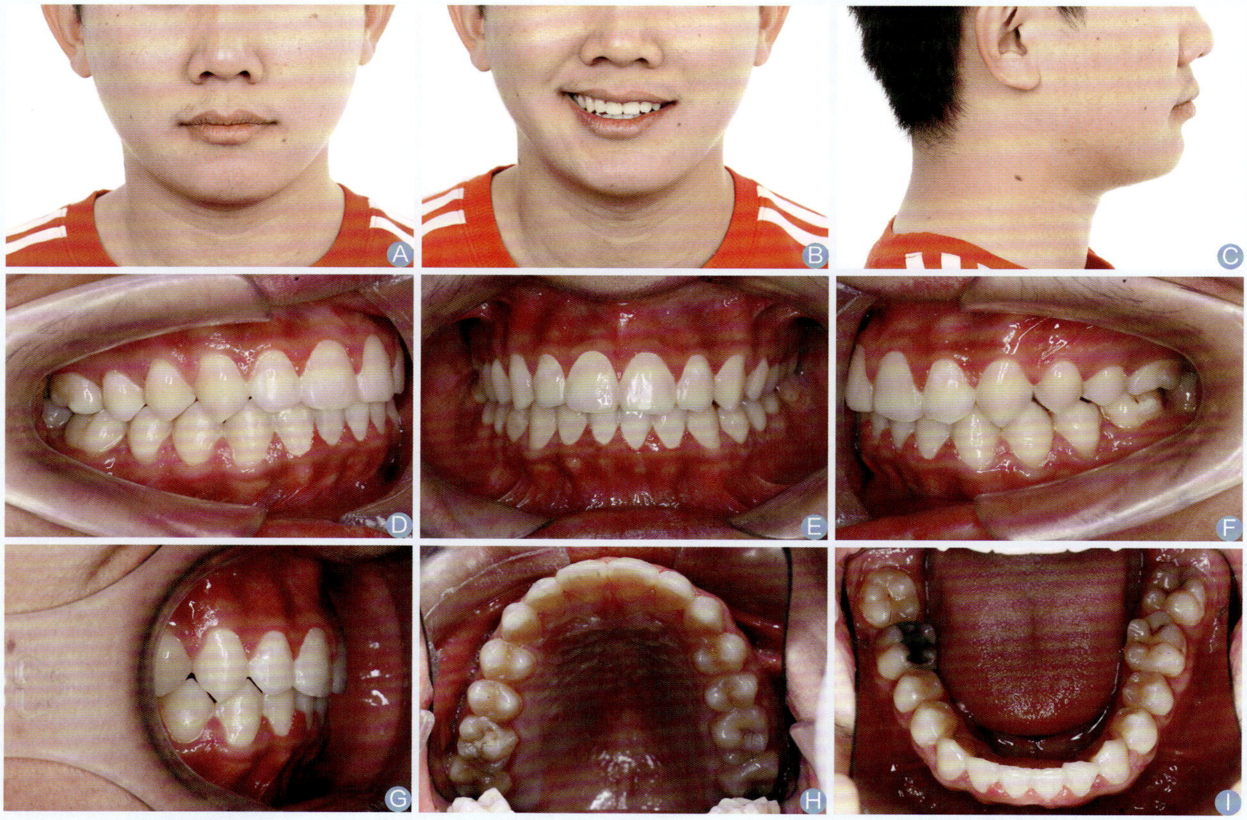

图 88-6　正畸治疗后面𬌗像

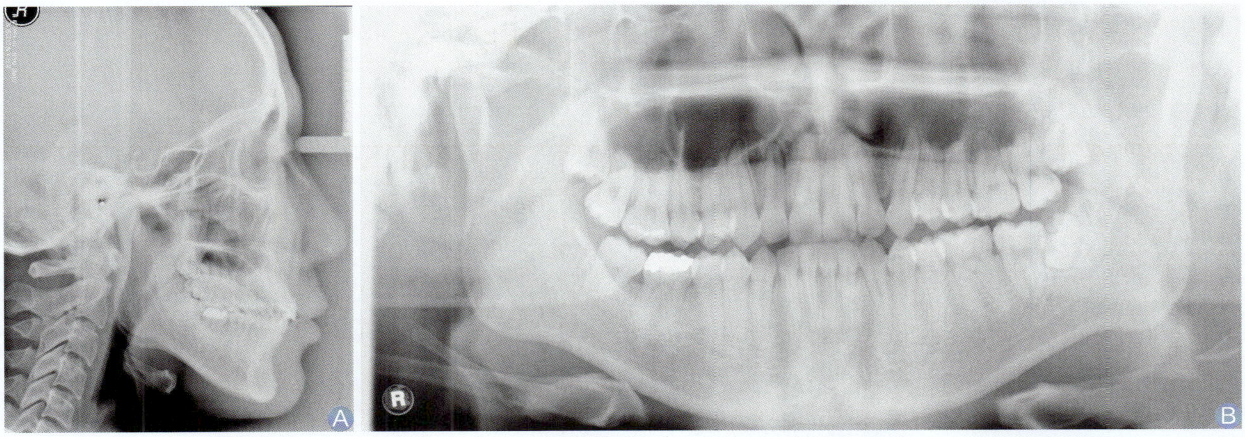

图 88-7　正畸治疗后 X 线片

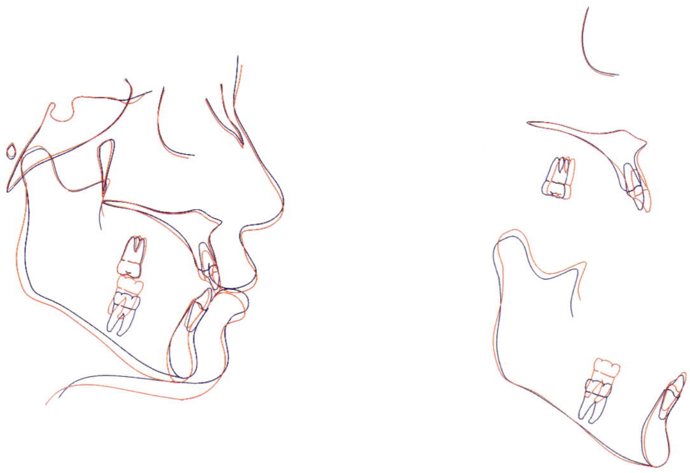

图 88-8　正畸治疗前后的头影测量重叠图
（蓝色线条为治疗前，红色线条为治疗后）

的外形高点之下，且𬌗面已出现龋坏，说明46破龈时间已久。46低位的原因究竟是邻牙的影响、萌出异常还是牙齿固连，需进一步确定。

2. 关于右下磨牙区域的治疗，需要首先解决三个磨牙萌出间隙不足的问题。考虑选择性拔除一个磨牙以创造间隙，并希望保留的两个磨牙经过正畸治疗后能萌出并建𬌗。由于46的牙冠与牙根综合评价结果是三个磨牙中最好的，47和48的牙齿状态几乎一样，所以能够保留46应该是最佳选择，但是需确认46是否发生了严重的牙根固连。46由于低位，被卡于45与47之间，牙冠位于45外形高点及47远中尖的下方，萌出间隙不足，需要将47远中移动或拔除方能解除邻牙对46萌出的限制。所以治疗方案可以考虑：①拔除48后远中移动并直立47，而后再牵引46使其萌出；②拔除47后牵引46使其萌出，观察48近中移动及萌出并关闭拔牙间隙。因47水平阻生，48位于下颌升支前缘，48拔除后47远中存在骨缺损的可能性较大；同时，47牙冠近中牙槽嵴高度不足，其远中直立后牙根周围牙槽骨高度不足的可能性也较大，正畸治疗后有部分牙根暴露的可能；另外，47远中直立可能需要在下颌升支前缘植入种植钉以辅助远中牵引，否则仅用牙弓前段牙齿作为支抗远中直立47可能会导致前牙唇倾。所以，在治疗设计中倾向于拔除47（微创拔牙），并与外科医生提前沟通不确定性及对策。在47拔除前，需先观察和确定46是否存在固连的可能。如果46无根骨固连，则直接拔除47；如果46有轻度固连，可以同时进行松解；存在严重的固连时，可以根据情况和患者的选择，采取同时拔除46、47，通过正畸治疗近中移动48后对46进行种植修复的方案。固连的46松解后，应快速牵引使其𬌗向萌出，但患者需了解46牵出后仍有继续固连及牙根吸收松动的可能性。需要注意的是，之所以不把拔除46保留47、48作为治疗方案的备选，是因为如果在46严重固连的情况下拔除46，则拔除时需要在46的周围先进行去骨，而47的存在会严重影响外科操作，且在操作中47损伤风险较大。

本病例在47拔除手术前确认46并无明显根骨固连，所以拔除47后，可以直接进行46的𬌗向牵引治疗。

（二）正畸治疗中的控制

1. 在本病例中，除了治疗设计时对牙齿的去留选择进行评价与决策之外，下颌磨牙区拔牙及牵引治疗的时机也十分重要。由于患者治疗的重点和难点在下颌右侧的磨牙区，所以治疗从下颌开始。矫治弓丝更换至较硬的钢丝后再准备进行磨牙的拔除及牵引，以使磨牙前部牙齿的支抗足够，避免磨牙牵引治疗的反作用力对其前面的双尖牙产生明显的压低作用。

2. 在拔除47的同时进行46牙齿状态的判断，确认46并未固连后，粘接46托槽并应用弹力链进行46的𬌗向牵引。复诊间隔3～4周，因为拔除47后46基本无萌出方向上的阻挡，可以较快被牵出。在牵引46的过程中，宜使用轻力，约50 g的力即可。47拔除后，48萌出间隙不足的问题得到解决。由于48尚在发育中，可以不急于进行48的手术暴露及牵引。在治疗其他错𬌗畸形的同时，等待48自行萌出，然后再粘接托槽将其纳入牙弓。这样既可以减小创伤，又能降低风险。

3. 由于46长期低位，16存在一定程度的伸长。压低16是将46牵出并建立良好后牙咬合关系的前提。在46 𬌗向牵引的同时，开始上颌的矫治。粘接上颌托槽后，排齐及整平牙列，压低16以便建立良好的后牙咬合关系。对于16的压低，采用在其颊舌侧各植入一枚种植钉的方法，通过弹力链进行压低。

本病例采取了上下颌分步治疗的方式，缩短了上颌牙弓正畸治疗的时间。由于患者口腔卫生控制不佳，这样的处置也进一步降低了正畸治疗中因口腔卫生不佳而发生并发症的风险。

（病例完成人：李巍然）

病例 89 多个后牙埋伏的正畸牵引

一、一般情况

患者男性，12岁，主诉左下牙未长出。全身情况良好，否认口腔不良习惯、鼻咽部疾病；否认关节疼痛、弹响；否认牙外伤史；无家族史。

二、临床检查

1. 面部检查　正面观：面部左右基本对称，上、中、下比例基本协调。侧面观：侧貌稍突（图89-1）。

2. 口内检查　恒牙列。上牙弓拥挤度2 mm，下牙弓拥挤度2 mm。右侧尖牙和磨牙中性关系，左侧尖牙远中关系；前牙Ⅰ度深覆𬌗，Ⅰ度深覆盖。25、26过长，26牙尖几乎与下颌牙龈接触；35、36口内未见（图89-1）。

3. 颞下颌关节检查　开口度三指，开口型正常，双侧关节未查见弹响及触痛。

三、X 线检查分析

1. 头颅侧位片　测量分析结果显示骨性Ⅰ类，均角，上下切牙直立（图89-2和表89-1）。

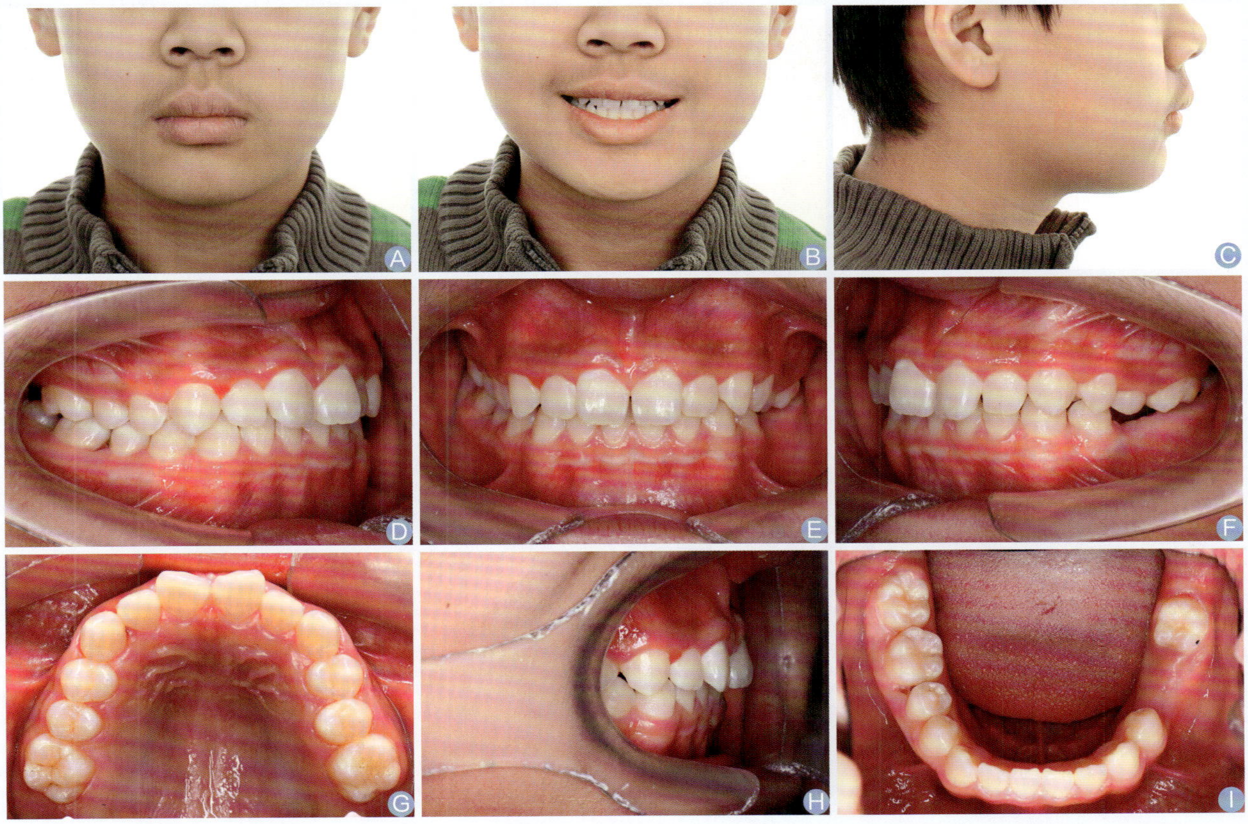

图 89-1　治疗前面𬌗像

2. 全口曲面体层片　35、36埋伏阻生，48牙胚可见（图89-2）。

3. CBCT　35垂直阻生，牙根发育约1/2。36近中阻生，𬌗方疑似有高密度团块，牙根弯曲，根周膜影像不清晰（图89-2）。

四、诊断

安氏Ⅱ[s]类，毛氏Ⅰ[1]类，骨性Ⅰ类，高角。

五、矫治目标

排齐上下牙列，压低25、26，牵引35、36使其萌出，调整咬合关系。

六、矫治计划

采用不拔牙矫治。

1. 用微螺钉压低25、26，开展35、36间隙。

2. 观察35萌出情况，必要时开窗牵引。36开窗试行牵引，若失败，可能需拔除修复。

3. 排齐牙齿，调整咬合关系。

4. 保持。

七、矫治过程

1. 第1～13个月　左上3至7粘片段弓，左上5、6之间颊舌侧各植入1.6 mm × 11 mm微螺钉1枚，压低左上5和6（图89-3）。

2. 第14～30个月　左上5、6压低到位后，粘下颌矫治器，利用镍钛推簧开展35和36近远中间隙。间隙足够后，35和36行开窗手术。36粘接舌扣，在下颌0.018英寸不锈钢圆丝（34和37间放置镍钛推簧维持间隙）上利用弹力线向远中𬌗向牵引36。

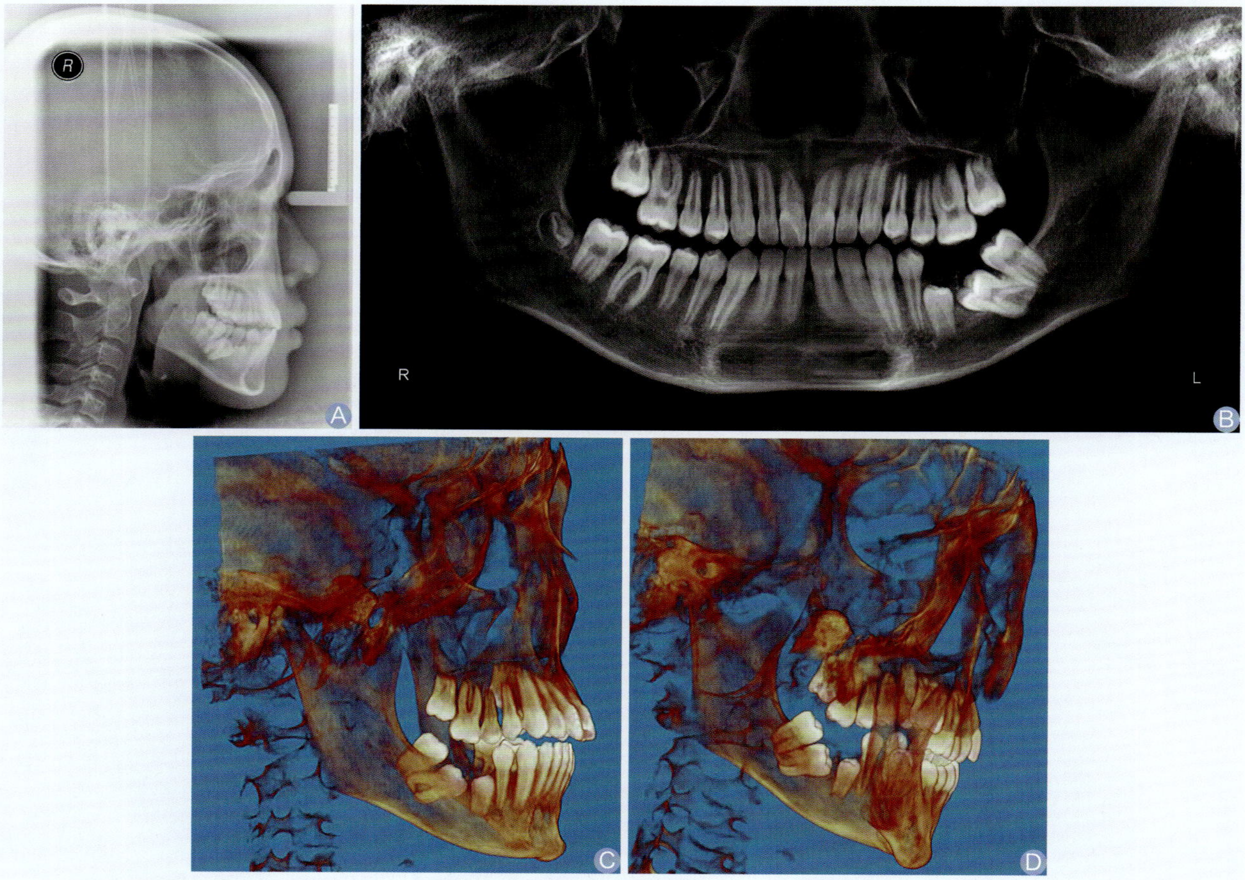

图 89-2　治疗前 X 线片及 CBCT

表89-1 治疗前后头影测量结果

测量项目	正常值	测量值	
	均值±标准差	治疗前	治疗后
SNA（度）	82.8 ± 4.0	83.6	83.3
SNB（度）	80.1 ± 3.9	82.0	82.2
ANB（度）	2.7 ± 2.0	1.6	1.1
FH/NP（度）	85.4 ± 3.7	89.0	88.7
U1/NA（度）	22.8 ± 5.7	25.6	22.4
U1-NA（mm）	5.2 ± 2.4	3.5	4.4
L1/NB（度）	30.3 ± 5.8	23.8	27.3
L1-NB（mm）	6.7 ± 2.1	4.2	4.7
U1/L1（度）	125.4 ± 7.9	129	128.3
U1/SN（度）	105.7 ± 6.3	109.2	105.7
MP/SN（度）	32.5 ± 5.2	34.2	34.6
MP/FH（度）	31.1 ± 5.6	28.5	28.3
L1/MP（度）	92.6 ± 7.0	87.6	91.5

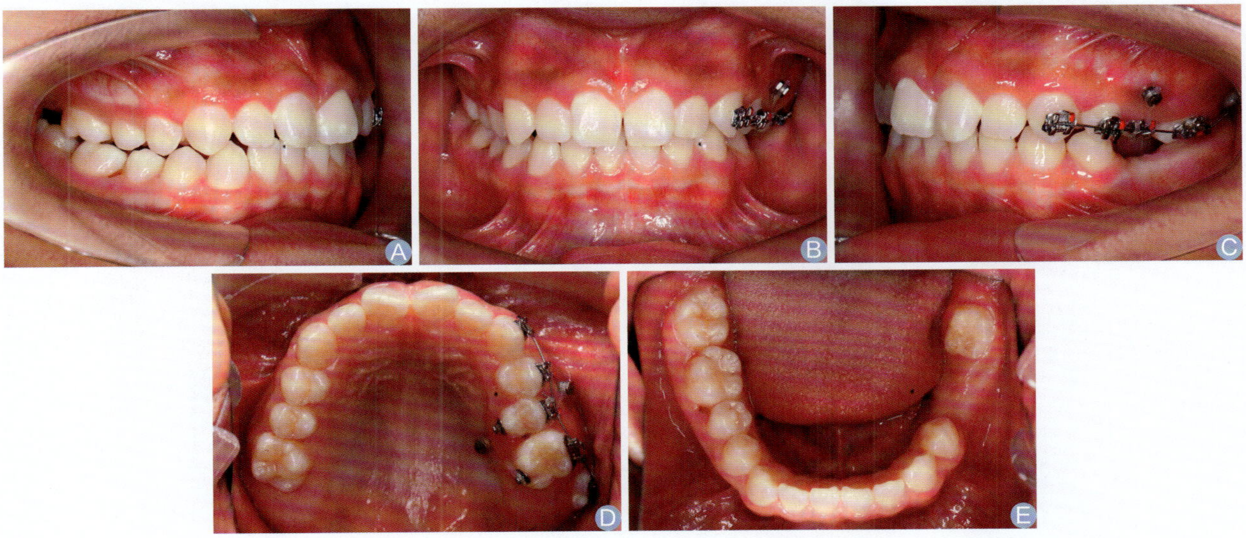

图 89-3 矫治中口内像（左上微螺钉配合片段弓压低左上 5 和 6）

3．第31～37个月 在36暴露于口内后，粘接小颊管，下颌弓丝置于36牵引钩龈方伸长36。当36伸长至颊面充分暴露后，再粘接正常大小的颊管，进行排齐。同时，粘上颌矫治器排齐牙列（图89-4）。

4．第38～42个月 左下5、6牵引基本到位，左侧上下6、7交互牵引调整咬合（图89-5）。

5．第43～47个月 精细调整，结束矫治。

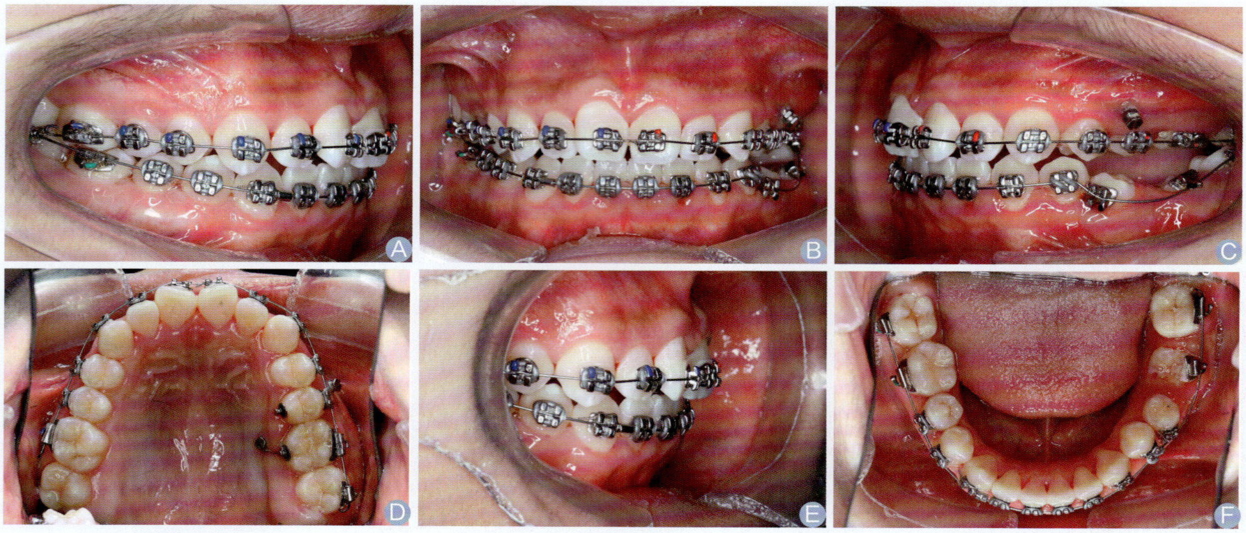

图 89-4　矫治中口内像（35 和 36 已经暴露于口内）

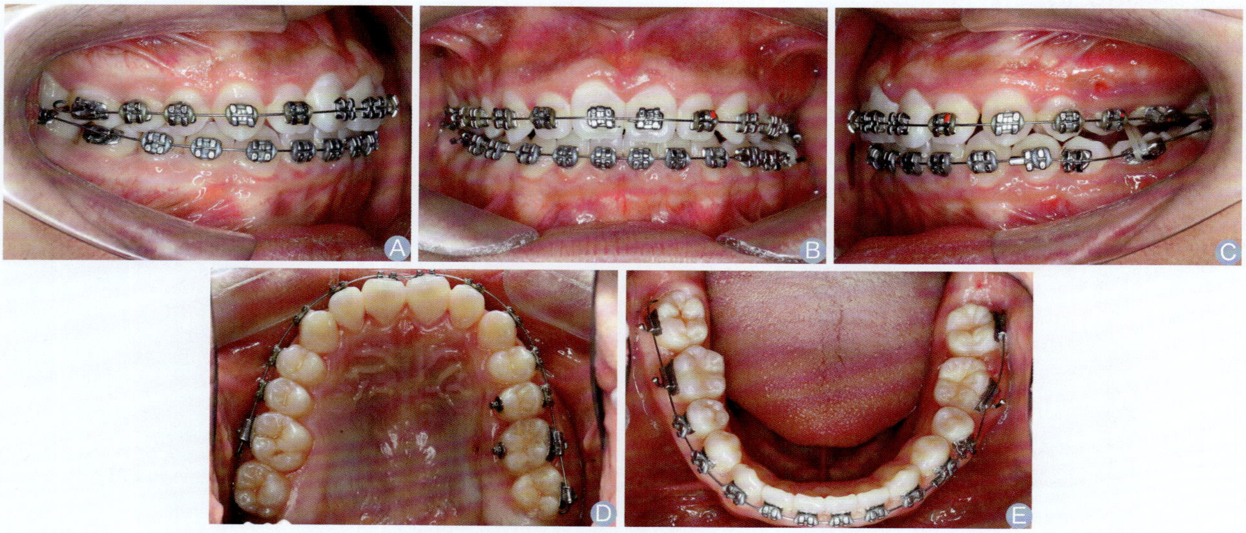

图 89-5　矫治中口内像（调整 35 和 36 的咬合）

八、矫治结果

正畸治疗后，患者面型基本维持。左下第二双尖牙和第一磨牙排齐，咬合良好，牙龈高度正常。上下中线对正，上下牙列整齐，弓形匹配，咬合良好（图89-6）。治疗结束2年后复查显示，治疗效果稳定，患者口腔卫生情况良好（图89-7）。

九、矫治体会

1．关于矫治设计　对于存在埋伏牙的病例，埋伏牙更容易吸引正畸医生的注意力，让很多经验不足的正畸医生马上陷入如何牵引埋伏牙的局部问题中。实际上，正畸医生的治疗对象永远是存在错𬌗畸形的患者，需全面考虑口颌系统状况。正畸设计时要综合评估患者的整个口颌系统，包括面部

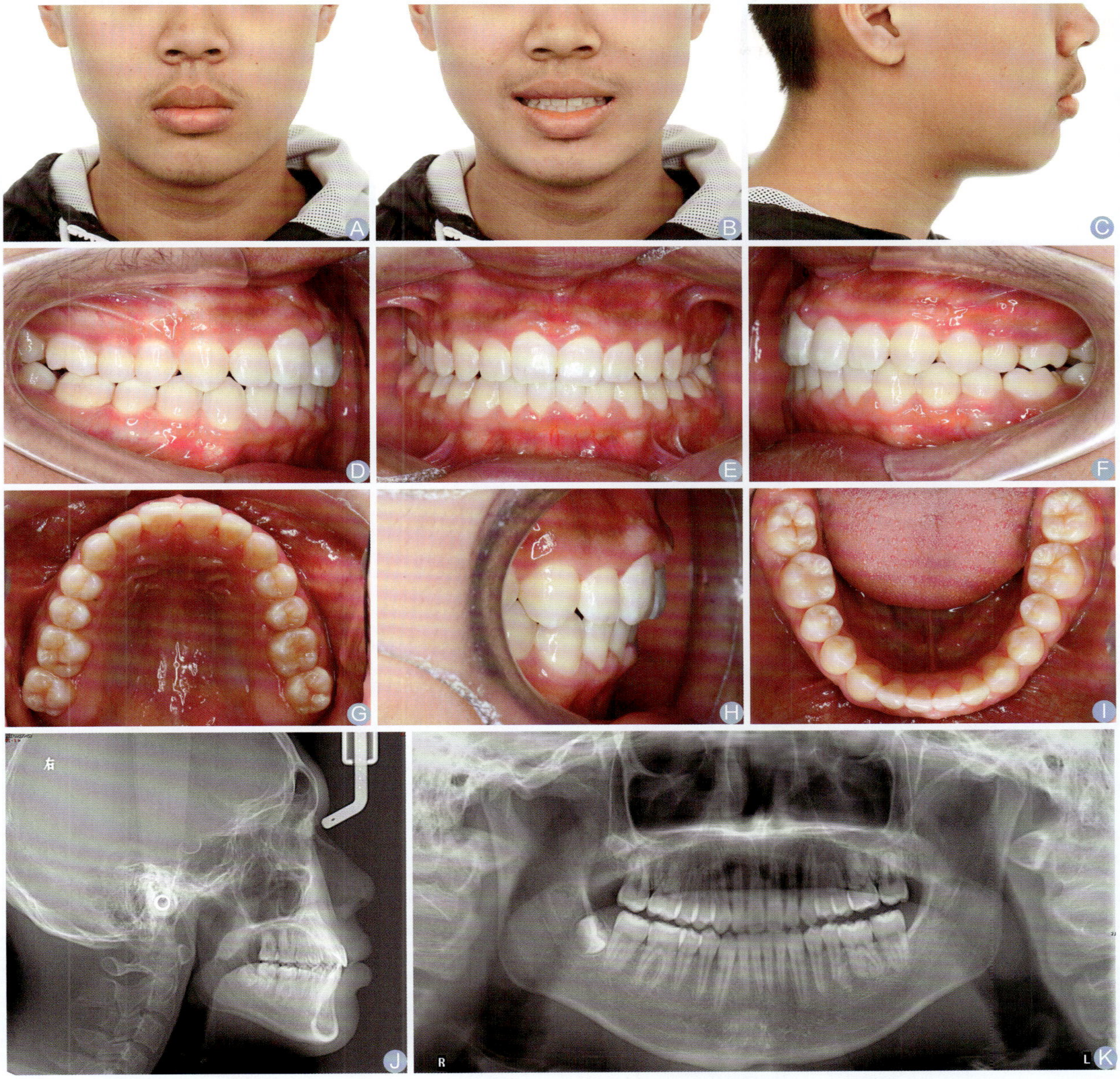

图 89-6　治疗后面殆像及 X 线片

美观、关节健康、气道功能、牙齿排列和咬合功能等，形成包含局部问题处理方案的完整治疗计划。例如面对一个需要进行拔牙矫治的病例，有些埋伏牙可以优先考虑拔除，这样就避免了后续处理埋伏牙时结果存在不确定性的棘手问题。因此，无论什么时候，正畸医生都必须有整体的概念。

本病例是一个相对比较复杂的埋伏牙治疗病例，患者35和36埋伏，25和26失去对殆牙齿而过长。从面型看，患者稍突，可以考虑不拔牙矫治。同时，由于患者是青少年，鼻子和下颌的后续发育可能会有利于面型的改善，所以正畸治疗计划是尽量牵引35和36，后期根据面型的变化和患者的要求再决定是否拔牙。

2. 过长牙齿的压低　在这个病例中，35和36的埋伏引起了25和26的过长，这不仅导致35和36没有足够的萌出空间，正畸牵引装置也没有放置空间，因此治疗的首要任务是压低25和26。对于压低多个过长的后牙，利用微螺钉辅助压低是最有效的

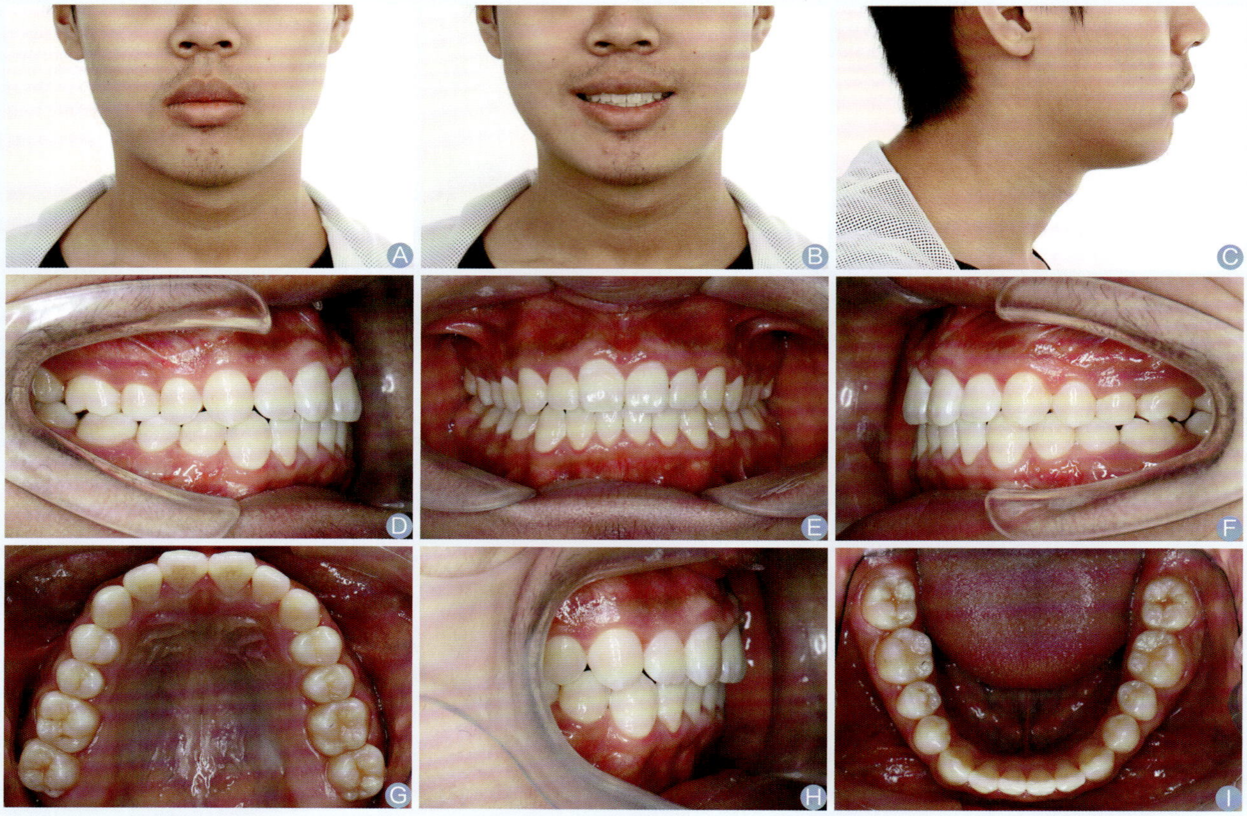

图 89-7　保持 2 年时面殆像

方法。在本病例中，针对该患者的问题，需要在25和26之间颊腭侧牙槽间隔各植入1颗微螺钉。然而，CBCT显示25牙根和26近中颊根间牙槽间隔狭小，因此微螺钉植入的难度较大；同时，如果植入的微螺钉与牙根距离过近，易造成种植钉松动。所以，选择了左侧颧牙槽嵴区域植入种植钉，这个区域也是一个很好的种植钉植入区。

3. 埋伏牙治疗步骤　本病例的治疗遵循了埋伏牙通常的治疗顺序，即开展间隙—外科开窗—正畸牵引。首先，压低25和26，开展了35和36垂直向的间隙。然后，在34和37之间利用镍钛推簧推37向远中直立，同时也开展了这个象限牙弓的近远中向间隙，完成了35、36萌出前的开展间隙任务。接着，对35和36进行外科开窗手术。由于35位置正，牙根只发育了2/3，有足够的萌出动力，外科手术仅去除了部分牙冠殆方的阻力，然后进行观察；而对于36，则开窗暴露颊面，粘接附件，利用弹力线进行牵引。在牵引36的过程中，35很快萌出，但是处于扭转状态。此时，并不急于纠正35的扭转，而是直接粘托槽，利用35作为支抗牙直立36，在36牙冠基本暴露在口内后，再调整36和35的矫治器位置，重新进行排齐。

4. 关于下颌第一磨牙的埋伏　下颌第一磨牙在正常萌出过程中与第三磨牙不同，不会因为间隙不足而阻生。其阻生常因萌出方向上有异常情况，使萌出阻力增加导致。该病例36冠方有高密度团块，可能是其萌出受阻的原因。但是CBCT显示36牙根弯曲，同时根周膜影像模糊，提示有粘连可能。面对这种情况，我们应如何决策？对于青少年患者，应尽量尝试牵引治疗以保存重要的牙齿。所以本病例进行了牵引的尝试，最终获得了成功。

（病例完成人：陈贵）

病例 90 重度拥挤伴磨牙阻生的矫治

一、一般情况

患者男性，12岁，主诉牙不齐。既往有后牙牙体治疗史。全身情况良好，否认口腔不良习惯、鼻咽部疾病；否认关节疼痛、弹响；否认牙外伤史；家族史无特殊。

二、临床检查

1. 面部检查　正面观：面部左右基本对称，上、中、下比例基本协调。侧面观：直面型，上下颌基本正常，面下1/3高度基本正常，颏部发育基本正常（图90-1）。

2. 口内检查　恒牙列，15阻生，13间隙不足，3E、4E滞留。右侧磨牙完全远中关系，左侧磨牙远中尖对尖关系。上牙列拥挤度12 mm，下牙列拥挤度6 mm。上中线右偏2 mm，下中线右偏1 mm。前牙深覆殆Ⅰ度（图90-1）。

3. 颞下颌关节检查　开口度三指，开口型正常，双侧关节未查见弹响及触痛。

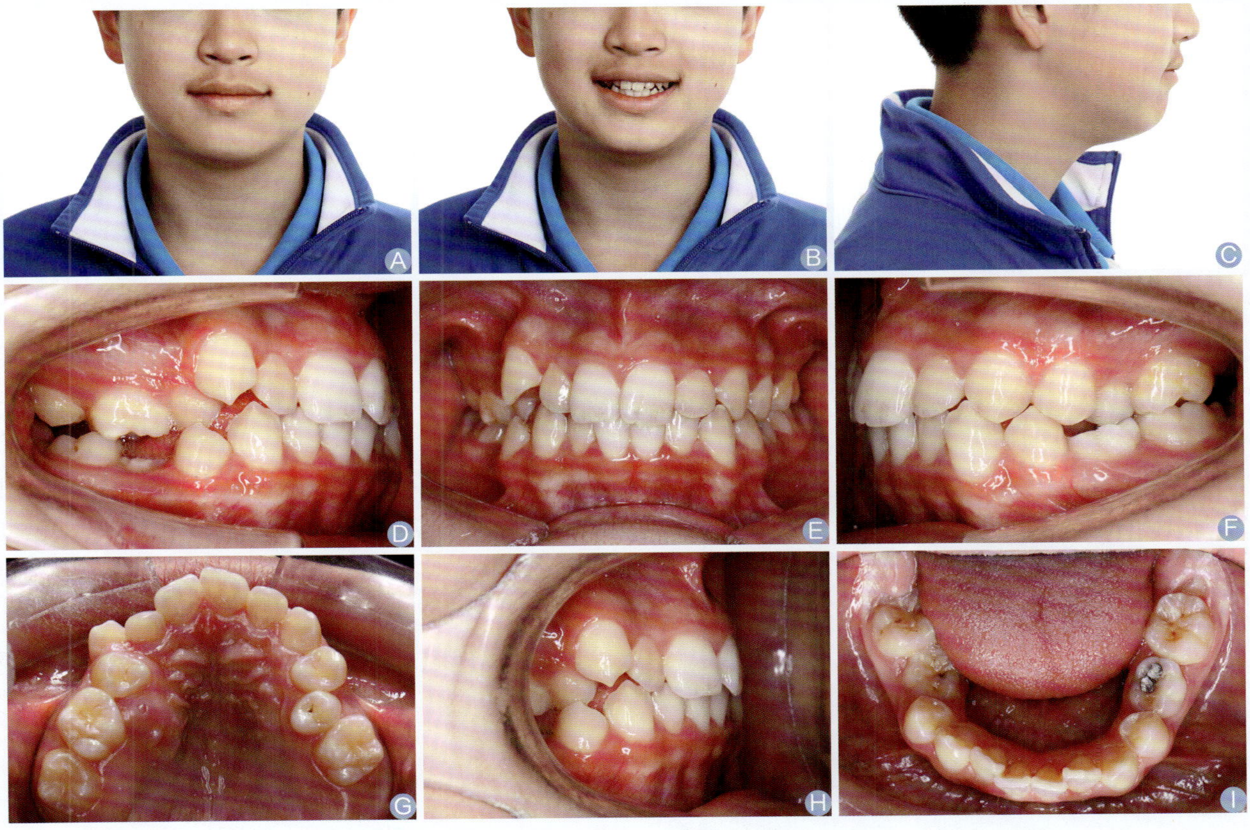

图 90-1　治疗前面殆像

三、X 线检查分析

1．头颅侧位片　测量分析结果显示骨性Ⅰ类，高角，上下切牙直立（图90-2和表90-1）。

2．全口曲面体层片　35、45缺失，3E、4E滞留，47近中阻生（图90-2）。

四、诊断

安氏Ⅱ^{1}类，毛氏Ⅰ^{1}+Ⅳ^{1}类，骨性Ⅰ类，高角。

五、矫治目标

直立阻生磨牙，排齐整平牙列，建立良好咬合

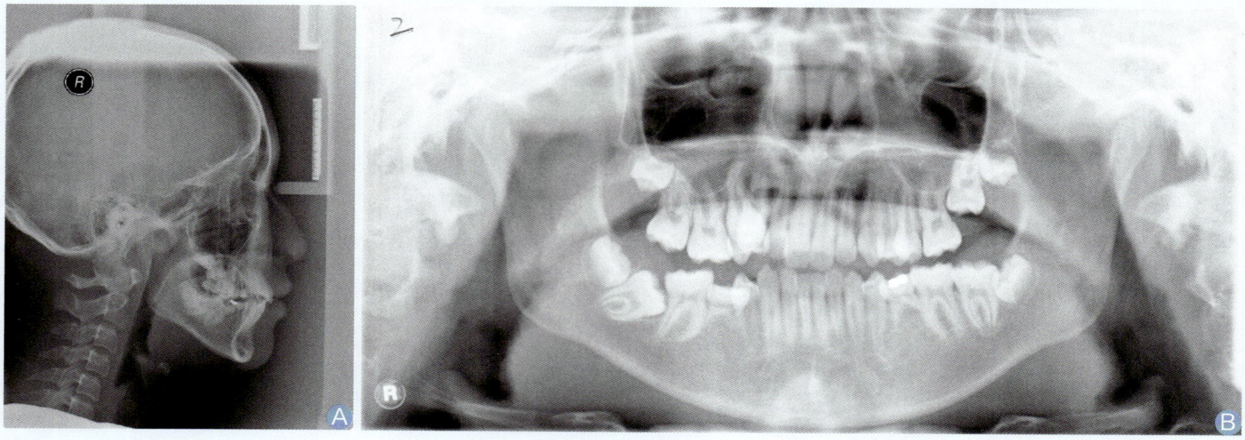

图 90-2　治疗前 X 线片

表90-1　治疗前后头影测量结果

测量项目	正常值	测量值	
	均值 ± 标准差	治疗前	治疗后
SNA（度）	82.8 ± 4.0	78.9	78.9
SNB（度）	80.1 ± 3.9	77.3	76.7
ANB（度）	2.7 ± 2.0	1.6	2.2
FH/NP（度）	85.4 ± 3.7	85.2	87.2
U1/NA（度）	22.8 ± 5.7	29.2	31.6
U1-NA（mm）	5.2 ± 2.4	7.5	7.0
L1/NB（度）	30.3 ± 5.8	27.9	26.7
L1-NB（mm）	6.7 ± 2.1	5.8	7.2
U1/L1（度）	125.4 ± 7.9	121.3	119.6
U1/SN（度）	105.7 ± 6.3	108.1	110.5
MP/SN（度）	32.5 ± 5.2	40.8	41.6
MP/FH（度）	31.1 ± 5.6	34.1	32.4
L1/MP（度）	92.6 ± 7.0	89.8	88.4

关系，保持面型。

六、矫治计划

1．采用Z2直丝弓矫治技术，减数15、25、3E、4E，上下颌为弱支抗。

2．排齐整平牙列，关闭拔牙间隙，建立前牙正常覆𬌗、覆盖及尖牙中性关系，调整上下颌中线，保持侧貌。

3．牵引阻生的47（48未拔除，若47牵引失败，可拔除47，等待48萌出）。

4．保持。

七、矫治过程

1．第1～9个月　粘接全口Z2直丝弓矫治器，排齐上下牙列。换至0.019英寸×0.025英寸镍钛丝，下颌结合摇椅弓打开咬合。

2．第10～29个月　47部分萌出，近中倾斜。粘接下颌舌弓，右侧舌弓舌侧远中焊接延伸到47远中的牵引钩。47粘接舌侧扣，向远中直立47。待47直立后，上下颌换至0.019英寸×0.025英寸不锈钢丝，先后在16、17间及14、16间放推簧，轻力推磨牙向远中。其间上颌前牙连续结扎，并辅助Ⅱ类牵引，关闭剩余上下颌拔牙间隙，调整磨牙关系（图90-3和图90-4）。

3．第30～33个月　精细调整，拆除固定矫治器，戴入透明保持器。

八、矫治结果

矫治后，患者咬合关系良好，上下牙列整齐，前牙覆𬌗、覆盖正常，双侧尖牙中性关系，双侧磨牙中性关系，中线调整至正中。侧貌保持良好，上下唇突度正常，鼻唇角正常，颏唇沟正常。全口曲面体层片显示牙根平行排列，47直立（图90-5）。头颅侧位片测量分析结果显示牙轴控制

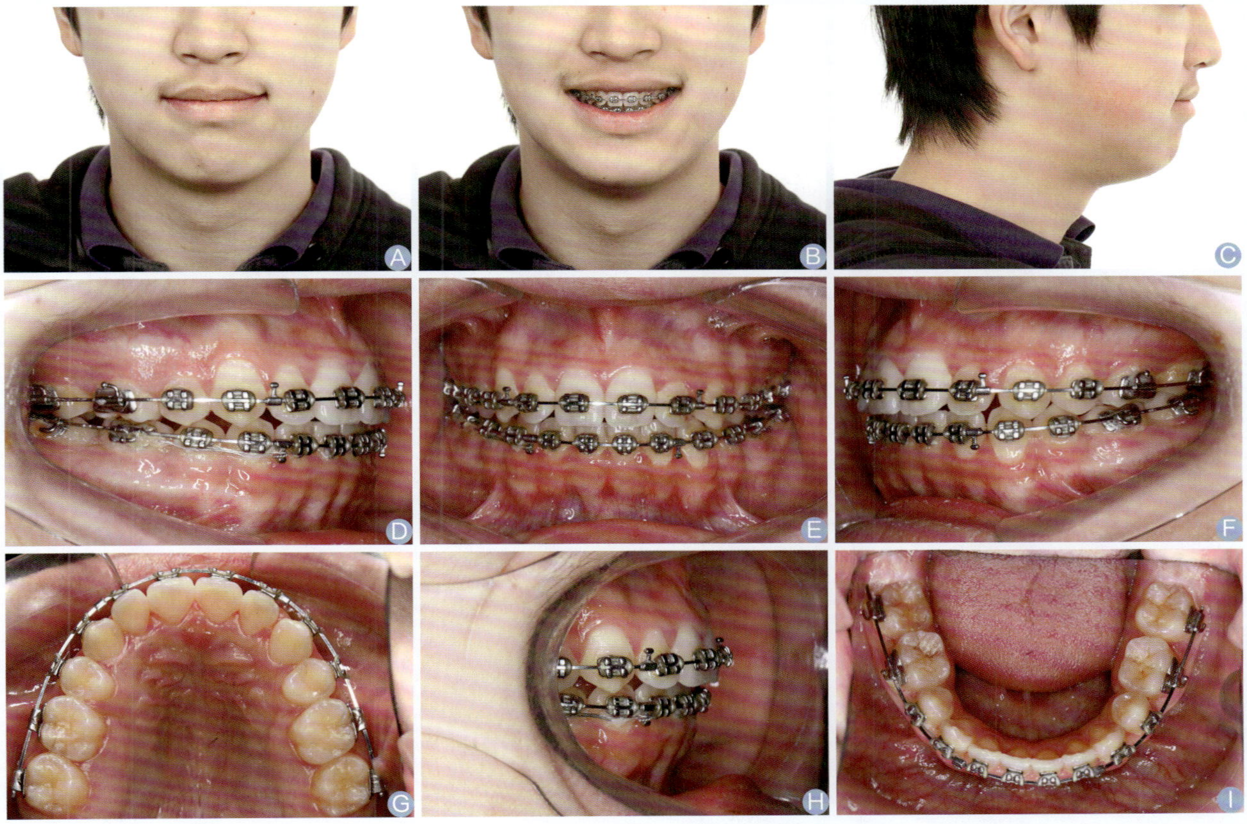

图90-3　关闭间隙时面𬌗像

良好（测量结果见表90-1）。

九、矫治体会

（一）正畸治疗存在的难点

1．患者为骨性Ⅰ类高角型，面型较好，但牙列重度拥挤，16近中移动，右侧磨牙完全远中关系，左侧磨牙远中尖对尖关系。因此，要在解除拥挤、调整磨牙关系的基础上，维持前牙唇倾度和面型。

2．35、45缺失，3E、4E滞留，47近中阻生，需直立近中阻生的磨牙。

（二）正畸治疗中牙齿移动的控制

1．16近中移动，造成右侧磨牙关系完全远

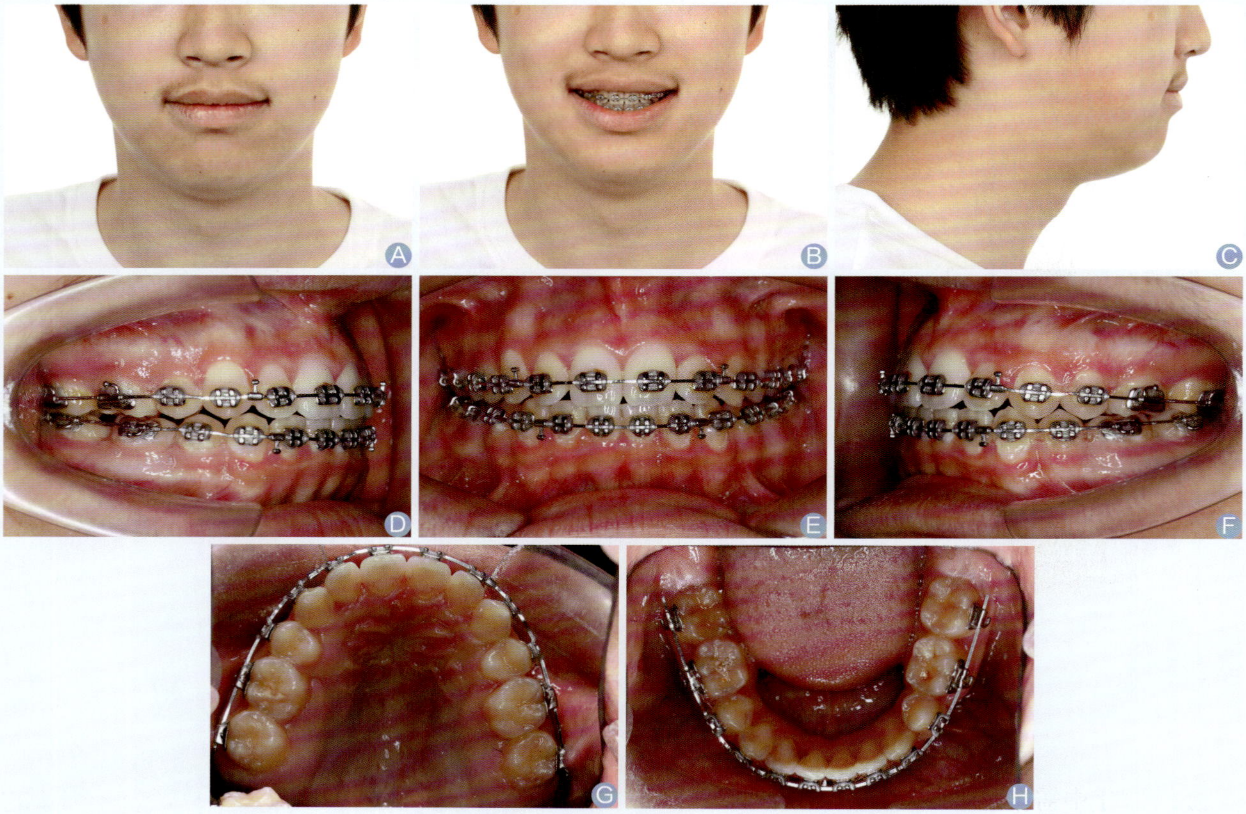

图 90-4　精细调整时面殆像

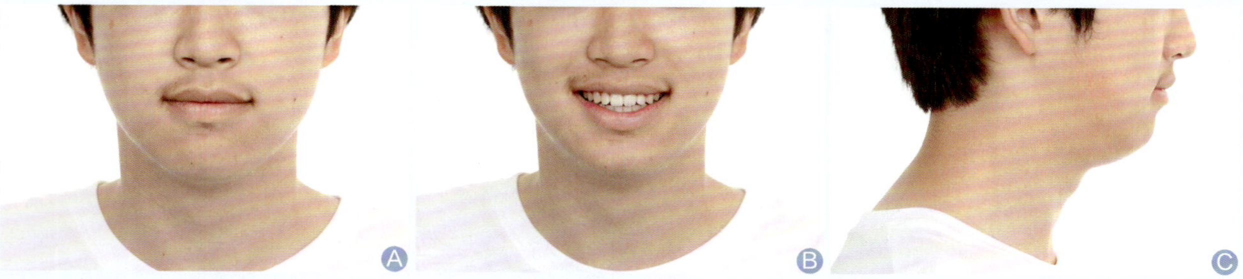

图 90-5　治疗后面殆像及 X 线片

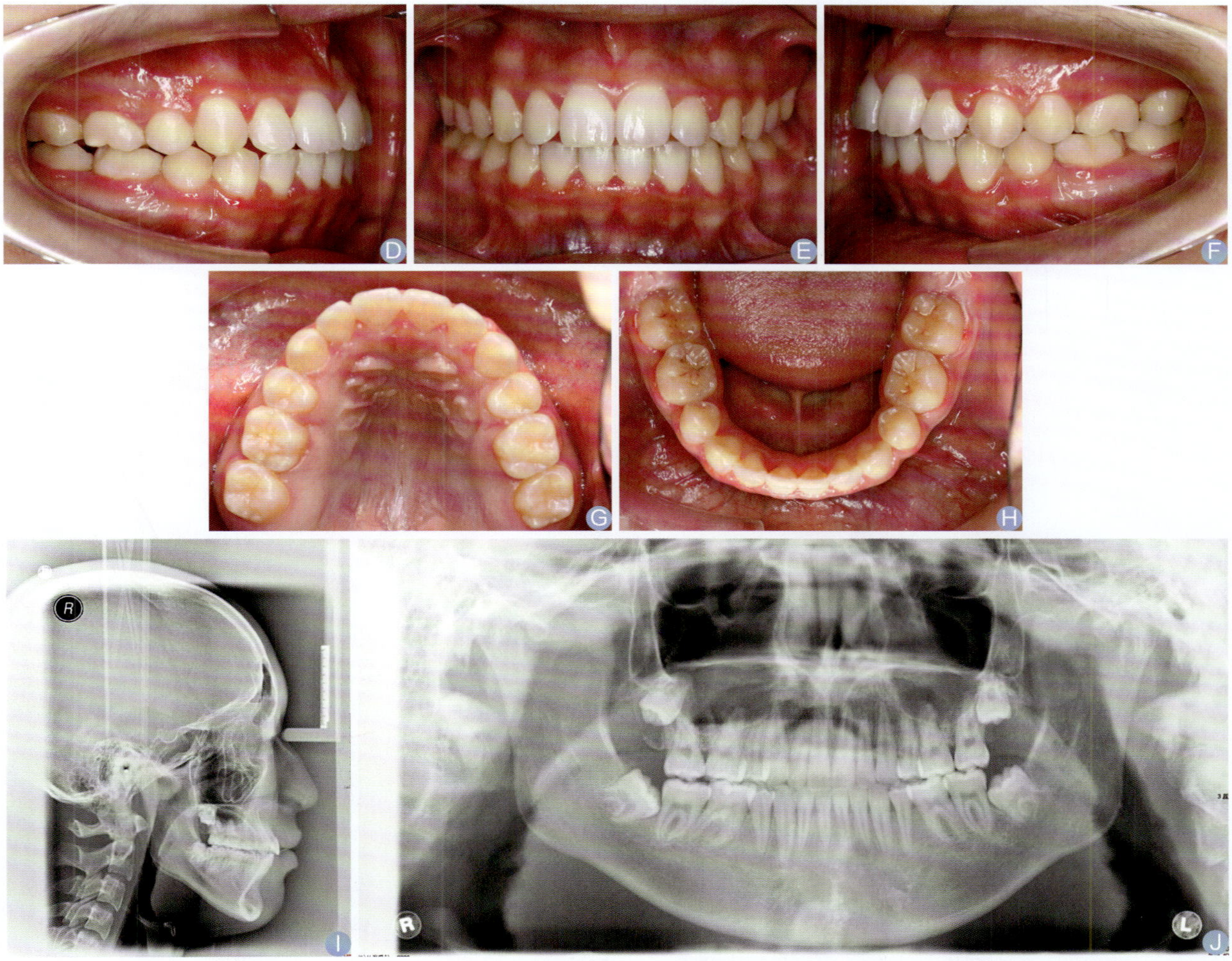

图 90-5 治疗后面殆像及 X 线片（续）

中，所以治疗中需推磨牙向后。可选用摆式矫治器、推簧或种植支抗辅助。考虑到患者未成年，尽量避免有创操作，因此暂不选择种植支抗辅助，将其作为后备方法。由于摆式矫治器需双期矫治，会延长疗程，所以决定选用推簧推磨牙向后的方式。为了在推磨牙过程中控制前牙唇倾度，防止上前牙唇倾，在推磨牙向后时辅助进行Ⅱ类牵引，增加前牙支抗。同时，Ⅱ类牵引又有助于消耗下颌的支抗，改善Ⅱ类磨牙关系，一举两得。

2. 患者的47近中阻生，48存在，但是仅牙冠部分矿化。正畸治疗可选择拔除47，待48萌出后调整，或直立47并近中移动。考虑到患者年龄较小，48仅牙冠部分矿化，距萌出时间较长，因此在暂时保留48的基础上（若直立磨牙失败，仍可以用48代替47），尝试直立47后近中移动关闭第二乳磨牙拔牙间隙。虽然关闭下颌乳磨牙拔牙间隙需有较多的磨牙前移，但是47直立后再近中移动更利于治疗。在本病例的治疗中，47直立使用了改良的下颌舌弓。在粘接固定矫治器托槽后，于下颌第一磨牙间粘接改良舌弓，在右侧舌弓舌侧远中焊接延伸到47远中的牵引钩。由于47牙冠部分自然萌出，可以在47牙冠粘接舌侧扣，通过弹力链向远中方向牵引直立47。在此过程中，47受到远中方向牵引力，有利于改善其近中倾斜。此外，47直立中的反作用力作用于36、46，使46受到近中方向的力，有利于下颌弱支抗控制。

3．进行适当的托槽粘接有利于支抗控制。治疗中需要上颌强支抗、下颌弱支抗，因此上颌在早期粘接上7。下颌在下前牙排齐过程中，下6近中为拔牙间隙，通过八字结扎，下6被动部分前移。在此过程中，下7萌出，再粘接下7。在粘接上6颊管时，为了增强支抗，上6颊管近中略偏龈向。在排齐过程中，上6会略微形成冠向远中、根向近中的倾斜，有利于支抗控制（图90-6）。

此外，本病例选用Z2直丝弓矫治器。Z2直丝弓矫治器根据中国人牙弓数据设计，更适用于中国人牙齿排齐，在治疗中减少了弓丝弯制调整，简化了临床操作，有利于获得良好的矫治效果。

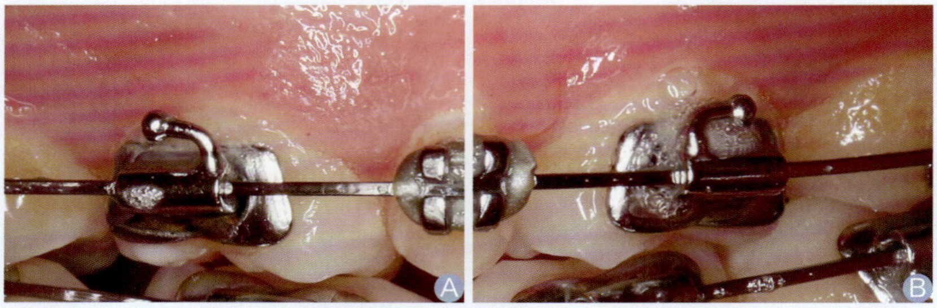

图 90-6　16、26 粘接颊管时近中略偏龈向

（病例完成人：弓煦）